伦新，男，生于1964年，教授，主任中医师，硕士研究生导师，现任香港浸会大学中医药学院高级讲师。学术兼职：世界中医药学会联合会神志病专业委员会

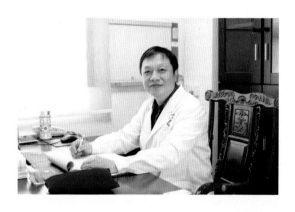

副主任委员，中国医师协会男科专家委员会委员，中国民族医药学会男科分会常务理事，中国针灸学会脑病专业委员会常务委员，香港注册中医学会第四届执行委员会执行委员，香港注册中医学会针灸专业委员会副主任委员。

伦新教授从广州中医药大学针灸推拿学院毕业后，师从广东省名老中医司徒铃、靳瑞和张家维教授，先后在广州中医药大学、广州中医药大学第一附属医院和香港浸会大学中医药学院从事针灸治疗神志病、男科病和治未病的医、教、研工作。曾主持、参与多项国家、省部级科研课题，全面负责重点课程《经络腧穴学》《针灸学》的教学和临床实践工作，参与编写全国高等中医药院校规划教材《经络腧穴学》《针灸推拿学》等，近年主编《灸除百病》《实用针灸手法学》《实用针灸处方学》《现代针灸临床集验》等专著10余部，在国内外学术期刊上发表教学、科研论文40余篇。其主编《针灸意外案例选析》获全国"康莱特"杯全国中医药优秀学术著作二等奖，主编《四季食物补养法》获中华中医药学会全国中医科普著作三等奖，主编《单穴防病治病妙用》获上海颜德馨中医药基金会第四届优秀著作一等奖，主编CAI课件《常见腧穴简易取穴法》获全国中医药优秀教学软件三等奖等。

巧用单穴治百病

主编◎伦新

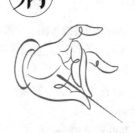

中国健康传媒集团

中国医药科技出版社

内容提要

本书是一部反映现代针灸单穴治疗经验的汇成之作，全书以疾病为纲，以单穴应用为目，下设各种特色疗法，内容详实，资料丰富，疗效可靠，具有极强的实用价值。可供临床各科医师、医学生以及从事针灸学的科研、教学、临床人员参考使用。

图书在版编目（CIP）数据

巧用单穴治百病 / 伦新主编 . — 北京：中国医药科技出版社，2020.3

ISBN 978-7-5214-1576-6

Ⅰ.①巧… Ⅱ.①伦… Ⅲ.①针灸疗法 Ⅳ.① R245.9

中国版本图书馆 CIP 数据核字（2020）第 026981 号

美术编辑 陈君杞
版式设计 也 在

出版 **中国健康传媒集团**｜中国医药科技出版社
地址 北京市海淀区文慧园北路甲 22 号
邮编 100082
电话 发行：010 – 62227427 邮购：010 – 62236938
网址 www.cmstp.com
规格 880×1230mm ¹⁄₃₂
印张 25 ³⁄₄
字数 690 千字
版次 2020 年 3 月第 1 版
印次 2020 年 3 月第 1 次印刷
印刷 三河市万龙印装有限公司
经销 全国各地新华书店
书号 ISBN 978-7-5214-1576-6
定价 98.00 元

获取新书信息、投稿、为图书纠错，请扫码联系我们。

编委会

前 言

　　针灸学是中医学的一个重要组成部分，在长期的医疗实践中积累了丰富的临床经验和理论知识，运用针灸治疗许多病症有良好的效果。几千年来，针灸治疗不仅为保障我国各族人民的健康发挥了很大作用，而且也为保障世界人民的健康做出了积极的贡献，目前已成为世界医学中具有许多优点的医疗方法之一。

　　针灸之所以昌盛不衰，关键是它在临床上有较好的医疗效果，除了历代多种医书中记载的临床经验外，1949 年以来出版的很多针灸著作和发表的针灸文章中，大部分是介绍各位医家的临床经验和体会的。他们之中有不少蜚声中外的医家，也有学业精专的高手，这些经验从不同角度反映了其精湛的学术经验。他们在内、外、骨、妇、儿及皮肤科疾病的针灸治疗方面，在手法、取穴方面，都具有真知灼见。这些医家诸多精辟见解，给人以启迪，授人以准绳，使后学有章可循、有法可依，因此具有较高的借鉴价值。但要想在大量的医学文献中，比较全面了解某一种病症的治疗情况，广泛查找这些有关的文献资料是非常不便的，因此，在中国医药科技出版社中医药编辑中心的支持下，我们利用业余时间，收集、整理有关这方面的文献资料，经过整整三年的撰写，终于以《巧用单穴治百病》的书名奉献给读者。现将本书的编写情况介绍如下。

　　1. 文献资料多数来源于 1949 年以来公开出版的针灸著作，以及发表在全国性及地方性50余种医药期刊、学报专辑等5000余册中的有关针灸方面的临床文献，以单穴使用为主线，分科、分病、分穴、分法地删繁就简、提炼浓缩，分为内科病症、骨伤科病症、外科病症、妇科病症、儿科病症、皮肤科病症六章，每一章下以病名为纲，以单个腧穴为目，再按治疗方法之不同分列子目，如针刺法、艾灸法、电针法、拔罐法、水针法、埋线法、敷药法、放血法等等。所有资料来源均于书中详细列明，在每节的"参考文献"中注明出处，以便必要时查阅。

2．本书的编写目的，是为针灸的临床、教学提供参考，故摘录的内容主要是以如何提高疗效、解决针灸的临床实际问题为重点，并从三个方面强调其实用性。首先，在选择病种上，以当前危害人类健康较常见、对生活质量影响较严重的疾病为主；其次，依据作者多年的临床经验，对所收集的文献，经过反复的筛选、综合、归纳，介绍最佳的针灸方法；第三，在各疗法的操作上，以常用的行之有效者为主，除提出一般规律外，多尊重各地经验报道，以反映实际情况。由于书中内容集中了不同医家的大量临床实践，故有较高的实用价值。

3．本书的内容以治疗方法为主，关于摘录内容的取舍方面，在尽量压缩的前提下，对临床经验与具体操作技术等，力求扼要具体，尽可能做到不需查阅原文的情况下，读者即能从中吸取到经验，故所摘内容较一般文摘详细。但对特别配穴、疗效判定等，只做了简要的摘录，以便在吸取经验时作较全面之分析。有关评析中的理论探讨及体会部分，一般仅做少量且简单的摘录，以便读者在思路上有所启示，但未必是其重点。

4．凡是原资料与要求的体例、格式不符者，在尊重原文原意的前提下，由编者在文字、格式等方面做了某些必要的删节和修正，使其理法相合，意使阅者得到理论深化，汲取经验精华。在这些资料中，有些报告能为我们提供宝贵的经验和有益的线索，有些内容也许尚不十分成熟但助于启发我们的思路，有待于进一步探讨，从而为进一步提高针灸防治疾病的效果做出有益的贡献。

　　本书在编写过程中，得到中国医药科技出版社的大力支持，特表谢忱。本书不足之处，恳请同道及读者批评指正。

2019 年 5 月

目 录

第一章　内科病症

第四章　妇科病症

第五章　儿科病症

第六章　皮肤科病症

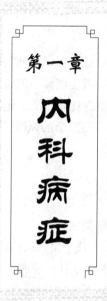

第一章

内科病症

第一节　痹证

痹证是由风、寒、湿、热等病邪引起，以肢体关节肌肉酸痛、麻木、重着、屈伸不利或关节灼热、肿大等为主症的一类病症。古代痹证的概念比较广泛，包括肢体痹和内脏痹，本节主要讨论肢体的痹证。常见于西医学的风湿性关节炎、风湿热、类风湿关节炎、骨性关节炎等病。

隐　白

针刺法

[方法] 患者取仰卧位或坐位，常规消毒双侧穴位皮肤，用 28~30 号 0.5 寸毫针，快速直刺入穴位，进针 0.1~0.2 寸深，运针得气后，施行捻转手法之补法，留针 20~30min，每日 1 次。

[疗效] 唐卫华治疗本病，效果显著。

[评析] 脾为气血生化之源，隐白为足太阴之井穴，既能健运脾胃，又能活血通络，使阳气通达肌肉四末而麻木自愈。《针灸心悟》云："十二井十宣能使气血通流。"至于手法，《针灸大成》说："左转从子，能外行诸阳，右转从午，能内行诸阴，人身则阳气受于四末，阴气受于五脏……而荣卫自流通矣"。

听　宫

温针灸配合刺络拔罐法

[方法] 患者取俯卧位，常规消毒皮肤后，用 28~30 号 1 寸不锈钢毫针，对准穴位快速垂直刺入，进针约 0.5 寸，轻微捻转针体，使患者局部产生酸、麻、胀等针感。再拿一段长约 0.5 寸的艾条套在针柄上，点燃灸之，每次灸 3 壮。然后在病变部位寻找阿是穴，消毒后用七星针叩刺其出血，以闪火法拔罐，5~10min 后起罐，用干棉球擦净

血迹即可。隔日1次，10次为1个疗程，疗程间隔3天，以2个疗程为限。

[**疗效**]孙治东等共治疗38例，痊愈32例，有效6例。

[**评析**]听宫穴是背部在面部的全息反应点，取之疏通背部经气，更配艾条温煦之功，可加强养血、活血、温通散邪之力。局部皮肤针叩刺出血，旨在祛瘀通络。拔火罐能温经补气、活血通络、祛湿除寒、消肿镇痛。诸法相合，筋得所养，外邪得除，则经络可通，通而不痛则病瘥。

天　　柱

水针法

[**方法**]患者取低头坐位，常规消毒双侧穴位后，用5ml无菌注射器套上6号注射器针头，抽取2%利多卡因1ml、当归寄生注射液1ml、黄瑞香注射液1ml、曲安奈德注射液10mg，药液混匀后，将注射器针头垂直缓缓刺入天柱穴，待出现酸、胀、重以及局部肌肉抽搐等针感反应时，若抽吸无回血，则可注入药液。轻症患者隔3天注射1次，重症者隔日注射1次，4次为1个疗程。

[**疗效**]董仲林共治疗68例，治愈52例，显效16例，有效率为100%。

[**评析**]《针灸甲乙经》中曾记载天柱穴可治"头痛重""项如拔"。以当归寄生注射、黄瑞香注射液活血化瘀，理气止痛；曲安奈德注射液消炎，抗渗出；利多卡因注射液阻滞局部神经，使持久紧张的肌肉得以松弛。因此，将药物注入天柱穴，既有药物的治疗作用，又兼有针刺的治疗作用，故疗效颇高。

大　　杼

1. 针刺法

[**方法**]患者取坐位，常规消毒患侧穴位皮肤（若双膝有病则取双侧），用28~30号1寸长毫针，快速直刺入穴位约0.5~0.8寸，施行捻转手法，给予中强刺激2~3min。然后嘱患者站立，做多向的膝关节活

动，再做下蹲、起立的动作，由慢至快活动 3~5 遍。每日 1 次，10 次为 1 个疗程。

［疗效］崔洪相共治疗 32 例，痊愈 21 例，显效 6 例，有效 4 例，无效 1 例。

2. 刺络拔罐法

［方法］患者取坐位，常规消毒大杼穴，用三棱针快速点刺出血，再辅以火罐拔吸约 10min，出血量 10~15ml。隔日治疗 1 次，7 次为 1 个疗程，重症可持续 2 个疗程。

［疗效］王健共治疗 48 例，痊愈 17 例，好转 30 例，无效 1 例，有效率为 97.92%。

［评析］大杼穴属足太阳膀胱经穴，具有调节全身阳气的作用，气为血之帅，气行则血行，血脉通畅，"通则不痛"。此穴为骨之会，又是手足少阳、手太阳之会，取其穴能通利膀胱、三焦、小肠，使湿邪由膀胱、三焦、小肠渗出。因此大杼穴能祛风除湿、活血通络，加拔火罐更促其温阳活血之力。本穴治疗风湿痹证，以取穴少而疗效快捷著称，经临床观察对各种原因引起的膝关节痛均有效，可起到针到痛消的作用。

肾　俞

埋线法

［方法］先用龙胆紫药水在穴位处（以肾俞穴为主，配白环俞穴）做一进针标记，用 0.5% 碘酊消毒后，用 2% 利多卡因局部麻醉。医者右手持针，针头顶压于所埋穴位，左手将一段已消毒的 0 号羊肠线（先将 0 号羊肠线剪成 1.5cm 的小段，使用前浸泡于 75% 乙醇中 30min）套于埋线针尖端的凹槽内。然后左手拇、食指绷紧穴位皮肤，右手持续缓慢进针，针尖缺口向下以 15°~40° 角刺入，直至羊肠线头完全埋入穴位皮下。再进针 0.5cm，将羊肠线埋于穴内肌层，随后出针。针孔用碘酊再次消毒，外敷无菌纱布。15~20 天埋线 1 次，3 次为 1 个疗程。注意：埋线后 5 天内嘱患者切勿洗澡，以避免针孔感染。

［疗效］高广忠等治疗 50 例，显效 26 例，有效 20 例，无效 4 例，总有效率为 92%。

［**评析**］腰为肾之府，膀胱经挟脊抵腰，与肾相表里，故肾俞穴是治疗脊柱病变的常用穴位。"肾主骨生髓，又主藏精"，是作强之官，而髓藏骨中充养骨骼，骨得髓养才能生长坚强，是骨骼再生所不可缺少的因素，故肾精的充沛和骨骼的健康有密切关系。因此，肾俞可益肾生精、补骨生髓，兼以益气生血，对强直性脊柱炎、椎骨退行性病等有一定的效果。

大 肠 俞

温和灸法

［**方法**］患者取俯卧位，点燃艾条，依次在穴位上方距皮肤约2cm处实施温和灸，两侧肾俞约灸15min，大肠俞灸10min，以局部皮肤有灼热感为度，连续治疗4周。配合常规药物治疗（鲑鱼降钙素注射液50 IU肌内注射，1次/天，15天后改为维D钙咀嚼片口服，2片/天，4周）。

［**疗效**］吕燕碧等共治疗30例，痊愈18例，好转10例，无效2例。

［**评析**］中医认为痹证是以肾、肝、脾三脏虚损为本，气滞、血瘀、痰湿为标的本虚标实之证，而艾灸具有温经散寒、温阳通脉、温煦内脏、鼓舞阳气、散瘀止痛之功效。通过温热和艾条协同作用于体表的腧穴，具有行气通络、扶阳固脱、升阳举陷之功效。艾叶属草本植物，气味芳香，辛苦微温，辛温散寒，苦可开通，具有温经通络、行气活血之功效。用艾灸治疗骨质疏松症等患者，不仅能避免药物的毒副作用，而且能通过经络、穴位系统，起到灸局部而调理全身的功效。

委 中

刺络拔罐法

［**方法**］患者取俯卧位，暴露患侧委中穴，先予TDP治疗仪照射20~30min，以不致烫伤为度。待皮肤潮红充血后，消毒委中穴皮肤，以委中穴为中心，快速用梅花针重叩10~15次，然后在此处迅速拔罐（取大号火罐，罐口涂医用凡士林），同时予TDP治疗仪照射保暖，3~5min起罐。清洁皮肤后再行拔罐1次，最后用消毒干棉球擦净。

嘱患者保持针孔卫生，以防感染。每周 2 次，共治疗 8~10 次。

[疗效] 宋亚光共治疗 66 只患膝，痊愈 13 只，显效 39 只，有效 11 只，无效 3 只，总有效率 95.5%，愈显率 78.8%。张莉共治疗 58 例，在疼痛度、交锁、膝软、肿胀、支撑以及爬楼梯方面评分均优于对照组，治疗效果显著。马登海等治疗 70 例，能有效改善患者临床症状、体征及膝关节活动度，疗效优于口服双氯芬酸钠。刘占芬治疗 70 例，痊愈 15 例，显效 35 例，有效 18 例，无效 2 例。

[评析] 本病属中医"痹证"范畴，局部气血凝滞、经脉瘀阻，且始终贯穿于其发生、发展的各个环节，西医学研究表明，所有此类患者都有骨内高压和骨内静脉瘀积存在，因此从瘀论治，"祛瘀生新"是中医伤科的治则。叩刺出血，可使经气畅通，血行瘀祛。委中又名血郄，主治血瘀诸痛，《针灸大成》云："委中者，血郄也。主膝痛……刺之出血……痼疹皆愈。"刺血后拔罐，不仅进一步延展了对腧穴的刺激，亦使出血量可控。

内　关

针刺法

[方法] 常规消毒内关穴，以 1.5 寸毫针刺入，得气后紧捏针柄不放 1~2min，留针 30min，期间行针 3 次，每次 3min，并嘱患者配合活动患肢，每日 1 次，5 次为 1 个疗程。

[疗效] 邓柏颖治疗 33 例，治愈 12 例，好转 18 例，无效 3 例，总有效率为 90.9%。

[评析] 内关属手厥阴心包经穴，为络穴、八脉交会穴，"血归包络"。取内关针刺，可疏通经气，气行则血行，血行则痛止。

中　渚

针刺法

[方法] 患者取坐位或仰卧位，常规消毒患侧穴位局部皮肤，用 26~30 号 1.5 寸毫针，沿经络循行的方向，向上快速斜刺入穴位，得气后行捻转手法，使针感尽量上行过腕、肘部，再用龙虎交战法操作约

1~2min，至疼痛减轻或消失，可留针 10~15min。每日 1 次。

［疗效］吕景山等共治 62 例，1 次痊愈者 20 例，2 次痊愈者 18 例，3 次以上痊愈者 15 例，显效 9 例。李丰君治疗本病，起针后患肢即活动自如。

［评析］本病病变多在髂脊部，该部位为足少阳胆经循行之处，取手少阳三焦经中渚穴，属手足同名经取穴法。中渚为手少阳经之输穴，"输主体重节痛"，且阳经输穴，配五行属木，木应于肝，肝主筋，故中渚又善于疏理筋脉。针刺中渚穴治疗痹症，有良好的止痛、舒筋效果。

阳　　池

针刺法

［方法］常规消毒患侧阳池穴，进针后有酸、胀、麻等针感后，进行捻转提插，泻法运针约 1min，留针 20~30min，每隔 5min，再运针 1 次。每日 1 次，共治疗 2~8 次。

［疗效］陈登旗治疗 14 例共 18 侧患腕，治愈 12 侧，好转 5 侧，无效 1 侧，取得较满意疗效。

［评析］本病属中医"痹证"范畴，因风、寒、湿邪侵袭经络，气血闭阻不能畅行，引起关节酸、重、痛及屈伸不利。选择阳池穴治疗，兼具循经取穴与阿是穴的特点，用泻法治疗，可祛除风、寒、湿邪，疏通经络气血，方法简便而疗效满意。

风　　市

1. 水针法

［方法］常规消毒穴位局部皮肤后，用 20ml 注射器抽取 20% 葡萄糖注射液 10ml、维生素 B_{12} 100μg、盐酸消旋山莨菪碱注射液 10mg，然后快速将针头刺入穴位，进针约 0.5~1 寸深，得气后先注入混合药液 2ml，然后将针头退至穴位皮下，分别向上方或下方以 30° 角斜进针 0.5~1 寸，各注入药液 4ml，出针后宜用干棉球按压针孔片刻，并施局部轻揉按压 1~3min，以促进药物的吸收。每周 2 次，2 次为 1 个疗程。

[**疗效**] 赵红樱等治疗多例，效佳。

2.拍打结合经穴按摩法

[**方法**] 患者取侧卧位，患侧大腿屈曲在上，健侧大腿伸直在下，充分暴露大腿前外侧部，在风市穴处及患侧胆经沿线区域以拍打治疗，手法操作时手指要自然并拢，虚掌，腕关节放松，平稳而有节律地拍打患部风市穴及发病局部。拍打治疗的时间约为 5~10min。然后配合双手拇指点按经穴，每穴点按时间在 1~2min 左右。

[**疗效**] 李连生等治疗 30 例，痊愈 22 例，显效 5 例，有效 2 例，无效 1 例。

3.针刺火罐法

[**方法**] 用 4 寸长针，采用苍龟探穴法，在风市穴沿皮下多向针刺，然后卧针循足少阳经，向下沿皮下刺入，配穴（丘墟、血海）用平补平泻法，留针 40min。出针后在风市穴拔火罐，留罐 10min。每日 1 次。

[**疗效**] 张福会等治疗 60 例，治愈 30 例，显效 25 例，有效 2 例，无效 3 例，总有效率为 95%。

[**评析**] 本病当以鼓动阳气、运行气血、祛风除湿、活血化瘀、疏调经络、复养肌肤为法。笔者以中医伤科经穴按摩手法为基础手法，并以拍打风市穴为主要手段以疏调经脉，在临床中取得了满意的疗效。

阳 陵 泉

1.水针法

[**方法**] 患者取仰卧位，将患肢抬高 45° 角以上（即超过健肢屈膝 90° 角），再将患肢放在健肢髌骨上伸直，取阳陵泉穴，用 5ml 注射器，5 号针头抽吸野木瓜注射液 4ml，避开静脉血管，常规消毒后直刺入 0.5~0.8 寸，若抽无回血，当患者自觉有轻微酸胀感时（不要求有强烈针感），单侧穴位注入 4ml，或者双侧每穴 2ml。隔日 1 次，10 次为 1 个疗程。

[**疗效**] 刘振峰治疗膝痹 78 例，痊愈 58 例，显效 17 例，有效 3 例。

2.温针灸法

［**方法**］局部常规消毒后，在阳陵泉穴上进行针刺，得气后留针于适宜深度，将艾条切成 1.5cm 长，套在针柄上，从艾条的下端点燃，直待艾条燃尽后除去灰烬，再将针取出。每周 3 次，12 次为 1 个疗程，共治疗 2 个疗程。配合等速运动训练，选用美国生产的 Biodex — system3 型等速肌力测试训练系统，方案包括等速持续被动运动训练及等速肌力训练 2 部分。

［**疗效**］徐远红等治疗 20 例，可以较好地改善患者膝关节功能。

［**评析**］《玉龙歌》云："膝盖红肿鹤膝风，阳陵二穴亦堪攻。"阳陵泉为胆经的合穴和下合穴，又为筋会，筋为肝所主，膝关节为筋之所聚，主其关节的屈伸，针刺阳陵泉对循行所过部位局部膝关节肿痛，可有宣通气血壅滞、恢复屈伸运动的效果，故对膝关节病变有较好疗效。本法改善了膝部微循环，增加了膝关节周围组织的血液供应，加强代谢，减少致痛物质，从而减轻疼痛，提高关节主动活动度。

阳　　辅

皮内注氧法

［**方法**］取患侧穴位，常规消毒后，用三通管连接 20ml 注射器和氧气袋，向内注氧 30ml（注意勿注入血管），然后自踝部向上挤压小腿，使氧气在皮下弥散均匀。治疗 1 次未愈者，1 周后可再次注射。

［**疗效**］赵剑波治疗腓肠肌痉挛 36 例，全部治愈，1~3 次治愈 31 例，4~7 次治愈 5 例。

［**评析**］《循经考穴编》："阳辅主瘫痪，痿痹，筋脉拘挛，百节酸痛……"故采用阳辅穴位注射氧气治疗腓肠肌痉挛，效果显著。

大　　椎

针灸法

［**方法**］隔姜艾灸神阙、大椎穴各 3 壮，先灸神阙，再灸大椎。姜片切为直径为 2cm、厚度为 1cm 大小，中间用三棱针穿刺数孔，施灸时将姜片放在穴位上，置中等艾炷于其上，点燃。待患者有局部

灼痛感时，略略提起姜片，凉后更换艾炷再灸，一般每次每穴各灸3壮，以局部潮红为度。根据受累关节局部取穴，配合毫针治疗。

[疗效] 何晓华等治疗本病，病程小于1年23例，痊愈7例，显效11例，好转4例，无效1例，有效率为95.6%；病程1~2年24例，痊愈4例，显效11例，好转7例，无效2例，有效率为91.6%；病程大于2年18例，痊愈0例，显效5例，好转7例，无效6例，有效率为66.6%。

[评析] 本病病因一般认为是阳虚之体，感受风、寒、湿邪，由表及里、由浅入深地传变，最后传入内脏。风寒湿三邪均属阴邪，易凝滞而闭阻经络，使得"不通则痛"。故选用针灸祛风散寒、化湿通络。神阙穴连着人体的真气真阴，它通任、带、冲三脉，联络五脏六腑，灸之能调全身气血阴阳，达到阴平阳秘。大椎穴为至阳之穴，灸之能大补阴阳之气，另外灸之善长五脏六腑之阳，尤脾阳也，故能祛风散寒、化湿通络，达到"通则不痛"。

关　　元

针灸法

[方法] 先以关节周围局部取穴为主，常规针刺30min，每日1次。再用艾条灸关元穴2h，早晚各1h，每日进行。5天为1个疗程。

[疗效] 施静治疗30例，显效10例，好转15例，无效5例，总有效率为83.3%。

[评析] 关元穴位于阴阳元气交关之处，是足三阴经与任脉的交会穴，为五脏六腑之本也，元气之根。用灸则温下元，暖胞宫，祛寒邪，培肾固本，补益元气，调和气血，解痉止痛，回阳固脱，而达瘀血消除、经脉疏通之功。艾灸能改变血液高黏凝聚状态，使组织细胞的血供、氧供得到提高。而艾灸关元穴可促进垂体 β- 内啡肽（β-endorphn，β-END）的释放，提高 β-END 浓度，对免疫细胞 β-END 受体起正向调节作用，而发挥免疫调节等生理效应，从而增强机体的免疫调节能力，增强对类风湿关节炎的治疗作用。

神　　阙

1. 药敷法

[**方法**] 使用攀钢总医院中药制剂室提供的补血益精穴位透皮贴剂（以四物汤合左归丸为基础方，按膜剂工艺制成药贴），直径约 2.5cm，厚 0.5cm，每贴含药量相当于生药 15g。隔日贴于神阙穴，每次保留 24h 后摘下，治疗 6 个月。

[**疗效**] 艾双春等治疗数十例患者，疗效显著。刘华宝等治疗 40 例，临床疗效显著。

2. 隔药盐灸法

[**方法**] 将骨碎补、肉苁蓉、淫羊藿、吴茱萸、田七各等份，碾末加入等量食盐备用。施治时将药盐填脐，再把艾炷点燃置于药盐上，灸至局部皮肤出现潮红为度。每日 1 次，10 次为 1 个疗程。

[**疗效**] 李芳莉等治疗 34 例，治疗前骨痛积分为 7.69 ± 1.96，治疗后为 3.59 ± 1.43，前后比较差异有统计学意义，说明用以上方法治疗骨痛效果显著。

[**评析**] 骨质疏松症属于中医"骨痹""骨痿"等范畴。肾为先天之本、主骨生髓，肾精充足则生化有源，骨骼得以滋养而强健有力，因此肾精亏虚则骨髓生化乏源，骨矿含量下降，骨密度降低而发生骨质疏松症。血是构成人体和维持人体生命活动的基本物质之一，具有营养和润滑人体脏腑组织器官、四肢百骸的作用，血和精之间存在相互滋生和转化的关系，故"精血同源"。而骨质疏松症系人体气血虚衰、肾精不足所引起的衰老症状，因此选用补血益精法治疗。

中　　脘

火针法

[**方法**] 常规消毒穴位（主穴为中脘穴，配合患处局部取穴）皮肤，中脘穴用直径为 0.8mm 的中粗火针，其他穴位可视情况用直径 0.5mm 的细火针。将选好的针具在酒精灯的外焰上加热，烧至针体发红至白亮，然后迅速准确地垂直刺入相应穴位 2~5mm，再迅速拔出，整个进

出针过程应在 1s 内完成。出针后用干棉球迅速按压针孔，以减少疼痛和出血。一般情况下 3~7 日治疗 1 次。

[疗效] 潘来峰治疗 150 例，治疗次数最多 15 次，最少 1 次，治愈 82 例，显效 52 例，有效 12 例，无效 4 例，总有效率为 97.3%。

[评析] 本病多因正气不足、风寒湿邪侵袭而发，治疗应扶正固表、温通经络。中脘穴为六腑之会穴，刺激中脘穴能增强脾胃的"胃气"，"胃气"是人体的营养源泉。《中藏经》说："胃气壮，五脏六腑皆壮也"，五脏六腑皆壮则外邪无侵入机会。中脘穴是任脉与手太阳、手少阳、足阳明经的交会穴，同时中脘穴所处的位置正对三焦部位。三焦有通行元气的功能，加上火针的温热助阳作用，故火针中脘穴能增强三焦通行元气，全身经脉得元气的温煦、推动，则气血畅通，"通则不痛"。

【按语】

1. 针灸治疗痹证有较好的效果，尤其对风湿性关节炎。由于类风湿关节炎病情缠绵反复，属于顽痹范畴，故要坚持治疗，非一时能获效。

2. 本病应注意排除骨结核、肿瘤等，以免延误病情。

3. 患者平时应注意关节的保暖，避免风寒湿邪的侵袭。

【参考文献】

[1] 唐卫华. 隐白穴临床应用举隅 [J]. 针灸临床杂志, 1995 (3): 36.

[2] 孙治东, 王娟娟. 温针灸听宫穴合刺络拔罐治疗背肌筋膜炎 [J]. 中国针灸, 1997 (5): 311.

[3] 董仲林. 天柱穴注治疗颈肌凝结症 68 例 [J]. 中国针灸, 2000 (7): 416.

[4] 崔洪相. 独取大杼治疗风湿性膝关节炎 32 例 [J]. 中国针灸, 1998 (3): 181.

[5] 王健. 大杼穴刺络拔罐治疗膝关节痛 48 例 [J]. 中国针灸, 2003, 23 (1): 15.

[6] 高广忠, 马小平. 穴位埋线治疗强直性脊柱炎 50 例临床分析 [J].

四川中医. 2003 (5): 78-79.

[7] 吕燕碧, 梁爱先. 艾灸疗法治疗骨质疏松症腰部疼痛疗效观察 [J]. 吉林中医药, 2012, 32 (7): 725-726.

[8] 宋亚光. 委中穴刺络拔罐治疗老年性膝关节痛 [J]. 中国针灸, 2003 (6): 348.

[9] 张莉. 中西医结合治疗膝关节骨性关节炎的临床观察 [J]. 世界最新医学信息文摘, 2015, 15 (25): 158.

[10] 马登海, 李建辉. 委中穴刺血拔罐治疗软组织损害型膝骨关节炎70例 [J]. 宁夏医学杂志, 2010, 32 (9): 846-847.

[11] 刘占芬. 委中穴刺络拔罐治疗膝关节疼痛60例 [J]. 天津中医学院学报, 2001, 20 (3): 36-37.

[12] 邓柏颖. 针刺内关穴治疗膝关节疼痛33例 [J]. 山东中医杂志, 2003, 22 (8): 477.

[13] 吕景山, 何树槐, 耿恩廣. 单穴治病选萃 [M]. 北京: 人民卫生出版社, 1993.

[14] 李丰君. 外劳宫、中渚穴在临床上联合应用的体会 [J]. 针灸临床杂志, 1999, 15 (9): 54-55.

[15] 陈登旗. 针刺阳池穴治疗腕关节疼痛14例 [J]. 福建中医药, 2005 (5): 59.

[16] 赵红樱, 白云虹. 穴位注射法治疗股外侧皮神经炎20例 [J]. 云南中医杂志, 1992 (6): 44.

[17] 李连生, 于海阔. 拍打风市穴结合经穴按摩治疗股外侧皮神经炎30例 [J]. 天津中医药, 2009, 26 (1): 15.

[18] 张福会, 齐显民, 秦有学. 苍龟探穴法加火罐治疗股外侧皮神经炎60例 [J]. 陕西中医, 1995, 16 (12): 553.

[19] 刘振峰. 抬高下肢45度穴注阳陵泉治疗膝关节病变 [J]. 云南中医中药杂志, 2001, 22 (5): 37.

[20] 徐远红, 王俊华, 万超, 等. 温针灸阳陵泉穴及等速运动训练改善膝关节僵直效果观察 [J]. 现代中西医结合杂志, 2015, 24 (1): 15-18.

[21] 赵剑波, 韩志英, 张学文. 阳辅穴皮内注氧治疗腓肠肌痉挛36

例［J］.中国民间疗法，1996（5）：14.

［22］何晓华，胡雨华.灸神阙、大椎穴加针刺治疗类风湿关节炎的临床观察［J］.宁夏医科大学学报，2011，33（12）：1227-1228.

［23］施静.针灸关元穴治疗类风湿关节炎50例［J］.上海针灸杂志，1999，18（6）：13.

［24］艾双春，路雪婧，廖方正，等.神阙穴贴药对原发性骨质疏松症超声穿透速度的影响［J］.中国针灸，2003（1）：17-18.

［25］刘华宝，艾双春，吴龙娣.神阙穴贴药调整原发性骨质疏松症性激素的临床观察［J］.四川中医，2005，23（9）：74-75.

［26］李芳莉，吴昊.神阙穴隔药灸治疗绝经后妇女骨质疏松症34例［J］.中国针灸，2005，25（7）：448.

［27］潘来峰.火针中脘穴为主治疗痹症的疗效观察［J］.内蒙古中医药，2014（4）：75.

第二节　腰痛

腰痛又称"腰脊痛"，以腰部疼痛为主要表现。疼痛部位在腰脊正中，为督脉病症；疼痛部位在腰脊两侧，为足太阳经病症。腰痛的病因非常复杂，临床上常见于西医学的腰部软组织损伤、肌肉风湿、腰椎病变、椎间盘病变及部分内脏病变等。

中医学认为，腰痛主要与感受外邪、跌仆损伤和劳欲太过等因素有关。从经脉循行上看，主要归足太阳膀胱经、督脉、带脉和足少阴肾经（贯脊属肾），故腰脊部经脉、经筋、络脉的不通和失荣是腰痛的主要病机。

尺　　泽

针罐法

［**方法**］患者取坐位或仰卧位，双上肢前伸，掌心向上，先用火柴棍在尺泽穴周围给予按压，找到敏感点后，常规消毒局部皮肤，用

28~30 号 1.5 寸毫针快速直刺入穴位，进针约 0.8~1 寸，施行提插捻转手法，待有酸、麻、胀等针感产生后，留针 20min。出针后在腰部以闪火法拔罐，留罐 15min。每日 1 次。

[疗效] 薄庆治疗 47 例，治愈 44 例，有效 2 例，无效 1 例。

[评析] 尺泽穴治疗腰痛的依据有四：一是子母补泻取穴法，腰痛多与肾经关系密切，肾属水，肺属金，金生水，肺为其母，根据"虚则补其母"的原则，对于肾精亏虚、腰府失其所养，或年老体衰、肾精不足等虚证腰痛，可以补其母经肺经的水穴，即尺泽穴；二是远部取穴法，尺泽虽然不属于肾经的腧穴，但《灵枢·经脉》："肾足少阴之脉，起于小指之下……其直者，从肾上贯肝膈，注肺中"，即肾经的一条支脉是到达肺脏的，肾经与肺经关系密切，"经脉所过，主治所及"，肺经与肾经虽然不直接交接，但肾经有一条支脉交汇肺，因此通过针刺肺经上的穴位也可以治疗腰部的疾病；三是对应法，肘关节处正对腰部，肘关节内侧面候腰部，因此对于腰部的一些病症，可能会在尺泽穴附近会有一些反映点，既然尺泽穴处候腰部，那么对于腰部的一些疾病也就应该可以采用尺泽穴治疗；四是肺主气，肾主水，肺肾共同主司水液代谢，肺主宣发肃降，可以将精微物质向上、向下布散，以濡养全身，如果肺的宣发肃降功能失调，精液不得布散全身，无法濡养全身，也会使腰部失其所养而导致腰痛，而尺泽属于肺经的合穴，属水，金水相生，所以可选用尺泽穴加以治疗。

手 三 里

1. 针刺法

[方法] 一侧腰部疼痛者取对侧手三里，双侧腰部有症状者取双侧手三里，若手三里穴压之无明显酸胀感也可在其附近寻找敏感点。患者取站立位屈肘，常规消毒后直刺入，产生向前臂或上臂放射酸麻胀感，可用泻法之快速提插捻转，在得气后嘱患者活动腰部，感觉症状明显减轻或消失后出针。每日 1 次，10 次为 1 个疗程。

[疗效] 李晓昊等治疗 103 例，痊愈 41 例，有效 52 例，无效 10 例，总有效率为 90.29%。

2. 针刺配合刺络拔罐法

[**方法**] 患者取站立位，取同侧上肢之手三里，常规消毒皮肤后，进针 1~1.5 寸，运针得气，用泻法反复提插捻转，同时嘱患者立即活动腰部，留针 15min。起针后取俯卧位，在腰臀部明显压痛部位，用皮肤针叩刺出血，拔大号火罐 10min 左右，以皮肤充血潮红为宜。隔日 1 次，10 次为 1 个疗程。

[**疗效**] 沈友虎等治疗 73 例，治愈 58 例，有效 11 例，未愈 4 例，总有效率为 94.52%。

[**评析**] 手三里穴，别名鬼邪穴。鬼者，与神相对也，指本穴的气血物质所处为地部；邪者，指邪气。鬼邪名，意指穴内物质为地部的水湿，即是指本穴物质为大肠经经气中浊降于地的经水，易为脾土受之，而脾土喜燥而不喜湿，今受水湿，实为受邪之害，故名鬼邪。针刺手三里穴可行天部的水湿，使云气沉降于地，气化地部的水液上行于曲池穴，具有润化脾燥、升发脾气的作用。腰为肾府，肾为水脏，慢性腰部疾患通常为水湿停聚、阻滞经脉引起，故应用手三里穴治疗腰肌劳损可取得较好疗效。《针灸甲乙经》卷九云："腰痛不得卧，手三里主之。"

后　　溪

针刺法

[**方法**] 患者取站位，先用拇指揉按一侧后溪穴找到压痛点，用毫针刺入 0.5 寸，小幅度提插寻找针感，要求局部有得气感，然后采用捻转补法，小幅度、高频率捻转针柄，捻转幅度小于 90°，捻转频率为 120~150 次 /min，持续捻针 3min 左右，让患者细心体会针感，针感会沿着手臂外侧经过肘外侧一直延伸到肩外侧。再以同样手法针刺另一侧后溪穴，使其针感也延伸到肩外侧。然后两手同时小幅度、高频率捻针，针感在大椎穴附近汇合后，继续捻针则针感会沿着脊柱向下传导，直至针感到达腰椎并扩散到腰椎两侧，才停止行针。让患者活动腰部，留针 20min，留针期间嘱患者留意针感的变化。留针期间若热感减弱或消失则捻针 1 次，至热感出现。

[**疗效**] 李宝武等治疗多例，效果显著。

［**评析**］椎管狭窄是由于脊柱及其韧带的病变，导致督脉脉气不通，不通则痛。督脉总督一身之阳，如果督脉脉气不调则易发生腰脊疼痛的症状。《拦江赋》中有"后溪能治督脉病"的记载。后溪是手太阳小肠经的输穴，小肠经通于督脉，可以疏调督脉、太阳经气，壮腰健肾，治疗椎管狭窄引起的腰部疼痛。

养　　老

埋针配合牵引推拿法

［**方法**］先取仰卧位，用电动牵引床施行常规的腰椎牵引 30min；接着先点按肾俞、大肠俞、腰阳关及患肢环跳、委中、承山，每穴 1min，后在腰骶部、患侧臀部及下肢施㨰法、拿法约 5min，左右腰部斜扳法各 1 次。推拿结束后，取患肢同侧养老穴，常规消毒皮肤，选用 1mm 皮内针刺入，用胶布固定。推拿每日 1 次，10 天为 1 个疗程，疗程间休息 2 天。留针 5 天，取针后休息 2 天，行第 2 次埋针。

［**疗效**］杨世强等共治疗 68 例，痊愈 43 例，显效 19 例，有效 4 例，无效 2 例，总有效率为 97.06%。

［**评析**］养老穴属于手太阳小肠经穴，是十六郄穴之一，早在《类经图翼》中就有养老穴治疗腰痛的记载："张仲文传灸治仙法，疗腰重痛，不可转侧，起坐艰难，及筋挛，脚痹不可屈伸"。而埋针主要保持养老穴对腰椎间盘突出症治疗的连续性和持久性。

天　　柱

针刺法

［**方法**］患者取正坐位，先用拇、食指点按双侧穴位片刻，常规消毒局部皮肤，右手拿 28~30 号 1 寸不锈钢毫针，对准穴位快速进针，针尖斜向椎间孔刺入 0.5~0.8 寸。由于本穴进针后局部会产生较强的针感，故一般不宜施行提插或捻转手法。大多数患者可于针治后的 3~5min 以内，自觉腰部舒适、疼痛减轻，此时即可嘱咐患者起身站立，配合活动腰部（运动幅度从小到大逐渐增加），留针约 20~30min。每日 1 次，8 次为 1 个疗程。

[**疗效**] 何周智等共治疗 300 例，治愈 152 例，显效 47 例，好转 73 例，无效 28 例。邓春成共治疗 1000 例，治愈 293 例，显效 383 例，好转 284 例，无效 40 例。

[**评析**] 天柱穴为膀胱经穴，膀胱经循行经过腰部，故刺激该穴能舒经活络，治疗腰部疼痛。另外，天柱穴下布有丰富的血管、神经，且靠近中枢，故针感好，持续时间长，治疗范围广。

大　杼

针刺法

[**方法**] 患者取伏卧位，常规消毒穴位（配阳陵泉）皮肤后，先以 28 号 2 寸毫针直刺入阳陵泉穴 1~1.5 寸，行强刺激手法，每穴左右捻转 20 余次，同时提插 20 余次；再以 28 号 1.5 寸毫针，斜刺入大杼穴 0.8 寸，如上法操作，留针 30min 后起针。每天 1 次，10 次为 1 个疗程。

[**疗效**] 付春梅共治疗 72 例，治愈 36 例，好转 28 例，无效 8 例，总有效率为 88.9%。

[**评析**] 大杼穴为骨会穴（八会穴之一），善治骨病，且本穴属足太阳经腧穴，足太阳膀胱经循行经过腰部，下病上取，足太阳主"筋所生病"，故本穴对颈项强痛、腰痛等疾患均有祛风解表、舒筋活络的功能。

肾　俞

1. 针刺法

[**方法**] 常规消毒后，左手拇、食二指将肾俞穴捏起，右手持 32 号 2 寸毫针，飞针速刺法刺入穴位，再将 2 根毫针分别透刺对症所取腧穴，依据病情采用徐疾补泻手法，以出现经络感传为佳，留针 20~30min，其间行针 3 次。每日 1 次，10 天为 1 个疗程。

[**疗效**] 吕景山等治疗 157 例，痊愈 63 例，显效 56 例，好转 33 例，无效 5 例，总有效率为 96.82%。

2. 推拿法

[**方法**] 首先在患者腰部双侧施以揉法，手法由轻到重，以患者感

到舒适为度，施术 10min。然后用按、揉法在双侧肾俞穴操作，施术 5min。肾阳虚者，医者以小鱼际侧加擦腰骶部，擦肾俞、命门；肾阴虚者，加擦两侧涌泉，以透热为度，每次 20min。每日 1 次，15 天为 1 个疗程，连续治疗 2 个疗程。

［疗效］于娟治疗老年肾虚腰痛患者 60 例，取得了满意的疗效。

3. 火针法

［方法］患者取俯卧位，用碘伏消毒双侧肾俞穴后，右手持针，针身倾斜 45°~55° 角放于火针专用灯的火焰上，以针身烧至发白发亮为度，然后对准穴位快速刺入和退出，每次行 3（阳数）次针刺，用无菌干棉球按住针孔。嘱咐患者火针治疗后，局部 24h 内勿接触易导致感染的物品及水。隔日 1 次，7 次为 1 个疗程。

［疗效］吕建军治疗多例，效佳。

4. 刺络拔罐法

［方法］患者取侧卧位，常规消毒患侧穴位皮肤，先在穴周用双手拇、食指向其中央推按，使血液积聚于针刺部位，接着左手拇、食、中指三指夹紧穴位，右手持针快速点刺入 1~2 分深，随即将针退出；然后用闪火法拔罐于穴位上，留罐 20~30min，吸出血液约 5~10ml，用消毒棉球擦净血迹并按压针孔片刻即可。每天 1 次，3~5 次即愈。

［疗效］黎小苟等治疗腰痛多例，效果满意。

［评析］肾俞穴是肾的背俞穴，内应肾脏，为肾气在背部输注、转输之处。运用肾俞穴治疗腰部疾病古已有之，《外台秘要》："主腰痛不可俯仰反侧"，《通玄指要赋》："肾俞把腰疼而泻尽"，"腰为肾之府"，故取肾俞以疏导局部之经气，调和局部之气血，以达通络止痛之目的。火针疗法是借火助阳补虚，祛邪泻实，又可用热引热，使经络郁滞得通，寒热虚实之证可解，无所不宜。

大 肠 俞

1. 水针法

［方法］常规消毒局部皮肤，用 5ml 注射器抽取谷康泰灵注射液 2ml，套上 6.5~7 号注射器针头，快速直刺入穴位到一定深度，待患者

有酸麻胀重感，最好有向下放散的麻感后，抽无回血即缓慢推注药液，退针后用消毒棉签轻压几秒钟。每日 1 次，12 次为 1 个疗程，休息 10 天根据病情再行下 1 个疗程。

［疗效］蒋时习等治疗 49 例，痊愈 27 例，显效 11 例，好转 10 例，无效 1 例。

2. 针刺法

［方法］常规消毒穴位，针刺双侧大肠俞时，务求有针感向臀部及下肢放射，根据患者胖瘦决定针刺深浅，其余腧穴（酌配委中、承山、昆仑）采用平补平泻针刺手法。得气后接上 G6805 治疗仪，选择连续波，强度以患者可以耐受为度，配合灯照射腰骶部，治疗 25min。每日 1 次，10 次为 1 个疗程，治疗 3 个疗程后观察疗效。

［疗效］李庆云等治疗数十例，效果显著。

［评析］大肠俞为背俞穴之一，从穴位解剖来看，本穴下面有第 3 腰神经后支，深层为腰丛，发出神经干及其分支分布于下腹部、臀部及下肢的肌肉和皮肤，故刺激大肠俞可使针感直达病所，"气至而有效"，因此治疗腰椎增生引起的腰痛、下肢运动、感觉功能障碍可获满意疗效。

次　　髎

1. 针罐法

［方法］患者取俯卧位，常规消毒双侧穴位皮肤后，用 28~32 号 2 寸毫针，快速直刺入穴位 2 寸左右，给予强刺激手法，得气后尽量使针感向阴部放散，留针 10~20min，隔 10min 行针 1 次。出针后可酌情以闪火法拔罐，留罐 15min。每日 1 次。

［疗效］刘百生、赵峻岭运用本法治疗腰腿痛多例，效果明显。

2. 水针法

［方法］患者取俯卧或侧卧位，常规消毒穴位后，用注射器套上 5~7 号注射器针头，抽吸 0.3% 利多卡因 10~15ml、去炎舒松 10~15mg、维生素 B_{12} 注射液 250μg，将注射器针头快速直刺入穴位，得气后若回抽无血及液体，即可缓慢地注入药液，出针时用干棉球按压

针孔片刻，并卧床休息 15~30min。每周 1 次，3 次为 1 个疗程，间隔 2 周后再行第 2 个疗程。

[疗效] 刘香共治疗 214 例，痊愈 64 例，显效 136 例，好转 12 例，无效 2 次。王宛彭等运用本法治疗 70 例，痊愈 23 例，显效 36 例，好转 7 例，无效 4 例。

3. 针刺法

[方法] 患者俯卧，肢体放松，使椎间隙增宽。先从次髎进针，斜刺 35°~45° 到上髎骨空内，再从次髎退针，进针向上刺，过骶骨棘到第 5 腰椎椎板。接着从次髎穴，以 45° 斜刺进针到中髎穴骶管孔内，不行捻转提插，针尖有堵塞感，或有酸麻感放射至前阴或下肢即止。常规温针环跳、大肠俞穴。取针后，运用推拿手法以舒筋活络、活血通脉、理筋整复。

[疗效] 徐洪亮等治疗 50 例，痊愈 8 例，显效 17 例，好转 21 例，无效 4 例，总有效率为 92%。

4. 针推牵引法

[方法] 常规消毒穴区局部，用针从次髎略向内下方刺约 90mm，至出现患肢放射性触电样针感后，略向后退针约 2mm。配合常规针刺腰夹脊、关元俞等，选腰夹脊、次髎两穴连接上海 G6805-2A 电针治疗仪，连续波，频率约 10Hz，调节电流至下肢肌肉出现明显节律性颤动为止，时间 30min。然后行腰椎骨盆电动牵引，先持续牵引，牵引力为体重的 1/2，10min 后调为间歇牵引，牵 5s 休息 2s，牵引力同前，时间为 20min。牵引结束后，行腰腿部搓、揉、拿、捏等理筋放松手法 10min，最后行腰椎斜扳复位法。患者平卧 5min，治疗结束。每日 1 次，12 次为 1 个疗程。

[疗效] 薛平武治疗 120 例，痊愈 76 例，好转 41 例，无效 3 例，总有效率为 97.5%。

[评析] 次髎为足太阳膀胱经穴，足太阳经夹脊抵于腰，下行于下肢后外侧，故腰椎间盘突出症疼痛多与足太阳经脉、经筋有关。从现代解剖学看，本穴位于第 2 骶后孔，深层可经第 2 骶前孔直达盆腔，骶神经丛紧贴骶骨前缘第 2 骶前孔出口处向下走行，故刺激次髎时针尖可直接给予骶神经丛良性刺激。当针刺信息与痛觉信息经传入神经

进入脊髓后，在中枢各级水平结构中，通过神经体液途径和痛觉控制系统的整合加工后，疼痛性质发生了变化，疼痛刺激引起的感觉与反应受到了抑制，使这一神经丛中痛觉纤维的传导发生阻滞，从而减少或阻止痛冲动的传导和痛源部位的传入冲动而达到止痛目的。

委　中

1. 电针法

[方法] 患侧腰夹脊、环跳、委中、阳陵泉、承山等穴位，常规针刺并运针使之得气，同侧的委中和环跳穴分别接在 G6805-2 型电针治疗仪的一组输出线上，电针的正极端连在委中穴上，负极端连在环跳穴上，选疏密波，刺激量以患者能忍受为度，持续时间为 20min。每日 1 次，10 天为 1 个疗程，治疗 2 个疗程。

[疗效] 封迎帅等治疗 30 例，治愈 14 例，显效 12 例，有效 3 例，无效 1 例，总有效率为 96.67%。

2. 放血法

[方法] 医者腕关节放松，利用腕关节的闪动力轻拍重提，单或双手有节奏地拍打委中穴，在拍击的过程中间断喷涂舒筋止痛水 2~3 次，频率为每分钟 120 次。拍打委中穴后见局部络脉浮现，消毒后迅速用三棱针点刺穴位，放血后拔罐，留罐 5~10min，取罐并热敷。每日 1 次，7 天为 1 个疗程。

[疗效] 封迎帅等治疗（配合患侧腰夹脊、环跳、委中、阳陵泉、承山等穴位，常规针刺并运针使之得气，留针 20min。隔日 1 次）32 例，治愈 14 例，显效 13 例，有效 4 例，无效 1 例，总有效率为 96.88%。蒋晶晶治疗 30 例，显效 23 例，有效 7 例，无效 0 例，总有效率为 100%。

3. 拍打法

[方法] 患者俯卧，双膝伸直，医者腕关节放松，利用腕关节的闪动力轻拍重提，单或双手有节奏地拍打治疗部位，每次治疗拍击手法 3~5 组，每组 100 次，年老体弱者酌情减量。操作时力量不可有所偏移，放松自己，双手可互替以免受伤，频率在每分钟 120 次左右。

每日 1 次，5 天为 1 个疗程。配合药物治疗，静脉滴注甘露醇注射液 250ml，口服双氯芬酸钠胶囊 75mg，均每日 1 次。

［疗效］林志刚等治疗 25 例，治愈 1 例，显效 17 例，有效 5 例，无效 2 例，总有效率为 92%。

4. 针刺法

［方法］采用 35 号不锈钢毫针，常规消毒，让患者抬起下肢，直刺进针 1~1.5 寸，施雀啄法（即小幅度、高频率提插手法），让麻感传至足，似电击样感觉为得气，得气后出针，每日 1 次，7 天为 1 个疗程。配合静脉滴注液能量合剂、20% 甘露醇脱水剂。

［疗效］吕景山等治疗腰椎骨折性腰痛 130 例，治愈 81 例，显效 38 例，有效 11 例，总有效率为 100%。

5. 针刺拔罐法

［方法］常规消毒委中穴（症状重者取双侧，轻者取单侧），选用 28 号毫针捻转进针，避开腘动脉，深刺至腘窝底部，得气后留针 10~20min，摇大针孔后起针，以中号竹罐拔吸 5~10min。每日 1 次，1 周为 1 个疗程。

［疗效］谢宝惠治疗 100 例，治愈 68 例，显效 29 例，无效 3 例。何结旺等治疗 145 例，治愈 75 例，显效 61 例，无效 9 例。

［评析］足太阳膀胱经循行于腰背部，自头至足，其中直行的经脉夹于脊柱的两旁，直达腰部，并沿脊内深入腹腔，联络肾脏，再入属膀胱；又从腰部分出一条支脉，夹脊柱穿过臀部，直下入膝弯的腘窝中（委中穴）；另一支脉经肩胛，夹脊柱，下行过髀枢部，沿大腿外侧后缘，向下行，与前一支脉汇合于膝弯内。在腘窝的委中穴，因是从腰背而来的两条支脉的汇合处，所以它成为治疗腰背痛的要穴。取委中穴，利用远导针法，通经脉，调气血，散滞开郁，通则不痛，是治疗一切壅闭有余、气结、瘀血的效穴。

秩 边

针推法

［方法］常规消毒后，以双手持针法将毫针直刺入穴位 15~30mm，

行提插捻转手法，重提插而轻捻转，手下得气，患者自觉针感剧烈放射至下肢或足底为度，同时多可伴患侧下肢抽动，然后迅速出针，紧按针孔。配合常规经穴按摩和三扳法治疗。

[疗效] 李连生等治疗 200 例，临床治愈 127 例，好转 64 例，无效 9 例，总有效率 95.5%。周秀芳等治疗 2000 例，临床治愈 1782 例，好转 217 例，无效 1 例，总有效率 99.95%。

[评析] 据临床实验观察，针推治疗可兴奋穴位深部的各类感受器，使刺激沿着各类神经纤维传导到脊髓。当刺激信息进入脊髓后，一方面在脊髓后角和伤害性刺激的传入信息相互作用下，调节痛觉反射动作；另一方面大部分的针推信息将沿着对侧外侧索上行，通过中枢神经的丘脑外系统，在中枢各级水平程度不同地激活丘脑内一些与针推镇痛有关的结构和有关的中枢神经递质，这些结构和递质受到抑制，从而产生针刺镇痛效应。要注意的是，治疗期间和停止治疗后 3 个月内，患者应以卧硬板床休息为主，减少行、站、坐等活动量，避免劳作和注意保暖，以加快身体恢复，过早活动、劳作者不但恢复慢，腰腿痛等症状也易复发。

承　山

1. 针刺法

[方法] 患者扶座椅直立，两腿分开，常规消毒双侧穴位后，直刺入 1~2 寸，同时嘱患者做腰部环转运动，幅度由小到大，后嘱带针行走，共留针 30min。取针后嘱平卧板床休息 3 日，3 日复诊未愈者可再针刺治疗 1 次。

[疗效] 庄志芳治疗 86 例，痊愈 62 例，好转 22 例，无效 2 例，总有效率为 97.67%。

2. 点按结合手法整复法

[方法] 患者取俯卧位，医者用拇指点按患者一侧的承山穴，以患者有酸痛感为度，同时嘱患者做腰部的左右大幅度摇摆动作，时间为 5min。然后让患者改侧卧位，近床面的下肢伸直，另一侧下肢屈髋屈膝，医者一手扶住患者肩前部，另一手扶住臀部，两手向相反方向用

力，使腰部旋转，此时可听到"喀嗒"声。每天 1 次，3 天后评价疗效。

［**疗效**］余百权治疗 56 例，痊愈 48 例，好转 8 例，总有效率为 100%。

3.穴位结扎法

［**方法**］以承山穴为主，酌配腰部阿是穴。先常规消毒局部皮肤，注入 2% 利多卡因 5ml，稍加揉按后，用手术刀片在穴位的一侧，切开皮肤约 2~5mm 深，长度约 5~10mm，用血管钳将切口稍稍扩大、探深，再将穿好 0 号羊肠线的大三角缝合针，从切口处刺入，从穴位的对侧穿出，使患者有酸、麻、胀、重感。三角针刺出后，将羊肠线挟回，两线头打一个外科结于切口内。再将切口渗血擦净，用无菌纱布按压，胶布固定，5 天后将纱布揭去。一次结扎 1 个穴位为 1 个疗程，隔 10 天后根据情况可对其他穴位进行治疗。

［**疗效**］余义山共治 42 例，痊愈 19 例，显效 14 例，好转 9 例。

［**评析**］本病腰痛多在腰部一侧或两侧，当为足太阳膀胱经所病。承山穴为足太阳膀胱经穴，可调节膀胱经经气、疏通经络、调和气血，使通则不痛，故对腰部疼痛有独特的治疗作用。且该穴位于下肢，为远部取穴，针刺时不会妨碍患者的腰部运动，还可避免局部施治造成的腰部局部肿胀、充血、水肿，从而避免加重腰部疼痛。留针时嘱患者配合扭动腰臀部等，可使痉挛肌肉缓解，紊乱、嵌顿的小关节自行恢复正常。

昆 仑

推拿法

［**方法**］患者仰卧，医者立于患者足后，左食指尖放在患者右足昆仑穴上，先向下重压，然后向外踝方向滑动，弹拨时患者感觉麻木、疼痛、酸胀或有触电感向足心放射，左右穴各弹拨 5 次。

［**疗效**］蔡国胜治疗 32 例，1 次治愈 5 例，2 次治愈 15 倒，3~5 次治愈 11 例，7 次治愈 1 例。

［**评析**］《针灸甲乙经》："疟，多汗，腰痛不能俯仰，目如脱，项如拔，昆仑主之。"腰部为膀胱经所过之处，昆仑为膀胱经经穴，"经脉所过，主治所及"，故弹拨昆仑可舒筋止痛，缓解挛急。

太　溪

水针法

[**方法**] 患者取仰卧位，常规消毒患侧太溪穴后，用 5ml 一次性注射器接 5 号注射器针头，抽取甲钴胺注射液 0.5mg，垂直刺入太溪穴，采用轻慢提插手法，探取有效针感，当酸麻向足跟下放射后，稍提针若回抽无血，缓慢注入药物。每日 1 次，15 天为 1 个疗程，连续治疗 2 个疗程。

[**疗效**] 王璐治疗 40 例，痊愈 14 例，显效 13 例，有效 8 例，无效 5 例，总有效率为 87.5%。

[**评析**] 由于肾为元阴元阳之根，为人体各脏腑阴阳之本，太溪又为肾之原穴，为肾经原气经过和留止之处，故太溪穴为人体元气旺盛和聚集之所。针刺原穴太溪，能振奋人的元阴元阳，对于虚损疾病，无论阴虚或阳虚皆可刺之，以调整脏腑气血，濡养筋脉。穴位注射的药物被约束在经脉中，不向经脉外扩散，从而保证了药物的浓度，再加上组织液沿经脉的运输作用，药物可较快地到达患病的部位，这种传递渠道比通过血液的全身性扩散其药物作用浓度要高，其特异性好，副作用小，因而具有较好的治疗效果。

中　渚

针刺法

[**方法**] 常规消毒后，用 26~32 号 2 寸毫针，对准双侧穴位快速刺入皮下，以 30° 角向腕部斜刺 1~1.5 寸，边捻转边进针，得气后施行强刺激手法，针感以传至腋下为佳，留针 30min，每隔 10min 行针 1 次，并嘱患者做 1 次腰扭转及弯腰动作。每日或隔日 1 次。

[**疗效**] 秦治疗、吕景山、周勇等运用本法治疗多例，均获满意疗效。

[**评析**] 中渚穴为手少阳三焦经的输穴，《天元太乙歌》中有"久患背胛劳，但寻中渚穴中调"的记载，将之用于急、慢性腰痛的治疗，疗效显著。

风 池

针刺法

[**方法**] 常规消毒双侧风池穴后, 取 40mm 毫针, 针尖朝对侧眼窝方向, 刺入 0.8~1 寸, 得气后行捻转提插泻法, 行针 2min, 每 5min 行针 1 次, 留针 30min 出针, 每日 1 次, 10 次为 1 个疗程。

[**疗效**] 秦兆堂等治疗 46 例, 痊愈 43 例, 占 93.48%, 显效 3 例, 占6.52%。

[**评析**] 宗《灵枢·杂病》"腰痛……不可以俯仰, 取足少阳"和《张氏医通·腰痛》"气滞而痛……初起乌药顺气散""肝气不条达……宜柴胡疏肝散"之意, 取风池穴治疗腰痛。风池穴属足少阳胆经, 为手足少阳、阴维、阳跷之会, 足少阳胆经与足厥阴肝经互为表里, 取之以疏肝解郁、行气活血、安神止痉。临床发现该类腰痛患者, 风池穴压痛较显, 取风池穴反应点治疗符合"病在下, 取之上"的治疗原则, 故收卓效。

环 跳

1. 针刺法

[**方法**] 嘱患者侧卧, 常规消毒患侧穴位后, 用 0.3mm × 75mm 不锈钢毫针, 垂直快速刺入, 深刺达 7cm 左右, 行提插捻转手法, 提插幅度约 1cm, 捻转幅度 180° 角, 待得气后有触电样发麻向下肢放射, 继以小幅度雀啄提插 2~3 次, 提插幅度约 0.5cm, 出针。然后寻找腰 4~5 椎夹脊穴处的压痛点, 注射药液维生素 $B_1$100mg、维生素 B_{12}0.5mg。每日 1 次, 连续 5 次, 停 2 天后再施治, 共治 20 次。

[**疗效**] 丁习益治疗 34 例, 治愈 21 例, 显效 7 例, 无效 6 例, 总有效率为 82.35%。

2. 电针法

[**方法**] 常规消毒局部, 用 3~5 寸不锈钢毫针, 垂直刺入环跳穴2~3.5 寸, 有触电感向下肢放射即可。然后在穴位的上、下方各一寸处, 分别刺入一针, 使针感向下传导。可辨证配穴给予常规针刺, 根

据病情采用补泻手法。然后用 G-6805 治疗仪，一极接环跳穴，另一极可任意接上方或下方齐刺穴，用连续波，电流强度以患者能忍受为度，此时可见下肢抽动。每日 1 次，10 日为 1 个疗程。

［疗效］向诗余治疗 105 例，治愈 79 例，好转 23 例，无效 3 例。

3. 水针法

［方法］常规消毒皮肤（患侧环跳和距突出腰椎间隙中点向患侧旁开 2~2.5cm 处）后，右手垂直进针，出现针感后若抽无回血，分别注入药液 3ml（药液为 2% 利多卡因 4ml、维生素 B_{12} 1mg、强的松龙 25mg）。每 5 日 1 次，3 次为 1 个疗程，一般治疗 1~2 个疗程。

［疗效］廖政梅等治疗 124 例，治愈 84 例，好转 35 例，未愈 5 例，治愈率为 67.74%。

［评析］该穴的体表定位在髂后上棘与坐骨结节连线的中点，向下则投影在坐骨结节与股骨大转子连线中点稍内侧。坐骨神经的内侧有股后皮神经、臀下神经、血管及阴部神经、血管等，神经下方的闭孔内肌腱及其上、下方的上下肌均由骶丛的肌支支配，故常用于治疗坐骨神经痛、下肢瘫痪、腰骶髋关节及周围软组织疾患等。现代研究表明，针刺环跳穴有较好的针麻效应，可以使痛阈明显升高，同时使纹状体及下丘脑部壳 - 脑啡呔、甲硫脑啡呔明显增加，减弱中央中核（CM）神经元对伤害性刺激的反应。

阳 陵 泉

针刺牵引法

［方法］消毒患侧阳陵泉穴，用 28 号 2 寸毫针直刺入 1~1.5 寸，行强刺激手法，每穴左右捻转 20 余次，同时提插 20 次，留针 30min 后起针。配合腰部行电脑自动牵引，牵引重量从 25~30kg 开始，逐步增加至体重的 1/2，20min/ 次。每天 1 次，15 次为 1 个疗程。

［疗效］孙义喆等治疗 156 例，痊愈 82 例，显效 68 例，有效 4 例，无效 2 例，总有效率为 98.72%。

［评析］根据经筋理论，结合神经分布区，按照"针至病所，调经舒筋"的原则选取穴位。阳陵泉穴是足少阳胆经之合穴，八会穴之筋

会，有舒筋镇痉、通利关节之功，为经筋疾病的必取之穴，正如《针灸甲乙经》曰："髀痹引膝股外廉痛不仁，筋急，阳陵泉主之。"

悬 钟

针刺法

［**方法**］患者仰卧，常规消毒皮肤（配后溪穴）后，以 0.26mm × 40mm 针灸针直刺入，得气后施以平补平泻手法，留针 30min，每 10min 行针 1 次。每天 1 次，连续 7 天。配合静脉滴注地塞米松、甘露醇等。

［**疗效**］罗万东等治疗 41 例，痊愈 21 例，有效 16 例，无效 4 例，总有效率为 90.24%。

［**评析**］从经络辨证来看，本病的病位和症状主要表现在腰部、下肢外侧足少阳经和足太阳经循行部位，与督脉、足太阳经和足少阳经关系密切。悬钟穴属足少阳胆经下肢的经穴，一名绝骨，系足三阳之大络，是八会穴之一的髓会。从经络循行来看，胆经经脉循行路径及所涉及的病变与腰椎间盘突出症所涉及的症状基本相符，如《灵枢·经脉》谓："胆足少阳之脉……是主骨所生病者……胸胁肋髀膝外至胫绝骨外踝前及诸节皆痛……为此诸病……以经取之"。作为髓会，用此穴则"足能健步"。

长 强

指压法

［**方法**］患者取膝胸卧位，医者右手食指戴上消毒橡皮手套，涂少许液体石蜡，慢慢插入患者肛门内，在长强穴处拇指和食指指面相对，先用拇指顺时针方向揉 50 次，然后用食指顺筋 10 次，交替 4 次，食指慢慢退出肛门，即让患者活动腰部 2min。每 3 日治疗 1 次，3 次为 1 个疗程。

［**疗效**］毛必文治疗 49 例，显效 25 例，好转 20 例，无效 4 例，总有效率为 91.84%。

［**评析**］腰骶部为阳经所过，督脉为阳经之海，是人体诸阳经脉的总汇。长强穴为督脉之穴，寒邪侵犯经脉或坠堕损伤经络，易出现固定

性腰痛，刺激长强穴，可疏通经络，使气血流畅，经络通行，故痛止。

腰 阳 关

1. 针罐法

[方法]患者取俯卧位，常规消毒皮肤，用 28~30 号 1.5 寸毫针，快速直刺入穴位，施行捻转补泻手法，待局部有酸、麻、胀感后，留针 20min，出针后配合局部拔火罐，或指压按摩。每日 1 次，12 次为1 个疗程。

[疗效]吕景山等治疗各种急慢性腰骶部疼痛，疗效满意，急性重症一般 1~3 次而愈。

2. 埋线法

[方法]常规消毒穴位（以腰阳关为主穴，酌配肾俞、阿是穴）皮肤后，以 1% 利多卡因局部麻醉，并将浸泡好的羊肠线装入穿刺针头内，迅速将针刺入穴位皮下，然后缓慢刺到适当深度，提插使之产生酸、麻、胀感后，边退针边推针芯，使肠线留于穴位深部。出针后贴创可贴，防止伤口感染。15~20 天 1 次，4 次为 1 个疗程。

[疗效]刘婧治疗 60 例，治愈 48 例，好转 12 例，总有效率为 100%。

[评析]腰部督脉受损，经络不通，不通则痛。腰阳关穴位于 L_4 棘突下，"经穴所在，主治所及"，且腰阳关是督脉上的要穴，总督腰部和下肢运动。在腰阳关和腰部施行刺激手法，能祛寒除湿、疏通经络，有效缓解肌肉紧张，减轻疼痛，促进局部血液循环，有利于炎性水肿的吸收，瘀滞经气得以疏通。

命 门

水针法

[方法]局部消毒命门穴后，选 5 号针头，垂直进针，深约 0.8~1.2cm，有酸胀感时，若抽吸无回血，可缓慢注射维脑路通注射液，每次注射 1~1.5ml。隔日 1 次，5 次为 1 个疗程。

[疗效]全坤山治疗 42 例，显效 26 例，好转 11 例，无效 5 例。

[评析]中医认为"不通则痛"，各种痛证均与气血瘀滞不通有关。

现代医学认为维脑路通是改善微循环（即有活血化瘀之意）的良药，具有增加血氧含量与氧饱和度，保护内皮细胞及消炎止痛作用。命门为督脉经分布于腰部的穴位，在该穴注入维脑路通药液，不仅增强对命门穴的刺激，而且使刺激保持较久。

关　元

1. 针刺法

[**方法**] 患者取仰卧位，常规消毒穴位皮肤后，用 28~30 号 2 寸毫针，快速直刺入穴位，进针 1.5 寸左右，待患者局部产生酸、麻、胀等得气感时，持续施行提插捻转的手法，尽量使针感向下放射到足趾，然后留针 15~30min。

[**疗效**] 余虹治疗多例，每日 1 次，效佳。

2. 艾灸法

[**方法**] 利用灸架对关元穴施行艾条温和灸，艾条距皮肤 2cm，可根据患者耐受程度适当调整距离，每次 1h。每天 1 次，治疗 3 周为 1 个疗程。

[**疗效**] 许建峰等治疗 30 例，治疗后 VAS 评分及白细胞介素 -6（IL-6）水平均显著降低，JOA 评分显著升高，说明艾灸关元穴在镇痛及改善患者主观症状、临床体征及日常活动能力方面较其他方法效佳。

[**评析**] 本病病变脏器在肾，病理以虚为主，基本病机以肝肾亏损、督脉虚惫为本。关元穴自古为历代医家推崇的强壮要穴，其属任脉，为"阴中之阳穴"，其主治功能可概括为培肾固本、调气回阳。现代研究表明，艾灸关元穴在提高机体免疫防御和适应调节能力，以及在镇痛方面有一定的疗效。艾灸关元，可以达到调整阴阳、通调督任、强壮筋骨的目的，从而改善腰椎间盘突出症患者的诸多症状。

膻　中

针刺法

[**方法**] 常规消毒穴位后，用直径 0.35mm、长 75mm 的不锈钢毫针，斜针快速刺入皮下，再以捻转慢进针法，针尖自膻中向患部方向

平刺1寸。急性损伤可不留针；病程超过3天可留针20~30min，针感以局部酸麻胀重感为主，中强刺激，每5min行针1次，间歇时令患者腰部自然放松，转动腰部。每日1次。

[疗效] 常春圆治疗118例，治愈91例，显效14倒，有效13倒，总有效率为100%。

[评析] 膻中属任脉经穴，因任、督二脉于面部相交接，而督脉循行于背腰部，根据"经脉所过，主治所及"的原则，本穴能用治腰痛。及时给予针刺，可畅通经脉，调其气血，直达痛所，从而达到治疗作用。

【按语】

1.针灸治疗腰痛因病因不同，疗效常有差异。风湿性腰痛和腰肌劳损疗效最好；腰椎病变和椎间盘突出引起的腰痛，针灸可明显缓解症状；腰部小关节周围的韧带撕裂疗效较差；内脏疾患引起的腰痛要以治疗原发病为主；因脊柱结核、肿瘤等引起的腰痛，则不属针灸治疗范围。

2.平时常用两手掌根部揉按腰部，早晚各1次，可减轻和预防腰痛。

3.对于椎间盘突出引起的腰痛，可配合推拿、牵引等疗法。

【参考文献】

[1] 簿庆. 尺泽穴治验 [J]. 中国针灸，1993（3）：40.

[2] 李晓昊，徐木创，王长君. 单刺手三里穴治疗腰肌劳损103例临床观察 [J]. 中国中医急症，2012（1）：128.

[3] 沈友虎，施竟，朱伟雄，等. 针刺手三里配合刺络拔罐治疗腰椎间盘突出症73例 [J]. 中国药物经济学，2013（9）：102.

[4] 李宝武，丁淑强. 独取后溪穴治疗腰椎椎管狭窄症1例报告 [J]. 湖南中医杂志，2013（7）：99-100.

[5] 杨世强，张荆柳，欧启周. 养老穴埋针配合牵引推拿治疗腰椎间盘突出症68例 [J]. 中国中医急症，2011，20（9）：1521.

[6] 何周智，王学良. 针刺天柱穴治疗腰肌劳损300例 [J]. 广西中医药，1986（2）：30.

［7］邓春成．针刺天柱穴治疗腰痛 1000 例［J］．四川中医，2002，20
（1）：74．

［8］付青梅，王淑琴．针刺阳陵泉及大杼穴治疗腰痛 72 例［J］．人
民军医，2008，51（6）：385．

［9］吕景山，何樹槐，耿恩廣．单穴治病选萃［M］．北京：人民卫
生出版社，1993．

［10］于娟．推拿肾俞穴治疗老年肾虚腰痛免疫机制研究［J］．山东
中医杂志，2004，23（4）：214．

［11］吕波，吕建军，韩玉升，等．腰椎间盘术后椎间隙感染的诊断
和治疗［J］．实用骨科杂志，2005（1）：24–25．

［12］黎小苟，章丹．肾俞穴透刺治疗腰椎间盘突出症 157 例［J］．
江西中医药，2010（9）：68．

［13］蒋时习，宋钢，欧荣英．穴注谷康泰灵治疗腰椎骨质增生 49 例
临床观察［J］．中国针灸，2001（9）：531–532．

［14］李庆云，李庆玲，杨宗强，等．深刺大肠俞加电针治疗腰椎管
狭窄疗效观察［J］．现代中西医结合杂志，2009，18（34）：
4230–4232．

［15］刘百生．次髎穴的临床运用举隅［J］．江西中医药，1995（2）；47．

［16］赵峻岭．次髎穴临床应用举隅［J］．新中医，1999（2）：20．

［17］刘香．次髎穴位注射治疗腰腿痛 214 例［J］．中国针灸，1994
（4）：23–24．

［18］王宛彭，周苀苀，赵长福，等．次髎穴位注射治疗腰椎管狭窄
症 70 例［J］．吉林中医药，1996（5）：23．

［19］黄骏，程少丹，张天伟，等．陆氏伤科治疗腰椎间盘突出症经
验探析［J］．中国中医骨伤科杂志，2011（3）：15–16．

［20］薛平武．次髎穴深刺为主治疗腰椎间盘突出症临床观察［J］．
中国针灸，2007，27（3）：12–184．

［21］封迎帅，刘百祥，阳大为．电针环跳、委中穴与常规针刺对腰
椎间盘突出症疗效对照研究［J］．辽宁中医药大学学报，2015，
17（3）：116–119．

［22］封迎帅，易受乡，张德元，等．三棱针点刺委中穴放血治疗急性

腰椎间盘突出症临床观察 [J]. 现代生物医学进展, 2009, 9（8）: 1493-1494.

[23] 蒋晶晶. 委中穴刺络放血治疗腰椎间盘突出症临床观察 [J]. 上海针灸杂志, 2013, 32（12）: 1037-1038.

[24] 林志刚, 陈水金. 拍打委中穴治疗急性腰椎间盘突出症 50 例 [J]. 中国中医药现代远程教育, 2013, 11（5）: 60-61.

[25] 谢宝惠. 委中穴刺络拔罐疗法治疗腰背痛 100 例 [J]. 天津中医, 1993（5）: 41.

[26] 何结旺, 田杰, 魏振东, 等. 委中穴针刺拔罐治疗腰痛 145 例的临床体会 [J]. 针刺研究, 1998（3）: 214.

[27] 陈小朋. 针刺委中穴对治疗强直性脊柱炎腰背僵痛的作用 [J]. 风湿病与关节炎, 2013（11）: 41.

[28] 李燕荣, 张亚非. 针刺委中穴治疗腰椎骨折性腰痛症 [J]. 中国中西医结合外科杂志, 2001, 7（3）: 168.

[29] 李连生, 于海阔. 经穴按摩结合针刺秩边穴综合治疗腰椎间盘突出症 200 例 [J]. 河北中医, 2008, 30（8）: 846-847.

[30] 周秀芳, 杨通神, 黄选玮, 等. 秩边穴配伍治疗腰椎间盘突出症 2000 例临床疗效观察 [J]. 四川中医, 2007, 25（5）: 99-100.

[31] 庄志杰. 针刺承山穴治疗腰椎小关节紊乱症疗效观察 [J]. 上海中医药杂志, 2005, 39（4）: 33.

[32] 余百权. 承山穴点按合手法整复治疗腰椎后关节紊乱 [J]. 山东中医杂志, 2009, 28（5）: 331.

[33] 余义山. 穴位结扎治疗腰腿痛 42 例 [J]. 陕西中医, 1997（4）: 178.

[34] 蔡国胜, 毛叶凤. 弹拨昆仑穴治疗腰痛 32 例报告 [J]. 中国厂矿医学, 1994（4）: 40.

[35] 王璐. 太溪穴位注射治疗腰椎间盘突出症足部麻木 40 例 [J]. 中国中医药现代远程教育, 2013, 11（24）: 66-68.

[36] 秦治华. 单刺中渚穴治疗急性腰扭伤及慢性腰痛 [J]. 河南中医, 1983（3）: 34.

[37] 周勇, 吴玮. 中渚穴的临床应用 [J]. 针灸临床杂志, 2001（2）: 46.

［38］秦兆堂，陈玉华，周爱珍，等．针刺风池穴治疗腰痛 46 例［J］．
上海针灸杂志，1996，15（5）：24．

［39］丁习益．缪刺法治疗腰椎间盘突出症的临床观察［J］．上海针
灸杂志，2002（4）：24-25．

［40］向诗余，瞿涛．环跳穴齐刺法为主治疗坐骨神经痛疗效观察
［J］．针灸临床杂志，2002（8）：46-47．

［41］廖政梅，黎捍华，王肇平，等．腰椎间孔旁加环跳穴注射治疗
腰椎间盘突出症［J］．赣南医学院学报，2004（6）：759．

［42］孙义喆，张维斌．针刺阳陵泉穴治疗腰椎间盘突出症 156 例［J］．
实用中医内科杂志，2012，26（1）：99-100．

［43］罗万东，常勇，郭海龙，等．后溪配悬钟穴治疗急性腰椎间盘突出症
的随机对照研究［J］．甘肃中医学院学报，2014，31（4）：67-70．

［44］毛必文．指压长强穴治疗腰痛［J］．云南中医中药杂志，1989
（2）：49．

［45］刘婧．穴位埋线治疗腰椎骨质增生 60 例［J］．上海针灸杂志，
2002（3）：47．

［46］全坤山．维脑路通命门穴注射治疗慢性腰痛 42 例［J］．福建中
医药，1990，21（4）：44．

［47］俞虹．针刺关元穴为主治愈腰痛一例［J］．南京中医学院学报，
1982（4）：79．

［48］许建峰，林瑞珠，牛子瞻，等．关元穴灸法治疗腰椎间盘突出症
30 例疗效观察［J］．甘肃中医学院学报，2012，29（6）：55-58．

［49］常春园，张强．针刺膻中穴治疗急性腰扭伤 158 例［J］．上海
针灸杂志，2000，19（5）：48．

第三节　痿证

　　痿证是以肢体筋脉弛缓、软弱无力，日久因不能随意运动，甚则
瘫痪或肌肉萎缩为主的一种病症。临床上以下肢痿弱较为多见，故称

"痿躄"。"痿"指肢体痿弱不用，"躄"指下肢软弱无力，不能步履之意。中医学认为本病与外邪侵袭（湿、热、毒邪）、饮食不节、久病体虚等因素有关。本病主要见于西医学的运动神经元疾病、周围神经损伤、急性感染性多发性神经根炎、脑瘫、外伤性截瘫等。

足 三 里

1. 针刺加艾灸法

[方法]患者取仰卧位，常规消毒双侧穴位皮肤后，用28~30号2寸毫针，快速垂直刺入足三里，进针1.5寸左右，得气后施行提插捻转手法之补法，留针20~30min。出针后，在穴位上施行直接麦粒灸（不留瘢痕），每次灸7壮。

[疗效]吕景山等治疗多例，每日1次，效果良好。

2. 针灸加水针法

[方法]患者取仰卧位，用28~30号2寸不锈钢毫针，快速刺入穴位，得气后行提插补法1min，再用艾条施温针灸30min，最后行捻转补法1min出针，并紧按针孔1min。基础治疗采用维生素 B_{12} 注射液500μg/日、维生素 B_1 注射液100mg/日，肌内注射，能量合剂加维生素 B_6 注射液0.2g/日，静脉点滴，并予对症治疗及富含维生素 B 族饮食。每日治疗1次，治疗20次为1个疗程。

[疗效]王洪生等共治疗42例，治愈18例，占42.86%；有效20例，占47.62%；无效4例，占9.52%。

[评析]足三里穴是补气血的重要腧穴，本穴是足阳明胃经之合穴、胃之下合穴，脾胃乃后天之本，取用足三里穴补益脾胃，以壮气血生化之源，气血不荣、气血不通所致之痿证自然解除，如《素问》所言："治痿者独取阳明"。

阳 陵 泉

针刺法

[方法]常规消毒双侧穴位皮肤，用28~30号1.5寸毫针，快速直刺入1.2寸左右，得气后，施用捻转提插补泻手法或平补平泻手法，

使其局部产生明显的酸、麻、胀、重等针感，并沿膝关节外侧向上下传导。若要加强疗效，可配合使用电针治疗，留针 30min。每日 1 次，10 次为 1 个疗程。

[疗效] 吕景山治疗 1 例，4 次治愈。

[评析] 肝主筋，肝与胆互为表里，而阳陵泉穴是足少阳胆经合穴，故针刺阳陵泉可通过调畅足少阳胆之经气，从而使肝经之气条达，而肝气条达则筋病自除。《马丹阳天星十二穴歌》："膝肿并麻木，冷痹及偏风，举足不能起，坐卧似衰翁，针入六分止，神功妙不同。"故阳陵泉是治疗筋病的要穴，特别是下肢筋病，具有舒筋和壮筋的作用，尤其对湿热浸淫型和肝热筋痿型痿证效果较好。中医痿证因其病机复杂，证候多端，针灸治疗可取得一定疗效，对于起病急、病程短、症状轻之痿证，本法治疗效果好，而对于病程迁延日久、症状较重的患者，其疗效欠佳。

气　　海

艾灸法

[方法] 患者取仰卧位，点燃艾条一端后，手持艾条在气海穴上方的适当高度进行温和灸，使患者感觉局部温度适宜为佳，直至患者自觉局部温热感明显，外观皮肤微红为度，每次灸 30~40min，每日 2 次，连续 20 天。配合甲基强的松龙 1000mg 静脉输注，每日 1 次，连用 5 天，之后改为强的松片 1mg/（kg·d），分 3 次口服，服用 15 天。

[疗效] 王洪生等治疗 26 例，有效 16 例，有效率为 61.54%。

[评析] 多发性肌炎被认为是一种细胞免疫失调的自身免疫疾病。气海穴居脐下，为先天元气之海，《医学入门》曰："主一身气疾"。本穴与肺气息息相关，为腹部纳气之根本，能助全身百脉之畅通，凡气之所至，血乃通之，故中医常云"气为血帅"。在人身凡属气息升降及免疫功能失调者，其治皆以本穴为主。且多发性肌炎定位在肌肉，脾主肌肉，而脾肺本为同名之经，调气海即为调脾气，脾统血，气为血帅，调脾气即为调一身之气血，气血通调则正气存内，自身免疫得以改善，故气海穴为治本病之要穴。

【按语】

1. 本病采用针灸疗法可获得较好效果，但久病畸形者应配合其他疗法。

2. 卧床患者应保持四肢功能体位，以免造成足下垂或内翻，必要时可用护理架及夹板托扶。还应采取适当活动体位等措施，避免褥疮发生。

3. 在治疗的同时，应加强主动及被动的肢体功能锻炼，以助及早康复。

【参考文献】

[1] 吕景山，何樹槐，耿恩廣．单穴治病选萃[M]．北京：人民卫生出版社，1993．

[2] 王洪生，窦荣花，李卫民，等．针灸足三里辅助治疗脊髓亚急性联合变性42例[J]．中国针灸，2003（5）：257．

[3] 吕景山．阳陵泉穴在临床上的运用[J]．中国针灸，1982（4）：35-36．

[4] 许建军．浅析针刺阳陵泉穴的临床应用[J]．四川中医，2008，26（9）：117-118．

[5] 王洪生，韩洪逵，林树芬，等．灸气海穴治疗多发性肌炎26例[J]．中西医结合心脑血管病杂志，2003，1（5）：310．

第四节　中风

中风是以突然昏倒、不省人事，伴口角㖞斜、语言不利、半身不遂，或不经昏仆仅以口歪、半身不遂为临床主症的疾病。因发病急骤，病情变化迅速，与风之善行数变特点相似，故名“中风”“卒中”。相当于西医学的急性脑血管病，如脑梗死、脑出血、脑栓塞、蛛网膜下腔出血等。总体上可分为出血性和缺血性两类。

中风的发生是多种因素所导致的复杂的病理过程，风、火、痰、瘀是其主要的病因。以突然意识障碍或无意识障碍、半身不遂为主要临床表现，临床上根据意识有无障碍而分为中经络（凡以半身不遂、舌强语塞、口角㖞斜而无意识障碍为主症者）、中脏腑（凡以神志恍惚、迷蒙、嗜睡或昏睡，甚者昏迷、半身不遂为主症者）两大类，颅脑 CT、MRI 检查对本病有确切的诊断意义。

中风

尺 泽

针刺法

[**方法**] 每日凌晨 3~5 时患者睡醒前，取手太阴肺经的尺泽穴，用快速进针法强刺激后，留针 10~20min，中间捻转 1~2 次，进针深度为 1~1.5 寸，10 天为 1 个疗程。

[**疗效**] 王怀玉等共治 30 例，显效 25 例，有效 3 例，无效 2 例。

[**评析**] 按时针刺法是依据中医学的"子午流注"理论而制定的。人体气血的运行，与时间有密切关系，这个理论颇似西医学中的"生物钟"现象，依据这一理论，按时针刺法的关键在于"按时"，即某个时晨针刺某个穴位有一定规律，固定不变。尺泽穴为手太阴肺经上的主要穴位，肺朝百脉，是全身气血汇集之处，而手太阴肺经从胸起循臂下行至少商穴止，循行时间为寅时（即凌晨 3~5 点），故针刺该穴的时间以寅时最佳，效果显著。这可能与气血运行"至阳而起，至阴而止"的时机有关。

晴 明

针刺法

[**方法**] 患者取仰卧位，严格消毒穴位局部皮肤后，医者以左手按住其眼球，固定于外侧，用直径 0.35mm、长 50mm 的针具，垂直刺入穴位 35mm 以上或刺至眼眶内，一般不提插、捻转，留针 1h。每日 1 次，10 次为 1 个疗程。注意：根据病情变化，还应采用西医神经内科的常规治疗方法。

［**疗效**］王守平运用本法治疗中风急性期患者 120 例，经头颅 CT 复查及根据临床症状改善，其脑水肿消退情况是：完全消失者 98 例，减退者 20 例，无变化者 2 例，消退率为 98.33%。常进阳等运用本法共治 108 例，效佳。

［**评析**］《灵枢·大惑论》曰："五脏六腑之精气，皆上注于目，而为之精……上属于脑，后出于项中。"可见睛明与脑有密切的联系，这种联系大致有三条路径：一是通过足太阳膀胱经与脑发生联系；二是通过目系（指眼睛与脑相连的组织）与脑发生联系；三是通过阴阳跷脉与脑相联系。睛明穴临近头部，眼眶底与脑只有一层薄骨相隔，睛明穴又是膀胱经的起始穴，膀胱经循头项入里联络于脑。根据"经络所过，治疗所及"之理论及起始穴经气充足、气血旺盛之特点，采用深刺睛明穴治疗脑中风，以求针感直达或临近病所，因此可取得较好效果。

膈　　俞

水针法

［**方法**］患者取侧卧位，常规消毒穴位皮肤后，用 5ml 一次性注射器套上 6 号注射器针头，抽吸 4ml 川芎嗪注射液，沿脊椎方向快速斜刺进针，至局部产生酸、麻、胀等得气感觉后，若回抽针管无血，则缓慢将药液注入。每日 1 次，10 次为 1 个疗程。

［**疗效**］蔡国伟等治疗 15 例，治疗后血液流变学的各项指标较治疗前都有不同程度的改善，治疗前后血液流变学的各项指标差异有显著性意义。

［**评析**］中医理论认为，本病多由于患者气虚血滞、脉络瘀阻所致，以活血祛瘀、行气通络为治法。膈俞穴为八会穴之一，是血会，为全身血液精微汇集之处，针刺此穴具有活血祛瘀、行气通络之功。川芎嗪注射液具有益气活血通络之效，故膈俞穴注射川芎嗪注射液，合针药之功效，起到活血祛瘀、行气通络的作用，对气血瘀滞、脉络痹阻之中风，能起到很好的治疗效果。

风　　池

1. 针刺法

[**方法**] 常规消毒局部皮肤后，用 28~30 号 2 寸毫针，对准双侧穴位快速刺入，针刺方向呈斜刺，向对侧眼窝方向刺入 0.5~1 寸深，待患者产生酸、胀、麻等针感后，留针 20~30min，期间每 5min 捻转运针 1 次，施予泻法。每日 1 次，10 日为 1 个疗程。

[**疗效**] 赵建琪等治疗 30 例中风患者，效果满意。

2. 水针法

[**方法**] 常规消毒患侧穴位，用注射器抽取药液，针尖向健侧眼窝斜刺，进针 1~1.2 寸，待针下有沉滞感，回抽无血液，缓慢注射药物，针感可向头顶、前额、双耳及面部放射，局部有憋胀感，退针后局部按压 5min，休息 10min。健、患侧风池穴交替注射，1 次 / 天，连用 7 天，休息 2 天后重复注射，15 天为 1 个疗程。

[**疗效**] 张晓黎等治疗（药物为灯盏花注射液 10ml）缺血性中风 48 例，基本痊愈 15 例，明显进步 19 例，进步 12 例，无效 2 例，总有效率为 95.83%。

3. 电针法

[**方法**] 常规消毒双侧穴位，用 2 寸毫针向对侧眼球方向深刺，进针 1.2~1.5 寸左右，然后用捻转手法，如进针捻转后仍无针感，可退针稍变方向再刺入，待患者有酸、麻、胀感，并在枕、头顶处出现较强的针感传导时，接通电疗仪或 G-6805 型治疗仪，输出频率为每分钟为 200~300Hz，以患者能忍受为度，每次 30~60min。隔日 1 次，10 次为 1 个疗程。

[**疗效**] 牛淑芳等治疗中风后假性球麻痹吞咽困难 87 例，痊愈 35 例，有效 42 例，无效 10 例。

4. 透刺法

[**方法**] 患者取侧卧位，取穴以风池透风池为主穴（上肢不遂可配外关透内关、合谷透后溪；下肢不遂可配足三里透承山、太冲透涌泉；有舌偏口歪者可配颊车透地仓；有语言不利者可配廉泉），常规消毒穴

位皮肤后，以 3 寸毫针从患侧风池穴向对侧风池穴透刺，可用押手食、中二指轻轻向下循按针身，同时刺手略呈放射状变换针刺方向，以扩大针感。当针刺到一定深度并得气后即可出针，也可留针 20~30min。出针时应将针体缓缓地退到表皮，再轻轻抽出，并以消毒干棉球按压针孔。每日 1 次，10 次为 1 个疗程，疗程间休息 2~4 天，治疗 2 个疗程。

[疗效] 黄晓洁等治疗 140 例，治愈 66 例，显效 37 例，好转 33 例，无效 4 例。

[评析] 风池穴属足少阳胆经，位于脑后，毗邻风府，是手少阳三焦经、阳维、阳跷之交会穴。少阳为枢，跷，矫者，健也，针刺风池具有调神醒脑、祛风通络、上清诸窍、下利肢节之功，对内外风邪均有明显疗效，故为治风之要穴。风池穴浅层有枕神经和枕动脉，深部有寰枕筋膜及寰椎后弓，紧临枕骨大孔及延髓，枕下三角空间内主要由纤维组织填充，内有椎动脉及枕大神经等通过。在此段椎动脉管壁有 pacini 小体分布，感受压力，调节血管舒缩，保证椎 - 基底动脉血流正常供脑。针刺风池穴能降低血液黏稠度、红细胞压积、纤维蛋白原、红细胞聚集、血小板聚集及黏附性，改善微循环，增加脑血流量及氧气供应，从而改善脑神经功能，促进微循环及脑部氧供，利于肢体功能恢复。

中风后遗症

人　迎

针刺法

[方法] 患者取仰卧位，并尽力使头后仰，常规消毒局部皮肤后，医者左手食、中指将颈总动脉推向外侧并固定，右手持 28~30 号 2 寸毫针，沿着左手指甲边缘快速刺入穴位，进针约 1.5 寸，针尖直抵颈椎横突面，当局部有酸、麻、胀感时，连续捻转针体约 1min（手法宜柔和，一般不做提插），同时鼓励患者配合做患肢的屈伸活动。每日 1 次。

[疗效] 胡玉珍等治疗多例，效果良好。吴义新等治疗 197 例，基

本痊愈 54 例，显效 61 例，有效 75 例，无效 7 例。刘朝生等治疗 150 例，基本治愈 33 例，显效 53 例，好转 59 例，无效 5 例，总有效率为 96.67%。刘贵仁治疗 234 例，基本痊愈 99 例，显著进步 102 例，进步 31 例，无效 2 例。

[评析] 人迎穴针刺部位，从解剖学来看，是针刺颈交感神经干颈上神经节，这一疗法的刺激冲动，向上传至脑干血管中枢，它不仅抑制或中断病灶处传来的劣性刺激，如病灶通过神经反射而使邻近的正常脑血管产生病理性痉挛等，而更重要的是通过一系列机制调节，达到机体平衡，改善大脑血液缺氧状态，扩张脑血管，改变血管阻力，加速血流量。同时也解除因脑血流滞缓所引起的脑水肿和脑功能恶化，解除受压迫的脑神经、血管，促进大脑功能恢复。

丰　隆

针刺法

[方法] 严格消毒穴位局部皮肤后，用 28~32 号 3 寸长毫针，快速垂直深刺入穴位，待患者产生酸、麻、胀感后，施行大幅度的捻转、提插手法，以出现强烈针感向上或向下传导为佳，留针 30min，间歇行针 2~3 次。

[疗效] 李京江等治疗 160 例，每日 1 次，10 天为 1 个疗程，休息 3~5 天后再行第 2 个疗程，效果满意。

[评析] 中风患者多为气血亏虚、痰浊阻络。足阳明经为多气多血之经，丰隆穴为足阳明经络穴，联络表里两经。深刺丰隆穴有益中气、补气血、降痰浊、通经络之功能。深刺、捻转、提插刺激强度大，以助得气，感传经络各穴，激发瘫痪肢体自我康复机能。治疗过程中，特别是治疗早期，深刺丰隆穴疗效显著。

内　庭

针刺法

[方法] 主穴取患肢内庭穴，用 28 号 1.5 寸毫针直刺或向足背部斜刺 1 寸，给予快速捻转强刺激，此时患肢不由自主屈肢抬腿，待平静

后继续捻转，令患肢屈伸、抬腿数次。然后常规加刺髀关、风市、阳陵泉、足三里、悬钟、丘墟、解溪等穴，得气后留针 30min。起针后再强刺激内庭穴，患肢又屈伸、抬腿数次。每日 1 次，10 次为 1 个疗程，疗程间隔 3 天，3 个疗程治疗为限。

[疗效] 袁鹤庭等共治疗 46 例，痊愈 15 例，显效 24 例，有效 7 例。

[评析] 中风后遗症的针灸治疗是以恢复瘫痪肢体功能为主要目的，以疏经通络、活血化瘀、调和气血为原则，取手、足阳明经穴为主。内庭穴是足阳明经荥穴，荥喻作水流尚微，荥迁未成大流（此理解为经气尚微），是经气流行的部位。此正合中风肢体瘫痪，经气衰微，针刺此可使尚微经气得以壮大。《备急千金要方》曰："内庭、环跳主胫痛不可屈伸。"《马丹阳十二穴歌》言："内庭次趾外，本属足阳明。能治四肢厥。"古训明确指出了内庭穴治疗肢体厥的功效，在临床实践中，确实收到了特殊的疗效。

三 阴 交

针刺法

[方法] 患者取仰卧位，常规消毒穴位皮肤，用 28~30 号 2 寸毫针，针尖略斜向悬钟穴方向进针，得气后将针提至皮下，再向下斜刺 1~1.5 寸，同时缓慢地捻转毫针，使针感向足底传导，留针 30min。每日 1~2 次。

[疗效] 李忠仁共治 500 余人次，有效率达 82.6%。

[评析] 本穴是肝、脾、肾三经交会处，肝主筋，肾主骨，脾主肌肉、四肢，"经脉所过，主治所及"，故该穴善治下肢疾病，凡是瘫痪、痿弱、痹痛等均宜选用。

极 泉

针刺法

[方法] 患者仰卧，将患肢外展，充分暴露腋窝，医者立于患侧，常规消毒穴位，将毫针刺入穴位后，先退至浅层，然后更换针尖方向，上下左右多向透刺，逐渐加深，如龟入土探穴，四方钻剔。要求针感

传到手指末端，手腕及上肢抽动 1~3 次，针刺深度以不伤及腋动脉为原则，留针 40min，出针后用消毒干棉球迅速按压针孔。配穴肩髃、曲池、合谷，施以平补平泻法。每日 1 次，12 天为 1 个疗程，疗程间休息 2 天，5 个疗程后进行手 – 腕功能评定。

［疗效］周长山等治疗脑卒中的腕 – 手功能障碍，应用简式 Fugheyer（FMA）运动功能评定法进行腕 – 手功能评定，治疗组疗效优于对照组。

［评析］苍龟探穴法是《金针赋》所述飞经走气四法之一，本法具有通行气血的作用。极泉穴为手少阴心经起始穴，其下有腋动脉，心主血脉，上肢肌肉需气血濡养方能活动。西医学认为，脑卒中造成的腕手功能障碍主要是由于上运动神经元损伤，导致支配上肢运动功能的臂丛神经兴奋性降低，而极泉穴下有臂丛神经主干通过，故针刺极泉穴，施以通行气血的苍龟探穴法，二者相互结合，可相得益彰，使上肢肌肉得以濡养，兴奋臂丛神经，使条件反射重新建立，改善脑功能，促使上运动神经元修复，故对腕 – 手功能的改善有着较好的疗效。

通　里

针刺法

［方法］患者取坐位或仰卧位，常规消毒双侧穴位（根据病情需要，可酌配其他穴位）皮肤后，用 28~32 号 1 寸不锈钢毫针，对准穴位快速刺入，进针 0.5~0.8 寸，待局部产生酸、麻、胀等得气感后，以 150~200 次 / 分的速度连续捻转毫针 2~3min，留针 20~30min，隔 10min 行针 1 次。每日 1 次，10 次为 1 个疗程。

［疗效］李杰等治疗失音症 21 例，痊愈 19 例，好转 2 例。李志刚等治疗中风失语 21 例，痊愈 6 例，显效 9 例，好转 4 例，无效 2 例。吴芳等治疗中风失语，疗效满意。

［评析］本文所言中风失语多因肝肾阴亏或情志所伤，导致肝阳鸱张，阳化风动，引动痰浊，风痰客于喉间，阻闭窍道，经络失和所发。通里穴为手少阴心经之络穴，本穴以通为治也，故名"通里"。此穴可

治其络脉病证。《灵枢·经脉》云："心手少阴之脉……其支者，从心系，上挟咽……"因此，临床上针刺通里穴可治疗暴喑、舌强不语等症。正如《马丹阳天星十二穴歌》所言："……暴喑面无容，毫针微微刺，方信有神功。"

后　　溪

1.针刺法

[**方法**]患者取坐位或仰卧位，常规消毒患侧穴位皮肤，用28~30号1.5寸毫针，快速直刺入穴位，向掌心方向进针1寸左右，令局部有沉胀感并向五指传导，然后小幅度、快频率地提插捻转毫针针柄，留针30min，中间行针2次，每次3~5min。

[**疗效**]吕景山等治疗多例，每日1次，效果满意。

2.透刺法

[**方法**]常规消毒患侧后溪穴后，针向合谷穴方向透刺，进针深度为1~1.5寸，并施用强刺激的提插捻转泻法，以手指抽动及患者感觉局部酸、麻、胀、重，至整个手掌并且握固的手可以被动伸展，张力减弱，屈曲较前减弱为宜。手法结束后，将针体提出0.5寸，留针30min。治疗期间嘱患者每天进行功能锻炼。每日1次，14天为1个疗程，疗程间休息2天，5个疗程后观察疗效。

[**疗效**]乔咏雪等治疗25例，治愈3例，显效13例，好转7例，无效2例，总有效率为92%。

[**评析**]中风后手指挛急主要表现为筋肉拘急、屈伸不利。《素问·调经论》云："手屈而不伸者，其病在筋。"后溪属于手太阳小肠经的输穴，通过手太阳之脉交肩部而会于大椎，与督脉相通，故后溪除主治经脉所过之病，还主治头脑、脊髓诸病，有开窍醒神、舒筋通络的作用。本穴下局部有指背动静脉、手背静脉网及掌背神经等分布，透刺法行针于掌浅弓和掌深弓之间，能直接刺激局部的感觉神经和运动神经，对于局部血液循环和有氧代谢有促进作用，可以协调和平衡肌群间的张力，拮抗肌肉、肌腱及相关韧带的亢进，可以发展迟缓肌群，利于改善手指功能。

心 俞

1. 水针法

[方法] 患者于睡前半小时，常规消毒一侧穴位皮肤后，用 5ml 注射器套上 6 号注射器针头，抽吸适当药液，将针头快速刺入穴位，进针深度视患者体质和肥瘦而定，要求局部有麻胀感，实证者用泻法快速推，虚证用补法缓慢推注。每日 1 次，每次只取一侧穴位，10 次为 1 个疗程，每个疗程间隔 3~5 天。

[疗效] 郭毅坚治疗（药物为维生素 B_{12} 1ml）30 例，痊愈 21 例，显效 6 例，有效 2 例，无效 1 例，总有效率为 96.67%。

2. 隔姜灸合耳压法

[方法] 患者取俯卧位，施灸时将生姜片放在心俞穴区，艾炷（灸柱的大小以在姜片直径以内为好）放在其上点燃，待患者有局部灼痛感时，稍捏起姜片，或更换艾炷再灸。每次每穴灸 5 壮，以局部潮红为度，每晚睡前再灸 1 次。配合耳穴压豆，主穴取神门、皮质下、心、肾、内分泌为主。每周 6 次，2 周后观察疗效。

[疗效] 丁红梅治疗 30 例，痊愈 13 例，显效 11 例，有效 4 例，无效 2 例，总有效率为 93.33%。

[评析] 心俞属心的背俞穴，为心气所输注之处，心主血、藏神，故灸可治疗失眠、健忘、神经衰弱等神志病证。隔姜灸心俞穴，可以促进血液循环，调节大脑皮质失调的兴奋与抑制功能，以及自主神经机能的失调，起到益智安神的作用。

委 中

针刺法

[方法] 患者取仰卧位，常规消毒患侧穴位后，令患者家属将其患侧下肢向上抬高 45° 角，用 28~30 号 2.5 寸毫针，快速直刺入穴位，进针 2 寸左右，予持续的提插捻转手法，至患肢出现 3~4 次抽动为止，不留针。每日 1 次，10 次为 1 个疗程。

[疗效] 赵学路共治 30 例，显效 20 例，有效 8 例，无效 2 例，总

有效率为93.33%。许军峰共治60例，即刻治愈2例，显效16例，有效32例，无效10例，总有效率为83.33%。

[**评析**]中风偏瘫是因风挟痰浊阻于脑窍及其经络，导致血脉瘀滞，筋失所养而失用。委中穴是足太阳膀胱经的合穴，文献记载能治疗"脚弱无力，腰尻重，曲中筋急，半身不遂"（《针灸资生经》）。从经络循行看，足太阳膀胱经直行上循巅顶，向里通于脑。通过对委中穴的强刺激，可促使脑中瘀滞疏通，气血流畅，废肢能用。

申　脉

针刺法

[**方法**]用30号0.5~1寸长毫针，申脉刺入0.5寸，照海刺入1寸，行捻转提插补泻法。足外翻补照海、泻申脉，足内翻泻照海、补申脉，每次40min。每日1次，10次为1个疗程，疗程间隔5天。

[**疗效**]董有生等治疗40例足内、外翻患者，全部于2个疗程内纠正，时间最短者7天，最长者21天，顺利进行下肢功能锻炼。

[**评析**]中医学认为，跷脉具有交通一身阴阳之气、调节下肢运动之功能，使下肢灵活敏捷。《难经·二十九难》："阴跷为病，阳缓而阴急；阳跷为病，阴缓而阳急。"阴跷脉气失调、凝滞，会出现肢体外侧的肌肉弛缓而内侧拘急，导致足内翻，为阴实阳虚；阳跷脉气失调、凝滞，会出现肢体内侧肌肉弛缓而外侧拘急，导致足外翻，阳实而阴虚。通过针刺照海、申脉，泻实补虚，平调阴阳二跷脉，使跷脉气机运行复常，从而纠正足内、外翻，有利于患者及早进行功能锻炼。

涌　泉

1.针刺法

[**方法**]常规消毒穴位后，选用28~30号长1.5寸的毫针2支，缓慢垂直刺入0.5寸左右，得气后即停止进针，每隔5min运针1次，运针时要求"微旋而徐推之"，即捻转幅度宜小，大拇指迅速向前捻，回捻时要慢，每次运针30s，留针30min迅速出针，退针时用棉球迅速

按闭针孔。可配合辨证配穴。每日 1 次，10 次为 1 个疗程。

[**疗效**] 鲁亚声、扬红霞治疗多例，均获满意疗效。

2. 水针法

[**方法**] 患者取仰卧位，局部常规消毒后，用 6 号针头合 10ml 注射器，吸取维脑路通 300mg、维生素 $B_1$50mg、1% 利多卡因 2ml，直刺穴位 0.5~0.8 寸，待有酸沉感后，缓缓注入药液，注药后局部稍有肿胀，拔针后压迫止血。4 天 1 次，5 次为 1 个疗程，休息 1 周后可用第 2 个疗程。

[**疗效**] 杨素玲等共治疗偏瘫 24 例，治愈 6 例，显效 8 例，有效 7 例，无效 3 例，总有效率为 87.5%。

3. 敷贴合针刺法

[**方法**] 将蓖麻仁、吴茱萸、附子先捣碎，研成细末，鲜姜捣烂为泥，再加冰片末、蜂蜜、麻油，共调成糊状。每晚睡前敷贴两足涌泉穴，次日清晨取掉，3 周为 1 个疗程。每日配合康复锻炼和普通针刺（穴位如曲池、外关、合谷、血海、阳陵泉、足三里、三阴交等）。

[**疗效**] 程艳等治疗 60 例，3 周后按 Brunnstrom 分级，III 级以上患者对照组治疗后的疗效达 51%，治疗组治疗后的疗效达 82%，疗效明显优于对照组。

[**评析**] 肾乃先天之本，主骨、生髓，脑为髓海，肾精充则髓海旺。针刺涌泉穴可以调精益髓，健骨益志，醒脑开窍。根据中医"阳病治阴"与"上病下取"的理论，涌泉穴可以治疗脑部疾病。涌泉穴属于足少阴肾经之井穴，乃经气涌出之处，故针刺此穴具有调节周身阴阳气血运行的作用。附子引火归元，吴茱萸具有温经通络的作用，因此，敷贴涌泉穴具有促进肢体气血运行、通络强筋之效。现代研究认为，涌泉穴相当于足底疗法的肾上腺反射区，其最实用的功效是引气血下行，可以治疗高血压等气血上逆疾病。针刺该穴可通经活络、行气活血、调理阴阳，直接作用于血管，促进脑部侧支循环的代偿功能，改善微循环，能使气血通畅，脑组织灌流量增加，提高局部肢体组织的营养，促进患肢功能恢复。

太　溪

1. 针刺法

［方法］在常规治疗基础上，即抗血小板聚集、活血化瘀、改善脑代谢、抗脑水肿、平稳血压、降低血糖等，采用石学敏教授的醒脑开窍针刺组方。再在此基础上加太溪、中渚两穴，得气后行平补平泻法，留针30min。1次/天，周六、周日休息，90次为1个疗程，治疗1个疗程。

［疗效］李秀军等治疗56例，痊愈10例，有效30例，无效16例，总有效率为71.43%。

2. 针刺法

［方法］选用0.3mm×50mm毫针，常规消毒皮肤后，垂直刺入双侧太溪穴15~20mm，反复提插、捻转，行强刺激30s后留针20min，其间行针2~3次。伴有肢体运动障碍者，配合常规取穴针刺，留针20min。每日1次，10次为1个疗程。

［疗效］房晓宇等治疗50例，痊愈26例，显效13例，有效7例，无效4例，总有效率为92%。

［评析］太溪穴为足少阴肾经穴，肾经之原穴，穴位功效为回阳益肾、调理冲任、清肺止咳和清热祛湿。《灵枢·脉度》记载："肾气通于耳，肾和则耳能闻五音矣。"临床常用太溪穴治疗肾虚、眩晕、失音、失语、耳鸣等。中渚穴为手少阳三焦经穴，具有通经活络、解痉止痛、调和气血、通窍聪耳之功效。研究发现，针刺中渚、太溪穴，在功能性磁共振下观察发现，可激活颞上回、颞中回、丘脑等脑功能区，且以颞上回激活最明显，即其针刺作用机制与发病机制具有较高的吻合程度，且疗效显著。此外，中渚穴和太溪穴都是四肢末端的穴位，可见其对失语症的治疗作用是通过调节全身机能实现的，且临床上便于针刺操作，安全性高。

照　海

1. 局部取穴针刺法

［方法］患者取仰卧位，常规消毒皮肤后，用1.5寸毫针向下迅速

斜刺入穴位（照海为主穴，配穴为交信穴），采用中等量刺激，行大幅度捻转手法，并结合提插手法，得气后留针 30min，隔 10min 行针 1 次。每日 1 次，7~10 次为 1 个疗程，疗程间休息 5 天。

［**疗效**］靳佩玲等治疗 30 例，痊愈 24 例，好转 6 例，总有效率达 100%。

2. 上下配穴针刺法

［**方法**］常规消毒穴位（以照海、列缺为主）皮肤。直刺照海穴 0.5 寸，以捻转手法促使得气，然后施捻转补法 3~5min；列缺穴用斜刺法，针尖向上，用捻转手法，使针感向上传导，若针感能传到肩臂、咽喉疗效更佳。其他传统配穴，施行平补平泻法。每日 1 次。

［**疗效**］崔立民等用此方法治愈若干病例，取得了显著的治疗效果。

［**评析**］《难经·二十九难》：“阴跷为病，阳缓而阴急。”阴跷脉为病，则肢体的内侧拘急、外侧弛缓，而内侧拘急可引起足内翻。照海穴为八脉交会穴，是足少阴肾经与阴跷脉的交会穴，故治疗足内翻首取照海穴。交信穴，为阴跷脉的郄穴，《针灸甲乙经》：“阴急，股枢腨内廉痛，交信主之。”故配合交信穴治疗足内翻。元代针灸名家窦默曾提出利用照海、列缺配伍，治疗有关咽喉部疾患。《针灸大全》记载：“照海通于阴跷，其主治症有咽喉气塞，噫气，梅核气等。”所以列缺、照海一上一下相互配合，可治疗咽喉不通、吞咽困难的病症。现代研究认为，针刺列缺、照海远端穴位，可以对大脑皮层产生较大的兴奋作用，促进其对皮层下神经进行调节作用，最终使神经功能得以改善，症状减轻。

内　关

1. 针刺加康复训练法

［**方法**］患者取仰卧位，用 0.26mm×40mm 针灸针垂直刺入内关穴，得气后行提插捻转手法，捻针频率为 60 次/min，上下提插幅度为 10mm，每次操作 30min，每天 2 次。同时结合康复训练方法：运用现代康复技术 Bobath 作业疗法抑制上肢痉挛、手指屈曲痉挛，配合 OT 训练及手功能训练。每次 30min，每天 2 次，总共治疗 8 周。

[**疗效**] 王利春等治疗 37 例，发现针刺内关穴与康复训练结合，可有效缓解手部痉挛程度，改善手部功能。

2. 针刺法

[**方法**] 常规消毒穴位（内关、极泉）皮肤后，右手指切进针法直刺 0.5~1.0 寸，施以小幅度提插，以患者手指有酥麻感或抽动 1~3 次为佳，留针 30min。配穴取肩髃、肩髎、曲池、手三里、外关、合谷、八邪，常规电针。均予脑病科常规治疗，配合中频脉冲电治疗改善肢体循环。6 天为 1 个疗程，疗程间休息 1 天，4 个疗程后统计疗效。

[**疗效**] 向诗余等治疗 32 例，基本痊愈 4 例，显效 12 例，有效 11 例，无效 5 例，总有效率为 84.38%。

3. 水针法

[**方法**] 患者取仰卧位，常规消毒双侧内关穴，以 5ml 注射器接 7 号针头，抽取维生素 $B_1$1ml（50mg），维生素 $B_6$1ml（50mg），垂直刺入穴位，出现酸麻胀感后，回抽无血则推注药液，每穴各注射 1ml，无效者 4~6h 后可重复治疗 1 次。每日 1 次，7 天为 1 个疗程，连续治疗 1~2 个疗程。要注意进针后千万不能反复提插拔针，以防注射器针头斜面切断桡、尺神经。

[**疗效**] 陈绪才等治疗 30 例，按吞咽功能障碍评分标准，治疗组评分改善优于对照组，对脑卒中致吞咽功能障碍有良好治疗效果。

[**评析**] 中医学认为，筋脉损伤致经络瘀阻、气血不畅、关节肢体功能障碍，治当疏通经络、活血化瘀行气，因心主血脉、主宰血脉之运行、濡养肢体关节，又厥阴经循上肢内侧正中而下行，故取心包经的内关穴，可调理心气，促进气血运行，有养心安神、疏通气血之功。内关穴深层为正中神经走行，针刺加强了手指功能恢复，配合针刺上肢多气多血之阳明经腧穴，使针感加强，阳明经气通畅，气血调和，加快神经和肌肉的修复，从而提高疗效。

吞咽困难由殃及延髓吞咽中枢引起，主要发生在咽部。内关穴属于手厥阴心包经，其与任脉相连，任脉与督脉相通。任脉循行路线达咽喉，上行绕唇，善治舌、咽部疾患；督脉循行于头颈部，络属于脑，通过对语言中枢的刺激，以促进语言功能的恢复。内关穴注射治疗可以调整脏腑经气，填髓健脑，缓解假性球麻痹患者之脑窍被蒙、神不导气、经络失用，达到治疗目的。本治疗应用维生素 B_1、维生素 B_6 注射液穴位注射，有较强的刺激作用，可刺激舌咽神经和喉返神经，增强和调整茎突咽肌和咽缩肌的舒缩功能。

大　陵

针刺法

[方法] 患者取仰卧位，消毒后选用 1 寸毫针，针尖与皮肤呈 45° 角，逆经快速刺入穴位约 0.5~0.8 寸，待局部产生酸、麻、胀等得气感后，施行捻转泻法，给予强刺激，每 10min 捻针 1 次，保持较强针感，留针 40min。每日 1 次，10 天为 1 个疗程，疗程间休息 2 天，以 3 个疗程为限。

[疗效] 袁军等治疗 36 例，临床控制症状 19 例，显效 10 例，好转 5 例，无效 2 例，总有效率为 94.44%。

[评析] 中医认为情感障碍与心关系密切。《灵枢·本神》曰："心气虚则悲，实则笑不休。"《素问·调经论篇》曰："神有余则笑不休，神不足则悲。"中风患者多由风痰搏结，上扰神府，而发嘻笑不休。大陵为手厥阴心包经之原穴、输穴，心包经属火，而大陵为本经子穴，"实则泻其子"，故对于心气实、神有余所致的嘻笑不休，泻大陵治疗疗效较好。

劳　宫

针刺法

[方法] 患者取仰卧位，常规消毒患侧穴位皮肤后，用 28~32 号 1.5 寸长毫针，快速直刺入涌泉、劳宫穴，进针约 0.5 寸深，手法以平补平泻为主，留针 20~30min，隔 5min 行针 1 次。每日 1 次，15 天为 1 个疗程，疗程间休息 3~6 天，再行下 1 个疗程。

[疗效] 刘智权等治疗 30 例，基本痊愈 5 例，显效 10 例，有效 12 例，无效 3 例，总有效率为 90%。

[评析] 本病基本病机为正气虚、邪气盛、经脉瘀阻。涌泉穴为足少阴肾经井穴，主治头痛、头晕、惊风、癫狂、昏厥等病证。劳宫穴

为手厥阴心包经之荥穴，位处指掌侧总动脉、正中神经之间，主治中风昏迷、心痛、癫狂等。此二穴为急救常用之穴，二穴相配，水火互济，可益气活血、化瘀通络、醒神开窍，切合本病病机，因而治疗中风后偏瘫能取得满意疗效。

外　关

1. 针刺法

[方法] 常规消毒外关（配中渚穴）后，用 30 号 1.5 寸毫针，垂直进针 0.5~1 寸，捻转提插，使局部产生酸麻胀感，留针 30min。每日 1 次，6 次为 1 个疗程，每疗程间隔 1 日，治疗 3 个疗程。

[疗效] 李勇治疗 29 例，显效 7 例，好转 16 例，有效 5 例，无效 1 例，总有效率为 96.55%。

2. 温针灸法

[方法] 常规消毒外关穴，直刺入 20mm，得气后均匀提插捻转 2min，于针尾固定点燃长 1.5cm 的纯艾条，灸 2 壮，约 20min。配合常规针刺治疗（取穴为患侧肩髃、肩井、曲池、腕骨、阳池、合谷）和康复治疗（肢体摆动，肩关节被动和主动运动），每次 30min。每日 1 次，每周 5 次，10 次为 1 个疗程，1 个疗程后观察疗效。

[疗效] 孟凡颖等治疗 30 例，治愈 2 例，显效 25 例，有效 2 例，无效 1 例，总有效率为 96.67%。

[评析] 中渚、外关两穴都位于上肢远端部位，均为三焦经经穴。外关为三焦经之络穴及八脉交会穴之一，而且三焦的生理功能在于总司人体气化。中医认为三焦是水谷、水液运行的道路，故临床当中对三焦异常、水道不通，出现小便不利或水肿的病证，可取三焦经穴治疗。针对瘫痪上肢远端水肿，取中渚、外关穴治疗，既符合循经取穴原则，又符合局部取穴原则，有利患肢远端水肿的消除。

脑卒中后肩手综合征的发病机制尚未完全阐明，西医学目前主要以减轻水肿、缓解疼痛和僵硬、改善肢体功能为主，其病机为气滞、血瘀、水停。因本病疼痛、水肿的部位在上肢外侧，主要属于手少阳三焦经循行部位，故以温通三焦经作为治疗原则。外关为手少阳经络穴，温针外关有助于行三焦之气而祛瘀行水，达到止痛消肿的目的。

翳　　风

1. 电针法

［**方法**］患者取坐位或卧位，消毒后以 3cm 长针灸针直刺双侧翳风穴，配以低频电针（10Hz，6V），20min/次。每日 1 次，4 周为 1 个疗程。

［**疗效**］周志军治疗 60 例，治愈 5 例，显效 15 例，有效 36 例，无效 4 例，有效率为 93.33%。

2. 针药法

［**方法**］消毒双侧翳风穴，用 28~30 号毫针刺入，得气后接广州产 D8606-Ⅱ电针治疗仪，选用连续波，频率为 20Hz，强度以患者耐受程度为准，每次通电 30min。配合常规神经内科药物治疗（血栓通加胞二磷胆碱静脉滴注），确保处于床上抗痉挛体位，翻身和做关节被动活动。每天 1 次，15 天为 1 个疗程，治疗前和 1 个疗程治疗后做积分统计。

［**疗效**］罗仁浩等治疗 62 例，基本痊愈 9 例，显著进步 42 例，无变化 11 例，显效率为 82.26%。

3. 针刺法

［**方法**］消毒翳风穴，用 28~30 号 2.5 寸毫针，直刺约 2 寸，不必做任何手法，患者即有强烈针感，留针 40min。每日 1 次，7 次为 1 个疗程。

［**疗效**］张万成治疗 37 例，痊愈 33 例，好转 2 例，无效 2 例，总有效率为 94.6%。

4. 透刺结合中频电刺激法

［**方法**］患者取坐位，常规消毒穴位后，选用 0.3mm×50mm 毫针刺入双侧翳风穴，进入皮下后，针尖朝向对侧翳风穴方向缓慢进针约 1.8 寸，局部有酸胀感或咽部刺激感明显即可。然后用电子针疗仪电针夹连接双侧翳风，选连续波刺激 30min，电流强度以患者耐受为度。配合常规针刺风池、完骨、上廉泉、合谷穴，和中频物理电刺激治疗，留针 30min。每日 1 次，连续 5 次为 1 个疗程，疗程间休息 2 天，连

续治疗 4 个疗程。

[**疗效**] 何晓宏等治疗 36 例，显效 25 例，有效 10 例，无效 1 例，总有效率为 97.2%。

[**评析**] 翳风为手足少阳之会穴。《素问·缪刺论篇》："邪客于少阳之络令人喉痹舌卷，口干心烦"，可见翳风穴善治口咽部痰患，可祛风，并能调节三焦气机。翳风穴下分布耳大神经、耳颞神经、面神经、迷走神经、舌下神经、舌咽神经，其解剖位置复杂而关键。该穴的电针可刺激小脑顶核，近年来许多研究已经表明，对小脑顶核行电刺激具有极好的全脑保护作用，它可以启动一种自身保护机制，大致包括增加损伤区血供，改善血流变，调节一氧化氮合酶，抑制细胞凋亡，促进保护性蛋白合成，并能双向调节多种基因，起到最终的保护作用。对翳风穴进行电针治疗还可对咽部的神经产生诱导作用，诱发咽下反射，刺激软腭或咽后壁，强化咽下相关的肌群，从而改善咽下功能。电针翳风穴，对于吞咽动作从口腔准备期、口腔期、咽期及食管期的各阶段均有作用。

翳风穴与小脑顶核（FN）相平行。电针刺激翳风穴，实际上为电刺激小脑顶核（FN）。近年来不断的国外实验研究报告，电刺激 FN 可以改善大脑循环，其作用机制可能与脑血管的自动调节有关，而影响调节的因素可能是：①脑内存在一条从小脑顶核到大脑皮质的固有神经通路，主要通过脑干网状结构和纹状体到大脑的血管舒张中枢，FN 受刺激后，脑血管扩张，局部脑血流量（rC 增加）；②可能与电刺激后乙酰胆碱能神经递质释放有关。

环　　跳

电针法

[**方法**] 患者取侧卧位（健侧在下，患侧在上），常规消毒患侧穴位（下肢以环跳穴为主，配阳陵泉穴；上肢取肩髃、曲池穴）皮肤后，取 28~30 号 2~3 寸不锈钢毫针，将毫针按常规直刺入穴位 2~3 寸，待局部有酸、胀、麻感时，采用平补平泻手法，环跳穴针感要求使其沿足背放射至脚尖。然后接韩氏电针仪，肩髃与曲池一组、环跳与阳陵

泉一组，用 50Hz 连续波，电流大小以患者能耐受为度，治疗 30min。

[**疗效**] 陈水泉等治疗 160 例，每日 1 次，10 次为 1 个疗程，效果明显。

[**评析**]《标幽赋》："中风环跳而宜刺。"《马丹阳天星十二穴歌》："环跳在髀枢，侧卧屈足取……若人针灸后，顷刻病消除。"偏瘫为脑血管病后遗症，环跳穴为临床医生常用穴位，一般针刺后使电击样针感传至足部即可。笔者体会，环跳穴向足部感传可有多个方向，对脑血管病所致下肢瘫痪，针感应取沿足背至脚尖方向。如果用电针，通电后可见足背屈上抬，能很好纠正患者足下垂及足背屈症。

阳　陵　泉

电针法

[**方法**] 常规消毒双侧穴位，毫针快速直刺入穴位 1.2 寸左右，得气后施捻转补法。然后在两穴的针柄上连接电针仪，调节频率和幅度，在患者可耐受程度内，频率以每分钟 30~60 次为宜，每次 30min。每日 1 次，2 周为 1 个疗程，治疗 2 个疗程。

[**疗效**] 魏书航治疗 20 例，痊愈 5 例，显效 10 例，有效 3 例，无效 2 例，总有效率为 90%。吕景山治疗（配合常规配穴）1 例中风偏瘫，效果满意。

[**评析**] 筋肉拘挛，其病位在筋，故治疗的基本原则应当通经活络、舒筋止痉。阳陵泉为八会穴之筋会穴，为治手足拘挛、抽搐、转筋的首选穴。《难经》记载："筋会阳陵泉，疏曰：筋病治此。"从经络腧穴的关系而言，肝主筋，肝胆互为表里，胆属甲木、肝属乙木，痉挛、抽搐、强直之证多为风动有余之证，故针刺胆经合土穴阳陵泉，可培土生金、旺金抑木，以收疏胆抑肝、解痉止搐之功。研究显示，针刺阳陵泉穴可以激活锥体外系、次级功能区，达到改善肢体痉挛状态的目的。

丘　　墟

1. 针刺法

[**方法**] 患者取仰卧位，常规消毒患侧穴位皮肤，用 28~30 号 3.5

寸毫针，针尖斜向照海穴，快速进针 3 寸左右（可在照海穴触及针尖），局部有酸、麻、胀等针感后，采用小频率捻转、轻轻提插等手法，尽量使酸、麻、胀感放散至全足。留针 10~20min，其间行针 1~2 次。每日 1 次，20 次为 1 个疗程。

[**疗效**] 吕景山等共治 68 例踝内翻，治愈 63 例，有效 5 例。

2. 透刺法

[**方法**] 常规消毒患侧丘墟穴皮肤，用 30 号 3 寸毫针直刺 2~2.5 寸，针尖向照海方向，得气后均施补法，留针 20min。每日 1 次，疗程 4 周，周六、日休息。同时，给予足下垂康复训练，每日 1 次。

[**疗效**] 王子臣等治疗 60 例足下垂，有效率在第 10 天达到 76.7%，20 天达到 96.7%。

[**评析**] 中医学认为该病多属气滞血瘀、经脉不通所致，肝主筋，肝胆相为表里，故取足少阳胆经原穴丘墟透足少阴肾经之照海，一针透二穴，沟通阴阳经经气、疏利经筋脉络，达到运行气血、通经活络之目的。神经生理学研究表明，针刺拮抗肌区域的腧穴，通过交互抑制原理，使痉挛肌松弛，与传统针刺理论相吻合。

大　敦

针刺法

[**方法**] 患者取仰卧位，常规消毒患侧足大趾内侧的穴位皮肤后，取 0.5 寸不锈钢毫针，用旋转式手法快速刺入皮下 0.1 寸，根据其病的虚实来选用补泻之法，同时要观察被刺下肢的变化（如果针感反应愈强烈，其患侧肢体的功能恢复愈明显，反之则较差），针刺后留针 1h，每隔 10min 行针 1 次。每日针刺 1 次，10 天为 1 个疗程，2 个疗程后判断疗效。

[**疗效**] 张秀明共治疗 60 例，显效 38 例（占 63.33%），有效 15 例（占 25%），无效 7 例（占 11.67%），总有效率为 88.33%。

[**评析**] 大敦穴是足厥阴肝经之井穴，是肝之精气注存之地，肝之经脉从足上行，贯膈、入胆、布胁、通督、环喉、系目。肝脏又主筋脉，藏血气，同时它又与肾脏同根同源。故针刺大敦一穴能对全身的

气血起到疏通、条达作用，并能够强筋、填髓，治疗中风后遗症能取得显著疗效。

身　　柱

粗针平刺合体针法

［**方法**］患者取坐位，双手放于膝关节上，取直径 1.0mm、长 120mm 的粗针，常规消毒，双手夹持粗针，与上背部呈 30° 夹角快速进针约 0.2~0.4mm，然后使针与脊柱平行，沿督脉向下进针，只留针身（即针柄部分）约 0.5cm 于体外，留针 4h。体针常规取穴，先刺阴经穴，均用提插泻法，再刺阳经穴，均用提插补法，得气后留针 30min。隔日 1 次，1 个月为 1 个疗程，观察 2 个月。

［**疗效**］毕颖等治疗 30 例，显效 6 例，有效 12 例，好转 8 例，无效 4 例，总有效率为 86.67%。

［**评析**］督脉为阳脉之海，起于胞中，下出会阴，上至项进入脑，属脑，向前通任脉与诸阴经相联络，总摄诸经，为十二经脉之海，故针刺督脉穴既可以振奋全身阳气、沟通阴阳，又可调整脏腑，疏通经络。身柱穴属督脉，为督脉之脉气所发，位于上背部正中，接近肺脏，通于脑髓，名为身柱，含有全身支柱之意。"身柱为督脉出入之门户"，因此粗针平刺该穴，通过长时间留针，使患者获得长时程、小剂量的针刺作用，既可通督调神，又可鼓舞督脉之阳，使诸脉之气皆充，经筋得以濡养，且阳气盛则阴邪消，故能达到阴阳平衡。

百　　会

1. 透针法

［**方法**］患者取仰卧位，常规消毒局部皮肤后，取 28~30 号 2 寸不锈钢毫针，快速刺入百会穴后，沿头皮向曲鬓穴分三段接力刺入，以 200 次/min 的手法快速捻转，连续施术 5min，休息 5min 后再重复，约 30min 后出针。每日 1 次，15 次为 1 个疗程。

［**疗效**］孙申田等治疗中风偏瘫 500 例，除 22 例无效外，478 例患者运动功能均有不同程度的恢复（其中有 87 例患者恢复工作，151

患者生活可自理）。

2. 水针法

[**方法**] 用注射器抽取乙酰谷酰胺 100mg、呋喃硫胺 20mg，套上 5 号长针头，消毒后由该穴处沿头皮快速刺入，向后矢状缝方向进针约 3cm，若回抽无血，则边推注药液（共 2~3ml 左右），边退出注射针，在该处用干棉球压迫针孔 2min 左右，并于术后 6h 给予腹部局部热敷。每日 1 次，5 次为 1 个疗程，疗程间隔 3 天。

[**疗效**] 李嗣娴等治疗中风后尿失禁 50 例，效果满意。

3. 针刺法

[**方法**] 患者取仰卧位，常规消毒穴位皮肤后，用 1.5~2.5 寸不锈钢毫针，沿头皮向后快速刺入 1~2 寸，然后以 200 次/min 左右的频率捻转，连续捻转 5min，休息 5min 后依法施术，如此重复 3 次后出针。每日 1 次，10 次为 1 个疗程。

[**疗效**] 田元生等共治疗中风后尿失禁 80 例，痊愈 40 例，显效 22 例，有效 10 例，无效 8 例。叶氏等治疗脑卒中后失眠症 30 例，痊愈 12 例，有效 16 例，无效 2 例，总有效率为 93.33%。

4. 艾灸法

[**方法**] 患者取卧位，将其头发分向两侧，将优质艾绒制成 1.5cm×1.5cm 之圆锥形艾炷，连灸 7 壮，以局部皮肤充血为度，不留瘢痕，时间约 10min。

[**疗效**] 李爱华等治疗（用隔盐灸）32 例中风患者，其微循环障碍情况得到明显改善。王迎等治疗（用隔药饼灸，将黄芪、党参、枸杞子、菟丝子、补骨脂、桑螵蛸、艾叶各 15g，研细末，加冰片 3g，醋调成糊状）中风尿失禁 40 例，痊愈 14 例，有效 20 例，无效 6 例，总有效达 85%。姚宝农运用本法治疗多例缺血性中风，效果满意。

5. 埋线法

[**方法**] 将所选腧穴（主穴为百会，配言语一区、二区）周围头皮上毛发剪掉，局部常规消毒，用 20% 盐酸普鲁卡因 20ml 局部麻醉。每穴用 1 根 0 号医用羊肠线 1.5cm，用 9 号腰穿针将线埋入皮下，拔针后用酒精棉球覆盖针眼，胶布固定 1~2 天即可。每月 1 次，6 次为 1 个总疗程。疗程中配合运用常规治疗中风后失语症的方法进行治疗，

包括中西药、针灸、理疗等。

[疗效] 郭秀丽治疗中风失语 116 例，显效 88 例，好转 19 例，无效 9 例，总有效率为 92.24%。

[评析] 根据经络理论，督脉起于胞中，两络于肾，贯心入喉，上通于脑，与诸多经脉交会，联系诸多脏腑，故可将肾之精、心之神上输于脑，养脑益髓，以奉元神。百会穴是足太阳、手足少阳、足厥阴、督脉 5 条经脉的交会穴，故称三阳五会，又是百脉朝会之穴，有输出、输入、宣通气血的功能。百会和四神聪的前后两穴均位于督脉的循行路线上，左右两穴则紧靠膀胱经，膀胱络肾，督脉贯脊属肾，络肾贯心，其气通于元神之府，故可调治元神之府产生的疾患，具有安神益志、健脑调神之功效，对促进中风康复、充养精神、强化记忆起主要作用。对古代中风病针灸文献研究发现，中风取穴基本上以阳经及督脉穴位为主。

上　星

水针法

[方法] 常规局部消毒后，以 6 号针头由上星向百会穴方向（或由百会向上星穴）平刺 1 寸，待有针感后，回抽无回血，即可将川芎嗪注射液 1ml 注入。拔针后在注射部位稍加按压，以防止出血。配合常规针刺，穴位按《针灸治疗学》选取。每天 1 次，两穴交替应用，30天为 1 个疗程。

[疗效] 孙文华等治疗 90 例，痊愈 48 例，显效 28 例，有效 12 例，无效 2 例，总有效率为 97.78%。

[评析] 中风系脑络痹阻之疾患，头颅为阳中之阳，而风为百病之长，多易袭阳经为病。督脉即通行于脑，又总督一身之阳经，上星和百会两穴则是督脉在头部的重要腧穴，采用穴位进行水针治疗，能改善血液流变学异常，从而改善微循环，消除患者血液的"黏、浓、凝、聚"倾向，加速中风患者颅脑病灶周围受抑制组织的功能和细胞代谢的恢复，从而疏通脑络气血，改善脑部血供，达到治疗的目的。

廉　　泉

1. 针刺法

[**方法**] 患者取仰卧位并仰头，常规消毒穴位局部皮肤后，用 26~28 号 2 寸毫针，针尖向舌根方向刺入穴位皮下，接着直刺 1~1.5 寸，施行快速提插之泻法。然后将针提至皮下，分别向左右斜刺到舌根方向，再行提插之泻法。术毕后迅速出针，并用干棉球按压针孔片刻，以防出血。均给予常规治疗，包括控制血压、降血脂等，针刺患肢配穴（曲池、合谷、足三里、阳陵泉、三阴交等），并要求患者低盐、低脂饮食。每日 1 次，10 次为 1 个疗程。

[**疗效**] 乔晋琳等治疗 34 例，基本治愈 19 例，显效 10 例，好转 4 例，无效 1 例。徐运瑜治疗 37 例，基本治愈 10 例，显效 12 例，好转 8 例，无效 7 例，总有效率为 81.08%。李忠仁治疗多例，疗效满意。陈晓华治疗 100 例，88 例得到明显改善，12 例说话基本正常，有效率达 100%。张艳玲等治疗 186 例，有效 183 例，无效 3 例。崔凤魁治疗 51 例，显效 27 例，有效 16 例，无效 8 例，总有效率为 84.31%。杨彤丽等治疗（以廉泉穴为主穴，酌配通里、神门等）186 例，有效 183 例，无效 3 例，总有效率为 98.39%。

2. 齐刺法

[**方法**] 患者取仰卧位，颈部垫枕，常规消毒廉泉穴后，用 3 根 0.3mm×40mm 毫针齐刺，即先在廉泉穴中心直刺 1 针，捻转得气后再在其左右 1 寸处各斜刺 1 针，再分别捻针，使针感向深层与四周扩散，以患者下颚、舌体、舌根有强烈酸胀感或麻木感为宜。其余配穴（语言区、哑门、通里、合谷）的针刺法，均按常规操作执行，留针 30min，每隔 10min 行针 1 次。患者均配合神经内科常规治疗，如抗血小板聚集、清除自由基、脱水降颅压、活血化瘀、营养神经及调控血压、血糖、血脂等对症治疗，同时予促进肢体功能恢复的针灸、推拿治疗及康复训练指导。每日 1 次，10 次为 1 个疗程，疗程间休息 2 天，共治疗 2 个疗程。

[**疗效**] 汪瑛等治疗 35 例，基本治愈 3 例，显效 15 例，好转 12 例，

无效 5 例，总有效率为 85.71%。

3. 苍龟探穴法

［**方法**］令患者仰卧，使头略向后仰，将颈前部分暴露，刺入廉泉穴 1 寸，再退至皮下，依次斜向上下左右，分别按三进一退进行钻剔，最后留针呈直刺状态，留针 20min，间歇行针。配合针刺增音穴（廉泉穴旁开 0.5 寸）。每日 1 次，出针后鼓励患者大声说话。

［**疗效**］谭少牧等治疗 96 例，基本治愈 38 例，显效 46 例，好转 7 例，无效 5 例，总有效率为 94.79%。

4. 深刺法

［**方法**］患者取仰卧位，常规消毒穴位局部皮肤后，医者用 28~30 号 2 寸长毫针，快速刺入其皮下，左手拇、食指立即将针身矫正，然后呈弧形向舌根方向进针，深约 1~1.5 寸左右，达到舌根部，当出现酸、麻、胀感后可出针，并用干棉球按压针孔片刻。每日或隔日 1 次。

［**疗效**］孟迎春等治疗 85 例，痊愈 56 例，显效 15 例，好转 10 例，无效 4 例，总有效率为 95.29%。张中成等治疗 56 例，痊愈 32 例，好转 22 例，无效 2 例。吕景山等治疗多例，轻者治疗 5~10 次、重者治疗 10~20 次可获愈。桂虹治疗（配风池穴）48 例，治愈 28 例，显效 13 例，有效 5 例，无效 2 例，有效率达 95.83%。程富香等治疗 60 例，痊愈 10 例，显效 35 例，好转 12 例，无效 3 例，总有效率为 95%。靳道清治疗（煎服清音利咽散：胆南星、黄连、郁金、川芎、石菖蒲、蝉蜕、木蝴蝶、桔梗）46 例，显效 27 例，有效 17 例，无效 2 例。

5. 埋线舌针法

［**方法**］先在无菌操作下，取生理盐水 350ml 和甲钴胺注射液 50ml 混合装于经过高压蒸汽灭菌的广口玻璃容器内，再将剪好的 0 号羊肠线 1cm 放入浸泡 30 天以上。取穴时嘱患者取正坐仰靠位，常规消毒和局麻后，用无菌手术缝合针引线，埋入穴位并包扎固定，忌线头露出皮肤外，7 天治疗 1 次。另外，嘱患者张口舌上翘，用 3 寸毫针迅速刺入患者舌根部，施以强刺激，待患者发出"啊"声时拔针，随后以三棱针迅速点刺舌面，令出血，让患者最大限度用力吸吮以增加出血量，然后吐出，隔日 1 次。4 周评价整体疗效。

［**疗效**］杨贵清治疗 75 例，痊愈 26 例，好转 39 例，无效 10 例，

总有效率为 86.67%。

[评析] 廉泉穴属任脉，也是任脉与阴维脉的交会穴，从穴性上看属阴，如《针灸大成》所述，廉泉穴主治咳嗽、喘息、舌下肿、难言、舌根缩急等，以治疗舌咽局部病症为主。从解剖位置看，廉泉穴位于甲状软骨与舌骨之间，深部有舌下神经和吞咽神经的分支，深刺既可更直接刺激吞咽肌群，又可有效刺激舌咽末梢神经，反射性地增强延髓中枢神经系统的兴奋性，利于吞咽反射弧的恢复。但关于深刺廉泉穴一定要掌握针刺要领，临床观察发现针刺要由浅入深，针尖朝向舌根部，入皮下在浅部得气后，缓慢向深部推进 60~70mm，可令患者做吞咽动作，以有障碍感但不疼痛为度，如患者痛感明显，可适度提针，再次做吞咽动作，痛感减轻即可在此深度留针。

【按语】

1. 针灸治疗中风疗效较满意，尤其对于神经功能的康复如肢体运动、语言、吞咽功能等有促进作用，治疗越早效果越好。治疗期间应配合功能锻炼。

2. 中风急性期，出现高热、神昏、心衰、颅内压增高、上消化道出血等情况时，应采取综合治疗措施。

3. 中风患者应注意防止褥疮，保证呼吸道通畅。

4. 本病应重在预防，如年逾四十，经常出现头晕头痛、肢体麻木，偶有发作性语言不利、肢体痿软无力者，多为中风先兆，应加强防治。

【参考文献】

[1] 王怀玉，李淑华，苏家让，等。按时针刺尺泽穴治疗脑血栓形成30 例 [J]. 新中医，1982（9）：38.

[2] 王守平. 深刺睛明穴治疗中风急性期疗效观察 [J]. 中国针灸，2000（7）：405-406.

[3] 常进阳，丁志勇，马芹. 针刺睛明穴对中风偏瘫的预后判断 [J]. 针灸临床杂志，1997，13（4）：45-46.

[4] 蔡国伟，傅怀丹. 膈俞穴注射对脑梗塞血液流变学的影响 [J]. 上海针灸杂志，1994，13（6）：248-249.

［5］赵建琪，蔡林青，于金栋.针刺风池、太冲对30例中风患者脑血流图的影响［J］.河南中医，1990，10（4）：20-21.

［6］张晓黎，丁晓医.穴位注射治疗缺血性中风48例［J］.河南中医，2000，20（4）：51-52.

［7］牛淑芳，古丽巴哈尔.电针治疗中风后假性球麻痹吞咽困难临床观察［J］.新疆中医药，2008，26（6）：33-34.

［8］黄晓洁，葛继魁，尹丽波.芒针透穴法治疗中风偏瘫140例疗效观察［J］.针灸临床杂志，2000，16（3）：23-25.

［9］胡玉珍，董建华.针刺人迎穴治疗中风偏瘫234例［J］.山东中医杂志，1991（3）：30.

［10］吴义新，王惠珍，张旭荣.针刺人迎穴为主治疗脑血管疾病197例疗效观察［J］.中国针灸，1982（2）：9-10.

［11］刘朝生，高中秋.针刺颈交感神经治疗脑血栓形成150例疗效观察［J］.上海针灸杂志，1999（4）：24.

［12］刘贵仁.针刺治瘫三穴治疗中风偏瘫234例［J］.陕西中医，1995（10）：463-464.

［13］李京江，刘燕宏.深刺丰隆穴治疗中风下肢瘫160例［J］.辽宁中医杂志，1993（7）：37.

［14］袁鹤庭，孙深.内庭穴在中风后遗症中的应用［J］.针灸临床杂志，2001，17（9）：33-34.

［15］吕景山，何树槐，耿恩广.单穴治病选萃［M］.北京：人民卫生出版社，1993.

［16］李忠仁.单穴针刺治疗中风后遗症的体会［J］.江苏中医，1992（6）：22-24.

［17］周长山，孔德清，韩正勇.苍龟探穴法针刺极泉穴对脑卒中腕－手功能的影响［J］.上海针灸杂志，2008，27（9）：34.

［18］李杰，管汴生.通里穴治疗失音症21例［J］.四川中医，1996（8）：51.

［19］李志刚，吴永刚.针刺通里穴为主治疗中风失语21例疗效观察［J］.针灸临床杂志，1998（3）：40-42.

［20］吴芳，杨万章，赵宁，等.针刺通里穴结合言语康复训练对脑

梗死后运动性失语患者言语功能的影响［J］. 中西医结合心脑血管病杂志, 2010（3）: 290-292.

［21］乔咏雪, 王伟志. 透刺后溪穴治疗中风后手握固25例［J］. 河南中医, 2014, 34（7）: 1281-1282.

［22］郭毅坚. 穴位注射治疗中风后遗症患者失眠30例［J］. 福建中医药, 2003（6）: 42-43.

［23］丁红梅. 耳穴压豆配合隔姜灸心俞穴治护脑卒中后睡眠障碍临床观察［J］. 中医药临床杂志, 2014, 26（3）: 227-228.

［24］赵学路. 针刺委中对中风偏瘫下肢肌力恢复的疗效观察［J］. 天津中医, 1994（5）: 21.

［25］许军峰. 委中穴不同刺法对中风患者下肢功能障碍的影响［J］. 上海针灸杂志, 2009, 28（8）: 439-441.

［26］董有生, 魏修华, 桂清民, 等. 针刺照海、申脉穴治疗中风后遗症足内外翻40例［J］. 山东中医杂志, 1992, 11（3）: 30.

［27］鲁亚声. 双针刺入涌泉穴治疗中风［J］. 吉林中医药, 1990（2）: 21.

［28］杨红霞. 涌泉穴在急症中的应用［J］. 针灸临床杂志, 1997（2）: 33.

［29］杨素玲, 李新选, 王凤轩. 涌泉穴注射治疗偏瘫［J］. 中国乡村医生, 2001（3）: 31.

［30］程艳, 周中元. 敷贴涌泉穴合并针刺治疗中风偏瘫的疗效观察［J］. 内蒙古中医药, 2013（5）: 38-39.

［31］李秀军, 谢炳玙. 针刺中渚、太溪穴治疗脑梗塞后感觉性失语疗效观察［J］. 中国中医基础医学杂志, 2012, 18（4）: 428-429.

［32］房晓宇, 唐勇, 王中铎, 等. 针刺太溪穴治疗脑卒中后吞咽障碍疗效观察［J］. 上海针灸杂志, 2009, 28（2）: 75-76.

［33］靳佩玲, 姚凤祯. 针刺照海穴纠正中风偏瘫足内翻30例临床报告［J］. 中医药信息, 1990（6）: 40.

［34］崔立民, 吴中秋. 浅谈列缺、照海穴在假性延髓麻痹吞咽障碍中的应用［J］. 河北中医药学报, 2007, 22（2）: 33-34.

［35］王利春, 刘海燕, 王庆海, 等. 针刺内关穴联合康复训练治疗中风后手部痉挛临床研究［J］. 中西医结合心脑血管病杂志,

2011（6）：689-690.

［36］向诗余，许佳一，吕皓月，等. 针刺下极泉及内关穴治疗中风后手功能障碍疗效观察［J］. 中国中医急症，2011，20（4）：529-530.

［37］陈绪才，梁本初，夏兆新，等. 脑卒中合并假性球麻痹致吞咽困难的内关穴封闭治疗［J］. 世界临床药物，2007，28（2）：114-116.

［38］袁军，李梅，苏志伟，等. 大陵穴治疗中风后情感障碍作用的对比观察［J］. 中国针灸，2003（7）：389-390.

［39］刘智权，夏忠诚. 以涌泉穴、劳宫穴为主治疗偏瘫30例［J］. 中国中医急症，2008，17（12）：1720.

［40］李勇. 中渚、外关穴治疗中风偏瘫上肢远端水肿的疗效观察［J］. 针灸临床杂志，1996，12（5）：97.

［41］孟凡颖，温进. 温针灸外关穴治疗脑卒中后肩手综合征Ⅰ期的临床观察［J］. 针刺研究，2014，39（3）：228-231.

［42］周志军. 翳风穴电针治疗脑卒中吞咽障碍患者60例体会［J］. 中国临床康复，2004，8（19）：3848.

［43］罗仁浩，沈岩松. 电针翳风穴对脑梗死患者肢体运动功能的影响［J］. 江西中医药，2007，28（2）：45-46.

［44］张万成. 翳风为主治疗假性球麻痹［J］. 针灸临床杂志，1995，11（9）：43.

［45］何晓宏，刘慧敏，李梦雪，等. 翳风穴透刺结合中频电刺激治疗脑卒中吞咽障碍36例临床报道［J］. 中医临床研究，2012，14（4）：40-42.

［46］陈水泉，崔大祥. 电针治疗中风偏瘫160例疗效观察［J］. 针灸学报，1992，（6）：45.

［47］魏书航. 针刺阳陵泉穴治疗痉挛瘫痪40例临床观察［J］. 中国实用神经疾病杂志，2014，17（4）：75.

［48］吕景山. 阳陵泉穴在临床上的运用［J］. 中国针灸，1982（4）：35-36.

［49］王子臣，王声强. 丘墟透照海治疗脑卒中足下垂60例疗效观察

［J］. 河北中医药学报, 2009, 24（3）: 40.

［50］张秀明. 针刺大敦治疗中风后遗症60例［J］. 中国针灸, 2000（7）: 416-417.

［51］毕颖, 侯群, 李丽萍, 等. 粗针平刺身柱穴配合体针治疗中风后痉挛性瘫痪的临床研究［J］. 中华中医药杂志, 2011, 26（6）: 1443-1445.

［52］孙申田, 李淑荣, 朱永志, 等. 针刺百会透曲鬓治疗脑血管病偏瘫500例临床研究［J］. 中国针灸, 1984（4）: 5-7.

［53］李嗣娴, 王灵台. 百会穴注入药液治疗脑性小便失禁50例［J］. 中国针灸, 1986（4）: 47.

［54］田元生, 毕巧连. 头针百会穴治疗中风后小便失禁80例［J］. 中国针灸, 1989（6）: 28.

［55］李爱华, 万志杰. 艾灸百会穴对中风偏瘫患者甲皱微循环的影响［J］. 中医药学报, 2003（2）: 27.

［56］王迎, 陈士奎, 陈序春. 隔药饼灸百会穴治疗中枢性尿失禁40例［J］. 山东中医杂志, 1998, 17（11）: 504-506.

［57］姚宝农. 艾灸百会穴治疗缺血性中风的临床研究［J］. 现代中西医结合杂志, 2014, 23（3）: 1369-1371.

［58］郭秀丽. 百会穴埋线为主治疗中风后失语症116例临床疗效观察［J］. 中国医药学报, 2001, 16（3）: 78.

［59］孙文华, 马雄英. 水针针刺并用对脑血栓患者血液流变学的影响［J］. 中外医疗, 2010（1）: 118-119.

［60］乔晋琳, 李炜等. 针刺治疗中枢性失语症34例［J］. 中国针灸, 1998（6）: 369-370.

［61］徐运瑜. 廉泉穴合谷刺治疗中风失语症37例观察［J］. 浙江中医杂志, 2007, 42（5）: 287.

［62］李忠仁. 单穴针刺治疗中风后遗症的体会［J］. 江苏中医, 1992（6）: 22-24.

［63］陈晓华. 针刺廉泉穴治疗中风不语100例体会［J］. 实用医学杂志, 1994, 10（8）: 764.

［64］张艳铃, 杨彤丽, 贺登峰. 扇形针刺廉泉穴治疗中风语言不利

186 例［J］. 针灸临床杂志，2000（10）：40-41.

［65］崔凤魁. 深刺围刺廉泉穴治疗急性脑梗死语言蹇塞体会［J］. 现代中西医结合杂志，2010（12）：1510.

［66］杨彤丽，贺登峰，张瑞华，等. 廉泉穴合谷刺为主治疗中风语言不利 186 例［J］. 中国针灸，1999（11）：656.

［67］汪瑛，朱春沁，陈少飞. 廉泉穴齐刺治疗脑梗死后运动性失语疗效观察［J］. 上海针灸杂志，2014，33（3）：200-201.

［68］谭少牧，徐元山，于然锡，等. 苍龟探穴法针刺廉泉穴治疗中风失语 96 例［J］. 河北中医，1993（1）：25.

［69］孟迎春，王超，尚士强，等. 廉泉穴针刺深度对中风后吞咽障碍的疗效影响：随机对照研究［J］. 中国针灸，2015，35（10）：990-994.

［70］张中成，孟玉丽. 针刺上廉泉穴治疗中风后吞咽功能障碍 56 例［J］. 河南中医，1998（3）：177.

［71］桂树虹. 针刺廉泉和风池穴治疗假性球麻痹 48 例［J］. 中医研究，2011（12）：65.

［72］程富香，陈恬. 针刺廉泉穴治疗卒中后吞咽困难疗效观察［J］. 中国针灸，2014，34（7）：627-630.

［73］靳道清. 针刺廉泉穴配合清音利咽散治疗卒中后吞咽困难临床研究［J］. 中医学报，2011（10）：1272.

［74］杨贵青. 廉泉穴药线埋植加舌针点刺法治疗脑卒中恢复期吞咽功能障碍效果观察［J］. 中国医药导报，2012（26）：106-109.

第五节　面瘫

　　面瘫是以口、眼向一侧歪斜为主要表现的病症，又称为"口眼㖞斜"。本病可发生于任何年龄，多见于冬季和夏季。发病急速，以一侧面部发病为多。手、足阳经均上行于头面部，当病邪阻滞面部经络，尤其是手太阳和足阳明经筋功能失调，可导致面瘫的发生。周围性面瘫包括眼部和口颊部筋肉症状，由于足太阳经筋为"目上冈"，足阳明经筋为"目下冈"，故眼睑不能闭合为足太阳和足阳明经筋功能失调所致；而口颊部主要为手太阳和手、足阳明经筋所主，故口歪主要是该三条经筋功能失调所致。

本病相当于西医学的周围性面神经麻痹，最常见于贝尔麻痹。西医学认为局部受风或寒冷刺激，引起面神经管及其周围组织的炎症、缺血、水肿，或自主神经功能紊乱、局部营养血管痉挛，导致组织水肿，使面神经受压而出现炎性变化。

本病以口眼㖞斜为主要特点。常在睡眠醒来时发现一侧面部肌肉板滞、麻木、瘫痪，额纹消失、眼裂变大、露睛流泪、鼻唇沟变浅、口角下垂歪向健侧，病侧不能皱眉、蹙额、闭目、露齿、鼓颊。部分患者初起时有耳后疼痛，还可出现患侧舌前 2/3 味觉减退或消失，听觉过敏等症。病程迁延日久，可因瘫痪肌肉出现挛缩，口角反牵向患侧，甚则出现面肌痉挛，形成"倒错"现象。肌电图检查多表现为单相波或无动作电位，多相波减少，甚至出现正锐波和纤颤波；病理学检查示，面神经麻痹的早期病变为面神经水肿和脱髓鞘病变。

合　　谷

1. 针刺法

[**方法**]病程在 1 周内的患者，仅常规针刺双合谷穴；1 周后的患者，配合浅刺面部的地仓、颊车、阳白、太阳、四白、迎香、攒竹。每次留针 20min，每日 1 次。

[**疗效**]李宝吉共治 30 例，全部在 4 周内获愈。

2. 外熏法

[**方法**]取中药葛根 30g，生姜、茶叶各 25g，巴豆、威灵仙各 20g，白附子、钩藤各 15g，诸药一起加入水 500ml，兑入米醋 100ml，浸泡 20min。煮沸后，把药液倒入保温器皿中，以药液蒸汽外熏患侧合谷穴。每次外熏 30min，早、中、晚各熏 1 次，第 2、3 次外熏时，均将器皿中的药液再倒入锅中，加热煮沸即可。外熏时注意合谷穴与器皿口间距离，一般以药液蒸汽热度能使合谷穴处潮红湿

润、患者能够耐受为度。每日 1 剂，10 天为 1 个疗程，使用1~2 个疗程获效。

[**疗效**]章进等共治 51 例，痊愈 38 例，显效 6 例，有效 5 例，无效 2 例。

[**评析**]面瘫是由茎乳突孔内急性非化脓性面神经炎引起的，中医学认为是经脉气血不畅所致，疏通气血、经络是治疗面瘫的根本。神经变性与缺血的时间成正相关，因此早期针刺疏通气血经络，有利于神经功能的恢复。合谷是手阳明大肠经的原穴，和口面部的关系非常密切。事实上，合谷与口面部的关系在生命的原始反射中同样有最好的证明。新生儿的巴巴唶（把拇指同时压在新生儿的两侧手掌，他的嘴会张开，并向前低头，有闭眼的动作，叫巴巴唶），尤其是掌颏反射在正常人中也存在，更重要的是掌颏反射是通过正中神经和面神经来完成的，正中神经的第一指掌侧总神经发出返支的分支点正好对应合谷穴。因此，选用合谷穴有特别的意义和作用。因其是循经远取，在急性期不会加重面神经炎症水肿的发展和变性，又可以疏通经络，加快病情的痊愈。

颊 车

1. 药敷法

[**方法**]取 1 枚巴豆剥仁后重力压碎，贴敷于患侧穴位上，外用消毒敷料覆盖，胶布固定，同时亦可配合热敷。

[**疗效**]刘建文运用本法经验，治疗病程在 10 天以内的患者疗效较好，而病程 3 个月以上的患者则效果欠佳。

2. 透针法

[**方法**]患者取端坐或侧卧位，常规消毒患侧穴位，医者左手拇指押于地仓穴上，食、中、环三指拂于地仓与颊车之间，右手持针从地仓穴上进针，左手拇指迎挤针锋，针至三分，得气后由左手食、中、环三指相辅，直进在颊车穴。透刺时，必须使针体始终于面颊皮肉之间，要注意进针的深浅和角度，切不可贸然进针刺伤口腔肌肉黏膜。其他对症配穴，常规选穴。每日 1 次，每周 5 次，10

次 1 个疗程。

[**疗效**] 王征美等共治疗 105 例，经 1~3 个疗程后，治愈 37 例，有效 59 例，无效 9 例，总有效率为 91.43%。

3. 隔姜灸法

[**方法**] 嘱患者取侧伏坐位，取患侧颊车、下关穴，将干艾叶搓成花生米大的绒团，再取 2 分硬币大小生姜 8~10 片，用针在姜片中心穿孔数个，上置艾炷，先灸下关穴，然后由下关至颊车穴反复移动，移动时姜片不能离开皮肤。每片姜灸 3 壮为宜，灸至皮肤湿润红热，以患者能忍耐为度，每日 1 次，7 日为 1 个疗程。

[**疗效**] 尹志保治疗 76 例，总有效率为 100%。

[**评析**] 本穴属足阳明胃经在面部的穴位，阳明经筋急则口目为僻，故该穴与地仓穴互相透针用于治疗口角㖞斜，有着很好的疗效。据实验观察，本穴可以显著提高患者患侧面部微循环血流速度，改善局部供血情况，加快新陈代谢，提高神经细胞的血氧利用率。

下　关

1. 温针法

[**方法**] 常规消毒穴位皮肤，用 28~30 号 1.5 寸毫针，用压针法进针 1 寸左右，得气后留针 40min，同时，将一段艾条放置于针柄上，然后点燃其艾条，每次 1~3 壮。每日 1 次。

[**疗效**] 吕景山等共治 20 例，全部治愈，最长者治疗 30 天，最短者 10 天。李恒骏等共治 20 例，效佳。

2. 艾灸法

[**方法**] ①悬灸疗法：医者点燃两根艾条，同时在患侧下关穴（配翳风）约 10cm 处施行悬灸，以患者自觉局部有温热感为度，最好用灸架予以固定，以便艾火的热力集中、作用持久，每次可灸 1~1.5h，每日 1 次，10 次为 1 个疗程，疗程间隔 3 天。②隔物灸法：取新鲜的槐树根皮，去掉外层粗皮，切成厚约 0.3~0.5cm 的薄片，中间打一小孔，接着将细艾绒搓成底面直径约 3.5cm、高约 3cm 的圆柱形艾炷，最后取面粉 200g 加入适量水，和面制成直径 4cm、高约 4cm 的圆筒。

施术时让患者侧卧于治疗床上（患侧朝上），消毒后先以干净的粗毫针直刺入皮下约0.5cm，再将槐根皮自毫针的末端套入，并快速出针，然后在槐根皮的小孔处放上少许麝香，将面粉筒罩在小孔上，将艾炷点燃并放在面筒内施灸，当艾炷燃尽后再易炷施灸，每次4壮，灸至穴位局部温热潮红但不起水疱为度。隔日1次，5次为1个疗程。

［疗效］王德鹏隔物灸共治疗21例，全部有效，其中痊愈20例，显效1例，治疗次数为3~10次，平均为5.4次。朱红影悬灸治疗186例，治愈166例，好转20例。

3. 药敷法

［方法］取白芷、马钱子各等份，再配以十分之一的冰片，共研为细末备用。治疗时，取上述药粉1~2分，撒于直径约2cm的医用胶布上，然后贴在患侧穴位上，每4~6天更换一张。

［疗效］唐寿延运用本法，一般治疗3~4次即愈。

4. 深刺法

［方法］患者侧卧（患侧朝上），常规消毒穴位（主穴为患侧的下关穴，配穴有阳白、鱼腰、四白、攒竹、颊车、承浆、迎香、地仓、合谷，每次选取3~4个配穴），取30号1.5寸长毫针，刺入下关穴1~1.5寸深，得气后行平补平泻手法5min，然后每间隔10min行针1次。配穴均采用平补平泻手法，得气后留针30min，不再行针。每日1次。

［疗效］吕景山等共治疗188例，均获痊愈，有效率为100%。

5. 电冲击法

［方法］采用JJ201型中国经络诊疗器，先在下关穴附近寻找变阻点，然后医者可嘱患者以健侧的手掌握住探针，固定不移，接着将诊疗器的工作选择开关拨向脉冲治疗位置。选择疏密波在变阻点上通脉冲电流，进行电冲击治疗，电流强度以面部肌群抽动和患者能忍受为度，每次20min。每日1次，10次为1个疗程。

［疗效］吕景山等共治疗30例，效果显著。

［评析］足阳明经多气多血，胃经气血在下关处分清降浊，针而灸之可引领清阳上行，使阻滞之气机条达，濡养经筋，则面部肌肉不再纵弛不收。《医学入门》载："药之不及，针之不到，必须灸之"，温针

可加强艾灸功效，深透病灶，祛邪扶正。实验发现，下关穴区有多层次、多来源的神经分布，该区有较强的神经传导功能团，针刺可减轻面神经水肿，解除压迫，促进血液循环。

人　迎

针刺法

[**方法**] 患者取仰卧位，常规消毒穴位皮肤后，取 28~30 号 2 寸不锈钢毫针，以指切法将针快速刺入，深约 1.5 寸，待局部有酸、麻、胀感后，可使针退至皮下 0.5~0.8 寸处，针尖朝向咽后壁，让针感向耳后或面部传导，多数患者可有温热感。一般不提插、不捻转，留针 20min。每日 1 次，效佳。

[**疗效**] 魏履霜以人迎穴为主治疗 55 例，治愈 26 例，显效 28 例，无效 1 例。

[**评析**] 对于气血虚弱所致的面瘫，局部浅刺无法完全达到治疗效果。选用人迎穴主要原因是，其为足阳明经离合出入之大穴，足阳明为多气多血之经，本穴位于颈部，离面部较近，针刺此穴可起到调整脏腑之气血的作用，达到滋养面部经络之目的。从局部解剖看，人迎穴恰好位于脑和心的供血管道起始部，针刺该穴可直接调节脑、心血管的舒缩功能，对恢复脑和心脏的正常血液供应具有重要意义。

丰　隆

针刺法

[**方法**] 患者取坐位或仰卧位，常规消毒双侧穴位皮肤后，取 28~30 号 3.5 寸毫针，快速直刺入穴位，进针深度约 3 寸，待局部产生酸、麻、胀等得气感觉后，施予捻转提插手法之补法，留针 30min，间歇行针 2~3 次。

[**疗效**] 王宪利治疗 102 例，每日 1 次，疗效明显。

[**评析**] 面瘫多因气血虚弱、经络空虚、感受外邪所致。《灵枢·经筋》篇说："足之阳明……筋急则口目为僻"，指出了该病主要是足阳明之病变。《金匮要略》又说："㖞斜不遂，邪在于络。"故取足

阳明经之络丰隆穴治疗，疏通足阳明之经气，达补益气血、疏散外邪之功。

后　溪

针刺法

［**方法**］患者取仰卧位并微握拳，常规消毒患侧后溪穴皮肤，用28~30号2寸毫针，对准穴位快速刺入穴位，进针约0.5~1寸深，得气后，采取提插、捻转相结合的手法，15min捻转、提插毫针1次，留针30min。隔日针刺1次，7次为1个疗程。

［**疗效**］王雪英治疗（配合珍珠透骨草90g，清水浸泡30min后，煎20min，取其药液300ml，分2次口服，每日1剂）25例，痊愈20例，好转4例，无效1例，总有效率为96%。王玲治疗42例，治愈30例，显效6例，进步5例，无效1例。

［**评析**］后溪穴为八脉交会之一、手太阳小肠经的输穴，该经支脉的循行有"别颊、抵鼻至目内眦"之说，经络学说认为，经脉所过之所，皆为治疗之范畴。我们治疗力求以疏通经络为主，针后溪穴通阳跷脉，合于太阳其气上行，从而达到治疗之目的。

听　宫

1. 水针法

［**方法**］患者半张口取穴，常规局部消毒后，用注射器抽取强的松龙25mg，用快速进针法将针垂直刺入听宫穴后，缓慢推进，回抽无血即可将药物推入。每日1次，连续治疗3次，然后改为隔日1次，9次为1个疗程，隔3~5天再行下1个疗程。治疗期间适当口服抗生素。

［**疗效**］吴显荣等治疗32例，痊愈28例，显效2例，好转1例，无效1例。郭井根治疗20例，痊愈12例，显效5例，好转2例，无效1例。

2. 针刺合敷麝香法

［**方法**］嘱患者张口，用30号2.5寸毫针，直刺患侧听宫穴2寸，

行提插、捻转强刺激手法，持续 1~2min（使患侧面部有牵拉感者效果最佳）；5min 后继续行针，连续 3~4 次。拔针后捏挤针孔，使之出血2~3 滴。然后于听宫穴处外敷麝香 0.1g 左右，用消毒纱布固定。嘱患者饮温糖水 1000~2000ml，卧床盖被直至汗出。一般 1 次治疗后 2~4日内即可痊愈，如逾 7 日未愈可重复治疗 1 次，治疗 2 次无效者宜改用其他方法。

[疗效] 陈功兴等共治疗 87 例，80 例 1 次治愈，6 例患者经 2 次治疗获愈，1 例患者无效而改用他法。

[评析] 本穴位于面部，属少阳、阳明之会穴，"腧穴所在，主治所在"，针刺强刺激可以起到疏通面部经脉、舒经活血的作用，故可用以治疗口僻等。强的松龙系糖皮质激素类药，对各种刺激所致的各种类型的炎症，有很强的非特异性抑制作用，能降低机体对各种致炎物质引起的血管反应和细胞反应，提高机体对炎症的耐受性，减轻组织水肿，故用强的松龙注射听宫穴治疗面瘫，可收到确切的疗效。

攒　竹

透刺法

[方法] 常规消毒后，用 0.25mm×40mm 针灸针，针与皮肤呈 45°紧贴眶上切迹提捏进针，进入皮肤后针尖向睛明穴方向斜刺，进针0.5 寸，使酸、胀针感传至整个眼眶，捻转平补平泻操作 1min，静置留针 30min。起针时手法宜轻，起针后迅速按压针孔 1min 以上。

[疗效] 赵帅等治疗患者 30 例，痊愈 18 例，有效 10 例，无效 2 例，总有效率为 93.33%。

[评析] 攒竹穴是治疗上眼睑疾病的主穴，有散风明目之功，能调节局部经气、濡润筋肉。《素问·生气通天论篇》说："阳气者，精则养神，柔则养筋。"太阳为诸阳之气，由于本经阳气不足，不能养筋，营卫不调，经脉空虚，风邪乘虚侵袭面部阳明、少阳脉络，致使经络阻滞，气血运行不畅，经脉失养，肌肉纵缓不收而致病。膀胱经主治头面五官诸疾，攒竹穴为其循行所经之穴，刺之能激发膀胱经之阳气，增强机体抗邪能力。正气盛则御邪外出，症状得解。攒竹穴应定位精准，紧

贴眶上切迹进针，向睛明方向透刺，针感可达整个眼眶。从解剖角度来讲，面神经的循行路线在面部的表层循行，因此采用沿皮透刺疗法，使一针透多穴、一针贯二经，扩大了针刺的感应面，使针感易于传导。

劳　宫

药熏法

[**方法**] 取巴豆3~5粒，研细后放铝壶或玻璃瓶中，加入75%乙醇或好烧酒500ml，炖热，把患侧之手掌心劳宫穴，放于壶口上热熏。每次1~2h，重者可治疗4小时。每日1次，5次为1个疗程。治疗时药酒渐凉可再加热，注意勿烫伤皮肤。

[**疗效**] 王希初治疗17例，经治疗4~15次，治愈13例，4例未愈改用他法。

[**评析**] 巴豆治疗面瘫早在《太平圣惠方》及《串雅外编》等书中就有记载。劳宫穴为心包经荥穴，有清心、安神、疏肝之功。巴豆酒熏劳宫可活血、通络、祛风，可使巴豆的药物作用通过穴位放大，同时也刺激穴位，产生协同作用，以达到很好的效果。

外　关

针刺法

[**方法**] 消毒面瘫同侧外关穴，选用28号2寸毫针，沿上肢皮下向肘部方向刺入，针感可达到肘部、肩部，得气后行针1~2min，配穴选用颊车透地仓、颧髎透太阳，留针20~30min。发病在7天后可酌配电针，用连续波，7次后用断续波。每日1次，10次为1个疗程。

[**疗效**] 韩育斌治疗104例，大多3~5次见效，痊愈96例，显效8例，总有效率为100%。伍志浩治疗本病，3次后患者觉面部可轻微活动，再针5次症状消失而告痊愈。

[**评析**] 外关为手少阳络穴，通阳维脉，手少阳之脉循行面颊，分布于侧头、目、耳，"经脉所过，主治所及"，针刺有疏理三焦、枢达气机、调和营卫、扶正祛邪的功效。本法取其枢达少阳之机，以扶正祛邪，通络复元，重在整体治疗。诸穴配用，共奏祛风通络、调理营卫之功。

翳　风

1.针刺法

[**方法**] 患者取坐位或侧卧位，消毒患侧穴位皮肤，取 28~30 号毫针，对准穴位快速刺入，针尖向鼻尖方向进针深约 1~1.5 寸，使患者局部有酸、麻、胀感并扩散到面部为度。每日 1 次，10 次为 1 个疗程。

[**疗效**] 梁琼瑛治疗 32 例，痊愈 31 例，显效 1 例。

2.悬灸法

[**方法**] 患者取坐位，医者手持艾条点燃后对准穴位（可酌配下关穴）施灸，以局部有温热感而无灼痛为宜，每次灸 15~30min，至皮肤稍起红晕为度。每天 1 次，10 次为 1 个疗程。同时，嘱患者在每天晨起洗脸时，热敷患部片刻。

[**疗效**] 朱氏、张彤等各治疗多例，效果满意。柯正强等艾灸后，配合常规推拿手法（一指禅推法、抹法、按揉、擦法，以透热为度）治疗 50 例，痊愈 42 例，显效 6 例，有效 1 例，无效 1 例，总有效率为 98%。

3.水针法

[**方法**] 消毒患侧穴位，用 5ml 注射器套上 6 号注射器针头，抽取适当药液后，将针头快速刺入 1 寸许，使局部有酸胀感后，若回抽无血，则将药液轻轻推入，出针后用干棉球压住针孔片刻，隔日 1 次。

[**疗效**] 胡汝云治疗（药物为确炎舒松 –A10mg 加维生素 $B_1$50mg 加 2% 利多卡因 0.5ml）50 例，痊愈 48 例，好转 2 例。骆方治疗（药物为维生素 $B_1$50mg 加维生素 B_{12}250μg)33 例，显效 27 例，有效 6 例。范飞鸿治疗（药物为地塞米松 2mg 加维生素 B_{12}250μg）96 例，痊愈 72 例，有效 23 例，无效 1 例。

4.放血法

[**方法**] 在急性期的 2~15 天内，用梅花针在翳风穴叩刺，以皮肤微红、有稀疏均匀的少量出血点为度，再在该穴拔火罐 3~5min，以穴位处有少量血液渗出为度。根据《针灸治疗学》配合针灸治疗。隔日 1 次，治疗 3 次。

［**疗效**］薛广生治疗 89 例，痊愈 74 例，显效 15 例，总有效率为 100%。黄丽萍等治疗 65 例，痊愈 23 例，显效 19 例，有效 21 例，无效 2 例。

［**评析**］《针灸甲乙经》载："口僻不正……翳风主之。"《铜人腧穴针灸图经》云："翳风治……口眼㖞斜。"翳风穴属手少阳三焦经穴，内可激发三焦之气，调整脏腑气血，外可祛风散寒，通经活络，是针灸治疗口眼㖞斜的重要穴位，临床治疗面神经麻痹效果良好。翳风穴解剖部位深层为茎乳突孔，面神经干从此穿出，刺激翳风穴可减轻茎乳突孔骨膜炎水肿对面神经的挤压，改善局部充血状态，以减少面神经损伤，而面神经麻痹后遗症的严重程度与面神经的受压时间成正比。

风　　池

针刺法

［**方法**］患者取卧位，选用 30 号 1.5 寸毫针，常规消毒后快速进针，向鼻尖斜刺 1 寸左右，配合颊车向地仓穴透刺，其余穴位（常规分期取穴）常规针刺。待患者产生酸胀感后，予平补平泻手法，留针 30min。每日 1 次，逢周六日休息，10 次为 1 个疗程，疗程期间休息 5 天，治疗 3 个疗程。

［**疗效**］方婷婷等治疗 20 例，痊愈 2 例，显效 18 例，总有效率为 100%。

［**评析**］面瘫的发病尽管原因很多，但主要原因是供应面神经的血管受刺激或压迫，导致局部痉挛、缺血，从而引起茎乳孔处炎症水肿，出现面肌运动障碍或面神经功能受损。风池穴位于病变附近，可以加快椎-基底动脉血流速度，使面神经局部的血流障碍得以改善，局部的炎性水肿得以快速吸收，最大限度地保护面神经免受损伤，促使面神经功能的恢复，快速改善面部表情肌的功能，减少后遗症的发生。因此在周围性面瘫形成到恢复的整个过程，都应加用风池穴。

阳　陵　泉

针刺法

［**方法**］患者取坐位或仰卧位，常规消毒穴位皮肤，用 28~30 号

1.5 号毫针，针尖略向下快速刺入穴位，进针 1.2 寸左右，待局部产生酸、麻、胀等得气感觉后，施行平补平泻手法，尽量使针感下传至足趾，留针 20~30min，隔 10min 行针 1 次。

[**疗效**] 吕景山等治疗每日 1 次，一般 3~10 次可治愈。

[**评析**] 阳陵泉为足少阳胆经之合穴，又是八会穴之筋会，其经脉的循行为起于目外眦，向上到达额角，下行至耳后，其支脉又行于病变处，所以针刺阳陵泉能疏风散寒、化湿清热，使局部筋脉通畅，气血调和，面瘫得以痊愈。在针刺时多采用双侧同时针刺，其目的在于调整阴阳，但手法的重点在患侧，健侧为辅。

大　椎

点刺拔罐法

[**方法**] 取 75% 乙醇棉球消毒穴位，用三棱针在上面轻刺 3 下（是否出血均可），挤出数滴血后再拔罐，使出血 4~5ml，然后以闪火罐在穴位上吸拔小至中号火罐，留罐 15min，起罐后用消毒干棉球擦净血迹。配合常规针刺患侧翳风、地仓、颊车等穴。每日 1 次。

[**疗效**] 赵志芬治疗 1 例，3 次后耳后疼痛迅速缓解，面瘫情况明显好转。

[**评析**] 大椎穴为诸阳之会，通手、足三阳经，而手、足三阳经中太阳主升，少阳主枢，阳明主里，故大椎可启太阳之升，清阳明之里，和解少阳以驱邪外出。用梅花针重叩大椎穴后拔火罐的方法，拔出大量瘀血汁沫，能够迅速起到泄热排毒、活血止痛的作用。现代研究证明，大椎点刺放血在早期风热型周围性面瘫治疗中，具有类似激素的作用，有助于缓解早期面神经的水肿变性，具有止痛的效果。

百　会

艾灸法

[**方法**] 取精艾绒自制面瘫温灸散（由苍术、防风、白芷、丁香、吴茱萸等组成）适量混匀，做成底座直径 5cm、高 4cm 的塔形艾炷，

再取鲜姜片为底座，穿数孔置于百会穴上，将艾炷置于姜片上，点燃后用百会灸罩扣其上，燃尽为度，每日 1 次。

[**疗效**] 王宏伟等治疗 60 例，痊愈 45 例，显效 9 例，有效 4 例，无效 2 例，总有效率为 96.67%。

[**评析**] 本病成因除了"邪凑"之外，还有"正气必虚"。若治之取效，在祛风除邪同时，必兼顾扶培其正。百会穴属督脉，其总督一身之阳，有"阳脉之海"之称，在此穴上行以直接温灸，督脉经气得以振壮，全身阳气得以温通，抵抗外邪之正气得以增强，加之温灸散方中诸药善于祛风，故治疗后面部邪气被除，络脉畅通，气血畅运而取效快捷。

关　元

艾灸药敷法

[**方法**] 患者取平卧位，先用生姜片外擦患者面部及关元穴，使皮肤微红。取云南白药 1g，用黄鳝表面黏液调成糊状，外敷患者面部，继用艾绒捏成底面直径 2cm、高 2cm 左右锥状艾炷 6 壮，艾炷点燃后置于关元穴，待艾炷燃一半时点燃另一炷备用，当出现灼热感即置换备用艾炷。每日 1 次，7 天为 1 个疗程，21 天为全疗程。

[**疗效**] 修猛刚等治疗 68 例，痊愈 66 例，有效 2 例，总有效率为 100%。

[**评析**] 用黄鳝表面的黏液将云南白药调成糊状，敷患侧面部具有活血散瘀、消炎消肿、疏通局部经络的作用。黄鳝黏液渐干燥时有挛缩作用，可拮抗健侧面肌的牵拉，促进患侧面部肌肉收缩运动。灸关元穴可通经活络、温肾固精、补气回阳、理气和血，增强机体的抵抗力，及助云南白药外敷活血通络之功效。

神　阙

艾灸配合拔罐叩刺法

[**方法**] 先用艾绒捏成底面直径约 2cm、高 2cm 的锥形艾炷 7 壮，艾炷点燃后置于神阙穴，待出现灼热感时，置换艾炷，灸后拔火罐

10min。再用梅花针刺络轻叩面部阳白、下关、地仓、颊车、迎香、翳风穴，使皮肤微红或微出血。继取鳝鱼骨粉用茶油调成糊状，敷贴面部所叩穴位，每次取 3 个穴位，然后用艾条温和灸所敷贴穴位 10min。灸完后用风湿膏剪成约 2cm×2cm 3 块敷贴，保留 2 天。灸神阙穴每日 1 次，面部敷贴隔日 1 次，10 次为 1 个疗程。

[**疗效**] 张俊等治疗 60 例，治愈 57 例，有效 3 例，总有效率为100%。

[**评析**] 神阙与任脉、督脉、冲脉、胃经等经脉有密切联系，共理人体诸经百脉，所以神阙实为经络之总枢、经气之汇海，并可联络全身经脉。对其施灸及拔火罐，则可鼓舞阳气、温通经络、补肾益元、扶正祛邪，增强机体抗病能力。局部针刺，起到疏通经脉、通调气血作用。鳝鱼骨粉敷贴患部是民间治疗"歪嘴风"的验方，对敷贴药物加灸，可促使药离子渗透到肌肤内，以求温通经脉、活血化瘀，使络脉得养，面部神经得以康复。

【按语】

1. 针灸治疗面瘫具有良好疗效，是目前治疗本病安全有效的首选方法。

2. 面部应避免风寒，必要时应戴口罩、眼罩；因眼睑闭合不全，灰尘容易侵入，每日点眼药水 2~3 次，以预防感染。

3. 周围性面瘫的预后与面神经的损伤程度密切相关，一般而言，由无菌性炎症导致的面瘫预后较好，而由病毒导致的面瘫（如亨特氏面瘫）预后较差。

4. 本病应注意与中枢性面瘫相鉴别。

【参考文献】

[1] 李宝吉. 双合谷穴配面部浅刺治疗贝尔面瘫的疗效观察 [J]. 山东中医杂志，2007，26（4）：248.

[2] 章进，章震. 合谷外熏方治疗面神经炎 51 例 [J]. 中国针灸，2002（2）：78.

[3] 刘建文. 巴豆外敷治疗面神经麻痹 [J]. 四川中医，1988（3）：30.

[4] 王征美，郝清华. 针刺地仓透颊车穴为主治疗面瘫 [J]. 中国民间疗法，2001，9（2）：12-13.

[5] 尹志保. 艾灸下关、颊车穴治疗周围性面瘫 [J]. 陕西中医函授，1989（5）：27.

[6] 吕景山，何樹槐，耿恩廣. 单穴治病选萃 [M]. 北京：人民卫生出版社，1993.

[7] 李恒骏，张海峰. 下关穴温针治疗周围性面神经炎 2 例 [J]. 内蒙古中医药，2010（12）：47.

[8] 朱红影. 艾灸翳风、下关穴治疗周围性面瘫 186 例 [J]. 上海针灸杂志，1998（4）：28.

[9] 王德鹏. 隔槐根皮灸治疗面瘫 21 例 [J]. 中国针灸，2000（7）：431.

[10] 唐寿延. 自拟"正容散"穴位敷贴治疗面瘫 123 例小结 [J]. 江苏中医，1990（7）：26.

[11] 魏履霜. 针刺人迎穴治疗面瘫后遗症 54 例报告 [J]. 黑龙江中医药，1993（3）：36.

[12] 王宪利. 深刺丰隆穴治疗周围性面瘫 102 例 [J]. 辽宁中医杂志，1992（3）：32.

[13] 王雪英. 一针一药治面瘫 [J]. 中国针灸，2000（5）：274.

[14] 王玲. 针刺后溪穴治疗眼睑关闭不全 42 例 [J]. 黑龙江医药，2002，15（2）：147.

[15] 吴显荣，吴翔. 听宫穴注射强的松龙治疗面瘫 32 例 [J]. 中国民间疗法，2001，9（6）：30.

[16] 郭井根. 听宫穴封闭治疗周围型面瘫 [J]. 井岗山医专学报，1996，3（4）：50.

[17] 陈功兴，姜佃广，张义新. 听宫穴针刺并外敷麝香治疗面神经麻痹 87 例 [J]. 中国民间疗法，2000，8（3）：13.

[18] 赵帅，路明. 攒竹穴透睛明治疗周围性面瘫眼睑闭合不全 30 例 [J]. 吉林中医药，2011（11）：1089.

[19] 王希初. 巴豆酒熏劳宫治疗面神经麻痹 [J]. 安徽中医学院学报，1994，13（4）：31.

[20]韩育斌.外关穴为主针刺治疗周围性面瘫104例[J].陕西中医函授,1989(3):37.

[21]伍志浩.外关穴的临床应用[J].针灸临床杂志,1999,15(6):39-40.

[22]梁琼瑛.单穴应用举隅[J].四川中医,1992(1):44.

[23]朱红影.艾灸翳风、下关穴治疗周围性面瘫186例[J].上海针灸杂志,1998(4):28.

[24]张彤,戴国华.重灸翳风穴治疗青少年面瘫及其对细胞免疫功能的影响[J].中国针灸,2000(10):587-589.

[25]柯正强,姜金凤.艾条灸翳风穴结合推拿手法治疗周围性面瘫[J].湖北中医杂志,2013(6):63-64.

[26]胡汝云.药物注射翳风穴治疗周围性面瘫50例临床观察[J].新中医,1995(1):33.

[27]骆方.翳风穴位注射配合半刺治疗面瘫33例[J].针灸临床杂志,1994(1):18-19.

[28]范飞鸿.翳风穴封闭治疗面瘫[J].针灸临床杂志,1998(1):39.

[29]薛广生.翳风穴放血治疗面神经麻痹89例[J].光明中医,2010,25(4):645-646.

[30]黄丽萍,张晓霞,孙玲莉.翳风穴刺络拔罐治疗急性期周围性面瘫65例[J].陕西中医,2013,33(12):1657-1658.

[31]方婷婷,徐福.针刺风池穴治疗周围性面瘫的临床应用体会[J].黑龙江中医药,2015(2):55-56.

[32]赵志芬.大椎穴的临床应用举隅[J].广西中医药,2014,37(4):61-62.

[33]王宏伟,文新,魏清琳.百会灸治疗顽固性面瘫及其对免疫球蛋白的影响[J].中国针灸,2013(4):306-308.

[34]修猛刚,赵玉俊,王大芬.灸关元穴配合云南白药外敷治疗周围性面瘫[J].中国针灸,1995(s1):88.

[35]张俊,张德基.灸神阙穴为主治疗面瘫110例[J].上海针灸杂志,1997,16(2):22.

附 面肌痉挛

面肌痉挛是以一侧面部肌肉阵发性、不规则地不自主抽搐为特点的疾病，属于中医学的"面风""筋惕肉瞤"等范畴，为面部经筋出现筋急的病变。本病以神经炎症、神经血管压迫等神经损伤为主要原因，但确切的机制尚不清楚，诱发本病的因素有膝状神经节受到病理性刺激、精神紧张、疲劳、面部随意运动、用眼过度等。

临床表现为一侧面部肌肉阵发性抽搐，起初多为眼轮匝肌阵发性痉挛，逐渐扩散到一侧面部、眼睑和口角，痉挛范围多不超过面神经支配区。少数患者阵发性痉挛发作时，伴有面部轻微疼痛。后期可出现肌无力、肌萎缩和肌瘫痪。本病的主要病理为面神经损伤，出现异常兴奋，肌肉放电较随意运动时的频率为高，肌电图检查可出现肌纤维震颤和肌束震颤波。

丰 隆

针刺法

[**方法**]患者取坐位，常规消毒双侧穴位（以丰隆为主穴，配合谷穴）皮肤，用28~30号2寸毫针，快速直刺入穴位，进针约1.5寸，待局部有酸、麻、胀感后，施行提插捻转手法之泻法，留针30~60min，隔10min行针1次，每日1次。

[**疗效**]吴琛采用本法治疗面肌痉挛，效果显著。

[**评析**]本病由风寒外邪侵袭阳明经脉所致。遵古训"治风先治血，血行风自灭"，手足阳明经，多气多血，经脉循面，故取阳明经腧穴丰隆、合谷活血通络，疏调面部经脉，而奏祛风解痉之效。

后 溪

透针法

[**方法**]患者取仰卧位，常规消毒患侧穴位皮肤后，以挟持进针法快速进针，向劳宫穴方向直刺1.5寸左右，施行捻转提插手法，当

有明显的得气感时，即大幅度来回捻转毫针 2~3 次，再行提插手法 5~7 次，使之有强烈的针感（其强度以患者能耐受为度）。随后每隔 3~5min 重复手法 1 次，待抽搐症状消失后，留针 30min 即可出针。如进针 10min 后症状无减轻者，可再针刺对侧后溪穴，左右两穴同时反复施行上述手法，症状一般都能明显减轻。每日 1 次。

［疗效］熊新安治疗多例患者，一般 1~3 次即痊愈，若疗效不能巩固时，可在该穴做皮内埋针治疗。李有田等治疗 175 例，治愈 112 例，显效 38 例，有效 23 例，无效 2 例。

［评析］面肌抽搐属中医学"中风"范畴，与心、肝两脏有直接关系。心不藏神，肝气郁结，久之化火化风，表现为心肝火旺，面肌抽搐之证。心属火，肝属木，火为木所生，故心为肝之子，治之应泻其子，即泻心和小肠之火以达清心泻火、宁心安神而肝风自息之功。后溪为小肠经输穴，透心包经荥穴劳官，有清泻一切心热郁火的作用，使心中烦闷得除，风火得消，面肌抽搐得止。

颧 髎

针刺法

［方法］患者取坐位或仰卧位，常规消毒患侧穴位（可根据病情酌配其他相关腧穴）局部皮肤，取 28~30 号 3 寸长毫针，快速刺入穴位皮下，施行补泻手法，然后再将毫针直刺至骨膜。起针时将针垂直退出，并用干棉球按压针孔片刻，一般每次应留针 30min 左右。

［疗效］王宪利以本法治疗 87 例，治愈 21 例，显效 34 例，好转 28 例，无效 4 例。

［评析］面肌痉挛属于中医经筋病变的"筋急"，因为病变在面部，而面部是足三阳经筋结聚之处，所以取颊部的颧髎穴，不仅可以调理局部的经筋，缓解痉挛，而且还可以恢复局部的肌肉神经功能。

申 脉

针刺法

［方法］常规消毒穴位后，快速直刺 0.3~0.5 寸，行中强刺激捻转

泻法,得气后令患者按摩面部,以利气血运行,留针15min。每日1次,7次为1个疗程。久病者可针灸并用。

[**疗效**] 张润民报道24例全部治愈,其中1个疗程治愈11例,2个疗程治愈12例,3个疗程治愈1例,随访半年无复发。

[**评析**] 本病轻者或偶尔发生者多可自愈,若久跳不止者则需治疗。申脉穴属足太阳膀胱经,足太阳膀胱经自项入脑,别络于阴跷、阳跷两脉,而阴、阳跷又相交于目内眦,其气并行回环,濡养眼目,且司眼睑之开合;申脉穴又属八脉交会穴,有宁神之功,主治头面疾病,针刺之则定惊安神。针刺申脉穴治疗面肌痉挛疗效甚佳。

翳　风

水针法

[**方法**] 常规消毒皮肤后,取2支5ml的无菌注射器,分别抽吸利多卡因5ml及地西泮注射液2ml,选用6.5号注射针头,套上装有利多卡因液的注射器,快速刺入穴位1~1.5寸深,得气后若抽无回血,则缓慢注入药液(每穴2ml);然后再将装有地西泮注射液的注射器换上,缓慢推注入药液(每穴0.5ml)。可根据病情酌配牵正穴,亦如法操作。

[**疗效**] 周长山治疗54例,痊愈32例,有效18例,无效2例。

[**评析**] 翳风穴属手少阳三焦经,有祛风开窍的功能。从解剖学上看,翳风穴深部为面神经干,从颅骨穿出,面神经支配着面部的肌肉,符合局部取穴原则,而且药物也有效地作用于面神经干及其分支。因此,该穴位注射法,是通过针刺和药液对穴位的刺激,从而达到祛风通络、活血和营的效果,即能抑制神经元的电发放,使神经冲动不能达到肌肉,面肌就不会出现不自主收缩,起到治疗作用。

风　池

针刺法

[**方法**] 患者取坐位头略低,医者取28~30号2寸长毫针,针尖朝鼻尖方向快速刺入穴位,进针约1.5寸,做小幅度的提插捻转手法,以局部有麻胀感并放射至前额、眼周即可,留针30min,中间行针2~3次。

每日 1 次。

[**疗效**] 吕景山等治疗 16 例, 治愈 10 例, 好转 4 例, 无效 2 例。

[**评析**] 足少阳胆经"上抵头角, 下耳后……其支者……至目锐眦后"。根据"经脉所过, 主治所及"的原理, 风池穴可治疗头面五官疾病。风池穴又是阳维脉之交会穴, 阳维主阳、主表, 故针刺风池穴可治疗风邪所致之面肌痉挛。研究证实在针灸过程中, 通过刺激风池穴处的神经, 可与面神经内侧核群、副面神经核等结构建立联系, 进而发挥治疗作用。

风 市

针刺法

[**方法**] 风市穴为主, 配风池、合谷等。患者取侧卧位, 消毒局部皮肤后, 风市穴采用齐刺法, 直刺 1 针, 进针 2 寸, 获得针感后, 在其左右旁开 1 寸各刺 1 针, 针尖直达第一针针尖, 以增强针感。配穴采用平补平泻手法, 进针 1 寸, 获得针感后, 均留针 30min, 加 TDP 治疗仪照射。每天 1 次, 10 次为 1 个疗程, 休息 5 天再进行下 1 个疗程。

[**疗效**] 程云桂等治疗 150 例, 痊愈 120 例, 显效 25 例, 无效 5 例。

[**评析**] 以风市穴为主治疗面肌痉挛, 是遵循《灵枢·终始篇》"病在上者下取之; 病在下者高取之; 病在头者取之足"的选穴原则取穴。风市为足少阳经穴, 足少阳之脉, 起于目锐眦, 经面部行至肩上, 其分支则绕行于耳、目锐眦、下颊车等部位, 与面部关系密切, 故是治疗面肌痉挛的有效穴位。

【按语】

1. 针灸治疗面肌痉挛一般可缓解症状, 减少发作次数和程度。但对于病程较长而症状较重者、疗效差, 可作为辅助治疗。

2. 患者应保持心情舒畅, 防止精神紧张及急躁。

3. 癫痫小发作也可以引起局限性面肌痉挛, 多见于口角部位, 常伴有口眼转动, 有时可累及肢体, 发生肢体抽搐, 脑电图有异常放电现象, 可作鉴别。

【参考文献】

［1］吴琛. 丰隆穴临床应用三则［J］. 中国针灸，1998（7）：433.

［2］熊新安. 后溪穴性及临床应用举例［J］. 中医杂志，1981（6）：
　　50.

［3］李有田，柏玉萍，富琦. 针刺后溪穴治疗面肌抽搐的临床研究
　　［J］. 针刺研究，1999，24（2）：90-91.

［4］王宪利. 强弱刺激法治疗面肌痉挛87例［J］. 上海针灸杂志，
　　1996，15（3）：47.

［5］张润民. 针刺申脉穴治疗胞轮振跳24例［J］. 中国针灸，2003，
　　23（12）：708.

［6］周长山. 穴位注射治疗面肌痉挛54例［J］. 上海针灸杂志，
　　2002，21（5）：29.

［7］吕景山，何树槐，耿恩广. 单穴治病选萃［M］. 北京：人民卫
　　生出版社，1993.

［8］程云柱，程云华，杨关琼. 针刺风市穴为主治疗面肌痉挛150例
　　［J］. 中国民间疗法，2004，12（10）：17-18.

第六节　三叉神经痛

　　三叉神经痛是以三叉神经分布区出现放射性、烧灼样抽掣疼痛为主症的疾病，有原发性和继发性之分，是临床上最典型的神经痛。属于中医学"面痛""面风痛""面颊痛"等范畴，本病多与外感风邪、情志不调、外伤等因素有关。

　　临床表现以面部疼痛突然发作，呈闪电样、刀割样、针刺样、烧灼样剧烈疼痛。伴面部潮红、流泪、流涎、流涕，面部肌肉抽搐，持续数秒到数分钟，常因说话、吞咽、刷牙、洗脸、冷刺激、情绪变化等诱发。发作次数不定，间歇期无症状。眼部痛主要属足太阳经病证，上颌、下颌部痛主要属手足阳明和手太阳经病证。

下　关

1. 针刺法

[**方法**] 患者取仰卧位，常规消毒穴位局部皮肤后，取 28~30 号 2.5 寸毫针，对准穴位快速刺入，针尖以 80° 角向后下方朝对侧乳突方向深刺 2 寸许，得气后用紧提慢按手法，不宜捻转，使针感向下颌方向或穴位四周扩散，持续行针 20~30s，留针 30~60min，隔 10min 行针 1 次。出针前再予提插法行针 1 次，然后才出针。每日 1 次，10 次为 1 个疗程，休息 7 天后再行第 2 个疗程。

[**疗效**] 孙云光等治疗 28 例，治愈 13 例，显效 9 例，好转 4 例，无效 2 例，总有效率为 92.86%。周继荣治疗 32 例，治愈 15 例，好转 16 例，无效 1 例。柴玉华治疗 45 例，临床治愈 23 例，显效 15 例，有效 5 例，无效 2 例，总有效率为 95.56%。

2. 电针法

[**方法**] 针刺下关穴，针尖向上与冠状面呈 15°~20° 角，向后与额状面呈 10°~15° 角，针刺深 40~50mm，缓慢调整针刺方向与深度，使针感传导至疼痛部位。若两支并痛，深刺下关时采用双针刺法，若三支并痛，深刺下关时采用三针刺法，使各针的针感向相应痛支传导。向第 I 支传导者，此针为针 I；向第 II 支传导者，此针为针 II；向第 III 支传导者，此针为针 III（各针间距为 2~5mm）。其余配穴（第 I 支痛配鱼腰，第 II 支痛配四白，第 III 支痛配夹承浆，均接正极），针刺方向和深度均按常规方法进行。然后，采用华佗牌 SDZ- II 型电针仪，接通电源，选用连续波型（频率为 40~80Hz），时间为 30min。缓慢调节脉冲强度，直到患者感到酸胀麻感，以其能忍受为度，间隔 15min 根据患者忍受程度，慢慢加大脉冲强度。隔日 1 次，5 次为 1 个疗程，休息 2 天后再继续下 1 个疗程。

[**疗效**] 罗春晖运用上法治疗数例，效佳。

[**评析**] 下关穴属足阳明胃经，阳明经为多气多血之经，引针深刺之，可获强烈针感，并循经感传，故能"气至病所"，达到"气至而有效""通则不痛"的效果。采用下关穴深刺方法，使针尖直接刺激三叉

神经干，可增加该神经的自身张力，促进神经介质分泌，使损伤神经修复，解除神经异位刺激及神经短路等，从而有效地解除疼痛。若配合电针治疗，可获得更好的止痛效果，因为电针具有很好的止痛作用。电流通过毫针刺激腧穴，可以通过神经传导，抑制痛觉中枢，提高机体的痛阈，增强机体的免疫功能，而发挥镇痛效应。韩济生院士认为，电针刺激机体局部，可引起中枢神经肽的合成与释放，从而发挥镇痛作用。

人　　迎

针刺法

［方法］患者取仰卧位，常规消毒后，医者左手食指将颈总动脉推向外侧固定，右手持 28~30 号 2 寸毫针，对准穴位缓慢捻转刺入，针尖可直抵颈椎横突骨面，深度约 1 寸，当毫针尖下有阻力时，即施以泻法，使酸、麻、胀感传至同侧肩臂或手指，留针 2~5min。每日 1~2 次，10 次为 1 个疗程。

［疗效］程正云等治疗 22 例，治愈 8 例，好转 11 例，无效 3 例。艾炳蔚等治疗数例，效佳。李玲等治疗 7 例（根据其痛属某分支而酌配穴位），全部临床治愈，针刺次数最少者 5 次，最多者 15 次。

［评析］人迎穴为足阳明胃经与足少阳胆经的交会穴，并且位于交感神经干，处在颈中段的位置。交感神经纤维主要分布在颜面部血管壁内，对血管有调节作用，因此可选取人迎穴治疗本病。

颧　　髎

深刺法

［方法］患者取坐位或仰卧位，常规消毒穴位皮肤后，取 28~30 号 3 寸毫针，针体与颧骨尖的切面呈 80° 角快速刺入，深约 2.5~2.8 寸，以患者出现可忍受的电击样麻胀感并向患侧颜面放射为度，施用泻法或平补平泻法，留针 30min，隔 10min 行针 1 次，每日 1 次。

［疗效］李世君等治疗 35 例，除 2 例因事中断治疗外，其余均在发作期间控制病情，达到临床治愈的效果。孔尧其运用本法（留针期间配合温灸）治疗 20 例，治愈 13 例，显效 4 例，好转 2 例，无效 1 例。

吕景山等治疗 130 例, 痊愈 80 例, 显效 24 例, 好转 18 例, 无效 8 例。

[**评析**] 三叉神经痛之部位在面颊及额部, 主要为阳明经及太阳经循行所过。颧髎穴为手太阳经腧穴, 针刺本穴可疏导面部之经气, "通则不痛", 故采用之再配以有关穴位, 可取得一定疗效, 尤其对原发性三叉神经痛疗效较明显。

听　宫

针刺法

[**方法**] 患者取仰卧位, 常规消毒患侧穴位皮肤后, 用 28~30 号 1 寸不锈钢毫针, 快速直刺入穴位 0.6~0.7 寸, 进针时以患者无痛感为准。留针 30~60min, 隔 10min 行针 1 次, 施行平补平泻手法, 若病程较长或疼痛剧烈者, 可延长留针一至数小时。本法的止痛效果显著, 尤其对病程短者 (如 3~5 天之内), 多数针刺 1~3 次即可治愈。

[**疗效**] 吕景山等治疗 63 例, 痊愈 44 例, 显效 11 例, 有效 8 例。张凤舞治疗 63 例, 痊愈 44 例, 显效 11 例, 有效 8 例, 总有效率为 100%。

[**评析**] 听宫为手太阳小肠经穴, 其支脉循颈上颊至眼锐眦、耳内, 又一支从颊别走眼眶下部至鼻, 行眼内角斜络于颧, 与足太阳经相衔接。因心与小肠相表里, 太阳又主一身之表, 心火过炽必涉于腑, 取听宫者, 可内泻小肠之热, 导心火下行, 外解太阳之表, 以疏风散邪, 其痛自瘳。

太　溪

针刺

[**方法**] 患者取坐位或仰卧位, 常规消毒患侧穴位 (酌配冲阳穴) 皮肤, 用 28~30 号 1 寸不锈钢毫针, 垂直刺入 0.5~0.6 寸深, 当提插捻转毫针时, 产生电击感之反应后, 立即出针。隔日或每日施术 1 次, 一般治疗 3 次即可见效, 治疗 2 周为限。

[**疗效**] 李翔等治疗 30 例, 痊愈 15 例, 好转 11 例, 无效 4 例, 总有效率为 86.67%。

［评析］阳明之脉曲折于口鼻颐颊之间，阳明经气以下行为顺，邪阻故痛。用"病在上，取之下"的远道刺法，针刺足阳明胃经的原穴冲阳和胃之关、足少阴肾经的原穴太溪，不但取穴少、疗效好，而且避免了针刺面部穴位时易触及扳机点而诱发的剧痛和刺血之流弊。

风　　池

1. 水针法

［方法］患者取坐位，常规消毒局部皮肤后，用5ml注射器套上5号齿科针头，抽取1%利多卡因2~3ml，针尖向对侧眼球方向斜刺入，针身呈水平状进针，得气后若回抽无血，则将药液注入，出针时用干棉球按压针孔片刻。

［疗效］吕景山等治疗多例，每日1次，左右穴位交替注射，6次为1个疗程，效佳。

2. 针刺法

［方法］取两侧风池，健侧风池按常规针刺方法，即针尖微下，向鼻尖斜刺1寸，行小幅度捻转手法。患侧风池进针后向同侧乳突方向平刺1.5寸，行中等幅度提插捻转手法，使针感向耳后及面部放射。配穴下关、颊车行常规针刺法，使针感向四周扩散。每日1次。

［疗效］卢红庆等治疗60例，痊愈26例，显效20例，有效11例，无效3例，总有效率为95%。

［评析］《张氏医通》云："面痛……不能开口言语，手触之即痛，此是阳明经络受风毒，传入经络，血凝滞而不行。"风池穴是手足少阳经、阳维脉、阳跷脉四阳经交会穴，具有祛风散寒、开郁通络之功效，是风邪易于留恋和治风之所当取之处，因此为治风之首选穴位。风池位于项后，与椎－基底动脉、颈内、颈外动脉毗邻，同时三叉神经感觉纤维又与面神经、舌咽神经、迷走神经等纤维具有广泛的联系，故针刺风池穴，一方面可以改善脑部和面部的血液循环，尤其是改善面部三叉神经区域的微循环，另一方面通过神经纤维的联系，可以使受损的三叉神经感觉纤维修复，使神经纤维的髓鞘重生而神经伪突触（即短路）解除。

百　会

艾灸法

[**方法**]选取适量纯艾叶做成黄豆般大小艾炷，取督脉百会穴放艾炷于穴位上（无需消毒，使穴位充分暴露即可），点燃行直接灸法，热度以患者能耐受为度，每次3壮。每日1次。

[**疗效**]曹新怀治疗1例，1次后疼痛减轻，发作次数明显减少；7次后疼痛基本消失，患者已无刺痛、刀割痛感，无拒按。继续巩固治疗1周，患者痊愈，随访半年无复发。

[**评析**]百会是督脉和手足三阳经的交会穴，有清热开窍、镇静息风的作用。手足三阳经上布头面，风、寒、湿、热之邪侵袭手足三阳经的头面经络，易引发三叉神经痛。艾灸百会穴，能疏通督脉，鼓动一身阳气，并能疏通手足三阳经，通则不痛，故治疗有效。

【按语】

1. 三叉神经痛是一种顽固性难治病症，针刺治疗有一定的止痛效果。对继发性三叉神经痛要查明原因，采取适当措施，根除原发病。

2. 针刺治疗时局部穴位宜轻刺而久留针，远端穴位可用重刺激手法，尤其在发作时宜在远端穴位行持续强刺激手法。

【参考文献】

[1]孙云光，刘小燕. 独刺下关治疗三叉神经痛28例[J]. 中国针灸，1999（10）：613.

[2]周继荣. 深刺下关穴为主治疗原发性三叉神经痛32例[J]. 江苏中医，1989（8）：28.

[3]柴玉华. 齐刺下关穴治疗原发性三叉神经痛45例[J]. 中国中医急症，2012，21（12）：2041.

[4]罗春晖. 深刺下关穴配合电针治疗三叉神经痛疗效观察[J]. 中国医疗前沿，2005（3）：29.

[5]程正云，宁延荣. 针刺人迎穴治疗原发性三叉神经痛35例疗效观察[J]. 陕西中医，1985（2）：74.

[6]艾炳蔚，鞠大伟．疑难病针刺治验3则［J］．陕西中医函授，1990（6）：28-29．

[7]李玲，刘星，施土生．针刺人迎治疗三叉神经痛［J］．中国针灸，1997（3）：180．

[8]李世君，马岩璠．颧髎穴深刺治疗三叉神经痛探析［J］．中国针灸，1997（2）：89-90．

[9]孔尧其．针刺治疗原发性三叉神经痛临床观察［J］．针灸临床杂志，1998（7）：11-12．

[10]吕景山，何樹槐，耿恩廣．单穴治病选萃［M］．北京：人民卫生出版社，1993．

[11]张凤舞．针刺听宫穴治疗三叉神经痛63例体会［J］．河北中医，1983（3）：36．

[12]李翔，李峥．针刺冲阳、太溪穴治疗三叉神经痛［J］．中国针灸，2000（12）：728．

[13]卢红庆，易奇燕，张翘惠．针刺风池穴对原发性三叉神经痛镇痛疗效的临床观察［J］．针灸临床杂志，2014，37（6）：26-27．

[14]曹新怀．艾灸百会治疗三叉神经痛［J］．中国针灸，1998（7）：426．

第七节　头痛

头痛，又称"头风"，是指以头部疼痛为主要临床表现的病症。常见于西医学的紧张性头痛、血管神经性头痛，以及脑膜炎、高血压、脑动脉硬化、头颅外伤、脑震荡后遗症等疾病。头为"髓海"，又为诸阳之会、清阳之府，五脏六腑之气血皆上会于头。若外邪侵袭或内伤诸疾，皆可导致气血逆乱，瘀阻脑络，脑失所养而发生头痛。

　　其临床表现，头痛的部位多在前额、巅顶、一侧额颞，或左或右或呈全头痛而辗转发作，疼痛的性质有昏痛、隐痛、胀痛、跳痛、刺痛或头痛如裂。在针灸临床上，多将前头痛、偏头痛、后头痛、头顶痛辨位归经为：①阳明头痛，即前额痛，包括眉棱骨痛和因眼（如青光眼）、鼻（如鼻窦炎）、上牙病引起的疼痛在内。②少阳头痛，即偏头痛，包括耳病引起的疼痛在内。③太阳头痛，即后枕痛，包括落枕、颈椎病引起的疼痛在内。④厥阴头痛，即巅顶痛，包括高血压引起的疼痛在内。⑤全头痛，即整个头部的疼痛，难以分辨出具体的疼痛部位。

列　　缺

1. 针刺法

［**方法**］患者取坐位或仰卧位，常规消毒穴位皮肤（单侧头痛取同侧穴位，双侧头痛取双侧穴位），用 28~30 号 2 寸毫针，对准穴位快速刺入，针尖向肘部进针 0.5~1 寸，得气后施行平补平泻法，留针 20~30min。为巩固疗效，出针后亦可于本穴埋皮内针，并以胶布固定，留针 1~7 天。

［**疗效**］辛桂珍治疗偏头痛，止痛效果明显优于中西药物。吕景山等运用本法治疗偏头痛（排除颅内病变）42 例，有效率为 97.6%。

2. 埋针法

［**方法**］根据患者头痛部位选取穴位（如左侧头痛则取左侧列缺穴，反之取右侧穴位，若两侧头痛则取双列缺穴），常规消毒局部皮肤后，取 28~32 号 2 寸毫针，针尖向肘部方向，与皮肤呈 15°角快速刺入皮下，然后放平针身，将毫针刺入皮肤浅表层，进针约 1.5 寸，待针下无任何感觉时，用胶布将针柄固定，手腕做小幅度活动亦无妨碍。留针 1~2h，亦可留针 1 天以上，让患者自行取出。如一侧头痛范围较大而涉及额部者，可在列缺穴旁开 0.5 寸，与其平行的前臂外侧加埋一针，则效果更好。每日 1 次，5 天为 1 个疗程，疗程间休息 2 天，3 个疗程后统计疗效。

［**疗效**］张滨农治疗 216 例，治愈 164 例，有效 45 例，无效 7 例。

［**评析**］"头项寻列缺"，早在古代人们就认识到本穴具有疏通头颈部经络气血、解除紧张不适的独特作用。现代研究表明，针刺列缺穴

对于机体不同机能状态的脑血管的舒缩作用不同，呈现出一种双向、良性调整作用。手太阴肺经与手阳明大肠经表里相合，肺经有一条支脉从手腕后分出，由列缺直下走向食指与手阳明大肠经相衔接，而手阳明大肠经的循行从手走头，上达颈项、口齿。列缺因为是络穴，联系着表里二经，亦为八脉交会穴之一，通于任脉，任脉与督脉相通，头项为督脉所循行的部位，故通过针刺列缺穴可以激发上述经脉的经气，促进头部的经络调节作用，从而能治疗头项部病症。

合　谷

水针法

[**方法**] 患者取坐位或仰卧位，常规消毒穴位局部皮肤，用 5ml 注射器套上 6 号注射器针头，抽取当归注射液 2ml 和维生素 B_{12} 注射液 4ml，医者用左手拇、食指固定穴位，右手呈执笔式持针，垂直快速刺入穴位 1.5~2cm，得气后若抽无回血时，缓慢将药液注入，每穴 2ml。出针时勿按压针孔，让其微量血液渗出自凝。每日 1 次，6 次为 1 个疗程。

[**疗效**] 邵中兴治疗 178 例，痊愈 64 例，显效 87 例，好转 23 例，无效 4 例。

[**评析**] 血管舒缩功能障碍是导致血管性头痛发病的主要原因。中医学认为头为诸阳之会、精明之腑，脏腑经络之气皆会于头部。各种原因导致络脉闭塞，气滞血瘀，不通则痛。合谷穴为手阳明大肠经腧穴，而手阳明大肠经循行于头面部，刺激合谷穴具有通行经络、舒筋活血、镇静止痛的作用，其作用机制可能与减轻脑血管痉挛、改善脑血流速度、减少神经递质释放等作用有关。

阳　溪

针刺法

[**方法**] 患者取坐位或仰卧位，常规消毒穴位局部皮肤后，用 28~32 号 1 寸毫针，对准穴位快速斜刺入穴位，进针约 0.5~0.8 寸，待局部产生酸、麻、胀等得气感后，依病情施以补泻手法，留针 30min，

期间可间断行针 3 次。每天 1 次。

［**疗效**］承邦彦认为，本法对阳明经头痛效佳。

［**评析**］本穴属手阳明大肠经腧穴，手足阳明经在面部迎香穴处相接，手足阳明的经脉和经筋几乎分布于整个面部，故可用治头面疾患。《针灸甲乙经》云："阳溪者火也"，"凡头晕眼花耳鸣，针泻立效。"

人　　迎

1. 针刺法

［**方法**］患者取卧位，医者左手食、中、无名三指将颈动脉轻轻推向外侧固定，右手持 28~30 号 2 寸不锈钢毫针，针体沿左手手指甲的边缘快速直刺入 0.8~1.2 寸，待患者出现酸、麻、胀等得气感后，施行捻转之平补平泻法，刺激量可由弱逐渐加强，留针 15~30min，每日 1 次。

［**疗效**］顾月华运用本法，效果显著。

2. 水针法

［**方法**］常规消毒人迎穴，用 2ml 注射器装上 5 号针头，用左手把颈动脉推向外侧，垂直快速刺入皮肤，然后缓慢进针，待进入皮肤 1 寸左右，患者感明显酸胀时，若抽无回血，则将药液徐徐注入。隔日 1 次，头痛剧烈者每日 1 次，5 次为 1 个疗程。

［**疗效**］胡芝兰等治疗 32 例，治愈 22 例，显效 8 例，好转 2 例，治疗时间最长为 10 天，最短为 3 天。

［**评析**］人迎穴属足阳明胃经。《针灸聚英》："足阳明、少阳之会。"《灵枢·寒热病》："阳逆头痛，胸满不得息，取之人迎。"针刺人迎穴有通脉、降逆、理气之功。

内　　庭

透针法

［**方法**］一般以取卧位为宜，局部消毒内庭穴，然后以左手拇指按压穴位，右手拇、食指持 40mm 长针，向涌泉方向刺入，再以左手食、中指贴于涌泉穴上，当左手中指能触及针尖时应立即停止进针，这就

达到了透刺的目的（切忌穿通涌泉穴外的皮肤，以免影响疗效，或继发感染）。依法针刺内庭透太冲。进针后较大幅度捻转，持续 5min 抽针，头痛明显缓解，留针半小时后取针。止头痛效果显著。

[**疗效**] 于浩等治疗本病，经 2 次治疗后获愈。

[**评析**]《灵枢·海论》说："脑为髓之海。"内庭透刺涌泉可以培补肾精而补先天之本、平抑肝阳，内庭还可以培补后天之本以生气血，先天、后天相互资生，既有上病下取之意，又可滋肾阴平肝阳，引火归元。透穴针刺是一种一针多穴或一针多经的针刺方法，在临床中必须掌握透刺上下相通、迎随逆从、内外相应的特点，才能达到"随手见功，应针取效"的目的。

三　阴　交

针刺法

[**方法**] 患者取坐位或仰卧位，常规消毒三阴交穴（一侧头痛取同侧，双侧或全头痛取双侧）皮肤，选用 28 号 2.5 寸毫针，直刺入穴位 2 寸左右，得气后针尖朝向头部，使针感慢慢向上传导，施行平补平泻手法，留针 30min，中间行针 2 次。每日 1 次，5 日为 1 个疗程，最多治疗 2 个疗程。

[**疗效**] 冯军共治疗 30 例，痊愈 23 例，占 76.67%；显效 6 例，占 20%；无效 1 例，占 3.33%。

[**评析**] 三阴交为脾经、肝经、肾经之交会穴，有健脾助运、益肾养肝、降泄湿浊、调补气血之功，故针刺该穴，补虚泻实，则浊阴得降，气血得以上荣，头痛自止。

后　　溪

电针法

[**方法**] 消毒后用 30 号 1.5 寸毫针，直刺入患侧穴位（若疼痛较重时亦可取双侧）0.8~1.2 寸，行平补平泻，得气后留针 30min，隔 10min 行针 1 次。配合局部取阿是穴，针刺手法为小幅度、快频率捻转，得气后以针柄接 G6805 型电针治疗仪，选取连续波，频率为 200 次 /min，

电流强度以患者能够耐受为宜，电针持续刺激 40min。每日 1 次，10 次为 1 个疗程，休息 4 天后再进行第 2 个疗程的治疗。

[**疗效**] 李立国等共治 40 例，经 1~20 次治疗，痊愈 21 例，有效 15 例，无效 4 例，总有效率为 90%。临床观察显示，疗效与该病的病程长短有关，病程越短疗效越好、越不易复发。

[**评析**] 中医学认为，头为人之首、诸阳之会，五脏六腑的气血都上汇于此，若外感诸邪上犯巅顶，清阳之气不得舒展则生头痛，故选穴取手太阳小肠经之输穴——后溪为主穴，该穴属八脉交会穴之一，通督脉，能调节督脉气血的运行，调诸阳经，使清阳之气得以舒展，从而恢复脑血管、神经正常功能而取效。电针可提高痛阈，抑制中枢神经和外周神经的痛觉传导，阻断病灶的病理性充血，使血管收缩功能恢复正常，局部微循环得以改善。当疼痛急性发作时，适当调大刺激频率、延长刺激时间可提高疗效、缩短疗程。同时配以手法止痛，起效快且镇痛效果显著。

天　　柱

1. 针刺法

[**方法**] 患者取俯卧位，常规消毒双侧穴位皮肤后，用 28~30 号 1.5 寸长毫针，对准穴位快速刺入，得气后予捻转手法之泻法，留针 30min，隔 5min 行针 1 次，每日 1 次。

[**疗效**] 项伯泉治疗多例，效佳。朱国祥共治疗 52 例，治愈 11 例，显效 34 例，好转 5 例，无效 2 例。

2. 水针法

[**方法**] 常规消毒局部皮肤，用 5ml 注射器套上 6.5 号注射器针头，抽取适当药液，针尖向前方水平刺入该穴，待得气（常出现的针感是似有一条线向上到头顶，引至前额或眼部，一般情况下约刺入 1~1.5 寸）时，快速将注射器针头垂直刺入 0.5 寸，回抽若无血，则缓慢推注入药物。隔日 1 次，3 次为 1 个疗程。

[**疗效**] 赵朝贵治疗（药物为醋酸氢化泼尼松 25mg、2% 利多卡因 1ml、维生素 B_{12} 0.5mg）多例，一般 1~2 次即可获效。王淑琴治疗（药

物为奴佛卡因 0.5~1ml）68 例，痊愈 44 例，好转 21 例，无效 3 例，有效率为 95.59%。

3.温针法

［方法］取俯卧位，常规消毒后，医者用特制粗芒针直刺或斜刺 0.5~0.8 寸，不可向内上方深刺，针体有沉僵之感时，缓慢提插 2~3 次，使针感上传至枕颈部，并在针柄上套 2cm 长艾段施灸，然后出针，出针后以无菌敷料局部压迫片刻。每日 1 次，10 次为 1 个疗程。

［疗效］王文彪等治疗 30 例，痊愈 9 例，好转 15 例，无效 6 例，总有效率为 80%。

［评析］天柱穴位于枕后，解剖位置与枕动脉分支、枕大神经干密切相关。本穴为足太阳膀胱经要穴，该穴名意指膀胱经的气血在此为坚实饱满之状，乃汇聚膀胱经背部各腧穴上行的阳气所成，其气强劲，充盈头颈交接之处，颈项受其气乃可承受头部重量，如头之支柱一般，故本穴能通经活络、祛邪散瘀。针刺天柱穴的关键是要让针感传导至其枕部，能更有效地改善椎－基底动脉的压迫和痉挛情况，缓解脑组织的缺血、缺氧，从而减轻其继发性头痛。

膈 俞

1.埋针法

［方法］常规消毒穴位皮肤后，取 0.38mm×25mm 不锈钢毫针，对准穴位快速进针，针尖向脊柱方向平刺，泻法捻转毫针数秒钟，使局部产生酸、麻、胀感，用胶布将毫针针柄固定在经穴处，再敷盖消毒纱布即可。根据病情的轻重埋针 1~3 天，起针后间隔 2 天再依法埋针，5 次为 1 个疗程，疗程间隔 1 个月。

［疗效］陈龙等治疗 36 例，痊愈 29 例，好转 6 例，无效 1 例。

2.针罐法

［方法］患者取俯卧位或背坐位，常规消毒皮肤后，选用 28~30 号 1.5~2 寸不锈钢毫针，呈 25° 角向椎体斜刺入穴位，按呼吸补泻法随呼气进针，刺入 1 寸左右，给予轻度的提插捻转手法，以局部有酸、麻、胀感为度，留针 20min。起针后，用闪火法将火罐扣拔在穴位上，留

罐约 10min。每天 1 次。6 次为 1 个疗程。

[疗效] 杨宁晖用本法治疗，效果明显。

[评析] 血管性头痛属中医学"头风"的范围，主要是由于脏腑功能失调，导致气滞血瘀而成。膈俞穴位于背部，《针灸大成校释》记载："血病治此。盖上则心俞，心生血，下则肝俞，脏藏血，故膈俞为血会。又足太阳多血，血乃水之象也"。因此针刺膈俞穴，有一针调三俞之意，可起活血理气功效，且可疏通膀胱经，故收效较好。此外，若在发作期治疗，效果更佳。

承　　山

透刺配合手法牵引法

[方法] 取 30 号毫针，针刺丰隆透承山穴，务令针感下传至足，留针 20min，期间行针 2 次。配合直刺天柱穴，行针令产生柔和的酸、胀、重感，惊针则止，针感自然消失即出针。再以手法牵引颈椎并做旋转摇晃，力度及幅度由轻及重，以患者能够耐受为度；最后牵引 20min。每日 1 次，5 天为 1 个疗程，疗程间隔 2~3 天，共观察 3 个疗程。

[疗效] 胡先峰治疗 60 例，治愈 19 例，有效 36 例，无效 5 例，总有效率为 91.67%。

[评析] 承山穴为足太阳经穴，本穴上络头项而合诸经，下联跗足，运脾胃发气血而动利肢节。太阳之气，柔以养筋。现代病理研究显示，根据神经根的不同受累部分，可分为神经源性疼痛和肌源性疼痛，针刺丰隆透承山穴，可疏通经脉，顺降头项之气，为上病下取之法，"经脉所过，主治所及"。

申　　脉

针刺法

[方法] 常规消毒双侧申脉穴，快速进针 0.5 寸左右，得气后行平补平泻手法，每 5min 行针 1 次，留针 30min。每日 1 次，5 日为 1 个疗程。

[疗效] 冯祯根共治 86 例，治愈 74 例，好转 10 例，无效 2 例，

总有效率为 97.67%。

[评析] 本法是运用奇经八脉理论，阳跷脉起于申脉，直上达目内眦，与足太阳经、阴跷脉会合，上行入发际，下行至耳后，经足少阳经的风池穴，在项后风府处入脑。后头疼痛的分布范围与阳跷脉的头部循行路线基本吻合，阳跷脉终止处（风池穴）有疾，取之起始穴申脉，故能收到立竿见影的临床效果。此外，申脉系足太阳膀胱经穴位，后头部又是足太阳膀胱经经过之所，《灵枢·终始》说："病在上者下取之"，取申脉穴治之，具有见效快、治愈率高、取穴少、操作安全的特点。

至　阴

针刺法

[方法] 患者取坐位，常规消毒双侧皮肤后，用 28~30 号 0.5 寸毫针，浅刺穴位 0.1 寸，留针 30min，隔 5min 捻转毫针半分钟左右，以患者能耐受为度。出针后任其出血或挤出血液 2~3 滴，以干棉球按压针孔片刻。每日或隔日 1 次，10 次为 1 个疗程，以 2 个疗程为限。

[疗效] 王霞共治 24 例，治愈 15 例，好转 7 例，无效 2 例，总有效率为 91.67%。顾克臻共治 11 例，1 次治愈 1 例，2 次治愈 3 例，5 次治愈 6 例，好转 1 例，总有效率为 100%。谢兴生共治 56 例，治愈 36 例，好转 16 例，无效 4 例，总有效率为 92.86%。

[评析] 至阴穴属足太阳膀胱经，《灵枢·经脉》："膀胱足太阳之脉，起于目内眦，上额，交巅。其支者，从巅至耳上角。其直者，从巅入络脑，还出别下项……"。由此可见，足太阳膀胱经循行经过前额、巅顶、侧头及后头部。"经脉所过，主治所及"，故至阴穴对各部位头痛均有一定效果。至阴为膀胱经之井穴，《灵枢》："以上下所出为井"，是经气所出的部位，临床多在井穴放血以治疗实证、热证，至阴穴针刺后放血可以起到泻本经之实热以缓解头痛的作用。

涌　泉

针刺法

[方法] 患者取仰卧位，常规消毒双侧穴位，用 28~30 号 2 寸毫针，

快速直刺入 1 寸，或向太冲穴方向斜刺 1~2 寸，运针得气后，根据患者忍受程度给予小幅度捻转或大幅度提插捻转，一般行针 5min 左右可见效。留针 30min，期间行针 2~3 次。每日 1 次，3 次为 1 个疗程。

[**疗效**] 蒋少舫治疗 20 例，1 次治愈 6 例，2 次治愈 10 例，3 次治愈 4 例。

[**评价**]《针灸甲乙经》："肩背头痛时眩，涌泉主之。"涌泉治疗头痛是"上病下治"治则的具体应用，该法适用于伤风头痛、湿浊头痛、肝阳上亢头痛、偏头痛及紧张性头痛。

太　溪

针刺法

[**方法**] 常规消毒双侧穴位皮肤，用 28~30 号 1.5 寸毫针，向昆仑方向直刺入太溪穴，从天部刺到地部，左右捻转毫针，得气后，医者的右手拇指向前捻转，使患者自觉针下酸、麻、胀，留针 30min，隔 10min 行针 1 次。配合百会点刺出血。每日 1 次。

[**疗效**] 赵素瑛治疗本病，效佳。

[**评析**] 脑为髓之海、诸阳之会，赖肝肾濡养及气血上充于脑。太溪穴为足少阴肾经之原穴，经气汇聚之处，补之可益精生髓，配合百会穴意在引气血精髓上达于脑，营养脑络，促进血行，此为治本之法。

内　关

1. 针刺法

[**方法**] 常规消毒皮肤后，医者以押手拇指指甲用力横切按压于内关、大陵穴之间的皮肤上（以阻断其向手部感传之通路），取 28~30 号 2 寸毫针，针尖向上快速刺入穴位，略加提插捻转，使患者感到酸、胀感觉向肘部扩散，每日 1 次。

[**疗效**] 于桂秋等治疗 120 例，治愈 72 例，显效 33 例，有效 12 例，无效 3 例，总有效率为 97.5%。

2. 水针法

[**方法**] 常规消毒穴位（以急性期交叉取穴、缓解期左右交替取穴

为原则）皮肤后，用 2ml 注射器套上 6 号注射器针头，抽取适当的药液，快速将注射器针头刺入穴位，待得气若抽无回血，则将药液缓慢注入，每穴 1ml。急性期每日 1 次，缓解期隔日 1 次，10 次为 1 个疗程。

［疗效］叶德宝治疗（药物为当归注射液）150 例，痊愈 135 例，显效 7 例，有效 2 例，无效 6 例。成润娣等治疗（药物为麝香注射液）35 例，痊愈 15 例，有效 19 例，无效 1 例。

［评析］本病多由于脑部血管舒缩紊乱所引起，其主要症状是颞部动脉剧烈搏动性疼痛。根据中医理论，其证多属"脉病"，为少阳经气失调之范畴。《灵枢·经脉》篇记载："心主手厥阴心包络之脉……是主脉所生病者。"内关穴乃手厥阴心包经之络穴，手厥阴与手少阳经互为表里，而手少阳之脉在头部连接于足少阳经脉，故内关穴既有主治"脉病"的功能，又可通过其络脉来通调少阳气机。

液　门

针刺法

［方法］患者取坐位，常规消毒局部皮肤后，取 1 寸毫针避开局部浅静脉，顺掌骨间隙刺入穴位约 1 寸，左右捻转数次，使局部有酸、胀、麻、触电感，向指端和臂肘放射，头部亦可有凉感，随即头痛减轻或消失，留针 15~30min。先针刺患侧穴位，若头痛仍不止，10min 后再加刺对侧穴位。每日 1 次，7 次为 1 个疗程。

［疗效］章华东治疗 87 例，痊愈 59 例，显效 26 例，有效 2 例。潘国强治疗 48 例，痊愈 36 例，好转 11 例，无效 1 例。

［评析］三焦经行于头侧、耳、颊，液门是三焦经荥穴，荥主身热，故液门善清头聪耳，畅行经络，针刺之头痛之疾得愈。

中　渚

1. 针刺法

［方法］患者取坐位或仰卧位，常规消毒皮肤后，用 28~32 号 1 寸毫针，捻转直刺入双侧穴位约 0.5~0.6 寸深，待局部有酸、麻、胀感时，施行捻转提插的强刺激手法，尽量使针感上行到肩部或头部，留

针 30min，隔 10min 行针 1 次，去针时直向外退出。每日 1 次。

[**疗效**] 王永录治疗 19 例，均获得满意疗效。黄秉治疗 32 例，痊愈 23 例，显效 5 例，有效 3 例，无效 1 例，总有效率为 96.88%。

2. 水针法

[**方法**] 取中渚穴，左侧头痛取右手，右侧头痛取左手，全头痛取双侧。常规消毒后，取 0.5% 普鲁卡因（或 0.25% 利多卡因）4ml 加维生素 B_{12}100μg 混合液，用 6 号注射器针头进针，使针头向近心端，与手背皮肤呈 30° 角，得针感后进针 2cm，边进针边推药，将药液均匀注入软组织中。每日 1 次，直至痊愈。注意：在治疗前，必须先做普鲁卡因皮试。

[**疗效**] 张智农治疗 31 例，显效 27 例，有效 2 例，无效 2 例，总有效率为 93.55%。

[**评析**] 中渚为三焦经输穴，输穴善止痛，针刺该穴可疏泄少阳、通络止痛。普鲁卡因具有抑制中枢神经系统的作用；维生素 B_{12} 具有营养神经、维护中枢及周围神经的正常代谢过程、保持中枢神经及周围神经纤维功能的完整性的作用。通过对穴位的刺激作用，使神经－体液调节平衡得以恢复，内环境得以改善，神经细胞脱敏，神经纤维功能正常，颅内血管收缩，痉挛或扩张的状态得以纠正而止痛。该疗法对各种头痛均有效，但器质性头痛必须针对病因配合治疗。

翳　风

针刺法

[**方法**] 常规消毒后，持毫针沿下颌角与乳突之间进针，向对侧乳突深刺 1.5~2 寸，用少提插、多捻转手法，使局部产生明显的酸、麻、重、胀感，绝大多数患者针感可放散至咽喉或舌根部（这表示针刺深度与高度得当，是取得良效的前提），留针 20min，期间行针 2~3 次。若极少数患者针感不明显，可用 G-6805 电针治疗仪，接通电源（电流强度以患者能忍受为度）后，多数患者均可获得明显针感，再留针 20min 后取针。

[**疗效**] 吕景山等治疗每日 1 次，疗效明显。

［**评析**］中医学将偏头痛归属于"少阳经头痛"的范围。其发病机制多数认为与头部血管舒缩障碍有密切关系。本穴是手少阳三焦经之常用腧穴，针刺能疏通经络，调整少阳经气而镇痛。根据现代神经解剖与神经生理学知识，翳风穴深层组织结构相当于颈上神经节（即颅内之植物神经节之一），针刺该穴可直接影响颈上神经节而调整颅内外血管的舒缩功能，使血液循环重新趋于相对平衡。

丝 竹 空

透刺法

［**方法**］常规消毒患侧穴位后，用2.5寸毫针，沿皮肤呈15°角刺入，透刺率谷，得气后留针20min，平补平泻。每日1次，10次为1个疗程。

［**疗效**］张玉春治疗25例，治愈16例，减轻7例，无效2例。马玉山等治疗130例，治愈88例，显效31例，有效11例，总有效率为100%。

［**评析**］元代王国瑞《扁鹊神应针灸玉龙经》："头风偏正最难医，丝竹空针亦可施；更要沿皮透率谷，一针两穴世间稀。"头痛多见于头侧部，为少阳经脉所过，丝竹空与率谷分别为手足少阳经穴，两穴透刺可行气活血，疏畅少阳经气，从而使头痛解除。

风 池

1. 针刺法

［**方法**］患者取正坐位，头略向前低，常规消毒穴位后，针尖微朝下以指切法进针，向对侧眼眶内下缘方向刺入1.5寸左右，用捻转之泻法，令针感传至颞部及眼区，以有电击样感觉为佳，留针20~30min，隔5~10min行针1次，出针时要用干棉球按压针孔片刻。每日1次。

［**疗效**］吕景山等治疗多例，疗效显著。张力辉治疗400例后，对患者进行双侧椎动脉重要参数检测，并观察持续治疗3个疗程前后收缩期血流峰值的差异，发现有一定的效果。邓伟哲等治疗28例，痊愈19例，有效9例。

2. 推拿法

[**方法**] 患者取正坐位，医者站在其身后，以左手手掌抵住患者头部，右手拇、中二指对拿和按揉穴位，时间约 10~15min，手法由轻渐重或轻重交替。每天 1 次，7 次为 1 个疗程，效果明显。

[**疗效**] 齐传厚等治疗 56 例，痊愈 36 例，好转 19 例，无效 1 例。

3. 水针法

[**方法**] 常规消毒双侧穴位后，用 5ml 注射器套上 6 号注射器针头，抽取适量药液，快速刺入穴位 1.2 寸左右，行轻微提插捻转手法，待局部有酸胀感后，回抽若无血，则缓慢将药液注入，每穴各一半。每日或隔日 1 次。

[**疗效**] 黄河清等（药物为复方丹参注射液 2ml）、王炜（药物为 1% 利多卡因 2ml）、孙丽琴等（药物为 20% 当归注射液 4ml）分别治疗多例患者，均获满意疗效。张毓平治疗（药物为 5% 葡萄糖注射液 10~20ml）58 例，痊愈 41 例，显效 14 例，无效 3 例。梁振强等治疗（药物为 2% 利多卡因 1ml、强的松龙 2ml）280 例，经过 1~3 次治疗后全部获愈，效果显著。田明萍等治疗（药物为柴胡注射液 4ml，每穴 2ml）60 例，痊愈 49 例，显效 8 例，好转 3 例，有效率为 100%。彭根兴治疗（药物为 2% 利多卡因 5ml、醋酸泼尼松龙 5ml）53 例，显效 37 例，有效 13 例，无效 3 例，总有效率为 94.34%。卢秀兰治疗（药物为曲安奈德 40mg、2% 利多卡因 2ml、维生素 B_{12} 注射液 500μg）42 例，1 次治愈 12 例，2 次治愈 8 例，有效 20 例，无效 2 例，总有效率为 95.24%。宋建平等治疗（药物为当归注射液 4ml）62 例，痊愈 44 例，好转 13 例，无效 5 例。陆安源等治疗（药物为野木瓜注射液 2ml、维生素 B_{12} 0.5mg）91 例，治愈 89 例，有效 2 例。欧阳乐畅（药物为延胡索乙素 2ml、2% 奴夫卡因 1ml）、汪金娣等（药物为 2% 利多卡因 2ml、维生素 B_{12} 0.5mg）分别治疗多例，均获满意疗效。刘百波等治疗（药物为维生素 B_{12} 0.1mg、2% 利多卡因 2ml、地塞米松 2mg）64 例，痊愈 40 例，显效 15 例，有效 7 例，无效 2 例，总有效率为 96.88%。吴素芳等治疗（药物为醋酸泼尼松龙注射液 2ml、2% 利多卡因 3ml）42 例，痊愈 36 例，有效 4 例，无效 2 例。

[**评析**] 中医认为，头为"诸阳之会""清阳之府"，肝经风火上

扰，引起头部气滞血瘀和气血亏虚，进而造成头部经络不通和经络失养，引起头痛反复发作。偏头痛为少阳头痛，风池穴属于足少阳胆经，是足少阳胆经与阳维脉交会穴，刺激风池穴作用于少阳经，可起到疏通经络、行气活血、调和阴阳之功，头痛可解。从西医解剖的角度来看，头两侧为枕大神经和枕小神经分布处，长期不恰当的体位造成颈2、颈3神经根部水肿、粘连（枕大神经和枕小神经都是颈2、颈3神经的分支），而造成头痛。风池穴和其周围是颈2、颈3神经根部和枕大神经和枕小神经行经处，注射利多卡因和醋酸泼尼松龙等，能解除神经根的水肿粘连，起到麻醉神经作用，从而可治疗偏头痛。

肩　井

水针法

［方法］分别在两侧肩井穴附近寻找敏感点，用5ml注射器抽吸复方氨林巴比妥注射液2ml，配以5.5号针头，常规消毒后直刺，进针约0.5寸，待得气后进行注射。全头痛者，两侧各注射1ml；单侧头痛者，患侧注射1.5ml，健侧注射0.5ml。

［疗效］孙继铭等治疗42例，注射后半小时进行观察，显效27例，有效14例，无效1例，总有效率为97.62%。

［评析］中医学认为"痛则不通，通则不痛"，外感头痛亦属外邪浸渍、上犯巅顶、清阳之气被遏，经络痹阻不通所致，其邪常以风邪为主。针刺肩井穴（敏感点），具有散风祛邪、疏经通络之功，更增以复方氨林巴比妥本身的解热镇痛之效，使其作用更强，致使邪去络通、经气调和而头痛自愈。

阳　陵　泉

1. 针刺法

［方法］患者取坐位或仰卧位，常规消毒局部皮肤后，用28~30号1寸毫针，快速直刺入穴位，当患者的酸、麻、胀、重感明显时，给予中等强度刺激，以提插捻转手法行针，留针15~20min，待症状好转或消失即可出针。每日1次，一般治疗2~3次即愈。

[**疗效**] 蒋帅等治疗本病，效果明显。

2. 水针法

[**方法**] 患者取俯卧位，常规消毒双侧穴位（阳陵泉、委中）后，用5号一次性注射器吸入香丹注射液4ml，每穴各注入1ml，揉按穴位1min。隔天1次，10天为1个疗程，共治疗3个疗程，各疗程间不休息。

[**疗效**] 吕景山等治疗100例，治愈62例，显效19例，有效13例，无效6例，总有效率为94%。

[**评析**] 偏头痛发作时急则治其标，依据本经子母补泻法"实则泻其子"治疗原则，足少阳胆经五行属木，胆经实证、热证取本经阳陵泉穴，用补泻法，以调理气机、缓急止痛。偏头痛的范围多局限在胆经循行路线上，根据"经脉所过，主治所在"，可取本穴治疗，其效在化阳益气、调气止痛。

悬　钟

针刺法

[**方法**] 常规消毒患侧穴位皮肤后，取28~32号毫针快速刺入穴位，进针2寸左右，得气后施行捻转手法，力求使针感沿着足少阳胆经上行，最好能上达头部患处，留针30min，隔10min依法行针1次。每日1次，10次为1个疗程。

[**疗效**] 谢玉兰治疗多例，均获满意效果。郭学梅治疗120例，临床治愈102例，好转18例。杜永平等治疗33例，痊愈11例，显效12例，有效8例，无效2例。

[**评析**] 悬钟属胆经，胆经行于头侧，上抵头角，悬钟又为髓会，脑为髓海，久病入络入脑，故针刺该穴，能清髓热、泻胆火、祛风湿、疏经络而止痛，治疗由风湿、火热阻滞经络所致的偏头痛效果尤佳。

丘　墟

1. 针刺法

[**方法**] 患者取仰卧位，常规消毒患侧穴位皮肤后，用28~30号

1.5 寸毫针，快速直刺入穴位，进针 0.5~1 寸，得气后施行提插捻转手法之泻法，使针感循经向上传导，然后针尖略上提而留针 15~20min，隔 5min 行针 1 次，出针时摇大针孔，不闭其穴。每日 1 次。

［疗效］王贵华治疗多例，均获满意疗效。吕景山等治疗 106 例，基本上均可立即止痛或基本消除疼痛，轻者 1~2 次治愈，重者 4~5 次治愈。

2. 电针法

［方法］消毒两侧的丘墟穴，管针弹入法直刺，进针后将管退出，再将针刺入 15~20mm，用捻转和提插手法找到明显得气的感觉，然后在针柄上连接电针仪，采用疏密波，频率为 100Hz，再将强度旋钮由零位逐渐调高至能够耐受的强度为止，留针 30min。留针期间如果患者感到强度减弱，可适当调节强度，至患者能够耐受为度。每日 1 次，5 天为 1 个疗程，疗程间隔 2 天，共治疗 4 个疗程。

［疗效］贾春生等治疗 134 例，症状得以控制 38 例，显效 21 例，有效 37 例，无效 38 例。

［评析］偏头痛为少阳头痛，其发病部位为手足少阳经脉循行所过，因此在针灸治疗上，远端选穴多取手足少阳经腧穴。丘墟穴为足少阳胆经原穴，《灵枢·九针十二原》说："五脏有疾也，当取之十二原"。针刺原穴有调整相应脏腑经络功能的作用，加上胆经布于侧头、胸胁，根据"经脉所过，主治所及"和"上病下取"的规律，丘墟穴为治疗偏头痛的常用效穴之一。

足 窍 阴

放血法

［方法］患者取仰卧位，常规消毒后，用三棱针点刺放血，每次放血 10~15 滴。每日 1 次，3 次为 1 个疗程。配合使用降颅压药物。

［疗效］戴晓玉等治疗 40 例，1~3 天内总有效率为 95%。林汉芳等治疗 50 例，显效 40 例，有效 8 例，无效 2 例，总有效率为 96%。

［评析］足窍阴为胆经井穴、胆经经气所出之处，依据标本根结理论，足窍阴刺络放血具有上病下取、引邪下行、平降逆气之功，又

可转移患者的注意力，使疼痛部位的壅滞之气血疏调，少阳经络得通，头痛可解。研究发现，疼痛多因致痛物质不能迅速转运和破坏所致，故足窍阴放血可使足部微小血管扩张，血液循环改善，致痛物质得以转运和分解，从而达到止痛目的。

太　冲

针刺法

[方法] 患者取仰卧位，常规消毒穴位局部皮肤后，用 28 号 1.5 寸毫针，以速刺法将针刺入穴位 1 寸左右，针尖斜向足心，给予强刺激手法行针 1min，使患者局部出现明显的酸、麻、胀感，针感越强越好，留针 30min，每 10min 行针 1 次。每日 1 次，10 次为 1 个疗程，疼痛控制后可改用补法，继续巩固 5 次左右，以善其后。

[疗效] 周贤华、赵素侠、曹利民、胡倩、史国屏分别运用本法治疗各种类型的头痛，均获满意效果。吕景山等运用本法治疗 110 例，痊愈 98 例，显效 8 例，好转 4 例。

[评析] 太冲为肝经原穴，有疏通经络、平肝息风、驱散风寒、醒脑开窍之功。肝属木，主疏泄，主藏血，气滞血瘀、肝阳上亢之头痛多因肝经疏泄失常而致，故针刺太冲以病之虚实，或补或泻，"痛则不通，通则不痛"。

身　柱

刺血拔罐法

[方法] 取坐位，双肩放平，双手抱胸，头稍向前低。身柱穴用提针按压定位并消毒，选择锋刀针，右手拇、食、中三指指腹持针身下端，快速刺入穴位皮下，再针刺达棘上韧带，针下似感条索状物后切 2~3 次，随即将针退出，轻轻挤压针孔周围，使之出血 1 滴。再用火罐拔出 1ml 左右的血，留罐 3~5min。隔日 1 次，10 次为 1 个疗程。

[疗效] 欧亚等治疗 160 例，治愈 70 例，好转 88 例，无效 2 例，总有效率达 98.75%。

［**评析**］身柱属督脉的腧穴，督脉主一身之阳，行于头正中，其别络散于头部。有记载身柱穴可治癫痫病，故针刺身柱穴有通络祛邪之功，达到"菀陈则除之"的目的。刺血疗法能调节经络气血，使之运行通畅，通则不痛。现代医学研究证明，刺血疗法通过刺激局部作用于中枢神经系统，调节 5- 羟色胺和去甲肾上腺素的含量，从而抑制疼痛。另外，血管神经性头痛患者的脑血流，在平时可能处于不稳定的、亚临床异常状态，刺血疗法通过刺激穴位对颅内血流具有正性调整作用，而拔火罐加强了放血祛瘀的作用，通过调节脑部经络气血，使阻滞之经络通畅，从而可治疗血管神经性头痛。

大　　椎

刺络拔罐法

［**方法**］常规消毒后，用三棱针快速点刺大椎穴，然后用大号玻璃罐，以闪火法迅速拔在穴位上，医者轻拍罐顶 1~2min，令其出血 2~5ml，留 10~15min 起罐，用棉球擦去血液。加针刺配穴风池、完骨、天柱、列缺等。每日 1 次，10 次为 1 个疗程，未愈者间隔 1 周后行第 2 个疗程。

［**疗效**］杨拓治疗 15 例，痊愈 8 例，显效 4 例，好转 2 例，无效 1 例，总有效率为 93.33%。5 例患者 3 月随访未复发。

［**评析**］大椎培补真阳、醒脑开窍、疏通气血，主治颈项强直、角弓反张、肩颈疼痛、头痛、癫痫等，为治疗头脑诸疾之要穴。本穴位于督脉之上，督脉行于人体后正中线上，"腹为阴，背为阳"，手足三阳经均行于人体背部，交会于大椎穴处，所以又有"大椎为诸阳之会"之说。大椎针后加拔罐，可以使督脉乃至六阳所辖脑部区域的功能得到调整，缓解头疼、项强等症状。现代研究表明，拔罐疗法通过机械刺激，使皮肤感受器和血管感受器的反射传至中枢神经系统，并调节其兴奋和抑制过程，使之趋于平衡。该疗法通过对大椎穴点刺拔罐，经神经体液的调节，使患者的脑脊液生成减少和回流增多，稳定了受损伤的脑细胞膜，舒缓脑血管的压力，从而达到缓解头痛的效果。

哑　门

针刺法

[**方法**] 常规消毒，用 1.5 寸毫针针尖向下（切忌向上），刺入 1~1.5 寸，用捻转手法行泻法，切忌提插，得气后出针，不留针。根据疼痛部位加刺 1~3 个配穴，平补平泻，留针 20min。每日 1 次，10 次为 1 个疗程。

[**疗效**] 袁国武治疗 43 例，治愈 36 例，显效 6 例，无效 1 例，总有效率为 97.67%。

[**评析**] 哑门位于头后部，属督脉与阳维脉交会穴，督脉循行经过头部，故针刺哑门可通经止痛，治疗头痛。

百　会

1. 水针法

[**方法**] 取 5ml 注射器套上 6 号针头，抽取维生素 B_{12} 注射液 500μg，消毒局部后将针头快速刺入穴位，待局部有酸、麻、胀、痛感时，若回抽无血液，则将药液缓慢推入，术毕退针后，用消毒棉球按压针孔数分钟。隔日 1 次。

[**疗效**] 韩春雷治疗头痛多例，获满意疗效。

2. 针刺法

[**方法**] 取 28~30 号 1 寸毫针，局部消毒后快速刺入穴位，以 30° 角沿颅骨向后斜刺进针（成人深约 0.5~1 寸，儿童深约 0.3~0.5 寸），待患者局部产生酸、麻、胀感时，给予强刺激的补泻手法，留针 20min。每日 1 次。

[**疗效**] 薄海艳等治疗（配合常规耳针）30 例，痊愈 8 例，显效 17 例，有效 4 例，无效 1 例，有效率为 96.67%。

3. 化脓灸法

[**方法**] 患者取端坐位，先将其穴位局部的头发分开，在穴位上涂上万花油或凡士林液，用艾绒做成麦粒大小的艾炷放于穴位上，点燃令其完全烧尽为 1 壮，每次 3~5 壮。隔日 1 次。

［**疗效**］白良川治疗本病，3 次多可获愈。

4. 悬灸法

［**方法**］患者平卧床上，暴露应灸部位，将点燃的艾条放在距离穴位 2~5cm 处，利用腕部的力量旋转艾炷进行施灸，施灸 15~20min，也可视情况而定，施灸时随时观察灸处皮肤的颜色，并用手触摸皮肤的热度。

［**疗效**］帅小玲等治疗 60 例，症状均基本缓解，同时还起到了很好的保健作用。

［**评析**］百会居巅顶，为百脉聚会，主百脉，百脉病皆主。强刺激、长时间留针，使其开窍、通络、清脑、回阳固脱，具有益脑宁神之功，调整经络之能。

上　　星

电针法

［**方法**］常规消毒上星、大椎穴，上星穴平刺 0.5 寸，大椎穴向上斜刺 1 寸，针刺得气后接电针治疗仪，强度以患者耐受为度，留针 20min。每日 1 次，10 次为 1 个疗程，连续 1~3 个疗程。

［**疗效**］杨春梅治疗 10 例，1 个疗程痊愈 2 例，2 个疗程内好转 7 例，无效 1 例，有效率为 90%。

［**评析**］中医学认为"头为诸阳之会""清阳之府"，五脏精华之血、六腑清阳之气皆上注于头。若外感六淫之邪，或直犯清空，或循经络上干，或瘀血痹阻经脉，致使经气不行，均能导致头痛。电针上星、大椎穴，可通过经穴的作用调节大脑皮层的功能活动，改善脑血管舒缩功能，促进大脑血液循环，恢复大脑正常功能，从而达到解痉、止痛的目的。

中　　脘

1. 指压法

［**方法**］患者仰卧并全身放松，医者站立于一侧，用右手拇指或食指按压中脘穴，施行震颤法，使之有酸、胀、沉、麻感，并持续按压

1~2min，然后逐渐减轻指力，术毕，嘱患者继续卧床休息片刻方可离去，每日 1 次。

［**疗效**］胡建法等治疗 136 例，总有效率为 91.62%。

2. **放血法**

［**方法**］患者取仰卧位，常规消毒皮肤，医者以右手拇、食指持三棱针针柄，中指指腹紧靠针身下端，固定针身，在中脘穴处直径 1cm 的范围内快速点刺 5~7 下；继选 3 号玻璃火罐，用闪火法拔于中脘穴处，拔出血 3~5ml，留罐约 10min。

［**疗效**］张宗洪治疗 48 例，隔日 1 次，3 次为 1 个疗程，2 个疗程后统计疗效，总有效率为 94%。

［**评析**］《冷卢医话》云："头痛属太阳者，自脑后上至巅顶，其痛连项；属阳明者，上连目珠，痛在额前；属少阳者，上至两角，痛在头侧。以太阳经行身之后，阳明经行身之前，少阴经行身之侧，厥阴经会于巅顶。"中脘穴为手太阳、手少阳、手足阳明、任脉之会，并为六腑之会，胃之募穴，经气津液皆聚于此。刺激此穴，可激发诸阳经之气，温通经络，调和中州之气机，并有行气活血、升清降浊之效。经得以通，瘀得于去，浊得以降，故头痛消失。

【按语】

1. 针灸治疗头痛疗效显著，对某些功能性头痛能够达到治愈的目的。对器质性病变引起的头痛，针灸也能改善症状，但应同时注意原发病的治疗，以免贻误病情。

2. 部分患者由于头痛反复发作，迁延不愈，故易产生消极、悲观、焦虑、恐惧情绪。在针灸治疗的同时，应给予患者精神上的安慰和鼓励。

【参考文献】

［1］辛桂珍. 以列缺穴为主治疗偏头痛 42 例［J］. 中医药研究，1987（5）：16.

［2］吕景山，何树槐，耿恩廣. 单穴治病选萃［M］. 北京：人民卫生出版社，1993.

［3］张滨农. 列缺穴埋针治疗血管性头痛216例［J］. 上海针灸杂志，1999（3）：47.

［4］邵中兴. 穴位注射治疗头痛178例［J］. 湖北中医杂志，1991，15（5）：36.

［5］承邦彦. 阳溪止头痛［J］. 针灸学报，1992（5）：36.

［6］顾月华. 人迎穴镇痛功能初探［J］. 中国针灸，1996（3）：40-42.

［7］胡芝兰，杨善杏. 人迎穴注治疗偏头痛32例［J］. 浙江中医学院学报，1988（3）：50.

［8］于浩，杨涛，曾贤，等. 针刺内庭穴透涌泉穴的临床运用［J］. 贵阳中医学院学报，2010，32（4）：55-57.

［9］冯军. 针刺三阴交治疗头痛30例［J］. 中国针灸，2001（5）：294.

［10］李立国，李杰. 针刺后溪穴治疗偏头痛40例临床观察［J］. 甘肃中医学院学报，2007，24（5）：44-46.

［11］项伯泉. 天柱穴临床运用举隅［J］. 江苏中医，1994（11）：34.

［12］朱国祥. 天柱穴傍针刺治疗颈性偏头痛52例临床观察［J］. 云南中医学院学报，1999，22（1）：49-50.

［13］赵朝贵. 天柱穴局封治疗慢性头痛［J］. 江苏中医，1996（6）：30.

［14］王淑琴. 奴夫卡因注入天柱穴治疗阳明头痛68例［J］. 白求恩医科大学学报，1985，11（2）：190-191.

［15］王文彪，王秀娟. 温针天柱穴治疗枕大神经痛30例［J］. 山西中医，2006（22）：69.

［16］陈龙，顾平. 膈俞穴埋针治疗血管性头痛36例［J］. 上海针灸杂志，1995（5）：203.

［17］杨宁晖. 膈俞穴的临床运用［J］. 上海针灸杂志，1991（1）：24.

［18］胡先峰. 针刺丰隆透承山穴为主配合手法牵引治疗颈源性头痛60例［J］. 中医临床研究，2014，6（22）：24-25.

［19］冯祯根. 针刺申脉穴治疗枕神经痛86例［J］. 河北中医，2002，24（8）：614.

［20］王霞. 针刺至阴穴治头痛24例［J］. 中国民间疗法，2010，

18（5）：15．

［21］顾克臻．针刺至阴穴治疗后头痛10例［J］．现代中西医结合杂志，2004，13（16）：2183．

［22］谢兴生．针刺至阴穴治疗头痛56例临床观察［J］．中国针灸，1998（12）：717．

［23］蒋少舫．涌泉穴治疗头痛20例［J］．上海针灸杂志，1998（6）：42．

［24］赵素瑛．针刺百会、太溪穴为主治疗顽固性头痛［J］．天津中医药，1992（6）：41．

［25］于桂秋，栾志勇．针刺治疗血管神经性头痛120例［J］．针灸临床杂志，1999（12）：10．

［26］叶德宝．穴注内关穴加针刺阿是穴治疗偏头痛急性发作150例临床研究及其机理初探［J］．针灸临床杂志，1996（12）：17-19．

［27］成润娣．内关穴位注射治疗偏头痛［J］．四川中医，1994（3）：57-58．

［28］章华东．针刺液门穴治疗头痛87例效果观察［J］．沈阳部队医药，2007（9）：405．

［29］潘国强．液门穴治疗头痛［J］．中国针灸，2001（3）：189．

［30］王永录．中渚穴的临床应用［J］．上海针灸杂志，1987（1）：27．

［31］黄秉超．针中渚穴治疗偏头痛32例［J］．针灸临床杂志，2003（11）：42．

［32］张智农．中渚穴封闭治疗顽固性头痛31例［J］．中国社区医师，2002（3）：36．

［33］张玉春．透刺丝竹空治头痛［J］．浙江中医杂志，1997，32（5）：230．

［34］马玉山，陈玉华．针刺头颞部络脉治疗血管性头痛［J］．青岛医药卫生，1994（4）：36．

［35］张力辉．TCD观察深刺风池穴对肌紧张性头痛患者脑血液动力学的影响［J］．现代电生理学杂志，2011，18（2）：89-90，86．

［36］邓伟哲，杨志欣．深刺风池穴为主治疗偏头痛临床观察［J］．中国针灸，2002（10）：661-662．

［37］黄河清，黄骏，黄勤文．水针风池穴治疗慢性头痛临床观察［J］．湖北中医杂志，1996（6）：44．

［38］王炜．中西医结合穴位封闭治疗顽固性剧烈头痛［J］．中西医结合杂志，1987（2）：108．

［39］孙丽琴，肖君，徐金英，等．当归液注射风池穴治疗头痛139例及脑血流图的临床观察［J］．军医进修学院学报，1992（3）：281．

［40］张毓平．风池穴穴位注射治疗头痛58例［J］．中国针灸，2003（8）：454．

［41］梁振强，来怡农，梁和，等．风池穴位封闭疗法治疗头痛体会［J］．中国实用神经疾病杂志，2012（21）：241．

［42］齐传厚，闵凡锦，刘义．推拿风池穴为主治疗头痛56例小结［J］．山东中医杂志，1985（3）：11．

［43］田明萍，肖宝香，田泳．风池穴注柴胡注射液治疗偏头痛60例［J］．中国针灸，2002（5）：323．

［44］彭根兴．风池穴穴位注射治疗偏头痛100例临床观察［J］．中西医结合心脑血管病杂志，2010，8（6）：688-689．

［45］卢秀云．风池穴注射曲安奈德复合液治疗偏头痛及枕大神经痛疗效观察［J］．社区医学杂志，2011（24）：54．

［46］宋建平，龚自强．当归注射液封闭治疗枕大神经痛62例［J］．江苏中医，1996（4）：29．

［47］陆安源．野木瓜、维生素B_{12}穴封治疗枕大神经痛疗效观察［J］．新中医，1987（2）：30．

［48］欧阳乐畅．延胡索乙素封闭治疗原发性枕大神经痛151例［J］．中西医结合杂志，1990（9）：562．

［49］汪金娣，胡增珍．穴位注射治疗枕大神经痛31例［J］．上海针灸杂志，1992（1）：47．

［50］王贵华．丘墟穴的临床应用［J］．天津中医，1993（1）：45．

［51］贾春生，马小顺，石晶，等．电针丘墟穴治疗偏头痛的多中心随机对照临床研究［J］．中医杂志，2007，48（9）：814-817．

［52］戴晓玉，杜元灏．足窍阴放血治疗高颅压头痛40例临床观察［J］．中国针灸，2002，22（4）：227．

[53]林汉芳，周少林，谢中灵．针刺足窍阴穴治疗头痛疗效观察[J]．上海中医药杂志，2008，42（1）：41．

[54]周贤华．太冲穴在临床急症中的应用[J]．针灸临床杂志，1998（8）：45-46．

[55]赵素侠．太冲穴临床应用举隅[J]．针灸临床杂志，1997（Z1）：78．

[56]曹利民．针刺太冲穴治疗偏头痛78例[J]．上海针灸杂志，1993（4）：157．

[57]胡倩．太冲穴临床运用举隅[J]．江苏中医，1996（11）：29．

[58]史国屏．太冲穴的临床应用[J]．针灸临床杂志，2001（9）：36．

[59]欧亚，宋边江，张彦成．身柱穴刺血拔罐治疗血管神经性头痛160例[J]．新疆中医药，2007，25（5）：51-52．

[60]杨拓．大椎穴刺络拔罐法治疗血管性头痛15例[J]．云南中医中药杂志，2011，32（8）：51-52．

[61]袁国武．针刺哑门为主治疗血管神经性头痛43例[J]．青海医药杂志，1995（9）：52．

[62]韩春雷．维生素 B_{12} 穴位注射治疗神经衰弱性头痛[J]．河南医学院学报，1975（5）：33．

[63]薄海艳，徐忠敏．耳针配合百会穴针刺治疗紧张性头痛的临床观察[J]．内蒙古中医药，2011（8）：50-51．

[64]白良川．百会化脓灸的临床应用[J]．上海针灸杂志，1997（6）：23．

[65]帅小玲，钟淑红．60例头痛头昏艾灸百会穴治疗与护理[J]．中国中医药现代远程教育，2013（24）：134．

[66]杨春梅．电针治疗血管神经性头痛10例[J]．吐鲁番科技，2002（4）：35-36．

[67]胡建法，黄玉国．指针中脘穴治疗头痛[J]．针灸学报，1992（5）：15．

[68]张宗洪．刺血拔罐中脘穴治疗前额头痛[J]．北方药学，2013，10（6）：159．

第八节 眩晕

眩晕，又称"头眩""掉眩""冒眩""风眩"等。"眩"是指眼花，"晕"指头晕，是以头晕目眩、视物旋转为主要表现的一种自觉症状，中医学认为本病病位在脑，与忧郁恼怒、恣食厚味、劳伤过度和气血虚弱有关。常见于西医学的梅尼埃病、颈椎病、椎－基底动脉系统血管病，以及贫血、高血压病、脑血管病等疾病。

本病以头晕目眩、视物旋转为主要表现。轻者如坐车船，飘摇不定，闭目少顷即可复常；重者两眼昏花缭乱，视物不明，旋摇不止，难以站立，昏昏欲倒，甚则跌仆。可伴有恶心呕吐、眼球震颤、耳鸣耳聋、汗出、面色苍白等症状。

列　　缺

1. 针刺法

［**方法**］常规消毒患者双侧穴位，用 28~30 号 1 寸毫针，针尖逆经快速平刺入 0.5 寸左右，得气后施行平补平泻手法 5min，留针 40min，隔 5min 行针 1 次。每日 1 次，10 次为 1 个疗程，休息 3 天后再行下1 个疗程，以 3 个疗程为限。

［**疗效**］李小宁共治 30 例，痊愈 3 例，显效 25 例，无效 2 例。

2. 水针法

［**方法**］患者取坐位，常规消毒穴周皮肤，用 2ml 注射器套上 5 号针头，抽取复方丹参注射液 1ml，逆经方向平刺入穴位，进针约 0.5 寸深，待局部有酸、麻、胀感后，若抽无回血时，则缓慢地注入药液，每穴 0.5ml，出针后稍按压针孔片刻。隔日 1 次，5 次为 1 个疗程，以2 个疗程为限。

［**疗效**］孙玉成等共治 49 例，治愈 6 例，显效 39 例，无效 4 例。

［**评析**］其机制有三方面，一是列缺穴为肺经之络穴，手太阴经通过

列缺穴与大肠经相连，大肠经循经过项上头面部，根据"经脉所过，主治所及"的原理，本穴可治疗头项部疾病；二是眩晕与肝、脾、肾三脏关系密切，列缺穴又为八脉交会穴，通任脉，而"任脉，起于胞中，上循脊里，为经络之海"，有总任阴经的作用，故刺激本穴能通过任脉调理阴经的气血，从而调整与之相络属的各脏功能协调，使肝血充盈，肾精充足，脾气健旺，而达到治疗的目的；三是列缺穴的定位，与现代中医所发现的上肢全息穴位群中的颈穴是一致的，即是说根据全息论的观点，列缺穴就是颈项部疾病的全息点，刺激本穴就能治疗颈项部的疾病。

足 三 里

水针法

［方法］患者取仰卧位，常规消毒双侧穴位皮肤，用5ml注射器套5号牙科穿刺针，抽取适当药液，垂直快速刺入穴位，进针约1.5寸，待患者感到酸、麻、胀感时，若回抽无血，则将药液缓慢推入，出针后按压针孔片刻即可。

［疗效］徐健康等（药物为盐酸消旋山莨菪碱注射液2ml，每日1次，7次为1个疗程）治疗52例，1~2次治愈18例，4~7次治愈34例。范新发（药物为柴胡注射液4ml，隔日1次）治疗多例，一般3次可痊愈。

［评析］眩晕的发生与脑的关系最为密切，或因各种致病因素侵犯于脑而引起；或因人体中气不足、气血亏虚、精髓空虚，或阴虚阳亢，不能充养于脑而致，属于虚者居多。明代张景岳提出"眩晕一证，虚者居其八九"，强调"无虚不作眩"，在治疗上认为"当以治虚为主"。足三里为足阳明胃经之合穴，可补中益气，疗五脏之阳气虚惫，使之精血充盛，则髓海得以荣养，眩晕可平。

昆 仑

针刺法

［方法］患者取仰卧位，酒精棉球常规消毒后，取1.5寸毫针直刺，深度约25mm，得气后留针，间隔10min行针1次，留针3min。每天

1 次，连续 6 次后休息 1 天，治疗 2 周为 1 个疗程。

[疗效] 魏瑞仙等共治 31 例，痊愈 16 例，显效 10 例，好转 3 例，无效 2 例。

[评析] 颈性眩晕属于中医学"眩晕"的范畴，总因人体上气不足、气血不能上荣，脑失所养所致。中医认为"头为诸阳之会"，阳气不足则不能上达清窍而出现头晕目眩。昆仑为足太阳之经穴，太阳又称巨阳，《灵枢·热论》载："巨阳者，诸阳之属也，其脉连于风府，故为诸阳之主气"。《黄帝内经灵枢集注·经脉》曰："太阳之气生于膀胱水中而为诸阳之主气，阳气者柔则养筋，故主筋所生病。"取足太阳经之昆仑穴能振奋太阳经气，使阳气上达清窍以养神，且足太阳经脉及经筋行于颈项部，针刺太阳经穴昆仑可以调节颈项部气血。观察结果也显示，针刺昆仑可以调节椎动脉系统的功能状态及血流速度，进而增加对脑组织的供血量。

涌　　泉

1. 针刺法

[方法] 患者取仰卧位，先消毒一侧穴位皮肤，医者右手持 28~30 号 1.5 寸毫针，对准穴位快速直刺入，进针约 1 寸，得气后施行呼吸补法手法 3~5 次，患者即刻可晕止。再取另一侧涌泉穴，依法施行手法后，留针 20min，其间双侧穴位同时施行手法 3~4 次。每日针刺 1~2 次，14 天为 1 个疗程。

[疗效] 曹鸿寿等共治疗 100 例，治愈 32 例，显效 39 例，好转 29 例，总有效率为 100%。

2. 敷贴法

[方法] 将吴茱萸 5g 研碎，用食醋调成糊状，分成 2 份，分别摊涂于两块纱布上，同时贴敷于双侧涌泉穴，用胶布固定。

[疗效] 白清林以本法治疗，4 小时后眩晕大减，12 小时诸症消失。蔡新霞等治疗（药物加用肉桂 2g，配合常规耳穴贴压）32 例，治愈 23 例，有效 8 例，无效 1 例，总有效率为 96.88%。

[评析] 涌泉穴是足少阴肾经的井穴，肾主藏精、生髓，而脑为髓之海，故刺之有充养脑髓、开窍醒神、疏通气血的功效，是治疗颈性

眩晕的一种有效方法。

照　海

针刺法

[**方法**] 常规消毒单侧穴位后，毫针向内踝下直刺入 0.5~1 寸，以内踝出现放射样或酸麻胀痛感为度，采用平补平泻法，留针 30min，两侧交替治疗。另配太冲、内关穴，针刺得气后留针。每日 1 次，当症状消除后再治疗 3~5 次，以巩固疗效。

[**疗效**] 孙远征等治疗 230 例，近期痊愈 207 例，进步 19 例，无效 4 例，总有效率为 98.26%。

[**评析**] 中医认为眩晕与脾、肝、肾关系密切，因此针刺照海、太冲、内关穴，可补肾益精、平肝潜阳、补益气血，且具有疏通周身经气的功效，从而达到治其病的目的。笔者认为，针刺照海穴是治疗本病的新途径，其优点是见效快、疗程短、取穴少、患者痛苦小、疗效巩固。

内　关

1. 针刺法

[**方法**] 常规消毒双侧内关穴，用 2~3 寸长毫针快速进针，深 1~1.5 寸，行强刺激手法，多运针、重运针，两穴同时或交替运针，留针 30min。

[**疗效**] 东兴明治疗 65 例，一般 1~3 次即愈，治愈 64 例，有效 1 例，总有效率为 100%。

2. 水针耳穴法

[**方法**] 常规消毒后，取任一侧内关穴，予维生素 $B_6$50mg 进行常规穴位注射。耳穴取神门、皮质下、枕、内耳、肾，用王不留行籽贴压。基础治疗予低分子右旋糖酐 500ml 加复方丹参注射液 16ml，以及 10% 葡萄糖 500ml 加入能量合剂静脉滴注，每日 1 次。

[**疗效**] 刘文英治疗 40 例，平均症状开始缓解时间为 0.3h，平均症状完全缓解时间为 2.3h，能使梅尼埃病症状得到较为迅速的缓解，具有明显的近期疗效。

［**评析**］本病与肾、肝、脾关系密切。一是由于肾阴不足，水不涵木，肝阳上亢，发为眩晕；二是脾阳不振，运化失司，清阳不升，浊阴不降，聚湿成痰，积痰成眩。根据病因，采用针刺内关穴治疗眩晕可取得满意疗效。因为内关穴通于三焦经，有调理气机的作用。按照手足厥阴经"同气相应"道理，内关穴有疏肝理气、平肝潜阳的作用，所以内关穴可用于肝阳上亢眩晕的治疗。

翳　风

水针法

［**方法**］每日上午用 3ml 空针，抽取盐酸消旋山莨菪碱注射液，常规分别注入双侧翳风、足三里穴，各穴等量 0.3ml，注射后平卧休息 1min。每日 1 次，7 天为 1 个疗程。

［**疗效**］徐明治疗 39 例，显效 35 例，有效 4 例。

［**评析**］翳风穴有益气补阳之功，针刺翳风穴能治疗耳鸣、耳聋、口眼歪斜等疾病；足三里有调理脾胃、补养气血之功，针刺足三里能调理阴阳、强壮全身。盐酸消旋山莨菪碱注射液为抗胆碱能神经药，具有松弛平滑肌、解除血管痉挛、改善微循环、抗晕动、镇痛作用。盐酸消旋山莨菪碱注射液经穴位注射，可发挥中医穴位和西医药物的双重作用，较口服或肌内注射起效快、疗效好，达到治疗目的。

角　孙

透刺法

［**方法**］常规消毒一侧穴位皮肤，取 2 根 2 寸毫针，一根自角孙穴刺向太阳穴方向，另一根自太阳穴向角孙穴方向斜刺，均与皮肤成 15°角，刺入约 3cm 深，根据"盛则泻之，虚则补之"的原则，强刺激后留针 10-15min，同法针刺对侧。

［**疗效**］尹世贤等治疗 295 例，显效 163 例，有效 130 例，无效 2 例，总有效率为 99.32%。

［**评析**］《针灸大成》指出："经脉十二，经络十五，外布一身，为气血之通路也。"对经络穴位与血管关系研究表明，穴位中的大部分是

与血管有关联的。引起眩晕的许多病，都与耳部血液供应不足有关，实验表明，针刺可使血管容积发生较大改变，扩张血管，有改善血流灌注的作用。角孙系手少阳三焦经之穴位，位于耳尖附近，针刺之目的在于"通其经络，调其气血"，调整血管的舒缩反应，强刺激可缓解血管痉挛，改善耳部血液供应，达到治疗之目的。

风　池

1. 针刺法

[方法] 常规消毒后，取 2 寸长毫针，针尖向同侧外眼角直刺入穴位，行捻转补泻手法，使局部有酸、胀、麻等针感，并沿头皮上行至头顶达双眼，或行至双耳朵的内面，按"虚证用补法，实证用泻法"之原则施术，留针 20~30min。每日 1 次，10 次为 1 个疗程。

[疗效] 严宝珠治疗 72 例（可辨证配穴），显效 62 例，有效 10 例。蔡林青治疗 46 例，治愈 8 例，显效 20 例，有效 14 例，无效 4 例。方针治疗（配颈夹脊穴梅花针叩刺）23 例，治愈 12 例，显效 9 例，无效 2 例。

2. 透刺法

[方法] 患者取坐位，消毒后从风池穴快速进针，针尖对准对侧风池，透刺至风府穴的深部，进针深度约 1.5~2 寸，以左、右手双侧同时行针，使针感扩散至整个枕部及枕下部，行针约 3min，留针 30min。同时以 TDP 局部照射，以局部皮肤发红发热且患者能够忍受为度。可酌配天柱、肩井穴，常规针刺。隔日 1 次，10 次为 1 个疗程。

[疗效] 周湘明共治 55 例，痊愈 23 例，有效 27 例，无效 5 例，总有效率为 90.91%。

3. 温针法

[方法] 患者低头伏案，常规消毒双侧风池穴局部皮肤，选用 28~30 号 2 寸毫针，针尖向同侧目内眦直刺 1~1.5 寸，施行提插捻转手法，得气后将 1 寸长艾段，置于针柄上点燃，燃尽一段为 1 壮，每次各灸 2~3 壮，留针 30min。每日 1~2 次，10 次为 1 个疗程。

[疗效] 周长斗治疗 55 例，治愈 29 例，好转 24 例，无效 2 例，

总有效率为 96.36%。

4. 水针法

［方法］消毒双侧穴位后，用 5ml 注射器及 6 号针头，抽取适量药液，针尖向对侧鼻尖方向快速斜刺入穴位，进针 0.8~1 寸左右，然后轻轻给予上下提插，待出现酸、麻、胀等针感后，稍微抽吸其针栓，若无回血则缓慢注入药液，每穴 1/2 药量，出针后用干棉球轻压局部片刻即可。每日 1 次，10 次为 1 个疗程。

［疗效］马秀萍治疗（药物为丹参注射液 2ml）60 例，痊愈 32 例，显效 16 例，好转 11 例，无效 1 例。党正红等治疗（药物为 2% 利多卡因、川芎嗪注射液 20mg、地塞米松 5mg）55 例，痊愈 27 例，显效 19 例，有效 7 例，无效 2 例。范卫星治疗（药物为 2% 利多卡因 4ml、醋酸曲安奈德注射液 10mg）36 例，痊愈 19 例，显效 10 例，有效 5 例，无效 2 例。袁明泽等治疗（药物为鹿茸精注射液 4ml）多例，效佳。肖继芳（药物为维生素 B_{12} 0.5mg）、陶淑华等（药物为复方丹参注射液 2ml）分别治疗数十例，获满意效果。孟培燕等治疗（药物为川芎注射液 4ml，酌配颈夹脊穴，每穴注射 1ml 药液。穴注后加用针刺法，留针 30min）30 例，痊愈 22 例，好转 8 例，有效率为 100%。曹西军治疗（药物为 2ml 维生素 B_{12} 配 1ml 盐酸消旋山莨菪碱注射液加入利多卡因 2ml）80 例，全部治愈，随访 1 年内未发病。

5. 电针法

［方法］患者取仰卧位，以 2 寸毫针快速刺入双侧风池穴，针尖指向对侧穴位，进针深度为 1 寸，施小幅度、高频率捻转补法，以患者自觉颈部麻、胀为宜。得气后提插捻转运针，提插幅度为 0.5 寸左右，捻转幅度为 120r/min，行针 2min。然后分别接 G6805 Ⅱ 型电针仪正负极，选择高频低流量输出，强度以患者耐受为度，每次留针 20min。配合天麻素注射液 500mg 加入 0.9% 氯化钠注射液 250ml 中静脉滴注，每日 1 次，连续 14 天为 1 个疗程。

［疗效］周晓卿等治疗 80 例，临床痊愈 48 例，显效 22 例，好转 9 例，无效 1 例，总有效率为 98.75%。

［评析］《临证指南医案·眩晕门》言："头为诸阳之首，耳目口鼻皆系清空之窍，所患眩晕者，非外来之邪，乃肝胆之风阳上冒耳，甚则

有昏厥跌仆之虞。"故治应平肝潜阳。风池穴具有疏风通络、行气活血、醒脑开窍之功，风池穴为足少阳经和阳维脉的交会穴，足少阳经与足厥阴经相为表里，肝胆为"风木之脏"，因此，无论内风还是外风引起的眩晕，均以风池穴为主穴进行治疗。相关研究证明，针刺风池穴可明显增加左、右椎动脉的收缩期峰值流速及平均流速，也可显著增加基底动脉收缩期峰值血流速度，从而改善脑部血液循环，增加脑缺血缺氧区氧的供应，减轻脑组织损害，有利于双侧皮质延髓束损害的恢复。

阳　陵　泉

1. 水针法

[**方法**] 患者取仰卧位，常规消毒双侧穴位皮肤后，用 2ml 无菌注射器套上 5 号齿科封闭针头，抽取盐酸消旋山莨菪碱注射液 10mg，然后将针头快速刺入穴位，稍加提插，待局部有酸胀感并向下肢放散时，回抽针栓后查看无回血，则缓慢注入药液，每穴 5mg。每日 1 次，3 次为 1 个疗程。

[**疗效**] 张连生共治 384 例，治愈 218 例，显效 109 例，有效 48 例，无效 9 例。

2. 艾灸法

[**方法**] 患者取坐位，用万花油点蘸穴位，取艾绒制成麦粒大小艾炷，直接置于双侧阳陵泉上点火施灸，不等艾火烧到皮肤，当患者感觉局部皮肤有灼热感时，即用镊子将艾炷夹去再灸，每穴 7 壮，以局部皮肤发生红晕为止。每日 1 次，一般即刻可取得疗效。

[**疗效**] 蔡圣朝治疗本病，效果明显。

[**评析**] 中医认为，厥阴风木与少阳相火同居，厥阴气逆则风生火发，上扰清窍则发眩晕。阳陵泉为足少阳胆经之合穴，选取此穴有"腑病取之合"之意，又有舒肝解郁、清泄肝胆之火的作用。

行　　间

针刺法

[**方法**] 患者取坐位或仰卧位，常规消毒双侧穴位皮肤，用 28~30

号 1.5 寸长的毫针，快速刺入穴位，针尖向上斜刺 0.5~1 寸，得气后采用泻法，并间断轻微捻转毫针针柄，留针 30min。隔日 1 次，7 次为 1 个疗程。

[**疗效**] 张志国治疗多例，效佳。

[**评析**] 眩晕多因情志不遂、肝阴耗伤、肝阳亢盛、风阳上扰所致。《内经》曰："诸风掉眩，皆属于肝。"针刺行间穴，旨在上病下取，引热下行，使肝经之热得清，眩晕自愈。

太 冲

1. 针刺法

[**方法**] 患者取仰卧位，常规消毒双侧穴位皮肤，用 28~32 号 2 寸毫针，针尖斜向涌泉穴，快速刺入深 1~1.5 寸，运针得气后，行九六补泻手法，留针 30~60min，隔 10min 行针 1 次。每日 1 次。

[**疗效**] 吕景山等运用本法治疗多例，效果明显。

2. 水针法

[**方法**] 患者取卧位，医者先用右手拇指在太冲穴周围寻找、切按，在找到痛点后用拇指纵横切按，常规消毒局部皮肤，用 5ml 注射器套上 6 号针头，抽吸清开灵注射液 2ml，再吸苯甲醇 0.5ml，然后快速刺入穴位皮下，进针约 1 寸，行提插捻转，得气后若抽无回血，则缓慢推入药液，每穴各半量。隔日 1 次，7 次为 1 个疗程，休息 5 天后再作第 2 个疗程。

[**疗效**] 潘德新共治 72 例，痊愈 21 例，显效 23 例，有效 23 例，无效 5 例。

[**评析**] 根据《内经》"诸风掉眩，皆属于肝"的明训，针刺肝经原穴太冲穴，有舒肝利胆、息风宁神、通窍活络，而主治眩晕、头痛等的作用。

大 椎

1. 针刺法

[**方法**] 常规消毒穴位皮肤后，用 28~32 号毫针，快速斜刺入穴位

1寸左右，使用捻转手法，得气后再略进针少许，若有触电感放射至枕部则最佳，如此刺激3~4次，留针30min，中间行针1~3次，并嘱患者配合左右转动颈部。每天1次。

［**疗效**］徐威治疗6例，6~7次而愈3例，10次治愈2例，15次治愈1例。徐福等治疗42例，痊愈15例，有效23例，无效4例，总有效率为90.48%。

2. 梅花针法

［**方法**］患者取俯卧位，常规消毒穴周皮肤后，用梅花针轻轻叩刺穴位皮肤约2min，使其潮红或微出血为度。隔日1次，7次为1个疗程。

［**疗效**］李彭涛治疗11例，获效8例，无效3例。李志梁治疗（配合艾条悬灸）60例，痊愈48例，显效12例。

3. 水针法

［**方法**］用5ml注射器套上5号注射器针头，抽取适当药液，常规消毒穴位皮肤后，将针头向上快速刺入穴位至所需深度，探得酸、麻、胀等得气感后，若回抽无血，则将药液缓慢推入，出针后按压针孔片刻，每日或隔日1次。

［**疗效**］高岚等治疗（药物为复方丹参注射液4ml，配合针刺双侧风池穴。在穴位注射后，用温灸盒熏灸大椎穴30min）42例，痊愈18例，好转22例，无效2例。殷风新治疗（药物为丹参注射液4ml、地塞米松5mg）302例，痊愈187例，好转111例，无效4例。

4. 刺络拔罐法

［**方法**］患者俯卧低头，常规消毒穴位皮肤后，先以细三棱针点刺大椎，以出血为度；再以大号玻璃罐闪火拔之，留罐10min。每周2次，8次为1个疗程。

［**疗效**］贾广波共治47例，痊愈16例，显效12例，好转10例，无效9例。

［**评析**］颈性眩晕属中医"眩晕"范畴，气血运行不畅、脑窍失养为其基本病机，而以清气不升、气滞血瘀者占多数。督脉总督一身之阳，大椎穴为阳脉所聚，针刺之可升一身之阳气。气行则血行，气血通畅，脑窍得以滋养，故眩晕可愈。针刺大椎穴时，进针不可过深，

也不必强求有放射感，但务必有酸胀感。另外，从治疗前后 X 线片的改变看，颈椎生理曲度变直者，经治疗后往往可恢复至正常弧度，而对骨质增生及韧带增厚、变性者则几无改变，推测针刺大椎穴后，可引起颈部软组织的良性改变。

百　会

1. 直接灸法

［**方法**］将百会穴处头发剪去一块，将艾炷直接放在穴上，点燃后待患者感到皮肤稍烧灼痛时（不等艾火烧至皮肤），即可用镊子将其熄灭，或右手持厚纸将其压熄，留下残绒或取掉艾灰后，再继续放置艾炷点燃施灸，每次压灸数十壮。若百会穴局部出现小水疱者无需挑破，但严禁其洗头，约 7 天后灸痂多可自行脱落。每天 1 次，7 次为 1 个疗程。

［**疗效**］张策平等治疗（配合针刺 $C_{3~7}$ 夹脊穴）89 例，治愈 58 例，显效 21 例，好转 10 例。王涵等治疗 2 例，杨春治疗 100 余例，均获显著的疗效。庄礼兴治疗 21 例，治愈 6 例，显效 12 例，好转 3 例。罗开涛等治疗（配合针刺风池、完骨、天柱穴）58 例，治愈 17 例，显效 32 例，好转 9 例。许美纯等治疗 187 例，治愈 156 例，显效 19 例，好转 10 例，无效 2 例，总有效率为 98.93%。

2. 实按灸法

［**方法**］艾条一端点燃，在穴位上覆盖 5~7 层白棉布并用左手固定，右手持艾条并将点燃的一端对准穴位按在白棉布上，当感觉到灼热时即将艾条提起，稍待片刻再重新按下。若艾火熄灭则重新点燃，按灸 5~10 次，灸至局部皮肤呈现红晕，并使患者感觉到热力透达组织深部为度。每日 1 次。

［**疗效**］罗彩容等治疗 60 例，痊愈 12 例，显效 28 例，好转 18 例，无效 2 例，总有效率为 96.67%。

3. 隔姜灸法

［**方法**］患者取坐位，将生姜切成 0.3cm 厚薄片，用毫针在上面穿刺数孔后置于穴位上，取鲜艾绒制成 1.5cm×1.5cm 之圆锥形艾炷，放

在姜片上点燃施灸，以患者能耐受之最热感觉为最佳，每次灸 7~10 壮。每日 1 次，10 日为 1 个疗程。

[**疗效**] 赵红治疗 76 例，效果显著。

4. 透刺法

[**方法**] 患者取坐位或仰卧位，消毒后取 28~30 号 2 寸毫针，针身与皮肤呈 15° 角快速刺入穴位，再向四神聪穴透刺，大幅度捻转至其头部出现胀感，如压重物，留针 12~24h。每日 1 次，一般 10 次左右即可愈。

[**疗效**] 吕景山等用本法治疗，效佳。

5. 水针法

[**方法**] 取一次性 5ml 注射器套上 7 号针头，抽取脑络通注射液 0.2g、维生素 B_{12} 注射液 0.5mg，常规消毒局部皮肤后，在该穴前 0.5 寸处进针，沿头皮快速刺向百会穴，轻度提插捻转得气，若回抽无血，则推注药液。出针后在该处用干棉球压迫针孔 20min 左右，并于术后 6h 给予局部热敷。每日 1 次，10 次为 1 个疗程，疗程间隔 1 天。

[**疗效**] 柏树祥治疗 88 例，治愈 66 例，好转 20 例，无效 2 例，总有效率为 97.73%。

6. 刺血法

[**方法**] 患者取坐位，先以左手食指、拇指绷紧穴位处头皮，常规消毒后，右手持三棱针迅速点刺 3~5 下，然后双手食指、拇指从穴位周围向百会穴处挤压出血，以挤压后针孔处不再出血为度，后用消毒干棉球擦拭。隔日 1 次，5 次为 1 个疗程。

[**疗效**] 蔡小静治疗多例，轻者 1 次放血后即感头目清利，重者可重复做 2~3 个疗程。

7. 火针法

[**方法**] 拨开百会穴处头发，在穴位上涂一薄层万花油，取 0.40mm × 27mm 火针，置于酒精灯上烧至白亮，在百会穴上快速点刺，深度约 1mm，针温下降后再烧针继续点刺，待患者自觉有热力内传时即可。每天 1 次，5 次为 1 个疗程。

[**疗效**] 黄昌锦等治疗 30 例，痊愈 5 例，显效 11 例，有效 7 例，无效 7 例，总有效率为 76.67%。张明建采用多头火针治疗 277 例，治

愈 255 例，有效 21 例，无效 1 例。

[评析]百会是督脉要穴，督脉乃"阳脉之海"。《胜玉歌》云："头痛眩晕百会好。"《针灸大成》："百会主头风中风……头痛目眩，百病皆治。"灸百会可益气升阳、补髓填精、息风安神，使眩晕自止。按照"痛则灸至不痛，不痛须灸至痛"的原则，施灸壮数可多，突破《圣济总录》中"凡灸头顶不过七壮"之说。临床实验研究表明，艾灸百会能够扩张血管，增加脑部血流量，改善大脑的血液循环，从而使眩晕症状得以解除。

神　　阙

药敷法

[方法]患者取仰卧位，先用温水洗净肚脐，再将定眩膏（天麻、半夏、白术、茯苓、葛根、丹参、钩藤、大黄、黄连、川芎）贴敷于穴位上，24h 换 1 次。每天 1 次，7 次为 1 个疗程。

[疗效]丁为国等治疗 65 例，治愈 15 例，有效 31 例，无效 19 例，总有效率为 70.77%。

[评析]定眩膏组成以天麻、半夏为君药，白术、茯苓、葛根、丹参、钩藤为臣药，少量大黄、黄连为佐药，川芎为使药，共奏化痰降浊、通络止眩之功。川芎既为使药，也是很好的透皮剂。神阙穴贴敷，减少了口服给药的肝首过效应，直接进入血液循环，起效较快，血药浓度较高，使用方便。

【按语】

1. 针灸治疗本病效果较好，但应分辨标本缓急。眩晕急重者，先治其标；眩晕较轻或发作间歇期，注意求因治本。

2. 为明确诊断，在治疗的同时应测血压，查血红蛋白、红细胞计数及心电图、电测听、脑干诱发电位、眼震电图、颈椎 X 光片以及 CT、磁共振等检查。

3. 眩晕发作时，令患者闭目安卧（或坐位），以手指按压印堂、太阳等穴，使头面部经气舒畅，眩晕症状可减轻。

4.痰浊上蒙者应以清淡食物为主,少食油腻厚味之品,以免助湿生痰、酿热生风,也应避免辛辣食品,戒除烟酒,以防风阳升散之虞。

【参考文献】

[1]李小宁.针刺列缺穴治疗颈性眩晕30例[J].新中医,1995(1):36.

[2]孙玉成,李承金,苏伟.列缺穴注射治疗颈性眩晕48例[J].中国针灸,1998(3):174.

[3]徐健康,何良元.穴位注射治疗顽固性美尼尔氏病[J].中国针灸,1995(4):55.

[4]范新发.柴胡注射液足三里穴位注射治疗眩晕[J].河北中医,1990(2):42.

[5]魏瑞仙,巴艳东.针刺昆仑治疗颈性眩晕的疗效观察[J].针灸临床杂志,2011,27(12):27-28.

[6]曹鸿寿,张杰.针刺涌泉穴治疗颈性眩晕100例临床观察[J].中国针灸,2000(11):653-654.

[7]白清林.涌泉穴外敷吴茱萸的临床应用[J].天津中医学院学报,1997,16(4):22.

[8]蔡新霞,何菊林.耳穴贴压合涌泉穴贴敷治疗眩晕的疗效观察及护理体会[J].湖南中医杂志,2014,30(5):102-103.

[9]孙远征,张东岩,李岩,等.针刺跷脉治疗颈性眩晕临床观察[J].上海针灸杂志,2015(12):37-38.

[10]东兴明.针刺双侧内关穴治疗眩晕65例[J].中原医刊,1990(1):24.

[11]刘文英.耳穴压丸加内关穴封闭治疗美尼尔氏综合征40例近期疗效观察[J].中国现代医学杂志,2002,12(15):97.

[12]徐明.穴位注射654-2治疗美尼尔综合征疗效观察[J].西南军医,2008,10(6):97.

[13]尹世贤,王振江.针刺治疗眩晕方法简介[J].吉林中医药,1997(3):20.

[14]严宝珠.针刺风池穴治疗眩晕72例[J].湖北中医杂志,1996

（2）：48.

［15］蔡林青．针刺风池穴治疗椎Ａ型颈椎病46例临床观察［J］．天津中医，1996（3）：50.

［16］方针．针刺风池、絜刺夹脊治疗颈椎病［J］．江西中医药，1995（2）：48.

［17］周湘明．风池穴互相透刺治疗颈性眩晕55例［J］．上海针灸杂志，2001（3）：30.

［18］周长斗．风池穴温针灸治疗颈性眩晕疗效观察［J］．中国针灸，2000（5）：227-278.

［19］马秀萍．丹参注射液穴位注射治疗颈性眩晕60例［J］．江苏中医，1995（12）：27.

［20］党卫红，姚益龙，来登银．穴位注射治疗椎动脉型颈椎病55例［J］．中国针灸，1997（9）：551.

［21］范卫星．穴位注射治疗颈性眩晕36例［J］．针灸临床杂志，1998（10）：12.

［22］袁明泽，袁明经．穴位注射治疗美尼尔氏病50例报告［J］．湖北中医杂志，1993（1）：36.

［23］肖继芳．单穴临床治验［J］．针灸临床杂志，1993（Z1）：67.

［24］陶淑华，谭建镕，查雪良，等．穴位注射治疗颈性眩晕212例临床观察［J］．江苏中医，1991（9）：31.

［25］孟培燕，吴绪荣，郭桂荣．穴位注射加针刺对椎动脉型颈椎病影响的临床研究［J］．中国针灸，2003（8）：449-451.

［26］曹西军．维生素B_{12}、654-2风池穴注射治疗眩晕80例［J］．陕西中医，2011（6）：733.

［27］周晓卿，赵丽洁，姚黄，等．电针刺风池穴治疗椎-基底动脉供血不足性眩晕临床研究［J］．中医学报，2013（9）：1421-1422.

［28］张连生．钊刺治疗血管神经性头痛386例［J］．中国针灸，1998（3）：175-176.

［29］蔡圣朝．阳陵泉穴的临床应用［J］．安徽中医学院学报，1989（4）：38.

［30］张志国．行间穴为主治疗眩晕之体会［J］．针灸学报，1992（6）：

41-42.

[31] 吕景山，何树槐，耿恩广．单穴治病选萃 [M]．北京：人民卫生出版社，1993．

[32] 潘德新．清开灵穴位注射治疗眩证 [J]．天津中医，1996（1）：22．

[33] 徐威．针刺大椎穴治疗眩晕 [J]．山西中医，1987（9）：50．

[34] 徐福，霍文璟．针刺大椎穴治疗颈性眩晕疗效观察 [J]．湖北中医杂志，2003（3）：47．

[35] 李澎涛．七星针打刺大椎穴治疗椎-基底动脉供血不足 [J]．四川中医，1987（9）：50．

[36] 李志梁．独取大椎穴治疗椎-基底动脉供血不足60例 [J]．中国针灸，1999（7）：426．

[37] 高岚，张辉．穴位注射加灸治疗颈性眩晕42例 [J]．针灸临床杂志，2000（5）：35-36．

[38] 殷风新．穴位注射治疗颈椎病 [J]．中国针灸，2000（8）：511．

[39] 贾广波．大椎穴刺血拔罐法治疗椎基底动脉供血不足47例 [J]．中国针灸，1995（3）：11-12．

[40] 张策平，阿地力江·伊明．化脓灸百会穴配合中药治疗颈性眩晕89例 [J]．上海针灸杂志，2008，27（10）：37．

[41] 王涵，任辉，阎莉．艾灸百会穴治疗眩晕 [J]．针灸临床杂志，2006，22（8）：46．

[42] 杨春．艾灸百会穴治疗眩晕病 [J]．针灸临床杂志，2001（9）：40．

[43] 庄礼兴．压灸百会穴治疗颈性眩晕21例临床观察 [J]．新中医，2000，32（3）：21．

[44] 罗开涛，沈来华，杨喜兵，等．百会穴麦粒灸为主治疗眩晕症58例 [J]．浙江中医杂志，2010，45（11）：827．

[45] 许美纯，李秋云．艾绒压灸百会穴治疗美尼尔氏综合症177例报告 [J]．中国针灸，1984（4）：14．

[46] 罗彩容，肖晓桃．实按灸百会穴为主治疗颈性眩晕疗效观察 [J]．上海针灸杂志，2012（4）：257-258．

[47] 赵红．灸百会穴为主治疗周围性眩晕76例 [J]．中国针灸，1997（1）：57．

［48］柏树祥. 百会穴注射治疗美尼尔氏病 88 例［J］. 中国针灸，
　　　2002（11）：762.

［49］蔡小静. 百会穴放血治疗眩晕［J］. 中国民族民间医药，2012
　　　（11）：79.

［50］黄昌锦，吴艳华. 火针点刺百会穴治疗痰浊上蒙型眩晕病［J］.
　　　中国针灸，2013（3）：284.

［51］张明建. 多头火针刺百会穴治疗眩晕 278 例［J］. 中国民间疗法，
　　　2013（6）：18.

［52］丁为国，姚庆萍，张建泉. 定眩膏神阙穴贴敷治疗后循环缺血眩晕
　　　65 例疗效观察［J］. 云南中医中药杂志，2010，31（9）：49–50.

第九节　原发性高血压

　　原发性高血压是一种常见的慢性疾病，以安静状态下持续性动脉血压增高（140/90mmHg 以上）为主要表现。本病发病率较高，且有不断上升和日渐年轻化的趋势，其病因至今未明，目前认为是在一定的遗传易感性基础上由多种后天因素作用所致，与遗传、年龄、体态、职业、情绪、饮食等有一定的关系。本病可归属于中医“头痛”“眩晕”“肝风”等范畴，本病与肾阴不足、肝阳偏亢有关，多因精神因素、饮食失节等诱发。

　　高血压病早期，约半数患者无明显症状，常在体检时偶然发现。如血压波动幅度大可有较多症状，常见头痛、头晕、头胀、眼花、耳鸣、心悸、失眠、健忘等。随着病情的发展，血压明显而持续性地升高，则可出现脑、心、肾、眼底等器质性损害和功能障碍。

曲　　池

1. 针刺法

［**方法**］患者取仰卧位，常规消毒双侧穴位后，用 28~30 号 2 寸毫

针，快速直刺入 1.5 寸左右，给予中强度刺激，得气后运用提插和轻度捻转手法，使酸胀感逐步加重，若向上、下放射则更佳，使患者症状明显减轻至消失，留针 15~20min。

[疗效] 吕景山等运用本法治疗多例，效果明显。张红星等治疗 25 例，其即时降压效果明显，一般在 3min 左右起效。吴伟凡、睢明河等治疗原发性高血压疗效明显。

2. 透刺法

[方法] 患者屈肘成 90° 角，常规消毒后，选用 2~3 寸长的毫针，直刺入双侧曲池穴，根据体质胖瘦向少海穴透刺 1.5~3 寸深，运针得气后，用捻转提插手法，使针感上传至肩，下行于腕，以出现酸、麻、胀感为度。1min 后停止运针，每 5min 行手法 1min，30min 后每 10min 行手法 1 次，留针 1h 即可出针。每天 1 次，15 天为 1 个疗程。

[疗效] 刘月珍共治疗 56 例，显效 30 例，占 53.57%；有效 16 例，占 28.57%；无效 10 例，占 17.86%。

3. 旋磁法

[方法] 患者取坐位，采用旋转式磁疗器，在 1 只小电机上安装 1 个直径 3cm 圆盘，两端固定重量相等的铝镍汞磁，磁强 400~600 高斯，2 个圆盘固定于患者双侧穴位。负载后每分钟转速为 1700 转。

[疗效] 孙好明共治 50 例，其中高血压 I 期 8 例，全部显效；高血压 II 期 27 例，显效 19 例，有效 7 例，无效 1 例；高血压 III 期 13 例，显效 7 例，有效和无效各 3 例；产后高血压 2 例，显效、有效各 1 例。

[评析] 曲池穴治疗高血压，从 20 世纪 50 年代后期开始，有人曾将 0.25% 普鲁卡因注入曲池等穴降压，血压降至正常后，经较长时间的观察未见上升，以后临床报道逐渐增多，治疗方法也多种多样，均取得满意的治疗效果。曲池穴为手阳明经合穴，阳明经多血多气，针刺曲池穴能摄纳阳明气血，使气血下降，平亢盛之肝阳，镇上逆之邪火，故能起到平肝潜阳、定眩降压之功效。临床应用起效快，作用持久，激发了经气，通过经络的传输作用，调理内脏器官的功能活动，达到降压目的。

人　迎

针刺法

[**方法**]嘱患者平卧于床上并休息片刻后，医者取 32 号 1.5 寸毫针，快速刺入已消毒了的双侧穴位，深 1 寸左右，此时针柄动摇如动脉搏动样，当毫针达到所需的一定深度后，可留针约 5min，出针时要求用干棉球轻压针孔片刻。隔天 1 次，5 次为 1 个疗程。

[**疗效**]周萍等治疗 30 例，一般在针刺后血压多可以立刻下降，效果满意。赵然等治疗 53 例，于行针 1min、1.5min、留针 30min 时分别测量血压，结果显示针刺后各时点收缩压、舒张压均较针刺前下降，取得较好降压效果。吕景山等治疗高血压病多例，均获良好疗效。杨冬梅治疗 30 例，针刺后 3min 血压开始下降，并一直持续到针刺后 4h，此后血压成略上升趋势，直至针刺后 6h，血压仍显著低于针刺前水平，其降压效应可持续 6h。

[**评析**]《针灸聚英》云："足阳明多气多血……五脏六腑之海，其脉大，血多气盛。"人迎穴属足阳明胃经，且为脉气之所发处，说明针刺人迎穴可调整机体阴阳，摄纳阳明气血，使气血下降，定眩降压；同时可产生双相良性调节作用，以达到阴平阳秘、调理脏腑、气血调和之目的。临床上人迎穴常被用作治疗高血压的主要穴位，这与其毗邻颈动脉窦压力感受器密切相关。针刺人迎穴，可以刺激感受器，使兴奋传导到延髓心血管中枢，此时通过兴奋心迷走中枢、抑制心交感中枢来降低心率，同时抑制交感缩血管中枢使血管舒张，进而降低外周阻力。心率和外周阻力的降低，最终使偏高的血压下降。另外，采用正确的手法，使降压效果持久稳定，这在治疗过程中尤为重要。我们经过长期的临床观察发现，应用小幅度、高频率的捻转补法针刺人迎穴时，可以达到较佳的降压效应。石学敏院士创立了以人迎为主穴的有明确规范手法量学标准和量效关系的针刺方法为：人迎穴直刺 25~40mm，见针体随动脉搏动而摆动，施捻转补法即作用力方向向心为主，小幅度、限度为 1/2 转，频率为 120 次 /min，行针 1min，留针 30min。

足 三 里

1. 针刺法

[方法] 患者取坐位或平卧位，常规消毒双侧穴位皮肤，用28~30号2寸毫针，快速直刺入穴位1.5寸左右，运针得气后，施中等强度的提插捻转手法，时间约5min，留针10~20min，隔5min行针1次，每日1次。

[疗效] 唐仕勇治疗本病，疗效明显。

2. 温针法

[方法] 常规消毒局部皮肤后，用2寸毫针快速直刺入穴位，进针约1~1.5寸，得气后在毫针针柄上套上硬纸板，再在针柄上放艾炷如杏核大，用火点燃，每次灸3~5壮。每日1次，10次为1个疗程，疗程间休息5天。

[疗效] 黄效增治100例，显效73例，有效23例，无效4例。

3. 艾灸法

[方法] 将艾条一端点燃，对准足三里穴约距0.5~1寸进行熏灸，使患者局部有温热舒适感即可，一般每侧灸10~15min，至皮肤稍呈红晕为度。每日1次，7天为1个疗程。

[疗效] 李勤治疗80例，72例2周后获效，6例无效，2例因艾灸后发生皮肤过敏停止使用。

4. 水针法

[方法] 药物选用维生素 $B_1$100mg、维生素 B_{12}0.15mg、胎盘组织液 2ml、当归注射液 2ml、ATP20mg、辅酶 A50U。常规消毒穴位局部皮肤后，用 10ml 无菌注射器及 5号长针头，将上述药物吸入注射器，进针得气后，回抽无血，将药液注入，起针后用无菌棉球按压片刻以防出血。双侧足三里交替使用。每日 1次，10天为 1个疗程，间歇 3天。

[疗效] 施易安治疗 40例，治愈 12例，好转 28例，总有效率为100%。

5. 电子灸法

［**方法**］清洁双侧足三里穴皮肤后，涂一薄层湿润剂，范围约五分硬币大小。接通电子灸疗仪电源，将灸疗仪头对准穴位，调整施灸距离，一般距皮肤 5~8cm 为宜，以患者感到穴位局部温热而无灼痛为度，施灸时间为 20~30min。每日 1 次，10 次为 1 个疗程，休息 2 天后，继续第 2 个疗程，3 个疗程后复查血液流变学及血压。

［**疗效**］张登部治疗 50 例，收缩压和舒张压数值均降低，对降低血浆黏度、全血还原黏度高黏度状态均有较好的作用。

［**评析**］足三里为胃经之合穴，与脾经相表里，脾胃乃后天之本，此穴具有治疗和保健的双重作用，历代医家均十分重视此穴的应用。针灸该穴可宣通五脏六腑，使肠胃安和，气不上逆，气血运行通畅，肝阳不致上扰。足三里对血压、心律、血管舒缩等都有良好的双相调节作用，而且对血液流变学也有一定的影响。因此，用本法治疗原发性高血压病效果良好，对 I 期、II 期患者尤为理想。在穴位注射配方中的人胎盘组织液、当归注射液均具有良好的补肾强体之功能，其余诸药均为人体物质代谢所必需，因此采用此穴进行穴位注射，既有药物的效能，又具有针刺的特点，药液滞留于穴位可较长时间地维持良性刺激，以激发经气，提高疗效。

丰　　隆

针刺法

［**方法**］患者取坐位或仰卧位，常规消毒双侧穴位皮肤（以丰隆为主穴，配曲池穴），用 28~30 号 2 寸毫针，快速直刺入约 1.5 寸，运针得气后，施行提插捻转手法之泻法，留针 40min，隔 10min 行针 1 次。隔日 1 次，10 次为 1 个疗程。

［**疗效**］吴琛治疗本病，效果明显。

［**评析**］高血压病属于中医学"眩晕""头痛"等范畴，其基本病机为肝阳上亢、气血逆乱，治宜平肝潜阳，调理气血。丰隆为足阳明胃经络穴，曲池为手阳明大肠经合穴，阳明经为多气多血之经，丰隆和曲池配合具有调理气血、平肝潜阳之功，故使血压下降，症状消除而获愈。

神　　门

电针法

[**方法**] 患者静卧休息 10min 后，常规消毒局部皮肤后，用 28~30 号 1 寸毫针，快速刺入双侧神门穴，进针得气后，接 PCE－88A 型程控电针治疗仪，选择疏密波，以患者能耐受的强度刺激 10min。每日 1 次。

[**疗效**] 程冠军等治疗 22 例，均获满意效果。

[**评析**] 神门穴为临床治疗心血管系统疾病常用穴，有宁心安神的功效，刺激本穴具显著的降低血压，调节心搏出量、左室有效泵力的即时效应，即对高血压病有治疗作用。神门穴区有尺神经、前臂内侧皮神经及并行的动、静脉通过，有人用辣根过氧化酶（HRP）法证实神门穴区一级感觉神经元的胞体位于颈 5 至胸 1 的脊神经节内，信息经传入神经到达延髓背侧的迷走背核及其他脑神经核团后，通过传出神经调节血管张力、心脏功能等，此为其可能的作用机制。

攒　　竹

针刺法

[**方法**] 取卧位或坐位，消毒攒竹穴皮肤，用 1 寸毫针向鼻根部斜刺，进针约 0.5 寸，予平补平泻手法，以有酸、麻、胀、痛感为度，留针 20min，去针后即刻测量血压、心率。

[**疗效**] 赵鹏共治 31 例，实时显效 21 例，有效 7 例，无效 3 例，总有效率为 90.32%。

[**评析**] 攒竹穴具有醒窍祛风、清眩止痛之功效，文献记载的攒竹穴主治病症与高血压病相一致。如《针灸大成》曰："攒竹穴主目，目眩、风眩等症。"故而选择针刺足太阳经的攒竹穴，作为急诊治疗高血压病的方法，显示针刺本穴在迅速降压、缓解症状的同时，无一例产生新不适感。

膈　俞

埋针法

[**方法**] 患者伏卧并暴露背部，常规消毒一侧穴位皮肤后，将图钉状掀针用摄子垂直压刺入皮内，外用创可贴固定。嘱患者家属每日按压埋针处 3~5 次，每次约 1min，以胀痛为度。埋针处禁湿水及用手抠，治疗期间忌食辛辣刺激、鱼虾等上火之品。左右交替施术，春、秋、冬季隔 3 天 1 次，夏季每天 1 次换贴。

[**疗效**] 蔡晓刚曾治疗 1 例患者，5 次后开始渐次减少降压药剂量，治疗 15 次即可停服降压药，共治疗 25 次诸症均降，血压稳定地维持在 130/78mmHg 上下。

[**评析**] 高血压是一种临床常见的病，多伤及心、脑、肾等重要脏器。膈俞穴埋针治疗高血压，乃辽宁中医学院彭静山老师经验，用之临床每获良效。膈俞穴为血之会穴，上与生血、养血的心俞为邻，下与藏血的肝俞穴为伴，通过埋针调节心、肝功能，改善外周血管阻力与心排出量间的失衡，增强大中动脉的顺应性，使局部与整体均可兼顾，使血压在穴位自我良性调节中渐趋正常，疗效持久。其机制与长效硝苯地平片的降压机制相同，但不存在任何毒副作用。

肾　俞

水针法

[**方法**] 采用 2ml 注射器和 5 号针头，于肾俞穴注射川芎嗪 10mg/ 次（0.5ml），注射时针头进入肾俞穴后，先行捻转提插，患者有针感后，缓慢注入药液。1 次 / 天，7 次为 1 个疗程，共观察 5 个疗程。

[**疗效**] 朱东晓治疗 40 例，收缩压降低总有效率为 77.5%，舒张压降低总有效率为 72.5%，症状如头痛、心悸及失眠方面的总有效率均高于对照组。

[**评析**] 古今论述皆认为，肾俞穴具平阴潜阳、行气解郁之功，用肾俞穴以"泻其有余，补其不足，阴阳平复"，使气血疏泄条达，阴阳平衡，从而达到降压及改善症状的目的。其治疗高血压的机制，主要

是针灸对神经内分泌的调节作用，即针刺后血清中肾上腺素、去甲肾上腺素的平均浓度明显降低，11-羟皮质酮平均浓度明显升高，故针刺肾俞穴能有效地改善原发性高血压患者的临床症状。

委　中

放血法

[**方法**] 患者端坐或扶物站立，充分暴露委中穴，常规消毒局部皮肤后，用细三棱针对准穴位，快速刺入 0.1~0.2 寸，随即迅速退针，双手用力按压针孔周围，使之出血 2ml 左右，用消毒干棉球按压针孔片刻。

[**疗效**] 吕景山等隔日治疗 1 次，效果甚佳。朱凤琴等治疗血出后患者即感头痛减轻，1 个月刺血治疗 1 次，3 次后症状消失，随访 2 年无复发。

[**评析**] 中医认为本病以肝阳上亢、痰浊上蒙、瘀血阻滞等证型为多。"菀陈则除之"，即刺络放血是针灸的一种重要治疗方法，其机制是调整阴阳、疏通经络、调和气血。通过出恶血，通血脉，调血气，改变经络中气血运行不畅的病理情形，从而达到调整脏腑气血功能的作用。研究表明，刺络放血法能改善微循环障碍，缓解血管痉挛，促进血液循环，由此而改善组织的缺氧状态。这与中医学瘀血学说中消瘀散结、活血化瘀的作用是一致的，并且这种作用不仅为局部，而且为全身性。

至　阴

针刺法

[**方法**] 取双侧至阴穴，消毒后用毫针快速斜刺，针尖向上，刺入 1~2 分，采用提插捻转手法，间歇 10min 运针 1 次，留针 30min。每日 1 次。

[**疗效**] 赵东升等治疗 60 余例，疗效较好。

[**评析**] 至阴穴为足太阳膀胱经的井穴，足太阳经脉循行"上额交巅""从巅入络脑""还出别下项""从头至足"；至阴穴能上通巅顶，

疏巅风邪，宣通经络，而且能引血下行，从而起到降压作用。

涌　泉

1. 悬灸法

［方法］患者取平卧位，用纯艾条在双侧穴位上同时施灸，艾火距皮肤 0.5~1.5 寸左右，采用温和悬灸法，使患者有温热感而无灼痛为宜，时间持续约 20~30min。每日 2 次。

［疗效］安素琪治疗数例，效佳。张继秀治疗 60 例，患者艾灸前后各时点平均收缩压、舒张压比较，收缩压平均下降约 10mmHg，舒张压平均下降约 6mmHg。

2. 药敷法

［方法］取适当的药物共研细末，然后将其药末调成糊状，摊在油纸或纱布敷料上，做成直径为 5cm、厚度为 0.5cm 的小药饼，每晚临睡前贴敷在穴位上，外用胶布固定。每日 1 次，10 次为 1 个疗程。

［疗效］何添旺治疗（药物为白胡椒 0.1g，桃仁、杏仁、夏枯草、水蛭、栀子按 4∶4∶4∶4∶1 比例配药，研末后用鸡蛋清调，分 3 天使用，左右穴交替）89 例，全部获愈。严清等治疗（由药物肉桂、牛膝、桑寄生、天麻等制成的贴必灵膏药）24 例，显效 12 例，有效 9 例，无效 3 例。彭正顺等（药物由白芥子、花椒、桃仁、红花、火麻仁、生大黄各等份研末，用醋或姜汁调）配合意守涌泉治疗 40 例，治愈 33 例，显效 4 例，有效 3 例。

［评析］涌泉是足少阴肾经的井穴，是肾水的泉源，有滋水涵木、潜阳息风的作用。应用涌泉穴治疗本病多采取药物贴敷的方法，以吴茱萸为多。吴茱萸辛、苦，热，有小毒，归肝、脾、胃经，具有散寒止痛、疏肝下气、燥湿的功效。吴茱萸贴敷涌泉穴可引火下行，与肾水相交，使阴阳调和，从而达到降压的目的。

内　关

针刺法

［方法］患者取仰卧位或正坐位，常规消毒穴位局部皮肤，用

28~30 号 1.5 寸毫针，针尖略向上快速斜刺进针，施行捻转手法（捻转角度 180°，频率为 120 次 /min），得气后持续行针 2min，使针感沿着上臂方向传导，留针 30min，期间可给断续波脉冲电流进行治疗。每日 1 次。

[疗效] 吕景山等治疗多例患者，效果良好。

[评析] 心包经主脉所生病，各种原因导致的肝阴不足、肝阳上亢所致的高血压，针刺内关均有调整血压的作用。

劳　宫

1. 针刺法

[方法] 常规消毒皮肤，用 28~30 号 1 寸毫针，快速直刺入劳宫穴，深度以直达掌背真皮而针刺受阻时为止，轻微向前捻转毫针，得气后留针 15~20min，期间行针 2~3 次。每日 1 次。

[疗效] 朱成康治疗 20 余例，1 次获效者 4 例，2 次获效者 1 例，4 次获愈者 1 例，5 次获效者 2 例。经随访，仅 1 例于 1 月后血压回升，其余均保持正常血压。

2. 按摩法

[方法] 晚上睡前先用热水泡脚后，再用双手劳宫穴分别与双脚涌泉穴对搓约 10min。每日 1 次，一般不用加服其他降压药物。

[疗效] 于秋治疗 20 例，显效 12 例，有效 7 例，无效 1 例。

[评析] 劳宫穴属手厥阴心包经之荥穴，心与小肠相表里再入目达脑，有清心安神之功效。本经多血少气，相火内属，高血压为血脉之病，尤与心包经关系密切。当邪气内犯，气血受阻，相火上冲，则血压升高。针刺劳宫有息风降火、通畅经络之用，从而达到血压下降之效。

风　池

针刺法

[方法] 选用直径 0.25mm、长度 40mm 一次性无菌针灸针。常规消毒穴位后，以指切法进针，向鼻尖方向针刺 0.8~1 寸（20mm~25mm），行针得气后，留针 30min，每 10min 捻针 1 次。每天 1 次。

［**疗效**］瞿涛等治疗 127 例，即时降压作用总有效率为 92.92%，显效率为 58.05%，无效率为 7.08%，说明针刺风池穴有显著的即时降压疗效。黄晋芬等治疗 30 例，显效 15 例，好转 12 列，无效 3 例，总有效率为 90%。

［**评析**］风池穴为足少阳胆经的穴位，足少阳胆经与阳维脉会于风池，由于阳维脉循行于肩背、头项、诸阳部，所以又为"诸阳之会"。足少阳胆经与足厥阴肝经互为表里，因此风池穴具有调节诸阳、泻肝胆之热而清利头目、祛除头风的作用。现代医学理论认为，针刺风池穴具有调节高血压患者交感神经系统，使其由兴奋转为抑制，从而通过神经体液调节，降低血压。也有学者认为，由于本穴所在位置与延髓关系密切，其穴下深层解剖有丰富的血管、神经分布，针刺可活血通络，有助于改善椎动脉的供血，对 1 级、2 级高血压病有良好的降压疗效。

行 间

刺络放血法

［**方法**］取单侧足背行间穴，手指轻揉按摩局部数分钟，用碘伏和酒精消毒后，用严格消毒的一次性注射针头对准施术部位，快速刺入 3~6mm，随即出针，轻按针孔周围，使其自然出血。出血量依病情而定，一般放血 0.5~1ml，然后用棉球按压针孔周围，每次单穴放血，交替进行。每 2 天放血 1 次，每穴放血 5 次，10 次为 1 个疗程。

［**疗效**］胡伟勇等治疗 30 例，显效 11 例，有效 14 例，无效 5 例。

［**评析**］高血压病属于中医学"眩晕""头痛"等范畴。《素问·至真要大论篇》云："诸风掉眩，皆属于肝。"中医认为本病的发生主要责之于肝，或素体阴虚，肝阳上亢，或郁怒伤肝，耗伤阴血，或肝肾阴亏，肾精不足，水不涵木，阴虚阳亢，或抑郁恼怒，气随痰阻，痰随气生，上扰清空，均可发生本病。行间穴为足厥阴肝经的荥穴，选之能"泻其有余，补其不足，阴阳平复"，使肝气疏泄条达，阴阳平衡，从而达到降压及改善症状的目的。许多实验结果证明，针灸治疗高血压主要作用于对神经内分泌的调节上，针刺后血清中肾上腺素、去甲肾上腺素的平均浓度明显降低，11- 羟皮质酮平均浓度明显升高，从

而激活了对神经体液系统的调节而降低血压。

太　冲

针刺法

[方法] 患者取仰卧位，常规消毒双侧穴位（以太冲为主穴，配足三里穴）局部皮肤，用28~30号2寸毫针，快速直刺入穴位适当深度，得气后主穴用泻法，运针时频率要快，指下指感要强，反复运针8~10min，不留针，起针后不按压针孔，如出血可用消毒棉球轻轻擦去。配穴用平补平泻法，留针30min，隔10min运针1次。每天1次，连续15日为1个疗程。

[疗效] 彭德军共治疗52例，治愈25例（占48.08%），显效24例，占（46.15%），无效3例（占5.77%），总有效率为94.23%。

[评析]《素问·至真要大论篇》中有"诸风掉眩，皆属于肝"的论述，《临证指南医案·眩晕门》云 .:"所患眩晕者，非外来之邪，乃肝胆之风阳上冒耳"。太冲属肝之原穴，古人有"五脏有疾，当取之十二原"之说，太冲穴具有疏肝理气、平肝潜阳、泻火止痛之功，针刺太冲穴能"泻其有余，补其不足"，使肝气条达，阴阳平复，从而达到降压及改善症状的目的。

大　椎

1. 针罐法

[方法] 常规消毒后，用毫针快速直刺入穴位1~1.5寸深，不捻转或提插，当患者产生麻胀感觉时，在针柄上捏放一酒精棉球并点燃之，待火燃旺盛时即叩上火罐，留罐约20min。隔日1次，10次为1个疗程，间隔7天再行第2个疗程，以3个疗程为限。

[疗效] 吕景山等治疗原发性高血压，有即时降压的作用，消除或减轻症状的效果良好，其有效率比较，男性高于女性，青壮年高于老年，体力劳动者高于脑力劳动者，患病时间短者高于患病时间长者。笔者治疗17例，治愈8例，好转5例，无效4例。一般在针拔后收缩压可下降10~20mmHg，舒张压可下降5~10mmHg。

2. 刺络拔罐法

[**方法**] 患者取坐位，消毒穴区皮肤，先用三棱针在大椎穴上横划 1cm 长的痕迹，以划破皮肤并有少量血液渗出为度，然后用闪火法速拔火罐于穴位上，留罐 5~15min，起罐后用消毒干棉球擦净血液，再敷盖消毒棉球或纱布，用胶布固定，以防感染。每周 1 次（每次治疗时应在原处稍上或下处操作），5 次为 1 个疗程。

[**疗效**] 张忠恕一般治疗 1 次即有明显疗效，治疗 3 次血压即可稳定，治疗 5 次无效者则改用他法。

[**评析**] 督脉位于背部正中，总督一身之阳经，为阳脉之海。督脉循行"贯脊属肾"，上入络脑，与肝脉会于巅，故能调节肝、肾之阴阳平衡。大椎穴位于督脉颈部，是经气由背入颈之要冲。针拔大椎穴，能振奋督脉经气的运行，促进其总督一身之阳气、调整阴阳的功能，进而使偏亢的肝阳得以平复，使增高的血压得以下降。

百 会

1. 艾灸法

[**方法**] 患者正坐，医者将点燃的艾条从远端逐渐向百会穴接近，约距离 1cm，当患者感觉到局部皮肤由烫至灼痛为 1 壮。然后医者可将艾条提起，再依法反复操作 10 次。每日 1 次。

[**疗效**] 吕景山等治疗多例，效果显著。

2. 温针法

[**方法**] 针刺百会穴，局部产生酸、麻、胀、重等得气感时，针柄放置艾炷施灸，3 壮 / 天。配合针刺四关穴，以平补平泻法行针 1min，留针 20min，每 5min 行针 1 次。每天 1 次，5 天为 1 个疗程，疗程之间休息 2 天，连续治疗 8 周。

[**疗效**] 杜玉蓉治疗 75 例，有效 68 例，总有效率为 90.67%。

[**评析**] 百会穴归属于督脉，为手足三阳经、督脉与足厥阴肝经之交会。肝阳上亢后易顺肝经上逆入脑，直犯巅顶，从而出现眩晕、头痛症状，艾灸百会穴可起到平肝潜阳、镇肝息风之功效，治疗原发性高血压可起到满意的辅助降压作用，还可减少降压药物使用剂量。

关　元

针刺法

[**方法**] 嘱患者排尿，消毒毫针后垂直刺入关元穴，针尖稍向下，令针感传至外生殖器，留针30min。每日1次，每周休息1~2天，10次为1个疗程。在治疗期间，如果出现收缩压大于26.7kPa（200mmHg），则适当配合使用复方释压片、地巴唑、复方芦丁等药物。

[**疗效**] 李东哲等治疗50例，平均针刺30次后血压开始下降，50次后50例患者收缩压全部降至正常范围，49例患者舒张压下降至正常范围，只有1例下降至13.3kPa（100mmHg）。

[**评析**] 中医学认为，本病与肝、肾两脏有关，其发病机制主要为上实下虚。上实为肝气郁结，肝火、肝风上扰，气血并走于上，下虚为肾阴不足，肝失润养而致肝阳偏盛，上扰清窍。患病日久，阴损及阳，又导致阴阳两虚。关元穴是足三阴经（肝经、肾经、脾经）、任脉之会，小肠经之募穴，具有培肾固本、调气回阳以及调节血压的作用。因此，针刺关元穴治疗高血压病，可取得较好的疗效。

气　海

1. 悬灸法

[**方法**] 将艾条点燃，在距离穴位约1寸高处行雀啄灸，以局部皮肤见红晕、有温热感而无灼痛为度，一般灸20min，每日1次。如有不慎，局部灼伤起疱，轻者只要注意不要擦破，可任其吸收；如水疱较大，可用消毒针刺破，放出水液，涂上林可霉素利多卡因凝胶，并用消毒敷料加以保护，以防感染。

[**疗效**] 王彩悦等治疗1例，1周后患者自觉头晕、头痛及睡眠症状有所缓解，血压为130/80mmHg，3周后头晕、头痛消失，睡眠症状完全改善，情绪平稳。

2. 温灸法

[**方法**] 患者取仰卧位，取2~3cm艾条6段，分别点燃一端后，同时并排放入温灸盒中，施灸于气海穴，距离皮肤约2~3cm，每次30min，以局部有温热感而无灼痛为宜。每日1次，10次为1个疗程。

［**疗效**］梁晓东等治疗 47 例，痊愈 37 例，有效 9 例，无效 1 例，总有效率为 97.87%。

［**评析**］气海有总司一身之气，有大补元气的作用，在气海穴处施以温灸，取"使火气以助元气"之意，使元气之阴阳达到平衡状态。元阴元阳的协调平衡，进一步调整肝肾阴阳，使其恢复平衡。因此在治疗高血压病，证属本虚标实者，可选气海穴。另外按解剖学讲，气海穴下左右即肾脏所处之位，而任脉又可称为"阴脉之海"，取气海穴灸之可从阴脉引导阳气下归，并与肾之命门火相合，故温灸气海穴可温补元阳。"阴得阳化而生化无穷"，肝肾元阴得以生化，进一步制约亢盛的阳气，使之渐渐下行，达引火归元之效。

石 门

温针法

［**方法**］患者取坐位或仰卧位，常规消毒局部皮肤后，取 28~30 号 2.5 寸毫针，以中等速度缓慢捻转刺入，进针约 2 寸，得气后留针 30min，在留针过程中可于针上加艾卷施行温针灸。每日 1 次。

［**疗效**］吕景山等治疗 26 例，均取得满意疗效。

［**评析**］本穴和气海、关元的别名皆为丹田，为修练元气之所，故有培补元气的作用，在此处施以温灸，取"使火气以助元气"之意，使元气之阴阳达到平衡状态。元阴元阳的协调平衡，进一步调整肝肾阴阳，使其恢复平衡，因此在治疗高血压病证属本虚标实者，可选石门穴。关于热证可灸的论述，刘完素认为灸法有"引热外出"和"引热下行"的作用，朱丹溪指出其原理为"火以畅达，拔引热毒，此从治之意"。

神 阙

1. 药敷法

［**方法**］适当药物按比例混合后共研成细末，取适量药粉调成黏稠饼状，直接贴敷于脐部，外用塑料薄膜及纱布固定。

［**疗效**］田元生等治疗（取吴茱萸、川芎各半量，研成粉末密贮备用。治疗时先用 72% 乙醇棉球擦净穴位皮肤，再取 5~10g 药粉填

入肚脐，上盖麝香止痛膏以固定。每 3 天换敷 1 次，1 个月为 1 个疗程）多例，效果满意。唐望海等治疗（取吴茱萸 500g 研成细粉末备用。治疗时先将穴位局部用温水洗净，每次用药粉 20mg，用姜汁调和成糊状，贴敷于神阙、涌泉和太冲穴，外用胶布固定。每周换药 1 次）56 例，显效 20 例，有效 28 例，无效 8 例，疗效显著。商氏等治疗（吴茱萸研成粉末，过筛，每晚临睡前取 10~20g 用醋调后纳入脐中，上盖麝香虎骨膏固定。3 天换 1 次，1 个月为 1 个疗程，连用 2 个疗程）治疗 60 例，临床治愈 42 例，有效 14 例，无效 4 例，总有效率为 93.33%。

2. 针灸法

［**方法**］严格消毒穴位，碘伏擦净肚脐中的污垢，反复擦拭 3 遍，确保脐中洁净。选用 0.3mm×40mm 针具，快速刺入皮下，缓慢捻转进针 25~40mm 深，然后在针尾装上艾炷点燃，留针 30min。隔天 1 次，连续 30 天。

［**疗效**］裘锦魁等治疗 18 例，治愈 9 例，有效 7 例，无效 2 例，总有效率为 88.89%。

［**评析**］脐为先天结蒂，后天气舍，神阙居中，中医学认为它位于任脉，与督脉相表里，可通百脉，连络五脏六腑和四肢百骸，是治疗的重要通道之一。中医学称高血压为"眩晕""头痛"等，以阴虚阳亢为主要病机，针刺神阙可连通督脉命门，加温灸后引导外散之阳火回归本原，能较好地消除高血压患者的临床症状。

【按语】

1. 针灸对 1、2 期高血压病有较好的效果，对 3 期高血压可改善症状，但应配合降压药物治疗，高血压危象时慎用针灸。

2. 长期服用降压药物者，针灸治疗时不要突然停药，治疗一段时间后，待血压降至正常或接近正常，自觉症状明显好转或基本消失时，再逐渐减小药量。

3. 高血压也可作为某些疾病的一种症状，如心脑血管疾病、内分泌疾病、泌尿系统疾病等发生的高血压，称为"症状性高血压"或"继发性高血压"，需与高血压病相区别。

【参考文献】

［1］吕景山，何树槐，耿恩廣．单穴治病选萃［M］．北京：人民卫生出版社，1993．

［2］张红星，张唐法，刘悦平．针刺曲池与药物即时降压的对比观察［J］．中国针灸，2001（11）：645-646．

［3］吴伟凡，梁汉彰，袁中草．原发性高血压应用针刺曲池穴得气和捻转补泻手法降压效果探讨［J］．中医临床研究，2013（10）：50-51．

［4］睢明河，王朝阳，马文珠．针刺曲池穴得气和捻转补泻手法对原发性高血压患者血压的影响［J］．中医药信息，2012（3）：87-90．

［5］刘月珍．针刺曲池透少海治疗高血压56例［J］．中国针灸，2002（6）：412．

［6］孙好明．曲池穴旋磁疗法治疗高血压50例［J］．陕西新医药，1978（3）：68．

［7］周萍，石学敏．针刺人迎穴为主治疗原发性高血压病30例［J］．河南中医，2011，31（8）：918-919．

［8］赵然，傅立新．针刺人迎穴对53例高血压病患者的即时降压效应［J］．中国针灸，2011，31（5）：466．

［9］杨冬梅．针刺人迎穴治疗原发性高血压亚急症患者的观察与护理［J］．天津护理，2011，19（4）：226-227．

［10］唐仕勇．足三里穴临床应用案例［J］．针灸临床杂志，1994（3）：48-49．

［11］黄效增．温针灸足三里穴治疗原发性高血压［J］．中国社区医师，1994（8）：38．

［12］李勤．艾灸足三里穴治疗老年高血压患者的观察和护理［J］．中国医药指南，2012，10（9）：661-662．

［13］施易安．足三里穴注射治疗高血压病40例［J］．天津中医，2000，17（6）：25．

［14］张登部，刘国真，侯凤琴，等．康为电子灸足三里对高血压患者血流变学及血压影响的观察［J］．中国针灸，2000（11）：685．

［15］吴琛．丰隆穴临床应用三则［J］．中国针灸，1998（7）：433．

［16］程冠军，俞在芳．电针神门对高血压病患者血压及心功能的影

响［J］.上海针灸杂志，1996（5）：11.

［17］赵鹏.针刺攒竹穴即时降压的临床观察［J］.人人健康（医学导刊），2007（8）：23.

［18］蔡晓刚.膈俞穴的临床应用［J］.针灸临床杂志，2005，21（4）：45-46.

［19］朱东晓.肾俞穴注射川芎嗪对高血压病降压作用的临床观察［J］.中国实用医药，2009，4（15）：38-40.

［20］朱凤琴，陶文剑.委中穴刺络放血应用举隅［J］.黑龙江中医药，2010（6）：36-37.

［21］赵东升，李密英，范准成.针刺至阴穴治疗高血压［J］.针灸学报，1993（1）：19，22.

［22］安素琪.艾灸涌泉穴降血压的临床观察［J］.北京中医，1995（6）：40-41.

［23］张继秀.艾灸涌泉穴治疗高血压的临床护理［J］.齐齐哈尔医学院学报，2013，34（16）：2489-2490.

［24］何添旺.涌泉穴敷药治疗高血压病［J］.新疆中医药，1998（2）：27.

［25］严清，傅莉莉.贴必灵外敷涌泉穴治疗高血压病24例［J］.陕西中医，1997（11）：511.

［26］彭正顺，龚媛媛，龚子夫.药敷和意守涌泉穴治疗原发性高血压［J］.甘肃中医，1994（4）：31-32.

［27］朱成康.针刺劳宫穴治疗高血压［J］.浙江中医杂志，1994（7）：309.

［28］于秋.按摩涌泉穴劳宫穴控制高血压20例［J］.中国民间疗法，2002，10（7）：58-59.

［29］瞿涛，陈邦国，张红星，等.针刺风池穴对高血压病降压疗效的临床研究［J］.湖北中医杂志，2009，31（10）：8-9.

［30］黄晋芬，韦翠娥，贺建平，等.针刺风池穴对原发性高血压的临床疗效观察［J］.中西医结合心脑血管病杂志，2007，5（11）：1130-1131.

［31］胡伟勇，龚瑷瑷，邹娴，等.刺络放血行间穴治疗肝阳上亢型高血压病的临床效应［J］.江西中医药，2012，43（10）：53-54.

[32]彭德军.太冲穴配足三里穴针刺治疗肝阳上亢型高血压52例
[J].针灸临床杂志,2002(2):38.

[33]张忠恕.针拔大椎穴治疗17例高血压疗效观察[J].吉林医学,
1984,5(5):48-49.

[34]杜玉蓉.针刺开"四关"加百会穴温针灸治疗原发性高血压的
临床分析[J].现代养生,2014(4):270-271.

[35]李东哲,金连顺.针刺关元穴治疗Ⅲ期高血压病50例[J].延
边医学院学报,2009,25(1):291-292.

[36]王彩悦,李岩,苑婷.贺普仁教授温灸气海穴治疗高血压病举
隅[J].针灸临床杂志,2011,27(10):57-58.

[37]梁晓东,岳樊林,杜学辉.温灸气海穴治疗原发性高血压[J].
中国针灸,2009,29(11):942.

[38]田元生,李长禄,毕巧莲,等.神阙敷药治疗高血压病的对照
观察[J].中国针灸,1990(2):15-16.

[39]唐望海,张李兴,李莉芳.吴茱萸穴位贴敷治疗高血压病56例
[J].深圳中西医结合杂志,2013(6):33-34.

[40]讷翠莲,李敏.吴茱萸贴敷神阙穴治疗高血压60例[J].中医
外治杂志,2003(2):44.

[41]裘锦魁,金肖青.针灸神阙穴引火归原治疗原发性高血压的临
床研究[J].新中医,2015,47(11):181-182.

第十节　低血压症

低血压症是指成年人的血压持续低于 90/60mmHg（老年人低于
100/70mmHg）。本病属于中医学"眩晕""虚损"的范畴,以气虚为本,
涉及心、肺、脾、肾等脏器。当病情轻微时,仅有头晕、头痛、食欲
不振、疲劳、面色苍白、消化不良、易晕车船,以及情绪自控能力差、
反应迟钝或精神不振等。严重时表现为心悸、站立性眩晕、呼吸困难、
发音含糊、共济失调、四肢厥冷,甚至昏厥。

西医学分为体质性、体位性、继发性三类。体质性低血压最为常见，一般认为与体质瘦弱和遗传有关，多见于 20~50 岁的妇女和老年人；体位性低血压，是患者长时间站立，或从卧位到坐位、站立位时，因血压调节不良，突然出现血压下降超过 20mmHg，并伴有相应症状；继发性低血压，多由某些疾病或药物引起，如腹泻、大出血、风湿性心肌病、心肌梗死、脊髓空洞症、中风、服用降压药或抗抑郁药等。

公　孙

电针法

[**方法**] 患者稍静卧，常规消毒双侧穴位（酌配内关穴）皮肤，进针得气后，将 G6805-1 型电针治疗仪每对电极分别接于双侧同名穴，电针治疗仪输出的脉冲电流为 2~5 次 /s 的慢波，强度以患者能忍受为宜，每次 20min。每日 1 次，10~20 天为 1 个疗程。

[**疗效**] 尹士东等治疗 100 例，痊愈 32 例，好转 66 例，未愈 2 例，总有效率为 98%。

[**评析**] 西医学认为，原发性低血压病属慢性心脏病中的一种类型，发病机制可能与心脏、血管的功能低下有关。在临床中根据公孙、内关对心胸病的相对特异性治疗作用，运用电针刺激治疗，其机制初步认为是对感受器的作用敏感，并通过神经系统传导到心脏及血管的植物神经，提高了心血管的舒缩功能，使心的排血量增加和推动力增强，对血管壁的压力提高，血压升高而达到治疗目的。

风　池

针刺法

[**方法**] 嘱患者取俯伏位，消毒后快速刺入风池穴，施行温通针法，即左手拇指置穴位下方行关闭法，右手持针进至皮下 0.8 寸左右，针尖斜向鼻尖，促使针感产生并沿针侧向上传导达前额、鼻部时，捻转守气 1min 出针，两侧同样操作。配穴内关、合谷、阳陵泉、足三里行补法，留针 20min。每日 1 次。

[**疗效**] 陈跃来等治疗 1 例，经治 3 次后头晕症状即减轻，针治至

10 次时头晕消失，血压为 100/60mmHg，诸症消失，续针 5 次巩固疗效，1 月后随访未复发。

［**评析**］风池穴处于脑窍，是治疗肝火、肝风上扰清窍的重要穴位，对气血异常所致头晕头痛效果明显，所以临床常选风池穴治疗诸多头部疾病，以行气活血、通利脑窍。研究报道，针刺风池穴对血管的瘀血状态、微循环、血液流变学及血流动力学均有明显改善。古人云："气至而有效"，针刺促使针感沿经络传至病所是提高疗效的重要手段。风池穴为少阳经与阳维脉、阳跷脉的交会穴，针刺得当可使针感循少阳经、阳维脉、阳跷脉的走向而达眼、耳、额和颞部，这也是风池穴可治疗头面五官疾病的机制。

百　　会

艾灸法

［**方法**］患者取卧位或坐位，医者左手食、中指置于穴位两侧，按压头发并可自感温度（以便随时调节施灸距离），右手持点燃一端的艾条，在距穴位 3cm 处以温和灸法施灸，每次 15min。每日 1 次，10 天为 1 个疗程。

［**疗效**］袁军等共治 22 例，痊愈 16 例，好转 5 例，无效 1 例。

［**评析**］百会位于巅顶，属督脉穴，为诸阳之会，内络于脑，可提升阳气，对于治疗低血压有一定疗效。

素　　髎

针刺法

［**方法**］常规消毒后，用 32 号 1 寸毫针，于素髎穴向上斜刺 2~3 分，行捻转手法数次，至局部有酸胀感为止，留针 1h，每 10min 行针 1 次。隔日 1 次，共治疗 3 次。

［**疗效**］潘凤军等治疗 1 例，30min 后血压从 80/50mmHg 升至 100/65mmHg，留针 1h 后血压为 110/70mmHg，起针。治疗 3 次后，其间血压未回降，一直保持在 110~120/70~75mrnHg 之间，亦未针刺其他穴位，随访半年未复发。

[**评析**] 督脉主一身之阳气，为肾之根本，素髎为督脉之穴，有回阳苏厥之功，常用于昏迷、休克之急救。根据医刊上相关报道，素髎有很强的升压作用，可用于低血压的治疗。据现代实验证明，针刺素髎穴，通过传入神经将冲动传至中枢（主要是脑干网状结构），然后通过植物神经，尤其是交感神经的兴奋，能反射地引起某些脏器的小血管收缩，使外周阻力增加、心脏收缩功能加强，从而使血压上升。

【按语】

1. 针灸对本病有较好的升压作用，但因低血压多伴有或继发于相关疾病，因此应明确诊断，积极治疗相关病症。血压过低、病情危急时应作急救处理。

2. 老年低血压患者，平时行动不可过快过猛，从卧位或坐位起立时，动作应缓慢进行。

3. 患者应积极参加体育锻炼，改善体质，增加营养，多饮水，多吃汤类食品，每日食盐略多于常人。

【参考文献】

[1] 尹士东，曹英杰，张君. 电针内关、公孙穴治疗原发性低血压 100 例临床观察 [J]. 针灸临床杂志，2000（2）：34-35.

[2] 陈跃来，张天嵩，郑魁山. 风池穴临床应用举例 [J]. 上海中医药杂志，1999（7）：31-32.

[3] 袁军，肖霞. 艾灸百会治疗原发性低血压 22 例 [J]. 中国针灸，1996（11）：30.

[4] 潘凤军，王萍乐，刘瑧. 针刺素髎穴治疗产后低血压 1 例 [J]. 中国针灸，2002；（增刊）：130-131.

第十一节　白细胞减少症

白细胞减少症是指循环血液中的白细胞计数持续低于 $4.0 \times 10^9/L$，可分为原发性和继发性两类。多由理化因素、感染以及相关疾病，通过人体变态反应和对造血细胞的直接毒性作用，或抑制骨髓的造血功能，或破坏周围血液的白细胞而引起。本病属于中医学"虚劳""虚损"范畴。

多数患者病程短暂呈自限性，无明显临床症状，持续性白细胞减少，可有头晕眼花、神疲体倦、少气懒言、腰酸背痛、嗜睡困倦、健忘、耳鸣、自汗、纳呆等。

足 三 里

水针法

[方法] 患者取仰卧位，用 5ml 注射器抽吸适当药液，常规消毒穴位皮肤后，快速将针头刺入穴位，进针约 1~1.5 寸，得气后若抽无回血，则可将药液缓慢注入。每日 1 次，一般以 10 次为 1 个疗程。

[疗效] 陈惠玲等（药物为地塞米松 5mg）治疗多例，疗效满意。孙蔚莉等（药物为地塞米松 2.5mg）治疗 46 例，显效 34 例，有效 8 例，无效 4 例。朱霞等（药物为地塞米松 1ml、肌苷注射液 2ml）治疗 100 例，速效 20 例，显效 65 例，有效 9 例，无效 6 例。任增海等（药物为地塞米松 5mg、维生素 B_{12} 注射液 0.5mg）治疗 20 例，显效 14 例，有效 5 例，无效 1 例，总有效率为 95%。张爱萍（药物为地塞米松 5mg）治疗 20 例，1 周内有 8 例患者白细胞总数小于 $4 \times 10^9/L$，10 天后仅有 1 例患者白细胞总数小于 $2 \times 10^9/L$。黄氏等（药物为地塞米松 5mg、ATP 注射液 20mg）治疗 90 例，其疗效治疗前后对比有显著性差异，与对照组相比也有显著性差异。赵立明等（药物为黄芪注射液 4ml，配大椎穴）治疗 21 例，治愈 14 例，显效 4 例，好转 2 例，无效 1 例。

[评析] 足三里是足阳明胃经合穴，是强身健体保健要穴，足阳明胃经多气多血，针刺足三里具有补益气血、扶正壮阳之功，有助于升高外周血的白细胞数目。临床及实验研究证明，足三里穴对外周血液中各类白细胞具有双向调节作用，故为治疗白细胞减少症的首选穴位，目前多用于肿瘤放化疗后引起的白细胞减少症，方法多为穴位注射，药物有脐血、地塞米松、维生素 B_1 及维生素 B_{12}、丙酸睾酮、升

白欣、甲酰四氢叶酸钙，以及一些中药制剂如黄芪、益气汤等。其中地塞米松临床应用最多，取得较好疗效，且方法简单，用药量小，无并发症。地塞米松为肾上腺皮质激素类药，能刺激造血功能，促使骨髓中成熟的中性粒细胞释放，改变血液中白细胞的分布，使血液循环中的中性粒细胞增多，淋巴细胞及嗜酸性粒细胞减少。脐血中含有大量造血干细胞、造血刺激因子，可有效刺激骨髓恢复造血功能，故选用脐血进行足三里穴位注射，用量小而疗效较好，见效快，且无明显不良反应。黄芪为补气要药，补气以生血，故也用于治疗白细细胞减少症。

【按语】

1. 针灸对本病的疗效较好，但应同时治疗原发病。

2. 注重预防，避免滥用药物，控制放、化疗药物剂量，尽量减少理化因素的刺激。

【参考文献】

[1] 陈惠玲，周浩本，杨树军，等. 药物足三里穴位封闭治疗白细胞减少症 61 例 [J]. 中国中西医结合杂志，1992（3）：307.

[2] 孙蔚莉，陈迎春. 穴位注射地塞米松升高外周白细胞的临床观察 [J]. 江苏中医，1994（8）：29-30.

[3] 朱霞，赵红新，刘慧，等. 穴位封闭治疗化疗后白细胞减少症 100 例疗效观察 [J]. 中国针灸，1995（6）：3-4.

[4] 任增海，刘月册，邓鸿鹏. 足三里穴位封闭治疗白细胞减少 20 例 [J]. 吉林中医药，2003（3）：38.

[5] 张爱萍. 足三里穴注射治疗放疗后白细胞减少 20 例 [J]. 湖南中医杂志，2003（1）：46.

[6] 黄秀芳，黄秀兰. 穴位注射配合药物治疗放化疗后白细胞减少症 90 例 [J]. 福建中医药，2003（6）：44.

[7] 赵立明，赵光毅. 穴位注射治疗白细胞减少症 41 例 [J]. 中国针灸，2002（5）：342.

第十二节 心悸

心悸，又名"惊悸""怔忡"，是指心跳异常、自觉心慌不安的病症。多见于西医学的心脏神经官能症、风湿性心脏病、冠状动脉粥样硬化性心脏病、肺源性心脏病、贫血、甲状腺功能亢进等。中医学认为本病的病位在心。

其临床表现为自觉心动异常，或快速，或缓慢，或跳动过重，或忽跳忽止，呈阵发性或持续不解，神情紧张，心慌不安，可伴有头晕、胸闷不适、心烦不寐、颤抖乏力等，中老年患者还可伴有心胸疼痛、喘促不安、汗出肢冷、晕厥。脉象可见数、促、结、代、缓、迟等。常因情志刺激、惊恐、紧张、劳倦、饮酒等因素诱发。

神 门

1. 针刺法

[**方法**] 患者取仰卧位，消毒皮肤后速刺入双侧穴位，进针 0.3~0.5 寸，给予中弱量刺激。室上性心动过速者，进针后 2~5min，若心率由 160~220 次 /min 减慢为 75~85 次 /min，即应停针；窦性心动过速者，进针 2min 后，心率可由 120~140 次 /min 减慢至 100 次 /min，当其继续减慢到 90 次 /min 时，可留针 10min，心率多逐渐恢复正常。

[**疗效**] 孙宝彩等治疗 42 例，其中 13 例室上性阵发性心动过速有效 11 例，29 例窦性心动过速有效 27 例。林仁勇等治疗 30 例患者，用 Actiheart 心电记录仪记录针刺前 10min、留针时 10min、出针后 10min 的心率变异性指标的变化情况，发现针刺神门穴特别是得气后，可引起心脏自主神经的变化，导致心率减缓。别怀玺等对 35 例健康人针刺神门穴前、中及后的心率变异性指标进行对照分析，结果提示神门可以使心率减慢，心率变异性增高。陈少宗等治疗多例，效果显著。

[**评析**] 心经的许多穴位都有改善心功能的作用，其中最常用的是

神门穴。神门穴是手少阴心经的输穴、原穴，是心气出入之门户也。《灵枢·五邪》说："邪在心，则病心痛，喜悲，时眩仆，视有余不足而调之其输也。"手少阴心经主心所生病者，所以神门也是治疗心系病的一个重要穴位。以往大量临床及实验研究表明，针刺神门能改善冠状动脉循环，减轻心肌缺血，并可抑制血小板活性，防止血栓形成，增加心肌张力，调整心肌收缩性能，纠正心功能不全。

攒　　竹

针刺法

［**方法**］患者取仰卧位，用75%乙醇常规消毒穴位皮肤后，用28~30号1寸不锈钢毫针，针尖向下快速平刺入穴位约1寸，得气后给予快速的捻转（但不宜施行提插手法），直至其心率恢复正常为止，疗效显著。

［**疗效**］戴德清治疗1例，约1min后获效。

［**评析**］针刺攒竹穴治疗心动过速的作用机制可能是刺激眶上神经反射性地引起迷走神经兴奋，释放出乙酰胆碱，从而使冲动的传导减慢。同时，迷走神经的兴奋性增高，也会使心脏起搏点的兴奋性降低，而终止室上性心动过速。

心　　俞

1. 刺络拔罐法

［**方法**］患者取俯卧位，先在穴周用双手拇、食指向其中央推按，使血液积聚于针刺部位。消毒穴位皮肤，左手拇、食、中指三指夹紧穴位，右手持针（以拇、食两指捏住针柄，中指指指腹紧靠针身下端，针尖露出1~2分），快速点刺入1~2分深，随即迅速退出，轻轻挤压针孔周围，使出血少许。然后用闪火法拔罐于穴位上，留罐10~15min，吸出血液10~20ml，擦净血迹即可。隔日1次，5次为1个疗程，休息5天后再行下1个疗程，连续2~3个疗程。

［**疗效**］吕景山等治疗多例，本法对病属功能性者，收效迅速；属器质性者，收效较慢，但亦可改善其症状。

2. 针刺法

[**方法**] 常规消毒穴位皮肤后，用 28~30 号 1.5 寸不锈钢毫针，针尖向脊柱方向快速斜刺入穴位 1 寸左右，行刮针手法，得气后留针 10min。每日 1 次，重者每天 2 次。

[**疗效**] 吕景山等治疗 30 例心绞痛，1 次痛除者 20 例，2 次痛除者 5 例，有 5 例需配合使用其他药物才能缓解疼痛。

3. 埋线法

[**方法**] 患者取俯卧姿势，常规消毒穴位局部，铺无菌洞巾，利多卡因局麻，选用长度为 3~4cm 的羊肠线，穿入 12 号腰穿针管内，将针与皮肤成 15° 角，从厥阴俞缓缓刺入穴位，并使已刺入的针体贯穿至心俞穴，施行旋转手法刺激 5~10min，待有针感时，边退针边将羊肠线推入穴内，出针后用无菌纱布敷盖，胶布固定。要求 1 周内局部宜注意保洁。2 个月治疗 1 次，左右侧穴位交替施术。

[**疗效**] 丁章森治疗 8 例冠心病，效果明显。

4. 药贴法

[**方法**] 于每晚 20：00 左右，患者取俯坐位，将硝酸甘油贴膜贴心俞穴，保留 24h，每日 1 贴，连续 2 周。

[**疗效**] 朱海东等治疗 40 例，显效 11 例，有效 24 例，无效 5 例，总有效率 87.5%。

[**评析**] 心俞穴为心的背俞穴，针灸此穴能扩张冠状血管，改善血液循环，改善心肌供血，从而缓解冠心病心绞痛，控制心律失常，改善心悸、胸闷等症状。由于此穴位于背部，不宜留针太久，故采用埋线或贴敷，可持续刺激该穴，起到较好作用。

膈　俞

1. 水针法

[**方法**] 患者取俯卧位，常规消毒穴位皮肤后，用 5ml 注射器套上 6 号注射器针头，抽取川芎嗪注射液 4ml，快速将针头斜刺入穴位，得气后沿脊柱方向再进针 2~3cm，回抽针管若无回血，则将药液缓慢注入。每天 1 次，连续治疗 10 天。

[**疗效**] 蔡国伟共治疗 20 例，疗效满意。

2. 悬灸法

[**方法**] 选江苏产纯艾条，将其一端点燃，在距离穴位（膈俞、膻中）皮肤 1 寸处固定不动，使患者有温热舒适感，以局部皮肤红润、潮湿为度，一般每个穴位灸 15min 左右。每日 1 次，6 天为 1 个疗程。

[**疗效**] 王富春等治疗 14 例，显效 8 例，有效 5 例，无效 1 例。

[**评析**] 膈俞为血之会穴，有行气活血之功，主治血证。《备急千金要方》曰："胸痹心痛，灸膈俞、膻中百壮。"实验结果表明，冠状动脉粥样硬化的形成和发展，会使心脏血液灌注量减少，导致心肌细胞缺血缺氧，甚至坏死，从而引发冠心病。膈俞穴能使冠心病患者异常升高的血液流变学指标得到改善，具有较好的行气、活血化瘀的功效。

郄　　门

1. 针刺法

[**方法**] 常规消毒双侧穴位皮肤后，取 28~30 号 1.5 寸不锈钢毫针，快速直刺入穴位约 1 寸深，给予中等刺激量，施行提插捻转手法，待局部有酸、麻、胀等得气感后，留针 30min，期间每隔 5min 依法行针 1 次。每日 1 次，直至症状改善或消失。

[**疗效**] 吕景山等共治 86 例，有效率达 81.4%。

2. 水针法

[**方法**] 选取双侧郄门、足三里穴，常规消毒局部皮肤，快速刺入穴位，并上下提插，得气后若回抽无血，郄门穴各注入 0.5ml 适当药物，足三里穴各注入 1ml 适当药物，用消毒棉球按压针孔处。隔日 1 次，5 次为 1 个疗程，疗程期间休息 1 周。

[**疗效**] 郭宏等治疗 30 例，心肌供血不足改善 9 例（30%），心绞痛缓解 16 例（53.33%），总有效率为 83.33%。

3. 针刺法

[**方法**] 患者取仰卧位，常规消毒双侧穴位皮肤，用 28~30 号 1 寸毫针，针尖斜向上臂快速刺入穴位，进针约 1 寸，待局部产生得气感后，向逆时针方向捻转毫针针柄，引导针感向肘、上臂、胸部传导，

病情缓解后可留针 20~30min，期间行针 1~2 次，以巩固疗效。

［**疗效**］吕景山等共治 32 例，近期症状缓解有效率达 100%。孙国胜等治疗 32 例，显效 20 例（其中 17 例在治疗 5~10min 后疼痛缓解），好转 8 例，无效 4 例，总有效率为 87.5%。李宇恒等用透刺法（内关透针郄门穴）治疗 1 例，针治 1 次后患者胸闷明显缓解，5 次后未再有胸闷、憋气症状，劳累后亦未觉不适，随访未见异常。

［**评析**］郄门穴是手厥阴心包经的郄穴，是治疗急性心脏疾病的主要穴位，具有缓急止痛和急救的作用。《针灸甲乙经》明确指出："郄门，手心主郄……治心痛。"已有研究表明，郄门穴处有正中神经的分支分布，其传入部分与颈～胸 1 节段相联，经交感神经链的颈中、下神经节与心脏密切联系，刺激郄门穴可能通过抑制心脏交感神经，兴奋迷走神经，增加 NO 的释放，调整心率而抗心律失常。

间 使

针刺法

［**方法**］患者取坐位或仰卧位，常规消毒局部皮肤后，用 28~32 号 1.5 寸毫针，快速垂直刺入穴位，进针深约 1 寸，施行提插补泻之补法，待有酸、麻、胀等到得气感后，给予中等刺激量，一般在 5min 之内即可获效。

［**疗效**］陈玉茹治疗多例，根据虚实采用补泻手法，大多数在 5min 内心率降至正常。

［**评析**］本穴是手厥阴心包经五输穴中的经穴，"所行为经"，故主治本经的心血管系统疾病，具有宽胸解郁、宁心降逆等功效，擅治心悸、心痛等心病。《针灸甲乙经》谓本穴善治"热病烦心，善呕，胸中澹澹"，胸中澹澹是形容心悸程度较重。心包为心之外围，而间使是心包经的经穴，所以本病用针刺间使的方法能获良效。

内 关

1. 迎随针刺法

［**方法**］消毒后用毫针快速进针，刺入穴位约 2 寸，迅速捻转

2min，使之出现酸、麻、重、胀之感，并向肘、腋、胸部传导。若针感仅局限于穴位周围，可附加压指手法，再次运针以诱发感传；若针感向指端放射，则提示可能刺中了正中神经，此时可将毫针退回至皮下，调整针尖方向使之向上，再次进针。留针30min，每日1次，7~10天为1个疗程。

［疗效］胡乃珂等治疗44例，治愈43例，无效1例。赵颖等治疗36例，实证16例全部治愈，虚证20例中18例治愈，好转2例。曹奕等治疗34例，显效14例，有效15例，无效5例。

2. 指针法

［方法］每天用拇指持续点按患者双侧内关穴，使之有酸胀感或麻感，并持续2min，每天2次，连续治疗6个月。配合口服阿司匹林，每天1次，每次75mg，饭后服用，辛伐他汀（舒降之）20mg/d，晚上顿服；心绞痛发作时加舌下含服硝酸甘油治疗。

［疗效］林连枝等治疗40例，显效10例，有效25例，无效5例，总有效率为87.5%。汪立治疗23例，显效9例，有效9例，无效5例。

3. 电针法

［方法］患者取卧位，刺入穴位得气后，即予电针治疗，选用疏密波，刺激强度以患者能耐受为度，电针30min。

［疗效］周群治疗（配合心理干预）心肌缺血20例，显效4例，有效9例，好转6例，无效1例，总有效率为95%。

4. 透针法

［方法］消毒穴位皮肤后，毫针从内关穴快速进针，向间使穴方向刺入1~1.5寸，先施行提插捻转手法，使其产生酸、麻、胀重之得气感。年高体弱、久病体虚者，以补法轻刺激，留针15~30min；年富力强、新发病者，用重刺激手法，并大幅度运针或加用指弹以增加感应，留针3~5min，或不留针。每日1次。

［疗效］吕景山等治疗多例，均获显著疗效。

5. 常规针刺法

［方法］患者取仰卧位，消毒后用1.5寸毫针快速刺入，进针约0.5~1寸，给予轻刺激手法，得气后留针15min，5min行针1次，15min后出针。经实验证明，本法对各种心律失常均具有双向调节作用。

［**疗效**］孙步洲治疗84例，痊愈14例，显效20例，好转44例，无效6例。王永宝等治疗36例，显效21例，有效12例，无效3例。屈凤星治疗阵发性心动过速34例，显效33例，有效1例。李普朗治疗阵发性室上性心动过速和窦性心动过缓各1例，分别针刺1~5次后获愈。许瑞冰等治疗心动过缓，1次即可使心率恢复正常。叶丽芬治疗50例，除1例因有心房纤颤而需加用强心剂外，49例患者均在经针刺10min内症状解除，有效率为98%。张丽荣等治疗（结合基础治疗以及生脉注射液40~60ml静脉滴注，每日1次）扩张型心肌病所致心律失常40例，痊愈14例，好转24例，无效2例，总有效率95%。袁星星等治疗30例，显效25例，有效4例，无效1例，总有效率96.67%。

6. 电针法

［**方法**］常规消毒，用毫针直刺0.5~1寸，小幅度提插捻转得气后，接电针治疗仪，一组导线的一个接头连接某一侧内关穴，另一个接头夹在浸湿的固定在同侧上肢的纱布上，选择疏密波，刺激强度以患者能耐受为度，留针20min。每日1次，10次为1个疗程。

［**疗效**］于慧娟等治疗30例，显效1例，有效14例，无效12例，恶化3例，总有效率为50%。

7. 水针法

［**方法**］常规消毒双侧穴位皮肤后，以5ml一次性注射器，抽取适当药液，快速将针头刺入约1寸，行提插手法得气后，若抽无回血，则缓慢推注入药液，出针时用消毒干棉球按压针孔，避免出血。以1次为限。

［**疗效**］曹奕治疗（药物为新福林注射液10mg，每穴5mg）30例，即时获效者27例，占90%，无效3例，占10%。

8. 埋线法

［**方法**］患者在治疗原发病、抗凝的基础上，予埋线治疗。常规消毒后，将专用埋线装入直径1mm的微创埋线针管，左手拇、食指绷紧或提起进针部位皮肤，右手持针速刺入穴位皮下，捻转得气后，边推针芯边退针管，使肠线埋入皮下肌层，线头不得外露，立即用干棉球压迫针孔片刻，外敷无菌敷料，胶布固定。每周1次，共埋

线 2 次。

[**疗效**] 陈力等治疗心房纤颤 30 例，显效 6 例，有效 15 例，无效 9 例。

[**评析**] 冠心病的病因复杂，现代研究认为脂质和炎症起着重要作用。内关为手厥阴心包经的络穴，《拦江赋》曰："胸中之病内关担"。《四总穴歌》曰："心胸内关应"。研究表明针刺内关穴可以改善缺血心肌超微结构的损伤，改善缺血心肌能量供应，其治疗心肌缺血是建立在对神经、内分泌活动，以及心肌组织综合调整的基础上，使体内的气血畅通，阴阳调和，从而达到防治冠心病心绞痛目的。

内关为手厥阴心包经络穴，其经脉循行起于胸中，出属心包络，从胸至腹依次联络上、中、下三焦。内关能宽胸醒神、除烦宁心，针刺该穴可疏通经气，恢复调节人体脏腑气血的功能，起到治疗作用，为治疗心律失常等心脏疾患的主穴。

大　陵

针刺法

[**方法**] 患者取平卧位，两侧穴位消毒后，毫针垂直刺入 7.5~12.5mm，均匀地提插捻转，出现酸麻胀等得气感觉后，接 G6805 电针仪，大陵穴接负极，用医用胶布把 2mm×2mm 对折后的锌片固定在心包经上距大陵穴上 1 寸处，把电针的正极连接在锌片上并固定，刺激强度以患者能耐受为度，连续刺激 30min，记录针刺前，针刺后即刻、15min、30min 心电图各项指标的变化情况。

[**疗效**] 王欣等治疗 40 例，发现大陵穴具有改善冠心病患者心肌供血的即刻效应。

[**评析**] 大陵穴是心包原穴，《灵枢·九针十二原》记载："五脏之有疾也，应出于十二原"。现代研究表明 C_8~T_1 的正中神经过大陵穴的深层，然后进入上部胸髓节段后角，此时支配心脏的内脏传入神经也进入上部胸髓节段（T_{1-3}）后角，两者在上部胸髓节段后角内发生汇聚，因此通过躯体感觉神经及内脏自主神经的共同作用，大陵穴具有改善心脏供血的功能。

至　　阳

1. 艾灸法

［**方法**］患者取俯卧位，用艾条于至阳穴施温和灸，每次 30min，以患者感到局部有温热感而皮肤红晕为度。每天 1 次，15 天为 1 个疗程。

［**疗效**］曹忠义等治疗 40 例，痊愈 19 例，有效 21 例。

2. 埋藏法

［**方法**］严格消毒穴位皮肤，局麻后经皮穿刺将 MD（MD 是采用直径 0.23mm 细不锈钢丝，制成一段直径 1mm、长 2cm 的螺旋，弹力适中，用 1% 新洁尔灭浸泡消毒，使用时用生理盐水冲洗干净装入 24 号空心针内）植入穴位皮下，埋藏后，患者自行背靠突出物顶压 MD，每次顶压 3~5min。每日 3~4 次，14 天为 1 个疗程。

［**疗效**］王维庭等治疗 26 例，显效 23 例，好转 2 例，无效 1 例。

3. 敷药法

［**方法**］用硝石雄黄散（为敦煌遗书《辅行诀脏腑用药法要》中的一救卒死经方）制成的膏剂贴敷患者至阳穴，间隔 24h 换 1 次，10 天为 1 个疗程，共治疗 1 个疗程。

［**疗效**］刘新等治疗 61 例，显效 19 例，好转 31 例，无效 11 例，显效率 31.15%，总有效率为 81.97%。特别对胸痛、胸闷等症状疗效明显，并可改善心电图，降低血胆固醇、甘油三酯和低密度脂蛋白，升高高密度脂蛋白。

［**评析**］至阳穴位于第 7 胸椎棘突下凹陷中，相当于第 5 胸脊神经支配区域，由于该区域与胸 5 脊髓节段相联系，根据皮肤－内脏反射形成原理，刺激至阳穴能够激活肌肉或皮肤中的某些感受器，引起各种心血管反射。本研究观察到，脉冲电刺激至阳穴可使所有患者冠脉扩张，但作用程度不同，刺激前后冠脉扩张及各支之间扩张程度的差异无统计学意义。

神　阙

药敷法

[**方法**] 附子、茯苓、白人参、白术、赤芍、麝香等药压粉，以药用基质调药制成每粒含药粉 0.5g 的锭剂，作为治疗用药。先以温水洗净、擦干脐部，放 1 粒药于脐内，外盖一块软塑料和纱布，用胶布固定纱布四周。24h 换药一次，连续用药 7 天。患者入院后，均经 1 周强心利尿药的治疗。

[**疗效**] 魏振装等治疗 17 例，心功能有不同程度的改善，心功能提高 1 级者 10 例，2 级者 1 例，尿量明显增多，食欲、睡眠、憋气、精神、体力等临床症状亦有好转。

[**评析**] 神阙穴位于脐中，是任脉在腹部的要穴。清代吴师机说："脐者，肾间之动气也，气通百脉，布五脏六腑，内走脏腑经络，使百脉和畅。"脐通十二经，与心经相连，故神阙穴有强心益肾、补气利尿、健脾益肠、调血通络的作用。附子汤是《伤寒论》的方剂，附子强心，人参益气，白术和茯苓健脾利水，赤芍活血化瘀以改善心脏血循环，麝香芳香辛窜活血通络，有加速药物透腹入血的作用。

巨　阙

针刺法

[**方法**] 取仰卧位，掌心向上，局部消毒后，用 28 号 1 寸毫针，向下斜刺入巨阙穴，直刺入内关穴，得气后行平补平泻手法，令针感向上放射，以患者能耐受为度，每分钟行针 1 次，6 次为 1 次治疗，每次 10min。每日 3 次，3 天为 1 个疗程。

[**疗效**] 纪昌义等治疗 60 例，显效 16 例，有效 38 例，无效 6 例，总有效率为 90%。

[**评析**] 本病针刺治疗时，多取心包经之络穴内关、心之募穴巨阙调之。内关为八脉交会穴之一，是治疗心律失常的要穴，针刺此穴可以补血益气、宁心安神、滋阴降火、活血化瘀。有研究认为针刺可以提高心脏起搏阈值，延长心室相对不应期和有效不应期，同时可以通

过调节神经功能而产生治疗作用。

膻　　中

1. 针刺法

［方法］患者取坐位或卧位，用 75% 乙醇棉球常规消毒局部皮肤，取 28~32 号 1.5 寸毫针，针尖向下快速斜刺入穴位，深约 1 寸，施行平补平泻法，得气后留针 30min，每隔 2min 依法捻转 1 次。

［疗效］朱国庆治疗 1 例，一般 10min 左右心率可恢复正常。

2. 按压法

［方法］患者取仰卧位或端坐位，以拇指指腹置于膻中穴，逐渐加大点按力度，顺时针方向按压及捻转，患者局部即可出现酸、胀、疼痛的指感，每次点按捻转穴位 3~5min，分别于 1h、4h、24h 做心电图检查 1 次。

［疗效］邓集荣通过点按发现，其症状改善率在 1h 内达到 100%，24h 后达到 89.4%。

［评析］膻中为心包募穴，为气会，位于胸中，对心脏有近处治疗作用。点按膻中穴能疏通气机，气血运行通畅，使心功能及心电图得以改善。膻中穴的解剖部位属于肋间神经分布区，点按该穴后所产生的神经冲动沿肋间神经上行，通过神经元链上行至大脑，刺激脑干网状系统，影响心血管神经的调节中枢，促进全身血液的重新分配，改善冠状血流量；其次，点按膻中穴的刺激信号，提高了该区自主神经功能，近年来实验证明通过刺激迷走神经，能激活胆碱能受体，使所有内径不同的冠状血管产生程度不一的扩张，既有大的冠状动脉，也包括内径小于 50μm 的冠状血管，从而使冠状动脉的血流量增大，心肌的血液供应得以改善。

【按语】

1. 心悸可因多种疾病引起，针灸治疗的同时应积极查找原发病，针对病因进行治疗。

2. 针灸治疗心悸不仅能控制症状，而且对疾病的本身也有调整和治疗作用。但在器质性心脏病出现心衰倾向时，则应及时采用综合治疗措施，以免延误病情。

3. 患者在治疗的同时，应注重畅达情志，避免忧思、恼怒、惊恐等刺激。

【参考文献】

[1] 孙宝彩，邵秀恩，乔嘉斌. 针刺神门治疗室上性阵发性及窦性心动过速 [J]. 山东中医杂志，1995（10）：471.

[2] 林仁勇，吴俊贤，张佩，等. 神门穴真、假针刺对心率和心率变异性影响的比较研究 [J]. 时珍国医国药，2012，23（3）：752-753.

[3] 别怀玺，李秀亮. 针刺神门穴对心率变异性的影响 [J]. 陕西中医，2011，32（6）：727-728.

[4] 陈少宗，叶芳. 针刺神门穴对冠心病患者左心功能的即时影响——穴位特异性研究 [J]. 针灸临床杂志，1993（1）：20-22.

[5] 戴德清. 单穴应用验案四则 [J]. 针灸临床杂志，2000（6）：45.

[6] 吕景山，何树槐，耿恩广. 单穴治病选萃 [M]. 北京：人民卫生出版社，1993.

[7] 丁章森. 厥阴俞透心俞穴埋线治疗冠心病的临床观察 [J]. 针灸临床杂志，2002（7）：43-44.

[8] 朱海东，程志乾，蔡天鹏. 硝酸甘油贴膜贴心俞穴治疗心绞痛40例 [J]. 临床荟萃，1996，11（6）：281.

[9] 蔡国伟. 膈俞穴注射川芎嗪治疗冠心病临床研究 [J]. 中国针灸，1996（6）：3.

[10] 王富春，王庆. 艾灸膻中、膈俞穴治疗冠心病心绞痛 [J]. 江苏中医杂志，1987（8）：15.

[11] 郭宏，陈晓，贾志钢. 穴位注射复方丹参治疗冠心病30例 [J]. 实用心脑肺血管病杂志，1997，5（3）；63.

[12] 孙国胜，张京峰. 郄门穴配合额旁1线治疗心绞痛32例 [J]. 时珍国医国药，2006，17（1）：84.

[13] 李宇恒，杨佃会. 内关穴透刺郄门穴治疗胸痹验案1则 [J]. 湖南中医杂志，2014，30（6）：105-106.

［14］陈玉茹. 针刺间使穴终止阵发性室上性心动过速发作的体会
　　　［J］. 针灸学报，1991（3）：36.

［15］胡乃珂，于桂娥，霍金平. 针刺内关穴治疗冠心病心绞痛血液
　　　流变学观察［J］. 山东中医杂志，1994（6）：246-247.

［16］赵颖，吴琦，陆保年，等. 针刺内关穴治疗冠心病疗效分析及
　　　机理探讨［J］. 中国针灸，1987（3）：15.

［17］曹奕，张庆萍. 针刺内关穴治疗心肌缺血34例［J］. 陕西中医，
　　　1995（9）：412.

［18］林连枝，梁镇忠，陈嘉贤. 指针内关穴治疗冠心病稳定型心绞
　　　痛的临床观察［J］. 中国医药导报，2010，7（22）：126-128.

［19］周群. 针刺内关穴结合心理干预治疗无症状心肌缺血的临床疗
　　　效观察［J］. 当代护士，2011（10）：20-22.

［20］孙步洲. 针刺内关治疗心律失常84例［J］. 江苏中医，1988
　　　（1）：28.

［21］王永宝，华连明，李国安. 针刺内关治疗心律失常36例［J］.
　　　中国针灸，1997（10）：594.

［22］屈凤星. 针刺内关穴治疗阵发性心动过速34例［J］. 中国针灸，
　　　1997（5）：314.

［23］李普朗. 内关穴在内科急症中应用体会［J］. 新中医，1984（5）：
　　　41.

［24］许瑞冰，过中方. 内关穴临床应用经验述要［J］. 江苏中医杂
　　　志，1985（3）：4-5.

［25］叶丽芬. 内关治疗心悸50例［J］. 中国针灸，2002（9）：611.

［26］张丽荣，李冬梅，陈鸿，等. 针刺内关穴配合生脉注射液治疗
　　　扩张型心肌病所致心律失常疗效观察［J］. 上海针灸杂志，2012
　　　（9）：654-655.

［27］袁星星，赵立刚. 针刺内关穴结合稳心颗粒治疗频发性室性早
　　　搏的临床疗效观察［J］. 中国医学创新，2012（1）：138-139.

［28］于慧娟，秦照梅. 内关穴治疗心脏过早搏动的特异性临床研究
　　　［J］. 上海针灸杂志，2014（2）：121-123.

［29］曹奕. 内关穴位注射治疗阵发性室上性心动过速30例临床研究

[J]. 中国针灸, 2002 (4): 231-232.

[30] 陈力, 陈智芳, 杨小雪, 等. 内关穴位埋线治疗房颤的有效性及安全性 [J]. 新中医, 2012 (8): 148-150.

[31] 汪立. 指压内关穴治疗室上性心动过速23例 [J]. 中国中医急症, 2011, 20 (6): 880, 889.

[32] 王欣, 单秋华, 田秀娟, 等. 针刺大陵穴、曲泽穴对冠心病心电图即刻效应的对比观察 [J]. 山东中医杂志, 2008, 27 (12): 821-823.

[33] 曹忠义, 魏秀宇, 曹巧荣. 艾灸至阳穴改善心肌缺血疗效观察 [J]. 针灸临床杂志, 1998 (5): 36.

[34] 王维庭, 魏万林. 至阳穴埋藏微型助压器治疗心绞痛的临床观察 [J]. 中西医结合杂志, 1988 (3): 472-473.

[35] 刘新, 崔庆荣, 李朝平, 等. 硝石雄黄散贴敷至阳穴防治冠心病心绞痛的临床研究 [J]. 甘肃中医学院学报, 2000, 17 (2): 43-46.

[36] 魏振装, 孙随, 李伯军, 等. 附子汤加麝香敷贴神阙穴治疗慢性心功能不全17例 [J]. 解放军医学院学报, 1991, 12 (4): 331-332.

[37] 纪昌义, 刘子喜. 针刺内关、巨阙穴治疗阵发性室上性心动过速60例 [J]. 中国中医急症, 2005, 14 (9): 870.

[38] 朱国庆. 单刺膻中治疗突发性心动过速 [J]. 四川中医, 1985 (2): 32.

[39] 邓集荣. 点按膻中穴致心电图ST段、T波改变在心脏神经官能症与冠心病诊断中的临床意义 [J]. 按摩与导引, 1998 (1): 6.

第十三节　失眠

　　失眠又称"不寐""不得眠""不得卧""目不眠", 常见于西医学的神经衰弱、神经官能症以及贫血等疾病中。中医学认为本病的病位在心。

　　临床表现为患者不能获得正常睡眠，轻者入寐困难或寐而易醒，醒后不寐；重者彻夜难眠。常伴有头痛、头昏、心悸、健忘、多梦等症。

足　三　里

1. 针刺法

　　[方法] 患者取仰卧位，取穴时先以右手确定足三里穴，并划一十字痕。用 75% 乙醇消毒穴位，然后以左手拇指按压穴位，右手拇指、食指持针，用 2 寸毫针，直刺入 1~1.5 寸，得气后持续提插捻转 1min，以针感向下肢放射为宜，每隔 5min 行针 1 次，留针 20min。配穴均平补平泻。每天 1 次，10 天为 1 个疗程。

　　[疗效] 司玲等治 40 例，痊愈 9 例，显效 20 例，有效 8 例，无效 3 例。

2. 水针法

　　[方法] 用 2ml 注射器抽吸维生素 B_1 注射液 100mg，常规消毒局部皮肤后，将针头快速垂直刺入穴位，进针约 2~3 寸深，得气后若回抽无血，可将药物缓慢注入。每日 1 次，7 次为 1 个疗程。

　　[疗效] 冯大业用本法共治 32 例，均取得令人满意的疗效。本法对患失眠时间短者的疗效，比时间长者的疗效为佳，日久反复者可重复注射，且仍然有效。

　　[评析]《素问·逆调论篇》记载："胃不和，则卧不安，此之谓也。"足三里是多气多血的足阳明胃经之合穴，为气血"百川归海"之穴，"合治内腑"，故该穴可同调脾胃两经之气。唐代孙思邈在《备急千金方》中提出："若要安，三里常不干。"足三里穴有调脾胃、养气血、扶正壮阳之功，故能协调阴阳、扶正祛邪、疏通经络、补养心神，从而达到改善睡眠的目的。其次，从手法上讲，针灸治病讲究得气，气至病所疗效才会明显，强刺激足三里穴是为了加强或维持得气，从而提高针刺的疗效。现代研究表明，针刺足三里穴，MRI 示同侧视丘下部、室旁核及双侧颞叶脑区脑血流增加，而颞叶是精神智能相关脑

区，与睡眠密切相关，说明刺激足三里穴，具有改善精神状态和睡眠的临床治疗作用。

三 阴 交

针刺法

[**方法**] 患者取仰卧位，常规消毒穴位皮肤，用 3 寸长毫针，快速刺入 2~2.5 寸，得气后给予中等刺激量，施平补平泻法或烧山火法，留针 30min，隔 5min 行针 1 次，起针后用干棉球压迫针孔片刻。每日 1 次，7~10 天为 1 个疗程，中间休息 3 天再进行第 2 个疗程。

[**疗效**] 王全仁等运用本法（配合悬灸法，即每晚临睡前，用艾条自灸三阴交 20min，距离约 2 寸，以有温热感为度，使局部皮肤红润充血）治疗 168 例，痊愈 89 例，好转 46 例，无效 33 例。苏卫东等运用本法治疗 98 例，有效率达 92.9%，一般治疗 2~5 次多可获效。

[**评析**] 三阴交是脾经腧穴，是足三阴经的交会穴，针刺该穴具有协调肝、脾、肾气机的功效。而心主神志，心血虚常为心神证候之原因，血为水谷所化生，故对心脾不足所引起的心神病症如失眠，针刺本穴亦有良效。本法对长期失眠、严重失眠，甚至通宵不眠效果独到，对没有服西药成瘾的患者效果亦佳。

地 机

针刺法

[**方法**] 常规消毒，用毫针快速直刺入穴位 1.5 寸，捻转或震颤催气，待得气后用徐疾补泻补法，慢进并压针，压针最长可达 15min，直至针处出现热感，以热感向涌泉穴走窜并向周围扩散为佳。留针 20~30min，每日 1 次，10 次为 1 个疗程，效果显著。

[**疗效**] 曹信杰治疗 38 例，有效率为 100%。

[**评析**] 不寐原因虽多，总与心、脾、肝、肾及阴血不足有关，心神安宁依赖于阴血旺盛。郄穴是体内气血会聚于某些空隙处的重要穴位，地机穴为脾经郄穴。针刺地机穴旨在激发脾气，使其生化功能健旺，水谷精微充足，气血旺盛，诸脏调和，则心安神宁。

神　　门

针灸法

［**方法**］患者取坐位或仰卧位，常规消毒双侧穴位皮肤，取 28~32 号 1 寸毫针，快速直刺入穴位，进针后施行提插捻转手法，通调经气，依据辨证施予补虚泻实，留针 20~40min，期间可依法行针 2~4 次，并嘱患者于每天睡前，自用艾条温灸本穴位 20min。每日 1 次，12~15 次为 1 个疗程。

［**疗效**］程隆光共治 2485 例，痊愈 1096 例，进步 1362 例，无效 27 例。白妍等治疗 56 例，痊愈 24 例，显效 26 例，有效 4 例，无效 2 例，总有效率为 96.43%。

［**评析**］《内经》在讨论失眠的机制时说："卫气不得入阴，常留于阳，留于阳则阳气满，阳气满则阳跷盛，不得入于阴则阴气虚，故不暝矣。"这指出了营卫不和、阴阳失调是发生不寐的关键所在，神门穴疗效显著，作用稳定而持久。本穴名神门，即为心气出入之门户，是手少阴之原穴，有扶正祛邪、宁心安神的功能，故针刺本穴重在养心安神、调和阴阳、平衡气血，以达阴平阳秘、气血调畅、神志安定而治愈失眠。

睛　　明

音乐按摩法

［**方法**］选择安静舒适环境进行，听音乐前予以诱导用语，听音乐阶段轻闭双眼，半卧位或平卧位听休闲音乐 30min。音量 40dB，30min/ 次，治疗个别进行，不戴耳机，通过 CD 机播放。音乐背景下，医者用拇指和食指，分别置患者双侧睛明穴，轻轻揉按，频率为 45 次 /min，以患者感觉舒适为度，持续 30min。每日 1 次，共治疗 4 周。

［**疗效**］章旭萍等治疗 73 例，痊愈 11 例，显效 19 例，有效 30 例，无效 13 例，总有效率为 82.19%。

［**评析**］睛明穴是手足太阳、足阳明、阴跷、阳跷五脉之会。阴、

阳跷脉"司目之开阖"，跷脉的脉气失调与否，密切关系到人的正常睡眠和觉醒。《灵枢·寒热病》："在项中两筋间，入脑乃别阴跷、阳跷，阴阳相交……交于目锐眦"，指出了阴、阳跷脉是目、脑之间联系的通道，只有跷脉脉气正常，才能保持"昼精夜瞑"。因此，揉按睛明穴就能够起到疏利经脉、镇静安神、治疗失眠之功用。音乐背景下揉按睛明穴，能够微调体内的生理节律，协调阴、阳跷脉经气，通过调心、调神，使大脑细胞处于有序的同步活动状态，有利于脑细胞的修复，纠正神经系统的紊乱，使大脑皮层和皮下各级生命中枢处于最佳的协调状态，较好地调节机体睡眠，此法值得临床推广。

申　　脉

针刺法

[**方法**] 患者取仰卧位，常规消毒双侧穴位皮肤后，用 28~30 号 1 寸毫针，快速直刺入 0.5 寸左右，施行提插捻转手法，待局部有酸、麻、胀感时，留针 15~30min，隔 5min 行针 1 次。每日 1 次，7 次为 1 个疗程。

[**疗效**] 张会珍等治疗（配照海、神门、三阴交等）多例，疗效满意。刘向宇治疗（加照海为主穴）49 例，痊愈 28 例，显效 12 例，好转 7 例，无效 2 例。

[**评析**] 申脉归属于足太阳膀胱经，膀胱经"从巅入络脑"，且申脉是阳跷脉气所发之穴，而阳跷脉起于足跟中，循外踝上行，入风池，两条经脉皆上通脑窍，故刺之可以疏通脑部气血，协调阴阳，从而治疗失眠等神志性疾病。

涌　　泉

1. 药贴法

[**方法**] 取朱砂 3~5g，研成细末，用干净白布一块，先涂浆糊少许，后将朱砂均匀粘附于上，在睡觉前贴敷于双侧穴位（使用时应先用热水洗脚），外用胶布固定。本法对各种原因引起的失眠疗效显著，一般 1 次即可见效。或者将吴茱萸粉碎（过 40 目筛），加适量

的食醋搅拌，制成直径 1.5cm、厚 0.3cm 的药饼，患者先用温水泡脚 15min，擦拭干净，将药饼置于纱布上，敷贴于双侧涌泉穴，并配合穴位按摩。

［疗效］张星耀用朱砂外敷，收效满意。周红飞等用吴茱萸外敷，治疗 42 例，痊愈 16 例，有效 24 例，无效 2 例，总有效率为 95.24%。

2. 悬灸法

［方法］患者晚上临睡前，先用温热水泡脚 10min，擦干后上床仰卧并盖好被褥，露出双脚，宁神镇静片刻；接着由患者家属将清艾条点燃，对准涌泉穴施行温和灸，以患者感觉温热舒适不烫为度，每穴各灸 15~20min。每日灸治 1 次，7 日为 1 个疗程，治疗期间不用任何药物辅助。

［疗效］任建军共治疗 38 例，经治疗 2 个疗程，痊愈 21 例，有效 17 例，总有效率为 100%。

［评析］涌泉穴是人体位置最低的穴位，可引气血下行，功擅主降，是升降要穴，刺激涌泉穴可宁心安神。涌泉穴敷贴更有利于药物的吸收，药穴相配，心肾相交，水火相济，其寐则安。穴位贴敷法是中医内病外治的一种具有双重作用的独特疗法，既可刺激穴位，激发经络之气，又可使药物经皮肤由表入里，循经络传至脏腑，发挥药物的作用，以调节脏腑的气血阴阳，扶正祛邪，从而达到治疗疾病的目的。

太　　溪

针刺法

［方法］患者取仰卧位，常规消毒穴位皮肤后，用 30 号 1.5~2 寸毫针，快速刺入太溪穴，得气后有如鱼吞钩饵沉浮之针感，留针 60min，每隔 15min 行针 1 次。其余常规配穴（四神聪、太阳、神门等）按普通毫针法针刺。每天 1 次，10 次为 1 个疗程，连续治疗 1~3 个疗程。

［疗效］杨卫华治疗 50 例，痊愈 32 例，显效 11 例，有效 6 例，无效 1 例，总有效率为 98%。

［评析］太溪为足少阴经之原穴，能滋补肾阴以滋水涵木，交通心

肾，即以"壮水之主，以制阳光"法治疗失眠。《灵枢·根结》称："用针之要，在于知调阴与阳，调阴与阳，精气乃光，合形与气，使神内藏。"交通心肾法正是基于针灸具有调和阴阳的治疗作用，使机体归于"阴平阳秘"，恢复正常的睡眠，但针刺太溪穴时，一定要取得如鱼吞钩饵之沉浮的针感，其次留针时间要长，尤其是治疗顽固性失眠的患者，否则效果不佳。

照　　海

1. 针刺法

［**方法**］患者取仰卧位，常规消毒双侧穴位（配合神门穴）皮肤，用 28~30 号 1 寸毫针，针尖向下快速斜刺入穴位，进针深约 0.5 寸，运针得气后，辨证施以补泻手法，然后留针 20~30min，隔 10min 行针1 次。每日 1 次。

［**疗效**］涂新生等治疗 128 例，治愈 60 例，显效 44 例，好转 14 例，无效 10 例，总有效率为 92.19%。胡达仁等治疗各类型的失眠，常获显著疗效。

2. 艾灸法

［**方法**］每日下午，让患者集中注意力，由医者点燃艾条对照海穴施行温和灸，使患者感觉温热舒适为度。每穴各灸 15~20min，10 次为1 个疗程，2 个疗程后统计疗效。

［**疗效**］王学杰等治疗 98 例，治愈 40 例，好转 50 例，无效 8 例，总有效率为 91.84%。刘家生治疗 124 例，治愈 50 例，好转 60 例，无效 14 例。

［**评析**］照海穴为肾经之要穴，系阴跷脉之所生，八脉交会穴之一，善能滋阴降火、清心宁神、固补肾气，有引火归元之妙，滋阴安神、清泄湿热而善治失眠。睡眠与卫气营阴及阴跷脉、阳跷脉有关。卫气昼行于阳，则阳跷脉盛，神明于外侧；卫气夜行于阴，则阴跷脉盛，营阴亦充足，心神得养，神能安于舍则寐。刺激照海穴可以调整阴、阳跷脉，交通一身阴阳之气，使营卫气血调和，阴阳平衡，夜寐可安。

内 关

1. 针刺法

[**方法**] 常规消毒穴位皮肤，用 28~30 号 1.5 寸毫针，针尖略向上斜刺进针，得气后，医者左手拇指按压在穴位周围，右手根据病情行针（刺激量不宜过大），留针 15~20min，每 5min 行针 1 次，每日 1 次，一般 2~3 次即可收到不同程度的效果。

[**疗效**] 吕景山等治疗多例，效佳。

2. 埋线配合耳穴法

[**方法**] 以型号为 0.9mm×38mm 针头作针套，剪去毫针针尖后作针芯，0/2 医用羊肠线剪成约 0.5cm 长度，浸泡于 75% 乙醇中。常规消毒内关穴，用无菌镊子镊取一段待用的羊肠线放入针头的前端，后接针芯，将针头刺入穴位的肌层，稍作提插有针感时，将针芯向前推进，边推针芯边退针管，将羊肠线埋入穴位后，用棉球按压针孔片刻，贴上创可贴以防针孔感染。隔 10 天 1 次，3 次为 1 个疗程。

[**疗效**] 夏粉仙等治疗 42 例，痊愈 14 例，有效 21 例，无效 7 例，总有效率为 83.33%。

[**评析**] 本病是由于心神失养或不安，引起经常不能获得正常睡眠为特征的一类病证。《景岳全书·不寐》："真阴精血之不足，阴阳不交，而神有不安其室耳。"认为不寐是机体脏腑功能失调而引起的一个症状，因此以调整脏腑功能、安神定志为基本原则。内关穴系手厥阴心包经所属，又为心经别络，主治神志病。穴位埋线疗法是传统的针刺疗法与现代医学相结合的产物，羊肠线埋入内关穴，最初机械性地刺激穴位，产生针灸效应，以后随着羊肠线的分解、液化，对穴位可产生持久的良性刺激作用。

大 陵

针刺法

[**方法**] 患者取仰卧位，常规消毒后施术，手法分补泻两种，要尽力使针感向上传导，则效果更佳。补法，用 30 号 1 寸毫针，对准穴位

缓慢进针，刺入到一定深度后，医者拇指向前、食指向后轻轻捻转毫针，然后留针 30min，此术适用于白天就诊的患者；泻法，用 28 号 1 寸毫针，手法操作与补法相反，适合在临睡前 20min 治疗。每日 1 次。

[**疗效**] 吕景山等治疗多例，效果明显。李文斌治疗 100 例，治愈 74 例，有效 22 例，无效 4 例，总有效率为 96%。

[**评析**] 失眠与心密切相关，心包代心受邪，故选择心包经原穴大陵治疗本病可取得较好疗效。针刺大陵穴能显著改善患者的心功能，尤其可以改善心肌收缩力，增加心脏的血流量，使心藏神、主血脉的功能趋于正常，故可治疗顽固性失眠。

劳　宫

按摩法

[**方法**] 以右手劳宫穴对准左足涌泉穴，先逆时针方向按摩 100 圈，再顺时针方向按摩 100 圈，然后换左手右足，重复 1 遍。每日早晚各 1 次，共 15 天。

[**疗效**] 蔡蔚等治疗 25 例，发现能通过减少浅睡眠（S1）时间，增加浅睡眠到深睡眠（S2）和深睡眠（S3、S4 和 REM）的时间，使患者睡眠质量得到明显改善。

[**评析**] 劳宫穴属心包经的腧穴，涌泉穴属肾经的腧穴。心包是心之外围，有保护心脏的作用，所以外邪侵袭于心，首先包络受病。中医学认为，心在五行属火，位居于上而属阳，肾在五行属水，位居于下而属于阴。从阴阳、水火的升降理论来说，位于下者以上升为顺，位于上者以下降为和。运用手心劳宫穴对准足心涌泉穴，进行经常而有规律的按摩，可激发活跃心、肾两经之经气的运行，使心火下交于肾，肾水上济于心，从而达到水火既济、交通心肾、调整阴阳等作用。

中　冲

放血针刺法

[**方法**] 常规消毒双侧中冲穴，以一次性无菌注射器针头点刺穴位，然后轻轻挤压其四周，使之出血 20 余滴，放血完毕后以干棉球按

压 3min。配合常规针刺四神聪、安眠、内关、通里、三阴交穴，待患者出现酸、麻、重、胀等针感后，留针 30min。隔日 1 次，10 次为 1 个疗程。

[疗效] 章振永治疗 35 例，痊愈 10 例，显效 15 例，好转 9 例，无效 1 例，有效率为 97.14%。

[评析] 失眠的病因病机虽复杂，治疗上总以补虚泻实、调整阴阳为原则。"心者，君主之官，神明出焉"，心藏神，乃神明之府，为精神意识思维活动的中枢。心包为心之外膜，与心本同一体，其气相通，临床上心神被扰引起的神志病，均可取心包经穴位治疗。中冲属心包经井穴，针刺中冲穴出血，有清心安神、疏通经络、调和气血、平衡阴阳作用，从而达到改善睡眠的目的。

风　池

针刺法

[方法] 患者取坐位，常规消毒局部皮肤后，医者用 28~30 号 1 寸毫针，对准穴位快速刺入，进针后向对侧眼窝方向深刺（最深不要超过 1.5 寸，以免刺伤延髓，引起不良后果），等患者局部产生酸、麻、胀感后，可留针 5~20min，每 5~10min 行针 1 次。每日 1 次。

[疗效] 黄应飞共治疗 85 例，痊愈 59 例，显效 26 例，有效率为 100%。治疗 1 年后随访患者 72 例，有 50 例症状无反复，有 22 例患者有反复现象，但症状较治疗前为轻。夏于琼治疗 58 例，痊愈 40 例，好转 17 例，无效 1 例，总有效率为 98.28%。

[评析] 中医认为睡眠障碍的发生，是由于阴阳失调，阳不入阴而发。风池穴是足少阳胆经与阳跷脉的交会穴，阳跷脉与阴跷脉有濡养眼目、司眼睑开合的作用，阳跷脉主一身左右之阳，《灵枢·寒热病》曰："阳气盛则瞋目"，故取足少阳胆经的风池穴治疗失眠。从现代医学角度看，风池穴区位于脊髓与延髓交界部位，在人体重要的中枢神经通路附近，用透刺风池穴方法可改变穴区局部微环境，对神经系统起到调整作用。其机制可能是通过改变了紊乱的信息通路，来达到治疗失眠的目的。

悬　　钟

透刺法

[**方法**] 消毒后，以右手执笔势持针，用 1.5 寸毫针，垂直刺入悬钟穴，向三阴交穴方向透刺 1~1.2 寸，得气后施以捻转补法，使针感沿着经脉循行方向放射为宜。可辨证配穴，均予平补平泻手法，留针 20min。均于下午治疗，1 次 / 天，10 次为 1 个疗程，疗程后休息 1 周，再继续下 1 个疗程。

[**疗效**] 何旭东等治疗 30 例，痊愈 8 例，显效 15 例，有效 4 例，无效 3 例，总有效率为 90%。

[**评析**] 失眠与"脑"有关，《本草纲目》辛夷条记载："脑为元神之府。"现代研究认为脑神经衰弱是失眠的病理基础，五脏神紊乱是失眠的病因，脑神失调是失眠的主要病机。之所以选用悬钟穴治疗失眠症，首先因悬钟穴为"八会穴"之髓会，具有行气通络、滋阴益髓之功；其次，本穴为足三阳络，即足少阳、太阳、阳明三条阳经之络，而足太阳膀胱经本脉从头顶向后行至枕骨处，进入颅腔络脑。脑为诸阳之会，为髓之海，中医学之"髓"与现代西医学中的中枢神经系统及其作用相类似，故而认为悬钟为治疗脑病之要穴。

太　　冲

透针法

[**方法**] 患者取仰卧位，常规消毒局部皮肤，用 28~30 号 2 寸毫针，针尖向涌泉穴斜刺入，此穴针感较强，得气后行九六补泻手法，持续行针半小时后，留针 30min。每日 1 次，10 次为 1 个疗程。

[**疗效**] 吕景山等治疗多例，疗效满意。

命　　门

温和灸

[**方法**] 嘱患者俯卧，将 4 根艾条点燃，排列紧密并悬挂于灸架

上，对准命门穴，距皮肤 5~6cm 处进行温和灸，热度以患者能耐受为度，灸 30min，如果患者施灸部位出现透热、扩热、传热、局部不热远部热、表面不热深部热或其他非热感觉等热敏灸效应时，可适当延长艾灸时间。然后取仰卧位，再同法温和灸关元穴。每日 1 次，治疗 4 周。

[疗效] 刘鸿等治疗 56 例，治愈 25 例，显效 19 例，有效 7 例，无效 5 例，总有效率为 91.07%。

[评析] 命门穴位于督脉上，督脉为"阳脉之海"，本穴具有维系督脉气血流行不息的作用，为人体的生命之本。命门穴居两肾俞之间，其气通于肾，人体真阳元气与之关系密切，刺之可培元固本，大补元阳，振奋阳气，为温阳之要穴，宜补不宜泻，灸胜于针，宜重灸。失眠日久者，阳气渐耗，气血亏虚，艾灸具有温煦阳气、温通气血、温经散寒的功效，并且灸法可不问虚实寒热，正如《医学入门》云："虚者灸之，使火气以助元阳也；实者灸之，使实邪随火气以发散也；寒者灸之，使其气之复温也；热者灸之，引郁热之气外发，火就燥之义也"。不论临床何种类型失眠，一般均可适用此法。

大　椎

1. 针刺法

[方法] 患者取坐位，头略向前低，常规消毒后，毫针的针尖向上，快速斜刺入穴位 1~1.5 寸，当患者有针感产生并顺着脊柱向下传导时，用捻转补法将针柄向前推 9 下，然后提起毫针向左横刺；当针感向左肩部放散时，再将毫针提起到天部向右侧横刺；当针感传到右肩时，将毫针提到原位，轻捻出针，用干棉球按压针孔片刻。

[疗效] 吕景山等治疗心脾两虚型的失眠，效果最佳。

2. 刺络拔罐法

[方法] 大椎穴周围常规消毒，用三棱针迅速在大椎穴前后、左右刺其血络，使之出血。将大号火罐迅速吸拔于大椎穴上，滞留 10~15min（视其出血不要超过 10ml），然后将罐起下，擦干血迹，盖上敷料。每周 2 次，4 次为 1 个疗程。

［**疗效**］范月友等治疗78例，痊愈63例，显效12例，好转1例，无效2例，总有效率为97.44%。

［**评析**］大椎穴是诸阳经之会穴，为督脉经穴，督脉入属于脑，其分支联络于心，故具有通调阴阳、清热解表、滋阴降火、养心安神之功效，可治疗一切热证，对于失眠之阴虚火旺证尤为适宜。治疗期间，患者需摒除一切杂念，悉心静养，往往可收到事半功倍之效。

百　会

1. 悬灸法

［**方法**］于每晚睡前，患者取坐位或仰卧位，用点燃的艾卷对准百会穴（距离以患者能忍受为度），施行悬灸法，时间约10~15min。每日1次，5次为1个疗程，1个疗程多可见效。

［**疗效**］岳鑫凤治疗132例，显效61例，好转67例，无效4例。杨声强治疗42例，显效26例，有效12例，无效4例，总有效率为90.48%。

2. 点刺艾灸法

［**方法**］患者先取坐位，用梅花针在头部百会穴至前顶穴、后顶穴之间做环形叩打，采用轻度的手法，以患者能忍受且局部呈现轻度潮红为度。再用中度手法持梅花针，自项沿督脉叩打至腰部，叩击膀胱经背部第1侧线。然后在百会穴处涂以少量的凡士林，将做成黄豆大小的艾炷放在穴位处，用火点燃施灸，待艾炷将要燃尽，患者感觉有热感时移去，再易炷施灸，每次灸30壮。本方法在梅花针叩刺后进行，隔日1次，10次为1个疗程，疗程间隔3天，共3个疗程。

［**疗效**］祝春燕治疗36例，治愈16例，显效13例，好转5例，无效2例，总有效率94.44%。

3. 透针法

［**方法**］用32号1.5寸毫针，消毒后快速刺入穴位，然后向前顶穴方向平刺入1.2寸许，用暴发力向外速提（针体最好不动，至多提出1分许），连续3次后再缓慢将针进至原处，使患者头皮产生沉、麻、胀感，并向前额部传导，留针24h。隔日1次，3次为1个疗程。或

取 30 号 2 寸毫针，采用迎随补泻法平刺百会透神聪，或用平补平泻法平刺百会向左或向右透神聪，得气后要求每分钟捻转 200 次左右（捻转角度以不超过 90° 为宜），捻转 2~3min，留针 10~20min，期间运针 1 次。每日 1 次，10 次为 1 个疗程。

［疗效］任彦红等治疗 54 例，46 例痊愈，8 例明显见效，治愈率为 85.19%。李汉俊治疗 75 例，治愈 45 例，显效 24 例，好转 4 例，无效 2 例。

［评析］《灵枢·大惑论》曰："卫气不得入于阴，常留于阳，留于阳则阳气满，阳气满则阳跷盛；不得入于阴则阴气虚，故目不瞑矣。"可见阴阳失和是失眠的关键所在。头为诸阳之会，凡五脏精华之血、六腑清阳之气，皆会于头部。百会位于巅顶，为百脉之会，贯达全身，又深系脑髓，可受天地之气，隶属督脉，是各经脉之气会聚之所，通督全身之气血。其性属阳，又阳中寓阴，能够通达阴阳脉络，连贯周身经穴，可以调节机体的阴阳平衡。且百会穴与大脑关系密切，是调节大脑功能的要穴，刺激百会具有鼓振阳气、化生阴血、通达血脉、调整阴阳、宁心安神的功效，从而使血脉通调、气血顺达、阴阳平和、髓海得养、心宁神安而失眠自愈。

上 星

透针法

［方法］患者取坐位或仰卧位，消毒穴位（以上星穴为主穴，可根据病情辨证配穴）局部皮肤后，取 28~30 号 2.5 寸不锈钢毫针，快速平刺入上星穴皮下，向百会穴透针，施行捻转手法，用补法，留针 30min，每 10min 运针 1 次。每日 1 次，10 次为 1 个疗程，休息 2~3 天再行第 2 个疗程。

［疗效］向莉共治 120 例，痊愈 92 例，显效 20 例，有效 8 例。

［评析］《灵枢·大惑论》曰："卫气不得入于阴，常留于阳，留于阳则阳气满，阳气满则阳跷盛；不得入于阴则阴气虚，故目不瞑矣。"阴阳失和是失眠的关键所在。上星隶属督脉，通督全身之气血。其性属阳，又阳中寓阴，能够通达阴、阳脉络，连贯周身经穴，可以调节机体

的阴阳平衡。且本穴与大脑关系密切，是调节大脑功能的要穴，能使血脉通调、气血顺达、阴阳平和、髓海得养、心宁神安而失眠自愈。

神　阙

1. 药敷法

[**方法**] 每夜临睡前，取安神敷脐方（肉桂 0.3g，冰片 1~2g，吴茱萸 3g，黄连 5g，诸药研末，装袋备用）药粉 10g（1 袋量）敷于神阙，然后以手顺时针方向揉按神阙 36 周，入睡，晨起取下，佩戴时间约 7~8h。每袋药物可反复使用 5 天，待药味变淡后更换药袋，8 周为 1 个疗程。

[**疗效**] 杨斌等治疗 30 例，临床治愈 6 例，显效 11 例，有效 11 例，无效 2 例，总有效率为 93.33%。

2. 温灸法

[**方法**] 在灸盒内插入 1 根点燃的艾条，放在神阙穴上，以患者感觉温热为度，每次 30min 左右。配合常规针刺（主穴取中脘、下脘、气海、关元，配穴取神庭、印堂、足三里）。1次/日，10次为1个疗程。

[**疗效**] 汪洪波治疗 46 例，治愈 15 例，显效 20 例，有效 9 例，无效 2 例，总有效率为 95.65%。

[**评析**] 从经络的角度，神阙穴属任脉穴，任脉为阴脉之海，与督脉共司人体诸经百脉；神阙又为冲脉循行之所，且任、督、冲三脉一源三歧，均起于胞中，经气相通，调节全身气血。此外，足阳明胃经夹脐，足太阴之筋结于脐，手少阴之筋下系于脐，故脐为经络之总枢，经气之汇海，能够司管人体诸经百脉。当人体气血阴阳失调而发生失眠时，通过刺激神阙，可以调整阴阳平衡，调节人体神经及内分泌系统的活动，使气血和畅，有助于改善睡眠。

【按语】

1. 针灸治疗失眠有较好的疗效，但在治疗前应做各种检查以明确病因。如由发热、咳喘、疼痛等其他疾病引起者，应同时治疗原发病。

2. 因一时情绪紧张或环境吵闹、卧榻不适等所引起失眠者，不属病理范围，只要解除有关因素，即可恢复正常。老年人因睡眠时间逐渐缩短而容易醒觉，如无明显症状，则属生理现象。

【参考文献】

[1] 司玲，许建阳，刘静，等. 针刺强刺激足三里穴治疗失眠症80例 [J]. 中国医学创新，2014，11（6）：74-76.

[2] 冯大业. 维生素 B₁ 注射"足三里"穴治失眠症 [J]. 赤脚医生杂志，1977（9）：8.

[3] 王全仁，王朝社，齐翠兰，等. 针灸三阴交治疗失眠168例临床观察 [J]. 中国针灸，1995（4）：29-30.

[4] 苏卫东，赵兰坤，陈际苏. 三阴交烧山火治疗更年期失眠 [J]. 山东中医杂志，1995（10）：417.

[5] 曹信杰. 针刺地机穴治疗顽固性不寐38例 [J]. 河北中医，2006，28（6）：406.

[6] 程隆光. 针灸神门穴为主治疗失眠症2485例 [J]. 中国针灸，1986（6）：18-19.

[7] 白妍，金春玉，东贵荣. 神门穴为主针刺治疗失眠症56例临床观察 [J]. 针灸临床杂志，2004，20（4）：41-42.

[8] 章旭萍，吕征琴. 音乐背景下揉按晴明穴治疗失眠症73例 [J]. 浙江中医杂志，2011（2）：127-128.

[9] 张会珍，贾春生，佘延芬. 针刺照海、申脉为主治疗顽固性失眠 [J]. 浙江中医杂志，2005（4）：169.

[10] 刘向宇. 针刺照海申脉治疗失眠52例 [J]. 成都中医学院学报，1991，14（2）：21.

[11] 张星耀. 外敷涌泉穴治不寐 [J]. 新中医，1988（8）：26.

[12] 周红飞，杨丽珺，姜巧婷. 吴茱萸粉涌泉穴贴敷配合穴位按摩对老年骨科手术前失眠患者的影响 [J]. 新中医，2014，46（11）：194-196.

[13] 任建军. 艾灸涌泉穴治疗失眠症38例 [J]. 中国针灸，2000（2）：90.

[14] 杨卫华. 针刺太溪穴为主治疗顽固性失眠症50例 [J]. 山西中

医, 2009, 25（10）: 33-34.

[15]涂新生, 彭懂承. 针刺照海穴治疗失眠症128例 [J]. 中医外
　　治杂志, 2009, 18（3）: 11.

[16]胡达仁, 庄奇陵. 照海穴临床运用体会 [J]. 针灸临床杂志,
　　2001（9）: 37.

[17]王学杰, 于淑杰. 艾灸照海穴治疗不寐98例 [J]. 中国针灸,
　　1998（11）: 660.

[18]刘家生. 艾灸照海穴治疗不寐124例[J]. 时珍国医国药, 2003,
　　14（12）: 756.

[19]吕景山, 何樹槐, 耿恩廣. 单穴治病选萃 [M]. 北京: 人民卫
　　生出版社, 1993.

[20]夏粉仙, 甘莉, 叶红明. 内关穴埋线配合耳穴贴压治疗失眠症
　　临床观察 [J]. 上海针灸杂志, 2012, 31（4）: 233-235.

[21]李文斌. 针刺大陵穴治疗顽固性失眠100例疗效观察 [J]. 中
　　国针灸, 1995（增刊）: 91.

[22]蔡蔚, 马文, 员孙卉, 等. 以劳宫穴按摩涌泉穴对失眠患者睡
　　眠质量的影响 [J]. 护理研究, 2013, 27（4）: 1017.

[23]章振永. 中冲穴放血配合针刺治疗失眠35例 [J]. 浙江中西医
　　结合杂志, 2014, 24（12）: 1126.

[24]黄应飞. 针刺风池治疗失眠85例 [J]. 中国针灸, 2000（4）:
　　226-227.

[25]夏于琼. 风池穴互透治疗失眠58例 [J]. 中国针灸, 2003（5）:
　　282.

[26]何旭东, 许建阳, 刘静, 等. 悬钟透刺三阴交治疗失眠症60例
　　[J]. 中国医学创新, 2014, 11（36）: 108-110.

[27]刘鸿, 蓝蓓蕾, 刘襄. 重灸关元、命门穴治疗顽固性失眠56例
　　[J]. 中国针灸, 2015, 35（3）: 274.

[28]范月友, 董英华, 周长峰. 豹文刺大椎穴为主治疗失眠78例
　　[J]. 山东中医杂志, 2001, 20（1）: 34.

[29]岳鑫凤. 艾灸百会穴治疗青少年失眠症132例 [J]. 中国针灸,
　　1995（3）: 40.

［30］杨声强. 艾灸百会穴治疗老年顽固性失眠42例［J］. 光明中医，
2015，35（6）：1276-1277.

［31］祝春燕. 梅花针叩刺配合艾灸百会穴治疗顽固性失眠症36例
［J］. 光明中医，2013，28（2）：327-328.

［32］任彦红，王岱，冯春祥. 百会透前顶治疗顽固性失眠54例［J］.
中国针灸，1993（3）：50.

［33］李汉俊. 针刺百会透神聪穴治疗神经衰弱75例［J］. 黑龙江中
医药，1997（1）：45.

［34］向莉. 针刺上星穴透百会穴治疗失眠症120例［J］. 针灸临床
杂志，1997（11）：13.

［35］杨斌，陈阳，黄琰. 安神敷脐方结合神阙穴按摩治疗心肾不交
之失眠90例疗效观察［J］. 海峡药学，2012，24（10）：128-
129.

［36］汪洪波. 温灸神阙穴治疗失眠45例［J］. 中国社区医师（医学
专业），2012，14（16）：219.

第十四节　痴呆

　　痴呆，又称"痴证""呆病"，是指意识清楚的患者由于各种疾病，引起持续性高级神经功能的全面障碍，包括记忆力、解决日常生活问题的能力、已习得的技能、正确的社交技能和控制情绪反应能力的障碍，最终导致精神功能衰退的一组后天获得的综合征。常见于西医学的老年性痴呆（真性老年痴呆）、早老性痴呆和脑血管性痴呆、小儿大脑发育不全等病，多发于老年人或儿童。中医学认为引起本病的基本原因是肝肾亏虚、气血不足、经脉失养、髓海不充，此外还有痰浊瘀血阻滞经络等继发因素，病变脏腑主要在肾，其次为心、脾。

　　本病起病缓慢，主要是精神功能障碍和出现神经系统的症状。早期仅表现为记忆力和思维敏捷性和创造性的轻度减退，对环境的适应能力下降，难以持久从事某一工作，易于疲劳、焦虑和精力不充沛等；

继而出现记忆障碍、认知障碍、人格改变、情感障碍、言语障碍和精神异常，并可出现各种神经功能障碍如肢体失用、震颤麻痹、共济失调、癫痫、锥体束征等；最后生活完全不能自理，无自主运动，缄默不语，成为植物人状态。

肾　俞

水针法

[**方法**] 患者取坐位或俯卧位，常规消毒双侧穴位（以肾俞为主穴，配穴为足三里、三阴交）皮肤，用5ml注射器套6号针头，抽取乙酰谷酰胺2ml、复方当归注射液4ml，两药液充分混合后，快速将注射针头直刺入穴位，到达一定深度而患者局部产生酸、麻、胀感时，若抽无回血，即缓慢注入药液，每穴1.5ml，再徐徐出针，用干棉球按压针孔片刻。隔天1次，10天为1个疗程，休息3天后行第2个疗程。

[**疗效**] 董俊峰共治疗86例，痊愈56例，好转28例，无效2例。

[**评析**] 中医理论认为，肾为"先天之本"，主藏精，主生长发育与生殖，生命过程随肾气旺盛而成长，而后随肾气的衰弱而衰老，即肾虚是衰老的主要原因之一。肾俞穴是背俞穴之一，《类经》中说："十二俞皆通于脏气"，故肾俞为肾脏之气输通出入之处，具有调节和补充肾气的作用，是延缓机体衰老的重要穴位。针刺治疗痴呆的机制可能是通过抑制老年人外周血单核细胞Rb的表达，改善衰老相关症状，降低衰老见证积分。

内　关

针刺法

[**方法**] 消毒百会及双侧内关穴皮肤后针刺，百会穴施行平补平泻手法，得气后以200次/min的速度捻针1min。双侧内关穴施内关透外关，行提插强刺激手法1min。留针30min，每10min依法行针1次。1次/天，2个月为1个疗程，每10天停止治疗2天。

[**疗效**] 姬锋养等治疗(起针后，用艾条灸百会穴，以头部感觉明显温热为标准，以保持灸感和针感持续存在；隔姜灸内关穴，20min/次。

配合口服阿米三嗪萝巴新片，2次/天，1片/次）老年性痴呆47例，显效20例，有效19例，改善3例，无效5例，总有效率89.36%。陈少仁等治疗（配合低分子右旋糖酐500ml静脉滴注，每天1次；尼莫地平片20mg，维生素E胶丸0.1g，每天3次，口服）血管性痴呆124例，显效53例，有效50例，改善6例，无效15例，总有效率为87.90%。

　　［评析］本病病位在脑，头为诸阳之会，十二经之阳会聚于头，而督脉为阳经之海，总督诸阳经，与脑、脊髓等关系密切，故历代医家素有"病变在脑，首取督脉"之说。百会位于巅顶，隶属于督脉，能起到振奋诸阳、激发经气、调节内脏、疏通腑气、醒脑开窍的功效，为治脑病要穴。现代医学研究认为，大脑额叶与智能有关，故针之、灸之可健脑益智。内关为手厥阴心包经络穴，心包经的生理功能和病理变化与人体的精神意识、思维活动有关，即与脑的功能关系较为密切，故为治疗心脑疾患之首选穴。《铜人腧穴针灸图经》亦有以内关穴治疗"失志"的记载。实验表明，电针刺激内关穴可以明显激活两侧大脑半球的额叶、颞叶，甚至激活两侧海马，且灸之可以疏经通络、活血化瘀，促进血液循环。故双侧内关与百会配伍，共奏升发阳气、通达经脉、调理脏腑、醒神开窍之功，从而达到改善智能、提高生活质量的目的。

中　　冲

放血法

　　［方法］常规消毒双侧中冲穴，三棱针快速点刺放血，每日1次。并予以神经内科的常规药物治疗。

　　［疗效］李墨等治疗35例，认知能力和日常生活能力等均有显著提高。

　　［评析］多项研究表明，胆碱能神经系统是构成学习记忆的重要通路，本病的发生与中枢胆碱能递质的含量下降密切相关。针刺中冲有增加胆碱能递质作用。实验表明，针灸能改善大鼠海马皮质的学习记忆功能，保护大脑皮质的神经突触，提高突触的传递效能。

风　池

水针法

[**方法**] 患者取端坐体位，常规消毒穴位（风池、百会）后，取5ml 注射器接 6 号针头，吸入 3ml 胞二磷胆碱液，快速斜刺入皮下，进针后轻微提插，局部有针感后，回抽针栓无回血，再注入药液，每穴各注入药液 1ml，出针后用消毒棉球按压片刻，以防出血。

[**疗效**] 赵宝玉等治疗 234 例，基本痊愈 49 例，好转 150 例，无效 35 例。

[**评析**] 风池具有平肝息风、疏风清热、利胆充髓、通利官窍、清头利目、醒脑安神作用，属足少阳胆经穴位，胆主决断，在精神思维活动中具有判断事物、做出决定的作用。足少阳胆经在头颅部分布的区域较大，约占头部表面积的 2/3，虽不直接分布于脑，但实际上对脑的影响较大。针刺风池穴可通调头部气血，促进脑络气血运行。研究表明，风池穴可以通过改善椎 – 基底动脉系统而改善脑部血液循环，改善脑的代谢，还能活化大脑皮质细胞，改善脑功能，间接抑制痴呆的发展，维持残存的脑功能，减轻因痴呆而产生的各种症状。

身　柱

粗针法

[**方法**] 患者取坐位，双上肢交叉趴于桌上，头微前倾，医者定位取身柱穴，常规消毒，双手夹持直径 1mm、长 100mm 粗针，与上背部夹角呈 30° 角，快速进针 0.2~0.4mm，然后使针体与脊柱平行，沿督脉向下进针，只留针身约 0.5cm 于体外，留针 4h。每周 3 次，观察90 天。

[**疗效**] 张海峰等治疗 30 例，可明显改善血管性痴呆的日常生活能力量表评分，具有积极的治疗血管性痴呆的作用。

[**评析**] 血管性痴呆属于中医学"痴呆""呆病"的范畴，本病多因中风后肝肾亏虚、气血不足，不能荣养脑髓而发病。督脉络脑属肾，

循身之背，为阳脉之海，统摄一身之阳气。身柱穴为督脉之要穴，具有补气壮阳、益智健脑的作用，故选取身柱穴，并沿督脉向下透穴，一针多穴，依次透过神道、灵台、至阳。《经穴释义汇解》云："神道……应心，心藏神，穴主神……"；灵台穴为心灵居处，内应心，心藏神；至阳穴为阳气至极之处，《针灸甲乙经》载："至阳…督脉气所发…"，具有振奋、宣发全身之阳气，疏通经血，安和五脏的功用。诸穴合用，共奏补肾助阳、益智明神的作用。

百　　会

1. 针刺法

［**方法**］常规消毒穴位（百会配风府穴）后，以 40mm 毫针分别平刺入穴位，进针 0.5 寸左右，采用平补平泻法行针 2min，留针 30min。每日 1 次，5 周为 1 个疗程，治疗 15 周。

［**疗效**］许丙海等治疗 40 例，显效 23 例，有效 12 例，无效 5 例，总有效率为 87.5%。

2. 艾灸法

［**方法**］选准穴位后，将可调式微调式微烟灸疗器的灸头尾盖打开，点燃 50mm×13mm 规格艾条一端，待其周围均燃烧超过 2mm 后，放入灸头中，盖上尾盖，对准穴位施灸，以头部感觉明显为标准，保持灸感持续存在，以出现感传或维持感传为度，约 15~30min。每日 1 次，2 个月为 1 个疗程，每 10 天停灸 1 天，治疗 1 个疗程后统计。配合八仙益智粥（主方：何首乌、百合、薏苡仁、决明子、黄芪、人参、女贞子、丹参。配方：核桃仁、松仁、西瓜仁、黑芝麻、黄豆、黑豆、玉米、栗子粉）口服，每次 1 袋，每日 3 次，每袋 15g 散剂，温水冲服。

［**疗效**］刘勇前等治疗 98 例，显效 28 例，有效 56 例，无效 14 例，总有效 85.71%。

3. 电针法

［**方法**］常规消毒百会穴，针灸针向后平刺 0.8~1.0 寸，配合神庭平刺 0.5 寸，以局部胀痛为得气，得气后接 GM101 型电针仪，波形为

连续波，以患者可耐受为度，15min 后改变为疏密波，加电 30min 后去除电极，继续留针 1h，每隔 30min 捻转行针 1 次。留针期间同时行认知功能康复训练，直至出针。每日 1 次，12 天为 1 个疗程，共治疗 2 个疗程。

[**疗效**] 刘娇等治疗 25 例，基本痊愈 3 例，显效 12 例，有效 9 例，无效 1 例，有效率为 96%。

4. 梅花针叩刺法

[**方法**] 常规消毒百会、四神聪后，用梅花针进行叩刺，以局部酸麻胀、肤色微红并散在微微出血为宜。隔日 1 次，4 周为 1 个疗程。

[**疗效**] 宋书昌等治疗 47 例，显效 16 例，有效 27 例，无效 4 例，总有效率为 91.49%。

[**评析**] 百会穴为督脉经穴，督脉功能主要概括为"总督诸阳"，为"阳脉之海"或称"阳脉之都纲"，是针刺治疗神志病的主要经脉。中医学早有论述针刺治疗痴呆，《针灸大成》："百会主头风中风，惊悸健忘，忘前失后，心神恍惚"，《难经·二十八难》曰："督脉者起于下极之俞，并于脊里，上至风府，入属于脑"，说明了脑与督脉的关系密切。《灵枢·海论》曰："脑为髓之海，其输上在于盖，下在风府"，大脑气血津液出入于体表的两处穴位——百会穴（颅顶）和风府穴都是在督脉经上，所以，与大脑关系最为密切的是督脉经，以至于督脉经被称为"脑脉"。针刺督脉穴位可以疏通脑络、健脑补髓、开启脑窍。"经络所过，主治所及"，督脉上至风府，入属于脑，且百会在督脉之上，故针刺百会穴能够调节脑神，治疗神志病，改善脑功能，从而改善患者认知功能损害的程度。

【按语】

1. 西医学认为痴呆与神经递质、受体、神经肽有关，实验表明针灸可调节神经递质和神经肽，能控制和延缓疾病的进展，有一定的治疗作用。

2. 针灸治疗本病以早期效果较好，晚期疗效较差。有明确病因者，在针灸治疗的同时，还应积极治疗原发病。

3. 戒酒，少用安眠镇静的药物。

【参考文献】

［1］董俊峰. 穴位注射治疗老年性痴呆症 86 例［J］. 上海针灸杂志，
1997（3）：9.

［2］姬锋养，高红涛，王锋，等. 针灸百会、内关穴治疗老年性痴呆
［J］. 甘肃中医，2007，20（7）：14-15.

［3］陈少仁，高红涛，茹永刚，等. 针刺百会、内关穴治疗血管性痴
呆的临床疗效观察［J］. 四川中医，2007，25（3）：98-100.

［4］李墨，时国臣，赵志轩. 针刺中冲穴治疗气虚血瘀型血管性痴呆
的临床观察［J］. 黑龙江中医药，2011（5）：43-44.

［5］赵宝玉，岳秀兰，付宝珍. 穴位注射治疗脑血管性痴呆 234 例
［J］. 上海针灸杂志，1995（5）：202.

［6］张海峰，宣丽华，侯群，等. 粗针治疗血管性痴呆 ADL-R 评价
［J］. 中华中医药学刊，2011，29（3）：530-531.

［7］许丙海，时国臣，何凤，等. 针刺百会穴和风府穴治疗中风后轻
度认知功能损害的临床研究［J］. 中医药学报，2012，40（2）：
116-117.

［8］刘勇前，何强，孙秀文. 独灸百会穴配合八仙益智粥治疗老年期
痴呆 98 例［J］. 新疆中医药，2003（4）：38.

［9］刘娇，冯晓东. 电针百会、神庭穴配合康复训练治疗脑卒中后认
知障碍临床研究［J］. 中医学报，2013（4）：608-610.

［10］宋书昌，卢智，陈华，等. 梅花针叩刺百会、四神聪治疗急性
期脑梗死合并认知功能障碍的临床研究［J］. 针灸临床杂志，
2014（1）：26-28.

第十五节 癫病

　　癫病以精神抑郁、表情淡漠、沉默痴呆、语无伦次、静而少动为
特征。多见于西医学的忧郁症、强迫症、精神分裂症等，常因情志刺

激、意欲不遂等因素而诱发，或有家族史。其临床表现有精神抑郁、多疑多虑、焦急胆怯、自语少动、悲郁善哭、呆痴叹息等。

本病属于中医学"郁证"的范畴，认为本病的发生乃阴气过旺（所谓"重阴则癫"），多因情志所伤、思虑太过、所愿不遂，以致肝气郁结，心脾受损，脾失健运，痰浊内生，痰气上逆，蒙蔽心神，神明失常，发为本病。

神　　门

针刺法

[方法] 取神门为主穴，配心俞、肝俞、脾俞，常规消毒局部皮肤后，均用 1 寸毫针常规针刺，进针得气后行泻法，每次留针 20min，1 次 / 天，6 次为 1 个疗程，5 个疗程为限。

[疗效] 肖飞等治疗 30 例，在改善患者症状方面效果明显。

[评析] 癫又称"文痴"，其病位在神机，多由思虑太过、所愿不遂导致。针灸治疗癫证早有记载，如《玉龙歌》所言："神门独治痴呆病"。故取神门、心俞开心窍、苏神明；取肝俞疏肝解郁，以行气开窍；取脾俞健运脾气，以化痰浊。四穴共享，具有豁痰开窍、理气解郁、畅达神机之效，再加以言语开导，癫证可除。

风　　池

水针法

[方法] 常规消毒双侧穴位后，用 5ml 注射器配 6~7 号针头，抽吸维拉帕米注射液 10mg，再以注射针头探刺入穴位，待有酸、麻、胀等得气感后，若回抽无血则将药液缓慢推入，出针后用干棉球按压针孔片刻。每日 1 次，10 天为 1 个疗程，间隔 7 天再进行每 2 个疗程。

[疗效] 于永祥共治 105 例，临床控制 71 例，显效 31 例，无效 3 例。

[评析] 肝藏血，主疏泄，有调畅气机及情志的作用。胆附于肝，藏泄胆汁，"凡十一脏皆取决于胆"，肝胆互为表里，凡脏腑十二经之

气化，皆必借肝胆之气以升降调畅之。风池穴属于足少阳胆经，处清阳之高位，行于少阳之侧，有疏肝解郁的作用，且风池穴上连髓海，旁络阳维脉，阳维脉又与督脉会于风府、哑门，督脉入络脑，脑为元神之府，故可清头明目、安神定志，又可充溢髓海，因此针刺风池穴还可治疗神志方面的疾病。

哑　　门

针刺法

[**方法**]患者坐在扶手椅子上，使头部稍稍前倾，常规消毒穴位局部皮肤后，用 28~30 号 2 寸长不锈钢毫针，对准穴位快速进针，针尖向舌根方向缓慢刺入，进针约 1.5 寸，患者常会产生沉、胀感，继而出现沿着脊柱方向的麻胀感或触电感，此时宜立即将毫针退出。每日 1 次，效果满意。

[**疗效**]吕景山等治疗 48 例，治愈 22 例，约占 45.83% 左右。王天才只深刺哑门单穴，所治 9 例均获痊愈。

[**评析**]针刺哑门穴治疗癫病，在中医的古书中早有记载。《内经》中指出："督脉为病，脊强反折"，也就是说一些惊风、抽搐等神经系统的疾病，都属于督脉失常。如果督脉的经气不通，势必造成阴阳平衡失调，因而出现颈项强直、角弓反张、甚至抽搐等症状。针刺哑门穴可以疏通经脉，调整气机，通经络，清神志，因此可以治癫病。

水　　沟

针刺法

[**方法**]消毒穴位后，以左手拇、食指将患者上唇捏紧，使其穴位尽可能隆起，右手持 28~30 号 1 寸毫针，快速进针，当针尖向上进针 0.3~0.5 寸时，患者可产生酸胀及触电样的感觉，并向头面部扩散。重证宜用粗针、强刺激且久留针（约 1~2h），轻证宜用细针、中等刺激且短留针（约 20~30min）。

[**疗效**]萧少卿曾治疗 4 名多年不愈患者，均获痊愈。

[**评析**] 水沟穴为督脉穴，又为督脉与手足阳明之会，督脉为督辖诸阳之经络而长于阳。水沟穴内应龈交，龈交穴为督、任、足阳明之会，具有宁神镇痉之功，任脉统摄诸阴之血，刺激水沟穴，实际上是一针取两穴，任督二脉一阴一阳，能统领人体经络之阴阳，具有醒脑开窍、回阳救逆、敛阴固脱之功。

【按语】

针灸对本病有一定疗效，但在治疗过程中，需结合心理治疗，家属应积极配合对患者加强护理。

【参考文献】

[1]肖飞，刘征. 针刺百会、神门穴对间歇期原发性癫痫患者血清皮质醇水平的影响 [J]. 针灸临床杂志，2016，32（8）：15-17.

[2]于永祥. 异搏定穴位注射治疗癫痫105例疗效观察 [J]. 针灸临床杂志，1996（Z2）：48.

[3]吕景山，何樹槐，耿恩廣. 单穴治病选萃 [M]. 北京：人民卫生出版社，1993.

[4]王天才. 针刺哑门穴治癫痫 [J]. 中国民间疗法，1994（4）：17.

[5]萧少卿. 漫谈"水沟"穴 [J]. 中医杂志，1958（2）：127-129.

第十六节　狂病

狂病以精神亢奋、躁扰不宁、打人毁物、动而多想为特征，多见于青少年。相当于西医学的精神分裂症、狂躁型精神病等。常有情志刺激、意愿不遂或脑外伤等诱发因素，或有家族史。其临床表现有精神错乱、哭笑失常、妄语高歌、狂躁不安、不避亲疏、打人毁物等。

中医学认为狂病的发生是由于阳气暴亢（所谓"重阳则狂"），恼怒悲愤，伤及肝胆，不得宣泄，郁而化火，煎熬津液，结为痰火，痰火上扰，蒙蔽心窍，神志逆乱，狂躁不宁而成。

涌 泉

电针法

［**方法**］患者取仰卧位，常规消毒局部皮肤后，用 28~30 号 1 寸毫针，直刺入双侧穴位，得气后施予中强度刺激，以患者麻胀感向足等部位放射为度，然后接通电针治疗仪，断续波，以患者能接受为度，通电 1~3min。每日 1 次，6 次为 1 个疗程，休息 1 天，再治疗 1 个疗程。

［**疗效**］史召利等共治疗 5 例，痊愈 3 例，有效 2 例。

［**评析**］针刺涌泉穴具有镇惊止痉、宁心安神的作用，善于治疗各类精神病症。临床上采用电针刺激，加强了对经络、腧穴的作用，使气血得以正常运行，中枢神经得到调整，从而使各种精神症状得以缓解或消除。

内 关

针刺法

［**方法**］常规消毒后，针刺双侧内关，两手同时运针行泻法，持续捻针 5min 后改为间歇捻针，每 15min 行针 1 次，留针 45min。每日 1 次。

［**疗效**］胡军治疗 1 例，第 1 次针后患者神情稳定，自行回家，后经针灸、药物调治十余日，患者举止自然，精神正常，恢复工作，未再复发。

［**评析**］本例患者是因神明失守所致之神志病证，《素问·生气通天论》曰："阴不胜其阳，则脉流薄疾，并乃狂。"内关穴为"手心主之络"，"通阴维"，心藏神，主神明，阴维脉"维络诸阴"。泻刺本穴，有清心泻火、宁心定志、豁痰开窍之良好功效，故获奇效。

翳 风

电针法

［**方法**］常规消毒穴位（主穴为双侧翳风，根据辨证选穴，多在心、

肝、肾经取穴）皮肤后进针，深度、手法均按《针灸大成》要求，得气后用 G6805 型治疗仪通电，时间约 20~30min。对兴奋躁动、失眠、木僵、忧郁明显者，放电量达呼吸抑制，屏气 10~20s，可连续冲击刺激 10 次以上（每次需要患者换气）；对幻觉症、注意力涣散、情感淡漠、记忆力缺失等患者，放电量要以见患者面神经有较大幅度的抽动（歪斜）为宜，但电量大小以患者能够承受为宜，每次 30min，每周休息 1 天，2 周为 1 个疗程。

[疗效] 张永祥治疗 206 例，第 2 个疗程治愈 84 例（占全组 40.77%），其中 2 年以内发病的 81 例，5 年内发病的 2 例，10 年内发病的 1 例；第 4 个疗程治愈 93 例（占全组 45.14%），其中 2 年以内发病 91 例，5 年内发病的 2 例；第 6 个疗程治愈 29 例（占全组 14.08%），其中 2 年内发病 10 例，5 年内发病的 16 例，10 年内发病的 3 例，治疗近愈率为 100%。

[评析] 以翳风穴为主进行治疗，其理论根据为该穴系手少阳三焦经主穴，又是手足少阳经的交会穴，三焦是整个人体的气化功能之所在，故《中藏经》曰："三焦者，人之三元气也，三焦通则内外左右上下皆通也。其于周身灌体，和内调外，营左养右，导上宣下，莫大于此"。《针灸大成》云："人心湛寂，欲想不兴，则精气散在三焦，荣华百脉。"所以针刺翳风穴并通电，能运行气血，调节三焦，维持人体正常的生理功能。

风　　池

针刺法

[方法] 患者取俯卧位，常规消毒后，用 1 寸毫针快速针刺风池穴 0.6~0.8 寸，刺手体会针下气至冲动，触到感觉后再行手法，即针尖顶着针感部位，推弩针柄或拇指向前（向后）捻住针柄，不使针尖脱离感觉，或针尖拉着针感部位，拇指向后捻提针柄，使针尖不脱离感觉，守气 3~5min，以延长针感。常规针刺百会、膻中、合谷、太冲穴。每日 1 次。

[疗效] 黄劲柏等治疗 1 例，针治 1 个月后觉精神好转，仍宗上方

继治 1 个月，诸症消失，停止治疗。

［评析］风池穴位于枕部颞颥后发际陷中，与督脉风府相平，因其为手足少阳和阳维之交会穴，故可通达脑目脉络，善于治疗头脑与中枢神经系统有关病症，如精神分裂症、神经衰弱、偏头痛等。运用意守法可延长针感，以醒脑开窍、健脑安神，达到调理脑神经、治愈疾病的目的。

哑　　门

1. 激光照射法

［方法］患者取坐位或俯卧位，采用氦氖激光直接照射穴位，功率在 6~25mW 之间（临床观察发现，即使采用不同的功率进行照射，其疗效一致），每次 10min 左右。每日 1 次，6 个星期为 1 个疗程。

［疗效］贾云奎等治疗 24 例，显著好转者 18 例，总显效率为75%。

2. 针刺法

［方法］患者取俯卧位，固定其头部，并稍微使之头部向前倾屈，消毒后持 2 寸毫针快速刺入，针尖向患者下巴的方向，当毫针深达其硬脊膜时，患者多可产生酸、麻、胀等不同的针感，并向头部、上肢或下肢放散，即马上将毫针缓慢退出。

［疗效］牛景云等治疗 1 例，每日 1 次，共针 3 次，病告痊愈，随访 3 年，未见复发。

3. 电兴奋法

［方法］当精神患者发作期间，让患者的家属扶住患者，不使患者乱动。医者站在患者的前面，用左臂夹住患者头部，使患者的头不能乱动，右手快速进针哑门、风池、安眠穴，然后立即通电。患者在 1s 内感全身麻木，在几秒钟或 1min 内会感到四肢无力、头晕目眩，甚至出现呕吐或休克状态（呕吐物为食物残渣或大量黏液），这时立即停电起针，让患者平卧于床上。

［疗效］屠国文治疗 32 例，除 1 例不见好转和 1 例复发外，其他30 例均痊愈出院。

[**评析**]本病大多与精神创伤和遭受过度刺激有关，多发于青壮年，在治疗上首先应以清心通窍、豁痰降浊为主。哑门是督脉之穴，督脉起于少腹下的会阴部，循脊柱向上行至项后风府穴处入脑，上行巅顶，沿头额下达鼻柱。根据它的循行路线，再加哑门穴又有通窍络、清神志的功效，因此是治疗精神分裂症的主穴。

水　沟

针刺法

[**方法**]在患者家属的协助下，取1寸不锈钢毫针，消毒后快速刺入穴位，进针约1寸（深刺时一定要注意尺寸，应细心谨慎），并施行大幅度的捻转提插手法，给予强刺激，忽针忽停，留针10~20min，间断行针1~2次。

[**疗效**]聂汉云等治疗1例，留针10min后起针，不压迫针孔，令其放血数滴，患者诸症消失，1个月后随访无复发。

[**评析**]《针灸大成》云："百病癫狂所为病，针有十三穴须认……一针鬼宫，即人中，入三分……"剧烈的情志刺激导致气机逆乱，神窍为逆气所闭阻，神躁动而浮越，失其主神的作用时即发为狂证。脑为神之府，督脉入络脑，水沟穴为督脉穴，又为督脉与手足阳明经之交穴，位守任督二脉交接之处，可疏通阴阳任督，调节阴阳平衡，有调神开窍、宁心止狂的功效。

膻　中

刺络拔罐法

[**方法**]患者取仰卧位，常规消毒穴位局部皮肤后，用细三棱针快速点刺穴位，使之出血少许，再用中号玻璃罐以闪火法拔之，留罐10~15min。每周治疗2次，8次为1个疗程。

[**疗效**]郭健民等治疗39例，痊愈24例，有效12例，无效3例，总有效率为92.31%。

[**评析**]本病主要由思虑太过、肝气郁结引起。膻中穴是八会穴中气会之穴，乃宗气会聚之所，为任脉、手足少阴经、手足太阴经的交

会处，又是心包经的募穴，可宽胸利膈、理气通络，以治神志病为佳。刺血疗法有较强的祛邪作用，能使闭阻的经脉和气血得以畅通，从而达到治病目的。

【按语】

1. 针灸治疗本病有较好的效果。在治疗过程中，要对患者进行严密的监护，防止自杀以及伤人毁物。

2. 本病易复发，应在病症缓解后的间歇期继续治疗，以巩固疗效。

【参考文献】

[1]史召利，王素琴，王玉芹. 电针涌泉穴治疗5例躁郁症疗效观察[J]. 中原精神医学学刊，1998，4（4）：266-267.

[2]胡军. 内关穴急症应用举隅[J]. 新疆中医药，1995（2）：29-30.

[3]张永祥. 翳风穴通电治疗精神分裂症206例分析[J]. 湖南中医学院学报，1993，13（3）：51-52.

[4]黄劲柏，张毅. 郑魁山教授临床应用风池穴举隅[J]. 针灸临床杂志，1994，10（2）：4-5.

[5]贾云奎，罗和春，詹丽，等. 氦-氖激光穴位照射治疗精神分裂症的研究[J]. 中医杂志，1988（5）：57.

[6]牛景云，姜存华，由文锋，等. 哑门穴临床验案2则[J]. 中国针灸，1997（3）：167.

[7]屠国文. 电兴奋哑门穴治疗精神病的疗效观察[J]. 安医学报，1974（2）：34.

[8]聂汉云，聂松，聂鹏. 针刺人中穴治疗急顽证四则[J]. 中医外治杂志，2007，16（6）：53-54.

[9]郭健民，徐春军. 膻中穴刺血拔罐治疗精神分裂症[J]. 山东中医杂志，1997（2）：75.

第十七节　痫病

痫病，俗称"羊痫风"，是以卒然昏仆、强直抽搐、醒后如常人为特征，且与家族遗传有关的发作性疾病。相当于西医学的癫痫（包括原发性癫痫和继发性癫痫）。中医学认为本病是由痰、火、血瘀以及先天因素等使气血逆乱、蒙蔽清窍而致。

本病起病急骤，每因惊恐、劳累、情志过极等诱发，发作前常有眩晕、胸闷等先兆。大发作时突然昏倒，项背强直，四肢抽搐，口吐白沫，醒后如常人，常反复发作；小发作时仅两目瞪视，呼之不应，头部低垂，肢软无力；局限性发作时可见多种形式，如口、眼、手等局部抽搐，或幻视、呕吐、多汗，或有言语障碍，出现无意识动作等。脑电图检查多有异常放电现象。

臂　臑

穴位埋药法

［**方法**］常规消毒臂臑穴，局麻后，做一长约1.2cm纵行切口，以切口为中心，向上呈扇形钝性分离，深达皮下近肌层，无出血后，将苯妥英钠0.3g、苯巴比妥60mg分别埋藏于切口内紧贴肌层处，缝合切口，无菌敷料包扎。以同样方法和剂量埋藏另一侧穴位，7天拆线。14岁以内儿童用量为苯妥英钠5mg/kg，苯巴比妥1mg/kg。最初每月1次，如发作得到控制改2个月1次，共用6个月。停止药物埋藏后，每隔3个月减少原口服抗癫痫药的1/4，12个月后停止口服抗癫痫药。

［**疗效**］张振华等共治疗48例，治愈28例，好转20例，总有效率为100%。

［**评析**］臂臑穴皮下组织、肌肉丰富，分布有前臂背侧皮神经，深层有桡神经干，又为手阳明大肠经穴，通过大椎与督脉相连。在臂臑穴抗癫痫药物埋藏，具有便于药物吸收和神经传导、激发经络腧穴、调整脏腑功能、促进癫痫恢复的作用。

内　关

针刺法

［**方法**］常规消毒内关穴皮肤，发作时行强刺激，缓解后改为平补平泻，均留针 30min，中间行针 2 次。每日 1 次，10 次为 1 个疗程。

［**疗效**］温屯清治疗戒毒者癫痫 78 例，经治 1 个疗程后，显效 55 例，有效 18 例，无效 5 例，总有效率为 93.59%。

［**评析**］内关穴为手厥阴心包经络穴，又为八脉交会穴之一，与阴维脉相通，具有安神定志、理气开窍之功。针刺该穴不仅可以使中枢神经系统产生内源性阿片肽，并且能持续一定时间，具有明显镇痛、镇静作用，还可以止瘾，具有较快恢复戒毒者体内平衡的作用。

劳　宫

针刺法

［**方法**］常规消毒一侧劳宫穴（男左女右）皮肤后，选用 28~30 号不锈钢毫针，快速直刺入穴位 0.8 寸左右，施行快速捻转手法（约 200 次 /min），待患者搐止醒后起针，前后治疗时间约 5min。

［**疗效**］何青治疗 30 例，以 5~10min 内抽搐停止、神志恢复如常人为治愈，本组 30 例全部治愈。

［**评析**］痫病多由肝脾肾的损伤为本，风阳痰浊蒙闭心窍、流窜经络为标，其发作时来势凶猛，有的引起喉肌痉挛而窒息，或吸入性肺炎，或诱发其他病变等，因此控制其发作为当务之急。《穴名释义》云："劳宫者，意指位当手心，心神所居之宫阙。"《类经图翼》云："一传癫狂灸此效。"针刺劳宫穴能促使患者在短时间内苏醒，解除肌肉抽搐现象，具有明显的抗惊厥、镇静止痉作用。

长　强

针刺法

［**方法**］患者取伏卧膝胸位，用 75% 乙醇常规消毒穴周皮肤，用

细三棱针向上直刺0.5寸，或28~30号3寸毫针快速刺入穴位2.5~3寸，得气后即可出针。隔日1次，10次为1个疗程，休息7天后再进行第2个疗程。

[疗效] 郑作祯治疗136例，82例在随访1年中未见复发，49例由原7天发作1次推迟至1个月或更长时间发作1次，5例未有改变。

[评析] 督脉总督一身之阳，与脊髓、脑相连。长强穴为督脉首穴，针刺能调整全身阳气，癫痫病位在脑，故用长强有效。

大　　椎

1. 刺络敷药法

[方法] 取活斑蝥捣碎备用，白矾、麝香分别研末备用。施治时先用酒精擦拭局部皮肤，再用消毒瓷片划破穴位（大椎、腰俞）表面皮肤，见有轻微出血，则可在出血处拔火罐约10~20min。取下火罐后，将斑蝥、白矾、麝香自上而下依次敷于出血处，最后用风湿膏固定，保留3天。每周1次，4次为1个疗程，以3个疗程为限。同时用朱砂0.3~1g、鸡蛋1只、童尿兑服，每日1次。

[疗效] 熊磊治疗38例，治愈5例，显效8例，好转15例，无效10例。

2. 针刺法

[方法] 患者正坐并低头，常规消毒局部皮肤后，选用26~30号2寸毫针，对准穴位快速进针，针尖向上约30°角斜刺入，深约1.5寸，当患者有触电样针感传至肢体时，则立即出针，切勿再反复提插。隔日1次，10次为1个疗程，休息7天后继续依法针刺，一般需针刺3~4个疗程。

[疗效] 徐笨人等治疗95例，显效24例，有效45例，无效26例。

[评析] 大椎穴位于督脉。由于督脉分布于脑脊部位又与足厥阴肝经交会于头巅，因此，督脉的经气发生阻滞，则可出现脊背强直。督脉是人体诸阳经的总汇，针刺大椎穴，能激发督脉的经气，调整和振奋全身的阳气，使经络疏通，故针刺大椎穴治疗癫痫，收到了较好的疗效。针刺操作时，要求必须出现触电样针感传至肢体，才能收到较

好的效果。

百　　会

针灸法

[方法] 取张颖清教授全息理论中头部之全息区（相当于神庭旁0.5~1寸）加上神庭共三穴，作合谷刺，透刺百会方向，双手强刺激捻转提插，或加 G-6805 电针仪断续频率施以电针。待阵挛减轻后摇大针孔出血，出血量小于 2ml 为宜。如 30s 内不缓解，加涌泉、中冲。

[疗效] 吕景山等对于正在发病的患者，实证、热证者宜用毫针刺法，虚证、寒证多用灸法（凡灸头顶不得过 7 壮，临床采用艾条温和灸为主），均可取得一定疗效。刘钦华治疗癫痫大发作 10 例，所有病例均在 45s 内控制，最短 15s。赵银龙等治疗癫痫 1 例，每日 1 次，3 次后发作次数明显减少，针 5 次后竟未发作，共治疗 25 次，两年后随访未再发。

[评析] 百会为诸阳之会，神庭为督脉足太阳之会，取全息区并用合谷刺法透刺，逆经而泻大热，化痰定惊开窍，从而解除痉挛状态。研究发现，针刺可直接抑制痫样放电，调节脑组织内某些活性物质的变化，从而缩短癫痫发作时间。

鸠　　尾

针刺法

[方法] 嘱患者双臂上举或双手抱头，以使膈肌上抬，常规消毒穴位后，取 28~30 号 1.5 寸长毫针，针尖略向下快速斜刺入穴位，进针约 1~1.2 寸，施行平补平泻手法，待局部产生滞、涩、沉等得气感后，留针 15~20min，每隔 5min 行针 1 次。隔日 1 次，10 次为 1 个疗程。

[疗效] 徐永华治疗 11 例，痊愈 10 例，有效 1 例。王天才等治疗多例，取得了较满意的疗效。

[评析] 脏腑精气由任脉入目而居于脑，后出项中又注之于督脉，督脉统领一身之阳，任脉统领一身之阴，至元阳元阴之气无不上濡于

脑。鸠尾为任脉之络穴，又为膏之原，五谷和合为膏，充养脑髓，故善治癫痫。且任脉入目而居于脑，后出项中又注于督脉，任、督二脉上濡于脑，故鸠尾治癫痫有效。因痰证属阴，其病深，非深刺不能奏效，故鸠尾穴深刺 2~3 寸，屡获良效。

【按语】

1. 针灸治疗癫痫有一定的疗效，但应做脑电图等检查以明确诊断。有条件者应作颅脑 CT、磁共振检查，以与中风、厥证、癔病等相鉴别。对继发性癫痫更应重视原发病的诊断、治疗。

2. 在癫痫间歇期，也应坚持辨证治疗，以治其本。

3. 对癫痫持续发作伴有高热、昏迷等危重病例，必须采取综合疗法处理。

4. 应避免精神刺激和过度劳累，注意饮食起居，以防复发。

【参考文献】

[1] 张振华, 邵利. 臂臑穴药物埋藏治疗癫痫 48 例 [J]. 北京军区医药, 2000, 12（6）: 452.

[2] 温屯清. 针刺内关治疗戒毒者癫痫 78 例 [J]. 浙江中医杂志, 1999（10）: 445.

[3] 何青. 针刺劳官痫证促醒 30 例 [J]. 中国针灸, 1999（7）: 426.

[4] 郑作祯. 三棱针刺长强穴治疗癫痫 136 例 [J]. 浙江中医杂志, 1995（7）: 310.

[5] 熊磊. 中药敷贴穴位治疗原发性癫痫 38 例 [J]. 甘肃中医, 1996（6）: 33.

[6] 徐笨人, 葛书翰. 针刺大椎穴治疗癫痫 95 例 [J]. 中国针灸, 1982（2）: 47.

[7] 吕景山, 何树槐, 耿恩廣. 单穴治病选萃 [M]. 北京: 人民卫生出版社, 1993.

[8] 刘钦华. 运用全息理论透刺百会治疗癫痫大发作的即时效应与远期观察 [J]. 黑龙江中医药, 1998（6）: 44.

[9] 赵银龙, 黄建军. 百会穴临床应用体会 [J]. 中国针灸, 1996

（7）：33-34.

[10] 徐永华. 针刺鸠尾为主治疗癫狂症 11 例 [J]. 浙江中医杂志，
  1995（5）：233.

[11] 王天才，任建梅，季雪风，等. 深刺鸠尾穴治疗癫痫 [J]. 中
  国民间疗法，2003，11（10）：11-12.

第十八节 郁病

郁病是以抑郁善忧、情绪不宁、胸胁及脘腹胀闷疼痛，或易怒善哭为主症的疾病，临床以心情抑郁、情绪不宁，或易怒善哭，或咽中如有异物梗阻为主要表现，部分患者会伴发突然失明、失听、失语、肢体瘫痪和意识障碍等。类似于西医学的神经官能症、癔病等，是一种心因性情志疾病。中医学认为郁病多由情志不舒、气机郁滞、思虑伤脾所致，患者常有多种原因的情志所伤史。

少 商

麦粒灸加针刺法

[方法] 患者取仰卧位，双侧手拇指、足大趾合拢，使两侧少商、隐白相互靠拢，穴位皮肤涂抹凡士林，取绿豆大小艾粒，点燃后实按穴位，一灸双穴，患者觉烫即起，换艾粒再灸。可根据中医辨证分型配合针刺，得气为度，施行平补平泻手法。每穴 3 壮，隔天治疗 1 次，7 次为 1 个疗程。

[疗效] 陶渊等共治 37 例，治愈 18 例，显效 12 例，好转 5 例，无效 2 例，总有效率为 94.59%。

[评析] 少商、隐白为十三鬼穴中的两个穴位，十三鬼穴首载于唐代孙思邈《备急千金要方》，记载其能治疗百邪之病，即西医学中所指的精神类疾病，近年来有诸多临床报道，应用十三鬼穴在治疗抑郁、焦虑等疾病方面存在优势。少商为手太阴肺经的井穴，隐白为足

太阴脾经井穴,《灵枢·顺气》载:"病在藏者取之井"。《素问·宣明五气篇》载:"五藏所藏:心藏神,肺藏魄,肝藏魂,脾藏意,肾藏志",说明神志病变主要根于五脏的病理性变化,因此从中医"治病必求于本"的思想出发,取少商、隐白治疗抑郁症符合这一理论。麦粒灸作为直接灸的一种重要的治疗方式,因常规针刺少商、隐白深度浅、难于留针,刺激量很难达到治疗需要,故麦粒直接灸较针刺具有刺激量大、相对安全的优势,且《灵枢·官能》所载"针所不到,灸之所宜",也揭示了艾灸治疗疾病的重要意义。

合　谷

针刺法

[方法] 患者取坐位,常规消毒双侧穴位皮肤,用 28~30 号 2 寸毫针,向劳宫方向快速横刺入,进针约 1.5 寸,局部有酸、麻、胀等针感后,用平补平泻的捻转手法行针 3~5min,留针 20min。每日 1 次。

[疗效] 吕景山等共治 20 余例,均获满意效果。

[评析] 癔症是一种由精神因素引起的大脑功能失调性疾病。合谷穴属手阳明大肠经,是临床常用的穴位。针刺合谷穴能迅速调节大脑功能,可镇静除烦,治疗效果较强,若再配以语言暗示,对治疗癔症性发作可取得良好的效果。

颊　车

针刺法

[方法] 选取颊车穴,针尖先指向下颌方向,斜刺 1.5 寸,施小幅度、高频率捻转手法,使针感向承浆穴放射,以患者能耐受为度。继而转变针尖方向指向头维,施小幅度、高频率捻转手法,使针感向头维方向放射。留针 40min,隔 5min 行针 1 次。隔日 1 次,10 次为 1 个疗程。

[疗效] 纪珺等治疗 1 例,首个疗程后诸症减轻,2 个疗程后获愈。

[评析] 作为十三鬼穴之一的颊车具有调神志的作用,其可能机制是:各种慢性病、久病、疑难病证会严重影响人们生活质量,困扰人

们心灵，势必增加患者心理负担。心有所思，脾有所虑，肝有所结，日久则气郁、血滞、气耗、血散，颊车穴既可调气血，又可调情志，使气行、神至、脉通、脏腑安，则病向愈。但是并非任何疾病都要取颊车，临床当以辨证为基础，灵活运用，加减配穴，对于气血偏盛、气血偏衰、神志失调者，配合使用颊车穴，往往会收到意想不到的效果，这也是异病同治思想的体现。

足 三 里

电针法

[**方法**] 患者取坐位，常规消毒双侧穴位皮肤，用 28~30 号 2 寸长毫针，向劳宫方向快速横刺入，进针约 1.5 寸，局部有酸、麻、胀等针感后，加用 G6805 型电针仪，选疏密波，电流强度以患者能忍受为度，留针 20min。每日 1 次。

[**疗效**] 王社平等治疗 78 例，治愈 77 例，好转 1 例，无效 0 例，治愈率为 98.72%，平均治疗次数为 1.03 次。杨丹等发现电针足三里穴通过调理中焦脾胃，可以改善抑郁发作的行为学症状，与直接调理心神所达到的治疗效果相仿。

[**评析**] 关于脏腑与神志关系的问题，《内经》有两个重要命题，一是心主神明，一是五脏藏神，故神志异常的疾病也主要责之于心和五脏。五脏之中，脾胃居于中焦，为五脏气机的枢纽，是调节五脏整体关键，所以脾胃对于神志活动的产生与作用的发挥，占有重要地位。足阳明经配属于胃，因此足阳明经脉的病候常可见神志异常的病症，同时也往往可以通过针刺足阳明经穴，调节中焦脾胃来治疗神志疾病，故可选用足阳明胃经的主要穴位之一的足三里穴进行治疗。

丰 隆

针刺法

[**方法**] 患者取仰卧位，两腿自然伸直，选 28 号 2 寸毫针，常规消毒后，在双侧丰隆穴处向上呈 45°~60° 角同时快速进针 1~1.5 寸，让患者有明显的酸、麻、胀、重的感觉，沿大腿向头顶部放射者疗效

最佳。

[**疗效**]胡红军治疗癔症性失语9例，全部治愈，治疗次数最多为2次，其余均1次而愈。

[**评析**]丰隆穴是足阳明胃经络穴，具有豁痰开窍、宁心安神、疏通气机的功效，针对本病的病因病机，使用该穴能达到治疗目的。

通　里

针刺法

[**方法**]患者取坐位或仰卧位，常规消毒双侧穴位皮肤，用28~30号1寸不锈钢毫针，对准穴位快速刺入，给予提插手法，待局部产生酸、麻、胀等得气感后，施行补法，即拇指向前、食指向后做同一方向的轻轻捻转，当轻捻不动时，将毫针针柄向患者的手指方向扳倒，使针尖朝对上臂，尽量使针感向肘及上臂传导，然后持针静待2min，留针15~20min。

[**疗效**]吕景山等、康广平分别运用本法治疗癔病性失语，疗效显著，使用本法治疗，一般1次即可获愈。

[**评析**]通里穴为手少阴心经与手太阳小肠经之络穴，能通心脉、益心气、平惊悸、利舌咽，主治暴喑不能言。采用补法温散寒邪、温通经脉，使心脉通畅、心气充实、惊悸得平，寒邪消散、舌脉拘挛缓解，神有所归，苗窍有司，则语言自复。通里穴与他穴比较，有取穴易、操作简便、安全性强、疗效可靠的特点。

神　门

透刺法

[**方法**]嘱患者仰掌，常规消毒穴位局部皮肤，取6寸长毫针，先快速直刺入一侧神门穴，进针0.3~0.5cm，得气后针尖斜向少海穴进行透刺，后再行另一侧神门穴透刺少海穴，然后双侧同时快速捻转，时间约3min，留针20~30min，出针。每天1次，10天为1个疗程，连续治疗3个疗程。

[**疗效**]乔岩岩治疗30例，临床痊愈8例，显著进步16例，进步

6 例，全部有效。

　　[**评析**]中医学认为，心主血脉，肺主气机，气血是人体生命活动的主要物质基础，气血充和，运行通畅，人体器官才能发挥正常的生理功能。神门为手少阴心经原穴，针刺本穴有补益心气、镇静安神、清心泻火、开窍益智的功效，故神门穴是治疗精神疾病的常用穴，对焦虑、失眠及精神分裂症患者有效。其安神机制可能是改善了大脑皮层对外界刺激的调节能力，调节了心脏的自主神经功能，增强了机体适应不良刺激的能力。

肝　　俞

埋线法

　　[**方法**]患者取俯卧位，常规消毒局部皮肤后，予 2% 普鲁卡因行局麻，然后用手术刀尖在所取穴位，与脊柱方向纵行切开皮层约 1cm 的深达肌层的长口，用血管钳由切口处插入肌层中的敏感点并稍加按摩，待患者有得气感时即可取出血管钳，用皮肤钩针带着羊肠线，从割破口处穿入，穿过敏感点，从对侧穴位破口处穿出，然后剪去两端的线头（不得露出皮肤）。切口不需缝合，周围用 75% 乙醇消毒，盖无菌纱布包扎即可。

　　[**疗效**]王静治疗 80 例，显效 40 例，有效 33 例，无效 7 例。

　　[**评析**]肝俞穴为肝的背俞穴，能疏肝理气，临床上长于治疗情志疾病。结合现代医学研究可认为，内脏功能的调节主要和植物神经有关，而背俞穴与脊神经和交感神经有密切联系，并可以通过神经体液调节，影响交感神经末梢释放化学物质，起到调节内脏功能的作用。故与植物神经功能失调有关的疾病，都能酌情选用背俞穴来治疗，针对肝郁气滞型的植物神经功能紊乱，理论上选用肝俞穴进行治疗是有效的。

涌　　泉

针刺法

　　[**方法**]患者取卧位，医者先揉按患者双足心片刻，然后消毒局部皮肤，医者左手固定其足踝部，右手持 28~30 号 1 寸毫针，露出针尖

2~3 分，快速穿皮进针，一边行紧按慢提伴旋转的手法，一边观察患者表情进行语言诱导。5min 后仍不缓解者加刺对侧穴位，经双侧行针仍不能恢复者，每隔 5min 左右交替行针 1 次，直至恢复。

[疗效] 肖仁鹤治疗癔病 50 例，1 次治愈 49 例，无效 1 例。刘永久治疗癔病 39 例，10min 内治愈 15 例，20min 内治愈 17 例，40min 内治愈 7 例。余幼鸣治疗癔病性昏厥抽搐 23 例，全部获效，快者 30s，最慢者 3min。

[评析] 涌泉穴为肾经之井穴，足少阴之根，肾藏精生髓，脑为髓之海，故肾与脑关系密切，足少阴之脉行于咽喉，抵挟舌本，根据"上病下治"的原则，取刺涌泉穴可以振奋肾经之经气，清利咽膈，更增以醒脑开窍、疏利气机。针刺涌泉，可补虚脏、益情志、疏郁结、充心气、调阴阳，从而达到"阴平阳秘，精神乃治"，针到病除。

间　　使

针刺法

[方法] 用 30 号或 32 号毫针，指切押手进针，直刺 1 寸深，强刺激，提插持续行针 30s，提插幅度为 0.3 寸左右，先泻后补。有条件也可用电针，留针 10min，起针后按压片刻。一般针刺单侧间使穴即可，按男左女右原则取之。如不见效可针刺两侧，方法相同。

[疗效] 吕景山等治疗 46 例，有效 43 例，无效 3 例，有效率为93.48%。

[评析] 心包为心的外围，是臣使之官，喜乐所出，故能治疗精神病症。针刺取穴不宜多，刺激量宜大，这样才能一针见效。本病多由情绪剧烈波动而突然发病，以青中年女性或有神经衰弱症候群者居多。故在治疗前，必须掌握详细病史，热情耐心地对待患者，做深入细致的疏导工作，配合心理暗示，这样才能收到满意的疗效。

内　　关

针刺法

[方法] 当患者癔病发作时，助其取仰卧位，常规消毒双侧穴位皮

肤后，以26~30号2寸毫针，同时刺入（齐刺法）穴位，待局部有得气感觉后，施以泻法约2~5min，然后留针20~30min。每日1次，一般1~4次即可获效。

[疗效]何金贵治疗癔病性失语，均1次治愈。陈仓子、王和先、王连华治疗癔病性失语多例，治愈率为100%，而且是一次治愈。周晓燕运用本法治疗癔病性瘫痪32例，有效28例，无效4例。

[评析]内关穴具有安神定志之功效，针刺内关，施以泻法，可起到理气、开窍的作用，对患者的精神状态有良好的调节作用，从而治愈癔症性失语或瘫痪。

哑　门

针刺法

[方法]患者取坐位，医者站立于患者前面，让患者将其面部紧贴于医者前胸处，充分暴露其颈项部，常规消毒局部，取3寸不锈钢毫针，与颈部皮肤呈90°角捻转进针，刺入约1寸即停止进针。接着嘱患者的头颈取正直位，将毫针缓缓地从第一、二颈椎之间刺入脊髓（一般进针2~3寸即可到达），此时患者多会出现肢体突然抽动或喊叫的征象，这时要即刻停止进针。酌情给予轻微的提插或捻转，亦可根据病情在毫针上接通适量的电流。同时，医者可带领患者学发单音，训练其讲话功能。每日1次，疗效显著。

[疗效]王自明治疗多例，多数治疗1次后可即刻获得疗效。

[评析]哑门穴"入系舌本"，故又名舌横、舌厌，说明本穴与舌有着密切的关系，是临床上治疗舌缓不语、音哑、重舌等病的主穴，多与廉泉穴合用。本穴属于督脉，是阳维脉的交会穴，而督脉上头通脑，阳维脉维系一身之阳，故本穴有开脑窍、通经络的作用，是治疗神经系统疾病的常用穴。

百　会

1. 针刺法

[方法]患者取正坐位或仰卧位，常规消毒穴位皮肤后，用28~30

号 1 寸不锈钢毫针，快速平刺入百会穴，进针深度约 0.3~0.4 寸，待患者局部产生酸、麻、胀感后，施行捻转补泻手法，行针幅度逐渐加大。在连续捻针 1 分半钟后，医者即开始向患者问话，或教患者练习念"痛""抽""麻""胀"之类的单字。

［疗效］周莉等治疗多例，效果显著，一般 1 次即可获效。王瑞恒治疗 21 例，均一次治愈。

2. 电针法

［方法］患者取坐位，常规消毒穴位（以百会穴为主穴，配印堂）局部皮肤后，用毫针快速刺入其皮下，主穴的针尖向前方斜刺 0.5~0.8 寸，配穴则向上斜刺 1 寸，得气后采用 G–6805 电针治疗仪加电，电量 6V，采用疏密波型，频率为 2Hz，强度调节至患者感到能忍受且见穴位局部的皮肤肌肉稍微抽动为度，每次 40min。每天 1 次，6 周为 1 个疗程。

［疗效］侯冬芬等治疗 30 例，显效 8 例，有效 19 例，无效 3 例。

3. 扬刺法

［方法］主穴选取百会穴，采用加强扬刺针法。即取 1 寸毫针，局部消毒后，于百会穴向后平刺 0.5~0.8 寸，再于四神聪穴及四神聪穴外 1 寸处，朝向百会穴方向各平刺 4 针，深度为 0.5~0.8 寸，各针尖方向均指向百会穴，得气后留针 45min。进针 15~30min 时各行针捻转 1 次，频率为 200 转 /s 以上。根据患者不同症状，选取相应配穴。每日 1 次，4 周为 1 个疗程。

［疗效］张洋等治疗 20 例，痊愈 2 例，显效 7 例，有效 5 例，无效 6 例，总有效率为 70%。

4. 针刺水针法

［方法］常规消毒穴位，用毫针常规平刺进针，进针 0.5~0.8 寸，针刺层次：皮肤—皮下组织—帽状腱膜，针下得气后行捻转平补平泻手法，留针 30min，期间每 5min 行针 1 次，起针，按压百会穴 1~3min 防止出血。再选择 5 号针头套上 2.5ml 注射器，抽取灯盏细辛注射液 0.5ml，快速刺到百会穴皮下，缓慢平刺进针约 0.5~0.8 寸，得气后回抽无回血，缓慢推注药液，边退针边推注，出针后按压约 5min。每日 1 次，12 天为 1 个疗程。

[疗效]王成银等治疗100例，痊愈48例，显效33例，有效10例，无效9例，总有效率为91%。

[评析]本病属神经官能症范畴，目前公认精神因素在发病中起重要作用，它能干扰人的神经系统的正常活动，造成兴奋与抑制过程的失调，出现癔病的种种类型。众所周知，穴位的治疗作用有两重性，即同一个穴位在不同的个体与不同的病情下，可以起到兴奋或抑制的相反作用。百会穴位居巅顶，百脉之宗，为三阳五会，可通达脉络，连贯周身经穴，调节全身各经脉之经气，有宣畅气机、醒神开窍、益气举陷的作用，所以能治疗癔病性失语。

鸠 尾

透刺法

[方法]患者取仰卧位，暴露胸骨柄部，局部用75%乙醇消毒后，手持28号3寸毫针，呈15°~30°角刺入膻中穴，沿皮下肌层平行透刺至鸠尾穴，使局部出现酸、胀、沉闷感后，留针30min，间隔5~6min行针1次，手法行平补平泻。每日1次，10次为1个疗程。

[疗效]张桂琴治疗75例，痊愈49例，显效13例，好转8例，无效5例，总有效率为93.33%。

[评析]本病多因情志抑郁不畅，肝失疏泄，导致气机郁滞。膻中透刺鸠尾穴是本着腧穴的近治作用，而透穴法可使穴位之间的经气得沟通，营卫气血得以疏导，增强刺激量和刺激面，以达到治疗目的。

【按语】

1. 本病是一种心因性的情志病，治疗时不能忽视语言的暗示作用，应该恰如其分地解除患者的思想顾虑，树立战胜疾病的信心。

2. 应完善各系统检查和实验室检查，以排除器质性疾病，注意与癫病、狂病、脑动脉硬化、脑外伤等所产生的精神症状鉴别。

【参考文献】

[1]陶渊，赖德利. 麦粒灸配合针刺治疗原发性抑郁37例［J］. 湖南中医杂志，2014，30（4）：93-94.

［2］吕景山，何树槐，耿恩廣．单穴治病选萃［M］．北京：人民卫生出版社，1993．

［3］纪珺，王卫．颊车穴探讨［J］．吉林中医药，2014（1）：86-88．

［4］王社平，谢瑞山，牛文．电针治疗癔病78例临床观察［J］．现代中医药，2003（5）：85．

［5］杨丹，翟双庆．电针足三里穴对慢性应激抑郁症大鼠行为改变的影响［J］．中医药学报，2013，41（2）：6-8．

［6］胡红军．针刺丰隆穴治疗癔病性失语9例［J］．新疆中医药，1997，15（2）：25．

［7］康广平．针刺通里穴治瘖验案［J］．陕西中医，1988（5）：232．

［8］乔岩岩．神门透刺少海治疗焦虑症状30例［J］．中国针灸，2001（2）：81-82．

［9］王静．穴位埋线治疗神经官能症80例［J］．陕西中医，1993（3）：128．

［10］肖仁鹤．毫针刺涌泉治疗癔症50例［J］．湖北中医杂志，1987（5）：39．

［11］刘永久．雀啄法针刺涌泉治疗癔病39例［J］．黑龙江中医药，1995（3）：41．

［12］余幼鸣．针刺涌泉穴治疗癔病性昏厥抽搐23例［J］．中国针灸，1997（6）：367．

［13］何金贵．针刺内关穴治疗急症的临床功效［J］．中原医刊，1989（4）：38．

［14］陈仓子，黄振．针刺治疗内科急症验案三则［J］．新中医，1990（7）：35．

［15］王和先．内关穴在临床上的应用［J］．针灸临床杂志，2002（10）：41．

［16］王连华，柴恒彬，王丽娜．针刺内关穴治愈暴怒失音［J］．中国针灸，2002（7）：36．

［17］周晓燕，闫凤祥，李耀辉．针刺内关治疗癔瘫32例［J］．中国针灸，1999（2）：86．

［18］王自明．针刺哑门治愈脏躁［J］．四川中医，1986（10）：11．

［19］周莉，裴廷辅，杜旭，等．针刺百会穴对记忆影响的实验观察［J］．黑龙江中医药，1992（3）：41.

［20］王瑞恒．百会穴治疗癔病性失语［J］．山西中医，1992（5）：48.

［21］侯冬芬，罗和春．电针百会印堂治疗 30 例中风后抑郁患者临床疗效观察［J］．中国针灸，1996（8）：23.

［22］张洋，程为平，马莉，等．加强扬刺百会穴治疗抑郁症的临床疗效研究［J］．中医临床研究，2012（24）：40，42.

［23］王成银，黄德弘，黄坚红，等．百会穴针刺加灯盏细辛穴位注射治疗脑梗死后抑郁症疗效观察［J］．浙江中医药大学学报，2010，34（3）：400-404.

［24］张桂琴．膻中透刺鸠尾穴治疗肝气郁结 75 例［J］．中国针灸，1994（增刊）：237-238.

第十九节 震颤麻痹

震颤麻痹又称"帕金森病"，属于中医学"颤证""振掉"的范畴，是一种常见的中枢神经系统变性的锥体外系疾病，以静止性震颤、肌强直、运动徐缓为主要特征。中医学很早就对本病有所认识，基本病机多由肝肾亏虚，气血不足，脾湿痰浊阻滞脉络，经筋失养，虚风内动而致。病位在脑，病变脏腑主要在肝，涉及肾、脾，病性属本虚标实。

西医将本病未发现任何确切原因的称为"原发性震颤麻痹"，对有确切原因的则称为"继发性震颤麻痹"或"震颤麻痹综合征""帕金森病"。原发性震颤麻痹好发于 50~60 岁，男多于女，少数人有家族史。继发性震颤麻痹，多见于脑炎、动脉硬化、颅脑损伤、基底节肿瘤、甲状旁腺机能减退，或基底节钙化、慢性肝脑变性及一氧化碳或二硫化碳等化学物质中毒等。

本病起病隐匿缓慢，多数患者在患病几年之后方能明确诊断，以震颤、肌强直、运动徐缓为三大主症。震颤多自一侧上肢手部开始，呈"搓丸样"，情绪激动时加重，肢体运动时减轻，睡眠时消失。肌强直可见全身肌肉紧张度增高，被动运动时呈"铅管样强直"，若同时有震颤则有"齿轮样强直"；面肌强直使表情和眨眼减少，出现"面具脸"；若舌肌、咽喉肌强直，可表现说话缓慢、吐字含糊不清，严重者可出现吞咽困难。运动徐缓表现为随意运动始动困难，动作缓慢和活动减少，一旦起步可表现为"慌张步态"。患者因失去联合动作，行走时双手无前后摆动，坐时不易起立，卧时不易翻身，书写时可出现"写字过小症"。部分患者有其他植物神经症状，如怕热、大量出汗、皮脂溢出、排尿不畅、顽固性便秘、直立性低血压等。部分患者还有精神症状，如失眠、情绪抑郁、反应迟钝、智力衰退及痴呆。

涌　　泉

艾灸法

[**方法**] 主穴取涌泉，配穴取阴经输原土穴太渊、太溪、太冲、神门、太白、大陵；或阳经合土穴曲池、委中、阳陵泉、小海、足三里、天井，双侧交替。常规消毒后，选用 0.3mm×40mm 毫针，只针刺配穴，用重按轻提补法，然后留针。清艾条重灸以上穴位，先同时悬灸双侧主穴，距离穴位皮肤约 40~50mm，持续 10min。然后再依次悬灸配穴，距离穴位皮肤约 30~40mm，每穴 3min。每日 1 次，连续 4 周。继续口服多巴丝肼片。

[**疗效**] 张鉴梅等治疗 30 例，明显改善 9 例，改善 15 例，无效 6 例，总有效率为 80%。

[**评析**] 从《圆运动的古中医学》"天人相应""本气自病"的中医学理论出发，依据《灵枢·顺气一日分为四时》："病在藏者取之井……"，重灸肾经之井木穴涌泉，于肾水中直补木气，从而达到调补肝肾、治疗根本的目的，这是主穴涌泉取穴的根本原因。配穴之所以取阴经输原土穴、阳经合土穴，是依据《灵枢·顺气一日分为四时》提出："病时间时甚者取之输……经满而血者，病在胃及以饮食不节得病者，取之合……"

中医学认为艾性温，味芳香，有祛寒逐湿、温经止血、通经活络的作用。《本草备要》明确指出艾叶："苦辛，生温熟热，纯阳之性，能回垂绝之元阳，通十二经，走三阴。"正是艾叶的独特药物特性，起到对"颤证""痉证"的根本治疗作用，重灸涌泉穴及手足三阴三阳经土穴，达到了补肝肾益精血、调脾胃司运化、暖气血通经络的治疗目的，在临床上取得良好疗效。

身　　柱

粗针透刺法

［**方法**］患者取坐位，头微前倾，双上肢交叉趴于桌上或两手放于膝关节上，常规消毒后，采用 1mm×100mm 不锈钢粗针进行针刺，针刺方向与上背部夹角呈 30°，快速进针 0.2~0.4mm，然后使针体与脊柱平行，沿督脉向下进针，只留针身约 5mm 于体外，留针 4~6h。隔天 1 次，每星期 3 次，共治疗 3 个月。

［**疗效**］陈巧玲治疗 30 例，采用统一帕金森病病症量表评分进行评定，治疗 1 个月、3 个月、6 个月后均有不同程度的改善。张海峰等治疗 31 例，发现粗针可以明显改善帕金森病肌强直，具有积极治疗本病的作用。侯宏等治疗 31 例，效果明显。

［**评析**］粗针具有取穴少、透穴多、刺激强、感应明显的特点，本方法选取督脉作为治疗的经络，是因其络脑属肾，又为阳脉之海，统摄一身之阳气，而头为诸阳之汇，故其可治脑部疾病；督脉又与任脉相接，具有平衡阴阳、协调脏腑功能的作用。《针灸甲乙经》曰："……瘈疭，身柱主之。"《会元针灸学》云："身柱穴……关系全身之气脉……通脑，是诸阳之台柱。"故选取督脉上的身柱穴为主穴运用粗针治疗，可达振奋阳气、温养经筋、益肾填髓、平衡阴阳气血之功效，能够同时疏通经络、经筋、皮部，达到恢复阴阳平衡、温煦经络、濡润关节、改善病症的目的。

神　　阙

隔药灸法

［**方法**］常规消毒神阙穴后，以温开水调面粉成面圈状绕脐 1 周，

先将麝香末约 0.02g 纳入脐中，再取炼脐接寿散（制乳香、制没药、人参、猪苓、荜茇、续断、厚朴、两头尖，按 1∶0.5∶0.5∶1∶1∶1∶1∶0.5 比例配制）填满脐孔，用艾炷（艾炷底盘直径与面圈内径相同，约 1.2cm，高约 1.5cm）施灸 20 壮。灸后胶布固封脐中药末，再次治疗时换用新药。隔日 1 次，15 次为 1 个疗程，休息 2~3 天再行下 1 个疗程。常规配合服用治疗帕金森病的西药。

［**疗效**］张京峰等治疗 54 例，显效 21 例，有效 24 例，无效 9 例，总有效率为 83.33%。

［**评析**］古代医家多从肝、肾、风方面治疗本病，认为其病位在肝，并与脾、肾关系密切。脐为先天之结蒂，后天之气舍，介于中下焦之间，又是肾间动气之处所，故神阙穴与脾、肾、胃关系最为密切。其部位居人体之中央，属任脉，任脉乃阴脉之海，与督脉相表里，脐又为冲脉循行之所过，冲脉者"十二经脉之海"。任、督、冲"一源三歧"，三脉经气相通，且脐还联系十二经脉、五脏六腑、四肢百骸，故神阙穴为经络之总枢，经气之汇海，用灸法及药物敷脐，均通过脐部由经络循行迅达病所，起到疏通经络、条达脏腑、扶正祛邪、调整阴阳的作用而令病愈。

【按语】

1. 本病属疑难病，目前尚无特效治疗方法。西药不能阻止病情进展，需要终身服药，药物副作用非常明显。针灸治疗本病可取得一定疗效，病程短者疗效较好，对僵直症状的改善比对震颤症状的改善明显。

2. 除常规治疗外，应鼓励患者量力活动，并可配合体疗、理疗。晚期患者应加强护理和生活照顾，加强营养，防止并发症，延缓全身衰竭的发生。

3. 原发性震颤麻痹引起脑组织变性的原因尚不清楚，故预防比较困难。一般说来应注意精神调养，保持心情愉快，避免忧思郁怒等不良精神刺激。起居有节，饮食清淡，劳逸适度，适当参加体育锻炼。此外，注意环境保护，避免一氧化碳、锰、汞、氰化物侵害，以及抗抑郁剂等药物的使用都是必要的。

【参考文献】

[1] 张鉴梅，胡丹，徐丽. 重灸涌泉穴为主治疗帕金森病疗效观察 [J]. 浙江中医杂志，2011，31（11）：804.

[2] 陈巧玲. 身柱穴粗针治疗帕金森病40例 [J]. 上海针灸杂志，2011，30（11）：770-771.

[3] 张海峰，周世江，宣丽华，等. 粗针身柱穴透刺对帕金森病肌僵直的影响 [J]. 中华中医药学刊，2013，31（12）：2745-2747.

[4] 侯宏，张海峰，周世江，等. 粗针治疗帕金森病肌僵直31例 [J]. 浙江中医药大学学报，2013，37（9）：1113-1116.

[5] 张京峰，孙国胜，赵国华，等. 隔药灸神阙穴治疗帕金森病54例疗效观察 [J]. 中国针灸，2005，25（9）：610-612.

第二十节 感冒

感冒是常见的呼吸道疾病，以鼻塞、流涕、咳嗽、头痛、恶寒发热、全身酸楚等为主症，因病情轻重不同而分为伤风、重伤风和时行感冒，四季均可发生，尤以冬、秋两季多发。中医学认为本病系感受风邪所致，与人的体质强弱密切相关，常因起居失常、冷暖不调、涉水淋雨、过度疲劳、酒后当风等，导致机体抵抗力下降而发病，患有各种慢性病的体弱者更易罹患。

合 谷

1. 针刺法

[方法] 常规消毒局部皮肤，用28-30号1寸毫针，快速直刺入穴位，进针0.3~0.5寸左右，采用吐纳补泻法。实证者，得气后让患者用嘴吸气，运气到胃部稍停留，慢慢将吸入的空气用鼻子呼出，医者嘱患者用嘴吸气时就按顺时针运针，用鼻子呼气时就按逆时针运针，每次行针6次。虚证者，得气后嘱患者自然呼吸，医者按顺时针运针

9 次，每回运针 3 次时让患者深吸一口气，随口又深呼出。隔 10min 运针 1 次，30min 后拔针。每天 1 次，3 次为 1 个疗程。

[**疗效**] 刘国云共治 66 例，痊愈 59 例，显效 7 例。

2. 水针法

[**方法**] 患者取正坐位或卧位，常规消毒局部皮肤，用 2ml 注射器抽取当归注射液和麝香注射液各 2ml，快速将针头刺入穴位，提插使患者产生麻木、酸胀等得气感时，若回抽无血，则缓缓推注药物。穴位注射用药量不宜过大，注射后患者若有麻木、疼痛感，让其卧床休息 5min 后即可消失。一般 1~2 次可治愈。

[**疗效**] 朱沁等治疗 56 例，痊愈 33 例，好转 18 例，无效 5 例。

[**评析**]《针经摘英集》："治伤寒在表，发热恶寒，头项痛，腰脊强，无汗，尺寸脉俱浮，宜刺手阳明经合谷二穴。"合谷为大肠经原穴，肺和大肠相表里，因此，合谷善疏风解表，治疗感冒。需注意的是，该穴针刺反应较强，对初次受针及虚弱者，宜轻针浅刺，留针不宜过久，以免晕针。若刺激过强，易产生局部或两手沉重，握物无力，局部肿胀疼痛，故针后应轻揉局部。

曲　　池

水针法

[**方法**] 患者取坐位或仰卧位，常规消毒穴位皮肤后，按常规进行穴位注射治疗，每日 1 次。风寒型取双侧曲池穴，用复方氨林巴比妥注射液合柴胡注射液，得气后每穴注射 2ml，咳嗽显著者加鱼腥草注射液 1.5ml 在天突穴注射；风热型选单侧曲池、尺泽穴，用复方氨林巴比妥注射液合鱼腥草注射液等量，得气后每穴注射 2ml；体虚型取单侧曲池、足三里穴，选用人体胎盘组织液和复方氨林巴比妥注射液或柴胡注射液等量，得气后每穴注射 2 ml。

[**疗效**] 周建军共治疗 450 例，经 1~2 次治疗后，痊愈 410 例，有效 40 例。

[**评析**] 曲池穴为手阳明经之合穴，大肠与肺相表里，肺主皮毛，故本穴有疏散风热、解表散邪之功，善解全身之表邪，具有走而不守

之性。曲池穴是治疗一切外感病的有效穴位，对预防感冒效佳。曲池穴药物注射通过针刺和药物的双重作用，激发经络穴位气机，发挥其对疾病与人体的双重综合效应，使体内气血畅通，直至恢复机体正常的生理功能。

足 三 里

1.针刺法

［**方法**］患者取坐位垂足，常规消毒穴位皮肤后，用 28~30 号 2 寸毫针快速刺入，施予提插捻转手法，待有酸、麻、胀感时，施行泻法，使针感向下、向上传导，留针 15~20min。每日 1 次。

［**疗效**］胡亚萍等治疗 35 例，3 天痊愈 7 例，4 天痊愈 22 例，5 天痊愈 6 例。

2.水针法

［**方法**］常规消毒穴位局部皮肤，用 5ml 注射器，抽取转移因子注射液 2~4ml，然后将针头垂直刺入穴位，进针得气后若无回血，则缓慢地注射药液，每穴 1ml。此时酸麻感加重，双下肢无力，需休息 20min 后方可下地行走。每月 1 次，3 个月为 1 个疗程。

［**疗效**］李荣华治疗 70 例，显效 50 例，70 例患者中，随访 2 年均未患病。

［**评析**］《针灸甲乙经》："热病先头重额痛，烦闷身热……先取三里，后取太白、章门。"足三里是胃经合穴，又是胃的下合穴，具补益脾胃、扶正培元的作用。脾胃属土，肺脏属金，土生金，刺激足三里可使气血生化之源加强，从而补益肺气，提高机体的防卫功能。其穴位注射疗法具有针刺和药物的双重作用，临床上多用足三里穴位注射，以提高人体免疫力来防治感冒，药物除用柴胡注射液外，还常选用黄芪注射液、核酪注射液、复方氨林巴比妥注射液等。

涌 泉

药敷法

［**方法**］先用热水浸泡双足，20min 后擦干，将一粒强力银翘片研

细末，取部分撒在两块麝香追风膏上，面积 1cm×1cm 大小，敷于双侧涌泉穴，喝杯热水后入睡。

[疗效] 刘汉涛等治疗 35 例，痊愈 19 例，好转 11 例，无效 5 例，总有效率为 85.72%。

[评析]《备急千金要方》："凡热病，先腰胫酸，喜渴数饮身清，清则项痛而寒且酸，足热，不欲言，头痛颠颠然，先取涌泉及太阳井荥。"涌泉为肾经井穴，是脉气出所。足少阴肾经"其直者，入肺中"，肺主皮毛，故刺激涌泉可泻热开窍。强力银翘片有疏风散寒、解表清热作用，麝香追风膏可祛风除温，外敷药物可通过穴位吸收进入机体，达到内病外治、防病治病的目的。

液　门

针刺法

[方法] 微握拳取之，轻者针刺单侧，重者针刺双侧。常规消毒后，以 1.5 寸毫针与掌骨平行，直刺入液门穴 0.5~1 寸深，进行捻转提插运针，以局部出现酸、麻、胀针感为得气，有时针感可向指端或肩部传导。留针 30min，期间每 10min 捻转提插 1 次。

[疗效] 张建筑等治疗 98 例，1 次治愈 87 例，2 次治愈 8 例，无效 3 例。王成云治疗 46 例，痊愈 38 例，显效 8 例，有效率为 100%。刘安微等治疗 83 例，痊愈 74 例，显效 9 例，有效率为 100%。

[评析]《医心方》："液门主热病汗不出，风寒热。"针刺三焦经液门穴，可激发三焦经气，使三焦畅通无阻，原气充盈五脏六腑，从而驱逐侵入肺经之邪，使卫气敷布，肺气宣肃。临证所见，针刺液门穴得气后，患者均可出现全身发热，随之汗出津津，鼻塞、咽痛、头痛、身痛、畏寒等感冒症状很快消失，全身有轻快的感觉。

外　关

艾灸法

[方法] 患者取坐位，在外关穴做局部消毒，在穴位上先涂以经消毒的凡士林膏，用镊子将搓制好麦粒大小的艾炷，粘在穴位上点燃，

当燃至患者出现灼痛时，医者以手指轻叩穴位四周皮肤，以减轻疼痛。待艾炷将燃尽时，用干净之瓶盖将艾火压灭，稍待片刻后去净艾灰，再同法施灸，以灸穴处皮肤潮红、轻度烧伤为度。最后一壮宜保留艾灰，然后用创可贴外敷施灸处，第 2 天灸处皮肤出现水疱者为佳。若水疱大者可用毫针透刺放净，再以创可贴外敷，2 周左右施灸处结痂脱落，不留瘢痕。一般 1~2 次即获效，亦可在皮痂脱落后重复施灸。

［**疗效**］胡志平等治疗 120 例，痊愈 94 例，有效 12 例，无效 14 例，总有效率为 88.33%。

［**评析**］《扁鹊神应针灸玉龙经》："外关治伤寒自汗盗汗，发热恶风，百节酸痛。"外关为三焦经络穴，又是八脉交会穴之一，通阳维脉，阳维主人一身之表，故有解表祛热之功。临床上常与曲池、合谷相配伍，治疗感冒、发热。

风　　池

1. 水针法

［**方法**］常规消毒皮肤，用 5ml 注射器套 4 号小针头，吸取鱼腥草和板蓝根注射液各 2ml，快速将针刺入穴位，待患者局部产生明显的得气针感后，若回抽无血，则缓慢注入 1.5ml（每穴量）。隔日 1 次。

［**疗效**］尹红君共治 50 例，均获满意疗效。

2. 贴蒜法

［**方法**］常规消毒双侧穴位后，将新鲜大蒜去皮，切成厚约 3mm 的薄片，先涂少许凡士林油后贴上蒜片，外用纱布覆盖，胶布固定，贴 2~4h 后取下，每日 1 次。局部起疱者无需处理。

［**疗效**］马成共治 100 例，1 次治愈 44 例，2 次治愈 30 例，其余均在 5 天内治愈。

［**评析**］"风"风邪也，"池"乃水池。此穴在颈后大筋外侧似池的凹陷中，既是感受风邪的地方，也是祛风要穴。风池又是阳维脉之会穴，阳维维系诸阳经，主一身之表，故可用于外感风寒或风热引起的发热、恶寒、头疼等表证。《针灸大成》云："主洒淅寒热，伤寒温病汗不出。"可见，风池穴历来被认为是发汗解表、疏风清热之要穴。另

外，在临床中要注重针灸手法的操作，利用烧山火手法针刺风池，以产生热感而发汗，使汗出、热退、脉静、身凉。

命 门

温灸法

[**方法**] 把艾绒放入温灸器中温灸命门穴 25min，使局部皮肤微见潮红，1 天 1 次，3 天为 1 个疗程，1 个疗程后做疗效评定。素有体虚患者，则另需较长时间的缓治，以每周 1 次温灸器灸 25min，使局部皮肤微见潮红，7 天为 1 个疗程。

[**疗效**] 朱志强等治疗 33 例，显效 18 例，有效 15 例，总有效率为 100%。

[**评析**] 此病证主要由于风寒侵袭、肺卫失宣所致，故在传统的中医治疗中当以辛温解表为治则，使病邪从肌表皮毛而解。温灸命门穴来治疗风寒感冒，其治疗机制同解表法刚好相反，其是通过疏通经络、祛风散寒、温肾健脾、通调内外，提升人体阳气而使外感之邪从内而解，由多种途径排出体外，以达到祛邪目的。此外，温灸命门穴还可以调节机体各脏腑功能，激活机体活力，增强新陈代谢，邪去正安，从而达到"阴平阳秘"的治病效果。

大 椎

1. 拔罐法

[**方法**] 取穴后，以闪火法拔一火罐，留 20~30min。发热明显者，先放血 2~3 滴后再行拔罐。体虚者，加刺足三里（补）、合谷（泻）。

[**疗效**] 郭冬梅治疗 158 例，痊愈 62 例，有效 86 例，无效 10 例。体壮者疗效好，体弱多病者次之。

2. 刺络拔罐法

[**方法**] 常规消毒穴位后，用梅花针施行中强度刺激手法，叩刺以大椎穴为中点的穴区 8~10 次，然后以闪火法拔罐，留罐 10min 左右，出血 1~2ml 即可取罐，擦净血迹即可。每日 1 次。

[**疗效**] 宗玉祥等治疗 80 例，1 次而愈 64 例，2 次而愈 10 例，

3次而愈6例。吕景山等治疗多例，一般1次即愈。陈福恩治疗数十例，效果满意。

3. 放血隔姜灸法

[方法] 患者取坐位，常规消毒皮肤，先用三棱针点刺，放血8~10滴，以干棉球擦净血迹；再将4cm×4cm、厚约0.2cm的生姜片，放置于大椎穴上，另取艾绒捻制成直径3cm的艾炷置于姜片上施灸，每次灸6壮。再嘱患者取伏卧位，消毒穴位后用细三棱针，分别在肺俞、膈俞、胃俞、脾俞、厥阴俞快速点刺，并双手用力挤压出血，每穴挤血8~10滴，擦净血迹即可。每日1次，5次为1个疗程。

[疗效] 马胜等治疗52例，痊愈45例，好转5例，无效2例，总有效率为96.15%。

4. 姜敷法

[方法] 将鲜姜90g捣成泥状，炒热至皮肤能忍受为宜，贴于大椎穴，仰卧并用热水袋保温。加服热粥一碗，单布罩头面部，微汗即可去罩布，继续热敷40min，避风2h。

[疗效] 江志华等治疗50例，1次治愈47例，2次治愈3例。

5. 艾灸法

[方法] 患者取俯卧位或坐位，在其穴位上用艾条温和灸，每次20min，或用隔姜灸，每次3~5壮，每天2~3次。对于疾病初起者，治疗1~2次便可控制病情，一般灸2~3天就可治愈。

[疗效] 曹仁和共治24例，效果明显。刘佩云等治疗32例，痊愈26例，显效4例，有效1例，无效1例。

6. 水针法

[方法] 先用注射器吸取当归注射液2ml，消毒大椎穴后，将注射器针头斜刺入穴中，深度在5~10mm，待出现酸、麻、胀感后若回抽无回血，再缓缓将药液0.4ml推入。拔出针尖，用酒精棉球压迫针孔1~2min。

[疗效] 黎福珠治疗50例，全部治愈。其中感冒在3天之内，1次治愈者35例，感冒超过3天，经2次治愈者9例，3次以上治愈者6例。

[评析] 从经络上讲，足太阳膀胱经为六经之藩篱，故邪气首犯使膀胱经络受阻，如正气不胜，邪气进一步深入便会侵及少阳、阳明。

《针灸甲乙经》:"伤寒热盛,烦呕,大椎主之。"大椎为督脉与手足三阳经的交会穴,督脉统摄全身阳气。太阳为开,主一身之表,其病恶寒发热;少阳为枢,主半表半里,其病寒热往来;阳明为合,主里,其病但热不寒。因此,大椎具有解表退热、散寒通痹、振奋阳气等作用,对于各种外感表证以及伤寒高热不退均有作用。此外,大椎治疗感冒多用拔罐方法,退热多用刺络拔罐。

天　突

拔罐法

[**方法**] 先拔天突穴,嘱患者微抬下颏,但不要用力牵拉喉部,取穴沿胸骨略下移至璇玑穴,使罐口的一部分吸附住天突穴即可,若部位拔罐感觉疼痛则宜注意拔罐力度。然后使患者下颏微落,摆正头部,再用贴棉法进行大椎穴拔罐。留罐15min,起罐时用左手握住火罐,右手拇指或食指在罐口旁边轻轻按压一下,使空气进入罐内,即可顺势将罐取下,切不可硬行上提或旋转提拔,以免损伤皮肤。每日1次。

[**疗效**] 宋玉芳等治疗50例,经过1~3次治疗,治愈46例,好转3例,无效1例。

[**评析**] 感冒初起的治疗宜"宣散",以轻辛宣肺祛邪为法。拔火罐通过负压作用,使毛细血管扩张,局部充血,促进人体的气血流通,并且可以开泄腠理,将汗毛孔吸开,使体内病邪被从皮毛吸出体外,从而经络气血得以疏通,达到治病的目的。天突穴又名玉户穴、天瞿穴,为阴维、任脉之会,名意为任脉气血在汇集后突行上天,本穴有理气宣肺、利咽止咳之功。大椎穴属阳主表,对外感六淫之邪在表者皆能疏解。李时珍在《奇经八脉考》中指出的:"任督两脉,人身之子、午也。"任督二脉同时取穴,还有助于推动小周天的运行,有行气活血、化滞解瘀之功效。

【按语】

1.本病需与流行性脑脊髓膜炎、流行性乙型脑炎、流行性腮腺炎等传染病的前驱症状做鉴别诊断。

2. 针灸治疗本病疗效明显，但若出现高热持续不退、咳嗽加剧、咯吐血痰等症时，宜尽快采取综合治疗措施。

3. 感冒流行期间应保持居室内空气流通，少去公共场所。并可灸大椎、足三里等穴，进行预防。

【参考文献】

［1］刘国去. 针刺合谷穴运用吐纳法治疗感冒66例［J］. 上海针灸杂志，1998（3）：26.

［2］朱沁，宋德勇. 水针治疗感冒多汗56例［J］. 上海针灸杂志，1996，15（3）：55.

［3］周建军. 穴位注射治疗感冒450例［J］. 中国针灸，1999（11）：674.

［4］胡亚萍，胡亚丽. 针刺足三里穴治感冒［J］. 河北中医，1992（3）：26.

［5］李荣华. 转移因子腧穴注射治疗感冒70例疗效观察［J］. 针灸临床杂志，2002（7）：14-15.

［6］刘汉涛，易友珍. 外敷涌泉穴治疗感冒35例［J］. 中医外治杂志，2000，9（1）：53.

［7］张建筑，张鹏. 针刺液门穴治疗感冒98例［J］. 中国民间疗法，2004，12（2）：17.

［8］王成云. 液门穴为主治疗感冒46例［J］. 四川中医，2002，20（3）：74.

［9］刘安徽，夏丽萍，刘翔，等. 针刺液门穴治疗急性上呼吸道感染83例［J］. 中西医结合实用临床急救，1998，5（1）：36.

［10］胡志平，黄丽雅. 麦粒灸外关治疗感冒120例［J］. 中国针灸，1999（10）：612-613.

［11］尹红君. 风池穴注药治疗"上感"［J］. 国医论坛，1989（3）：50.

［12］马成. 蒜片贴穴治感冒［J］. 中国针灸，1997（7）：445.

［13］朱志强，吕春燕. 外用温灸命门穴治疗风寒感冒［J］. 中国民

族民间医药，2010（15）：152.

［14］郭冬梅. 大椎拔罐治疗外感表症158例观察［J］. 针灸临床杂志，1998，14（8）：30.

［15］宗玉祥，胡俊，余正忠，等. 独取大椎治疗感冒［J］. 中国针灸，1996（10）：20.

［16］吕景山，何樹槐，耿恩廣. 单穴治病选萃［M］. 北京：人民卫生出版社，1993.

［17］陈福恩，姜爱芳. 针刺拔罐大椎穴治疗感冒［J］. 山东中医杂志，1992（3）：54.

［18］马胜，李永芳，马军. 背俞穴点刺放血配合大椎隔姜灸治疗感冒［J］. 中国针灸，2000（2）：128.

［19］江志华，江秋世. 生姜泥热敷大椎治疗感冒［J］. 吉林中医药，1997（5）：22.

［20］曹仁和. 流感独灸大椎治疗21例［J］. 江苏中医杂志，1986（5）：33.

［21］刘佩云，王惠香. 独灸大椎穴治疗风寒感冒32例［J］. 山东中医杂志，1996，15（5）：218.

［22］黎福珠. 药物注射大椎穴治疗感冒［J］. 江西中医药，1999，30（1）：19.

［23］宋玉芳，蒋荣民. 天突穴大椎穴拔罐治疗喉咳外感风寒证初起50例［J］. 四川中医，2011，29（7）：121-122.

第二十一节　咳嗽

咳嗽是肺系疾患的常见病症。"咳"指肺气上逆，有声无痰；"嗽"指咯吐痰液，有痰无声。临床上一般多声痰互见，故并称"咳嗽"。根据发病原因，可分为外感咳嗽和内伤咳嗽两大类。外感咳嗽多属急性病症，调治失当可转为慢性咳嗽；内伤咳嗽多为慢性病症，复感外邪亦可急性发作。若迁延不愈，或年老体弱，肺气大伤，则可并发喘息，遂成"咳喘"。常见于西医学的上呼吸道感染，急、慢性支气管炎，支气管扩张等。

　　外感咳嗽多因风寒、风热、燥热等外邪侵袭所致，外邪入侵，首先犯肺，肺主气，肺失宣肃，津液失于敷布，聚而成痰，阻塞气道，引起咳嗽、咯痰。内伤咳嗽因病情迁延日久，多与肺、脾、肾三脏功能失调有关。肺虚则宣降失司，气无所主；脾虚则水湿内停，湿聚成痰；肾虚则摄纳无权，息短气促；若肝火犯肺，肺热伤津，则咳嗽阵作，甚则痰中带血。外感咳嗽多为实证，内伤咳嗽以虚证多见或为本虚标实之证。

尺　　泽

水针法

　　［方法］患者上肢平放于桌面上，手掌向上并充分暴露肘部，常规消毒尺泽穴后，以2ml注射器抽取所需药液（药物为地塞米松1ml、利巴韦林汻射液1ml、硫酸庆大霉素8万U），对准双侧穴位快速刺入，进针深度0.5~1寸，回抽无血后将针头稍向后退，再缓缓注入药液，拔针后用消毒棉球压迫针眼片刻。

　　［疗效］旷秋和用本法治疗多例，效果显著。

　　［评析］本穴属手太阴肺经合穴，擅长宣肺、肃肺，又能补肺气、润肺燥，是治疗咳嗽等各种肺疾的常用效穴。近代实验研究表明，灸本穴能增加人们的肺通气量、肺活量、耗氧量，这与古人所云的"补肺气"是一致的。

列　　缺

针刺法

　　［方法］常规消毒一侧列缺穴（左右交替）后，用1.5寸毫针向肘关节方向斜刺0.5~1寸，得气后行雀啄手法，以针感向颈部放射为最佳，行针10s即起针。

　　［疗效］游惠治疗各种急性咳嗽38人，即时止咳者28人，咳嗽症状减轻、持续时间明显缩短者8人，无效者2人，总有效率为

94.74%。

[评析]本穴属于手太阴肺经的腧穴，肺主气，司呼吸，该穴能宣利肺气，故可治疗呼吸系统诸疾。加之列缺是络脉由经脉别出部位的腧穴，也是表里两经联络之处，在临床上具有主治表里两经有关病症的作用，刺之可起到沟通表里、宣畅气机的作用，使痰湿得通，肺气得以宣降。

鱼　际

针刺法

[方法]患者取坐位或仰卧位，嘱其手掌心向上以充分暴露双侧穴位，常规消毒局部皮肤后，用28~30号1.5寸毫针，快速直刺入穴位1寸左右，经提插、捻转毫针得气后，施行高频率的颤针手法30s，留针30min，隔10min行针1次，出针后医者双手用力挤压针孔周围，令其出血少许，最后用稍干的酒精棉球擦拭干净。每日1次，5~7次为1个疗程。

[疗效]孟建国治疗130例，治愈112例，好转13例，无效5例。李晓翠运用本法透刺劳宫穴治疗小儿咳嗽1例，疗效显著。

[评析]鱼际为肺经荥穴，既可宣肺肃痰，又能清解郁热，为消炎镇咳之良穴。因穴位在手部，取穴方便，加之行针刺激较强，从而加强宣肺降气之效能，故针刺一穴可收全功。

三　间

针刺法

[方法]毫针直刺双侧穴位，稍捻转，不提插，进针0.5寸，留针30~60min，每10min稍捻转1次。每日1次，4~5天为1个疗程。

[疗效]李国旭共治112例，痊愈96例，显效12例，无效4例，有效率为96.43%。

[评析]《针灸大成》："三间穴主治……胸腹满，气喘……伤寒气热，身寒结水。"张颖清的《生物全息诊疗法》记载："三间穴在第二掌骨穴位群的肺穴，其主治肺、心、胸、气管下段、支气管等所发生

的病变。"经多年临床观察发现，针刺三间穴确有明显的镇咳作用，部分病例有针到咳止之效，但临床上只适用于外感咳嗽无明显感染者，若出现肺部感染必须配用抗菌素。

阳 溪

指揉法

[方法] 患者取坐位或仰卧位，医者坐于患者对面，左手握住患者右手，右手拇指固定于阳溪穴上，用指腹点揉此穴位约 15~20min，力度由轻到重，一般穴位处会有明显压痛或颗粒感，以患者能耐受为度。然后换对侧穴位以相同手法点揉，每日 1 次。一般治疗 1 次即可出现疗效，多数患者需治疗 3~5 次，5 次为 1 个疗程。

[疗效] 蔡汉丞等治疗的 37 例患者中显效 25 例，有效 10 例，无效 2 例，有效率为 94.56%。

[评析]《素问·五脏生成篇》认为："咳嗽上气，厥在胸中，过在手阳明大肠。"可见咳嗽不但与肺有关，更与大肠有密切关系，正如《素问·刺法论》云："人肺病，遇阳明司天失守……可刺手阳明之所过"。运用点揉阳溪穴治疗此病疗效显著，体现了肺与大肠的表里互治。

肺 俞

1. 水针法

[方法] 消毒局部穴位皮肤后，用 5 号注射器套上 6 号注射器针头，抽取适当药液，垂直快速刺入穴位约 0.5~1 寸，左、右、上、下探刺，以得气为度，回抽无血后注入药液，拔针后压迫针孔片刻。每日 1 次，重者 2 次，3 天为 1 个疗程。

[疗效] 陈景銮等治疗（药物为维生素 K_3 注射液，0.5~1mg/（kg. 次））56 例，痊愈 41 例，好转 10 例，无效 5 例。张秀珍治疗（药物为鱼腥草注射液 2ml）55 例，痊愈 31 例，有效 24 例。

2. 刺络拔罐法

[方法] 患者取仰卧位，常规消毒局部皮肤后，用细三棱针快速

点刺，再以闪火法将火罐吸拔于穴位上，轻轻提拿火罐，使点刺处出血为度，留罐 5~10min 后去罐，用干棉球擦净血迹即可。每日或隔日1 次。

[**疗效**] 杨帆等治疗 81 例，痊愈 55 例，显效 12 例，有效 9 例，无效 5 例。吕景山等治疗多例，外感咳嗽者 1~2 次即愈，内伤咳嗽者 3~4 次可愈。魏丹共治疗 72 例，3 次为 1 个疗程，结果 1 次治愈 28 例，2 次治愈 20 例，1 个疗程治愈 16 例，2 个疗程治愈 7 例，无效 1 例，临床治愈率为 98.61%。

3. 药敷法

[**方法**] 医术者先用拇指在穴位上用力按摩 30min 左右，使局部皮肤充血潮红，然后取适当药末（药物为附片、肉桂、干姜各 20g，山楂 10g，诸药共研细末使用）放于双侧穴位上，用医用胶布固定即可。隔日 1 次。

[**疗效**] 熊学菊治疗数十例，均获良效，尤治小儿外感风寒咳嗽更佳。

4. 针刺法

[**方法**] 患者取俯伏坐位，常规消毒穴位皮肤后，用 28~30 号 1.5 寸毫针，针尖微向脊柱斜刺 0.5~1 寸，局部有酸、麻、胀感后，轻微捻转毫针 1~2min，至呼吸出现轻松感为度，留针 10min。

[**疗效**] 吕景山等治疗本病，每日 1 次，轻者 1~2 次可缓解，重者 3~4 次可缓解。

5. 水针合超短波法

[**方法**] 在口服抗生素治疗的基础上，取 2ml 一次性连针头注射器，抽取 2ml 胎盘注射液，穴位消毒后，对准穴位呈 15° 角斜刺入肺俞穴 0.5~0.8 寸，采用平补平泻手法，轻度上下提插，得气后回抽无血即将药液注入。配合 DL–C–BII 型超短波治疗仪，工作频率为 27.12MHz，输出电流为 80~100mA，板状电极两个 30cm×20cm，胸部对置，间隔 2cm，微热量，15min/ 次。每天 1 次，1 周为 1 个疗程。

[**疗效**] 陈结红共治疗 35 例，痊愈 23 例，显效 10 例，有效 2 例。

6. 药贴法

[**方法**] 食用胡椒粉、清凉油各适量，将两药调和，将调和的药膏

摊于约 3cm×5cm 大小的追风膏上（可根据患者的躯体大小而定）贴于双侧肺俞穴，8~12h 换药 1 次，5 天为 1 个疗程。

［疗效］刘汉涛共治疗 66 例，经过 1~3 个疗程，痊愈 21 例，好转 36 例，无效 9 例，总有效率为 86.36%。

7. 热敷法

［方法］将四子散（白芥子、苏子、莱菔子、吴茱萸各 60g）放入微波炉专用碗中拌匀，加入清水 20ml 搅拌 2min，待药物充分湿润后，放入微波炉小火加热 3min。取出再次拌匀后，继用小火加热 2min，取出后分为两部分装入专用布袋内，扎紧袋口。待加热后的四子散冷却至患者感觉不烫手时，敷于双肺俞 20min，每日 2 次。

［疗效］王莹等共治疗 60 例，显效 42 例，有效 16 例，无效 2 例，总有效率为 96.67%。

［评析］肺俞是肺之精气输注之处，是肺脏经络气血输注于背部的腧穴，可调理肺脏机能，止咳平喘，主治咳嗽、气喘等。本穴属足太阳膀胱经，主一身之表，太阳经通于肺脏，利用刺激经络作用，促使气血运行通畅，肺气宣（通畅）、降（下降）正常，从而尽快缓解患者的咳嗽、咳痰、胸闷等症状。西医学研究证明，针灸疗法可扶正固本，提高机体非特异性免疫力，降低人体过敏状态，改善丘脑－垂体－肾上腺皮质系统的功能。

涌　　泉

药敷法

［方法］取适当的药物共研细末，治疗时取适量调成糊状（以药物成团不散为度），睡前贴敷于双侧穴位上，外用纱布或胶布固定，6~12h 后去掉。每日 1 次，7 次为 1 个疗程，每疗程间隔 3~5 天，一般可治疗 2~3 个疗程。次年秋冬之交可再贴敷治疗 1~2 个疗程，以预防复发。

［疗效］韩廷雨治疗（药物为细辛、紫苏子、白芥子、半夏各 15g，麻黄 12g，葶苈子 10g，延胡索 9g 共研末，用姜酊或鲜姜捣泥调和）100 例，治愈 42 例，显效 45 例，无效 13 例。乔新泽治疗（药物为

杏仁、木通、桃仁各 10g，木鳖子 15g，黑木耳、鸡血藤、柴胡各 6g，木香 4g，沉香、巴豆、陈皮、甘草各 3g，白胡椒 25 个，炒扁豆 30 个共研末，用鸡蛋清或凡士林调）多例，均获显著疗效。

［**评析**］涌泉是肾经经气所出之处，可变通阴阳，又能络脾入肺。贴敷的主要药物中，细辛、白芥子等药散寒止痛，温肺化痰；炒扁豆、木通、陈皮、沉香利湿健脾，行气消瘀；杏仁宣肺止咳，与桃仁、木通、鸡血藤、柴胡、木鳖子相伍，加强辛开苦降、温肺散寒、豁痰祛浊、活血化瘀的作用。研究表明，这些辛开苦降、上下分消的药物，具有改善肺部微循环，促进肺组织修复，解除支气管痉挛，又有抗炎、抗病毒、抗过敏作用。利用这一升降作用，使药力循经直达肾、脾、肺，调其功能，补其虚损，达到阴阳平衡，病获痊愈。

大　　椎

1. 刺络拔罐法

［**方法**］局部消毒后，先在穴周用双手拇、食指向其中央推按，使血液积聚于针刺部位，接着医者左手拇、食、中指三指夹紧穴位，右手持针（以拇、食两指捏住针柄，中指指腹紧靠针身下端，针尖露出 1~2 分），快速点刺入 1~2 分深，并在其四周 6cm 处各刺 2 针，以微出血为佳，然后用中型玻璃火罐，燃酒精棉球或纸片投入罐内，罩于应拔部位上，约 20min 去掉。每日 1 次。

［**疗效**］吕景山等治疗多例，一般 3~6 次后可获得效果。

2. 针刺法

［**方法**］患者取坐位或俯卧位，常规消毒局部皮肤后，取 28~30 号 1 寸毫针，直刺入穴位，行提插捻转泻法，不留针，每日 1 次。

［**疗效**］赵志芬治疗 1 例，经依法针 3 次后，阵发性咳嗽明显好转，继以此法治疗 5 次，诸症消失。

［**评析**］大椎穴是手足三阳经之交会穴，能清泄热邪、宣达阳气、镇咳止痉。现代研究表明，针刺大椎穴对肺功能有明显的调节作用，可使肺呼吸功能增强，肺通气量增强，支气管痉挛缓解，呼吸道阻力下降。《类经图翼》载："大椎，主治五劳七伤，乏力，风劳食气，咳

症久不愈。"

【按语】

1. 内伤咳嗽病程较长，易反复发作，应坚持长期治疗。急性发作时宜标本兼顾；缓解期需从调整肺、脾、肾三脏功能入手，重在治本。

2. 本病若出现高热、咯吐脓痰、胸闷、喘促气短等重症时，应采用综合治疗措施。

3. 感冒流行期间应减少外出，避免因感冒诱发本病。咳嗽发作时应注意休息，谨防病情加重。

4. 平时注意锻炼身体，增强体质，提高机体防御疾病的能力，及对寒冷环境的适应能力。

【参考文献】

[1] 旷秋和. 尺泽穴的临床应用 [J]. 针灸临床杂志, 1999 (9): 56-57.

[2] 游惠. 应用独取列缺穴法治疗各种急慢性咳嗽58例分析 [J]. 求医问药, 2012 (1): 263.

[3] 孟建国. 针刺鱼际治疗小儿急性支气管炎130例 [J]. 中国针灸, 1997 (1): 38.

[4] 李晓翠. 鱼际穴透刺劳宫穴治疗小儿慢性咳嗽治验一则 [J]. 中国民间疗法, 2012 (10): 9.

[5] 李国旭. 针刺三间穴治疗小儿外感咳嗽112例 [J]. 中国针灸, 1997, 10 (8): 47.

[6] 蔡汉丞, 于小普. 指针点揉阳溪穴治疗咳嗽疗效观察 [J]. 中医学报, 2012 (2): 256-257.

[7] 陈景銮, 陈冰泽. 维生素K_3穴位注射治疗毛细支气管炎60例 [J]. 福建中医药, 1996 (2): 47.

[8] 张秀珍. 鱼腥草穴位注射治疗上感所致剧烈咳嗽55例 [J]. 广西中医药, 1980 (3): 43.

[9] 杨帆, 刘仕佩. 肺俞点刺拔罐治疗咳嗽82例 [J]. 浙江中医杂志, 1995 (5): 234.

［10］吕景山，何树槐，耿恩廣．单穴治病选萃［M］．北京：人民卫生出版社，1993．

［11］魏丹．肺俞穴刺血拔罐法治疗咳嗽72例疗效分析［J］．北京中医，2003（4）：45．

［12］熊学菊．穴位敷贴治咳嗽［J］．湖北中医杂志，1985（1）：31．

［13］陈结红．胎盘注射液穴注双肺俞穴配合超短波治疗顽固性咳嗽疗效观察［J］．中国现代医生，2010，48（10）：120，122．

［14］刘汉涛．胡椒粉外敷肺俞穴治疗咳嗽166例［J］．中医外治杂志，2001（6）：54．

［15］王莹、李娜、严东标．四子散热敷肺俞穴治疗慢性支气管炎60例临床体会［J］．淮海医药，2011，29（4）：357．

［16］韩廷雨．平喘宁嗽散贴敷涌泉穴治疗慢性支气管炎100例［J］．河南中医，1996（3）：180．

［17］乔新泽．中药外敷涌泉穴治疗慢性支气管炎［J］．四川中医，1988（5）：18-19．

［18］赵志芬．大椎穴的临床应用举隅［J］．广西中医药，2014，37（4）：61-62．

第二十二节　哮喘

　　哮喘是一种以发作性喉中哮鸣、呼吸困难，甚则喘息、不得平卧为特点的过敏性病症，常见于西医学的支气管哮喘、喘息性支气管炎和阻塞性肺气肿等疾病。"哮"为喉中痰鸣有声，"喘"为气短不足以息。中医学认为本病主要因痰饮伏肺而引发，病初在肺，多属实证；若反复发作，易致脾、肺、肾、心诸脏俱虚。可发生于任何年龄和任何季节，尤以寒冷季节和气候骤变时多发。

　　其临床表现是，多数患者在发作前会出现鼻咽发痒、咳嗽、喷嚏、胸闷等先兆症状。典型发作时突感胸闷、呼吸困难、喉中哮鸣、呼气延长、不得平卧、烦躁、汗出，甚则紫绀。发作可持续数分钟、数小时或更长时间。发作将停时，常咯出较多稀薄痰液，随之气促减轻，哮喘缓解。发作时胸部多较饱满，叩诊呈过度反响，听诊两肺布满哮鸣音。

孔　　最

1. 针刺法

[方法] 常规消毒双侧穴位皮肤，用 28~30 号 2 寸不锈钢毫针，对准穴位快速刺入，进针 1~2cm，得气后要求使针感呈双向传导，向下传至拇、食指端，向上传至胸部（即"气至病所"），刺激频率为 120~180 次 /min，捻转角度在 90°~180° 之间。留针 30~60min，留针期间每隔 10min 行针 1 次，每次 3min 左右。本法对虚寒型患者效果较佳。

[疗效] 田以豁等共治 50 例，1h 内完全缓解 21 例，基本缓解 21 例，疗效较差 8 例。

2. 电针法

[方法] 患者取坐位，消毒穴位后以 28~30 号 1 寸不锈钢毫针，快速直刺入穴位，进针深度约 0.3~0.5 寸，得气后施以泻法，针感要求最好能双向传导，向下传导至同侧拇指，向上传导至同侧胸部（即要"气至病所"）；施毕手法后，于双侧穴位加用电针治疗仪，选择连续波，输出频率为 160 次 /min，其强度以患者能耐受并感舒适为度，留针 30~60min。本法对过敏型哮喘疗效较好。

[疗效] 藏俊岐共治 60 例，临床控制 24 例，显效 24 例，好转 12 例。

[评析] 本穴属手太阴肺经的腧穴，是治疗肺系疾病的常用效穴，有通调肺气、滋阴润燥和止喘解痉的作用，对控制急性哮喘发作有独到作用，而且能在短时间内控制症状。本穴特别对老年人急性哮喘发作有明显的临床治疗效果，无不良反应。

鱼　　际

1. 针刺法

[方法] 患者取坐位或仰卧位，常规消毒局部皮肤，用 28~32 号 1

寸毫针，针尖向掌心快速斜刺入穴位，进针约 0.5 寸，在出现酸、麻、胀等针感后，留针 20~30min，期间每隔 5min 行针 1 次，每次仅针刺一侧穴位，左右交替使用。每日 1 次或每次发作时针刺 1 次，10 次为 1 个疗程。

[疗效] 刘泽光共治疗 200 例，基本痊愈 37 例，显效 92 例，有效 68 例，无效 3 例，其中有远期疗效者 129 例。吕景山等分别运用本法治疗多例，均获满意疗效。程健生运用本法治疗 60 例，显效 36 例，有效 23 例，无效 1 例，总有效率为 98.33%。韩健治疗 289 例，效果显著。

2. 埋线法

[方法] 患者取坐位或卧位，严格消毒穴位皮肤后，将 1cm 长羊肠线装入腰穿针孔管内，快速将针身刺入穴位内，待局部有酸、麻、胀感时，缓慢将羊肠线送入穴内，取针后用消毒干棉球在针孔处轻揉片刻即可，不必覆盖纱垫。每 2 周 1 次。

[疗效] 吕景山等治疗多例，轻者 1~2 次即愈，重者 4~5 次可愈。

[评析] 鱼际治疗哮喘最早见于《灵枢·五乱》："气乱于肺，则俯仰喘喝，接手以呼"，"气在于肺者，取之手太阴荥"。指出气乱于肺的哮喘，可取手太阴荥穴鱼际以通阳气而平喘咳。鱼际五行属火，有通达肺经阳气之功，对于寒邪束肺导致气管痉挛的哮喘最宜，对于肺经火热引发的哮喘，亦可收泻火止喘之效。本穴主要有宣肺解表、清热泻火、止咳平喘等功效，主治咽喉、胸肺部病症。据实验结果显示，针刺鱼际穴后，肺组织 cAMP（环磷酸腺苷）水平和 Camp/cGMP（内环磷酸鸟苷）比值均显著增高，使支气管痉挛得以解除，肺通气功能显著改善。

少　商

艾灸法

[方法] 先用万花油点蘸患者双侧穴位，施行艾炷直接灸，不留瘢痕，每穴 3~5 壮。每日 1 次，10 次为 1 个疗程，以 1 个疗程为限。

[疗效] 陈必通等共治 37 例，发作控制 5 例，有效 22 例，无效 10 例。其中，首次治疗后喘息症状减轻者 18 例，有所改善者 14 例，无

变化者 5 例。

[评析] 中医认为支气管哮喘的主要病理因素为痰饮内伏于肺，发作期可由内外诸邪侵袭，气郁痰壅，阻塞气道，气机不利，肺的升降失常而致呼吸困难。少商为肺经之井穴，临床观察结果证实，灸少商穴能快速调节支气管哮喘患者的肺脏气机，缓解气道平滑肌痉挛，改善肺功能，具有一定的平喘作用。

三　　间

针刺法

[方法] 选用 26 号 1 寸毫针，常规消毒后，刺入双侧三间穴 0.5~0.8 寸，寻找最强针感，手法以泻法为主。留针 30~40min，每 5min 行针 1 次，以保持强针感。

[疗效] 罗建伟治疗哮喘急性发作 68 例，针刺后哮喘症状即刻控制、体征消失者 18 例，占 26.47%，总有效率为 100.0%。

[评析] 三间穴属于手阳明大肠经腧穴，肺与大肠相表里，两经在生理功能上相互依存，病理上相互影响，治疗上则相互作用。针刺此穴具有理气宽胸、化痰止喘之功效，故《针灸甲乙经》说："寒热、唇口干、喘息……三间主之"。

合　　谷

水针法

[方法] 常规消毒双侧穴位皮肤后，用 2ml 一次性注射器及 6 号注射器针头，抽取 2ml 生理盐水，针头与穴位体表呈 90° 垂直进针，施行上下提插，以患者出现拇、食指突向双指间方向拘急收缩为度，回抽若无血，即缓慢推注药液，出针时以消毒棉球急按穴位，轻揉按压。每日 1 次，7 天为 1 个疗程，效佳。

[疗效] 冯家斌等治疗（药物为肾上腺素 0.2mg）11 例，有效 10 例，无效 1 例。常得新治疗（药物为盐酸消旋山莨菪碱注射液 10mg）2 小时后哮喘止，3 次后诸症皆除。

[评析] 合谷为大肠经原穴，肺与大肠相表里，阳明气通，肺气肃

降则喘咳即除。穴位注射合谷可祛除针刺留针之不便，避免晕针现象，且药物注射有持续刺激穴位经气的作用。

曲　　池

1. 针刺法

[**方法**] 患者取仰卧位，常规消毒穴位（曲池为主穴，配三阴交穴）后，先行直刺曲池穴，探查有效的刺激深度至得气感出现后，提针至浅层，然后针尖向着远心端方向斜刺，施行泻法，以促使针感向远心端方向传导。配穴按常规针刺法施术。留针 30min，隔 10min 行针 1 次，7 次为 1 个疗程。

[**疗效**] 孙玉霞等共治疗 145 例，痊愈 61 例，好转 63 例，无效 21 例，总有效率为 85.52%。

2. 水针法

[**方法**] 常规消毒双侧穴位后，用 5ml 无菌注射器 2 支，1 支抽取复方蛤青注射液 2ml，另 1 支抽取免疫球蛋白 A 激活剂注射液 1ml，分别刺入一侧穴位皮下组织，缓缓深刺，得气后回抽无血，即将药物注入。隔 2 日 1 次，6 次为 1 个疗程。

[**疗效**] 赵俊岭共治疗 76 例，治愈 37 例，好转 30 例，未愈 9 例，总有效率为 88.16%。

[**评析**]《针灸大成》："曲池主胸中烦满。"曲池为大肠经合穴，大肠经与肺经互为表里。《难经·六十八难》："合主逆气而泄。"研究证明，曲池有抗过敏作用，故刺激穴位能起到止咳祛痰、脱敏定喘的作用。复方蛤青注射液具有清热解毒、纳气定喘、宣肺祛痰的作用；免疫球蛋白 A 激活剂对气管黏膜具有明显的保护作用，并能提高人体免疫力。

足　三　里

1. 水针法

[**方法**] 常规消毒局部皮肤后，用 5ml 注射器抽取适当注射液，将针头垂直刺入穴位，得气后按常规操作将药液注入。

[**疗效**] 林卓友（药物为黄芪注射液 2ml，8 岁以下儿童减半，隔

日 1 次，5 次为 1 个疗程）治疗多例，一般连续进行 3 个疗程后，常可取得明显疗效。倪伟等（药物为卡介菌多糖核酸注射液 1ml，在 6~8 月之间，每周 1 次，每 4 次为 1 个疗程，连续 3 个月）治疗 266 例，有明显改善气道炎症的作用。

2. 针刺法

［**方法**］患者取坐位垂足，消毒后用 2 寸毫针，对准穴位快速直刺入，进针约 1~2 寸，得气后施提插捻转之平补平泻法，留针 20min 左右，期间行针 2~4 次。每日 1 次，效果明显。

［**疗效**］曲敬来等治疗 30 例，显效 9 例，有效 18 例，无效 3 例，总有效率为 90%。

［**评析**］《医学入门》："足三里主……哮喘。"足三里穴位注射可调和气血，疏通经络，提高机体的抗病力及免疫力，使一些哮喘患者特别是小儿，由于身体素质的提高而较长时间保持不发作，在发育成长过程中借助正常的生理功能，来扭转反常的病理因素，哮喘因而自愈。胎盘组织液具有良好的补肾强体之功，针药并用相得益彰，故采用穴位注射治疗哮喘，疗效满意。

丰 隆

针刺法

［**方法**］患者取坐位，常规消毒局部皮肤（以丰隆为主穴，酌配内关），用 28~30 号 1.5 寸毫针，快速直刺入双侧穴位，进针深约 1 寸，施行平补平泻手法，得气后留针 20~30min，隔 10min 行针 1 次。每日 1 次。

［**疗效**］刘国真共治 34 例，临床控制 10 例，显效 19 例，有效 3 例，无效 2 例，总有效率为 94.12%。

［**评析**］支气管哮喘是常见的呼吸系疾病，中医学认为，本病多为痰饮内伏，阻遏气道，肺气升降失调所致。丰隆穴为足阳明胃经的络穴，别走足太阴脾经，脾为生痰之源，脾与胃互为表里，故针刺胃经的络穴可化痰平喘。内关穴为手厥阴心包经的络穴，别走手少阳三焦经，又为八脉交会穴之一，通于阴维脉，阴维、冲脉合于胃、心、胸，

根据"经脉所通，主治所及"的道理，故针刺内关可宽胸理气、豁痰平喘。

肺　俞

1. 水针法

[方法] 常规消毒皮肤后，用5ml无菌注射器套上5~7号注射器针头，抽取适当药液，快速将针头刺入穴位皮下，缓慢向脊柱方向斜刺，提插针头探得酸、麻、胀等得气感应后，回抽一下如无回血，即可将药物缓慢注入，每穴各1/2药液，每日1次。

[疗效] 刘敏治疗（药物为鱼腥草注射液4ml）30例，临床控制12例，显效8例，好转6例，无效4例。王华治疗（药物为异丙嗪注射液12.5mg加注射用水至2ml）66例，治愈32例，显效19例，有效11例，无效4例。曹公权治疗（药物为曲安缩松混悬液40mg）145例，治愈9例，显效80例，有效51例，无效5例。刘乃积治疗（药物为曲安奈德混悬液40mg、盐酸消旋山莨菪碱注射液1ml、利多卡因2ml、胎盘注射液2ml，与迎香穴交替使用）53例，治愈21例，显效23例，有效6例，无效3例，总有效率为94.3%。

2. 刺络拔罐法

[方法] 患者扶椅背倒坐，充分暴露其背部，常规消毒后用梅花针重力叩打穴区，直至皮肤轻微出血，或用细三棱针快速点刺出血，然后立即用大号玻璃火罐拔之，留罐5~10min，出血量5~10ml，起罐后擦净瘀血即可。每周2次，5~10次为1个疗程。

[疗效] 吴淑珍共治32例，显效18例，有效12例，无效2例。吕景山等治疗多例，均可见症状减轻，有的症状基本消失。

3. 药罐法

[方法] 先取麻黄50g，苏子、地龙30g，生大黄30g，浸泡、水煎、过滤制成40%灭菌溶液400ml，加温至45℃左右。患者取俯卧位，医者一手持特制的玻璃水罐，罐口向下紧叩于肺俞穴，另一手持注射器吸取药液25~45ml注于水罐内，橡皮帽覆盖于排气孔上，再用注射器或吸引器抽出罐内空气形成负压，然后用止血钳夹紧导管，留

置 20~30min。结束时用力扶压水罐，松开止血针及橡皮帽，用注射器接头皮针导管吸尽罐内药液。每日 1 次，10 次为 1 个疗程，休息 3~5 天，继续进行第 2 个疗程。若起水疱者，可用注射器针头抽尽其中液体，再用无菌纱布覆盖保护。

[疗效] 王洪伟等治疗 102 例，治愈 31 例，好转 62 例，无效 9 例。

4. 隔姜灸法

[方法] 在常规西医治疗的基础上，用生姜片在患者两侧肺俞穴反复搓擦多次，直至患者搓擦部分的皮肤出现潮红，之后在患者的肺俞穴上置一厚度约为 0.2cm、直径 1~2cm 的姜片，将艾炷放置在姜片上，每次连续灸 7 次。每天 1 次，7 天为 1 个疗程，连续治疗 2 个疗程。

[疗效] 高丙南等等治疗 38 例，平均治愈时间为 3.5 天，效果满意。龙成红治疗 50 例，痊愈 27 例，有效 18 例，无效 5 例，总有效率为 90%。

[评析] 肺俞穴为肺气输注于背部的重要位置，可补肺气、壮皮毛，能激发人体正气，增强抗病能力，而大量研究表明，提高机体免疫力，能不同程度地提高哮喘患者血清中 IgA、IgG、IgM 含量，改善肺功能，并能减轻血管周围渗出，降低毛细血管通透性，减少和消除炎症，故本法治疗能够使肺部炎症较快吸收，使肺部的有效呼吸量明显增加，哮喘得以解除。现代医学研究还证实，支配肺与支气管的交感神经是由脊髓胸 1~6 的灰质侧角、外侧交感核分出，随脊神经前根而出，在交感神经节内换神经元，后纤维取道肺丛，支配肺与支气管，从而解除支气管的痉挛，故治哮喘取肺俞穴为要穴。

涌　　泉

药敷法

[方法] 取百部 30g，杏仁、栀子各 10g，白胡椒、白芥子各 3g，上述药物共研成细末后，以鸡蛋清调成糊状，分成 5 等份，分别在涌泉穴及足背涌泉穴相对应的位置、膻中穴贴敷，外用纱布或胶布固定，12h 后去药，隔 12 小时可作第 2 次敷药。敷药后若局部出现疱疹者，

需停止用药，1周后继续用药。

[**疗效**] 马志芹等共治23例，1次治愈4例，2次治愈16例，3次治愈3例。徐艳玲等取喘宁贴2号（由麝香、细辛、吴茱萸等药物适量研末，黄酒调成糊状），共治204例，临床控制84例，显效67例，有效40例，无效13例，总有效率93.62%。

[**评析**] 张仲景在《金匮要略》中指出："病痰饮者，当以温药和之。"这是治疗痰饮病证的总原则。涌泉穴为足少阴肾经的首穴，其经络循行属肾络膀胱，由肾上行过肝膈，入肺上喉，由肺络心脏，注胸部与手厥阴心包经相交。肾主纳气，为人体气之根，肾藏元阳，为人体阳气之本，因此温运肾之阳气，不仅可温补五脏阳气之虚而强人之根本，又能温化痰饮而祛病之夙根。

内　关

针刺法

[**方法**] 患者取仰卧位，消毒皮肤后毫针快速刺入双侧穴位，虚证先补后泻，实证先泻后补，同时要细心询问患者的针刺反应（补侧以针刺部有酸麻感，且如触电样反应传到肩胛部后骤然消失为度，即速退针；泻法则以针刺部位产生胀痛感，渐达至肩胛部为适度），留针3min，再将针左右捻转各7次，然后上下提捣各7次，再留针3~5min后，如果症状消失或显著减轻则可出针，否则再按上述手法，反复进行捻转和提捣。但反复进行施术6次时，仍未能达到其治疗目的，应退针为宜，隔日再治。

[**疗效**] 吕景山等治疗36例，一般仅1~2次即可获效。

[**评析**] 内关为手厥阴经之络穴，又为阴维会穴，阴维、冲脉合于胃心胸，阴维主一身之里，故针刺内关有宽胸降气、豁痰平喘、宣肺止咳之功。

大　陵

针刺法

[**方法**] 患者取坐位，常规消毒双侧穴位（大陵加孔最）后，用

28~30 号 1 寸毫针，双手同时下针，先大陵、后孔最穴，快速直刺入 5~7 分深，采用平补平泻法，二者交替，双手行针，待哮喘缓解后起针，一般 30min 后即可缓解。每日 1 次。

[**疗效**] 李德俭等治疗 105 例，能急速缓解症状，解除患者痛苦，起到急救作用。

[**评析**] 大陵穴是手厥阴心包经原穴，《灵枢·九针十二原》说："五脏有疾也，当取之十二原"。大陵穴具有通脉强心、益气养血安神之功。根据"经脉所通，主治所及"的原理，大陵穴可治胸部疾患。再者，《针灸大成》亦记载："上喘、呕逆可针刺大陵"。可见大陵穴有平喘止呕、强心安神之效。孔最是手太阴肺经郄穴，有宣通肺气、开泄腠理作用。二穴相配具有强心平喘、镇咳降逆之功，故治疗急性哮喘疗效显著。

翳　风

针刺法

[**方法**] 患者取坐位，常规消毒穴位局部皮肤后，医者用 28~30 号 1.5 寸不锈钢毫针，快速直刺入翳风穴，得气后以提插手法为主，平补平泻手法行针 3min，不留针，起针时可先予强刺激才出针。

[**疗效**] 蒋向东共治疗 60 例，有效 58 例，无效 2 例，有效率为 96.67%。

[**评析**] 气郁、气逆是哮喘发病的重要病机，故治疗哮喘宜调肝利肺。翳风穴属三焦经，又是手足少阳之会，针之能疏导少阳经气，泄胆火，散内热，祛风通络，理气平喘。

身　柱

敷药法

[**方法**] 取生川乌、生草乌、野百合各 36g，鲜桑枝、鲜枣枝、鲜桃枝、鲜槐枝、鲜柳枝各 30g，当归 12g，马钱子、官桂、赤芍、仙鹤草、老鹳草各 48g，共放入铜锅中，用菜油 3kg 浸泡 3 天，滤去药渣，再熬至滴入水中不散时，将广丹 1kg 徐徐撒入（用文火），并

以桃、柳粗枝 2 枝（用麻皮扎在一起），不停地搅匀至滴水成珠为度，最后加入乳香、没药各 24g，搅匀冷却后即成膏药。再用较薄的牛皮纸和棉布裱成膏药布，将药膏放在布面上，摊成 3.2cm 直径的圆形即可。使用时烘软，在膏药中心加入纯净的白信粉 0.2g，将药膏贴于穴位上，成人以 3 夜为宜，儿童及少年可酌减。以敷贴 3 张膏药为 1 个疗程。

[**疗效**] 袁止白治疗 87 例，痊愈 42 例，显效 18 例，有效 14 例，无效 13 例。符壮等治疗 63 例，显效 25 例，有效 34 例，无效 4 例，总有效率为 93.65%。

[**评析**] 身柱穴属于督脉，位于上背正中，接近肺脏，通于脑髓，有全身支柱之意。督脉为阳脉之海，总督诸阳，身柱穴为督脉之门口，具有温肺散寒、祛痰理气、止咳平喘的功效。现代医学研究表明，穴位贴药能增加血细胞的吞噬能力，提高血浆皮质醇，外贴药物通过皮肤血管进入血液循环发挥作用，可达到与内用药物相同的疗效。另外通过穴位的刺激，可调节经络之气，达到"气至病所"，改善局部血液循环，加速局部炎症消退。

大　椎

1. 药敷法

[**方法**] 取白芥子、延胡索、法半夏、甘遂、细辛等按比例共捣成泥，加少量姜汁混合调匀，做成药饼（直径约 2.5cm，如 5 分硬币大）后置于不透水的敷料上备用。常规消毒穴位皮肤，贴上药饼，盖上消毒纱布，胶布固定。多数患者于贴药后 2~3 小时，便感到贴药处有灼热感或微痛感，此时即可将药饼除去。每次贴药间隔 10 天，3 次为 1 个疗程，一般每年只贴 1 个疗程。

[**疗效**] 周韩军等治疗（配肺俞、膏育俞）126 例，显效 79 例，有效 46 例，无效 1 例。徐重明等治疗（配天突）86 例，治愈 8 例，显效 43 例，好转 22 例，无效 13 例。

2. 拔罐法

[**方法**] 患者取坐位，取直径 1.5~2cm 的玻璃火罐 1 个，在穴位上

用闪火法拔罐，留罐约 10min，当吸附部位产生瘀血现象和皮肤出现小水疱（如 10min 皮肤不出现水疱，可适当延长拔罐时间）时起罐，用酒精棉球将瘀血处的水疱轻擦消毒（勿将水疱擦破），用消毒纱布敷料盖上，胶布固定，7 天后水疱自行消失，结痂而愈。每 7 天 1 次，5 次为 1 个疗程。

［**疗效**］石信箴治疗本病，疗效满意。

［**评析**］本病病位在肺，与肾、脾关系密切。督脉为阳脉之海，总督一身之阳，为机体的动力之源，而大椎穴位于督脉第 7 颈椎棘突下，手足三阳经的阳热之气由此汇入本穴，并与督脉的阳气上行头颈，有温阳补虚、宣肺平喘之功，可治疗肺之疾病，如感冒、咳喘等。在临床实践当中，艾灸大椎是临床治疗哮喘的常用方法，实验证明悬灸大椎穴，可以通过降低哮喘大鼠的神经源性炎症，来改善气道的炎性反应和气道高阻性。

神　　阙

1. 隔姜灸法

［**方法**］在穴位上放置一块已扎数个小洞的鲜姜片（约 2.5cm × 3cm 大小、厚约 0.2cm），然后在姜片上放置底面直径约 1cm 的圆锥形艾炷，点燃后施行隔姜灸，连续灸 3 壮，以患者感到一股热气向脐孔内渗透、皮肤潮红为度。每天 1 次，15 次为 1 个疗程。

［**疗效**］吴炳煌等治疗 27 例，痊愈 5 例，显效 13 例，好转 6 例，无效 3 例。

2. 药敷法

［**方法**］丁香 0.2g，肉桂、麻黄各 2.5g，苍耳子、半夏各 1.5g，白芥子 2g，共研成细末，用 30% 乙醇调和药粉成糊状。先用 75% 乙醇消毒穴位，取上述药粉填满脐部，再用胶带敷盖固定，以防其脱落，48h 后换药。10 次为 1 个疗程，间隔 1 周再行下一个疗程治疗。

［**疗效**］王军英等共治 30 例，痊愈 6 例，显效 12 例，有效 8 例，无效 4 例。

3. 时间药敷法

[**方法**] 取穴：以神阙穴为中心周开 1.5 寸，正上方为叶哲宫，时为冬至，合于肾、膀胱、三焦；正下方为上天宫，时为夏至，合于心、小肠，心包络；左方为仓果宫，时为秋分，合于大肠；左上方为新洛宫，时为立冬，合于肺；左下方为玄委宫，时为立秋，合于脾；右方为仓门宫，时为春分，合于肝；右上方为天留宫，时为立春，合于胃；右下方为阴洛宫，时为立夏，合于胆。取白芥子、细辛、甘遂、洋金花等共研为细末，用姜汁调成膏状，将 2g 左右药膏放置于 1 方寸的胶布中心，贴在脐周对症适应穴位上，按"冬病夏治，夏病冬治"的原则，每年冬至开始贴 3 次，夏至开始贴 3 次，每次间隔 10 天。

[**疗效**] 薛德政等治疗 320 例，痊愈 31 例，显效 198 例，好转 87 例，无效 4 例。

4. 拔罐法

[**方法**] 患者平卧，用闪火法在神阙穴处进行闪罐，直到皮肤潮红为度，或者临床症状减轻，治疗 10~20min。

[**疗效**] 汪胤治疗 52 例，显效 27 例，有效 23 例，无效 2 例，总有效率 96.15%。

[**评析**] 神阙属任脉穴，是生命之根蒂、真气之所系、生气之源，具有健脾温肾壮阳、培补元气的作用。本穴位于任脉循行路线上，与肝、心、脾、肾、冲、督等脏腑、经络均有紧密联系，为经络之总枢、经气之会海，在神阙穴施治能够通过脐部的经络循行，迅速达到病所，通过疏通经络、通达脏腑、扶正祛邪、调整阴阳，从而调节全身气机。

膻　　中

1. 割治法

[**方法**] 患者平卧消毒，医者先在穴周以刀柄轻轻按压，找到疼痛过敏点（若经仔细寻找无此过敏点者，可将穴位正中定为切口点），以此点为切口的中点，在局部注射 0.5%~1% 奴夫卡因 3~5ml，进行局麻后行纵行切口，刀口由上至下长约 0.8~1.2cm，深达近骨膜处。切口后

再用血管钳子轻轻扩张数次，如有出血可用止血钳压迫止血，待出血停止后，将创口擦拭干净，用无菌纱布敷盖，以胶布固定。

［**疗效**］张苏娅治疗 200 例，治愈 100 例，好转 95 例，无效 5 例，总有效率为 97.5%。吕景山等治疗多例，效果满意，一般治疗 1~3 次即可。

2. 埋藏法

［**方法**］患者取仰卧位，按手术常规消毒穴位及其周围皮肤，用 1%~2% 普鲁卡因局部麻醉，以穴位为中点在前正中线上做 2cm 长切口，深至筋膜，剪除切口内的脂肪约 3~5g，以卵圆钳按摩穴位约 1min，以患者有胸闷感为度。埋入 1.5cm 长铬制羊肠线 4 段，其中 3 段横放，最后一段竖放，以褥式缝合皮肤 2~3 针，盖上消毒纱布后以胶布固定，7 天后拆线。

［**疗效**］余芒治疗 26 例，痊愈 22 例，显效 3 例，无效 1 例，总有效率为 96.16%。黄少玲治疗 168 例，3 个月后随访，显效 77 例，好转 61 例，无效 30 例，总有效率为 82.14%；6 个月后随访，显效 60 例，好转 66 例，无效 42 例，总有效率为 75%。；1 年后随访，显效 37 例，好转 52 例，无效 79 例，总有效率为 52.98%。

3. 水针法

［**方法**］消毒穴位（膻中为主穴，酌配定喘穴，痰多加丰隆穴）局部皮肤后，用 5ml 注射器套上 6 号注射器针头，抽取适当药液（一般患者选用维丁胶性钙 2mg 加维生素 B_{12}100~500μg，隔天注射 1 次；免疫力低下者用转移因子，成人每次 4ml，儿童每次 2ml，每星期注射 2 次；支气管哮喘者，用康宁克通—A1ml、维丁胶性钙 2ml、维生素 B_{12}100μg，每月 1 次，连用 3 个月，隔 2 个月后可加强注射 1 次），快速将针头刺入穴位，当患者产生酸、胀、麻等感觉时，抽无回血则缓慢注入药液，每个穴位注射 1~1.5ml。

［**疗效**］曾玉珊治疗 300 例，痊愈 206 例，显效 77 例，无效 17 例，总有效率为 94.33%。

4. 针刺法

［**方法**］常规消毒后，用 0.5 寸毫针平刺入穴位，来回捻转，使患者有麻胀感，留针 30min，实证、热证用泻法，虚证用补法，寒证配

合温和灸。每天 1 次，12 次为 1 个疗程。

[**疗效**] 张云卿治疗 61 例，显效 21 例，有效 39 例，无效 1 例。

[**评析**]《针灸甲乙经》："咳逆上气，唾喘短气不得息，口不能言，膻中主之。"膻中是心包募穴，又是气会，故刺激膻中可宣肺通气、平喘止咳。羊肠线作为一种异物埋于穴位，能给予长期、有效、缓和的刺激，由于羊肠线吸收时间较慢，有效刺激的维持时间亦会较长，埋线后在机体慢慢吸收的过程中，缓和地刺激经络，使之加强降气平喘作用。

天　　突

1. 针刺法

[**方法**] 患者取坐位或仰卧位，令其微仰头取穴，常规消毒局部皮肤后，医者用左手拇指轻轻将气管向后推，用 2 寸毫针以指切法进针，将食管和气管推移后加压针柄，顺胸骨柄后缘刺入 1~1.5 寸，然后轻刮针柄，以捻转手法刺激穴位，当患者感到局部发胀、发热，并向胸、背部放射时，可休息 1~2min，然后再次刮针柄数次，如此反复，直至哮喘消失后即可起针。

[**疗效**] 冯桂梅等治疗急性支气管痉挛 13 例，效佳。

2. 水针法

[**方法**] 患者取坐靠位，选取无菌注射器套上注射器针头，抽取鱼腥草注射液或链霉素药液（每次用鱼腥草注射液 2ml，儿童减半；或者每次用链霉素 0.5g，儿童按每日每千克体重 20mg 计算），常规消毒局部皮肤后，将针头迅速垂直刺入穴位皮下，然后针尖转向下方试探进针，待患者有酸胀感，且传至患者剧咳的发痒处——咽喉部或气管部位时，再将药液缓缓推入。此时，患者酸胀感剧增，并可传至患者耳后、颈部两侧或胸背部，出针时用棉球按压针孔片刻。每日 1 次，5 次为 1 个疗程，一般治疗 1~3 次即可取得疗效。

[**疗效**] 吕景山等共治疗 162 例，治愈 78 例，好转 76 例，无效 8 例。

3. 针推法

[**方法**] 患儿取坐位，先选天突穴，消毒穴位局部皮肤后，按常规

操作进行穴位注射，药液为异丙嗪注射液，其用量按每千克体重 1mg 计算。注射完毕后配合穴位按摩，选双肺俞、膻中穴，每个穴位用拇指指腹按摩 50 回（两拇指首先按摩双肺俞，再仰卧位按摩膻中穴）。每日 1 次，连续治疗 5 日。感染严重者可加用 5% 葡萄糖注射液 250ml 和红霉素静脉滴注 1 周。

[**疗效**] 王天松等治疗 34 例，治愈 26 例，有效 8 例，总有效率为 100%。

[**评析**] 本穴位于胸骨柄上方，深部为气管，根据"腧穴所在，主治所在"的规律，是治疗咳嗽、哮喘等呼吸系统疾病的常用有效穴位。

【按语】

1. 针灸治疗哮喘有较好的效果，在急性发作期以控制症状为主；在缓解期以扶助正气、提高抗病能力、控制或延缓急性发作为主。

2. 哮喘发作持续 24 小时以上，或经针灸治疗 12 小时以上仍未能控制者，易导致严重缺氧、酸碱平衡破坏及电解质紊乱，出现呼吸、循环衰竭，宜采取综合治疗措施。

3. 在缓解期间，可用艾条灸风门、肺俞、膏肓、脾俞、肾俞、关元、气海、足三里等穴，每次选用 3~5 穴，灸至皮肤潮红为度。每日 1 次，连续灸治 3~6 个月，常有较好的防治作用。

4. 平时积极锻炼身体，增强体质，提高抗病能力。认真查找过敏源，避免接触而诱发。防寒保暖，力戒烟酒，不吃或少食肥甘厚腻之品及海腥发物。

【参考文献】

[1] 田从豁, 高立山, 沐洁珊, 等. 针刺孔最穴平喘作用的初步观察 [J]. 云南中医杂志, 1982（4）: 23-24.

[2] 臧俊岐. 电针孔最穴治疗支气管哮喘临床观察「J]. 河南中医, 1982（6）: 39-40.

[3] 刘泽光. 针刺鱼际穴治疗支气管哮喘 200 例 [J]. 中国针灸, 1985（1）: 4-5.

[4] 吕景山, 何树槐, 耿恩广. 单穴治病选萃 [M]. 北京: 人民卫

生出版社，1993．

[5]程健生．针刺鱼际穴治疗急性哮喘发作［J］．中国针灸，2001
　（9）：547．

[6]韩健．针刺鱼际穴对支气管哮喘患者肺功能的影响及即刻平喘效
　应观察［J］．中国针灸，2012（10）：891-894．

[7]陈必通，张文华，杜云翔，等．艾炷灸少商穴治疗支气管哮喘37
　例临床观察［J］．中国针灸，1995（5）：3-4．

[8]罗建伟．针刺三间穴治疗哮喘急性发作68例［J］．中国针灸，
　1994（1）：232．

[9]冯家斌，魏有刚．肾上腺素合谷穴封闭治疗哮喘持续状态11例
　［J］．安徽中医学院学报，1996，15（4）：47．

[10]常得新．654-2穴位注射治疗顽固性哮喘持续状态1例［J］．中
　西医结合杂志，1986（1）：54．

[11]孙玉霞，屈榆生，王瑞辉．曲池、三阴交在治疗过敏反应性疾
　病中的运用［J］．现代中医药，2003（1）：48-49．

[12]赵俊岭．曲池穴注射治疗支气管哮喘临床观察［J］．针刺研究，
　1998（4）：299．

[13]林卓友．黄芪穴位注射防治小儿哮喘47例［J］．江苏中医，
　1992（4）：20．

[14]倪伟，于素霞，王宏长，等．穴位注射卡介菌多糖核酸治疗266
　例哮喘的临床研究［J］．中国针灸，2001（11）：647-648．

[15]曲敬来，高雪，张秀梅，等．针刺足三里对脾虚型支气管哮喘
　的即刻平喘作用［J］．中医药信息，1990（6）：38．

[16]刘国真．针刺内关、丰隆穴治疗支气管哮喘34例［J］．针灸临
　床杂志，1998（5）：11．

[17]刘敏．穴位注射治疗支气管哮喘30例临床观察［J］．中国针灸，
　1997（1）：19-20．

[18]王华．异丙嗪穴位注射治疗顽固性咳喘疗效观察［J］．针灸临
　床杂志，1995（Z1）：53-54．

[19]曹公权．曲安缩松穴位与肌肉注射治疗哮喘的疗效对比［J］．
　江西中医药，1996（6）：48．

［20］刘乃积．肺俞迎香穴位注射治疗哮喘53例［J］．中国针灸，2002（1）：11．

［21］吴淑珍．梅花针叩刺放血拔罐治疗支气管哮喘32例［J］．陕西中医，1997（5）：222．

［22］王洪伟，刘亚军，高青，等．肺俞穴拔水罐治疗支气管哮喘102例［J］．中国针灸，1996（1）：21-22．

［23］高丙南，胡浩然．艾灸肺俞穴治疗喘证疗效观察［J］．光明中医，2011，26（10）：2163．

［24］龙成红．肺俞穴隔姜灸治疗喘证疗效观察［J］．亚太传统医药，2015，11（1）：93．

［25］马志芹，李吉三．中草药敷贴膻中涌泉穴治疗支气管哮喘23例［J］．河北中医，1996（1）：34．

［26］徐艳玲，宫成军，马丽佳，等．中药涌泉穴贴敷治疗支气管哮喘临床研究［J］．实用中医内科杂志，2008，22（5）：3-4．

［27］李德俭，李孟良，王秀梅．针刺大陵、孔最穴治疗急性哮喘［J］．河南中医，1991，11（3）：32．

［28］蒋向东．针刺翳风治疗哮喘急性发作60例［J］．中国针灸，2002（9）：611．

［29］袁止白．哮喘膏敷贴身柱穴的疗效［J］．上海中医药杂志，1981（6）：11．

［30］符壮，徐珊．哮喘灸穴位敷贴治疗哮喘的疗效分析［J］．海南医学院学报，2010，16（6）：737-738．

［31］周韩军，王再孔．用敷贴法治疗支气管哮喘126例临床观察［J］．新中医，1992（6）：25-26．

［32］徐重明，汪自源，吴循敏．平喘散敷贴治疗哮喘86例［J］．中医外治杂志，2000，9（6）：19．

［33］石信箴．大椎穴拔罐治疗支气管哮喘［J］．河南中医，1989（5）：34．

［34］吴炳煌，吴明霞，林宏，等．隔姜灸神阙治疗支气管哮喘疗效与T细胞亚群含量变化关系的分析［J］．中国针灸，1997（7）：389-390．

［35］王军英，王乐岩，黄胜红．穴位贴敷治疗慢性支气管炎的临床观察［J］．针灸临床杂志，1998（12）：44．

［36］薛德政，张彩兰. 中药贴敷脐周穴治疗气管炎 320 例疗效观察
　　　［J］. 中国针灸，1988（3）：10-11.

［37］汪胤. 神阙穴拔罐治疗哮喘急性发作 52 例［J］. 按摩与导引，
　　　2004，20（5）：29.

［38］张苏娅. 割脂治疗哮喘 200 例［J］. 上海针灸杂志，2002（1）：26.

［39］余芒. 膻中穴埋藏治疗哮喘 50 例［J］. 湖北中医杂志，1999，
　　　21（增刊）：113.

［40］黄少玲. 膻中穴埋线治疗支气管哮喘 168 例［J］. 新中医，1996
　　　（增刊）：79-80.

［41］曾玉珊. 穴位注射治疗顽固性咳嗽 300 例［J］. 上海针灸杂志，
　　　1999（3）：20.

［42］张云卿. 针刺膻中穴治疗支气管哮喘 61 例［J］. 深圳中西医结
　　　合杂志，2001，11（2）：101.

［43］冯桂梅，杜雪荣. 针刺天突穴治疗急性支气管痉挛 13 例［J］.
　　　中国中西医结合杂志，1993（12）：753-754.

［44］王天松，吕爱敏，周承军. 穴位按摩及注射药物治疗小儿哮喘
　　　性支气管炎 34 例［J］. 四川中医，2003（2）：76.

第二十三节　肺结核

　　肺结核属于中医学"肺痨"范畴，是由结核杆菌引起的慢性呼吸道传染病，以咳嗽、咳血、潮热、盗汗、胸痛、消瘦等为主要特征，临床上分为原发性和继发性两大类。人群普遍易感，好发于严重感染结核杆菌而抵抗力低下者，自然感染或接种卡介疫苗而产生特异性免疫力者，对本病有很强的免疫力。本病最主要的传染源为长期排菌的慢性纤维空洞型肺结核患者，绝大多数通过呼吸道传播。结核杆菌在体内引起炎症，具有渗出、变质和增生的病理变化，三种病变可先后发生，同时存在，往往以一种病变为主，结核结节和干酪样坏死是本病最显著的病理特征。

其全身症状主要为午后低热、乏力、食欲不振、体重减轻、盗汗等。当肺部病灶急剧进展播散时，可有高热，女性可出现月经不调或闭经。呼吸系统症状表现为干咳或有少量痰液，继发感染时有黏痰或脓痰，约 1/3 的患者出现咯血，大咯血时可发生休克，有时血块阻塞大气道，引起窒息。炎症波及壁层胸膜时，可有胸痛。慢性重症肺结核时，可出现渐进性呼吸困难，甚则紫绀。并发气胸或胸腔大量积液时，可突然发生呼吸困难。

尺　　泽

水针法

[方法] 患者取坐位或仰卧位，用 5ml 注射器套上 6 号注射器针头，抽取适当药液，常规消毒局部皮肤，将针头快速直刺入穴位，进针约 0.8~1 寸，待有酸、麻、重、胀等得气感觉后，若抽无回血时，则快速于每侧穴位注入药液 0.5ml。每天 2 次，可连续注射 3~5 天，直至咯血停止。

[疗效] 周文秀用本法（药液为垂体后叶素）治疗，每日注射 1~4 次，有明显效果。汕头市结核病医院治疗（药液为维生素 K_3 3.84mg/ml 分注）25 例，显效 13 例，有效 6 例，无效 2 例。

[评析] 尺泽为肺经合穴，可止血，而咯血病位在肺，故穴位注射可通过针刺穴位激发经络之气而达通经活络，使肺内病灶处毛细血管收缩止血，从而达到止血的效果。

孔　　最

1. 针刺法

[方法] 患者取坐位或仰卧位，先在双侧穴位周围绕穴按压，找到明显压痛、酸胀或麻木处（一般以病侧较明显），常规消毒局部皮肤后，用 28~32 号 2 寸毫针，垂直或向上斜刺入 1~1.5 寸，运用快速的提插捻转手法，给予中强度刺激，以患者前臂有明显的酸胀感，且患者能够耐受为度，一般针刺 1~2min 即可见效。待咯血明显减少后，可改用平补平泻手法，每 3~5min 行针 1 次，留针半小时出针，一般针刺 1 次

即可达止血之功。

[**疗效**] 郎建新治 11 例，均获满意疗效。

2. 水针法

[**方法**] 患者取坐位或仰卧位，伸直上肢以充分暴露穴位，常规消毒局部皮肤后，用 5ml 注射器抽取适当药液，套上 6 号注射器针头，快速直刺入穴位 0.5 寸左右，然后再缓慢向深部刺入，待局部有酸胀感后，若抽无回血时，则将药液缓慢注入。每日 1 次。

[**疗效**] 王伟等运用本法（药物为鱼腥草注射液 4ml，咯血期每日注射 2 次，咯血止后每日 1 次）治疗 14 例，全部治愈。汤建武运用本法（药物为脑垂体后叶素 2~5U）治疗 46 例，显效 32 例，有效 10 例，无效 4 例。李昌彬等运用本法（药物为酚磺乙胺 2ml），配合口服加味百合固金汤治疗 25 例，显效 13 例，有效 11 例，无效 1 例，总有效率为 96%。

[**评析**] 孔最穴是手太阴肺经郄穴，为肺经气血深聚之所在，是肃降肺气、理血通窍最常用之穴位，善治肺经及本经所属脏腑急重病，是治疗出血性疾病和顽固性疾病的有效穴，这是古人在长期的临床实践中所积累和总结的经验。阴经郄穴多治血证，可通过针刺穴位激发经络之气，达到通经活络、调和气血的作用。动物实验研究表明，在孔最穴注射生理盐水能使病理（阿托品扩张肺血管）状态下之肺血管收缩，血流量减少，肺组织阻抗增加，电阻式血管容积描记图波幅下降。加上药物的止血作用，产生了明显的协同作用。

肺　俞

1. 水针法

[**方法**] 常规消毒双侧穴位后，用 5ml 注射器套上 5 号针头，抽取适当药液，医者以左手固定穴位皮肤，右手持注射器，使针体与皮肤垂直方向快速刺入穴位，进针 0.5 寸左右，待局部有酸、麻、胀感时，若回抽无血，则缓慢注入药液。每日 1 次。

[**疗效**] 王曙光治疗（药物为阿托品注射液 0.5mg 和注射用水 3ml）多例，疗效满意。陈善良等治疗（药物为催产素 10U）67 例，显效 27

例，有效 31 例，无效 9 例。

2.激光照射法

［**方法**］He-Ne 激光波长 63218nm，双光路，每光路输出端功率为 515mW，实际应用 3~5mW。选肺俞及肺空洞距体表最近部位为照射点，每次选 3 个，每个点及肺俞各照射 10min。每日 1 次，10 次为 1 个疗程，休息 4~6 日再行下 1 个疗程。

［**疗效**］程远钊等共治疗 46 例，空洞数 48 个，闭合 34 个，缩小 14 个，疗效明显优于单纯化疗组。

［**评析**］肺俞为肺的背俞穴，与肺脏有密切关系。"阴病行阳，当从阳引阴，其治在俞"。激光的光电、光热、光磁、光化、光压等效应属阳，具有等同于针灸的温补作用，故能疏通经脉，调和阴阳，以阳治阴，达治病目的。小剂量 He-Ne 激光照射能刺激酶的活性，增加红细胞和血红蛋白含量，增强白细胞吞噬功能，提高机体免疫力，并能扩张血管，改善微循环，促进组织代谢和再生，加速炎性反应物质的吸收。激光束用于局部和经穴照射，可疏通经络，对病变的吸收、肺空洞关闭有一定的作用。

涌　　泉

1.水针法

［**方法**］常规消毒双侧穴位皮肤，用 2ml 注射器抽取阿托品注射液 0.5~1mg，快速直刺入穴位，待有针感反应后，抽无回血，则缓慢注入药液，出针后局部按摩片刻即可。为防止感染，可用止血贴加以保护。一般情况下，治疗 1 次即可，若效果不显时每半小时可重复注射 1 次。

［**疗效**］陈国安共治 21 例，1 次血止者 14 例，2~3 次血止者 7 例。

2.药敷法

［**方法**］患者取仰卧位，按 1:2:1 的比例取肉桂、硫黄、冰片，混和共研末备用。治疗时，取上述药粉适量，再将一枚去皮的大蒜头捣成泥状，两者调和成 1 分硬币大小的膏饼两个，洗足后贴敷于双侧穴位上，外用绷带固定。成人男性一般贴 6~8 小时，成人女性贴 4~6 小时，儿童贴 3 小时后揭去。若局部有灼热感，充血或起疱等，一般无

须特殊处理，同时为预防局部皮肤发红、起疱等反应，可先在足底皮肤擦少许石蜡油或其他食用油类。隔日或 3 日 1 次，或者双穴交替贴用直至血止为止。2 次为 1 个疗程，一般 1~2 个疗程获效。

[**疗效**] 崔向军等治疗多例，疗效显著。章进共治 56 例，治愈 37 例，好转 14 例，无效 5 例，总有效率为 91.07%。

[**评析**] 涌泉穴是人体足底穴位，如水之源头，喻经气初出，犹泉水涌出于下，故此得名，为全身腧穴的最下部，是足少阴肾经的首穴。因此，不论艾灸或敷贴涌泉穴，都有导热下行、引火归元的作用，这就是"上病下治"之法，使火不灼金，咯血自止。灸之或药物外敷涌泉穴后，下肢温热充血，胸部充血减少，肺循环量降低而产生止血效果。

【按语】

1. 本病初期和病情较轻者，可单独使用针灸治疗。若见病情复杂、症状严重、全身衰弱明显和有并发症等，应与其他疗法同用。

2. 结核活动期应卧床休息，保持充足的阳光和新鲜的空气。注意防寒保暖，切忌疲劳，戒除烟酒，饮食应富有营养而易于消化。

3. 对痰结核杆菌阳性患者应适当隔离，定期进行胸部 X 线检查，早期发现，早期治疗。

4. 禁止随地吐痰，对患者的痰液及污物须正确处理和消毒。提高生活水平，增强体质，改善环境卫生，接种卡介疫苗并注意及时复种，有助于预防本病。

【参考文献】

[1] 周文秀. 用垂体后叶素封闭治疗肺结核合并咯血 [J]. 江苏医药，1984（4）：10.

[2] 汕头市结核病医院. 维生素 K_3 双尺泽穴位注射治疗肺咯血 25 例初步观察 [J]. 广东医药资料，1975（5）：44.

[3] 郎建新. 针刺孔最穴治疗咯血、鼻衄 [J]. 上海针灸杂志，1988（4）：11.

[4] 王伟，王樟连. 穴位注射结合中药治疗顽固性"支扩"咯血 [J].

浙江中医学院学报，1991（5）：48．

[5]汤建武．孔最穴注射脑下垂体后叶素治疗咯血46例［J］．中国针灸，1988（5）：11．

[6]李昌彬，金英，王博，等．孔最穴位注射配合中药内服治疗支气管扩张咯血临床观察［J］．内蒙古中医药，2014（3）：33-34．

[7]王曙光．阿托品肺俞穴注射治疗支气管扩张症咯血77例［J］．安徽中医学院学报，1990（4）：49．

[8]陈善良，朱雪飞．催产素穴注治疗少量持续性咯血67例分析[J]．福建中医药，1997（3）：13．

[9]程远钊，张树萍．低能量He-Ne激光照射肺俞和局部治疗肺结核病［J］．中国针灸，1999（4）：226．

[10]陈国安．阿托品穴位注射治疗咯血21例［J］．上海针灸杂志，1999（2）：11．

[11]崔向军，刘耀先．止血贴剂外敷涌泉穴治疗咯血临床观察［J］．中国针灸，1992（3）：7．

[12]章进．咯血贴外敷涌泉穴治疗支气管扩张咯血56例［J］．中国针灸，2001（7）：409．

第二十四节　疟疾

　　疟疾是由感染疟原虫而引起的传染病，以寒战、高热、汗出热退以及周期性发作为主要特征，根据休作时间分为每日疟、间日疟、三日疟等。好发于夏秋季节。

　　中医学认为本病主要为感受疟邪所致，可兼受风寒、暑湿、瘴气等邪，邪伏于半表半里，出入于营卫之间，邪正交争而发病。其临床表现以寒战、高热、汗出热退、周期性发作为主症，发作时先为呵欠、乏力、寒战鼓颌、肢体酸楚，继则内外皆热，体若燔炭，头痛如裂，面赤唇红，烦渴引饮，汗出后热退身凉。疟原虫检查是确诊本病的主要依据，可做周围血液或骨髓穿刺涂片检查。

上 巨 虚

1. 针刺法

[**方法**] 常规消毒局部皮肤后，用 2 寸毫针快速直刺入双侧穴位，进针 1.5 寸左右，得气后依常规施行透天凉手法，反复施术 5~10min 后出针。每日 2 次，6 次为 1 个疗程。

[**疗效**] 吕景山等共治 32 例，治愈 26 例，显效 4 例，有效 1 例，无效 1 例。

2. 经络电冲击疗法

[**方法**] 用 JJ–201 型中国经络诊疗器，打开电源开关，让患者手握输出线的一极，医者手握探头的一极，在患者双下肢的上巨虚穴处探测变阻点，并在变阻点上进行电冲击治疗，波形多用疏密波，电流量用中等度或强度刺激，以患者能忍耐为度，每次 20min。每日 1 次，10 次为 1 个疗程。

[**疗效**] 吕景山等共治疗 19 例，痊愈 15 例，好转 3 例，无效 1 例。

[**评析**] 本穴属足阳明胃经腧穴，胃为水谷之海，故本穴位可治疗各种消化系统病症，如痢疾等。

身 柱

放血法

[**方法**] 常规消毒局部皮肤后，将腧穴部位皮肤捏起，持三棱针快速点刺穴位 1 分许，随即以一手小鱼际按于风府穴部位，另一手的小鱼际按于尾骶部，两手同时用力推向针孔，如此反复 10 次左右，推毕从针孔挤出 3~5 滴血液，擦净。每日 1 次，一般治疗 1~2 次即可痊愈。

[**疗效**] 刘长修治疗间日疟 21 例，多则 2 次，少则 1 次，全部获愈。尹绩熙共治疗千余例，治愈率达 100%。

[**评析**] 本穴位于上焦，"腧穴所在，主治所在"，故可治疗发热、头痛、咳嗽等呼吸系统疾病。在使用本法时注意，多在疾病发作前 1~2h 开始治疗，最理想的时机是在发作前 1.5h。

大　椎

刺络拔罐法

[**方法**]患者双手相抱放于桌上，胖者头稍低，瘦者头稍昂，使局部皮肤松紧适度，严格消毒穴周皮肤后，用细三棱针快速点刺，然后在穴位处以闪火法拔罐，留罐 10min 左右，成人吸出血液 5~10ml，小儿 1~3ml。每日 1 次，7 次为限。

[**疗效**]吕景山等治疗 100 例，治疗 3 次后停止发作 42 例，治疗 5 次后停止者 45 例，13 例经治 7 次无效。许伟治疗 35 例，拔罐后 4 小时 28 例患者体温降至 37.5℃以下，其中 24 例继续使用抗疟药治疗后痊愈；另 4 例首次拔罐 4 小时后体温降至 37.5℃以下，但又于 24 小时内上升，次日治疗 1 次体温下降至正常。3 例体温未降至 37.5℃以下为无效。

[**评析**]本病因感染疟邪，复受外邪侵袭，邪伏少阳半表半里，搏于营卫，正邪相争而发病。大椎为手足三阳经与督脉之会，为治疟要穴，既可助少阳之枢，又可启太阳之开，取其和解少阳、祛邪外出之功。

【按语】

1. 针灸治疗本病疗效肯定。一般认为，在发作前 2h 左右针灸疗效较好，但若在发作期间针灸也有治疗作用。

2. 发作时应卧床休息，做好降温、补液、抗休克和预防并发症等对症治疗。

3. 脾大患者的肿块处腧穴，不可直刺或深刺，以防误伤脾脏。

4. 恶性疟中的脑型疟疾病情凶险，死亡率高，且易留后遗症，应采取综合措施救治。

5. 控制传染源，及时发现和治疗所有疟疾患者及无症状原虫携带者。加强防蚊、灭蚊措施，减少接触机会，进入疫区者应预防性服药。也可在高发季节，用艾条灸足三里、关元、气海等穴，每次 10min；或用大艾炷灸，每穴 3~5 壮。每日 1 次，有一定的预防作用。

【参考文献】

[1]吕景山，何树槐，耿恩廣. 单穴治病选萃[M]. 北京：人民卫

生出版社，1993.

［2］刘长修. 针刺身柱穴根治疟疾的初步观察［J］. 中国针灸，1985（4）：8.

［3］尹绩熙. 针刺身柱穴结合推拿治疗疟疾［J］. 广西中医药，1979（3）：56.

［4］许伟. 大椎穴刺络拔罐治疗疟疾高热31例［J］. 中国针灸，2002，22（1）：41.

第二十五节　胃痛

胃痛，又称"胃脘痛"，常见于西医学的急慢性胃炎、消化性溃疡、胃痉挛、胃扭转、胃下垂、胃黏膜脱垂症、胃神经官能症等疾病中。古代文献中的"心痛""心下痛"多指胃痛而言。本病的病位在胃，无论是胃腑本身的原因，还是其他脏腑的病变影响到胃腑，均可使胃络不通或胃失濡养而导致胃痛，常因饮食不慎、情志不畅、劳累、受寒等因素而诱发或加重。

其临床表现以上腹胃脘部疼痛为主症，常伴有胃脘部痞闷或胀满、恶心呕吐、食欲不振、吞酸嘈杂等症状。上消化道X线钡餐透视或纤维胃镜等检查，可见胃、十二指肠黏膜炎症、溃疡等病变。

尺　　泽

1. 针刺法

［**方法**］患者取坐位或仰卧位，用28~30号2寸不锈钢毫针，快速直刺入穴位（男左女右），进针约0.5~1寸，得气后施予平补平泻手法，留针10min。每日1次。

［**疗效**］郭文炳应用本法治疗，一般治疗1次即可痊愈。

2. 放血法

［**方法**］患者取正坐位，常规消毒双侧穴位皮肤，取明显暴露之血

络，用细三棱针快速点刺数次，挤出血液 2~3ml，用消毒干棉球擦拭干净并按压片刻即可。每日或隔日 1 次。

［**疗效**］黄金宝等运用本法治疗多例患者，一般在 30min 左右可痊愈。

［**评析**］肺经"起于中焦"，与脾胃功能关系密切，且本穴是肺经合穴，肺与大肠相表里，故针刺放血疗法，对急性吐泻有良好效果。

孔　　最

针刺法

［**方法**］患者取半卧位或半坐位，常规消毒局部皮肤，用毫针快速直刺入双侧穴位，进针约 1 寸，采用提插之重手法，给予强刺激量，使患者局部有气运感、蚁行感、沉重感为宜，如此反复施行强刺激手法或用电针代替。一般连续针刺 4~6h 后，患者腹痛会缓解，腹肌松弛，压痛、反跳痛减轻，可停止施针。施针时辅助有效的胃肠减压和常规输液，不给任何止痛药物，一般也不给抗生素，4~6h 内可达到预期效果（无效者应立即中转手术），48h 后可给中药大承气汤口服。

［**疗效**］王俊富共治 30 例，治愈 25 例，无效 5 例。经 3 个月至 2 年随访，施行胃大部切除术 13 例，发生粘连性肠不全梗阻 2 例，经保守治疗痊愈。

［**评析**］孔最属肺经郄穴，是经气深聚的部位，善治急性病，阴经郄穴善止血。又"手太阴肺经起于中焦，下络大肠，还循胃口，上膈，属肺……"，肺与大肠相表里，肺胃相连，故取孔最对于消化性溃疡急性穿孔引起的疼痛、出血均有良效，并可调动人体的抗病能力，促进穿孔闭合。

梁　　丘

1. 针刺法

［**方法**］患者取仰卧位或坐位，用酒精棉球消毒穴位局部皮肤后，取 28~30 号 1.5 寸长的毫针，针尖向上迅速斜刺入穴位，进针约 1.5 寸，得气后，施予强刺激的泻法，连续行针直至胃痛症状改善为止，一般

需要留针 1~2h 以上。

[**疗效**] 殷克敬认为临床上本法的止痛效果显著，但注意孕妇忌用。夏晓红共治 94 例，5min 内痊愈 67 例，10min 内痊愈 23 例，30min 内痊愈 4 例，总有效率为 100%。司英奎配合理中汤加减治疗 35 例，痊愈 16 例，显效 9 例，好转 7 例，无效 3 例，有效率为 91.43%。

2. 水针法

[**方法**] 患者取仰卧位，常规消毒双侧穴位皮肤，用 5ml 无菌注射器套上 5 号齿科针头，将所需药液（野木瓜注射液或当归注射液加 0.9% 生理盐水稀释）抽吸入针筒内，然后快速刺入穴位，即行轻微的提插手法，待得气后，稍稍将针退回少许，若抽无回血，则缓慢注入药液，每穴注药 0.5~1ml，每日 1 次。

[**疗效**] 詹闯治疗 47 例，显效 28 例，有效 16 例，无效 3 例。

3. 按摩法

[**方法**] 用拇指指腹吸定于梁丘穴上，施予按揉手法，力量要由轻渐重，时间为 10~15min。一般先施于一侧，如症状缓解不明显，再用同样手法施于另一侧。最后用手掌根，行逆时针摩腹以巩固疗效。

[**疗效**] 王文刚治疗本病，按揉 5min 后可减轻胃痛，15min 左右症状基本消失。

[**评析**] 梁丘为胃经郄穴，善治胃肠部的急性疼痛，能疏通胃经气机，达到通则不痛的效果。实验研究，在胃里埋置探头后，观察强刺激梁丘处对胃运动的影响，结果显示可使胃运动频率下降，胃肠蠕动波的波速、波频、波深有不同程度的减慢、延长和减低，有助于胃脘痛的缓解。

足 三 里

1. 针刺法

[**方法**] 患者正坐垂足或仰卧屈膝，常规消毒皮肤，用 2.5 寸毫针快速直刺入，进针 1.5~2 寸左右，得气后施行平补平泻手法，使针感尽量上传至上腹部，留针 30min，隔 10min 行针 1 次。

[**疗效**] 每日 1 次，一般 1~2 次即可获效。唐仕勇、吕景山等分别

治疗多例患者，疗效满意。李振华治疗（获得针感后，均给患者服用500ml 的硫酸钡混悬液，然后再出针）胃扭转胃脘痛 51 例，全部获效。安贺军等治疗 172 例，效果满意。

2. 水针法

[**方法**] 常规消毒患者双侧穴位皮肤后，用 5ml 注射器套上 6~7 号注射器针头，抽取适量适当药液，快速刺入穴位约 1 寸，得气时若回抽无血，则缓缓推注入药液，每侧穴位 2ml。多数患者可在注射后 3min 获效。

[**疗效**] 刘树山等治疗（药物为盐酸消旋山莨菪碱注射液 10mg、庆大霉素注射液 8 万 U）5 例，1 次治愈 3 例，好转 2 例，总有效率为 100%。杨仲利等治疗（药物为胃复安注射液 10mg）72 例，临床治愈 38 例，显效 19 例，有效 10 例，无效 5 例。

3. 指压法

[**方法**] 患者平卧，医者两人各立于病床一侧，一人双拇指用力按压双侧足三里穴，另一人双拇指用力按压内关穴，直到患者按处产生酸、胀、麻的感觉，得气后 5~10min，多数患者感到疼痛缓解或基本消失。若施术者仅一人，先按压足三里穴，后按压内关穴。然后，嘱患者端坐于椅上，双手放在胃脘部，施术者蹲在患者前面，用双手拇指交替按压内关、足三里穴，各操作 5~10min，直至患者感疼痛缓解、消失为止。

[**疗效**] 赖真容治疗 50 例，疼痛基本缓解 9 例，明显减轻 26 例，有效 8 例，无减轻 7 例。

4. 电针法

[**方法**] 常规消毒穴位皮肤，用 28~30 号 3 寸毫针，以 60° 角快速进针，针尖向腹部斜刺入 3 寸左右，施行强刺激手法，得气后接上电针仪 30~60min，其频率为 200Hz，电流强度以患者能耐受为度。发病的第一天，每隔 3~4 小时治疗 1 次，以后每隔 3~8 小时治疗 1 次（依病情而决），连续 2~3 天。针刺期间宜禁食，持续进行胃肠减压，注意增加补液量，并可酌用抗生素。

[**疗效**] 卢燕燕治疗胃十二指肠溃疡急性穿孔 24 例，症状最早消失时间和开始进食时间均比手术组提前 3~5 天。

5. 埋线法

[**方法**] 选腰椎穿刺针 1 支，前端置入羊肠线（0~1 号）1~2mm 长，常规消毒穴位后局麻，快速进针过皮，送针至一定深度，出现酸、麻、胀针感后，缓慢退针，边退针边推针芯，将羊肠线埋植在穴内，针孔涂以碘酒，盖上消毒纱布。双穴交替进行，每周 1 次或 2 周 1 次，5 次为 1 个疗程。再根据辨证分型配合口服中药。

[**疗效**] 范兆金共治疗 105 例，治愈 9 例，显效 15 例，好转 75 例，无效 6 例，总有效率为 94.29%。

[**评析**] 本穴是足阳明胃经五输穴的合穴，为胃的下合穴，"合治内腑"，故为治疗脾胃病的常用主穴之一。《四总穴诀》云："肚腹三里留"，即指出凡消化系统疾患均可在足三里穴进行治疗。另外，足阳明经多气多血，足三里是足阳明经的合穴，是汇集经气最旺盛的穴位，故针刺此穴可起到疏通经气、补虚泻实、纠正胃肠功能紊乱、促进溃疡面愈合、缓解胃脘疼痛的作用。另外，足三里穴能理气和胃、宣通气机。研究证明，足三里对胃肠道蠕动、胃壁张力、胃酸分泌等有双向调节作用，明显缓解胃肠道平滑肌痉挛，能加速病所的气血运行，发挥经络效应，达到"通则不痛"的目的。

公　孙

针刺法

[**方法**] 患者取仰卧位，消毒双侧穴位皮肤，用 28~30 号 1.5 寸毫针，针尖向心方向直刺到地部，再提至天部，反复 3 次，在地部行雀啄术，同时用手揉按胃脘部，使疼痛缓解，缓解后再捻针（左公孙穴拇指向前，右公孙穴拇指向后），留针 30min，10min 行针 1 次。每日 1 次。

[**疗效**] 吕景山等治疗 50 余例，一般起针后疼痛即止，重则 3 次痊愈，以实证效果最佳。

[**评析**] 公孙为足太阴之络，联系足阳明胃经，通于冲脉，冲脉起于胞中，循腹至胸中而散。用本穴可疏调肠胃，解痉止痛，行气活血，从而达到"通而痛止"的目的。

阴　陵　泉

针刺法

[**方法**] 患者正坐或仰卧位，常规消毒局部皮肤后，用28~30号2寸长毫针，快速直刺入双侧穴位，进针约1.5寸，得气后留针30min，可辨证配穴1~2个。轻者隔日1次，重者每日1次，10次为1个疗程。

[**疗效**] 付怡共治20例，痊愈18例，显效2例。

[**评析**] 阴陵泉为足太阴脉所入之合穴，穴性为运中焦、化湿滞、调膀胱、祛风冷，有健脾益气、利水行湿之功效。胃痛之证，无论出现于何种内科杂病中，必责在脾胃，从本调治，阴陵泉穴当能除中焦之邪而止痛。然胃痛病因病机复杂，所以当因机配穴调治，病机单纯者，单穴也有根治之效。

涌　　泉

针刺法

[**方法**] 患者取仰卧位，常规消毒局部皮肤后，取28~32号1寸不锈钢毫针，迅速刺入双侧穴位，进针约0.5寸深，施行捻转的补泻手法，至胃痛停止后出针。

[**疗效**] 吕景山等治疗多例，一般治疗1次即可获效，本法对以阵发性发作为主症的胃痛效果最好。

[**评析**] 涌泉属肾经井穴，《难经·六十四难》对阴阳各经五腧穴的五行属性作了阐述，即"阴井木，阳井金……"，指的是阴经的井穴属木，故用提插法针刺涌泉穴有疏通气血作用，气血畅，胃气和，则"通则不痛"。经过多次临床对比，发现在治疗急性胃痛方面，针刺涌泉疗效优于针刺足三里、梁丘等经典穴位。

曲　　泽

放血法

[**方法**] 患者取坐位并用力握拳，使穴区的静脉充分暴露，用圆利

针对准穴位处的血管，向上快速斜刺入 0.5 寸左右，不捻转、不提插，轻慢出针，不闭针孔，待出血自止即可。一般只需针刺一侧穴位，如果胃痛尚未制止，隔 5min 后再刺另一侧穴位。

[疗效] 吕景山等治疗多例急性胃痛，均能收到立竿见影的效果，对血瘀型效果最佳。张文义治疗 100 例，痊愈 86 例，好转 14 例，有效率为 100%。

[评析]《古今医统大全》："曲泽主治……呕吐，气逆等证。"曲泽放血可起到温经散寒、泄热逐瘀、解痉止痛、疏畅气机之功，可治疗急性单纯性胃炎引起的剧烈腹痛、恶心呕吐，甚至腹泻等症。

内　关

1. 针刺法

[方法] 常规消毒后，医者左手拇指稍用力按压内关穴的下端，其余四指均抵在对侧外关穴处，右手持针快速刺入穴位皮下，针尖朝对侧外关穴且略向上，缓慢捻转进针 1 寸左右，待有酸、胀等得气感应后（宜避免麻电感），以 90°~180° 角来回捻转毫针 1~2min，尽量使针感逐渐向上臂移动或直达病所，留针 20~30min，隔 5min 依法行针 1 次。每日 1 次，一般多 1 次治愈。

[疗效] 吕景山等治疗多例，均获满意疗效。

2. 指压法

[方法] 患者先平卧，医者一人拇指用力按压双侧内关穴，另一人用力按压足三里穴，直到患者产生酸、胀、麻的感觉，得气后 5~10min，多数患者感到疼痛缓解或基本消失。若医者仅一人，先按压内关穴，后按压足三里穴。然后，嘱患者端坐于椅上，双手放在胃脘部，医者蹲在患者前面，用双手拇指交替按压内关、足三里穴，得气后持续 5~10min，或患者感疼痛缓解、消失为止。

[疗效] 赖真容治疗 50 例，痊愈 9 例，显效 26 例，好转 8 例，无效 7 例。

[评析] 内关穴为手厥阴心包经的络穴，手厥阴心包经领全身血脉，别走手少阳三焦经，其中焦便为脾胃，故能调理脾胃、行气止痛。

西医认为针刺内关穴，能抑制迷走神经兴奋性，可以提高痛阈，增加疼痛的耐受力，具有较好的镇静、止痛作用。

大　陵

1.针刺法

［**方法**］患者取仰卧位，常规消毒双侧穴位皮肤后，用毫针快速直刺入穴位 1~3 分深（深刺反无效），以轻度捻转结合提插的手法使其得气，其针感主要是向指尖麻窜，麻窜反应越大则效果越明显。此时针尖不要再移位，原位轻度提插，使麻窜感持续发生和加快传导，疼痛即开始减轻直至逐渐消失。

［**疗效**］何有水治疗 30 例，均是治疗 1 次疼痛完全消失，且止痛作用非常迅速。一般每次行针不超过 5min 即可止痛，极个别患者也能在 10min 内止住疼痛。

2.指按法

［**方法**］医者先用拇指指尖与患者脊柱垂直，逐渐施加压力，将手指端深深按压至阳穴皮肤及皮下组织，按压 2~4min，而后拇指指腹轻揉所压之处 2min，然后再按压大陵穴，以拇指指尖按压穴位 2min。

［**疗效**］宋玉琳等治疗多例，效果好，起效快。

［**评析**］大陵穴为手厥阴心包经的原穴、输穴。十二经脉在腕、踝关节附近各有一腧穴，是脏腑原气留止的部位，称为"原穴"，合称十二原。"原"即本原，原气之意，是人体生命活动的原动力。阴经五脏之原穴，即是五俞穴中的俞穴，针刺原穴能使三焦元气通达，从而发挥其维护正气、抗御病邪的作用，故《针灸大成》中有"腹中疼痛亦难当，大陵、外关可消详"的记载。

至　阳

温针灸法

［**方法**］患者取俯卧位，进针时针尖向上方斜刺，进针深度约1~1.5 寸，使针感扩散至胸背部，将艾卷剪成 2cm 长艾段，插在针柄上，将其点燃直至艾条燃尽，更换下 1 段，每次治疗灸 3 段。为防止

灰尘掉落到皮肤上引起烫伤，需在针身周围垫上一层纸垫。每日1次，10次为1个疗程。

[**疗效**] 齐惠景等治疗62例，痊愈41例，显效14例，好转5例，无效2例，总有效率为96.77%。

[**评析**] 至阳穴位于后正中线上，属督脉，总督一身之阳，有温里、振奋阳气之功。《针灸大成》曰："至阳，七椎下，俯而取之。主腰脊痛，胃中寒气，不能食……腹中鸣。"故笔者独取至阳穴，配合温针灸，旨在使热力通过针身传入体内，刺激穴位，通过经络的传导，温通气血，温散寒邪。临床证明本法对寒性胃脘痛有很好的疗效，而肝气犯胃、肝胃郁热、胃阴亏虚及饮食停滞型胃脘痛则不宜使用本法治疗。

灵　台

1. 针罐法

[**方法**] 患者取俯卧位，常规消毒局部皮肤后，用圆利针快速直刺入穴位，进针约0.3~0.5寸，不提插、不捻转，一般不留针，得气后即出针。接着在针孔处用闪火法拔火罐，留罐10~15min，用干棉球擦净血迹即可。每日1次。

[**疗效**] 李建欣治疗152例，一般1~2次即可止痛。

2. 针刺法

[**方法**] 患者取俯卧位或俯坐位，双上肢自然放置于身体两侧，常规消毒穴位（至阳、灵台），进针时针尖向上方斜刺，进针深度为1~1.5寸，以针感扩散至胸背部为佳，同时配合TDP治疗仪照射针刺部位。隔日1次，10次为1个疗程。

[**疗效**] 刘静治疗30例，痊愈21例，显效6例，好转3例，总有效率达100%。

[**评析**] 至阳之处为阳气之至极，刺之或灸之或皆可从阳引阴，振奋心胃中之阳气，温阳散寒，以达到通则不痛之效。《会元针灸学》："灵台者……其两旁为督脉之所系，阳气通其中，心灵居上，故名灵台。"灵台通阳，故而和至阳并用可治疗寒性胃痛。从解剖学角度看，

支配胃的脊神经与支配心脏的脊神经在 T_3~T_5 处出现交叉，于 T_5~T_8 处相互重叠，至阳穴位于第 7 胸椎棘突下，灵台穴位于第 6 胸椎棘突下，正处于支配二者的脊神经之重叠区，根据上述解剖关系，当胃部出现病变时，我们可以按压相应脊柱感应区来进行治疗。

气　　海

芒针法

[方法] 患者取仰卧位，用刺手拇、食、中指第一节挟持针柄的稍下方，用无名指抵住针身，腕部下垂，使捻转下压的力量集中作用于针尖，捻针以拇指前后运动为主，食、中、拇指向相反方向做相对运动为辅，形成针身左右转动，分层次进针，使酸麻样感应上放散至脐上，下至后腰部、下腹部。针芒向上，轻捻缓进，呼气进针推而纳之，得气后拇指向后、食指向前，逆时针右转针，此时经络感传与任脉循行均为上行，上与上相顺，随济不足，迅速出针不留针，急扪针孔为补法。可选配以关元、中脘、天枢、足三里穴。留针 20min，隔日 1 次，14 天为 1 个疗程。

[疗效] 陈静子等治疗本病，轻度胃下垂 1 个疗程即可显效，严重者视其病情 3~6 个疗程不等可见效。

[评析] 芒针深刺能通过深部的经别，沟通表里两经并加强其与脏腑的联系，治疗脏腑功能活动衰弱、气虚下陷之慢性病；通过深部经络感传作用，可调整胃肠消化系统生理功能，促进营养吸收，加强新陈代谢，协调脏腑及各组织、器官之间的相辅相成的作用。本法强调"气至病所"是临床疗效的关键，故临证之时要非常重视芒针之得气和气至病所。

神　　阙

1. 艾灸法

[方法] 患者取平卧位或床头抬高 30°，点燃艾条，在距神阙穴 3cm 处，温灸 20~30min。1 次／天，7 天为 1 个疗程，连用 2 个疗程，疗程间隔 2 天。配合常规治疗，如静脉滴注使用奥美拉唑、泮托拉唑

等质子泵抑制剂，口服铝镁加混悬液等。

[**疗效**] 冯敏萍等治疗 40 例，显效 29 例，有效 8 例，无效 3 例，总有效率为 92.5%。

2. 敷药隔盐灸法

[**方法**] 嘱患者仰卧，先用 75% 乙醇消毒，然后取适当药物研碎，以水适量调泥状，敷在神阙穴上。再外敷食盐少许，用黄豆大艾粒施灸，每次酌灸 3~6 壮。隔日 1 次，一般连续敷灸 2~4 天。灸后个别皮肤若起水疱，可用消毒针头刺破，外涂龙胆紫防止感染。

[**疗效**] 凌关忠等治疗（逍遥丸数十粒）53 例，治愈 30 例，显效 15 例，有效 5 例，无效 3 例，总有效率为 94.34%。李敏治疗（柴胡疏肝散数十粒）14 例，治愈 7 例，有效 3 例，无效 4 例，总有效率为 71.43%。

[**评析**] 神阙穴为任脉的要穴，温补脾肾、调理脾胃是其主要的作用，并可快速吸收药物，达到事半功倍之效果。艾叶具有广泛的治疗作用，在灸治过程中其药性可通过体表穴位进入体内，渗透诸经，起到治疗作用。艾灸神阙穴可达到温通经络、温中散寒、行气活血作用，使人体的百脉气血得以调节，达到脾升胃降的协调作用，对治疗胃脘痛有较好效果。

中　　脘

1. 透刺法

[**方法**] 患者取仰卧位，常规消毒后，用不锈钢毫针垂直刺入 1.5 寸左右，以患者感觉酸、麻、胀、沉为度，留针 3~5min。然后将针退至皮下，扳倒针体，用横刺的角度向上脘透刺，使针感向剑突、胸部放射。复将毫针退至皮下，翻转针体直透建里，使针感向肚脐周围传导。再将针退至皮下，用横刺的角度向左右两侧透刺阴都、梁门，要求针感向上腹部、两胁下放散。

[**疗效**] 吕景山等治疗胃痛 51 例，疗效满意。

2. 粗针合拔罐法

[**方法**] 选用不锈钢丝制成的直径 0.5~2.0mm、长 2~4 寸的粗针，

常规消毒局部后，用右手拿持针柄，左手拇、食指挟持针体，迅速准确地刺入穴位皮下。顺时针方向捻转毫针两周后，令患者做咳嗽或鼓气动作，右手在腹肌紧绷下缓慢震扎，随着咳嗽（或鼓气）有节奏地震扎进针，反复 3~5 次，至针尖有滞感为止，留针 15~30min。出针时令患者吸气收腹，迅速拔针，用无菌棉球按压针孔。然后用 95% 乙醇棉球点燃，闪火法拔罐，留罐 20min，起罐而愈。

［**疗效**］周锦颖治疗 170 例，1 次治愈 99 例，2 次以上治愈 34 例，无效 7 例。

3. 芒针法

［**方法**］患者取仰卧位，双下肢稍屈曲，选 0.40mm × 150mm 芒针，常规消毒中脘穴后，用夹持进针法垂直于皮肤，押手与刺手默契配合，徐徐捻转进针，当患者自觉有酸胀感向两胁肋或下腹部走窜时即为得气，得气后不予留针，徐徐捻转出针。配合直刺内关、足三里穴，均施平补平泻捻转手法，得气后留针 30min，留针期间不施行任何手法刺激。每日 1 次，连续治疗 2 周。

［**疗效**］张绪峰等治疗 45 例，有效 43 例，无效 2 例。

4. 敷药法

［**方法**］消毒穴位皮肤后，将胃痛贴（枸橘、荜菝、丁香、大黄、辣椒、樟脑、薄荷油等）贴上，24 小时后揭去。每日 1 次，3 天为 1 个疗程，观察 1~2 个疗程。

［**疗效**］章进治疗 74 例，治愈 15 例，好转 50 例，未愈 9 例，总有效率为 87.84%。

5. 针刺法

［**方法**］常规消毒后，用 2 寸毫针迅速、准确地刺入 1.5 寸左右，行捻转平补平泻手法，待出现针感后留针 20~30min，每 5min 行针 1 次。待胃痛明显好转后，令患者吸气收腹，再慢慢放松腹肌，如此反复进行 5~10 次。胃寒者，加艾灸效果更佳。如身边无针，可以指代针压此穴 3~5min，同样可以起到止痛的作用。

［**疗效**］金鹏等治疗 83 例，1 次治愈 28 例，2~3 次治愈 42 例，4 次以上治愈 13 例，总有效率为 100%。

［**评析**］《循经考穴编》："中脘主一切脾胃之疾。"中脘是胃的募穴，

是治疗脾胃病的常用穴。各种方法刺激该穴皮肤的神经末梢感受器，能使神经系统形成新的反射，从而破坏了原有的病理反射联系，达到迅速止痛的效果。

鸠　　尾

针刺法

[**方法**] 患者取仰卧位或坐位，常规消毒穴位皮肤后，取 28~30 号 1 寸长毫针，快速直刺或斜刺入穴位，进针约 0.5 寸，给予强刺激手法，一般不留针，痛止后即可退针。

[**疗效**] 何友信治疗 1 例，第 1 次针后胃痛锐减；翌日针后令针感下传，再用胶布固定针柄，埋针 24h；第 3 天复诊腹痛未作，将毫针取出，半年后随访胃痛未发作。张益华治疗多例，多数患者均能 1 次即可获效。

[**评析**] 本穴位于上腹部，胸剑结合部下，"腧穴所在，主治所在"，故可治疗胃脘痛等消化系统病症。

【**按语**】

1. 针灸治疗胃痛疗效显著，往往针灸 1 次或数次即有明显止痛效果。但慢性胃痛需坚持治疗，才能取得较好的远期疗效。

2. 饮食调理、生活规律和精神调节对胃痛的康复具有重要意义。饮食宜定时、定量，勿过饥、过饱；忌食生冷、刺激性食物；力戒烟酒；保持心情舒畅。

3. 胃痛证候有时可与肝胆疾患、胰腺炎、心肌梗死等有相似的临床表现，需注意鉴别，以免延误病情。

4. 对溃疡病出血、胃穿孔等重症胃痛，应及时采取综合治疗措施或转外科治疗。

【**参考文献**】

[1] 郭文炳. 针刺尺泽治愈急性吐泻 [J]. 上海针灸杂志，1986（2）：10.

[2] 黄金宝，彭素敏. 尺泽静脉放血治疗急性胃肠炎 [J]. 中国针灸，

1999（7）：426.

［3］王俊富.针刺孔最穴治疗消化性溃疡急性穿孔30例［J］.上海针灸杂志，1996（3）：16.

［4］殷克敬.单穴临床治验举隅［J］.陕西中医函授，1990（4）：34-35.

［5］夏晓红.针刺梁丘穴治疗胃肠痉挛［J］.中国针灸，2002（1）：41.

［6］司英奎.针刺梁丘穴配合理中汤加减治疗慢性萎缩性胃炎35例［J］.陕西中医，2014，35（6）：740-741.

［7］詹闽.穴位注射治疗急性胃痛47例［J］.上海针灸杂志，1990（3）：17.

［8］王文刚.按揉梁丘穴治疗急性胃炎［J］.上海中医药杂志，1995（5）：42.

［9］唐仕勇.足三里穴临床应用案例［J］.针灸临床杂志，1994（3）：48-49.

［10］吕景山，何树槐，耿恩广.单穴治病选萃［M］.北京：人民卫生出版社，1993.

［11］李振华.针刺足三里整复胃扭转51例［J］.山东中医杂志，1992（4）：28.

［12］安贺军，朱宏，张波，等.172例慢性萎缩性胃炎患者足三里穴电阻测试分析［J］.针灸临床杂志，2014，30（11）：41-43.

［13］刘树山，白江华.足三里穴位注射治疗急性胃痉挛5例［J］.针灸临床杂志，2003（11）：43.

［14］杨仲利，杜平.穴位注射治疗胆汁返流性胃炎72例［J］.上海针灸杂志，2001（4）：10.

［15］赖真容.指压内关、足三里穴治疗胃脘痛［J］.浙江中西医结合杂志，2003（6）：359.

［16］卢燕燕.针刺治疗胃、十二指肠溃疡急性穿孔24例［J］.上海针灸杂志，1993（1）：25.

［17］范兆金.足三里埋线结合中药治疗十二指肠球部溃疡105例观察［J］.新中医，1999，31（3）：20.

［18］付怡.针刺阴陵泉治疗胃痛症［J］.中国针灸，1996（10）：24.

[19] 张文义. 曲泽放血治疗急性单纯性胃炎 [J]. 中国针灸, 2003 (1): 34.

[20] 何有水. 治疗胃痉挛特效穴 [J]. 江西中医药, 1995 (增刊): 93.

[21] 宋玉琳, 孙彦敏. 按压至阳、大陵穴治疗小儿急性腹痛 [J]. 中国中医急症, 2007, 16 (8): 1016.

[22] 齐惠景, 齐惠涛, 杨萧荟. 温针灸至阳穴治疗寒性胃脘痛 62 例临床观察 [J]. 北京中医药大学学报 (中医临床版), 2005, 12 (5): 31.

[23] 李建欣. 灵台穴针刺拔罐治疗胃痛 152 例 [J]. 针灸学报, 1992 (6): 41.

[24] 刘静. 针刺至阳、灵台穴治疗寒性胃痛临床观察 [J]. 上海针灸杂志, 2015, 34 (10): 921-922.

[25] 陈静子, 李岩琪, 李晓梅, 等. 杨兆钢教授气海穴芒针深刺临床应用举隅 [J]. 针灸临床杂志, 2013, 29 (11): 49-51.

[26] 冯敏萍, 张颖. 艾灸神阙穴辅助治疗胃脘痛的效果观察 [J]. 护理与康复, 2013, 12 (4): 384-385.

[27] 凌关忠, 沈元良. 神阙穴隔盐敷药灸治疗胃脘痛 [J]. 中医外治杂志, 1995 (4): 44.

[28] 李敏. 神阙穴隔盐敷药灸治疗胃脘痛 [J]. 中医外治杂志, 2004, 13 (4): 27.

[29] 周锦颖. 粗针配拔罐法治疗脘腹痛 170 例 [J]. 中医药学报, 1991 (3): 56.

[30] 张绪峰, 蒋丽元, 王慧. 不同刺法针刺中脘穴治疗功能性消化不良疗效观察 [J]. 上海针灸杂志, 2016, 35 (2): 141-143.

[31] 章进. 胃痛贴外敷中脘穴治疗胃脘痛 74 例 [J]. 中国中西医结合脾胃杂志, 2000, 8 (6): 362.

[32] 金鹏, 白慧宁, 王建忠. 针刺中脘穴治疗胃痛 83 例 [J]. 中国民间疗法, 2011, 19 (8): 16.

[33] 何友信. 鸠尾穴的临床应用 [J]. 上海针灸杂志, 1986 (2): 28-29.

[34] 张益华. 鸠尾穴运用三则 [J]. 四川中医, 1985 (10): 49.

第二十六节 胃下垂

胃下垂是指胃的位置低于正常以下，主要由于胃膈韧带和胃肝韧带无力或腹壁肌肉松弛所致。本病多发生于身体瘦高的女性。胃下垂属于中医学"胃痛""胃缓""痞满""腹胀"等范畴，主要因为素体脾胃虚弱，或长期饮食失节、劳倦过度等损伤脾胃，脾虚气陷，肌肉不坚，无力托举胃体所致。

临床表现见患者形体消瘦，轻者可无明显症状，重者常见上腹坠胀、疼痛不适，多在食后、久立及劳累后加重，平卧后减轻或消失。站立时腹主动脉搏动明显，平卧或双手由下腹部向上托起，则上腹坠胀减轻。常伴有胃脘饱胀、厌食、恶心、嗳气、腹泻或便秘等症状，甚者还可出现站立性昏厥、低血压、心悸、乏力、眩晕等"循环无力症"的表现。也可同时伴有肝、肾、结肠等脏器的下垂。X线钡餐透视可以确诊，可见胃小弯切迹或幽门管低于髂嵴连线，胃呈长钩型或无力型，上窄下宽，或几乎整个胃都位于腹腔左侧。根据胃下垂的程度分可为Ⅰ、Ⅱ、Ⅲ度。

神 阙

1. 药敷法

[**方法**]患者取坐位或仰卧位，取适当药物混匀，捣成糊状，制成形似荸荠（上尖下圆）的药团，塞进脐部，外用风湿膏固定，然后用热水袋热敷，以局部皮肤感觉温热而不烫痛为度，每次 10~20min，每天早、中、晚各 1 次。贴药 1 次，连续 3 昼夜，未见好转者可休息 1 天后进行第 2 次治疗。

[**疗效**]吕景山等治疗（药物为蓖麻子仁 3g，五倍子粉 1.5g）30 例，疗效较好。王顺成等治疗（药物为白术、升麻、柴胡、太子参、桂枝、干姜、丁香、冰片、磁片等，组成护胃带）96 例，痊愈 75 例，显效

20例，无效1例。

[评析]胃下垂是由于胃支持韧带的松弛或胃壁的弛缓，以胃的下降为主要症状的一种病症，中医学认为本病主要是由脾胃虚弱、中气下陷所致。神阙穴与脾、胃关系最为密切，内连十二经脉，为经络之总枢，且本穴位于胃之附近，通过此穴药物作用由经络循行作用可迅达病所，不仅能提高消化道平滑肌张力，增强蠕动，提高消化功能，还能促进胃肌张力的提高和促进腹肌发达、内脏收缩，达到治疗胃下垂的目的。加上该处的角质层薄，皮下无脂肪组织，脐下腹膜有丰富的血管网，治疗时具有穿透力强、弥散快的特点，能迅速起到温经散寒、疏通经络、升提阳气的作用。

中　　脘

1. 水针法

[方法]患者取仰卧位，用5ml注射器套上5~7号注射器针头，抽吸加兰他敏药液适量，常规消毒局部皮肤后，医者右手持注射器，左手绷紧穴位区皮肤，缓慢将针头快速垂直刺入，得气后先用补法行针1~2min，接着缓慢注入药液，每次2~4mg。出针后用干净棉球按压针孔片刻。每天1次，5天为1个疗程。

[疗效]赵香叶等治疗26例，痊愈12例，显效10例，无效4例。

2. 埋线法

[方法]常规消毒，在穴位上下各2cm处，用2%的普鲁卡因浸润麻醉，使成2个皮丘，再以带肠线的大号三角弯针从皮丘进针，经穴位肌层从另一皮丘穿出，贴皮剪断肠线，并上下推移皮肤，使两线头完全埋于组织内，以免感染或滑出。覆盖消毒纱布，7天可除。

[疗效]吴有宽治疗80例，痊愈30例，显效26例，有效21例，无效3例，总有效率为96.25%。

[评析]中脘为胃的募穴，腑之会，有疏利中焦气机之功。研究证明，针刺中脘可使健康人的胃蠕动增强，表现为幽门立即开放、胃下缘轻度升高等。埋线法可持久地刺激穴位，起到健脾胃、助消化之功。

巨　　阙

透刺法

［**方法**］患者取仰卧位，常规消毒穴位皮肤后，取 7 寸长不锈钢毫针，对准穴位快速刺入皮下，向左肓俞透刺，待局部产生酸麻胀等得气感觉时，医者右手向上提起针柄（与皮肤呈 45° 角）缓慢后退，第一次提针 10min，以后每次提 3~5min。或由巨阙穴进针向脐左压痛点透刺 40min。隔日 1 次，10 次为 1 个疗程。

［**疗效**］李运峰治疗 40 例，治愈 19 例，显效 13 例，有效 6 例，无效 2 例，总有效率为 95%。

［**评析**］中医学认为本病多由中气下陷、脾胃虚弱所致。从临床观察发现，运用透刺具有调补脾胃，补气升陷，一针多经、多穴、多补的功效。通过透刺治疗，可提高消化道平滑肌张力，促进胃肠蠕动，使胃下极的位置上升，增强消化功能，从而收到满意的疗效。芒针治疗胃下垂最好于空腹进行，治疗期间嘱患者注意饮食调养，切勿暴饮暴食，宜少食多餐。同时加强腹肌锻炼，增强腹肌张力及韧带之弹性，以辅助治疗。

鸠　　尾

芒针法

［**方法**］患者仰卧，先在肚脐左下方相当于胃小弯部位，找出最明显之压痛点为进针点，医者取 28~32 号不锈钢毫针（其长度根据胃下垂程度而定），右手捻动芒针针柄，左手拇、食二指持针尖向下稍加压力，将毫针快速刺入穴位皮下，左右两手协作，使毫针沿皮下缓慢边捻边进，到达所需深度时，用右手将毫针以逆时针方向捻转。当针下出现明显的沉、涩、胀感时，将针缓慢提拔，使针下始终保持一定的紧张度，同时左手用"托胃"手法（虎口托住胃下极，用力缓慢向上推移）以协助胃上升，此时患者可有胃脘上升感。当提至皮下约 2cm 时，再以逆时针方向捻转毫针，最后用左手拇指按压针尖，右手将毫针垂直重提 3~5 次出针。总时间为 10~15min，针后要平卧 3h 左右才

可下床活动。每 25 天治疗 1 次，3 次为 1 个疗程。

[**疗效**] 康中才治疗 41 例，痊愈 15 例，显效 12 例，好转 11 例，无效 3 例。

[**评析**] 胃下垂属中医"中气下陷"范畴。若脾不运化，肌失其养，肉腘不坚，则胃壁缓而不收，久则下陷。芒针鸠尾治疗，可提高腹肌张力，增强胃肠蠕动，从而起到升提阳气、培补中土的作用。对个别体质虚弱及重症患者，可酌情配合补中益气汤加减，以巩固和提高疗效。

【按语】

1. 针灸治疗本病有一定疗效，但病程较长，需坚持治疗。

2. 平时应注意饮食有节，少吃多餐，以减轻胃的负担。起居有时，调畅情志，对本病的治疗有重要作用。

3. 平时要积极参加体育锻炼，运动量可由小到大，不宜久站和剧烈跳动。气功锻炼对本病也有较好效果。

【参考文献】

[1] 吕景山，何树槐，耿恩广. 单穴治病选萃 [M]. 北京：人民卫生出版社，1993.

[2] 王顺成，王金龙. 中药护胃带治疗胃下垂 96 例观察 [J]. 时珍国医国药，2002，13 (11)：678.

[3] 吴长岩. 隔药饼灸治疗胃下垂 [J]. 中医外治杂志，1997 (5)：28.

[4] 赵香叶，曹建民. 穴位注射治疗胃下垂 26 例 [J]. 针灸学报，1992 (6)：22.

[5] 吴有宽. 中脘穴穿线治疗胃下垂 [J]. 针灸临床杂志，1994，10 (6)：45-46.

[6] 李运峰. 芒针治疗胃下垂疗效观察 [J]. 上海针灸杂志，2010，29 (1)：23-24.

[7] 康中才. 芒针治疗胃下垂 42 例疗效观察 [J]. 河南中医，1986，(1)：36.

第二十七节 呕吐

呕吐是指胃失和降、气逆于上，导致胃的内容物从口中吐出为主要临床表现的病症。有物有声为"呕"，有物无声为"吐"，无物有声为"干呕"。因呕与吐常同时出现，故并称为"呕吐"。常见于西医学的急性胃炎、幽门痉挛（或梗阻）、胃下垂、十二指肠壅积症、胃神经官能症、胆囊炎、胰腺炎等病。

呕吐的病因虽多，但无外乎虚实两端。以呕吐食物、痰涎、水液、胆汁诸物或干呕无物为主症，常伴有脘腹不适、恶心纳呆、吞酸嘈杂等症状。上消化道 X 线检查及内窥镜检查有助于诊断及鉴别诊断。

合 谷

1. 指压法

［**方法**］患者取坐位或仰卧位，取单侧穴位，医者以拇指指腹按压穴位 30~40min，指力从轻逐渐加重，其强度以患者局部出现明显的酸、麻、胀感为度。每日 1 次。

［**疗效**］苏心镜共治疗 15 例，痊愈 12 例（一般 1~2 次即可获愈），好转 3 例。

2. 指揉法

［**方法**］用右手拇指指腹吸定在合谷穴上，腕部放松，以腕部为支点，前臂做主动摆动，带动腕和手指做均匀持续而轻柔的旋转，操作时压力要轻柔，动作要协调而有节律，频率为每分钟 120 次。患者出现酸、麻、胀等感觉后，再用左手拇指按压在右手拇指上，一起轻柔旋转，以加强指揉法的力量，同时可轻轻地带动患者手臂，做拔伸动作。每次治疗 15min，每日 1 次。

［**疗效**］吴敏等预防乳腺癌化疗所致恶心、呕吐 100 例，效果显著。曾德兰预防剖宫产患者恶心呕吐 31 例，术中无恶心、呕吐 23 例，仅

恶心 3 例，仅呕吐 3 例，干呕 2 例。

[**评析**] 合谷为大肠经原穴，具有清热镇痛、安神通络、和胃止呕之功，故刺激该穴可理气降逆，治疗呕吐有明显效果。中医学认为手术能损伤人体正气，其作为一种外邪损伤脾胃而致脾胃虚弱，从而影响身心健康。合谷穴是手阳明大肠经的原穴，为人体元气经过和留止的地方，按摩合谷穴可镇静止吐、通经活络、清热解表，增加身体抵抗力。采用加力指揉法按摩，可使手法的刺激直接作用于分布在穴位上的神经末梢，引起交感神经的兴奋，反射性地引起胃肠道平滑肌的放松，有效防治呕吐等不良反应的发生。从中医学角度上讲，通过手阳明大肠经经气的运行，运用泻法以泻阳明大肠腑气，腑气通则胃气降，气不上逆，故恶心、呕吐止。

梁　　丘

针刺法

[**方法**] 患者取坐位或仰卧位，常规消毒双侧穴位皮肤，用 28~30 号 1.5 寸毫针，针尖沿本经络的循行方向，略向上快速斜刺入穴位，进针 1.2 寸左右，得气后，拇指向后轻微、缓慢捻转提插毫针，持续约 1~2min，使针感尽量向上传导至腹部，留针 15~20min，隔 5min 行针 1 次。亦可用手指重按。

[**疗效**] 吕景山等治疗多例，大多即时取效。

[**评析**] 梁丘为胃经之郄穴，乃胃经经气深聚之处，又是脏腑经络功能失调后在体表出现压痛等病理反应的主要穴位，可协助诊断疾病。梁丘有清热消积、疏肝和胃、通络降逆之效，针刺此穴可调理腑气，使"以降为顺"的胃气转输正常，从而达治病之效。

足 三 里

1. 电针法

[**方法**] 常规消毒双侧穴位皮肤，用 28~30 号 2 寸毫针，快速直刺入穴位，进针约 1.5~1.8 寸，待局部有酸、麻、胀感后，接 G-6805 型电针治疗仪，以患者能忍受的最大强度为限，留针 30min。每日 1 次。

［**疗效**］吕景山等一般在化疗开始的前 3 天进行治疗，在用药后的第 3 天停止，对防治胃肠道反应的疗效显著。沈国伟等运用针刺对抗化疗呕吐反应 20 例，即时止呕效果非常显著。

2. 水针法

［**方法**］常规消毒局部皮肤，用 5ml 注射器套上 6~7 号注射器针头，抽取适当药液后，快速将针头直刺入穴位，待患者有酸、麻、胀感觉时，若抽无回血，则将药物缓慢注入，出针时用干棉球按压穴位片刻。每日 1 次。

［**疗效**］张国龙等运用本法（药物为甲氧氯普胺 10mg，每次用一侧穴位，左右侧交替），常瑛等运用本法（药物为盐酸消旋山莨菪碱注射液 20mg 加异丙嗪 50mg，等量注入双侧穴位），疗效显著。景华等运用本法（药物为甲氧氯普胺 20mg，每侧 10mg，5 天为 1 个疗程）治疗 27 例，第 2 天止呕的有效率为 63%，第 3 天止呕的有效率为 74.1%。王兵等运用本法（药物为盐酸消旋山莨菪碱注射液 10mg 加 0.9% 氯化钠 3ml，等量注入双侧穴位）共治 31 例，近期疗效结果观察，显效 21 例（占 67.74%），有效 9 例（占 29.03%），无效 1 例（占 3.23%）；远期疗效结果观察，显效 17 例（占 54.84%），有效 12 例（占 38.71%），无效 2 例（占 6.45%）。

3. 隔姜灸法

［**方法**］将鲜生姜切成薄片，贴敷于足三里穴上，然后点燃艾条施行隔姜灸，每次 15~20min，灸毕用塑料纸覆盖生姜，以绷带外固定，24h 更换 1 次。每日 1 次，呕吐严重者 2 次。在化疗后 2 天使用，直到一个化疗疗程结束。

［**疗效**］李秀芬共治 32 例，显效 9 例，有效 18 例，无效 5 例。

4. 电针配合药物法

［**方法**］选取两侧足三里穴，用一次性针灸针于化疗前 30min 开始针刺，垂直刺入 2.5~3cm，行小幅度的捻转补法，行针 3min，使患者出现酸胀感且针感向足趾放射。接 LH－202H 型韩氏穴位神经刺激仪，一个电极夹于毫针上，另一个电极用浸有盐水的纱布裹上，固定于同侧踝部，用疏密波，电流强度逐渐加大，使毫针微微颤动，时间 30min，每日 1 次。配合盐酸格拉司琼氯化钠注射液 50ml，每日 1 次

静脉滴注。10 天为 1 个疗程，1 个疗程后评定疗效。

[疗效] 杨焱等共治疗 127 例，显效 84 例，有效 31 例，无效 12 例，总有效率为 90.55%。

5. 艾灸法

[方法] 患者取平卧位，充分暴露穴位，采用艾条悬灸法，点燃艾条后对准穴位施灸，灸火距皮肤约 1.5cm，以患者感局部温热而不灼痛，局部皮肤呈现红晕为度，每穴每次灸 10min。每天 1 次。

[疗效] 招柏明的治疗结果提示，治疗组发生恶心、呕吐反应例数较对照组少，其伴随症状的发生率均较对照组低，患者的生活质量较对照组高。

[评析] 足三里是足阳明胃经之合穴，是经络之气由此入里与脏腑之气结合之处，针刺该穴位既能激发经络之气，又能调动胃腑之气，起到健脾和胃、扶正培本、降逆止呕及强壮保健之效，主治恶心、呕吐、腹胀、消化不良等胃肠道疾病。本穴对胃肠功能影响最为显著，胃功能低下者，轻刺激使之兴奋，表现为胃电波幅增大，频率加快，胃酸度下降，胃酸分泌量减少，胃内压下降。甲氧氯普胺为止吐药，穴位注射可将药理作用和经络功能协同达止吐目的。生姜性辛，微温，入肺、脾、胃经，治胃中呕逆不能食、散烦闷、开胃气、祛痰下气、益脾胃散寒，艾灸可疏通经络，温散寒邪，二者合用共奏健脾和胃、降逆止呕之功，故用于各种原因引起的恶心、呕吐、纳呆等症，疗效较好。

内 庭

针刺法

[方法] 患者吃完饭后，在未出现呕吐之前，立即取仰卧位，按常规取双侧内庭、内关穴，消毒后快速进针，约 0.6~1 寸深，得气后四穴同时施提插手法 10~20 次，在反复提插过程中，嘱患者深吸气和深呼气 3~4 次，此时患者出现腹部比较舒适感，并无恶心、呕吐之意，随后分别在 5min、10min、15min 各重复 1 次，30min 后出针。每天 1 次。

[疗效] 高志才等治疗 31 例，经治疗后当时控制而未出现呕吐者 23 例，其余 8 例在起针后自感轻微恶心，但无呕吐。

[**评析**]神经性呕吐的特点均在食后几分钟出现，为此我们在治疗其病过程中，紧紧围绕饭后未出现呕吐之时机针刺，其疗效甚佳，优于其他治疗方法，这就说明了针灸的时机与治疗的效果有密切的内在联系。因内庭、内关的穴性有宽胸理气、降逆止呕、除浊行气的功能，在食后吐前进行针刺，同时配合深吸气和深呼气，除有效地分散患者注意力外，更能调节机体植物神经所支配的胃肠平滑肌的蠕动，因此抓住吐前这一时机，确为治疗本病的关键所在。

攒　竹

指压法

[**方法**]用指端（不能有长指甲）按压眉毛内侧端攒竹穴，力量由轻到重，强度以患者穴位产生酸胀麻痛，且能够忍受为度，直至检查结束，两侧穴位交替按压。

[**疗效**]赵静等共观察胃镜检查的82例患者，不适症状缓解情况达87.8%，指压攒竹组疗效优于空白对照组。

[**评析**]胃镜检查过程中，对患者影响最大的副反应就是恶心、呕吐，用中医学理论可以解释为外邪（胃镜）入侵，胃气上逆，气机升降失调，病位在中焦。多项研究证实，针灸疗法对胃肠道蠕动、幽门括约肌有双向调节作用，且对疾病状态下紊乱的胃节律、异常胃电也有调整作用，还可以使体内产生内源性镇痛物质。攒竹穴属足太阳膀胱经穴，属鼻针的胸穴，可以调节气机、降逆止呕，其位置表浅，刺激容易得气，故指压可以起到调节气机升降出入、宽胸和胃、降逆止呕的作用。

申　脉

水针法

[**方法**]常规消毒后，用5ml注射器针头直刺入穴位0.5~1cm，提插捻转，用强刺激手法，使局部有酸、胀、麻感觉，然后注入阿米卡星0.2g，拔针，局部按压消毒。

[**疗效**]刘向阳等共治疗60例，1次治愈42例，2次治愈9例，3次治愈4例，无效5例，治愈率为91.67%。

[评析] 申脉为八脉交会穴之一，通阳跷脉，阳跷通过交会穴，与手三阳、足三阳经密切联系，故刺激申脉可协调经脉气血阴阳平衡，尤其能使与手、足阳明经相应的肠胃功能迅速恢复正常，从而收到止痛、止呕的效果。

涌　　泉

1.悬灸法

[方法] 患者取仰卧位，充分暴露穴位，点燃 2 根清艾条，对准双侧穴位同时施行悬灸，距皮肤 1.0~1.5 寸左右，以局部有温热感、皮肤潮红充血为度，持续施灸约 1h。每日 1 次，一般 1 次见效，重者需 3~5 次才获效。

[疗效] 吕景山等治疗多例，效果满意。

2.药敷法

[方法] 取吴茱萸 100g，肉桂、干姜各 30g，经粉碎过筛制成细末密贮备用。每次化疗前 30min 将中药末 4g 用陈醋拌成糊状，分两等份粘于 6cm×10cm 橡皮膏上。患者用温水洗双脚后，将粘有中药的橡皮膏贴于涌泉穴固定，并穿袜以减少挥发，促进吸收，24~48h 更换 1 次，直至 1 个疗程化疗结束为止。

[疗效] 徐秀菊治疗化疗后呕吐 68 例，显效 43 例，有效 18 例，无效 7 例，总有效率为 89.71%。

[评析] 涌泉为肾经井穴，有苏厥开窍、降逆止吐之功。呕吐是由胃失和降、气逆向上所致，刺激涌泉穴对于一切有物有声，或有物无声之呕吐，均能收到良好的止呕效果。研究还证明，吴茱萸对胃肠张力及收缩幅度有较强的抑制作用，具有类阿托品样作用，能解除平滑肌痉挛或降低其兴奋性，对改善消化道血液循环有明显效果。故外敷涌泉能疏肝下气、泻肝安胃、降逆止呕。

曲　　泽

放血法

[方法] 先在曲泽穴上下推按，使瘀血积聚，然后在穴位近心端扎

紧止血带，使静脉暴露地更明显。常规消毒后，用三棱针在曲泽穴部位小静脉点刺，深约 2 分，立即出针，轻轻挤压针孔周围，使出血数十滴，最后按压针孔。

[**疗效**]靳中秀等治疗 30 例，痊愈 18 例，好转 5 例，无效 7 例（均伴有发热或黏液便，口服抗生素治愈）。

[**评析**]放血疗法又称刺血疗法、刺络疗法，是以针刺某些穴位或体表小静脉，放出少量血液的疗法，具有活血通络、解毒泄热、止痉止吐、消肿止痛等功效，适用于吐、泻、腹痛、热、痉等疾病。我们采用曲泽穴放血治疗急性呕吐，简便易行，疗效较好，但对伴有发热及黏液便患者，需联合抗生素治疗。

内 关

1. 针刺法

[**方法**]常规消毒后，用 28~32 号 3 寸毫针，快速直刺入穴位皮下，再捻转进针 2.5~3 寸，待有酸、麻、胀等针感时，可留针 5~10min，一般均能即刻见效。本法尤其适用于手术麻醉中有恶心、呕吐者。

[**疗效**]熊新安治疗 13 例，全部获愈，所有病例随访半年未复发。陈东等治疗 16 例，治愈 12 例，好转 4 例，总有效率为 100%。

2. 水针法

[**方法**]用 5ml 注射器套上 5 号针头，抽取适当药液，常规消毒皮肤后，将针头垂直快速刺入穴位，轻轻捻转针头，待局部出现酸、麻、胀感时，若回抽无血，则快速推注入药液，每穴分别注入药量的一半，拔出针头后用酒精棉球轻压穴位片刻。若无效可以在 2~6h 后再重新治疗 1 次。

[**疗效**]孙秀娥等（药物为甲氧氯普胺 5~10mg）治疗 30 例化疗后呕吐，有效率达 94%。吕俊祥等（药物为维生素 B_1 100mg）治疗妊娠剧烈呕吐 30 例，收到满意效果。孙莉等治疗（药物为甲氧氯普胺注射液 10mg 在一侧穴位注射）血透者呕吐 42 例，显效 19 例，有效 20 例，无效 3 例。

3. 按摩法

[**方法**] 医者用拇指指尖按压双侧穴位，当患者感觉酸胀或疼痛时，呕吐可随之减轻，然后徐徐加大压力至患者能耐受之极限时，改按压为按揉持续 3~5min，再逐渐改为轻揉手法 1~2min。

[**疗效**] 郭素珍等治疗术后呕吐 88 例，显效 52 例，有效 25 例，无效 11 例，总有效率为 87.5%。

[**评析**]《普济方》："内关主治二十五证：心胸痞满，吐逆不定，中满不快……"内关穴为八脉交会穴，属手厥阴心包经，与胃、心、胸有关，针灸该穴有明显的镇吐作用，刺激该穴可使上、中、下三焦气机通畅，胃气下降，达到治疗目的。

肩　　井

针刺法

[**方法**] 患者取坐位或俯卧位，常规消毒局部皮肤后，用28~32 号 2 寸不锈钢毫针，快速直刺入穴位，进针深度约 1 寸（注意掌握针刺的尺寸和方向，勿伤肺尖），有酸、麻、胀等感觉时，按"虚则补之，实则泻之，不虚不实则平补平泻"的原则施行手法。每天 1~2 次，一般针刺 1~3 次即可见效，4~6 次无效者即改用他法。

[**疗效**] 陈维扬治疗 143 例，痊愈 135 例，无效 8 例。

[**评析**] 本穴是手足少阳经的交会穴，故本穴可治疗上、中、下三焦的病症，具有清中焦积热、和胃降逆止呕之功效。

素　　髎

针刺法

[**方法**] 选用 26 号 1 寸粗毫针，消毒穴位局部后，左手拇、食指微捏鼻骨，右手持针向上直刺 0.3~0.5 寸，中等刺激，针感以酸麻胀为主，可向鼻根、鼻腔部放散，然后点刺出血数滴。每日 1 次，3 天后评估疗效。

[**疗效**] 段洪涛治疗 90 例，治愈 83 例，显效 6 例，好转 1 例。

[**评析**] 以阴阳平衡的理论为依据，取素髎穴以通督脉，而鼻通任

脉，贵在贯通阴阳两经，以利周身之血脉循行畅通，调和阴阳，调整机体之平衡，起到治疗作用。临床治验提示，粗毫针针刺本穴治疗呕吐有一定的疗效，但对消化道严重梗阻、癌肿等引起的呕吐，以及脑源性呕吐，有时只能做对症处理，应重视原发病的治疗。

中　　脘

1.艾灸法

［**方法**］取仰卧位，充分暴露上腹部，点燃灸条，艾灸中脘穴，灸火距皮肤2~3cm，采用温和悬灸法，以患者感到皮肤温热而不灼痛为度，时间为30min。

［**疗效**］马原驰等治疗30例，完全控制7例，基本控制17例，未控制6例，总有效率为80%。吕露治疗120例，总有效率为95%。

2.药敷法

［**方法**］以芳香温化健脾方（由肉桂、吴茱萸、艾叶、丁香、沉香、藿香、薄荷、旋覆花、大黄、冰片等组成，研磨瓶装密封备用）药末20g，姜汁调敷，外敷于中脘穴，外用5cm×5cm麝香止痛膏封贴，24h更换1次，连用7天为1个疗程。

［**疗效**］向生霞治疗40例，在临床症状改善率、生活质量、化疗所致呕吐的显效控制率和有效控制率方面均高于对照组。

［**评析**］中脘是任脉、手太阳、手少阳、足阳明经的交会穴，为六腑之会，胃之募穴。本穴通过调节脾胃升降的功能疏调中焦气机，在三焦整体气机的升降出入中起着枢纽作用。既往研究证实，刺激中脘穴对胃肠功能有调整作用，可增强胃肠道蠕动，表现为幽门立即开放，胃下缘轻度升高，空肠动力增强，上段尤为明显，可达到促进患者胃肠功能恢复的目的。

鸠　　尾

1.埋针法

［**方法**］患者取仰卧位或坐位，常规消毒局部皮肤后，用摄子挟住皮内针，按常规在穴位处埋针，用医用胶布覆盖，然后嘱患者经常按

压以加强刺激，留针 2~3 天后再换埋，直至呕吐消失为止。

[**疗效**] 吕景山等治疗多例，一般 3 天即可取得疗效，14~24 天痊愈。

2. 水针法

[**方法**] 患者取仰卧位或坐位，用 2ml 注射器接 6.5 号针头，抽吸维生素 B_1 注射液 2ml，常规消毒局部皮肤后，针头向剑突下方呈 45° 角快速刺入穴位，待患者有酸、麻、胀等针感时，若回抽无血，即可迅速推注入药液，每日 1 次。

[**疗效**] 周平桢治疗多例，效果显著。

[**评析**] 鸠尾穴属任脉，本经脉行于前正中线，上连心胸，下及脘腹，是上下气机交通的要道。鸠尾穴适当经脉气机升降之枢纽，能理脾胃而化痰浊，故凡气机上逆而不降等证，均可寻之以治疗。

【按语】

1. 针灸治疗各种原因引起的呕吐，效果良好。

2. 上消化道严重梗阻、癌肿引起的呕吐以及脑源性呕吐，除用针灸止吐外，还应高度重视原发病的治疗。

3. 平时宜注意饮食调理，忌暴饮暴食，少食肥甘厚味及生冷、辛辣食物，以免损伤胃气。

【参考文献】

[1] 苏心镜. 针刺内关穴治疗麻醉中恶心呕吐 67 例 [J]. 中国针灸，1988（4）：48.

[2] 吴敏，汪永坚. 指揉合谷穴防治乳腺癌化疗所致恶心、呕吐的临床研究 [J]. 上海针灸杂志，2013（9）：724–725.

[3] 曾德兰. 按揉合谷穴防控剖宫产患者恶心呕吐的观察 [J]. 右江民族医学院学报，2012（2）：270–271.

[4] 吕景山，何树槐，耿恩廣. 单穴治病选萃 [M]. 北京：人民卫生出版社，1993.

[5] 沈国伟，肖扬，高雍康. 针灸足三里对抗化疗呕吐反应临床研究 [J]. 中国针灸，2001（3）：158–160.

［6］张国龙，冯晓灵，徐凤鸣. 胃复安足三里穴位注射对抗化疗致吐的临床观察［J］. 江苏中医，1992（12）：24-25.

［7］常瑛，崔华，王润华，等. 654-2、异丙嗪双足三里穴位注射对抗化疗呕吐的临床观察［J］. 北京中医，1991（4）：36.

［8］景华，刘华，凌贞. 胃复安穴位注射治疗化疗性胃肠反应疗效分析［J］. 上海针灸杂志，2002（2）：12-14.

［9］王兵，郭密，曹铁梅，等. 穴位注射治疗甲氨喋呤所致胃肠反应［J］. 中国针灸，2002（11）：731.

［10］李秀芳. 隔姜灸足三里治疗化疗呕吐32例［J］. 新疆中医药，1998（3）：29.

［11］杨焱，张越，景年才，等. 电针足三里穴治疗恶性肿瘤化疗所致恶心呕吐：多中心随机对照研究［J］. 中国针灸，2009，29（12）：955-958.

［12］招柏明，章闻. 艾灸神阙、足三里穴防治化疗致消化道反应47例疗效观察［J］. 亚太传统医药，2013，9（11）：75-76.

［13］高志才，杜爱氏. 针灸内关、内庭穴治疗神经性呕吐31例［J］. 贵阳中医学院学报，2009，21（4）：31.

［14］赵静，潘静. 指压攒竹穴防治胃镜检查副反应临床观察［J］. 上海针灸杂志，2015，34（2）：137-138.

［15］刘向阳，孙波. 申脉穴注射治疗急性胃肠炎［J］. 中医外治杂志，2000，9（6）：50.

［16］徐秀菊. 中药贴敷涌泉穴防治化疗后呕吐临床观察［J］. 实用中医药杂志，2002，18（9）：29.

［17］靳中秀，史玉蓉. 曲泽穴放血治疗急性胃肠炎30例疗效观察［J］. 中国社区医师，1993（5）：49.

［18］熊新安. 针刺内关穴治疗神经性呕吐的时机［J］. 人民军医，1981（6）：15.

［20］陈东，孙远征. 针刺治疗神经性呕吐16例［J］. 中医临床研究，2016（1）：44-45.

［21］孙秀娥，宁翠平，杜月芳. 胃复安穴位注射防止化疗后呕吐30例［J］. 河北中西医结合杂志，1998，7（11）：1843.

[22] 吕俊祥, 任国春, 韩志敏, 等. 内关穴注射维生素B₁治疗妊娠剧烈呕吐 [J]. 齐齐哈尔医学院学报, 1995, 16 (4): 26.

[23] 孙莉, 陈菁. 胃复安穴位注射治疗血液透析性呕吐 [J]. 湖北中医杂志, 2006, 28 (10): 47.

[24] 郭素珍, 曾晓红. 按摩内关穴位治疗术后呕吐 [J]. 河北医学, 1999, 5 (8): 88-89.

[25] 陈维扬. 以肩井穴为主治疗呕吐临床疗效分析 [J]. 江西中医药, 1981 (1): 39.

[26] 段洪涛. 针刺素髎穴治疗呕吐90例疗效观察 [J]. 中国针灸, 1994 (增刊): 297.

[27] 马原驰, 左川弋, 侯庆, 等. 艾灸中脘穴治疗化疗引起恶心呕吐30例临床观察 [J]. 湖南中医杂志, 2015, 31 (1): 95-96.

[28] 吕露. 艾灸中脘穴治疗抗痨药物引起的胃肠道反应120例临床观察及护理 [J]. 现代中西医结合杂志, 2011, 20 (24): 3103-3104.

[29] 向生霞. 中脘穴外敷芳香温化健脾方防治化疗后呕吐的疗效观察 [J]. 西部中医药, 2011, 24 (9): 51-52.

[30] 周平桢. 穴位注射维生素B₁治疗抗痨药致呕吐呃逆症33例 [J]. 中国中西医结合杂志, 1992 (1): 34.

第二十八节　呃逆

呃逆, 古称"哕", 又称"哕逆", 是因气逆动膈, 致喉间呃呃有声, 声短而频, 不能自控的病症, 相当于西医学的膈肌痉挛。除单纯性膈肌痉挛外, 胃肠神经官能症、胃炎、胃扩张、胃癌、肝硬化晚期、脑血管病、尿毒症、胃或食道术后等亦可引起本病。

本病病位在膈, 基本病机为气逆动膈, 凡上、中、下三焦诸脏腑气机上逆或冲气上逆, 均可动膈而致呃逆。其表现以气逆上冲、喉间呃呃连声、声音短促、频频发出、不能自控为主症, 常伴有胸膈痞闷、胃脘不适、情绪不安等。偶然发作者多可短时间内不治自愈, 也有持续数日甚至数月、数年不愈者。

少　商

1. 针刺法

［**方法**］患者取坐位或仰卧位，常规消毒局部皮肤后，医者用 28~30 号 0.5~1 寸毫针，快速直刺入穴位，直至有针感为度，然后再予中强度刺激 1~2min，有规则地改变刺激频率，反复 3 次，即可出针。每日 1 次，一般 2~3 次即愈。

［**疗效**］雄师治疗 25 例，有效 23 例，无效 2 例。

2. 指压法

［**方法**］患者取坐位，医者用双手拇指指甲按压其穴位，食指帮助捏压，以患者能耐受为度，持续时间约 40s 至 1min，可间隔 2min 后再重复上述操作。一般情况下如此反复按压 3 次即可止呃。若严重者可适当增加 1~2 次按压。

［**疗效**］刘世贵运用本法治疗 32 例，均 1 次获效。杨氏运用本法治疗多例，均获显著疗效。

［**评析**］独取少商穴治疗呃逆的机制可能是：呃逆多与胃气升降有关，盖喉、咽为肺系，肺主一身之气，少商乃手太阴肺经之井穴，采用刺激少商穴的方法，可增强肺脏之生理功能，调节气机，起到降气止呃之作用，故对寒热虚实之呃逆用之有效。

商　阳

针刺法

［**方法**］患者取仰卧位或坐位，常规消毒局部皮肤后，取 28~30 号 0.5 寸毫针，对准穴位快速横刺入，进针约 0.3 寸，轻微捻转毫针数次，留针 15~30min 左右，一般经 1~2 次治疗后即可获效。

［**疗效**］陈亚英治疗 23 例，1 次治愈 20 例，2~3 次治愈 2 例，无效 1 例。祝维华等运用本法治疗中风呃逆，效果满意。

［**评析**］呃逆常见于中风重证，临床偶可见到，病情比较危重，处理比较棘手。《医宗金鉴》曰："商阳主治初中风跌倒，卒暴昏沉，痰

盛不省人事，牙关紧闭，汤水不下。"用该穴点刺放血治疗，既治中风又止呃逆，可收到良好的效果。

合　谷

1. 指压法

［**方法**］患者取坐位，医者用双手拇指指腹用力持续按压合谷，约 2min 后松手。一般按压 2min 即可获效，若效果不明显可再次依法施治 1~2 次。

［**疗效**］张朝阳、高武科等分别运用本法治疗多例，疗效显著。

2. 针刺法

［**方法**］患者取坐位，用 28~30 号 1 寸毫针，常规消毒穴位局部皮肤后，将针垂直快速直刺入穴位，进针后即嘱患者意守双涌泉穴，并施予提插捻转手法，按实泻虚补的原则操作，得气后留针 30min，期间依法行针 2 次。每天 1 次，6 天为 1 个疗程。

［**疗效**］高武科等、朱广运分别运用本法治疗数例患者，效佳。

［**评析**］合谷属大肠经，大肠经与胃经相连接，故可降逆止呃。合谷受刺激时，酸、胀、痛感较明显，能刺激中枢神经系统，尤其是大脑皮质，以及它的调节内脏功能的传出部分——自主神经系统，对机体起调节作用，有利于解除膈肌痉挛。

曲　池

针刺法

［**方法**］患者取卧位或坐位，常规消毒双侧穴位皮肤，用 28 号 2 寸毫针快速直刺入穴位，得气后施行捻转补泻手法，留针 20min，每 5min 行针 1 次。每日 1 次，一般 1~2 次即可治愈。

［**疗效**］高速运用本法治疗 7 例，李传芹等运用本法治疗 1 例，均取得满意疗效。

［**评析**］曲池属大肠经，大肠经入腹属大肠，其支脉与胃经相接，故针刺该穴可使肺及膈间之气疏通，调理胃肠功能，以助胃气下降止呃。

迎　香

电针法

[方法]患者取仰卧位，常规消毒后，用 28 号 0.5 寸毫针，以轻缓手法朝向鼻侧进针 0.2 寸，行捻转泻法 1min，使患者产生酸麻、胀痛、流泪等针感，部分患者呃逆立止，留针 10min。病情较重、病程较长者，针刺得气后，针柄与电针仪相连接，选连续波，采用高频率，加大强度到一定程度呃逆立止，再调小强度到患者能耐受为度，留针 20min。

[疗效]郑永生共治中风之呃逆 28 例，1 次治愈 18 例，2~3 次治愈 6 例，4 例无效。

[评析]中风多为重症，耗伤中气，或损及胃阴，致胃失和降，易发生呃逆。如病深及肾，则呃逆多为肾气失于摄纳，引动冲气上乘，挟胃气动隔所致。《素问》曰："病深者，其声哕。"迎香位于面部，为手、足阳明之会，针刺迎香可速达疏调阳明经气、畅舒胃气之效，则胃气可平，呃逆可止。

人　迎

1. 针刺法

[方法]患者取仰卧位或仰靠坐位，头略向后仰，使颈部皮肤绷紧并消毒，医者以左手拇指轻压颈动脉搏动处以固定穴位，选用 28~30 号 2 寸毫针在颈动脉内侧进针，直刺入约 1 寸深，施行缓慢的提插手法，务使患者出现酸、麻、胀等针感，若针感能向锁骨方向传导则更佳。留针 30~60min，每 5min 行针 1 次，每日 1 次。

[疗效]胡智慧共治疗 40 例，1 次止呃者 14 例，2 次止呃者 11 例，3 次以上止呃者 8 例，无效 7 例。高微等治疗 122 例，痊愈 114 例，无效 8 例，总有效率为 93.44%。

2. 电针法

[方法]患者取仰卧位，常规消毒穴位皮肤后，取 28 号不锈钢毫针快速直刺入，进针约 0.5~1 寸，施行平补平泻手法，得气后将 G6805 治疗仪的两条导线，分别接于针柄上，电流量以患者能耐受为宜，继续电刺激 20min。每日 1~2 次。

［**疗效**］秦和森等共治疗 30 例，痊愈 28 例，好转 2 例，总有效率为 100%。

［**评析**］人迎属胃经，针刺该穴可和胃降逆止呃。人迎穴深层有颈动脉窦，最深层有交感神经干、颈交感神经节，外侧有舌下神经和迷走神经。针刺人迎能直接作用于交感神经干及颈交感神经节的周围组织，信息通过突触间连接传入脊髓、脑干、丘脑，然后上升至大脑皮层。针刺同时也能刺激迷走神经，使信息经孤束核、丘脑，传至大脑皮层。两者经大脑皮层的整合与调整，可产生调节外周神经的特异作用，对痉挛的膈肌能产生较强的抑制，使其恢复正常的生理状态。

梁　丘

针刺法

［**方法**］患者取平卧位，常规消毒局部皮肤后，用 28~30 号 1.5 寸毫针，快速直刺或斜刺入穴位，待有酸、麻、胀感觉时，给予提插捻转的强刺激，间隔 3~5min 行针 1 次，一次留针约 10~15min。一次未愈者 12h 后再行第 2 次治疗。

［**疗效**］熊瑞江等共治 48 例，痊愈 30 例，显效 12 例，有效 6 例，总有效率达 100%。

［**评析**］呃逆是膈肌痉挛所致。膈肌痉挛与丘脑下部植物神经中枢有密切的关系，针刺该穴位能够改变中枢及植物神经系统，对机体有调节和控制作用，从而达到疏通经络，使痉挛舒缓甚或解除之功效。

足 三 里

1. 针刺法

［**方法**］患者取坐位垂足，常规消毒一侧穴位，用 28~30 号 2 寸毫针，快速直刺入 1.5 寸左右，行针使其得气，然后慢慢退针至皮下，使针尖朝向腹部刺入约 1.5 寸深，使其得气后留针 5min。让患者注意针感，一次未止者 1h 后再针，可连针 2~3 次。一般呃逆针单侧，较频者针双侧。

［**疗效**］胡秀岭共治疗 81 例，均 1 次治愈。温安东等治疗 29 例，

有效 27 例，无效 2 例。

2. 水针法

[**方法**] 用 5ml 注射器合 6~7 号注射器针头，抽取适当的药液，常规消毒局部皮肤后，垂直刺入穴位约 1.5~2cm 深，患者感到酸胀后，缓慢注入药液，每穴各半量。如果治疗后呃逆仍发作者，可间隔 2~4h 再重复用药。

[**疗效**] 孙小从等治疗（药物为阿托品注射液 0.5mg，配合口服柿蒂水）多例，效果满意。谭萍治疗（药物为阿托品 1mg）多例，效佳。邓伟民等治疗（药物为 1% 利多卡因 5ml）215 例，1 次治愈 196 例，2 次治愈 15 例，3 次治愈 4 例。张金钟等治疗（药物为维生素 K_1 10mg，或维生素 K_4 4mg，加生理盐水或注射用水配至 6ml 药液）26 例，全部治愈。时国臣治疗（药物为维生素 B_1 和 B_6 各 100mg）中风呃逆，效佳。高秀领等治疗（伴有腹胀嗳气者药物用甲氧氯普胺注射液 2ml，其他用盐酸消旋山莨菪碱注射液 10mg）16 例，治愈 13 例，好转 3 例，总有效率为 100%。杨松桂等治疗（药物为爱茂尔注射液 2ml、盐酸山莨菪碱注射液 10mg）46 例，1 次治愈 40 例，有效 5 例，无效 1 例，总有效率为 97.83%。姚春香治疗（药物为氯丙嗪 50mg）中枢性呃逆 24 例，治愈 16 例，有效 8 例，总有效率为 100%。唐小儒治疗（药物为维生素 B_{12} 100μg/ml、维 D_2 果糖酸钙 1ml，配合耳穴贴压）45 例，治愈 36 例，有效 9 例。

[**评析**] 足三里为胃经合穴，是足阳明经的下合穴，针刺足三里穴可调和气血，和胃降逆，调节内脏神经功能，抑制迷走神经兴奋，缓解膈肌痉挛，故针之胃气和降则呃逆止。足三里穴位注射可起到针刺和药物的双重作用，通过药物持续刺激穴位，利用经络原理平衡经气，使膈肌对痉挛因素的敏感性降低，从而使膈肌痉挛缓解，呃逆得以控制。

公　　孙

1. 针刺法

[**方法**] 患者平卧或取坐位，常规消毒穴位处后，取 2 寸毫针直刺

入 1~1.5 寸，施行中强刺激，针后留针 5~15min。

［**疗效**］刘道明治疗 35 例患者，31 例经 1 次治愈，3 例经 2 次治愈，1 例无效。

2. 电针法

［**方法**］常规消毒后，直刺公孙穴 0.5~0.8 寸，施行提插捻转手法，平补平泻，局部酸胀可扩散至足底，再予电针刺激，选择连续波，强度以患者耐受为宜。配合中脘穴常规针刺和胃部 TDP 治疗仪照射，留针 30min。1 日 1 次，治疗 3 天为限。

［**疗效**］刘金桥等治疗 28 例，治愈 23 例，有效 5 例，总有效率为 100%。

［**评析**］公孙通过脾经，在关元处与冲脉脉气交通，电针公孙可以通过经络的交通及会合关系，治疗病位在膈、病机为胃气上逆的呃逆。西医认为呃逆是由于多种诱因，引起膈神经兴奋而诱发膈肌痉挛所致，而高频脉冲电流刺激公孙，可能是经神经－体液系统将电信号传到膈神经处，使兴奋的膈神经受到抑制，膈肌痉挛得以消除，呃逆得到控制。治呃逆一证，轻重差别极为明显。如偶然发作，大都轻浅，常可自行消失，或刺鼻取嚏，或突然给以惊恐，或闭气不令出入，皆可取效；若持续不断，则需根据辨证，及时给予治疗，方能渐平。

后　　溪

针刺法

［**方法**］患者微握拳，常规消毒后，用 30~32 号 1.5 寸毫针，针尖朝向劳宫穴，刺入深度为 0.5~1 寸，用捻转泻法稍强刺激，留针 10min，间歇运针 2 次。同时，让患者做深呼吸及憋气动作，严重者辅以针刺内关穴。治疗期间与患者多交谈，转移患者的注意力，一般可即刻缓解症状。

［**疗效**］郭玉洁共治 8 例，经 1~2 次治疗后均获痊愈。

［**评析**］后溪为手太阳小肠经之输穴，是奇经八脉的交会穴，为止呃的经验穴。针刺后溪穴终止呃逆的机制目前尚不清楚，可能是通过中枢－内脏神经的调节作用，使呼吸肌规律运动，从而使膈肌痉挛消失，有宽胸

理气、和中降逆、疏利三焦等功能，针刺此穴可使胃气下降，恢复膈肌和神经的调节功能，从而达到治愈本病的目的。

养 老

1.透刺法

［**方法**］患者取仰卧位，常规消毒双侧穴位皮肤，用28~30号2寸毫针，快速斜刺入养老穴，针尖向内关穴透刺，得气后行平补平泻法或泻法，留针30min。每日1次。

［**疗效**］艾钦光等治疗本病，效果显著。

2.指压法

［**方法**］医者以双手的中、无名、小指，在患者小指外侧抓住患者小指，用拇指下压中渚穴，食指上顶在掌侧中渚穴相对点1~2min；次以医者的拇、中指握住病者手腕部，医者掌心俯在患者手背部，用食指成钩形压养老穴1~2min，指力以达到患者自觉有麻、胀、痛、重及电传感为宜，向胸部传导为得气，以能忍受为度。老、幼、体弱者指力不要过猛，要逐渐加重。得气不明显者，可令患者以鼻慢吸气，以口慢呼气，以得气为度。

［**疗效**］刘仁义治疗本病，效果满意。

［**评析**］呃逆的发病，是胃肺气逆所致。笔者参考膈肌的病变与胃肺气逆的机制，取养老穴，以循经取穴、直达病所方法治疗之。养老穴属手太阳小肠经，本经与心、肺、膻中、膈、胃等关系极为密切，《灵枢·海论》曰："膻中者，为气之海"。气海得通，膈、胃、三焦之气才得以通利，肺气亦得宣降，故刺激该穴，能够调气机、通血脉、安脏腑，以达止呃逆的效果。

睛 明

1.针刺法

［**方法**］常规消毒局部皮肤后，医者用押手食指向外轻压眼球并固定之，刺手持28~30号1寸毫针，靠近眼眶内侧壁，略朝后外方缓缓刺入0.3~0.5寸，至患者局部有酸胀感为止，一般不捻转、不提插。留

针 15~30min，每隔 5~10min 轻微捻转毫针 1 次，出针时要用干棉球按压针孔片刻。每日 1 次。

[疗效] 吴新贵共治 122 例，1 次治愈 11 例，2~3 次而愈者 39 例，4~5 次而愈者 48 例，6~7 次而愈者 16 例，无效 8 例，总治愈率为 93.44%。王文龙等共治 26 例，1 次治愈 15 例，2 次治愈 6 例，3 次以上治愈 3 例，显效 2 例，总有效率为 100%。戴德清治疗多例患者，经 1~2 次即可获得效果。

2. 指压法

[方法] 患者仰卧，闭目，医者站在患者一侧，用一手拇、食两指，分别用力点按在睛明穴上，力量逐渐加大并可稍加旋转，用力大小以患者有酸胀感且能耐受为宜，指压时间为每次 2min，根据呃逆程度指压 1~4 次。

[疗效] 孙凤银等共治 97 例，痊愈 82 例，好转 15 例，全部有效。唐军等共治 87 例，痊愈 63 例，有效 16 例，无效 8 例，总有效率为 90.8%。

[评析] 从经络学的角度看，睛明穴为手太阳、足太阳、足阳明、阴跷、阳跷脉五脉交会穴，手太阳"循咽下膈，抵胃"，足太阳"夹脊抵腰中……络肾属膀胱"，足阳明"循咽咙，入缺盆，下膈，属胃络脾"，而阴阳跷脉与任脉、足阳明经均有密切联系，针刺睛明穴可调整五脉经气，宽胸利膈，和胃降逆，故有很好的止呃效果。再从穴位的解剖看，睛明穴有三叉神经的第 1 支眼神经的分布，针刺此穴可能使针刺信息由三叉神经传入中枢，从而抑制迷走神经兴奋性而达到止呃作用。

攒　竹

1. 水针法

[方法] 取仰卧位，先由轻到重按揉双侧攒竹穴 1~2min，常规消毒后，用 5ml 注射器套 5 号针头，吸取维生素 B_1 注射液 100mg 和维生素 B_{12} 注射液 500μg 共 3ml，充分混合后，针头与皮肤呈 30° 角，沿眉弓向外横刺入穴位，无需提插捻转，若回抽无血，每穴注入药液

0.5~0.8ml，出针，用消毒干棉球按压针孔即可。如呃逆不止，隔3天再行一次治疗。

［**疗效**］苏伟俊治疗35例，总治愈率为97.14%。

2. 针刺法

［**方法**］患者取平卧位，常规消毒穴位皮肤后，取28~30号1寸毫针，针尖沿眉毛方向快速斜刺入穴位，待局部有酸、麻、胀感时，医者双手同时捻转毫针，以增强针感，并嘱患者闭口鼓腹，做对抗性动作，留针30min，隔10min依法行针1次。一般治疗1~2次即可获愈。

［**疗效**］金经国治疗顽固性呃逆，效佳。王明明治疗（配合贴压王不留行籽）48例，痊愈32例，有效14例，无效2例。李昕治疗2例，均痊愈。王瑞峰治疗32例，1次治愈者10例，好转者6例，总有效率为50%，1个疗程治愈25例，好转5例，无效2例，总有效率93.75%。翟春梅等治疗94例，总有效率达100%。

3. 指压法

［**方法**］医者双手拇指紧按在患者双侧攒竹穴上，其余四指并拢贴在头的侧面，双手拇指同时用力，由轻到重持续按压3~5min左右，呃逆多可停止。

［**疗效**］龚瑞章治疗呃逆30例，均获愈。赵宁侠等治疗（配合耳压神门、胃、膈、肝、胆、脾、内分泌等）术后顽固性呃逆110例，治愈率为100%。杨通神治疗呃逆，疗效显著。李金涛等治疗化疗所致呃逆34例，显效2例，有效30例，无效2例，有效率为94.12%。

4. 电针法

［**方法**］常规消毒双侧穴位，选用30号、25mm一次性毫针，直刺入攒竹穴，得气后选用G6805—2型电针仪，采用疏密波，根据患者病情和个体情况，以患者能耐受为度，通电时间为40~60min。每日1次，严重者可1日2次，施行泻法。

［**疗效**］陈杰等治疗30例，治愈28例，有效2例，全部有效。

［**评析**］攒竹穴属鼻针的胸穴，中医学认为肺居胸中，主气及宣发肃降，对维持人体气机的升降出入起重要作用。膈位于胸腹腔之间，胃气上逆引起膈肌痉挛，必然导致气机升降失调。治疗中所取攒竹是足太阳膀胱第二个穴位，因足太阳膀胱经挟脊，故与膈、脾、胃相连，

有调整气机升降出入、降逆止呃的显著功效。

膈　　俞

1. 指压法

[方法] 患者取背靠坐位或俯卧位，充分暴露背部，医者以两手拇指端分别抵压在双侧穴位上，从轻到重用力按揉，使患者局部有酸、麻、胀等感觉，以患者能忍受为度，一般按压 10min 左右即可。严重者，可辅助加用拔火罐，留罐 10~20min。

[疗效] 王瑞恒共治 9 例，1 次痊愈者 5 例，2 次痊愈者 3 例，3 次痊愈者 1 例。

2. 电针法

[方法] 常规消毒双侧穴位皮肤后，用 28~30 号 2 寸毫针，针尖稍向脊柱方向，快速斜刺入穴位，施行小幅度的捻转手法，待局部产生酸、麻、胀等得气感后，用针灸治疗仪输出线分别连接毫针针柄，输出电流调至患者能忍受的程度，留针 20min。每日 1 次，5 次为 1 个疗程。

[疗效] 徐宝珍治疗顽固性呃逆，效果满意。

3. 水针法

[方法] 患者取坐位或俯卧位，常规消毒双侧膈俞穴局部皮肤后，将适当药液吸入 5ml 一次性注射器，注射针头的针尖向脊柱方向，快速斜刺入穴位 0.8~1 寸，有得气感后若抽无回血，则缓慢推入药液。呃逆停止后再加强 1 次。

[疗效] 巫祖强等治疗（药物为当归注射液 2ml，每日 2 次，3 天为 1 个疗程）30 例，痊愈 21 例，显效 8 例，有效 1 例，有效率为 100%。周鸿飞治疗（药物为氯丙嗪注射液 5mg，每次注射 1 穴，每日 1 次，5 天为 1 个疗程）68 例，痊愈 32 例，显效 23 例，有效 12 例，无效 1 例，总有效率为 98.53%。

[评析]《备急千金要方》："吐呕逆不得下食……灸膈俞百壮。"膈俞为膀胱经穴，相当于膈肌在背部的体表投影，主呃逆、呕吐。穴位注射则将药物和穴位有机地结合，既增强药物功效，又可较长时间刺

激穴位，从而达到治疗目的。

涌　　泉

1. 电针法

[方法]常规消毒双侧穴位后，用28~30号1寸毫针，迅速直刺入穴位，深度为0.5~0.8寸左右，捻转毫针得气后，将电针治疗仪的两根电极，分别接通在针柄上，频率为每分钟150次左右，电流强度以患者能耐受为度，持续治疗直至症状缓解或消失，出针。

[疗效]刘树莺分别治疗362例，1次治愈338例，2次治愈24例。王家稼治疗术后呃逆7例，全部获效，其中1次治愈2例，2~3次治愈5例。

2. 推拿法

[方法]将患儿的头抱住，另一手抓住其一只脚，屈曲并以大拇指重手法，顺时针按揉涌泉3~5次，刺激至患儿哭泣，同法按揉另一侧。

[疗效]曾献忠治疗61例，治愈56例，5例需重复治疗。

3. 药敷法

[方法]取双侧涌泉穴，将吴茱萸20g用香油调好外敷于穴上，敷料以胶布外固定，每日换1次。

[疗效]宋耀朋等治疗27例全部获效，治愈25例，显效2例。刘丽钒等治疗（配合足底穴位按摩）35例，痊愈6例，显效12例，有效12例，无效5例，总有效率为85.71%。

[评析]涌泉通任督二脉，直达脑髓，强烈的刺激能抑制迷走神经的异常兴奋。涌泉为肾经井穴，针刺该穴为"上病下治"，远道取穴，激发肾经经气，疏通经脉，具有引导逆气下行、镇静的作用。另一方面针刺该穴可疏肝下气，引气下行，使胃气平逆，从而降低呃逆复发。

太　　溪

水针法

[方法]常规消毒双侧太溪穴，取东莨菪碱2ml（0.6mg），注射针头快速刺入该穴，持针捻转，待局部有酸胀感时，抽无回血即可将药

液注入，每穴 lml。

[**疗效**] 王强等治疗 60 例，治愈 43 例，有效者 14 例，无效 3 例，总效率为 95%。

[**评析**] 中医理论认为由脑血管疾患所引起的呃逆，大多为阴虚阳亢或肾阳不足、火不归元所致。太溪穴为足少阴肾经之原穴，足少阴脉从肾上贯肝膈，入胸中，刺之有益肾、助阳、纳气之作用。现代医学研究证明，针刺信息可到达中枢神经系统，通过一定的神经传导途径与内脏器官相联系，而东莨菪碱有兴奋呼吸中枢、解除迷走神经兴奋性、使膈肌松弛的作用。将药液注入太溪穴，其疗效除药物作用外，还通过刺激穴位影响内脏器官，达到针药合二为一的作用。

间　使

针刺法

[**方法**] 常规消毒穴位（按"男取左，女取右"之原则取穴，病情较重者可取双侧穴位）皮肤后，用 26~30 号 2 寸不锈钢毫针，快速刺入穴位皮下，进针到一定深度，得气后采用"杨氏泻针法"，即先缓慢将针下插直至地部，然后重提轻按行针 6 次；再上提至人部，又重提轻按行针 6 次；再上提至天部，又重提轻按行针 6 次。接着将毫针重新缓慢下插直达地部，如此依法反复操作 6 遍。最后出针时宜缓慢退出，并摇大针孔，不闭其针孔。每日 1 次，一般 1~2 次即可治愈。

[**疗效**] 刘云治疗 30 例，1 次治愈 22 例，2 次治愈 8 例。

[**评析**] 本穴是手厥阴经的经穴，在五行中属金，其所属之经"脉起胸中，出属心包，下膈……"。本病胃气上逆动膈，胃属土，按"实则泻其子"的原则，泻间使则胃气上逆可平，痉挛之膈肌得以恢复正常。

内　关

1. 针刺法

[**方法**] 患者取正坐位，消毒穴位皮肤后，用 28~30 号 1.5 寸不锈

钢毫针，快速直刺或斜刺入内关穴，采用强刺激手法，当患者局部有酸胀感并沿上肢传导时，可稍留针或不留针。每日 1 次。

［**疗效**］王和先、杨成华分别治疗多例呃逆，一般 1 次即可治愈。

2. 水针法

［**方法**］常规消毒双侧穴位皮肤，以 5ml 注射器套上 7 号针头，抽取适当药液，快速垂直刺入内关穴，出现酸、麻、胀感后，若回抽无血则缓慢推注入药液，每穴各半量。无效者 2h 后再依法施治 1 次。

［**疗效**］曹毅等治疗（药物为盐酸消旋山莨菪碱注射液 15mg）急性脑血管病之顽固性呃逆 32 例，痊愈 21 例，显效 7 例，好转 2 例，无效 2 例。张有成等治疗（药物为地西泮注射液 5mg）术后 18 例，治愈 16 例，无效 2 例。刘有圣治疗（药物为维生素 B_1 注射液 1ml）18 例，全部均为 1 次即愈，随访 3 个月无复发。杨松桂等治疗（药物为爱茂尔注射液 2ml、盐酸山莨菪碱注射液 10mg）46 例，经 1 次治愈 40 例，有效 5 例，无效 1 例，总有效率为 97.83%。余建敏治疗（药物为异丙嗪 12.5mg 或 0.5ml）46 例，临床治愈 18 例，显效 13 例，有效 5 例，无效 10 例，治愈率为 78.26%。沈红亮治疗（药物为盐酸消旋山莨菪碱注射液 10mg）19 例，1 次有效 11 例，2 次有效 5 例，3 次有效 2 例，无效 1 例，总有效率为 94.74%。何国龙等治疗（药物为氯丙嗪 12.5mg 或 0.5ml）脑损伤继发顽固性呃逆 240 例，临床治愈 173 例，显效 52 例，无效 15 例。陈麟等治疗（药物为 1ml 甲氧氯普胺注射液，在一侧穴位注射，注射完后用双手拇指点按住双侧足三里，使之出现酸、麻、沉、胀感，持续 3~5min。）60 例顽固性呃逆，治愈 40 例，好转 17 例，无效 3 例，总有效率为 95%。王莉莉等治疗（药物为山莨菪碱注射液 2ml）46 例，1 次治愈 30 例，2 次治愈 12 例，1 次穴注后症状减轻，需多次治疗方可症状消失，偶有复发者 4 例，总有效率为 100%。冯小宝等治疗（药物为维生素 B_6 注射液）88 例，痊愈 62 例，好转 24 例，无效 2 例，总有效率为 97.73%。

3. 指按法

［**方法**］用手指压迫、按揉内关穴，以一侧拇指指腹按住内关穴轻轻揉动，以产生酸、麻、胀感为宜。一般按压 15~30min，2 次 /d，可两手交替按压，同时嘱患者做深呼吸运动。

[疗效] 施亮华等治疗 38 例，治愈 28 例，有效 9 例，无效 1 例，总有效率为 97.37%。

[评析] 内关为心包经络穴，八脉交会穴之一，通阴维脉，故功善宽胸理气、调理三焦、降逆止呃。氯丙嗪可镇静止呃逆，山莨菪碱治疗急性脑血管病引起的顽固性呃逆，丹参注射液治疗急性心肌梗死后呃逆均有很好作用，可参考应用。

中　冲

指掐法

[方法] 令患者自己将拇指指甲尖端顶在同只手的中冲穴上（应事先帮患者定准穴位位置），然后嘱其拇指与中指同时用力，使穴位局部有发困、发酸之感，以患者本身能耐受为限。应双手同时依法进行，一般持续约 2min 即可获效。

[疗效] 常晋华治疗 30 余例，疗效可靠，对神经性呃逆尤为适宜。

[评析] 中冲穴为手厥阴心包经的井穴，呃逆系膈肌痉挛所致，而心包经起于胸中，下络上、中、下三焦，膈居中焦，故刺激本穴可治疗呃逆。

中　渚

指压法

[方法] 医者以双手中、无名、小指，在患者小指外侧握住患者小指，用拇指下压中渚穴，食指上顶在掌侧中渚穴相对点 1~2min，以得气为度（指力以达到患者自觉有麻、胀、痛、重及电传感为宜，以向胸部传导为得气，以能忍受为度），要求在压穴时将力量集中在拇指、食指的指端。然后用食指成钩形，按压养老穴 1~2min，以得气为度。每日 1 次。

[疗效] 刘仁义治疗多例，效佳。

[评析] 呃逆的发病，多因气机逆乱、肝气犯胃所致。参考膈肌的病变与胃肺气逆的机制，在临床上以循经取穴、直达病所方法治疗之。中渚穴属手少三焦经，其经与心、肺、膈、胃等上中下三焦的关系极

为密切，故指压穴位有调气机、通血脉、安五脏之功效，循经上行可调节气机，抑制胃气上逆，疏肝理气，故取此穴能治呃逆。

外 关

针刺法

［**方法**］常规消毒双侧穴位皮肤后，用 28~30 号 1.5 寸毫针，快速垂直刺入皮下，针尖沿三焦经的循行方向，针体与皮肤呈 45° 角进针 1~1.2 寸，得气后，施行提插捻转手法，使针感沿三焦经向上传导（传至胸部者效果最佳），留针 30~60min。每日 1 次。

［**疗效**］冉金丽共治 21 例，1 次获愈 6 例，2~3 次获愈 11 例，4~5 次获愈 4 例。

［**评析**］外关为三焦经络穴，三焦经布膻中，散络心包，下膈循属三焦，故刺激该穴，可调理三焦之气，气机调畅，逆气得降，呃逆自止。

翳 风

1. 针刺法

［**方法**］患者取卧位或坐位，常规消毒后，用 28~30 号毫针，快速直刺入双侧穴位皮下，针尖向咽喉部斜刺入 1 寸，给予捻转手法，得气后大幅度捻转毫针 5~6 次，同时嘱患者屏气 15s，呃止即出针。若呃逆未止，则可依法操作 2~3 遍，留针 30min。

［**疗效**］王士广治疗 38 例，1 次治愈 35 例，5 次治愈 2 例，有效 1 例。何刚、王书香各治疗多例，效果满意。

2. 水针法

［**方法**］消毒双侧穴位后，用 7 号注射器针头快速刺入，进针时要慢，给予缓慢的提插手法，得气后若抽无回血，则缓慢推入药液（脑血管病变所致者用盐酸消旋山莨菪碱注射液 10mg，伴有前列腺肥大或术后尿潴留者用非那根注射液 50mg），出针后用干棉球按压片刻。

［**疗效**］骆方等共治 52 例，显效 44 例，有效 6 例，无效 2 例。

3. 指压法

［**方法**］患者取坐位，医者站在患者身后，用双手拇指同时按压双

侧翳风穴，力度要重而强，以局部感觉胀痛难忍为度，按压时间以 10s 为 1 次，直至呃逆停止。

［疗效］张日治疗 30 例，1 次治愈 16 例，2 次治愈 6 例，3 次治愈 5 例，4 次治愈 3 例。范寿升、朱忠泽、王启才、李育红各治疗多例，效果显著，一个月内未有复发。林先毅等治疗 30 例，待呃逆停止后，再嘱患者以丁香 4~6 个、柿蒂 2~3 枚开水冲泡饮用，均能完全缓解，有效率达 100%。

［评析］翳风属三焦经，能宽胸、理气、利膈，缓解或解除膈肌痉挛而解除呃逆。另外，翳风布有耳大神经，尤其是迷走神经较为丰富，故刺激该穴能刺激大脑皮质，通过反射弧使迷走神经抑制、膈肌痉挛缓解而达到止呃的目的。

丘　　墟

针刺法

［方法］常规消毒患侧穴位（配照海穴）皮肤，用 28~30 号不锈钢毫针快速刺入穴位，待患者产生酸、麻、胀等感觉后，采用先补后泻之法，即进针得气后再采用强刺激手法。治疗 20min 后，呃逆停止。次日再针 1 次，留针 20min，告愈。随访 1 年未发。

［疗效］王俊富治疗 1 例，针治 20min 告愈。

［评析］据经络循行"足少阳胆经……出气街……以下胸中，贯膈，属肝络胆"。《难经·六十二难》曰："三焦行诸阳，故置一输名曰原。"三焦是原气的别使，导源肾间动气，故针刺足少阳胆经原穴丘墟，透向足少阴肾经输穴照海，可使三焦原气通达，疏肝和胃，调和脏腑，起到缓解膈肌痉挛之效。

大　　敦

针刺法

［方法］患者取仰卧位，常规消毒双侧皮肤后，用 28~30 号 0.5 寸长毫针，进针 0.2~0.3 寸深，施行大幅度捻转手法，嘱患者深吸气后屏气，至屏气极再呼气。持续捻针 3min，不留针。出针后往往刺出绿豆

大小血球，用干棉球擦净即可。可酌配足三里、内关，补虚泻实。隔日 1 次，3 次为 1 个疗程。

[**疗效**] 张兴云治疗 54 例，1 次即愈 45 例，2 次而愈 4 例，3 次痊愈或显效者 4 例，无效 1 例。

[**评析**] 足厥阴肝经挟胃属肝，呃逆可由肝胃不和或胃气上逆所致，大敦为肝经井木穴，可疏肝降逆，治疗呃逆。

太　　冲

1. 针刺法

[**方法**] 常规消毒局部皮肤后，用 28~30 号 1 寸毫针，快速直刺入穴位，视其体质而决定针刺之深浅，得气后施行泻法，给予强刺激 30s，隔 5min 再行针 1 次。一般 10min 内多可获效。

[**疗效**] 胡倩运用本法治疗数例，均获满意效果。

2. 指压法

[**方法**] 对呃逆频作患者，可用双手拇指分别准确地按压在双侧穴位上，指力从小到大逐渐增加，施予强刺激之泻法。

[**疗效**] 以患者能耐受为度，一般 5min 左右即可显效。

[**评析**] 呃逆往往由情志拂郁所致，肝失条达，气失疏泄，升降失常，气逆作呃，治疗以顺气降逆为主。足厥阴肝经挟胃贯膈，布胁肋，五行属木，阴经原穴属土，太冲为木经之土穴，取之以抑木扶土，贯通三焦经气，调畅气机，使呃逆止。

至　　阳

1. 按压法

[**方法**] 嘱患者端坐，身体放松。准确定位穴位后，以右手拇指按压之，力量由轻到重，以患者能忍受为度，一般按揉 5~10min 即可起效。

[**疗效**] 卢光等治疗 27 例，治愈 26 例，无效 1 例。

2. 水针法

[**方法**] 患者取俯卧位，按常规消毒后，于第 7 胸椎棘突下向上斜

刺 0.5~1 寸，注射维生素 K 33.84mg。注射完毕，采用神灯照射或姜片艾炷温灸，隔日 1 次。

[**疗效**] 贾秋堤等治疗顽固性呃逆多例，轻症注射 1~2 次，重症治疗 3~4 次即可痊愈。

[**评析**] 至阳穴属督脉经穴，督脉乃"诸经之都纲"，针刺本穴可统帅一身阳气，从而使阳气通达全身，加上温灸至阳穴可加强督脉统帅全身阳气，从而达到温暖中焦、调补胃气，使阴阳调和，呃逆则止。从至阳穴的解剖位置看，布有第 7 胸神经后支的内侧支，刺激至阳穴能够治疗呃逆，其原因可能是刺激了第 7 胸神经后支的内侧支，从而缓解或消除了膈肌痉挛。

哑　门

点按法

[**方法**] 患者取坐、卧位均可，医者立于左侧，以左手掌按于患者前额，右手掌托扶颈后部，以右拇指指腹点按哑门穴，手法刺激要强，大多患者胸前会产生一股气下降的舒适感觉，至呃止后半分钟为度。

[**疗效**] 张仲华治疗 45 例，疗效显著，经 1~2 次点穴均告治愈。

[**评析**] 哑门为督脉经穴，查文献亦无治呃逆一说，盖刺激哑门使任督二脉气行通畅，疏调三焦，而起和胃、降逆、止呃之效。治疗时手法刺激要强，点按的时间要持续到呃止后半分钟以上为佳。

百　会

1. 针刺法

[**方法**] 常规消毒后用 1 寸长毫针，针尖向后与头皮呈 30° 角左右，平刺入百会穴 0.5~0.8 寸，快速旋转式捻转 200 次/min 左右，强刺激 3~5min，呃逆止或次数减少后留针 20~30min，每 10min 再运针 0.5~1min。每日 1 次，5 次为 1 个疗程。

[**疗效**] 黄洁等治疗 48 例，痊愈 40 例，好转 6 例，无效 2 例，总有效率为 95.83%。

2. 指压法

[**方法**] 患者取坐位或卧位,医者立其身旁,左手扶头,以右手中指指端点按百会穴上,施之以揉压,力度由轻渐重,至患者有较强酸胀痛感。呃逆停止后,继续按压片刻,以巩固疗效。

[**疗效**] 计惠民治疗 30 例,一般按压 2~3min 左右,呃逆即止。

[**评析**] 百会穴隶属于督脉,督脉为"阳脉之海",且百会穴是督脉、膀胱经、胆经、三焦经和肝经的交会穴,有"三阳五会"之名,因而针刺百会穴,能贯通肝、胆、膀胱、三焦各脏腑经络之气,疏肝理气,调整三焦气机,使逆乱的气机得到调整,呃逆停止。现代医学认为,呃逆的中枢在延髓,同时也受大脑皮层控制,而针刺百会穴恰能加强大脑皮质的内抑制过程,可抑制呃逆兴奋中枢,使呃逆止。

素　　髎

1. 针刺法

[**方法**] 患者取仰卧位,用毫针快速刺入素髎穴皮下,缓慢垂直进针,再使针与水平面呈 60°~70° 角,针尖达软骨后,稍加用力继续捻转进针(勿令偏移),进针 30~35mm,开始缓慢、轻度提插毫针,以取嚏为度。呃止后再提插再取嚏,如此反复 2~3 次。

[**疗效**] 马占松用本法即时止呃成功率达 98.89%,治愈 88 例,占96.9%。王培正治疗 7 例,最少的针刺 2 次,最多的针刺 5 次,全部治愈。刘金芝治疗(配合针刺中脘、内关、足三里)40 例,1 次治愈19 例,2 次治愈 9 例,3 次治愈 8 例,无效 4 例,总有效率为 90%。

[**评析**] 素髎穴是督脉之穴,位于鼻尖正中,相当于面针的脾、膈点。现代医学研究证实,素髎穴有较强的兴奋呼吸中枢的作用,而呼吸中枢与呃逆中枢都位于延髓,位置毗邻,神经联系较多。根据巴甫洛夫的优势原则,神经中枢总是接受机体内外界中最强的刺激,并对此做出反应,而对其他较弱的刺激则不引起反应。刺激素髎穴正是通过兴奋呼吸中枢,来抑制呃逆中枢,从而使神经系统的生理功能重新达到平衡,呃逆便消失。

水　沟

1. 针刺法

[**方法**] 患者取仰卧位，消毒局部皮肤后，取 28~30 号毫针，先快速直刺入皮肤，再将针尖斜向鼻中隔，针身与皮肤呈 15° 角沿鼻中隔刺入约 1 寸，手法以小幅度提插和大幅度捻转的强刺激为主，直至患者流泪、打喷嚏为度（针刺过程中可由他人协助固定患者头部）。留针10~15min，5min 行针 1 次。一般每天 1 次，呃逆反复发作者可每天行针 2~3 次，并延长留针时间，疗效显著。

[**疗效**] 王胜等治疗 30 例，治愈 10 例，显效 15 例，无效 5 例，有效率为 83.33%。毛志耀等治疗呃逆 46 例，全部治愈。李兆苓治疗40 例，1 次治愈 35 例，2 次治愈 5 例。陈勇用本法治疗多例，一般1~2 次即可获愈。

2. 雀啄针刺法

[**方法**] 消毒穴位皮肤，针尖向鼻中隔方向斜刺 0.3~0.5 寸，采用雀啄泻法，以眼球湿润或流泪为度，留针 30min，留针期间每隔 10min行针 1 次。每日 1 次，7 次为 1 个疗程。

[**疗效**] 刘敏等治疗 60 例，治愈 45 例，显效 12 例，无效 3 例，总有效率达 95%。

[**评析**] 实验证实，水沟穴区的传入神经为三叉神经眶下支，其感觉纤维除直接投射到三叉神经终止核外，还投射到网状巨细胞核、孤束核、颈段脊髓后角、脑干网状结构等，针刺冲动可通过三叉神经至孤束核，或经三叉神经至尾侧脊束核，再至孤束核及其附近的脊外侧网状结构，与经迷走神经传入的冲动相互作用，降低迷走神经兴奋性，使呃逆停止。

神　阙

1. 悬灸法

[**方法**] 患者取仰卧位，充分暴露腹部，取艾条点燃其一端，对准穴位进行悬灸，距离约 1cm，以患者局部皮肤充血潮红且有灼热感

为度。

[**疗效**] 卫海英治疗本病，一般约 1~2min 可见效。

2. 针刺法

[**方法**] 取穴后常规消毒，持毫针垂直刺入，视患者形体胖瘦刺入 1 寸左右，得气后行捻转平补平泻法，留针 10~30min，病重者每隔 5min 行针 1 次。

[**疗效**] 凌建维治疗 26 例，均 1 次治愈，有效率为 100%。

3. 药敷法

[**方法**] 把药末装入小布袋，将药袋敷于脐部，胶布粘贴牢固，外加宽腰带固定。

[**疗效**] 孙秀华治疗（取白胡椒、芒硝、朱砂。72h 后，若显效则除去药袋；若呃逆不消失，可更换药袋再次治疗）32 例，显效 15 例，有效 12 例，无效 5 例，总有效率为 84.38%。黄春英治疗（取丁香、小茴香、木香各 10g 研成粉末，加石蜡油调成糊状贴敷，加用 TDP 持续加热，每次 45min，日 1 次）42 例，治愈 34 例，有效 5 例，无效 3 例。

[**评析**] 神阙属任脉，能通调五脏六腑之气机，腑气得通，气机调畅，呃逆自然随之而解。近代研究证实，脐疗药物分子可通过脐部皮肤渗透和吸收作用弥散入人体，布散全身，辛香药物除本身具有治疗作用外，还可减弱脐部表皮角质层的屏障作用，加强药物的渗透。上述诸药均为辛香之品，通过神阙穴的吸收、渗透，可共同起到理气和胃、降逆止呃的作用。

中　　脘

1. 水针法

[**方法**] 患者取仰卧位，取一次性注射器（6.5 号针头）抽吸适当药液，常规消毒中脘穴后，将注射针头快速刺入其皮下，再持续提插，患者有酸麻胀痛等针感后，回抽无血时，缓慢注入药液，每天 1 次。

[**疗效**] 吕景山等治疗（药物为盐酸消旋山莨菪碱注射液 1ml，用生理盐水稀释至 2~3ml）21 例，1 次治愈 13 例，3 次治愈 6 例，5 次治愈 2 例，总有效率为 100%。温维等治疗（药物为阿托品 0.5~1mg）

46 例，全部治愈。刘俊杰等治疗（药物为阿托品和普鲁卡因注射液各 0.5mg）112 例，治愈 72 例，显效 25 例，有效 12 例，无效 3 例，总有效率为 97.32%。

2. 艾灸法

[**方法**] 将艾条点燃后放于中脘穴，艾条离皮肤约 0.2cm，此时患者被灼后高度紧张致屏气收腹，持续约半分钟结束。

[**疗效**] 张洪彬治疗 150 例，艾灸 1~2 次后治愈 136 例。

3. 芒针法

[**方法**] 常规消毒后，选直径 0.4mm、长 6 寸的芒针，用挟持进针法垂直缓慢捻转进针，如针下阻力较大或患者较痛苦时，不可强行进针，感腹部无阻力时才可进针 3.5~5 寸（胖者需进针 4.5~5 寸才可得气，瘦者进针 3~4 寸即可得气），此时患者若自觉下腹或胃部发胀，即为得气。得气后再旋转 360°，并轻轻上提，然后将针反转 360°，缓慢捻转出针 1~2 寸后留针。不管得气与否，医者一旦感觉针下有动脉搏动感，应停止进针，以免损伤腹主动脉。留针 30min，每日 1 次，7 次为 1 个疗程。

[**疗效**] 谭馥梅治疗 135 例，治愈 88 例，有效 43 例，无效 4 例，总有效率为 97.03%。治疗时间最短 1 次，最长 2 个疗程，平均治疗次数为 8 次。

4. 指按法

[**方法**] 患者低枕仰卧，医者以右手拇指指尖垂直按压于患者中脘穴上，嘱其屏气后缓慢加压，以患者感到酸痛不适但能够耐受为度。如指尖能感到患者膈肌痉挛逐渐减弱者，疗效常较佳。指压 3~5min，待患者呃逆消失后略减轻按压强度，以指尖或指腹揉按中脘穴 30s~1min。治疗后观察 1h，复发者重复上述治疗 1 次，可适当延长时间。

[**疗效**] 李小兵治疗 48 例，治愈 35 例，显效 8 例，有效 4 例，无效 1 例，总有效率为 97.92%。

[**评析**] 中脘是胃的募穴，同时又为腑会。艾灸有温中散寒、降逆止呕、解痉之功，阿托品具有解除平滑肌痉挛的作用，故穴位注射中脘可解除胃或膈肌痉挛，从而起到和胃止呃的作用。

巨 阙

指压法

[**方法**] 患者取仰卧、立位等任何体位均可，裸露上腹剑突部位，用拇指指腹向剑突后上方按压，指力宜轻再逐渐加重，同时拇指略加旋转，持续施术约 30s 至 1min。若 1 次无效者，待休息 10min 后再重复施治 1~2 次。

[**疗效**] 刘桂然治疗 1 例，按压后呃逆立即终止。

[**评析**] 本穴属于任脉，按压可治胸腹部疾病。用力按压此处，可以直接刺激膈肌的胸骨起始部，引起膈肌新的兴奋灶，而呃逆之兴奋灶取而代之，可起到治疗呃逆之作用。

鸠 尾

按压法

[**方法**] 医者右手拇指指腹垂直紧贴患者上腹部正中线，指端对准穴位后，向上后方持续逐渐加压，至适度为止。

[**疗效**] 王道成等治疗 14 例，全部治愈。李景义治疗 35 例全部获愈，其中 28 例治疗 1 次，6 例治疗 2 次，2 例治疗 3 次。

[**评析**] 鸠尾为任脉络穴，位于上腹，穴近横膈，取之能调整局部经气，善于宽胸利膈、降气止呃，从而疏通膈间气机而达降逆和胃的作用。

膻 中

1. 针刺法

[**方法**] 常规消毒局部皮肤，取 28~30 号 1.5 寸毫针，针尖向下快速平刺入 1 寸许，得气后给予强刺激手法，使针感扩散至剑突周围，留针 30min，隔 10min 行针 1 次。每日或隔日 1 次。

[**疗效**] 吕景山等治疗 10 余例，均获满意效果。闫淑军等治疗（配合扶突穴）36 例，痊愈 29 例，显效 6 例，无效 1 例，总有效率为

97.22%。

2. 水针法

[方法]消毒局部皮肤后，用5ml无菌注射器套上7号注射器针头，抽取适当药液，将针头快速斜刺入穴位，得气后若抽无回血，可缓缓注入药液，出针时按压针孔片刻。

[疗效]李业杰等治疗（药物为盐酸消旋山莨菪碱注射液1ml）多例患者，一般在注射完毕后5s至2min即可见效，仍无效者可隔日依法再注射1次，效佳。王大冰等治疗（药物为利他林粉剂40mg，用注射用水4ml溶解，配合内关穴，每穴注射1ml）30例，痊愈15例，显效5例，有效6例，无效4例。

3. 埋针法

[方法]患者取平卧位，局部消毒，用28号1寸毫针，针尖向剑突方向平刺，待捻转使局部有酸胀感后，用胶布固定针柄。留针期间出现间断性呃逆，可自己用手揉按埋针部位，留针时间长短视病情轻重、病程长短而定，一般24~48h即可拔针，留针期间可照常参加各项工作。

[疗效]杨春治疗20例，痊愈19例，无效1例。

4. 拔罐法

[方法]患者取仰卧位，取膻中穴，采用闪火罐法，待呃逆停止后留罐15min左右，局部皮肤充血即可取罐。中途如火罐松脱需重拔，若遇形瘦不易拔紧者，可先用生薄面饼敷于膻中穴处（面积以稍大于火罐为宜）再行拔罐。严重心脏病患者慎用本法。

[疗效]李超治疗33例，1次治后呃止者25例，2次治后呃止者7例，无效1例。杨继良治疗27例，除1例胆结石术后患者疗效欠佳，26例均获显效。

5. 指压法

[方法]患者取仰卧位，全身放松，医者以拇指对准穴位，先轻后重，按压2~3min，呃逆即可止住，为巩固疗效，可让患者侧卧休息15min，再按压2~3min。

[疗效]吕景山等治疗170例，除2例外，均1次治愈。朱立政治疗251例，除4例外均治疗1次获愈。

〔评析〕膻中为八会穴之一，属气会，邻近膈肌，故刺激该穴可宽胸理气，使胸中气机舒发，顺气降逆，达到呃止目的。埋针可持续性刺激，使横逆之气得以镇安，阻塞之气机得以通畅而达病愈目的。

天　　突

1. 针刺法

〔方法〕患者取坐位或仰卧位，常规消毒穴位皮肤后，用 28~30 号 1.5 寸毫针，先直刺入穴位 0.2 寸，然后针尖转向下方，紧靠胸骨的后缘，于气管前方缓慢直刺入 1 寸左右，得气后行捻转补泻手法，使针感向下传导，直至呃逆停止。

〔疗效〕赵银龙治疗多例，一般 1~3 次即可治愈。孙钦然等治疗 23 例，治愈 21 例，好转 1 例，无效 1 例，总有效率为 95.65%，经 1~2 次治疗即有效者 12 例。

2. 灯火灸法

〔方法〕患者取坐位或仰卧位，取一段蘸着酒精的灯心草，点燃后迅速灼灸穴位，大部分患者可出现轻微的火灼焦点。灸后局部宜保持清洁，同时涂上穿心莲软膏（穿心莲细粉 5g，凡士林 50g 混合调匀备用）预防感染。轻者灸 1 次即可，重者隔 1 周后再在原部位灼灸 1 次。

〔疗效〕唐桂文使用本法疗效满意，一般 2~3 次即可治愈。

3. 指压法

〔方法〕患者取正坐位，医者站立在患者前面，用右手拇指或食指端按压穴位，指端稍向下用力，施力由轻到重，患者自觉有酸胀感。为避免按压时局部疼痛，也可用纱布或手帕折叠数层于指端下施术。按压时患者力争憋气，约 1min 起手。如无效或有反复，可稍休息数分钟，再照上法施术 1 次。如呃逆仍不止，则需另换其他方法治疗。此法亦可告诉患者自行用指按压，可收同样功效。

〔疗效〕刘顺荣治疗 239 例，1 次治愈 221 例，2 次治愈 11 例，无效 7 例。

4. 水针法

〔方法〕患者取平卧位，常规消毒穴位皮肤，用 5ml 一次性注射器吸取维生素 B₁ 注射液 1ml。先直刺入天突穴，深约 0.2 寸，然后将针尖转向下方，紧靠胸骨后方进针，得气后回抽无血，则将药液缓慢注入 1ml，注射后轻揉片刻。隔天 1 次。

［疗效］钟光稳等治疗 32 例，治愈 21 例，好转 8 例，无效 3 例，有效率为 90.63%。其中治疗 1 天获效 12 例。

［评析］天突主上气咳逆喘嗽，喉痹，噎膈，呕吐。天突为任脉与阴维脉之会，善于降肺胃之气，有宽胸利膈降气之效。针刺天突能缓解胃肠平滑肌、膈肌的痉挛，又能降低气道阻力，调节呼吸功能，有利于气机的通畅，达到降逆止呃的目的。

廉　　泉

指压法

［方法］令患者取端坐位，头部稍向后仰，医者以右手食指按在患者廉泉穴上，指尖朝向内下方用力，以患者略有窒息感为宜，持续 5~10s，同时让患者做吞咽动作 1~2 次。若 1 次按压未能奏效，10min 后可再如法做第 2 次按压。一般治疗 1~2 次多可获效。

［疗效］周绪彬共治疗 17 例，全部患者均获痊愈，其中 1 次按压痊愈 13 例，2 次按压痊愈 4 例。

［评析］廉泉具有降逆下气之功。廉泉下布有舌咽神经，它是该神经分布区的一个敏感点，舌咽神经与迷走神经的兴奋性有着相互诱导和相互抑制的关系，对舌咽神经的强烈刺激，如过猛的吞咽动作和食用过于辛辣的食物可诱发呃逆；而对舌咽神经较轻柔的刺激，如针刺颈部某些穴位则可止呃。指压廉泉正是轻缓地刺激舌咽神经，从而达到止呃的目的。

承　　浆

针刺法

［方法］取承浆穴，斜刺 0.5~1 寸，施行强刺激提插捻转手法，使局部产生酸胀感并向上放射，留针 30~60min，每 10min 行针 1 次。治疗中患者要注意情志舒畅，尽量避免与有关诱因接触，忌食生冷、刺

激性食物，以免影响疗效。可辨证配穴针刺。

[疗效]李喆治疗20例，1次治愈者10例，2~4次呃逆消失者6例，7次呃逆消失者1例，无效者3例，总有效率为85%。

[评析]承浆穴属任脉，乃任脉、督脉及足阳明经交会穴，针刺该穴不仅可调和胃经经气，亦可理顺任督二脉的气机升降，具有较强的镇痛、镇静作用，对于治疗呃逆有独特的疗效。

【按语】

1. 针灸治疗呃逆有显著疗效，往往能针到呃止，手到病除。

2. 对于反复发作的慢性、顽固性呃逆，应积极查明原因并治疗引起呃逆的原发病。

3. 年老体弱和慢性久病患者出现呃逆，往往是胃气衰败、病情加重之象，针灸疗效欠佳。

【参考文献】

[1] 喻雄师. 针刺少商穴治疗顽固性呃逆 [J]. 浙江中医杂志，1987（1）：33.

[2] 刘世贵. 指压少商穴治疗呃逆 [J]. 中级医刊，1966（1）：44.

[3] 杨道全. 拇指切按少商穴治疗呃逆 [J]. 四川中医，1988（12）：28.

[4] 陈亚英. 商阳穴为主治疗呃逆23例 [J]. 福建中医药，1988（4）：44.

[5] 祝维华，周伟平. 商阳穴点刺放血临床应用 [J]. 江西中医药，1997（6）：44.

[6] 张朝阳. 指压合谷穴止呃逆 [J]. 四川中医，1986（4）：21.

[7] 高武科，吴英，王晓玲. 合谷穴治疗呃逆举隅 [J]. 针灸临床杂志，1998（6）：36.

[8] 朱广运. 针刺合谷穴治疗呃逆 [J]. 针灸学报，1992（1）：57.

[9] 高速. 针刺曲池穴位治疗膈肌痉挛 [J]. 贵阳中医学院学报，1985（2）：18.

[10] 李传芹，李良. 针刺曲池穴临证再发挥 [J]. 贵阳中医学院学报，1986（2）：18.

［11］郑永生. 电针迎香穴治疗中风伴发呃逆 28 例［J］. 中医研究，2001，14（6）：91.

［12］胡智慧. 针刺人迎治疗顽固性呃逆 42 例［J］. 上海针灸杂志，1997（5）：21.

［13］高微，乔喜芹. 针刺人迎穴为主治疗呃逆 122 例［J］. 针灸临床杂志，2003（8）：63-64.

［14］秦和森，李志贵，蔡喜花. 电针人迎、扶突穴治疗呃逆症 30 例疗效观察［J］. 针灸临床杂志，2003（1）：44-45.

［15］熊瑞江，张燕. 针刺穴位治疗顽固性呃逆 48 例报告［J］. 西南国防医药，2002，12（6）：585.

［16］胡秀岭，毕臻. 针灸治疗呃逆 81 例［J］. 陕西中医，1996（10）：462.

［17］温安东，马建春. 针刺足三里穴治疗单纯性呃逆 29 例［J］. 中华全科医师杂志，2004，3（4）：259.

［18］孙小从，王松山. 针药结合治疗顽固性呃逆［J］. 河南中医，1993（4）：167.

［19］谭萍. 足三里穴位注射阿托品治疗呃逆［J］. 江西中医药，1996（6）：56.

［20］邓伟民，杨星. 利多卡因注射足三里穴治疗呃逆 215 例［J］. 新中医，1997（3）：28.

［21］张金钟，李伟. 足三里穴位药封闭与中药柿蒂煎服治疗腹部手术后呃逆 26 例［J］. 陕西中医，1997（2）：79.

［22］时国臣. 穴位注射治疗中风呃逆［J］. 中国针灸，1992（1）：27.

［23］高秀领，赵云夕，赵彦波. 穴位注射治疗顽固性呃逆 17 例［J］. 临床针灸杂志，2001（11）：18.

［24］杨松桂，于晨媛. 穴位封闭治疗顽固性呃逆 46 例［J］. 陕西中医，2003（4）：353.

［25］姚春香. 穴位注射治疗中枢性呃逆的临床观察［J］. 针灸临床杂志，2003（3）：20.

［26］唐小儒. 足三里穴注射配合耳穴贴压治疗呃逆 45 例［J］. 海南医学，2014，25（10）：1530-1531.

［27］刘道明. 针刺公孙穴治疗呃逆［J］. 陕西中医函授, 1993（5）: 29.

［28］刘金桥, 张慧敏. 电针公孙穴治疗呃逆 28 例［J］. 河北中医药
　　　学报, 2012, 27（2）: 35.

［29］郭玉洁. 针刺后溪穴治疗呃逆 8 例体会［J］. 内蒙古中医药,
　　　2014（18）: 56–57.

［30］艾钦光, 李桂芬. 养老穴的应用举隅［J］. 针灸临床杂志, 1995
　　　（4）: 34.

［31］刘仁义. 指压中渚、养老穴治愈呃逆［J］. 新中医, 1990（1）: 30.

［32］吴新贵. 针刺睛明穴为主治疗呃逆 122 例［J］. 上海针灸杂志,
　　　1998（5）: 26–27.

［33］王文龙, 李媛, 李盈昌. 深刺睛明穴治疗顽固性呃逆 26 例［J］.
　　　针灸临床杂志, 1998（6）: 26–27.

［34］戴德清. 单穴应用验案四则［J］. 针灸临床杂志, 2000（6）: 45.

［35］孙凤银, 王树祥, 杨志华, 等. 指压双侧睛明穴治疗危重患者
　　　呃逆 97 例［J］. 针灸临床杂志, 2007, 23（5）: 35.

［36］唐军, 陈启君, 毛卫锋. 按压睛明穴治疗呃逆 87 例［J］. 中国
　　　针灸, 2002（增刊）: 36–37.

［37］苏伟俊. 攒竹穴注射治疗呃逆 35 例［J］. 中国校医, 2002, 16
　　　（4）: 296.

［38］金经国. 针刺攒竹穴治疗顽固性呃逆 40 例［J］. 辽宁中医杂志,
　　　1993（4）: 38.

［39］王明明. 针刺攒竹穴治疗顽固性呃逆 48 例［J］. 陕西中医, 1997
　　　（7）: 334.

［40］李昕. 针刺攒竹穴治疗呃逆二例［J］. 针灸临床杂志, 1998（7）: 44.

［41］王瑞峰, 王新明. 针刺攒竹穴为主治疗呃逆 32 例［J］. 实用中
　　　医内科杂志, 2011, 25（4）: 109.

［42］翟春梅, 孙凤菊. 针刺攒竹穴治疗顽固性呃逆 94 例［J］. 吉林
　　　中医药, 2007, 27（7）: 44.

［43］龚瑞章. 指压攒竹穴治疗膈肌痉挛症 30 例［J］. 中国针灸,
　　　1981（1）: 48.

［44］赵宁侠, 褚自宏, 张忠惠. 指压攒竹治疗术后顽固性呃逆［J］.

中国针灸，1996（6）：29.

[45] 杨通神. 点压攒竹穴治疗呃逆 [J]. 新中医，2013（11）：182.

[46] 李金涛，陈秀云，罗丽，等. 指压攒竹穴在化疗致呃逆中的应用 [J]. 齐齐哈尔医学院学报，2011（3）：417.

[47] 陈杰，张帅州. 电针攒竹穴治疗顽固性呃逆 30 例 [J]. 四川中医，2004，22（6）：92–93.

[48] 王瑞恒. 指针膈俞穴治愈呃逆症九例 [J]. 中医杂志，1966（2）：13.

[49] 徐宝珍. 膈俞为主治疗顽固性呃逆 [J]. 中国针灸，1995（4）：57.

[50] 巫祖强，粟漩. 水针治疗脑血管意外引起呃逆 60 例 [J]. 上海针灸杂志，2002（4）：32.

[51] 周鸿飞. 膈俞穴注射氯丙嗪治疗脑血管病顽固性呃逆临床观察 [J]. 针灸临床杂志，2002（1）：34–35.

[52] 刘树鸾. 电针涌泉穴治疗膈肌痉挛 362 例 [J]. 中国针灸，1993（3）：5.

[53] 王家稼. 涌泉穴治疗脑占位病变术后呃逆 7 例 [J]. 中国针灸，2003（5）：281.

[54] 曾献忠. 按揉涌泉穴治疗婴儿呃逆 61 例 [J]. 中国民间疗法，2000，8（5）：10.

[55] 宋耀朋，郭会娟. 吴茱萸外敷涌泉穴治疗呃逆 27 例 [J]. 中国民间疗法，2001，9（9）：13.

[56] 刘俪钒，王锐，刘秀松. 手法按摩联合吴茱萸糊剂贴敷涌泉穴治疗顽固性呃逆的效果观察 [J]. 新疆中医药，2014，32（5）：24–26.

[57] 王强，刘辉. 太溪穴注射东莨菪碱治疗中枢性呃逆 [J]. 现代中西医结合杂志，1999，8（12）：2003.

[58] 刘云. 针间使穴治疗顽固性呃逆 [J]. 中国针灸，1992（1）：27.

[59] 王和先. 内关穴在临床上的应用 [J]. 针灸临床杂志，2002（10）：41.

[60] 杨成华. 针刺内关穴治愈呃逆一例 [J]. 四川中医，1985（3）：47.

[61] 曹毅，孙德本，张伟刚. 内关穴封闭治疗急性脑血管病引起的

顽固性呃逆［J］.黑龙江中医药，1994（6）：36.

［62］张有成，王明昭，沈正高.注射安定治疗术后呃逆［J］.甘肃
　　　中医学院学报，1992（1）：32.

［63］吴家镇.穴位注射治疗顽固性呃逆35例［J］.针灸临床杂志，
　　　2002（10）：30.

［64］刘有圣.内关穴位注射治疗呃逆18例［J］.河北中医，2003（2）：
　　　127.

［65］杨松桂，于晨媛.穴位封闭治疗顽固性呃逆46例［J］.陕西中
　　　医，2003（4）：353-354.

［66］余建敏.穴位注射治疗顽固性呃逆46例［J］.河南中医，2003
　　　（7）：67.

［67］沈红亮.654-2穴位注射治疗顽固性呃逆19例［J］.江中西医
　　　结合杂志，2003（4）：250.

［68］何国龙，金许洪，何雯.氯丙嗪封闭内关穴治疗脑损伤继发顽
　　　固性呃逆的临床分析［J］.现代中医药，2003（2）：52.

［69］姚春香.穴位注射治疗中枢性呃逆的临床观察［J］.针灸临床
　　　杂志，2003（3）：20.

［70］陈麟，徐维，张冬梅.内关穴位注射加指压内关穴治疗顽固性
　　　呃逆60例［J］.中国中医急症，2011（9）：1401.

［71］王莉莉，侯智.内关穴注射山莨菪碱治疗顽固性呃逆［J］.中
　　　国实用医药，2012（13）：152-153.

［72］冯小宝，刘海涛.内关穴注射治疗膈肌痉挛临床观察［J］.内
　　　蒙古中医药，2012（15）：67.

［73］施亮华，冷晓辉，翟剑霜，等.按压内关穴治疗呃逆疗效观察
　　　［J］.实用临床医药杂志，2012（8）：43-44.

［74］常晋华.手掐中冲穴治疗呃逆［J］.中医药研究，1991（3）：36.

［75］冉金丽.针刺外关治疗术后呃逆21例［J］.中国针灸，1996（4）：
　　　56.

［76］王士广.针刺翳风穴治疗呃逆38例［J］.中国针灸，1994（5）：48.

［77］何刚.呃逆针治三法［J］.四川中医，1996（11）：55.

［78］王书香.针刺"翳风"穴治疗膈肌痉挛［J］.陕西中医，1982

（2）：29.

[79] 骆方，张东旭. 翳风穴位注射治疗呃逆 52 例 [J]. 针灸临床杂志，1996（2）：41-42.

[80] 张日. 指压翳风穴治疗呃逆 30 例报告[J]. 针灸学报，1989（1）：35.

[81] 范寿升. 按压翳风穴治疗呃逆 [J]. 河南中医，1985（2）：11.

[82] 朱忠泽. 翳风穴治疗呃逆效果好 [J]. 新中医，1984（7）：32.

[83] 王启才. 翳风穴治疗呃逆 [J]. 新中医，1980（4）：39.

[84] 李育红. 指压翳风穴治疗呃逆 62 例[J]. 中国针灸，2001（11）：671.

[85] 林先毅，李晶，缐永跃. 指压翳风穴配合中药治疗顽固性呃逆 30 例 [J]. 光明中医，2012（9）：1828-1829.

[86] 王俊富. 丘墟穴的临床应用 [J]. 中国针灸，1996（9）：31-32.

[87] 张兴云. 针刺大敦穴治疗顽固性呃逆 54 例疗效观察 [J]. 浙江中医杂志，1997（3）：132.

[88] 胡倩. 太冲穴临床运用举隅 [J]. 江苏中医，1996（11）：29.

[89] 卢光，衣华强. 按压至阳穴治疗顽固性呃逆 27 例体会 [J]. 中国社区医师，2010，12（9）：108.

[90] 贾秋堤，沈静华. 维生素 K_3 穴注至阳穴治疗顽固性呃逆 [J]. 贵阳中医学院学报，1996，18（4）：35-36.

[91] 张仲华. 点哑门穴治疗伤科并发症呃逆 [J]. 安徽中医临床杂志，1998，10（1）：62.

[92] 黄洁，刘伍立. 针刺百会穴治疗顽固性呃逆 48 例 [J]. 湖南中医学院学报，1997，17（4）：56-57.

[93] 计惠民. 指压百会穴速愈呃逆 [J]. 四川中医，1990，8（10）：60.

[94] 马占松. 按压天突针刺素髎为主治疗呃逆 91 例 [J]. 针灸临床杂志，2003（6）：43.

[95] 王培正. 针刺素髎穴治疗颅脑术后呃逆 7 例临床观察 [J]. 中国针灸，1994（增刊）：213.

[96] 刘金芝. 针刺素髎穴为主治疗顽固性呃逆 40 例 [J]. 天津中医

学院学报，2002，21（1）：21．

［97］王胜，张丽霞，任晓荣．针刺水沟穴治疗顽固性呃逆30例［J］．上海针灸杂志，1999（6）：22．

［98］毛志耀，王伟．针刺人中穴治呃逆［J］．针灸临床杂志，1999（10）：45．

［99］李兆苓．针刺人中穴治疗呃逆［J］．浙江中医杂志，1990（3）：136．

［100］陈勇．针刺人中穴治呃逆［J］．四川中医，1985（12）：50．

［101］刘敏，张克镇，闫晓瑞．雀啄法针刺水沟穴治疗脑血管病并发顽固性呃逆60例［J］．云南中医中药杂志，2011（11）：65．

［102］卫海英．温灸神阙穴及下腹部临证举隅［J］．浙江中医杂志，2005，29（4）：61-62．

［103］凌建维．针刺神阙穴治疗呃逆26例［J］．中国针灸，2005，25（3）：154．

［104］孙秀华．中药敷脐治疗呃逆疗效观察［J］．护理学杂志，2003，18（8）：606．

［105］黄春英，黎裕朝，廖展梅．三香散贴敷神阙穴治疗急性心肌梗死呃逆42例［J］．河南中医，2011，31（6）：640-641．

［106］吕景山，何树槐，耿恩广．单穴治病选萃［M］．北京：人民卫生出版社，1993．

［107］温维，许玉坤．阿托品中脘穴封闭手术治疗顽固性呃逆46例体会［J］．陕西中医函授，1997（5）：29．

［108］刘俊杰，刘彦等．阿托品普鲁卡因中脘穴注射治疗呃逆112例［J］．华人消化杂志，1998，（S2）：384．

［109］张洪彬．艾灸中脘穴治疗呃逆150例［J］．临床军医杂志，2002，30（3）：124．

［110］谭馥梅．芒针治疗顽固性呃逆135例［J］．湖南中医杂志，2003（6）：32．

［111］李小兵．指针中脘穴治疗顽固性呃逆48例［J］．医学理论与实践，2004，17（10）：1174．

[112] 刘桂然. 指压治疗呃逆 [J]. 按摩与康复医学, 1988, 23（6）: 40.

[113] 王道成, 邵孟志. 推压鸠尾穴治疗膈痉挛 14 例体会 [J]. 中国厂矿医学, 1994（2）: 40.

[114] 李景义. 指压鸠尾穴治疗呃逆 35 例 [J]. 上海针灸杂志, 1990（1）: 48.

[115] 闫淑军, 高培新, 宋奎堂. 扶突穴配膻中穴加减治疗顽固性呃逆 36 例疗效观察 [J]. 中国卫生产业, 2013（13）: 171.

[116] 李世杰, 宋晓奇, 赵瑞杰. 654-2 膻中穴注射治疗顽固性呃逆 50 例 [J]. 中西医结合杂志, 1991（5）: 309.

[117] 王大冰, 郭执乾, 张新安. 穴位注射利他林治疗顽固性呃逆 30 例 [J]. 针灸临床杂志, 1999（7）: 38-39.

[118] 杨春. 膻中穴埋针治疗顽固性呃逆 20 例临床观察 [J]. 针灸临床杂志, 2001（3）: 43.

[119] 李超. 拔火罐法治疗顽固性呃逆 33 例报道 [J]. 甘肃中医, 2003（2）: 37.

[120] 杨继良. 膻中穴拔罐治疗顽固性呃逆 [J]. 甘肃中医, 1991, 4（2）: 35.

[121] 朱立政. 压颤膻中穴治疗呃逆 [J]. 按摩与导引, 1992（3）: 29.

[122] 赵银龙. 针刺天突治疗顽固性呃逆 [J]. 四川中医, 1995（3）: 55.

[123] 孙钦然, 朱中书, 高敏, 等. 针刺颈夹脊穴合天突穴治疗顽固性呃逆 23 例 [J]. 江西中医药, 2014, 45（8）: 64-65.

[124] 唐桂文. 灯火灸天突穴治疗呃逆 [J]. 陕西新医药, 1973（5）: 51.

[125] 刘顺荣. 指压天突穴治疗呃逆 [J]. 中医针灸, 1987（4）: 55.

[126] 钟光稳, 俞景瑞. 天突穴位注射维生素 B_1 治疗（顽固性）呃逆 32 例 [J]. 江西中医药, 2001, 32（6）: 47.

[127] 周绪彬. 指压廉泉治疗呃逆 17 例 [J]. 中国针灸, 2000（7）: 417.

[128] 李喆. 针刺承浆穴治疗呃逆 20 例小结 [J]. 甘肃中医, 2006, 19（12）: 25-26.

第二十九节　腹痛

　　腹痛是指胃脘以下、耻骨联合以上部位发生的以疼痛为主要表现的病症，是临床上的常见症状，可见于内科、妇科、外科等多种疾病中，以肠道疾病和妇科病引起的腹痛较为多见。西医学的急慢性肠炎、胃肠痉挛、肠易激综合征等疾病引起的腹痛，可参照本节进行治疗。

　　因腹内有许多脏腑，且为诸多经脉所过之处，所以不论何种病因，如外邪、饮食、情志等，凡导致有关脏腑气机不利或经脉气血不通时，均可引起腹痛。本病临床表现以腹部疼痛为主症，可分别表现为全腹痛、脐腹痛、小腹痛、少腹痛等，发作或加重多与饮食、情志、受凉、劳累等诱因有关，可反复发作，常伴有饮食、大便异常。下消化道钡餐透视、纤维结肠镜、腹部 B 超等检查有助于明确诊断。

商　　阳

针刺法

　　[**方法**]用 75% 乙醇消毒双侧商阳穴局部后，用 26 号毫针，常规针刺穴位，平刺进针，有酸麻感后留针 30min 即可。

　　[**疗效**]张肇共治 54 例，显效 45 例，有效 8 例，无效 1 例。

　　[**评析**]急性腹痛是内科急诊患者中常见症状，中医认为"痛则不通，通则不痛"。商阳穴属于手阳明大肠经，针刺此穴，能使人体内经气正常疏通，气通血通则痛止。但此法仅能暂时缓解患者剧烈的腹痛，不能治本，痛止后应针对病因治疗原发病，方能巩固止痛效果。

合　　谷

指压法

　　[**方法**]患者屈肘，手掌侧立，两掌心相对，手指自然放松呈微屈曲状态，医者右手掌位于患者左手背外侧，左手掌位于右手背外侧，

拇指均放在穴位处,然后双手拇指同时有节律地往下、往外侧用力按压,以患者产生强烈的酸、胀、痛感为度。要求手指持续加压 5min 或更长时间,注意勿让指甲划伤皮肤。

[疗效] 施勇前等运用本法治疗各种原因引起的腹痛,多数患者一般在数秒钟后腹痛即可缓解或消失,效果显著。刘春运用本法治疗无痛人流术后腹痛 200 例,术后疼痛程度 VAS 评分 ≥ 2 以上者 97 例,占 48.5%,镇痛效果明显。

[评析] 合谷为大肠经原穴,是脏腑原气经过和留止的部位,而大肠经与胃经相连,胃经经腹部,故针刺合谷可治疗急性腹痛,对平滑肌具有较强的解痉作用。

足 三 里

1. 电针法

[方法] 患者取仰卧位,常规消毒双侧穴位,用 2 寸毫针快速直刺入 1.5 寸左右,进针得气后,采用紧提慢按结合大幅度捻转的方法,反复施以针刺泻法,使针感向四周扩散。然后接通电针仪,选择疏密波,频率为 20Hz,电流由弱渐强至患者能耐受为度,留针期间再酌情加大电流强度。电针时间一般不超过 60min,痛止后中止通电,但继续留针 10~15min。

[疗效] 赵青等共治 250 例急腹痛(包括炎症、梗阻、结石、蛔虫等病变),1 次治疗后,优级止痛 153 例,良级止痛 63 例,无效者 34 例。

2. 针刺法

[方法] 常规消毒穴位局部皮肤,用 2 寸毫针速刺入 1.5~1.8 寸,行针得气后,施行强刺激的提插捻转手法,直至腹痛缓解为止,再留针 20min 左右才出针,期间行针 2~3 次。

[疗效] 唐仕勇用本法治疗胆绞痛、蛔虫性腹痛等,止痛效果明显,一般 1 次即可取效。

3. 水针法

[方法] 患者双腿屈曲下垂,常规消毒后,用 5ml 注射器抽吸适当药液,垂直刺入穴位 1 寸左右,当有沉胀感时,若抽无回血,则缓慢

注入药液，每穴 1/2 药量。

[疗效] 范炳文等（药物为维生素 K_3 8mg）治疗 100 例，显效 62 例，有效 36 例，无效 2 例。郑敏（药物为阿托品注射液 1mg，加注射用水稀释成 2ml）治疗多例，效果满意。高景波等（药物为维生素 K_3 注射液 4mg）治疗 76 例，1 分钟内获效 6 例，2~5min 获效 54 例，6~10min 获效 8 例，11min 以上获效者 8 例。朱克晶（药物为非那根 50mg、阿托品 0.5mg）治疗多例，一般 1 次即可痊愈。莫测等（药物为阿托品 0.5mg、维生素 K_1 10mg）治疗数例，效佳。黄正国（药物为维生素 K_3 2~4ml）治疗 247 例急性腹痛，痊愈 112 例，有效 87 例，无效 48 例，其中疼痛缓解时间最快 7min，最慢 21min。林娜（药物为维生素 K_3 注射液 2~5mg，每天 3~4 次）治疗肠蛔虫所致腹痛 56 例，治愈 41 例，好转 12 例，无效 3 例，腹痛消失时间最短为 5min，最长为 6 天。钟郑民（药物为维生素 K_3 注射液 8mg）治疗腹部术后疼痛多例，疗效显著，一般 1 次即可获得效果。

4. 指压法

[方法] 患者取仰卧位，用拇指按压双侧穴位，使患者出现皱眉、呼痛、躲闪等反应。

[疗效] 刘生链等共治疗 102 例，显效 42 例，有效 45 例，无效 15 例。

[评析]《备急千金要方》："三里主腹中寒，胀满，肠鸣，腹痛。"足三里是胃经合穴，合治内腑，故针刺该穴能健脾和胃，调理气血，疏通胃经气机，间接亦可调理肝胆经气机，气机通则疼痛解。足三里是治疗腹部疾病的强效穴，又是强壮身体的要穴，刺激本穴治疗胃脘痛、腹痛，止痛效果明显、迅速，无不良反应。

大 肠 俞

1. 针刺法

[方法] 患者取俯卧位，常规消毒穴位皮肤后，用 28~30 号 2 寸毫针，快速直刺入穴位，进针约 2.5 寸，待局部产生酸、麻、胀等得气感后，持续行针令针感直达腹部，施用泻法，留针 30min。每日 1 次。

[**疗效**] 孙六合运用本法，一般 1 次即可取得疗效，2~3 次痊愈。

2. 激光针灸法

[**方法**] 患者取俯卧位，左侧腹痛明显则取左侧穴位，右侧腹痛明显则取右侧穴位，操作时可将氦氖激光针灸针刺入穴位，每穴照射 15min。每天 1 次，4 次为 1 个疗程，3 天后再行第 2 个疗程，最多不超过 4 个疗程。治疗期间饮食正常，并停用其他疗法。

[**疗效**] 张士林等共治疗 61 例，痊愈 45 例，好转 16 例。

[**评析**] 本穴属大肠的背俞穴，是大肠之气输注之处，可用于治疗腹痛等。据解剖学提示，大肠俞穴区神经其浅层有第 4、第 5 腰神经后支的内侧皮支，及其伴行的动、静脉分布，深层有第 4、第 5 腰神经后支和相应腰背侧支分布，针刺这个穴位可起到明显的镇痛效果。

本病的发生主要在于大肠的传导功能失常，大肠俞为大肠之背俞穴，为大肠之气转输之处，主治大肠疾患，用之可调畅气机、通腑导滞。激光针灸是一种运用针和光的综合刺激作用来治疗疾病的方法，可产生有节律的肌肉收缩，加强针感，增强通腑导滞的功效。

承　山

1. 温针法

[**方法**] 令患者伏卧，取 2 根 8cm 毫针直刺入双侧承山穴，施提插捻转平补平泻手法，以有强烈针感并得气后，按艾绒于针尾并点燃，留针 30min。肝郁气滞者配太冲穴，提插泻法；脾胃虚弱者配足三里穴，提插补法；痰郁气滞者配丰隆穴，提插泻法。每日 1 次，30 次为 1 个疗程。

[**疗效**] 刘书坤等治疗 54 例，显效 43 例，有效 8 例，无效 3 例，总有效率为 94.44%。

2. 指压法

[**方法**] 医者以右手拇指指端按住穴位（男左女右），用力按压，先轻后重，先柔后刚，先浅后深。待患者感觉到酸胀感明显时，医者拇指可突然用力重按、深压穴位片刻，同时嘱患者深吸一口气（吸气时，要求患者腹部随吸气而鼓起，以吸至最大限度为准），约停半分

钟，然后将气慢慢呼出，医者拇指随气之呼出逐步放松。最后将穴位轻揉数次，必要时可重复按摩 1~2 次。

［**疗效**］何天贵治疗多例，一般治疗 1~2 次即可痊愈。

［**评析**］承山穴系足太阳膀胱经腧穴，足太阳膀胱经入腘窝中，一支于尻骶下分入肛门。根据针刺的双向良性调节作用，针刺承山穴可舒筋解痉，消除直肠的拘急状态，恢复其约束功能，即肠运动低下者可促其运动回升，肠功能亢进者使之运动减慢，从而达到治疗本病的效果。欲针刺取效，必须强调"得气"，古人云："气速而速效，气迟而不治"。笔者认为严格按针刺的手法操作，是取得疗效的关键。

内 关

1. 透针法

［**方法**］患者取仰卧位，常规消毒一侧皮肤，进针直刺入内关到达对侧外关穴皮下为止（以触到针尖即可，切勿穿透外关穴皮肤），得气后施行雀啄手法，同时嘱患者做较长而均匀的深呼吸 5~7 次。医者以左手抚摸、轻揉腹部 1~2min，患者多可感觉腹部舒适，疼痛减轻，以后每隔 5min 重复 1 次，待腹痛消失后，留针 15min。一般来说，本法具有较好的暂时止痛效果。

［**疗效**］熊新安共治 200 例，疼痛消失 119 例，显效 34 例，好转26 例，无效 21 例。

2. 针刺法

［**方法**］常规消毒双侧内关穴后，选用 28~30 号 2 寸毫针，垂直快速刺入 1 寸左右，得气后小幅度、快速捻转毫针（频率为 110 次/min），同时配合小幅度缓慢提插，使针感放射到肘部且有胀沉感后留针，每3min 行针 1 次，直至症状消失才出针。

［**疗效**］姚捷等治疗 35 例，显效 16 例，有效 13 例，无效 6 例。陈雷治疗 85 例，显效 77 例，有效 6 例，无效 2 例。

［**评析**］《玉龙歌》："腹中气块痛难当，穴法宜向内关防，八法有名阴维穴，腹中之疾永安康。"内关为心包络穴，别走三焦，能通调全身气血，针刺内关可激发三焦之气，使气血运行通畅，气调血顺，通

则不痛。内关又是八脉交会穴之一，通于阴维，阴维与冲脉交通，相合于心、胸、胃，故针刺该穴可宽胸利膈、疏肝理脾、降逆和胃，通过经络的作用治疗腹痛。

行　间

针刺法

[**方法**] 常规消毒某一侧穴位后，用 1.5 寸毫针快速捻转进针，针尖略斜向病所方向，进针深度约 1~1.5 寸，用平补平泻法予强刺激，得气后捻转毫针 30s 即可。留针 30min，必要时每隔 3min 捻转毫针 1 次，或者加刺另一侧穴位。每日 1 次。一般 1 次即可取得针到痛止之效。

[**疗效**] 苏建华治疗 83 例，治愈 79 例，有效 4 例。

[**评析**] 行间乃肝经荥穴，肝经循行"抵小腹，夹胃属肝络胆，上贯膈，布胁肋"。"不通则痛"，急性腹痛皆为各种原因引起的腹中气机突然逆乱、不畅所致。行间穴有疏肝理气之功效，刺之能调整和疏通腹中气机而获效。

长　强

激光灸针法

[**方法**] 患者取俯卧位，常规消毒穴位皮肤后，用氦-氖激光内灸针迅速刺入长强穴 1.5~2.5 寸左右，留针 15~20min。每日 1 次，10 次为 1 个疗程。若仍不愈者，7 天后再做第 2 个疗程的治疗，但最多不超过 3 个疗程。

[**疗效**] 吕景山等共治疗 44 例，痊愈 37 例，好转 6 例，无效 1 例。

[**评析**] 肛门为消化道下口，本穴位于肛门附近，故本穴有治疗消化道病症的作用，为治疗泄泻、痢疾的主穴，疗效肯定。

至　阳

1. 针罐法

[**方法**] 常规消毒局部皮肤后，用 28~30 号 2 寸毫针，快速刺入穴

位 0.8~1.5 寸，待局部产生酸、麻、胀等得气感后，施行提插捻转补泻手法，同时嘱患者深呼吸或用手按压痛处，痛止时起针后加拔罐，或针刺拔罐，留罐 20min。每日 1 次，疗效显著。

［疗效］吕景山等治疗多例，均获满意效果。

2. 按压法

［方法］患者取坐位，医者左手扶住患者肩部，右手拇、食二指持拿一枚 5 分硬币，硬币边缘横放于穴位处，适当用力按压 5min。或医生用一手拇指尖按压，可持续按压 3~5min，也可一按一抬，有节奏地进行按压 3~5min，每日 1~2 次，7 天为 1 个疗程。

［疗效］李新贵运用硬币按压法治疗 85 例，显效 66 例，好转 14 例，无效 5 例。周莉莉等运用指压法治疗多例，均有很好的止痛效果。

［评析］至阳穴属督脉，别名肺底。人身背为阳，横膈之下为阳中之阴，横膈以上为阳中之阳，而本穴位于第 7 胸椎棘突下，督脉为阳，自下而上，行至此穴位，即到达阳中之阳，故名。刺激该穴能振奋全身之阳气，安和五脏，对于腹部冷痛、心胸闷痛等均有很好的止痛效果。本穴位置相当于第五胸脊神经区域，上腹部与胸五脊髓节段相联系，并受其支配，按压至阳穴可间接刺激脊髓，致使督脉和脊髓节段有关的神经及内脏产生一种独奇的刺激感应，加强中枢神经内的痛觉调节系统与痛觉冲动相互作用，对痛觉信号加以抑制，因而产生镇痛效应。

身　柱

指压法

［方法］患者取坐位，以拇指指尖与患者脊柱呈直角按压在穴位上，指端朝向头部缓慢用力加压，待感到椎体有所松动、椎间隙增大时，可持续按压 2~4min，然后再用拇指指腹轻揉所压之处约 1min（宜注意防止指甲损伤皮肤），操作直至腹痛缓解为止。

［疗效］李长城治疗 47 例，胃肠痉挛痛 36 例，均在按压后疼痛消失，仅有 7 例于痛止后 20min 左右复发，再改用其他方法治疗；胆及肾输尿管绞痛的 11 例，按压后疼痛均暂时减轻，但不能消除疼痛。

［评析］腹痛时阴病取阳穴，刺激督脉身柱穴，可通调任脉气机，

对胃肠痉挛性腹痛有较好的疗效。对胆及输尿管绞痛者，亦可暂时减轻疼痛，为药疗争取时间。此法简便易行，无副作用。

神　　阙

1. 针刺法

[**方法**] 严格消毒肚脐局部，用 28~30 号 1 寸毫针快速刺入，进针点选在脐窝下边缘中点与腹壁皮肤成角处（即时针的 6 点位置），进针方向应斜向脐下腹壁肌层内刺入，深度约 0.5~0.8 寸，勿过深令其透入腹腔，以免刺伤小肠。手法以平补平泻法为主，留针 30~60min，隔 5~10min 行针 1 次。

[**疗效**] 李洪武治疗 48 例，治愈 34 例，好转 13 例，无效 1 例。金哲范治疗 60 例，治愈 47 例，好转 5 例，无效 8 例，总有效率为 86.67%。

2. 隔物灸法

[**方法**] 嘱患者洗净肚脐，取 5~10g 研细后经锅炒制的食盐，均匀铺于脐窝部，直径 2~3cm、厚约 0.3cm，然后把艾炷放置于上面点燃施灸，待烧至皮肤刚有温热感时，即用汤匙压灭其火（切勿压得过猛），此为 1 壮，如此反复 2~3 次。或者取胡椒研成细末后填满穴位，上面再覆盖一薄如铜钱厚的生姜片（其中间用毫针戳刺数孔），放置如枣子大小的艾炷施灸，每次 3~5 壮。每日 1 次。

[**疗效**] 吕景山等治疗重症腹痛 50 例，经 1~2 次灸治后即可痛止。张红玉等用治绕脐痛多例，效佳。

3. 拔火罐法

[**方法**] 患者取仰卧位，充分暴露穴位，先用温水清洗并擦干其脐部，用闪火法将大号玻璃火罐迅速叩吸在穴位上，留罐约 10min 即可起罐，一般 1~2 次获效。

[**疗效**] 曹洪财等治疗多例，刘春霖治疗 2 例，疗效显著。

4. 药敷法

[**方法**] 取特制的适量药末贴敷于穴位，用胶布固定即可。

[**疗效**] 张静等治疗（药物为丁香、藿香、木香为 1 组，赤芍、延胡索、三七为 2 组，干姜、黄芪为 3 组，按 3∶2∶1 的比例组成胃宝可贴

敷，5 天换 1 次，1 个月为 1 个疗程）107 例，显效 38 例，有效 63 例，无效 6 例。马凤友治疗（药物为独头蒜 1 个，鲜姜 4 片共捣至泥状，摊平后贴敷于穴位，每次 30~60min）多例，疗效满意。王磊治疗（选用食盐、附子、生姜、麝香等贴敷，每次 20~30min）多例，一般 1~2 次即可见效。孙春田等治疗（药物为大黄、黄芩、黄连、黄柏各 15g，研末成粉，用水蜜适量调和）50 例，治愈 27 例，有效 22 例，无效 1 例，总有效率为 98%。

［评析］神阙位于脐部中央，脐为先天之结蒂，又为后天之气舍，位于中下焦之间，脐下肾间动气之处，乃十二经之根，元气之所系，生气之源，五脏六腑之本。故针刺神阙可治疗多种疾病，如急性胃肠炎、胃痉挛、肠痉挛、肠道不全梗阻等。

鸠　尾

水针法

［方法］用 2ml 注射器取维生素 K_3 1ml，常规消毒皮肤，于鸠尾穴旁开 0.5 寸处进针，呈 30° 角度向鸠尾穴斜刺 0.5~0.8 寸，得气后注入药液。复痛者再如法行穴注，一般 2~3 次，最多者 6 次痛止。

［疗效］夏质彬治疗 21 例，有效率为 100%，注射后止痛持续时间最短 5min，最长不超过 3h。

［评析］鸠尾乃任脉之别，任脉受纳于手足三阳经，总任一身阴经之气。腹部为三阴经、足少阳、足阳明经、冲任带脉等经脉循往之处，腹痛产生因其经脉气血运行不畅，不通则痛。以维生素 K_3 穴位注射，使其经脉气血运行通畅，"通则不痛"。维生素 K_3 吸收后，能缓解平滑肌痉挛，与针刺的疏通经络气血有协同作用，因而能取得显著的止痛效果。然本法属治标之法，临床运用时必须结合病因治其本。

【按语】

1. 针灸治疗腹痛有较好的疗效，但针刺止痛后应明确诊断，积极治疗原发病。

2. 急腹腹痛，在针灸治疗的同时应严密观察，必要时应采取其他治疗措施或转手术治疗。

【参考文献】

[1] 张肇. 针刺商阳穴治疗内科急性腹痛 55 例 [J]. 中国针灸, 1995（1）: 24.

[2] 施勇前, 王子健. 指针合谷穴治腹痛 [J]. 四川中医, 1990（1）: 50.

[3] 刘春. 指压合谷穴治疗无痛人流术后疼痛观察 [J]. 实用中医药杂志, 2003（8）: 429.

[4] 赵青, 陈自愚. 电针足三里治疗急腹痛疗效观察 [J]. 上海针灸杂志, 1994（4）: 151–152.

[5] 唐仕勇. 足三里穴临床应用案例 [J]. 针灸临床杂志, 1994（3）: 48–49.

[6] 范炳文, 姬乃萍. 足三里穴位封闭治疗腹痛 100 例 [J]. 实用中医药杂志, 1994（3）: 21.

[7] 郑敏. 足三里穴位注射治疗腹痛 106 例 [J]. 湖北中医杂志, 1993（5）: 46.

[8] 高景波, 胡媛媛, 樊成辉, 等. 小剂量维生素 K_3 穴位注射治疗腹痛 76 例的观察 [J]. 中西医结合杂志, 1986（1）: 42.

[9] 朱克晶. 足三里穴位注射止腹痛 [J]. 陕西中医, 1983（3）: 42.

[10] 莫测, 胡玉来, 高先德, 等. 足三里水针疗法的临床观察 [J]. 针灸学报, 1992（6）: 22–23.

[11] 黄正国. 穴位注射维生素 K_3 治疗急性腹痛 247 例 [J]. 中国针灸, 2002（6）: 394.

[12] 林娜. 穴位注射治疗肠蛔虫所致腹痛 56 例 [J]. 上海针灸杂志, 2001（1）: 34.

[13] 钟郑民, 李志辉. 维生素 K_3 足三里穴注治疗腹部术后疼痛 [J]. 新中医, 1993（6）: 31.

[14] 刘生链, 刘生锦. 指压穴位足三里止腹痛 102 例临床疗效观察 [J]. 赣南医学院学报, 2003, 23（3）: 318.

[15] 孙六合. 大肠俞穴的临床应用 [J]. 陕西中医, 1986（4）: 173.

[16] 张士林, 尤士征, 李世瑞. 激光针灸治疗慢性结肠炎 61 例临床总结 [J]. 针刺研究, 1987（3）: 180.

[17] 刘书坤, 李志刚. 承山穴的临床应用举隅 [J]. 针灸临床杂志,

2008, 24 (5): 31-32.

[18] 何天贵. 按摩承山穴止腹痛 [J]. 四川中医, 1985 (10): 47.

[19] 熊新安. 针刺内关穴配合深呼吸对急腹痛止痛效果的观察 [J]. 中国针灸, 1981 (3): 41-42.

[20] 姚捷, 倪承浩. 针刺内关治疗腹痛的疗效观察 [J]. 上海针灸杂志, 1999 (4): 23.

[21] 陈雷. 针刺内关治疗急性上腹痛伴呕吐85例 [J]. 中国针灸, 2000 (10): 619.

[22] 苏建华. 针刺行间穴治疗急性痉挛性腹痛83例 [J]. 中西医结合杂志, 1991 (4): 234.

[23] 吕景山, 何樹槐, 耿恩廣. 单穴治病选萃 [M]. 北京: 人民卫生出版社, 1993.

[24] 李新贵. 按压至阳穴治疗上腹痛85例 [J]. 湖北中医杂志, 1991 (4): 39.

[25] 周莉莉, 刘连堂. 至阳穴止痛有良效 [J]. 针灸临床杂志, 1995, 11 (7): 26.

[26] 李长城. 按压身柱穴治疗急性腹痛47例 [J]. 新中医, 1992 (10): 34.

[27] 李洪武. 针刺神阙穴治疗急腹痛 [J]. 中国针灸, 1996 (9): 26.

[28] 金哲范. 针刺神阙治疗急腹痛60例 [J]. 中国针灸, 1999 (8): 466.

[29] 张红玉, 王勤, 张泽生, 等. 温脐法治疗慢性绕脐痛 [J]. 四川中医, 1993 (5): 39.

[30] 曹洪财, 王振英. 神阙穴临床应用三则 [J]. 针灸临床杂志, 1993 (6): 38.

[31] 刘春霖. 拔罐法治愈婴儿腹痛 [J]. 四川中医, 1988 (10): 15.

[32] 张静, 张鸿琳. 胃宝可贴外敷神阙穴治疗胃脘痛107例 [J]. 陕西中医, 1997 (11): 510.

[33] 马凤友. 药物敷脐治疗急症4则 [J]. 湖南中医杂志, 1992 (1): 40-41.

[34] 王磊. 药熨神厥穴治疗腹部寒性瘀痛证 [J]. 吉林中医药, 1989 (4): 21.

［35］孙春田，苏惠霞，孙奕纯，等. 四黄水蜜外敷神阙穴辅助治疗
　　　 实热证腹痛 50 例效果观察及护理［J］. 齐鲁护理杂志，2014，
　　　 20（1）：75-76.

［36］夏质彬. 鸠尾穴注射维生素 K_3 对急性腹痛止痛作用的临床探讨
　　　［J］. 中国乡村医生杂志，1988（9）：48.

第三十节　泄泻

　　泄泻是以大便次数增多、便质清稀，甚至如水样为主要特征的病
症。常见于西医学的急慢性肠炎、肠结核、胃肠功能紊乱、肠道激惹
综合征、慢性非特异性溃疡性结肠炎等疾病。

　　泄泻的病位在肠，但关键病变脏腑在脾胃，此外尚与肝、肾有密
切关系。不论是肠腑本身的原因，还是由于其他脏腑的病变影响肠腑，
均可导致大肠的传导功能和小肠的泌别清浊功能失常而发生泄泻。由
于"大肠、小肠皆属于胃"（《灵枢·本输》），所以泄泻的病机主要在
于脾胃的功能障碍，脾虚湿盛是其关键，常因外邪、饮食、情志等因
素而诱发，易反复发作。

天　　枢

1. 隔姜灸、隔蒜悬灸法

　　［方法］取 1cm 厚的生姜片 2 块，重叠一起放于穴位上，然后将艾
炷置于其上，点燃艾炷顶端让其自燃，烧完后去掉灰烬和残艾，易炷
再灸，每次 7 壮。每日 1 次，10 次为 1 个疗程。或取独头蒜去皮切成
厚度为 0.2~0.4cm 的薄片，放置在穴位上，取 2 根艾条点燃后，同时
在双侧穴位施行隔蒜片灸，每次 20~30min。每日 1 次，一般 3 次即可
治愈。

　　［疗效］徐鸿达采用隔姜灸治疗 27 例，全部获愈，其中 1 个疗程
治愈 9 例，2 个疗程治愈 8 例。

2. 热敏灸法

［**方法**］手持热敏灸艾条，先在天枢穴区周围按下述步骤依次进行回旋、雀啄、往返、温和灸 4 步法施灸操作：先行回旋灸 2min 温通局部气血，继以雀啄灸 1min 加强敏化，循经往返灸 2min 激发经气，然后在天枢穴区内距离皮肤表面 3cm 左右高度施行温和灸 5min，共 10min。当患者感受到透热、扩热、传热、局部不（微）热远部热、表面不（微）热深部热、其他非热感觉等 6 类艾灸反应中的一种或一种以上灸感时，即判定为热敏态天枢穴。施治时每次 2 支艾条并在一起对天枢穴温和灸 40min，每天 1 次，连续 5 天。

［**疗效**］陈日新等治疗多例，疗效显著。

3. 电针法

［**方法**］用 75% 乙醇消毒穴位后，垂直进针，略向下刺入 1.5~2.5 寸，得气后用平补平泻法，行针 5min，使患者出现酸胀感且向肛门放散。接上 G6805-2 型电针治疗仪，选疏密波，电流强度以患者能耐受为度，通电时间为 20min。每天 1 次，10 次为 1 个疗程。

［**疗效**］李胜利等共治疗 90 例，痊愈 41 例，好转 45 例，无效 4 例，总有效率为 95.56%。

4. 水针法

［**方法**］患者仰卧，用 5ml 一次性注射器抽取庆大霉素 8 万 U，碘酒、酒精消毒天枢穴周皮肤，垂直进针 2~4cm，缓慢提插，患者有痛、胀感后，若回抽无血，注入庆大霉素 4 万 U，同法将另 4 万 U 注入另侧穴位，每日 1 次。

［**疗效**］单振强等治疗 100 例，经 1 次治愈 60 例，2 次治愈 28 例，3 次治愈 12 例，总治愈率达 100%。

5. 指压法

［**方法**］先嘱患者排净大小便，仰卧于床上后尽量全身放松，医者以双手拇指指腹分别按压穴位，缓慢向下按压，力量由轻渐重，以患者能忍受为度，持续按压约 4~5min，然后将指力慢慢放松，最后在原处按揉约 1min。每日 1~2 次，效佳。

［**疗效**］宋禄法治疗 21 例，治愈 16 例，有效 3 例，无效 2 例。

6. 水针法

[**方法**] 患者取仰卧位，用 5ml 注射器套上 6 号注射器针头，抽吸维生素 B_{12} 注射液 2ml，常规消毒双侧穴位皮肤后，将针头快速垂直刺入皮下，施行提插手法的补法，待患者感觉局部产生酸、麻、胀感时，即缓慢将药液注入，每穴注射 1ml。每日或隔日 1 次，5 次为 1 个疗程。

[**疗效**] 赵京伟治疗五更泄一般 3~5 次即可告愈。

[**评析**] 天枢穴作为足阳明胃经穴、大肠募穴，具有通调肠腑、健脾和胃的功效。本病主症为腹泻，病在大肠，而大肠为传导之官，其功能失常则不能分清泌浊发为泄泻。"腑病取募"，故取大肠募穴——天枢穴可以调整胃肠功能，通调大肠腑气，升清降浊，清热利气，止泻止痛。现代医学研究认为泄泻的发病基础是胃肠道分泌、消化、吸收和运动等功能障碍，临床研究显示针灸天枢穴，可明显改善患者的临床症状，针刺有促进大、小肠功能正常化的作用，艾灸则能增强胃肠黏膜的血流量，改善微循环，降低毛细血管通透性，从而促进炎症吸收。

天枢穴主治久泻不止、虚损劳弱、肠鸣、泻痢、绕脐绞痛，具有收纳肾气、调理后天之本的功用。维生素 B_{12} 参与核酸、胆碱、蛋氨酸的合成及脂肪与糖的代谢，维持中枢及周围神经的正常代谢过程，因此用维生素 B_{12} 进行穴位注射，可达到温肾、固元、止泻的目的。

梁　　丘

直接灸法

[**方法**] 患者取坐位，屈膝，充分暴露穴位，医者将艾绒搓成麦粒大小艾炷，在左侧梁丘穴上施行直接灸，皮肤感觉灼热痛时即取掉，接着再灸，每次灸 12 壮。每日 1 次。

[**疗效**] 吕景山等治疗多例，急性者 1~2 次即可治愈，慢性者 5~7 次方可显效，效果满意。

[**评析**] 梁丘为胃经郄穴，有治疗急性病症的功效。急性腹泻多为生冷伤胃或误食腐败食物所致，使脾胃运化功能失常，故灸梁丘可调理运化、健脾和胃、迅速止泻。

足三里

1. 悬灸法

[**方法**] 患者取坐位垂足，用清艾条点燃其一端，对准双侧足三里穴施行悬灸，距皮肤约 10cm，灸至患者局部皮肤灼热潮红为度，约 15min。每日 1 次，一般治疗 10 次即可痊愈。

[**疗效**] 吕景山等治疗多例，效果显著。

2. 水针法

[**方法**] 患者取坐位垂足，常规消毒双侧穴位皮肤，用 5ml 注射器抽取适当药液后，以执笔式持针快速直刺 1~1.5 寸，待患者局部产生明显的酸麻胀感并向下放散时，若抽无回血，则缓慢注入药液，出针后用干棉球按压针孔并轻微按揉片刻。每日 1 次。

[**疗效**] 杜占红等运用本法（药物为盐酸消旋山莨菪碱注射液 10mg）治疗 20 例，显效 14 例，好转 4 例，无效 2 例。洪秋林运用本法（药物为庆大霉素 8 万 U 加盐酸消旋山莨菪碱注射液 10mg）23 例，痊愈 19 例，好转 2 例，无效 2 例。刘爱国运用本法（药物为维生素 K_3 注射液 4ml）治疗 14 例，1 次痊愈 2 例，2 次痊愈 9 例，3 次痊愈 3 例。徐淑清（药物为维生素 B_1 100mg）运用本法治疗多例，均获满意效果。

[**评析**]《备急千金要方》："凡食饮不化，入腹还出，先取下管，后取三里泻之。"腹泻多因外感寒湿、内伤饮食或脾胃虚弱所致，故治疗从调理脾胃入手。足三里为胃经合穴、胃经下合穴，具有健脾胃、调气血、补虚弱之功，刺激穴位可增强调整机体功能，改变病理状态而达治疗目的。

上巨虚

1. 针刺法

[**方法**] 患者取坐位垂足，消毒穴位皮肤后，用 2 寸毫针缓慢刺入穴位 1.5 寸，施行平补平泻手法，得气后，医者的拇指向前、食指向后捻转毫针，使患者腹部有一种上提或向上走窜的感觉（一般均伴有酸麻胀重感），留针 30min，中间行针 1~2 次。每日 1 次，10 次为 1 个疗程。

[**疗效**] 吕景山等治疗数十例，疗效显著。

2. 水针法

[**方法**] 常规消毒某一侧穴位（可左右交替使用），用 5ml 注射器吸取注射用水 1~2ml，然后采用握毛笔方式，右手持注射器，运用腕力快速进针，刺入穴位约占针头长度的 2/3，一般患者都能立刻得气，若回抽无血，以中等速度推入药液。为了防止针感过强，可在注入一半药液后稍提起针体，再将另一半注入，出针后宜用干棉球用力按压针孔片刻。每日 1 次，3 次为 1 个疗程。

[**疗效**] 王天俊等治疗 35 例，痊愈 31 例，好转 4 例。李坤久治疗 18 例，多获痊愈。

3. 温针法

[**方法**] 常规消毒皮肤，选用 2 寸 30 号针灸针，针刺穴位得气后，用 1 段长约 2cm 艾条，插在针柄上点燃施灸，留针 30min。每日 1 次，5 次为 1 个疗程，疗程间隔 3 天，共治疗 2 个疗程。

[**疗效**] 宋桂红等共治 30 例，痊愈 19 例，有效 10 例，无效 1 例，总有效率为 96.67%。

[**评析**] 经穴—脏腑相关是中医经络学说的重要内容，"合治脏腑"是经穴—脏腑相关理论之一，在针灸临床中具有重要意义。合穴是经气深入会合于脏腑的部位，具有主治络属经脏腑疾病的功效。上巨虚穴属于足阳明胃经，又是大肠经的下合穴，为止泻之要穴，主治肠腑疾病，可调节胃肠功能，临床应用疗效显著。刘颖等运用生物能量信息医学诊断仪，发现上巨虚调整肠腑的功能主要作用部位可能在直肠，对食道、胃的能量变化也有较大影响，能够提高免疫功能，而且根据脊椎的能量变化，认为上巨虚穴可能通过脊神经调节消化器官（此节段恰是胃俞水平），此为医者在是否选择上巨虚进行治疗提供了一定依据。

隐　白

针刺法

[**方法**] 患者取仰卧位，医者先用双手拇指指端轻轻按揉双侧穴位片刻，用力由小到大，然后按常规针刺，得气后行平补平泻手法，另

用 TDP 照射患者腹部，留针 20min。每日 1 次，疗效显著。

［**疗效**］阳媚、赵盈等治疗多例，疗效显著。

［**评析**］脾主运化水谷精微的功能旺盛，机体消化吸收功能才能健全；反之，脾运化水谷精微功能减退，则消化吸收机功能异常，从而出现泄泻、便溏、腹胀、消瘦等症状。隐白穴为足太阴脾经的井穴，是脾经脉气始发之处，此穴对补益脾气有重要作用。由于穴位处皮薄肉少，因此针刺时多选用 1 寸毫针浅刺，行捻转补法可健脾益气。

申　　脉

1. 雀啄灸法

［**方法**］双侧穴位施以艾条雀啄灸，以局部有温热感（而非灼痛）为宜，每穴灸约 10min。每日 1 次，3 次为 1 个疗程。

［**疗效**］张登部共治 32 例，1 次治愈 14 例，2 次治愈 15 例，3 次治愈 3 例。

2. 针刺法

［**方法**］常规消毒双侧穴位局部皮肤，用毫针直刺入 1 寸左右，待患者局部有酸、麻、沉、重、胀的感觉后，施行轻微的捻转泻法，留针 30min，每 10min 行针 1 次，幅度由小到大，同时配合红外线照射。每日 1 次。

［**疗效**］吕景山等治疗 52 例，痊愈 46 例，好转 6 例，总有效率为 100%。

3. 温针法

［**方法**］常规消毒皮肤，用 1.5~2 寸毫针刺入，得气后施以轻捻转提插手法，使局部有酸胀麻感觉后，针柄上套长约 1.5cm 清艾炷，点燃施温针灸，每次每穴温灸 3 炷，每天 1 次。

［**疗效**］褚芹等治疗 90 例，1 次治愈 56 例，2 次治愈 23 例，3 次治愈 11 例，临床治愈率为 100%。

［**评析**］申脉为膀胱经经穴，属八脉交会穴，通阳跷脉，故刺激申脉可温煦肾阳，使脾胃气机调畅，升降有序，清浊分明，腹泻立止。

命　门

药敷法

[方法] 取炒白术 15g，吴茱萸、白芍、白芷、益智仁、炒小茴香、炒橘核、炒香附、木香、乌药、法半夏各 10g，艾叶、肉桂各 6g，白胡椒 3g，上述药粉碎过 80 目筛，分成 4 等份，每份约 32g。取双层纱布封口后，再缝"井"字四道线成药垫，根据个人腰围，做 2 条宽松适宜的布腰带，围腰前后可适量增宽做成内装袋。用时将药垫装入腰带内袋里，前贴神阙穴，后贴命门穴，固定腰带，每 3 天更换一次药垫，一个药垫可反复使用 5 次，2 个月为 1 个疗程。

[疗效] 李应超治疗 49 例，治愈 26 例，有效 19 例，无效 4 例，总有效率为 91.84%。

[评析] 神阙穴与命门穴是任督二脉要穴，为元气之根本，生命之门户，用之得当，有四两拨千斤、固本培元之功效。根据本病病机及用药穴位功能，诸药共奏除湿之功效，兼行调理脾胃、舒肝益肾之枢要，终获脾健胃和、运化复常、泄泻即止的良效。

关　元

艾灸法

[方法] 患者取仰卧位，暴露下腹部，将艾绒放入艾灸盒内，点燃艾绒，关紧盒盖，然后将艾灸盒置于患者下腹部关元穴，温度以患者能承受为度、微烫而不疼为宜，随时调整艾灸盒的风门或艾灸盒与腹部的距离，每次 30min。每日 1 次，15 天为 1 个疗程，疗程间隔 3 天。

[疗效] 卢建军治疗老年慢性泄泻 1 例，1 个疗程后患者便次减少，2 个疗程后腹痛、泄泻基本消失，3 个疗程后饮食恢复正常，腹痛、泄泻完全消失，再继续巩固治疗 2 个疗程，随访 2 年无复发。

[评析] 关元穴古称丹田，为小肠之募穴、任脉和足三阴经之交会穴，为元阴、元阳出入之关键，无论阴虚阳虚，或阴阳失调，皆可通过强壮关元之真气而得到纠正。《难经·六十六难》集注："丹田者，人之根本也，乃精神之所藏，五气之根元。"南宋名医窦材认为，脾为五脏之母，肾为一身之根，若温补脾肾阳气，灼艾第一。艾灸可使热

气内注，温煦气血，通透经络。艾灸关元穴，可扶脾气，温肾阳，阳升湿化寒散，腹痛除，泻得止。

神　　阙

1. 针刺法

［**方法**］严格消毒穴位局部皮肤（要将脐中所有的皱褶处污垢擦净），用毫针快速直刺入穴位，进针 0.8~1 寸左右，得气后根据虚实给予补泻法，留针 10~20min，出针后要再用酒精消毒。每日 1 次，7 次为 1 个疗程。

［**疗效**］潘时忠治疗 15 例，全部治愈，随访 2 年无复发。王全仁等（留针期配合针上拔罐）治疗 158 例，一般 3 次后病情好转，7 次即痊愈。

2. 艾灸法

［**方法**］患者取仰卧位，按常规用艾条在神阙穴上施行艾灸，悬灸 30min 左右，以患者产生易于接受的温热感、局部皮肤潮红为准，每日 1 次。

［**疗效**］杨萍用治久泻，效佳。

3. 药敷法

［**方法**］取适当药物研成细末装瓶备用，施治时先将穴位消毒，再取药末制成膏状，然后平摊敷贴于穴位上，用麝香风湿膏或橡皮胶布固定贴稳，以药膏不能外漏为准。

［**疗效**］陈增利治疗（药物为艾叶 5g，荜澄茄 1.5g，吴茱萸 1g，川椒、干姜、香附各 15g，细辛、公丁香各 10g，研末后与独头蒜泥混合而成。2 天更换 1 次，10 天为 1 个疗程）28 例，痊愈 21 例，好转 7 例。阎虹等治疗（药物为苦参、黄连、木香、吴茱萸、肉桂各 2g，大黄 1g，分别研末后与大蒜头泥共混合成饼状。3 天更换 1 次，1 周为 1 个疗程）56 例，治愈 50 例，无效 6 例。孙东升治疗（药物为吴茱萸 30g、胡椒 30 粒共碾粉，用凡士林适量调成，1 天更换 1 次，7 天为 1 个疗程）16 例，痊愈 9 例，好转 7 例，大部分治疗 1~2 次即可获效。杨翠华治疗（药物为大黄、黄连、干姜、吴茱萸、桃仁、白

芷、丁香、五倍子各 10g，芒硝、川芎各 20g，葛根 30g 共研末，使用时取药粉 20g，加少许面粉和鸡蛋清调成后贴敷，并用 TDP 灯照射 30min 左右。每日 1 次，12 次为 1 个疗程）多例，疗效满意。陆建中运用肠安散（药物为黄柏、黄连、地榆、冰片、肉桂等）敷于脐部治疗 160 例，痊愈 143 例，痊愈率为 89.38%。

4. 隔姜灸法

[方法] 先消毒脐窝，于脐孔置一片 3cm×4cm、厚 0.3cm 鲜姜片，姜片中央以三棱针扎数个小孔，将约枣粒大小艾炷置于姜片上，点燃灸之，候艾炷徐徐燃至将尽时，另换 1 壮再灸，如感到灼痛时可移至天枢穴灸之。一般 3~8 壮，每日或隔日 1 次。

[疗效] 丁宏燕治疗（配合耳穴常规贴压王不留行籽）30 例，痊愈 18 例，好转 11 例，无效 1 例，有效率为 96.67%。成华等治疗（施灸前先用食盐填平脐孔，再放置姜片行灸）126 例，30min 症状基本消失者 68 例，60min 症状明显缓解者 50 例，120min 缓解者 5 例，120min 以上未缓解者 3 例，有效率达到 97.62%。

5. 姜灸合中药法

[方法] 在神阙穴先放置食用盐，在盐上放置约 0.2cm 厚的鲜生姜片，在鲜生姜上放置底径约 1cm，高 1.5cm 的艾炷，点燃艾炷，使之燃尽，灸 5~7 壮，生姜片灸至无水分可更换。配合口服四神汤加减（补骨脂、吴茱萸、肉豆蔻、升麻、乌梅、煨诃子、炙甘草、制附子各 10g，五味子、党参、白术各 15g，金樱子、煨葛根、黄芪各 20g，干姜 9g，水煎服）。每日 1 剂，疗程为 4 周。

[疗效] 徐信杰治疗 42 例，痊愈 24 例，好转 15 例，无效 3 例，总有效率为 92.86%。

[评析] 神阙穴外观凹陷，人体凹陷处皆为汇聚经气之所，是任脉腧穴，而任脉为阴脉之海，主胞胎，表里经为督脉。脐也是冲脉循行通过之处，冲脉为血海，故冲、任、督三脉皆交汇于脐，更可说明神阙穴经气汇聚之盛，内联五脏六腑，外达四肢百骸，可通经络、调气血。不断刺激神阙穴，会使脐部皮肤上的各种神经末梢进入活动状态，以促进人体的神经、体液调节作用，提高免疫功能，激发抗病能力，从而改善各组织器官的功能活动，加速血液循环，改善局部组织营养，

调节胃肠蠕动等，增强机体的防御免疫能力，亦使腹泻症状得到缓解并治愈。

【按语】

1. 针灸治疗泄泻有显著疗效。若急性胃肠炎或溃疡性结肠炎等，因腹泻频繁而出现脱水现象者，应适当配合输液治疗。

2. 治疗期间应注意清淡饮食，忌食生冷、辛辣、油腻之品，注意饮食卫生。

【参考文献】

[1]徐鸿达. 隔姜灸天枢治疗慢性腹泻27例［J］. 针灸临床杂志，1997（Z1）：68-69.

[2]陈日新，陈明人，付勇，等. 艾灸慢性腹泻（脾虚型）天枢穴气至病所的临床研究［J］. 江西中医药，2011，42（1）：23-24.

[3]李胜利，陈雪艳，张绍杰. 电针天枢穴治疗慢性腹泻90例［J］. 中国当代医药，2009，16（8）：96-97.

[4]单振强，陈玉芳. 天枢穴封闭治疗急性腹泻100例［J］. 前卫医药杂志，1999，16（5）：313.

[5]宋禄法. 指压天枢穴治腹泻21例［J］. 浙江中医杂志，1993（8）：343.

[6]赵京伟."天枢"穴注射维生素B_{12}治疗五更泄［J］. 中医研究，1988（2）：43.

[7]吕景山，何树槐，耿恩廣. 单穴治病选萃［M］. 北京：人民卫生出版社，1993.

[8]杜占红，李秀丽. 654-2足三里穴位注射治疗腹泻20例［J］. 新疆中医药，1998（4）：33.

[9]洪秋林. 穴位注射治疗急性胃肠炎23例疗效观察［J］. 国医论坛，1998（4）：33.

[10]刘爱国. 足三里穴注射维生素K_3治疗急性胃肠炎14例［J］. 中国针灸，1986（1）：23.

[11]徐淑清. 维生素B_1足三里穴位注射治疗泄泻28例［J］. 湖北中

医杂志，1985（1）：31．

[12] 王天俊，田凤云，张燕敏．水针治疗急性泄泻35例 [J]．南京中医学院学报，1991（4）：225-226．

[13] 李坤久．盐酸消旋山莨菪碱注射液穴位注射治疗慢性结肠过敏症的临床报告 [J]．内蒙古中医药，1989（4）：25．

[14] 宋桂红，孙秋红．温针灸上巨虚穴治疗慢性腹泻30例 [J]．中国中医药科技，2010，17（1）：11．

[15] 阳媚．运用隐白穴治疗妇科疾病的体会 [J]．上海针灸杂志，1996（4）：11-12．

[16] 赵盈，王杰．隐白穴的临床应用 [J]．上海中医药杂志，2002（1）：36-37．

[17] 张登部，侯凤琴，韩友栋，等．艾灸申脉穴治疗急性泄泻 [J]．四川中医，1989（3）：60．

[18] 褚芹，徐豫珏．温针灸申脉穴治疗急性腹泻90例 [J]．四川中医，2008，26（5）：116．

[19] 李应超．温脐化浊散外敷神阙穴、命门穴治疗慢性非特异性溃疡性结肠炎49例 [J]．中医外治杂志，2003，12（5）：20．

[20] 卢建军．艾灸关元穴治疗老年慢性泄泻1例 [J]．中华保健医学杂志，2015，17（6）：506．

[21] 潘时忠．针刺神阙穴治疗慢性溃疡性结肠炎15例 [J]．中国针灸，1995（5）：42．

[22] 王全仁，陈富常，晋梅，等．针灸神阙穴与拔火罐治疗泄泻185例 [J]．辽宁中医杂志，1990（5）：35．

[23] 杨萍．艾灸神阙穴治疗久泻 [J]．针灸临床杂志，1996（12）：45．

[24] 陈增利．神阙穴贴敷治疗慢性非特异性溃疡性结肠炎27例 [J]．中国针灸，1997（7）：444．

[25] 阎虹，邹开建．中药贴敷神阙穴治疗泄泻66例 [J]．中国针灸，1996（3）：18．

[26] 孙东升．神阙穴贴敷治疗慢性非特异性溃疡性结肠炎16例 [J]．湖北中医杂志，1995（6）：41．

[27] 杨翠华．药敷神阙加TDP照射治疗慢性腹泻36例 [J]．安徽中

医学院学报，1993（2）：28.

［28］陆建中，吴敏.肠安散敷脐治疗急性胃肠炎160例临床观察[J].
中医外治杂志，2003（2）：8-9.

［29］丁宏燕.耳穴贴压配合隔姜灸治疗慢性肠炎［J］.中国针灸，
2001（6）：353.

［30］成华，张天成，刘炬，等.隔盐姜灸治疗急性胃肠炎126例［J］.
中国针灸，2002（11）：744.

［31］徐信杰.温补脾肾法结合艾灸神阙穴治疗五更泻［J］.中国医
药导报，2012，9（30）：101-102.

第三十一节　痢疾

痢疾，古称"肠澼""滞下""下利"，以剧烈腹痛、腹泻、下痢赤白脓血、里急后重为主要特征，可伴有发热、神疲、纳呆，重者出现壮热、不能进食、神昏谵语、烦躁不安。多发于夏秋季节。相当于西医学的细菌性痢疾、阿米巴痢疾。

本病病位在肠，多因外感时疫邪毒、内为饮食所伤，使寒湿、湿热、积滞、疫毒等壅塞肠中，气血与之搏结凝滞，肠道传化失司，脉络受伤，腐败化为脓血而成。大便常规检查和细菌培养、X线钡剂造影及直肠、结肠镜检查均有助于本病的诊断。

曲　　池

针刺法

［方法］常规消毒双侧穴位皮肤，用毫针快速刺入（成人进针深约1寸，儿童深约0.5寸），待局部有酸、麻、胀感后，采用轻度泻法，吸气时进针，呼气时停针，予轻度捻转。一般仅针刺1次即可。

［疗效］张文义共针刺343人，2周内发病者4人，发病率为1.16%；未接受针刺的对照组362人，2周内发病者13人，发病率为3.59%。

[**评析**] 曲池为大肠经合穴，有疏风解表、清热利湿、行气活血、调和肠胃的功能，对上吐下泻、便秘、痢疾、肠痈等病症有一定的疗效。

天　枢

水针法

[**方法**] 患者取仰卧位，常规消毒双侧穴位皮肤，用5ml注射器套上5号注射器针头，抽取适当药液，对准穴位快速刺入皮下，施行提插捻转的手法，得气后若回抽无血，则缓慢将药液注入，出针时用干棉球压迫针孔片刻。

[**疗效**] 张生理运用本法（药物为注射用水，热证、体壮者每穴2ml，寒证、体弱者每穴1ml，视病情每日注射1~2次）治疗108例，全部治愈。蒋氏运用本法（药物为氯丙嗪0.5mg/kg，每穴各注半量）治疗48例，痊愈47例，好转1例。

[**评析**] 天枢穴位于脐旁2寸，其下正对大、小肠，为肠道的体表投影区域，其与肠之间只有皮肤和腱膜等组织相隔，肌肉层较为浅薄，故针刺或艾灸刺激易传入其内，可以调节大、小肠的蠕动、吸收和分泌等功能。众多资料表明，针灸能够调节机体的胃肠功能，针灸的传入冲动经躯体神经和血管壁神经丛两条通路传入，经脊髓向上到达大脑各级中枢，并与内脏发生联系，经植物神经系统及体液途径传出，调节胃肠的功能。

足　三　里

水针法

[**方法**] 患者取坐位垂足，常规消毒双侧穴位皮肤后，用5ml注射器抽取适当药液，套上5~7号注射器针头，对准穴位快速直刺入，进针约1寸，得气后抽无回血，则缓慢推注入药液，每穴各半量。每日1次，一般1~3次即可治愈。

[**疗效**] 张侨保（药物为黄连素注射液8ml）分别治疗多例患者，效果显著。何云贵等（药物为山莨菪碱注射液，0.5~0.8mg/（kg·d），每日1~2次）治疗56例，显效41例，有效15例，总有效率为100%。

［**评析**］《备急千金要方》：“三里主……久泄利，食不化。”足三里为胃经合穴，有健脾化湿之功。山莨菪碱能扩张外周血管，解除小动脉痉挛，改善胃肠道微循环，促进胃肠功能的恢复，减少肠黏膜的渗出，减少便次，还可改善肾脏微循环，使肾脏发挥调节水、电解质平衡的作用。故用山莨菪碱穴位注射足三里，既可止痛、止泻，又能达到针刺与药物的协同作用。

大 肠 俞

针刺法

［**方法**］患者取俯卧位，常规消毒局部皮肤后，取 28~30 号 2 寸毫针，采用挟持进针法垂直刺入穴位，不捻转或轻度捻转进针，可提插以寻找麻胀感，并使针感下传至足部或上传到小腹，留针 5~10min。每日 1 次，一般 1~3 次即愈。

［**疗效**］刘绍斌治疗 6 例急性细菌性痢疾，1 次治愈 1 例，2 次痊愈 3 例，3 次痊愈者 2 例；治疗 14 例急性肠炎，1 次治愈 9 例，2 次痊愈 5 例。

［**评析**］本穴属大肠背俞穴，是大肠之气输注之处，主要用于治疗腹痛、痢疾等大肠疾患。

神 阙

1. 隔附子灸法

［**方法**］先取附子洗净晒干，研成细末，用黄酒或白酒调和成膏状，制成厚约 6~10mm 的药饼，将药饼放置于穴位上，然后把艾绒搓捏成圆锥状（如半个枣子大小），置于药饼中央，点燃施灸，待其燃尽自灭后再换 1 炷，连续灸 7 壮。每日 1 次，5 次为 1 个疗程。

［**疗效**］刘国光治疗 100 例，痊愈 79 例，好转 20 例，无效 1 例。

2. 药敷法

［**方法**］选取羌活、白胡椒、肉桂、丁香、青皮、肉豆蔻、木香各 2g，诸药共研成细末，又取去核的大枣 4 枚，生姜、小葱各 10g，捣烂如泥，与上述药末搅拌均匀，用塑料薄膜封包备用。治疗时，将药

饼贴于穴位，以绷带围腰一周固定，每 6~8 小时换药饼 1 次。已用过的药饼可再加入适量的蜂蜜，保持一定的湿度即可再用，一般一个药饼可反复使用 3 次左右。

[**疗效**] 崔瑛等治疗 50 例，痊愈 35 例，好转 13 例，无效 2 例，总有效率为 96%。

[**评析**] 神阙穴位于脐中，处于人体正中点，位于阴脉之海——任脉上，为阴中之阴，与人体卫气营血相合。同时脐为先天凹陷处，壁最薄，与腹膜直接相连，历代都有医家将艾灸神阙作为止痢之方。有现代研究表明，艾灸神阙穴能够改善脾虚泄泻大鼠全身症状，提高血清 D- 木糖的含量和琥珀酸脱氢酶（SDH）的活性，且对异常肠蠕动造成影响，能减缓肠蠕动，从而减缓、减弱泄泻的发生。

【按语】

1. 针灸治疗急性细菌性痢疾有显著疗效，不仅能迅速控制症状，而且能消灭痢疾的病原体。

2. 中毒性细菌性痢疾病情急重，需采取综合治疗措施。

3. 急性细菌性痢疾发病期间应进行床边隔离，注意饮食。

【参考文献】

［1］张文义 . 针刺曲池穴治疗细菌性痢疾 19 例［J］. 新消化病学杂志，1996，4（6）：342.

［2］张生理 . 注射用水穴位疗法治疗急性菌痢 108 例［J］. 四川中医，1987（6）：18.

［3］王存彪，王永 . 氯丙嗪穴位注射治疗急性细菌性痢疾 48 例临床疗效观察［J］. 张家口医学院学报，1992，9（2）：53-54.

［4］张侨保 . 黄连素穴位注射的应用［J］. 江西中医药，1982（1）：60.

［5］何云贵，毛晓莉 . 穴位注射山莨菪碱治疗急性耐药性菌痢［J］. 浙江中西医结合杂志，2003（1）：58.

［6］刘绍斌 . 针刺大肠俞治疗菌痢、急性肠炎［J］. 陕西中医，1985（8）：367.

［7］刘国光 . 隔附子饼灸神阙治疗虚寒痢 100 例［J］. 针灸学报，1991（1）：22.

［8］崔瑛，朴杰，朴仁子．脐贴外敷神阙穴治疗细菌性痢疾的临床观察［J］．南方农机，2015（7）：86．

第三十二节　便秘

便秘是指大便秘结，排便周期或时间延长，或虽有便意但排便困难的病症，可见于多种急、慢性疾病中。西医学的功能性便秘、肠道易激综合征、直肠及肛门疾病所致便秘、药物性便秘、内分泌及代谢性疾病的便秘，以及肌力减退所致的便秘等，均可参照本节治疗。

本病病位在肠，但与脾、胃、肺、肝、肾等功能失调均有关联。外感寒热之邪、内伤饮食情志、阴阳气血不足等均可使肠腑壅塞或肠失温润，大肠传导不利而产生便秘。其临床表现以排便困难为主症，临床上有各种不同的表现：或2日以上至1周左右大便1次，粪质干硬，排出困难；或虽然每日大便1次，但粪质干燥坚硬，排出困难；或粪质并不干硬，也有便意，但排出困难等。常伴有腹胀、腹痛、头晕、便血等症状。X线钡剂透视、纤维结肠镜等有关检查有助于本病的诊断。

商　　阳

1. 放血法

［**方法**］患者取仰卧位，常规酒精消毒，医者左手捏住患者食指，充分暴露穴位，右手持细三棱针快速点刺穴位，深度约0.1寸，令其出血，然后用酒精棉球轻擦血滴。实热者出血量以10~20滴为宜，虚秘出血量以5滴为宜，必要时给予局部挤捏出血，最后用干棉球按压针孔，令其血止。

［**疗效**］许凯声共治56例，有效51例，无效5例。治疗后开始排便的最短时间为1h，最长为24h，大部分患者在4~10h内开始排便，且粪质转润。

2. 掐压法

[**方法**] 患者用一手的拇、食指尖桡侧掐压另一手食指商阳穴，由轻至重，直至出现酸胀感，可双手交替掐压，每次 2~5min。同时腹部按摩，以脐为中心，用中度力量（腹部下陷 1cm 为度）顺时针按摩 15~20 次，按摩 5~10min，每天 2 次，3 天为 1 个疗程。

[**疗效**] 万桃红等共治 20 例，显效 12 例，有效 6 例，无效 2 例。

[**评析**] 便秘多因肺热伤津、阳明燥热、津伤、大肠液亏所致。根据中医理论，井穴点刺放血具有醒神开窍、泄热消肿之功。商阳为大肠经经气所出之处，又是与肺经相续接部位，故点刺放血可清泄肺热，激发肺经与大肠经经气，使宣降得畅，气机调理，水液下达而肠道得濡，粪质得润而行。

合　谷

1. 针刺法

[**方法**] 患者取仰卧位，常规消毒双侧穴位（以合谷穴为主，配复溜穴）局部皮肤，用 28 号 1.5 寸毫针快速刺入，合谷穴直刺 0.8~1.5 寸，用提插泻法；复溜穴直刺 0.8~1 寸，用提插补法。每次留针 30min，隔 10min 行针 1 次。每日 1 次，5 天为 1 个疗程。

[**疗效**] 姚云艳等共治 20 例，痊愈 17 例，好转 3 例，总有效率为 100%。

2. 按揉法

[**方法**] 患者先用左手拇指腹吸定右手合谷穴，不离皮肤表面，带动皮下组织，动作连续，着力由小到大，由大到小，均匀持续而又轻柔地旋转，作用面小、力量深而稳定。按揉 5~10min 后，同法按揉左手穴位，如此交替按揉。每天 1 次，7 天为 1 个疗程。

[**疗效**] 于巧萍等治疗妇科恶性肿瘤化疗后便秘 126 例，疗效显著。林兰珍等用合谷穴按揉配合腹部按摩，治疗胃肠恶性肿瘤化疗后便秘 40 例，效果明显。

[**评析**] 刺激合谷穴既能使胃肠蠕动增加，又能疏通经络气血，调和阴阳，达到通便的目的，从而改善患者便秘的症状。其次，按摩腹

部能产生缓和、连续的局部刺激，有兴奋神经的作用，但对胃肠的蠕动和消化液的分泌神经中枢有抑制作用，使肠道水分的重吸收减少，大便能及时排空。

迎　香

按揉法

［**方法**］嘱患者以自己双手的大拇指指端，掌面向上分别按压双侧穴位，先按顺时针方向按揉 30 次，再以逆时针方向揉按 30 次，按揉时让患者感到局部酸胀为度。每日 1 次，10 天为 1 个疗程。同时，患者应注意养成和保持按时排便的习惯，并注意调节自己的饮食起居。

［**疗效**］陈彩娥治疗 18 例，有效 13 例，无效 5 例。杨飞舟治疗 29 例，痊愈 14 例，显效 9 例，有效 4 例，无效 2 例。

［**评析**］从中医学的角度来看，便秘是由于人体阴阳失调所致，但其症状有虚实之分，治疗时应针对其传导失常、津液不足或不行，采用调理气机、滋润肠道之法。根据中医学理论，迎香穴属手阳明大肠经上的终止穴，在十二经中，阳明经为多气多血之经，点揉迎香穴可使阳明经气血通畅，正气得以扶助，从而恢复肠道排便功能。操作的基本要求是：手法得当，点揉结合，节奏由慢到快，力度由弱到强。

天　枢

1. 针刺中频法

［**方法**］先用针灸针直刺入，瘦人 1 寸、胖人 1.5 寸，轻微均匀前后捻转，使局部有较强酸胀痛感，每 10min 行针 1 次，留针 30min。然后采用北京产 ECM99- Ⅱa 型电脑中频治疗仪，选用多步程序处方 7，硅橡胶电极，将两个 130mm×95mm 电极并置天枢穴及下腹部，因治疗面积大，电流强度调制至最大耐受量，可见下腹部肌肉明显运动，但无电击感，每次 40min。每天 1 次，5 次为 1 个疗程，观察 2 个疗程。

［**疗效**］张秋红等共治疗 50 例，痊愈 35 例，显效 15 例，总有效率为 100%。

2. 电针法

[**方法**] 使用 75mm 28 号毫针，快速刺入后缓慢垂直进针，直至医者手下有破空感，同时患者有明显揪痛感即止（约 1.8~2.5 寸），连接韩氏电针仪（LH202H）电极于双侧针柄上，电针参数为等幅 2/15Hz，强度以可见患者腹部肌肉轻微颤动并可耐受轻微疼痛为度。留针 30min。每日 1 次，每周 5 次，连续观察 4 周。

[**疗效**] 王琳等深刺加电治疗 63 例效果明显，与对照组比较，在排便频率、排便费劲程度、排便未尽感及每次大便时间方面均有显著统计学差异。吴凤华共治疗 18 例，从排便频率、费力程度、排净程度、腹痛程度、每次大便时间、排便时需要帮助的类型、每 24h 排便不成功的次数、病程等 8 个方面评判，效果显著。

3. 针刺拔罐法

[**方法**] 患者取仰卧体位，消毒穴位后用一次性针灸针，采用快速进针，进皮后缓慢垂直深刺，视肥瘦进针 30~45mm，施捻转手法，患者腹部有明显揪痛感时停止行针；再连接 6805-2 型治疗仪于针柄上，频率为 5/20Hz，电流强度以患者腹部肌肉跳动并自觉能忍受为度，每次留针 30min。出针后，患者取俯卧体位，在脊柱正中线旁开 3 寸的范围之内涂上适量的液状石蜡，作为走罐的介质，选取适当的玻璃火罐，施用闪火法将其扣在大椎穴上，紧握火罐缓慢推移到患者的腰骶部位，反复操作多次，至皮肤潮红且患者能耐受为度，最后把火罐留在大肠俞上 15min 左右。

[**疗效**] 徐运瑜共治疗 61 例，痊愈 7 例，显效 18 例，有效 30 例，无效 6 例。

4. 指压法

[**方法**] 患者取仰卧位，医者以右手拇指或中指指腹抵按在穴位上，给予强刺激手法，先左后右地顺时针按揉天枢穴约 5min，再用双手叠加置于小腹行掌震法 1min，最后双手掌沿脐部向下抚摩结束。每晚 1 次，连续 7 天，一般于次日能自行排便，7 次即可形成良好的排便习惯。

[**疗效**] 王秀珍共治疗 33 例，痊愈 24 例，显效 7 例，无效 2 例，总有效率为 93.94%。

5. 推拿法

[**方法**]患者仰卧，两腿屈曲，医者将一手或两手伸展放于左下腹部（左手在下，右手在上），顺着结肠方向向上、左、下进行按摩推揉，使腹肌放松，再用双手掌按上述部位交替操作，促使肠道内容物疏通，每次治疗时间约5~10min。每日1次，最好在每晨起床前进行1次，也可根据自己的排便习惯，在排便前20min进行按摩，5~7天为1个疗程。

[**疗效**]李春芳治疗70例，显效46例，有效21例，无效3例。

6. 埋线法

[**方法**]严格施行无菌操作，用5ml注射器抽取2%利多卡因注射液，先行穴位皮下封闭，然后以持针器夹住带2号羊肠线的大号三角缝合针，从天枢穴刺入，穿过穴位下方皮下组织，从大横穴处穿出，紧贴皮肤剪断两端线头，再以消毒纱布块敷盖，轻揉两穴位中点，使肠线埋入皮下组织，胶布固定。可配合上巨虚穴埋线。隔月1次。

[**疗效**]王增治疗37例，痊愈24例，好转12例，无效1例，总有效率为97.29%，治疗次数最少为1次，最多为3次。

7. 电针离子导入法

[**方法**]患者取仰卧位，用0.38mm×75mm毫针直刺入天枢穴，然后缓慢垂直深刺，直至医者有破空感，同时患者有明显揪痛感，进针45mm左右停止，接电针治疗仪，选择疏密波，频率为80~100次/min，电流强度以患者腹部肌肉轻度颤动并自觉微痛为度，通电30min。大承气汤方煎汤50ml备用，采用ECM99—1E电脑中频治疗仪，药垫浸泡药液后放于电极片（15cm×20cm）下，两路电极分别置于腹部两侧天枢穴，电流强度以患者能耐受为限，留置30min。每日1次，每次治疗均为先电针后离子导入。每周5天，休息2天，共治疗3周。

[**疗效**]吴玉敏等共治疗30例，治疗1周、治疗3周后在排便次数、大便性状、排便困难程度上均有明显改善。

[**评析**]功能性便秘属于中医大肠腑病的范畴，大肠是传导、输送糟粕的器官，虽与肺相表里，但它属于脾胃系统，脾胃病变可直接影响大肠，大肠传导功能失常亦可影响脾胃。根据六腑"以降为顺，以通为用"的治疗原则，采用针刺天枢穴治疗本病。天枢穴归属足阳明

胃经，是大肠经气聚集之处，为大肠募穴，大肠腑病多在此穴出现压痛或异常反应点，针刺天枢具有调理肠胃、疏通大肠腑气的功效，故刺激该穴有排便之功，经常按压亦有保健作用。文献表明，便秘是针灸治疗优势病种之一，天枢穴是治疗便秘选取频率最高的腧穴。电针深刺指采用长度 75mm 毫针垂直深刺，直至突破腹膜，该手法操作规范简便，易于重复。大承气汤离子导入天枢穴，可促进大承气汤的吸收，加快经络气血运行，作用于肠道平滑肌，增强结肠和直肠的收缩力，促进肠道蠕动，帮助粪便排出。

足 三 里

水针法

[方法] 患者取坐位或仰卧位，用 5ml 注射器吸取适量新斯的明注射液，常规消毒局部皮肤后，将注射器针头快速刺入一侧穴位，得气后若抽无回血，即可将药液缓缓注入。每 2 天注射 1 次，左右侧穴位交替使用，6 次为 1 个疗程。

[疗效] 钟传珍治疗 9 例，全部有效，大多数 3~5 次治疗后均恢复正常。

[评析] 本穴是足阳明胃经的合穴，为胃的下合穴，"合治内腑"，故为治疗脾胃病的常用主穴之一。《四总穴诀》说："肚腹三里留"，即指出凡腹部消化系统疾患，均可取足三里穴进行治疗。

上 巨 虚

1. 针刺法

[方法] 常规消毒双侧穴位皮肤，用 28~30 号 2 寸毫针，快速直刺入穴位 1.5~1.8 寸，得气后行提插捻转手法，配合呼吸补泻手法，实者用泻、虚者用补，或平补平泻，留针 10~20min，隔 5min 行针 1 次。每日 1 次。

[疗效] 吕景山等治疗 148 例，治愈 136 例，有效 8 例，无效 4 例。周昌华治疗手术后便秘 10 例，1 次治愈 6 例，2 次治愈 4 例。郑华斌等治疗慢性功能性便秘 35 例，显效 13 例，有效 18 例，无效 4 例，总

有效率为 88.57%。

2. 埋线法

[**方法**]严格进行无菌操作，用 12 号穿刺针，从前端放入 2 号羊肠线 1.5cm，从尾端插入针芯，再快速刺入穴位，得气后，边推针芯边退针管，将羊肠线注入穴位皮下，加压包扎即可（配合天枢穴埋线）。2 个月 1 次。

[**疗效**]王增治疗 37 例，痊愈 24 例，好转 12 例，无效 1 例，总有效率为 97.3%，其中治疗次数最少为 1 次，最多为 3 次。

[**评析**]便秘病位在大肠，主要责之于传导功能失司，故治疗以"通"立法。《难经·六十七难》载："阴病行阳，阳病行阴，故令募在阴。"阐述了六腑阳病多反应于腹部募穴，故募穴常是治疗六腑疾病要穴。《素问·咳论篇》载："治腑者治其合"，明确指出了治疗六腑疾病宜选合穴。上巨虚与天枢同属足阳明胃经，天枢穴居中焦，为腹部大肠募穴，是气机升降出入之枢纽；上巨虚为大肠腑的下合穴，可通降腑气，合募同用，共收调畅气机、理气通腑之功效，故用治便秘效果满意。

三 阴 交

针刺法

[**方法**]患者取仰卧位，常规消毒双侧穴位（体壮者加合谷，体弱者加足三里）皮肤，用 2 寸毫针快速刺入 1~1.5 寸，得气后留针 30min，隔 5min 行针 1 次，施行平补平泻法，刺激手法略强。出针后，在穴区埋揿针 24h，期间嘱患者自行按压穴位 3~4 次，至局部酸胀为度。隔 3 天 1 次，10 次为 1 个疗程。

[**疗效**]杨骏治疗多例，皆获佳效。

[**评析**]久秘不通，不论何型，莫不责之于肠道津涸失润。三阴交穴为足三阴经之交会穴，可滋阴、生津以润肠，且三阴交又为足太阴脾经主穴，可调脾胃中气，使气机升降得顺以通便，是故以此穴治便秘，恰中病的，效如桴鼓。现代实验研究也表明，针刺本穴可引起结肠下部及直肠蠕动增加，可加强肠道功能，这也可能是其治疗便秘所以能取得良好效果之故。

大 肠 俞

1. 电针法

[**方法**] 取 0.35mm×50mm 毫针，直刺入穴位，行提插补泻法，虚则补之，实则泻之，有针感后连接电针仪，选用疏密波，强度以患者能够耐受为度。每次 30min，每日 1 次，3 次为 1 个疗程。治疗期间，鼓励吃高纤维饮食，多饮水，适量运动。

[**疗效**] 李健治疗 53 例，痊愈 26 例，显效 12 例，有效 8 例，无效 7 例，总有效率为 86.79%。

2. 水针法

[**方法**] 患者取俯卧位，常规消毒局部皮肤后，用 5ml 注射器抽取丹参注射液 4ml，用 6.5~7 号注射器针头，快速直刺入穴位到一定深度，上下提插及频频捻转，直至出现针感且向腹部传导为度，若回抽无血，每穴注入药液 2ml，拔针后在针孔处用消毒棉球按压，胶布覆盖。隔日 1 次，5 次为 1 个疗程。

[**疗效**] 范中旗治疗 80 例，痊愈 64 例，好转 14 例，无效 2 例。

[**评析**] 根据中医学的气血理论，取通腑消胀的大肠俞穴和活血化瘀的丹参，针药结合，通过针刺和药液对穴位的刺激及药理作用，调理脏腑功能，使瘀血消散，腑气通畅，传导功能恢复正常，本病自除。

承 山

1. 针刺法

[**方法**] 常规消毒皮肤后，用 28~30 号 3 寸毫针，快速直刺入穴位，进针 1.5~2.5 寸，得气后反复捻转提插毫针 1min，留针 20~30min，每隔 10min 运针 1 次。隔日 1 次，5 次为 1 个疗程。

[**疗效**] 吕景山等治疗 8 例，治愈 7 例，无效 1 例。于春江治疗多例，一般 1 次即可见效，5 次可痊愈。

2. 指按法

[**方法**] 患者取俯卧位，下肢放松，双足伸出床外，医者站在两足之间，左右双手拇指同时用力，点按双侧承山穴，力量由小逐渐增大，

以患者能忍受为宜，点按时间约持续 1min，然后逐渐减轻压力，再点按，再放松，如此反复 5~10 遍。每日 1 次，12 次为 1 个疗程。

［疗效］张良俊共治 33 例，治愈 27 例，有效 4 例，无效 2 例。

3. 电针法

［方法］患者取侧卧位或俯卧位，常规消毒皮肤，针刺双侧承山（配八髎穴），行平补平泻法，待患者有针感后接 KWD — 808I 型脉冲电疗仪，等幅 2/15Hz，强度以可见局部肌肉轻微颤动及患者感觉可耐受为度，留针 20min。隔日 1 次，10 次为 1 个疗程。

［疗效］贾菲等治疗 30 例，临床痊愈 11 例，显效 7 例，有效 10 例，无效 2 例，总有效率为 93.33%。

［评析］对古代文献关于治疗便秘的取穴规律进行研究发现，在经脉的选择上，足少阴肾经和足太阳膀胱经、足太阴脾经的出现频次最高，其中肾经与膀胱经相表里，共同掌管水液生产与布散，充分的津液是维持肠道正常传化功能的关键，因此也是古代医家治疗便秘时首要考虑的因素。在常用的 19 个穴位中，承山穴处于第 2 位，是古代医家的常用选穴。现代解剖学研究表明，承山穴部位有腓肠内侧皮神经，深部为胫神经，针刺该穴能刺激副交感神经，诱发肠道蠕动，使分泌肠液的功能增强，促进排便。

照　海

针刺法

［方法］患者取仰卧位，常规消毒双侧穴位（配支沟、气海穴）皮肤，用 28~30 号 1 寸不锈钢毫针，快速直刺入穴位 0.5~1 寸，待患者自觉针下酸、麻、胀感后，施行补法。留针 60min，隔 15min 捻针 1 次。每天 1 次。

［疗效］张登部等治疗多例，效果满意。

［评析］便秘虽属大肠传导功能失常，但与脾胃及肾脏关系甚为密切，临证有虚实之分。虚秘即所谓"津液不足，无水行舟"之意，法当滋阴清热、软坚润下。照海为足少阴肾经穴，针补照海可滋阴泻火、润肠通便，阴虚便秘则为其所宜。

支　沟

1. 针刺法

[**方法**] 患者取坐位或仰卧位，常规消毒双侧穴位皮肤后，用毫针直刺入 1~1.5 寸，得气后施以平补平泻手法，留针 20~45min，每隔 10min 捻针 1 次。每日 1 次。

[**疗效**] 宋禄法治疗 64 例，显效 50 例，有效 12 例，无效 2 例，总有效率为 96.88%。张智龙治疗多例，数次即可治愈。高洪英等治疗 52 例，经治疗 1~2 个疗程后，全部痊愈。

2. 电针法

[**方法**] 常规消毒皮肤，用毫针垂直刺入，针刺深度以得气为度，得气后接上韩氏穴位神经刺激仪，刺激强度为 30mA，选择波型为等幅疏密波 2/100Hz，脉冲宽度为 012~016ms，通电 30min。每日 1 次，7 天为 1 个疗程，共观察 4 个疗程。

[**疗效**] 张智龙等治疗 126 例，治愈 13 例，显效 76 例，有效 30 例，无效 7 例。

3. 按压法

[**方法**] 每天早晨于排便前进行，用拇指分别按摩、指压双侧支沟穴，由轻到重，使按摩、指压处有酸、麻、胀、痛感，按摩 20min 后患者即感肠蠕动加强而产生便意，并顺利排便。若 1 次效果不佳，可继续进行直到排便，10 天为 1 个疗程。

[**疗效**] 赵燕等治疗 46 例，治愈 37 例，好转 7 例，无效 2 例。

[**评析**]《类经图翼》："凡三焦相火炽盛，及大便不通，胁肋疼痛者，俱宜泻之。"支沟为三焦经穴，能宣通三焦气机、通调水道，使三焦腑气得通，津液得下，大肠传导功能恢复正常，便秘得愈，故为通便之特效穴。

长　强

1. 针刺法

[**方法**] 常规消毒后，用 28~30 号 4 寸毫针，沿尾骨和直肠之间

快速刺入 3.5 寸，实者强刺激大幅度捻转，以泻为主，虚者平补平泻。留针 30min，每 10min 捻转 1 次，共 3 次，觉腹中有肠鸣及蠕动感时，即可摇大针孔，快速出针。

［**疗效**］吕景山等治疗 150 例，治愈 124 例，显效 24 例，无效 2 例。

2. 埋线法

［**方法**］用 10ml 注射器套 9 号针头，抽取 2% 利多卡因 5ml、丁胺卡那霉素 0.2g，排净空气后，再取一段 1cm 长的 2 或 0 号羊肠线放入针头的前端。消毒后，医者左手戴一次性手套，食指沾取少许石蜡油插入肛门做引导，右手持针自穴位垂直进针，快速刺至皮下，然后以左手食指引导，沿肌肉层将针尖向尾骨尖方向缓慢推进约 3cm，试抽无回血时，缓慢推注入药物，同时向后退针，一般退至 1~2cm 时，推注的阻力会突然下降，表明这时肠线已埋入穴内，则可推尽剩余药物。出针后，用干棉球按压针孔片刻，再外敷创可贴，以免针孔感染。连续治疗 3 次，分别在第 1 天、第 7 天、第 14 天。

［**疗效**］丰培学治疗 60 例，治愈 36 例，好转 20 例，无效 4 例，总有效率为 93.33%。

3. 挂线法

［**方法**］在常规局部麻醉或鞍状麻醉下，使患者取侧卧位或截石位，常规消毒肛门内外。用手术刀从长强穴处，向肛缘方向切开皮肤，再用球头探针（另一端用粗丝线系一橡皮筋）从长强穴向肛内（穿过部分肛门内括约肌及部分耻骨直肠肌）探入，从直肠穿出，并引出橡皮筋，然后将橡皮筋拉紧结扎，2 周左右自然脱落。

［**疗效**］刘佃温等治疗 50 例，痊愈 44 例，好转 5 例，无效 1 例。

4. 指压法

［**方法**］患者取蹲位，医者用食指顶端对准长强穴，稍用力按压，沿顺时针方向转 9 圈，停止操作 1s，然后沿逆时针方向转 9 圈，如此反复按压，直到排便为止。在按压过程中，如有酸胀感或触电感，则效果更佳。

［**疗效**］胡建芳等治疗 41 例，患者的排便费力、费时、排出困难的情况均有改善，可促进便秘患者排便。

［**评析**］长强穴近肛门，是治疗肛门疾患的要穴。长强穴又为肾经

起始穴，督脉之络穴，别走任脉，而督为阳脉之海，任为阴脉之海，故针刺此穴可调理一身阴阳之气。相关研究表明，本法能刺激副交感神经，使之兴奋，反射性调整交感神经，直接刺激排便感受器，从而调节直肠的吸收、分泌功能，使肛门内括约肌、盆底肌的失弛缓状态及便意缺乏等得以改善。

气　　海

艾灸按摩法

［**方法**］用艾灸盒温灸气海穴 30min，操作时灸盒下垫一干净薄布防烫伤，局部皮肤应完好。灸毕按摩腹部气海穴 3~5min 左右，其方法是以右掌心紧贴气海穴的位置，顺时针方向柔和有力按摩，按摩力度以患者能忍受为度。上下午各 1 次，每天 2 次，疗程为 1 周。

［**疗效**］孟琴秋治疗 36 例，显效 21 例，好转 13 例，无效 2 例，总有效率为 94.44%。

［**评析**］气海穴为任脉腧穴，艾灸具有温经通络、行气活血的功效，艾灸气海穴能温化下焦，通调下焦之气，以利肠道排气；气海穴又为强壮穴，艾灸该穴能振奋全身之阳气，使三焦之气畅行，腑气通调。艾灸配合穴位按摩，加快热力传导入里，且促进大肠蠕动，有利于传导功能的恢复。

神　　阙

1. 拔罐敷药法

［**方法**］先取大号火罐，用闪火法迅速将火罐罩于神阙穴上，留罐 2~3min。然后取大黄、山药、延胡索、黄芪等份研末，用麻油调成后敷贴，每次 6h 以上，隔日 1 次，3 次为 1 个疗程。

［**疗效**］武晓利等治疗 40 例，痊愈 28 例，显效 11 例，无效 1 例。

2. 药敷法

［**方法**］患者取仰卧位，用 75% 乙醇先消毒穴位局部，再取适当药粉调成糊状后，摊敷于神阙穴，外用敷料胶布（胶布过敏者用绷带）固定，根据病情决定其换药时间，一般 24h 更换一次，5~7 次为 1 个

疗程。

[**疗效**] 肖扶先治疗（药物为生大黄粉 3g，用 50°~60° 白酒调成糊状敷贴，每天于局部用 50°~60° 白酒约 5ml 加湿 1 次，3~5 天换药 1 次）27 例，有效 23 例，无效 4 例。陈睿治疗（药物为生大黄 5g、决明子 20g、山楂 20g、神曲 10g、厚朴 12g，共研粉末，用蜂蜜调）172 例，痊愈 168 例，好转 4 例。沈麒云等治疗（药物为玄明粉 3g，与 3g 凡士林调匀制成丸剂，将做好的玄明粉丸剂填满患者脐部，然后用敷料固定，每天更换 1 次，连续 5 天）便秘 100 例，干预前 82% 的患者有便秘，干预后 83% 的患者为理想的便形，因此对便秘的改善有明显的效果。冯二玲治疗（药物生大黄粉 3g 与适量食醋搅拌，调成糊状）50 例，治愈 42 例，无效 8 例，有效率为 84%。汪玲羽等治疗 30 例，与治疗前相比，治疗后的排便频率、辅助形式、腹痛等分项积分有显著性差异，临床控制 4 例，显效 16 例，有效 7 例，无效 3 例，总有效率为 90%。

3. 热敷法

[**方法**] 吴茱萸 500g 加粗盐 100g 略炒黄，置于袋中，使用前加热至 37℃左右，外敷神阙穴，1~2h 更换 1 次。每日早晚各 1 次，14 天为 1 个疗程。配合口服补中益气汤。

[**疗效**] 司贤臣治疗 30 例，治愈 12 例，有效 15 例，无效 3 例，总有效率为 90%。

[**评析**] 脐为先天之结蒂、后天之气舍，介于中、下焦之间，又是肾间动气之处，故神阙与脾、胃、肾的关系最为密切。刺激该穴能通过脐部的经络循行速达病所，起到疏通经络、调达脏腑、润肠通便的作用。大黄有泻下通便、荡涤胃肠积滞的作用，故以大黄为主穴位贴敷可收到满意效果，这是穴位刺激与药物局部吸收双重作用的结果。吴茱萸的生物活性成分为碱类化合物，经热敷可调节小肠的生化反应，进而发挥其调节肠胃、疏利肝胆的作用，外用可起到温补脾胃、行气消滞之效。

膻 中

1. 点穴按摩法

[**方法**] 患者取仰卧位，先用拇指尖点击、按压穴位，以患者有酸、麻、胀、痛等感觉为度，时间为 30s，嘱患者配合做呃逆动作。然后用中指指腹按摩膻中穴，做顺时针环形揉动 100 次，或从上到下按摩 100 次约 2min。每天 1 次，7 次为 1 个疗程，疗程间隔 2 天。

[**疗效**] 张润民等治疗 45 例，均在 2 个疗程内痊愈，有效率为 100%，其中治疗时间最短为 2 天，最长为 14 天。半年后随访均无复发。

[**评析**] 气秘的病机为情志不舒，气机不畅，传导失职，糟粕内停而不得下行。膻中是心包之募穴，宗气聚会之所。点击、按摩此穴取效，一是可以使宗气得通，让全身之气通行无阻，驱散郁闷不舒之气，消除气秘发病之因。该法能使气机畅、郁滞通、糟粕行，则便秘自愈。采用该治疗方法，切忌用蛮力，按摩尽量不用自下向上的方式。

【按语】

1. 针灸治疗便秘有较好效果，如经多次治疗无效者，应查明病因。

2. 患者应多食新鲜蔬菜、水果，进行适当体育活动，并养成定时排便的习惯。

【参考文献】

[1] 许凯声. 商阳点刺放血治疗便秘 56 例 [J]. 中国针灸，1998（4）：218.

[2] 万桃红，刘华，周小兰. 掐压商阳穴结合腹部按摩治疗骨科老年患者便秘的效果观察 [J]. 江西医药，2010，46（2）：202-203.

[3] 姚会艳，康哲峰，吕霞. 针刺治疗便秘 20 例 [J]. 中国针灸，2001（7）：396.

[4] 于巧萍，卢惠珍，朱静. 合谷穴按揉治疗妇科恶性肿瘤化疗后便秘的效果观察 [J]. 现代中西医结合杂志，2012（20）：2243-2244.

[5] 林兰珍，刘艳华，徐燕，等. 合谷穴按揉配合腹部按摩在化疗便

秘患者中的应用［J］. 广东医学院学报, 2014, 32（3）: 365-366.

［6］陈彩娥. 按揉迎香穴治疗虚秘18例［J］. 浙江中医杂志, 1997（1）: 16.

［7］杨飞舟. 穴位按揉治疗便秘29例［J］. 湖北中医杂志, 1995（6）: 41.

［8］张秋红, 吕明, 王秀清. 中频配合针刺天枢穴治疗老年性便秘疗效观察［J］. 中国疗养医学, 2011, 20（3）: 211.

［9］王琳, 彭唯娜, 郭郡, 等. 电针深刺天枢穴改善结肠慢传输型便秘患者临床症状及满意度的疗效观察［J］. 针灸临床杂志, 2013, 29（1）: 1-2.

［10］吴风华. 针刺天枢穴治疗慢传输型便秘疗效分析［J］. 实用中医药杂志, 2012, 28（3）: 115-117.

［11］徐运瑜. 针刺天枢穴配合背部走罐治疗功能性便秘61［J］. 浙江中医药大学学报, 2014, 38（6）: 803-804.

［12］王秀珍. 指压点穴加按摩治习惯性便秘［J］. 中国针灸, 2002（8）: 541.

［13］李春芳. 指压按摩法治疗虚证便秘［J］. 吉林中医药, 2003（12）: 40.

［14］王增. 穴位埋线治疗便秘［J］. 中国针灸, 2002（8）: 540.

［15］吴玉敏, 吴雪梅, 丁文涛, 等. 电针深刺配合离子导入天枢穴治疗中风后便秘临床观察［J］. 中国临床医生, 2013, 41（11）: 63-64.

［16］钟传珍. 新斯的明足三里穴位注射治疗结肠性便秘［J］. 云南中医杂志, 1991（5）: 30.

［17］吕景山, 何樹槐, 耿恩廣. 单穴治病选萃［M］. 北京: 人民卫生出版社, 1993.

［18］周昌华. 针刺治疗胆结石术后便秘［J］. 山西中医, 1997（5）: 14.

［19］郑华斌, 张永辉, 陈媛. 合募配穴法针刺治疗慢性功能性便秘35例观察［J］. 国医论坛, 2014, 29（2）: 31.

［20］杨骏. 针刺三阴交治疗习惯性便秘［J］. 中国针灸, 1996（8）: 59.

［21］李健. 电针"大肠俞"穴治疗单纯性便秘53例［J］. 贵阳中医学院学报, 2010（7）: 58.

[22] 范中旗. 穴位注射治疗损伤性腹胀、便秘 [J]. 河南中医, 1991, 11 (2): 9.

[23] 于春江. 针刺承山穴治疗习惯性便秘 [J]. 吉林中医药, 1988 (2): 24.

[24] 张良俊. 指针治疗习惯性便秘 [J]. 山西中医, 2004, 20 (6): 20.

[25] 贾菲, 李国栋. 电针八髎穴及承山穴治疗慢传输型便秘疗效观察 [J]. 现代中西医结合杂志, 2015, 24 (10): 1055-1056.

[26] 张登部, 侯凤琴, 杜广中. 照海穴的临床应用 [J]. 中国针灸, 1998 (5): 287-288.

[27] 宋禄法. 针支沟穴治疗习惯性便秘 64 例观察 [J]. 新中医, 1991 (12): 32.

[28] 张智龙. 支沟穴在临床上的运用 [J]. 山西中医, 1988 (5): 47.

[29] 高洪英, 徐建勇. 针刺支沟穴治疗便秘 52 例体会 [J]. 现代中西医结合杂志, 2005, 14 (17): 2243.

[30] 张智龙, 吉学群, 赵淑华, 等. 电针支沟穴治疗便秘之气秘多中心随机对照研究 [J]. 中国针灸, 2007, 27 (7): 475-477.

[31] 赵燕, 林佩冲. 按摩指压支沟穴治疗便秘 46 例 [J]. 中国民间疗法, 2003, 11 (2): 24-25.

[32] 丰培学. 长强穴埋线治疗便秘 60 例临床观察 [J]. 上海针灸杂志, 2003 (8): 14-15.

[33] 刘佃温, 姜囡囡. 长强穴挂线切开治疗排便障碍疗效观察 [J]. 中国针灸, 2003 (2): 74.

[34] 胡建芳, 毛爱琴, 纪兰仙. 指压长强穴促进便秘患者排便的体会 [J]. 实用中西医结合临床, 2010, 10 (5): 73-74.

[35] 孟琴秋. 艾灸按摩气海穴防治胸腰椎骨折患者腹胀便秘 36 例 [J]. 浙江中医杂志, 2014, 49 (3): 193.

[36] 武晓利, 郭春玲, 杨晓华. 神阙穴治疗老年人习惯性便秘 40 例 [J]. 中国针灸, 1996 (10): 27.

[37] 肖扶先. 生大黄粉穴位贴敷治疗急性心肌梗塞患者便秘 27 例 [J]. 江西中医药, 1997 (2): 38.

[38] 陈睿. 神阙穴敷贴治疗便秘 [J]. 中国针灸, 2002 (8): 540-541.

[39] 沈麒云，李黎梅，黄柳燕，等．玄明粉外敷神阙穴对慢性肾病伴便秘症状患者影响的研究 [J]．护理管理杂志，2014，14（12）：902-903．

[40] 冯二玲．生大黄粉加食醋贴敷神阙穴治疗脑梗塞并发便秘的疗效观察 [J]．中西医结合心血管病杂志，2015，3（18）：134．

[41] 汪玲羽，张咩庆．加味大黄附子汤神阙穴贴敷治疗老年功能性便秘30例疗效观察 [J]．辽宁中医杂志，2014，41（11）：2372-2373．

[42] 司贤臣．补中益气汤合吴茱萸神阙穴热敷治疗老年性便秘30例临床观察 [J]．中国民族民间医药，2015，24（16）：79，81．

[43] 张润民，杨会文．点穴按摩膻中穴治疗便秘 [J]．中国针灸，2011，31（8）：678．

第三十三节　胁痛

　　胁痛是以一侧或两侧胁肋部疼痛为主要表现的病症，疼痛性质有胀痛、刺痛、隐痛、闷痛、窜痛等，常反复发作。见于西医学的急慢性肝炎、肝硬化、肝癌和急慢性胆囊炎、胆石病、胆道蛔虫症等肝胆病变，以及肋间神经痛等。血常规、肝功能、乙肝五项以及胆囊造影、B超、CT等检查有助于明确诊断。

　　胁肋为肝、胆经所过之处，所以，胁痛的产生主要责之于肝、胆，此外尚与脾、胃的病变有关。不论是气滞、瘀血、湿热等实邪闭阻胁肋部经脉，还是精血不足引起胁肋部经脉失养，均可导致胁痛。

曲　　池

针刺法

　　[**方法**] 患者取坐位屈肘，常规消毒健侧穴位，用28~32号1.5寸毫针，对准穴位快速刺入，进针约1寸，得气后施行透天凉手法，先

深后浅，行紧提慢按之捻转提插约 5~10 次。此过程中，可嘱患者用口先吸气一下，再用鼻呼气五下。一般留针 30min，每隔 5min 行针 1 次。每日 1 次。

[疗效] 李少勃等运用本法治疗肋间神经痛 23 例，疗效满意，其中尤以治疗原发性肋间神经痛效果最佳。吕景山等运用本法治疗岔气胁痛，效佳。

[评析] 曲池为手阳明大肠经合穴。手阳明大肠经与手太阴肺经相表里，《素问·缪刺论篇》："邪客于经，左盛则右病，右盛则左病……必巨刺之……"故采用曲池穴巨刺法，能起到宽胸理气、通经止痛的作用。本法对原发性肋间神经痛有较好疗效，如属继发性肋间神经痛，必须针对原发病进行治疗，否则仅能减轻症状。

地　　机

电针法

[方法] 患者取仰卧位屈膝，常规消毒患侧穴位（胸胁痛者配阳陵泉，股内侧痛配阴陵泉）皮肤后，用 28~30 号 1.5 寸毫针，快速直刺入穴位，待局部产生酸、麻、胀等得气感觉后，嘱患者做深呼吸活动或患肢屈伸活动。然后连接 G6805 型电针治疗仪，接通电源，留针 30min，出针时用干棉球按压针孔片刻。每日 1 次，5~7 天为 1 个疗程。

[疗效] 栾继萍治疗胸胁痛，均获显著疗效。

[评析] 胸胁痛一般由于肝胆之气失利而致，或由于外力作用而致胸胁脉络损伤，气血不畅，停瘀不化而致，此乃以治气为主。选地机穴，除能行气活血、解痉镇痛外，尚能健脾补气、统血摄血。配筋会之阳陵泉能行肝胆之气，舒筋和络，缓急止痛。两穴相配，共奏舒肝益脾、和营通络之功，病遂自愈。

极　　泉

点按法

[方法] 医者站在患者身侧，两手食指、中指、无名指及小指搭肩，以双大拇指交替于双侧极泉穴进行点按，并稍加弹拨，产生酸、

麻、胀或触电感，并传到臀部或达到手指，如此点按数次即可。嘱患者深呼吸数分钟或咳嗽数声，使疼痛牵掣感消失或减轻。每日1次。

［疗效］陈秋明共治疗60例，痊愈37例，显效15例，减轻6例，无效2例，总有效率为96.67%。

［评析］极泉穴为手少阴心经起始穴，主治心悸、心痛、胸闷、胁肋疼痛等。此穴位于腋窝内，内布有尺神经、正中神经、前臂内侧皮神经及臂内侧皮神经。点按本穴以刺激腋窝内神经为主，能提高机体的痛阈，增加对疼痛的耐受力，降低对痛觉的敏感性；另一方面，这种刺激信号传导至脊髓入脑后，经过复杂的整合活动，通过神经体液调节，兴奋一系列抗痛结构，从而达到镇痛作用。

后　　溪

针刺法

［方法］常规消毒健侧穴位皮肤，用毫针快速刺入穴位1~1.5寸深，大多数患者会产生胀麻感觉，此时可施行捻转提插的强刺激手法，并嘱患者加大呼吸活动的范围，加快活动患部，使局部疼痛或牵掣感消失或显著减轻，留针5~20min，期间行针2~3次。每日1次。

［疗效］吕景山等共治35例，全部临床治愈。陈智思治35例，治愈20例，显效9例，有效3例，无效3例，总有效率为91.43%。刘慧平等治疗32例，治愈29例，好转3例。

［评析］外伤后胸胁痛胀，单纯服用止痛药效果不明显，内服中药起效又比较慢，骨科在处理时较为棘手。运用针刺后溪穴的治疗方法，具有起效快、疗效显著、操作方便等特点，较易为患者接受。其机制可能为后溪穴属手太阳小肠经，为输穴，同时也是八脉交会穴之一，通督脉，有行气止痛、活血通络的作用，气行则瘀血解，瘀血解则筋脉通，筋脉通则疼痛自解。

照　　海

针刺法

［方法］患者取仰卧位，常规消毒局部皮肤后，取2~3寸长毫针，

迅速垂直刺入穴位，采取斜透法，向丘墟方向进针 2 寸左右，待患者有酸、麻、胀、重感时，接 G6805 型电针仪，刺激量以患者能耐受为度，留针 30min。每日 1 次，7 次为 1 个疗程。

［疗效］刘芳琴治疗 100 例，痊愈 64 例，好转 32 例，无效 4 例，总有效率为 96%。杨丽共治 50 例，痊愈 29 例，好转 17 例，无效 4 例，总有效率为 92%。

［评析］本病的主要病机为气滞血瘀、络气不和、不通则痛。照海为足少阴肾经之络穴，其脉"络心注胸中，其支者，从肾上贯肝膈"，与肝经之脉络相交通，该穴能调补肝、肾二经，从而具有滋养扶正、通络达邪之效。丘墟为足少阳胆经之原穴，该穴能和解少阳胆经之气。照海透丘墟能通调肝胆肾三经之气，二穴相伍，相得益彰，共奏疏解外邪、调和肝胆、化瘀通经、和络止痛、标本同治之功用，故对胁痛有良效。

间　使

按摩法

［方法］患者取坐位，医者用拇指指端按揉患者患侧间使穴，使感觉酸、胀、麻为度，每次按揉 200 下，每日 1 次。配合祖传之验方舒和散（柴胡、龙胆草、桃仁、当归尾、地鳖、川芎、枳壳、制乳香、制没药等中药，以上各味等份，共研细末过 100 目筛，装入胶囊，每粒 0.29g）内服，每日 3 次，每次服 5 粒。

［疗效］许祥生治疗 82 例，痊愈 61 例，显效 19 例，无效 2 例，总有效率为 97.56%。

［评析］《沈氏尊生书·杂病源流犀烛》曰："损伤之患，必由外侵内，而经络脏腑并与俱伤……亦必于脏腑经络间求之。"间使穴属手厥阴经穴，本经脉从胸走手，其经筋布散于胸胁，用手法按揉间使穴，可调节经络脏腑功能，运行胸胁阻滞之气血。"气伤痛，形伤肿"，此症虽先于外伤所致形（血）伤肿，然瘀血必导致气滞，治疗时当以活血与理气之药并用。

内　关

针刺法

［**方法**］常规消毒患侧穴位后，用 28~30 号 1.5 寸毫针，快速刺入 1.2 寸左右（针尖略斜向上），按针向施行补泻，并施以搓法加强刺激，即将针尖沿着经脉的方向向上斜刺，进退搓捻，以催其气至而用泻法，使针感循经上肩直达病所。行针时需令患者深呼吸、咳嗽或做局部的转体活动，留针 15min，每隔 5min 行针 1 次。每日 1 次。

［**疗效**］丁育林治疗 53 例，1 次治愈 44 例，2 次治愈 7 例，3 次以上无效 2 例。李建国治疗 30 例，痊愈 26 例，显效 4 例。盛生宽治疗 75 例，痊愈 55 例，好转 16 例，无效 4 例。冯氏治疗 34 例，治愈 20 例，好转 14 例。

［**评析**］内关穴系手厥阴心包经之络穴，通阴维脉。手厥阴心包经起自胸中，过膈，联络上、中、下三焦，阴维脉又过胸中，所以，内关穴可以通过三焦，主心胸部疾患。前人亦有"心胸内关谋"之说，内关也是镇痛效穴，治疗岔气痛有良效，故可治疗胸胁部岔气疼痛。病程越短，疗效越佳。

大　陵

针刺法

［**方法**］患者取仰卧位，先取健侧后取患侧大陵穴，常规消毒局部后，用 32 号 1.5 寸毫针，嘱患者轻咳一声，随咳进针，向掌心斜刺进针 1~1.2 寸，行呼吸提插法的泻法 1min，以有放电感向指端放射为佳。初痛（1 天内）或气滞型者，可不留针；血瘀型，或病史稍长，或即刻效果不显著者，可留针 20min，间隔 5min 行针 1 次。每日 1 次，以 7 天为限。

［**疗效**］雷胜龙治疗胸胁闪挫伤 40 例，痊愈 30 例，显效 7 例，有效 2 例，无效 1 例。

［**评析**］本穴是手厥阴心包经的输穴，"输主体重节痛"，故常用治痛证。本病多因突然扭转或屈伸姿势不协调，使胸胁筋膜、肌腱、韧

带受损而致闪伤，多属气滞型，俗称"岔气"；因跌仆、撞击导致胸胁部挫伤，多属血瘀型。总的病机为局部经气壅滞不通或气血阻滞，不通则痛。若采用深刺斜透的方法，便于行手法，针感强，还可透劳宫，使通经调气作用更强。

中　渚

针刺法

[**方法**] 常规消毒患侧穴位皮肤，用28~30号1寸毫针，快速直刺入皮下0.5寸左右，施行提插捻转手法，待患者局部有酸、麻、胀感并向胸胁部放射时，留针30min，隔10min行针1次。每日1次。

[**疗效**] 张君魁、张业远分别治疗数例，效果满意。

[**评析**] 中渚穴为手少阳三焦经的输穴，"输主体重节痛"，针刺中渚穴可通调三焦经之气血，"通则不痛"，从而达到治疗目的。

外　关

针刺法

[**方法**] 患者取坐位或卧位，常规消毒外关穴（单侧、双侧均可），用28号2寸不锈钢毫针，直刺进针1~1.5寸，得气后行捻转提插泻法，予以强刺激，或连接电针仪（若取单侧只扎一针，则一极连针，另一极接参考电极），选用间断波，强刺激，留针30min。留针期间，嘱患者配合做呼吸运动，呼吸由浅逐渐加深，少数病例可辅以局部按摩。

[**疗效**] 周子信治疗42例，治愈38例，好转3例，无效1例。

[**评析**] 胁痛取三焦经络穴外关治疗，是因为三焦为一大腑，所布范围甚广，正如《类经》所说："三焦者，……确有一腑，盖即脏腑之外，躯壳之内，包罗诸脏，一腔之大腑也"。胁痛的病机为气行逆乱，三焦运行元气，总司人体气化，又总领人体诸气，是诸气升降出入的通道。正如《难经·三十八难》说，三焦为"原气之别焉，主持诸气"，故针刺三焦经外关穴以调其气机，疗效满意。

支　沟

1. 针刺法

［**方法**］常规消毒穴位局部后，用 28~32 号毫针针尖斜向上，快速刺入 0.8~1.2 寸，施用泻法予强刺激，得气后让患者站起深呼吸、咳嗽和活动患部，留针 20~30min。每日 1 次，1 周为 1 个疗程。

［**疗效**］张瑜共治 18 例，痊愈 16 例，有效 2 例。左秀玲治疗（以支沟、阳陵泉为主穴，并根据辨证分型配穴）42 例，全部治愈。

2. 放血法

［**方法**］常规消毒患侧穴位，用三棱针快速点刺该穴上的静脉，任其血液自然流止，出血量以 2~3ml 为佳。若出血量超过 3ml，则以消毒棉球压迫止血；若少于 1~2ml，则在针后于穴上加拔火罐。每日 1 次。

［**疗效**］徐结宝治疗 22 例，1 次获愈 15 例，2 次获愈 7 例。

［**评析**］《标幽赋》："胁肋痛针飞虎（即支沟穴）。"支沟穴属手少阳三焦经的经穴，三焦经"布膻中，散络心包"，膻中为气之海，心包主血，三焦经与心包络互为表里，气血互用，故针刺支沟能起到理气活血、化瘀止痛、推陈致新的功效，治疗因气郁、外伤、劳损引起的胸胁痛，疗效较好。

阳　陵　泉

1. 针刺法

［**方法**］患者取仰卧位，常规消毒患侧穴位后，用 28~30 号 2 寸毫针，快速捻转进针，刺入穴位深 1.5 寸左右，待局部出现酸、麻、胀感后，施行提插捻转手法的泻法，使针感向上传至胸胁部，刺激量以患者能耐受为宜。留针 20~30min，隔 5min 行针 1 次。每日 1 次。

［**疗效**］吕景山等治疗 20 例，痊愈 17 例，显效 2 例，无效 1 例。牛凤菊等治疗 2 例，疗效显著。

2. 电针法

［**方法**］患者取仰卧位屈膝，常规消毒患侧穴位（配地机）皮肤后，用 28~30 号毫针快速刺入穴位，待局部产生酸、麻、胀等得气感觉后，

嘱患者做深呼吸活动或患侧肢体的屈伸活动。然后连接 G6805 型电针治疗仪，接通电源，留针 30min，出针时用干棉球按压针孔片刻。每日 1 次，5~7 天为 1 个疗程。

[疗效]栾继萍治疗多例，疗效显著。

[评析]两胁为足厥阴肝经和足少阳胆经循行路线所过，肝胆相表里，一脏有病可导致他脏络脉失调、经脉闭阻，而出现胁痛。《杂病穴法歌》（见《医学入门》）曰："胁痛只须阳陵泉。"阳陵泉为胆经合穴，又为筋之会，既可主治该经循行部位疼痛，又可治疗肌肉经筋之疼痛，疏调气机作用较强，故对胁痛疗效较好。

悬　钟

针刺法

[方法]患者取坐位或仰卧位，常规消毒穴位（重者取双侧，一般取单侧）皮肤后，用 1.5 寸 28 号毫针，快速刺入穴位，得气后施行捻转提插的手法，实证用泻法，虚证用补法，留针半小时，隔 15min 行针 1 次。每日或隔日 1 次。

[疗效]尚健共治 32 例，显效 24 例，缓解 5 例，无效 3 例，总有效率达 90.63%。

[评析]悬钟穴属足少阳胆经，为髓会，临床上多用于治疗腰腿痛、麻木、颈项痛等。足少阳胆经循行经过胁肋，针刺悬钟穴为"经络所过，主治所及"，故治疗本病有效。

丘　墟

1. 针刺法

[方法]患者取仰卧位，常规消毒穴位皮肤后，用毫针快速直刺入 1~1.5 寸，持续大幅度捻转至痛止，留针半小时，每隔 10min 捻转毫针 1 次。每天 1 次。

[疗效]吕景山等治疗多例，疗效可靠，轻症 1~3 次、重症 5~7 次治愈。郁忠尧等治疗 44 例，痊愈 33 例，显效 8 例，无效 3 例。马成双治疗 43 例，痊愈 36 例，好转 6 例，无效 1 例，总有效率为

97.67%。

2.透刺法

[方法]以手拇、食指掐住针身，斜向内踝下1寸照海穴的方向，捻转刺入丘墟穴，通过捻转提插，医者感到针下沉涩而紧，患者亦感到酸、麻、胀、痛，谓之得气。对于胁痛的新病患者可不留针，病程较长者可留针10~25min，留针过程中可用弹针柄的手法，加强刺激，取针时要慢，轻按针孔以防出血。

[疗效]张书芬等治疗本病，疗效显著。

[评析]两胁为足厥阴、足少阳经脉循行所过。《灵枢·五邪》说："邪在肝，则两胁中痛。"《素问·缪刺论篇》说："邪客于足少阳之络，令人胁痛不得息。"所以，胁痛与肝胆经相关。丘墟为足少阳胆经之原穴，故针刺之通达三焦原气，促进肝胆经气流通。丘墟透照海，虽是一针一穴，但在横透时经过肾、肝、脾三经，这3条经脉都经过胁部，因而丘墟透照海治疗胁痛的镇痛作用较好。

太　　冲

针刺法

[方法]常规消毒局部皮肤，用28~30号1.5寸毫针，快速直刺入双侧穴位，待有酸、麻、胀等针感后，轻插重提3~5次，然后边施行捻转泻法，边让患者配合做呼吸运动，捻转毫针数次后留针20min，其间可依上法运针2次。每日1次。

[疗效]李小林等运用本法治疗多例，均获得满意疗效。杨云贵等运用本法（以指代针按压亦可）治疗18例，1次治愈14例，2次治愈2例，3次治愈1例，无效1例。王平运用本法治疗43例，1~3次治愈30例，5~7次治愈12例（数月后复发1例），无效1例。

神　　阙

1.悬灸法

[方法]患者取仰卧位，医者取一清艾条点燃后，距神阙穴约1~2寸处施行悬灸，并不断地旋转艾条，使患者局部有温热感，以能忍受

为度，每次灸 15min 左右。每日 1 次。

[**疗效**] 喻峰等共治 21 例，痊愈 15 例，好转 4 例，无效 2 例。

2. 药敷法

[**方法**] 取大黄 15g，芒硝、乳香各 10g，没药 6g，洋片 1.5g，混合后共研细末，加蓖麻油 30ml、75% 乙醇 10ml、蜂蜜 20ml，调成糊膏状，然后贴敷于穴位即可。2~3 天换 1 次。

[**疗效**] 赖善中治疗多例，效果显著。

【按语】

1. 针灸治疗胁痛有较好的效果，但急性胁痛用针灸止痛后，应尽快查明病因，必要时采取综合治疗。

2. 饮食宜清淡，忌食肥甘厚味。保持心情舒畅，切忌恼怒。

【参考文献】

[1] 李少勃，毋瑞贤. 曲池穴巨刺法治疗肋间神经痛 23 例 [J]. 河南中医，1996（2）：51.

[2] 吕景山，何树槐，耿恩廣. 单穴治病选萃 [M]. 北京：人民卫生出版社，1993.

[3] 栾继萍. 地机穴的临床运用举隅 [J]. 针灸临床杂志，2002（7）：42.

[4] 陈秋明. 点按极泉穴治疗胸胁屏伤 60 例 [J]. 针灸临床杂志，2005，21（1）：53.

[5] 陈智君. 针刺后溪穴治疗外伤后胸胁痛 [J]. 中医外治杂志，2000，9（5）：27-28.

[6] 刘慧平，刘敏. 针刺后溪加人中治疗急性腰扭伤 32 例疗效观察 [J]. 内蒙古中医药，2012（21）：61.

[7] 刘芳琴. 针刺丘墟透照海穴治疗胸胁痛 100 例 [J]. 中国民间疗法，2003，11（5）：9-10.

[8] 杨丽. 针刺照海穴治疗肋间神经痛 [J]. 云南中医杂志，1982（6）：48.

[9] 许祥生. 按揉间使穴配合舒和散内服治疗胸胁挫伤 82 例 [J]. 中国民间疗法，1996（5）：25-26.

［10］丁育林.针罐配合治疗胸胁闪挫伤53例疗效观察［J］.新医药学杂志,1979（91）:49.

［11］李建国.针刺内关穴治疗胸部进伤［J］.吉林中医药,1988（3）:10.

［12］盛生宽.缪刺内关治疗急性胸部扭伤疼痛75例［J］.中国针灸,1998（1）:44.

［13］冯跃国.针刺内关穴治疗胁痛34例临床观察［J］.针灸临床杂志,2000（1）:39.

［14］雷胜龙.针刺大陵穴治疗胸胁闪挫伤40例［J］.中国针灸,2002（1）:41.

［15］张君魁.中渚穴临床应用［J］.针灸临床杂志,1997（8）:41.

［16］张业远.针刺中渚穴缓解肋间神经痛验案［J］.针灸临床杂志,1995（7）:44.

［17］周子信.针刺外关穴治岔气痛［J］.江西中医药,1995（增刊）:136.

［18］张瑜.针刺支沟穴治疗胁痛18例［J］.陕西中医,1988（4）:186.

［19］左秀玲.呼吸补泻法治疗胁肋痛42例［J］.中国针灸,1999（7）:414.

［20］徐结宝.支沟放血治疗胸胁痛［J］.江西中医药,1994（2）:61.

［21］牛凤菊,石冬梅,刘旭军.阳陵泉穴的临床应用［J］.针灸临床杂志,2003,19（11）:41-42.

［22］尚健.针刺悬钟穴治疗胁痛32例［J］.针灸临床杂志,2003（6）:48.

［23］郁忠尧,沈旦元,胡殿兵.针刺"丘墟"穴治疗肋间神经痛［J］.赤脚医生杂志,1977（11）:11.

［24］马成双.针刺丘墟穴治疗肋间神经痛［J］.云南中医学院学报,2001,24（2）:46.

［25］张书芬,李海虹.针刺丘墟透照海治疗胁痛的体会［J］.中医药学报,1997（4）:36.

［26］李小林,辛钟成.针太冲治疗肋间神经痛［J］.中国针灸,1993

（5）：52.

[27] 杨云贵，刘大伟. 太冲穴治疗闪挫胁痛 18 例 [J]. 中国针灸，
　　　1999（7）：427.

[28] 王平. 针刺治疗肋间神经痛 44 例 [J]. 针灸临床杂志，2000（5）：
　　　28-29.

[29] 喻峰，陈旭辉. 灸神阙治疗胆囊炎、胆石症腹痛 21 例 [J]. 湖
　　　南中医杂志，1987（6）：34.

[30] 赖善中. 药物敷脐疗法在中医急症方面的应用 [J]. 新中医，
　　　1993（3）：34-35.

第三十四节　黄疸

　　黄疸是指因胆汁外溢而致目黄、身黄、小便发黄，其中以目黄为诊断黄疸的主要依据。中医学认为本病的发生与感受疫毒湿热之邪、饮食所伤、肝胆湿热、脾胃虚弱等因素有关，其基本病机是湿邪阻滞，胆液不循常道外溢而发黄。涉及脏腑主要是肝、胆、脾、胃等。若中阳偏盛，则湿从热化而成阳黄；中阳不足，则湿从寒化而成阴黄。

　　本病的临床表现以目黄、身黄、小便黄等"三黄"症为主，尤以眼睛巩膜发黄最为明显。患病之初可无黄疸，而以恶寒发热、纳呆、恶呕、身重肢倦等类似感冒症状为主，三五日后才逐渐出现黄疸。患者常有饮食不节、肝炎患者接触史，或使用化学制品、药物等病史。血清总胆红素、尿胆红素、尿胆原、直接胆红素测定，血清谷丙转氨酶、谷草转氨酶测定，以及腹部 B 超、CT、胆囊造影等检查均有助于本病的病因诊断。

足 三 里

水针法

　　[**方法**] 患者取仰卧位，常规消毒穴位局部皮肤，用 5ml 注射器抽

取适量药物，将针头快速直刺入穴位，进针约 1~1.5 寸深，待患者局部有酸、麻、胀感后，若抽无回血则缓慢将药液注入，出针时用干棉球按压针孔片刻。

[**疗效**] 曾伶（药物为人白细胞干扰素 5 万 U。可配合中药辨证施治，或者静脉滴注 10% 葡萄糖 500ml 加丹参注射液 30ml，滴速为 40~50 滴/min）共治疗 80 例乙型肝炎表面抗原阳性患者，每日 1 次，以 10 天为 1 个疗程，治疗 3 个疗程为限，痊愈 25 例，好转 51 例，无效 4 例。佟玉文（药物为核糖核酸 2.5mg，每次一侧穴位，每周 1 次，1 个月为 1 个疗程）治疗乙肝澳抗阳性患者 22 例，1 个疗程后恢复正常者 9 例，占 40.91%；2 个疗程后恢复正常者 7 例，占 31.82%；3 个疗程后恢复正常者 4 例，占 18.18%；无效者 2 例，占 9.09%。斯旭平（药物为 α—2b 干扰素 100 万 U，用生理盐水 1ml 稀释，每次一侧穴位，每日 1 次，连用 6 个月）治疗慢性乙型肝炎 115 例，有应答 68 例，无应答 47 例。陈孟峰（药物为地塞米松 2mg，每次一侧穴位；鲁米那片 0.03g 口服，每天 3 次，治疗 7~10 天取效后地塞米松可改口服并慢慢减量，疗程 2~3 周）治疗 18 例高黄疸型戊肝，显效率为 83%，总有效率为 100%；其临床症状改善情况，乏力改善率为 94%，腹胀改善率为 100%，纳差改善率为 100%。

[**评析**] 中医认为胃为水谷之海，脾为后天之本，足三里穴系足阳明胃经合穴，"合治内腑"，水针足三里可以加强脾胃功能，其治疗作用与机体的防御功能息息相关。足三里穴位注射能使机体免疫功能和抗病毒能力显著提高，并且使药物用量比常规用量少，不良反应减少。

【按语】

1. 针灸治疗急性黄疸性肝炎有显著疗效，但应严格隔离，以防传染。

2. 对于其他原因引起的黄疸，针灸治疗的同时，还应配合中西医综合治疗。

【参考文献】

[1] 曾伶. 穴位注射对乙型肝炎表面抗原阳转阴的近期疗效观察 [J].

上海针灸杂志，1994（2）：65．

[2]佟玉文．足三里穴位注射核糖核酸治疗澳抗阳性22例［J］．中国针灸，2001（7）：414．

[3]斯旭平．α–干扰素足三里穴位注射治疗慢性乙型肝炎［J］．浙江中西医结合杂志，2003（3）：185．

[4]陈孟峰．鲁米那合激素穴位注射治疗高黄疸型戊肝［J］．浙江中西医结合杂志，2003（10）：651．

第三十五节　癃闭

癃闭是指尿液排出困难。小便不利、点滴而出为"癃"；小便不通、欲解不得为"闭"，统称为"癃闭"。多见于老年男性、产后妇女及手术后患者。相当于西医学的尿潴留。

本病的病位在膀胱，膀胱气化不利是导致本病的直接原因。膀胱的气化又与三焦密切相关，其中尤以下焦最为重要。造成膀胱和三焦气化不利的具体原因，多为湿热下注、肝郁气滞、尿路阻塞和肾气亏虚。本病以排尿困难为主症，常伴小腹胀满，病情严重时，可见头晕、心悸、喘促、浮肿、恶心、呕吐、视物模糊，甚至昏迷、抽搐等尿毒内攻症状。尿常规、X线、B超、CT等检查有助于本病的诊断。

列　　缺

针刺法

［**方法**］患者取坐位或仰卧位，常规消毒局部皮肤，用28~30号1.5寸毫针，快速斜刺入双侧穴位，进针约0.5寸，得气后根据病情采用徐疾补泻手法，留针30min，隔10min行针1次。每日1次。

［**疗效**］周拥军运用本法治疗多例癃闭患者，疗效满意，一般3次左右可治愈。范郁山运用本法（配百会穴）治疗20例，治疗1次后即能排尿者16例，治疗2次后可排尿者3例，无效1例。

［**评析**］肺主气、主行水，为水之上源，通调水道，所以治癃闭需先考虑肺经之穴。针刺手太阴络穴列缺，可以益气宣肺，"开魄门，洁净府"，提高肺通调水道、疏理津液之功，奏提壶揭盖、疏泄下焦之效。列缺穴又是八脉交会中通任脉的穴位，既可治手太阴、阳明之病，又可疗任脉之疾，而任脉"总任诸阴"，起于胞中，主小便不利等症。使用列缺通三经之气，使肺气得益，肃降和顺，气血调和，津液气化正常，故早在《针灸大全》中即有列缺治小便不利的记载。现代研究证明，针刺列缺穴可通过神经系统，调节泌尿系统的尿液形成和排泄，故优先选用列缺穴治疗本症是合理的。

次　　髎

1. 温针法

［**方法**］常规消毒穴位皮肤后，用28~32号2寸毫针，快速直刺入穴位，进针3寸左右，得气后施行雀啄手法1min，使针感直达下腹部，然后加温针灸2壮，出针后即嘱患者用力解小便少许。

［**疗效**］雷跃治疗多例，每日1次，效果显著。徐慧卿等治疗（配合艾条悬灸腰骶部）293例，针治1次即能排尿者235例，2~5次后能排尿者37例，无效21例。

2. 水针法

［**方法**］患者取俯卧位，常规消毒后，选用5ml注射器，抽吸新斯的明注射液1mg，套上7号针头，快速直刺入穴位，待患者产生酸、麻、胀等得气感觉后，施行提插手法，使针感放射到前阴、肛门、少腹等部位，若抽无回血，则缓慢将药液注入。

［**疗效**］申莉萍、董来芹等治疗多例，一般1次即可见效，2次获愈。

3. 电针法

［**方法**］患者取侧卧腰穿体位，将针分别刺入双侧八髎穴，进针3.5cm，得气后，针尾连接电针仪，调整脉冲频率及电流，直至患者出现明显的肛门及会阴部肌肉节律性收缩为止，留针40min。每日1次，10天为1个疗程。

[**疗效**] 张保朝共治疗 40 例，显效 20 例，有效 16 例，无效 4 例，总有效率为 90%。常新斗等治疗 86 例，治疗 1~3 次排尿 42 例，治疗 4~6 次排尿 38 例，无效 6 例，总有效率为 93.02%。

[**评析**] 次髎穴是足太阳膀胱经的腧穴，膀胱与肾相表里，肾主水，司二便，针刺次髎有通利小便的作用。现代医学认为，尿潴留是大脑、脊髓病变引起的神经功能障碍，导致膀胱处于不能排空状态，而支配膀胱的神经有盆神经、腹下神经，它们均来自腰骶部脊髓，盆神经可使膀胱逼尿肌收缩、膀胱内括约肌松弛，从而促成排尿。次髎穴在第 2 骶后孔，局部有骶神经后支，盆神经由脊髓骶部第 2~4 节段的骶副交感核发出，随骶神经出骶后孔，而后从骶神经分出。因此，针刺次髎穴能刺激盆神经，使膀胱收缩，促成排尿。

委　　中

针刺法

[**方法**] 患者取侧卧位，消毒后用 0.30mm × 40mm 针灸针，直刺入 0.5~1 寸，得气后同时在双侧委中穴施提插捻转补法，行针 1.5min，留针 30min。每天 1 次，3~5 次为 1 个疗程。

[**疗效**] 胡彩虹等治疗 1 次后自行排尿者 66 例，2 次后自行排尿者 15 例，3 次后自行排尿者 9 例，无效者 10 例，总有效率为 90%。

[**评析**] 中医学认为本证的病位在膀胱。《素问·宣明五气》："膀胱不利为癃。"剖腹产术后可导致膀胱经脉受损，经气闭阻，气化不利，下焦功能失调。委中穴为足太阳膀胱经之合穴，用以通膀胱的气机，取委中穴能畅通气机以利小便。

秩　　边

针刺法

[**方法**] 常规消毒局部皮肤后，取 26~28 号 5 寸不锈钢毫针，针体与皮肤成 70°~75° 角，针尖指向前阴部快速刺入穴位，进针 4 寸左右，得气后施行补泻手法，使针感传达到前阴部（亦可借助针芒指向法、押手辅助法及暗示法等，尽量使针感直达病所），直至患者产生尿意后

即可出针。

[**疗效**] 张剑秋、仝俐功等分别治疗多例，每日 1 次，10 次为 1 个疗程，均获显著效果。谭东升治疗（配三阴交、阴陵泉穴，顺产者可配合腹部按摩）58 例，有效 56 例，无效 2 例。俞宝贤治疗 35 例，痊愈 24 例，显效 8 例，无效 3 例，有效率为 91.43%。范永全治疗 42 例，痊愈 32 例，显效 10 例。

[**评析**] 癃闭的主要病理机制是膀胱气化不利，即《素问·标本病传论》所言："膀胱病，小便闭"。治疗本病，依据"腑以通为用"的原则，取足太阳膀胱经之秩边穴，"秩边透水道"，主治小便不利，具有调畅膀胱气机、通利水道之功效。

至 阴

针刺法

[**方法**] 患者取仰卧位，常规消毒双侧穴位后，用 26~30 号 1 寸毫针，快速刺入穴位皮下，施行提插捻转的手法，给予强刺激量，尽量使针感从足小趾外侧沿经向上传，留针 20min，一般针后 10~15min 即可排尿。如果针 1 次仍排不出尿，可间隔 2h 左右再行第 2 次治疗。

[**疗效**] 张德辉治疗 630 例，全部有效，1 次排尿者 450 例，2 次排尿者 180 例。胡亚茹治疗 30 例，1 次排尿者 26 例，2 次排尿者 4 例。李小林等治疗 48 例全部有效，其针 1 次排尿者 35 例，占 72.92%；2 次针刺排尿者 13 例，占 27.08%。王敬兰共治 48 例，全部获效，其中针 1 次排尿者 35 例，经 2 次针刺排尿者 13 例。

[**评析**] 至阴为膀胱经井穴，是阴阳变会、转换的部位，是气血流注的终点和起点，故远道取至阴可疏通膀胱经气，通利水道，宣痹开结，泻实祛瘀，使尿液很快排出体外而达治疗目的。

涌 泉

1. 电针法

[**方法**] 常规消毒局部皮肤后，用 28~30 号 2 寸毫针，对准穴位快

速垂直刺入 1~1.5 寸左右，待患者产生酸、麻、胀、重等针感时，接电针治疗，强刺激涌泉穴约 5min，患者多可小便自解。

[疗效] 倪良玉在中医急症中治疗本病，效果显著。

2. 推拿法

[方法] 患儿取仰卧位，医者用右手拇指指腹，分别紧贴于涌泉、足三里穴上，手指旋转用力，由轻到重再由重到轻，连续进行 20~30min 的操作，同时热敷其膀胱区。若不成功，可休息 30min 再进行。第 1 次排尿后，间隔 1~2h 再按上法按摩 1 次，直到有自主排尿为止。

[疗效] 孙瑞志等共治疗新生儿 8 例，2 次有效者 2 例，3 次有效者 4 例，4 次有效者 2 例，全部治愈。

[评析] 肾为水脏，与膀胱相表里，体内水液的分布与排泄主要靠肾的气化作用。针刺肾经井穴能通调下焦之气，助膀胱气化，使膀胱括约肌和逼尿肌维持正常的舒缩功能，从而达到开阖有度、小便通利的目的。笔者推测其作用，与解除大脑皮层对脊髓下部排尿中枢的抑制有关。

太　　溪

温灸合推拿法

[方法] 患者取仰卧位，采用艾条温和灸法施术，使灸火距腧穴 2cm 左右，以患者感到局部温热舒适为度，两穴轮流施灸，共 20min 左右。同时，医者将右手掌置于患者脐下，沿任脉轻柔向下推至耻骨联合上方，如此反复数次，约 20min，嘱患者配合做排尿动作。每日 1 次。

[疗效] 李华等治疗 30 例，痊愈 10 例，好转 15 例，无效 5 例，总有效率为 83.33%。

[评析] 太溪为肾经原穴，原穴为脏腑精气出入之处，内通于肾，肾司膀胱开合，故艾灸该穴可温通经络，调畅气机，使膀胱开合有度，尿液得以排出。

阴　　谷

针刺法

[**方法**] 常规消毒穴位（男左女右）后，用 2 寸毫针快速刺入 1 寸半左右，大幅度提插捻转，强刺激。

[**疗效**] 何必多治疗 17 例，全部治愈。

[**评析**] 阴谷位于肾经大腿下端，肾经属肾络膀胱，故针刺该穴可使膀胱括约肌收缩，促进尿液排出。

照　　海

针刺法

[**方法**] 常规消毒双侧穴位皮肤后，取 28~30 号 1 寸毫针，对准穴位快速刺入，进针约 0.3~0.5 寸，待局部有酸、麻、胀感时，施行平补平泻手法，留针 30~40min，每隔 10min 依法行针 1 次，亦可接 G–6805 型电针仪施用电针法治疗，每日 1~2 次。

[**疗效**] 王勇治疗多例，效果明显。陈全等共治疗 34 例，痊愈 30 例，有效 3 例，无效 1 例，总有效率为 97.06%。刘晓辉运用本法（配合曲骨穴）治疗数例，均获满意疗效。

[**评析**] 本穴属肾经腧穴，为阴跷脉所生，又为八脉交会穴之一。肾之经脉属肾而络于膀胱，阴跷之脉循行于生殖器，有维络诸阴之作用，故可通利小便。取本穴有调节肾、膀胱及阴跷脉之三重作用。

曲　　骨

1. 针刺法

[**方法**] 常规消毒穴位后，以 28~30 号毫针，向阴部方向快速斜刺进针 1.5~2 寸，得气后施行补泻手法，留针 20min，每 5min 行针 1~2min，务使针感向下传至阴部。出针后，再以右手食、中指点按中极、关元、归来穴各 1min，力度由轻到重，以患者能忍受为度，若是剖腹产患者则仅在腹部两侧轻轻按揉。每日 1 次。

[**疗效**]乌力更共治30例，1次获愈27例，2次获愈3例。刘晓辉治疗（配合照海穴）数例患者，均获满意疗效。

2. 点压法

[**方法**]医者用手中指在患者曲骨上反复点压，给予强刺激量，然后双手掌轻轻向下按压，见有尿液排出后，适当用力直至膀胱排空为止。

[**疗效**]吕景山等治疗62例，59例顺利排尿，有效率为95.16%。

3. 艾灸法

[**方法**]患者取仰卧位屈膝，用点燃的艾灸对准曲骨穴灸5~15min，使用时注意艾火与皮肤距离，以受灸者能忍受的最大热度为佳，以穴位上皮肤潮红为度。

[**疗效**]邓影雪等治疗30例，显效12例，有效14例，无效4例，总有效率为86.67%。梁葵心等治疗（配中极穴）35例，痊愈11例，显效7例，有效16例，无效1例。

[**评析**]曲骨为任脉穴，深部为膀胱所在，针刺该穴可调整膀胱的功能，故可治疗癃闭。盆神经交感纤维由2~4骶髓发出，随盆神经分布到膀胱壁，兴奋时使膀胱逼尿肌收缩，尿道内括约肌舒张，促进排尿，膀胱充盈时膀胱顶升起，与腹前壁直接相贴，此时点压曲骨能直接刺激其收缩，产生更高的腹内压，有助于克服排尿的阻力，达到治疗目的。

中　　极

1. 针刺法

[**方法**]患者取仰卧位，用28~30号1.5寸长毫针，快速斜刺入已消毒的穴位皮下，进针0.8~1.2寸左右，得气后施行捻转提插的补泻法，使针感直达尿道，留针30min，每10min行针1次。

[**疗效**]李晓霞（配三阴交穴）治疗40例，针后10min内排尿者34例，起针后半小时内排尿者5例，无效1例。严善余（酌配阴包穴）治疗30例，痊愈23例，有效7例。

2. 水针法

[方法] 常规消毒局部皮肤后，用 5ml 注射器套上 5 号针头，抽吸新斯的明注射液 1mg，将针头快速刺入穴位 1~2cm，待有针感产生后，若抽无回血，则缓慢注入药液（膀胱充盈胀大者需注意掌握好针刺深度）。若 30min 后仍未排尿，则可再重复注射 1 次。

[疗效] 周玉海等共治 36 例，1 次注射后 10min 内排尿者 25 例，10~30min 内排尿者 4 例，2 次注射后 30min 内排尿者 5 例，无效 2 例。李云香等治疗 65 例，治愈 61 例，有效 3 例，无效 1 例。

3. 拔火罐法

[方法] 嘱患者取仰卧位并充分暴露下腹部，医者用止血钳子夹95% 乙醇棉球点燃，在火罐四壁转动数下后迅速退出，立即将火罐吸附在穴位上，拔紧穴位局部后，随即取下再拔，每次移动少许，直至皮肤充血为止。

[疗效] 郑美华等治疗 90 例，显效 62 例，进步 27 例，无效 1 例。

4. 指压法

[方法] 患者取仰卧位，双手平放于躯体两侧并自然放松，医者左手五指并拢，手掌紧贴住膀胱底部，用力稍向前推，右手握拳并伸直食指或中指，用其指腹紧贴在穴位上，徐徐向下用力施压，持续 30s至 1min 即可，可重复使用 2~3 次。要求医者垂直用力按压，固定不移，由轻到重，柔和舒适，勿用暴力，操作中途不能停顿。

[疗效] 李修贞治疗 60 例，1 次指压后排尿者 46 例，2 次指压后排尿者 8 例，3 次指压后排尿者 6 例。杨克文治疗多例，一般 1min 内即可获效。

5. 温针灸法

[方法] 消毒中极穴处局部皮肤，进针直刺 1 寸（可根据患者具体情况调整直刺的深度），采用提插泻法。得气后将事先备好的艾炷置于针柄上，点燃艾炷，施灸 30min，轻取下艾炷。再次消毒中极穴处局部皮肤，按压针孔，然后缓慢出针，出针后用棉签按压针孔，防止出血。

[疗效] 陈生梅等治疗 35 例，治愈 13 例，有效 18 例，无效 4 例，有效率为 88.57%。寿月琴治疗 21 例，均有尿意并排尿，出现尿意时

间为 1~2h 的有 12 例，出现尿意时间为 2.5~3.5h 的有 6 例，出现尿意时间为 4~5h 的有 3 例。

6. 悬灸法

［**方法**］将艾条点燃，在距离中极穴（或关元穴）约 1 寸处行雀啄灸，以局部皮肤见红晕、有温热感而无灼痛为度，一般灸 10~15min，必要时可重复 1 次。操作时应及时弹去艾灰，也可以在腹部放一块纱布，以防烧伤皮肤、被褥等。病情顽固者，可加针刺三阴交穴，留针10~15min。

［**疗效**］王爱玲治疗 38 例，显效 20 例，有效 16 例，无效 2 例。

7. 隔姜灸法

［**方法**］取直径约 3~4cm、厚约 0.3~0.4cm 的新鲜姜片，在中间穿刺数孔，姜片上直接放上用艾绒制成的圆锥形艾炷，锥尖朝上，再将其放于中极穴上点燃施灸。当艾绒燃尽后可易炷再灸，一般灸 3~7 壮，使热力由上而下慢慢深入渗透，以皮肤红润、患者能耐受为度。如灸治过程中患者感到灼痛时，可以在穴位皮肤上添加姜片或用镊子轻轻提起姜片，稍后再放下，每次约 5~15min。

［**疗效**］王爱红等治疗 26 例，显效 14 例，有效 10 例，无效 2 例，有效率为 92.31%。朱智敏治疗 29 例，显效 15 例，有效 11 例，无效 3例，有效率为 86.66%。

［**评析**］《备急千金要方》："腰痛，小便不利，苦胞转，灸玉泉七壮。"中极为膀胱的募穴，具有调节膀胱气化功能的作用。针刺或按压该穴，可使膀胱逼尿肌收缩，内压上升，从而达到启闭通尿的功效。新斯的明能抑制胆碱酯酶，增强乙酰胆碱的作用，对膀胱平滑肌有较强的兴奋作用。火罐疗法具有温阳化气、通调水道、散寒凉、调气血之功。

关　元

1. 针刺法

［**方法**］常规消毒皮肤，取 28~30 号毫针，快速直刺入穴位 1~1.5寸，再向下斜刺入 1.5~2 寸，给予中强度刺激，得气后尽量使之传至

会阴部，然后持续捻转毫针 5~10min，留针 30min。

[疗效]黄晓珍治疗泌尿系统感染之癃闭者，获满意疗效。傅云其治疗 78 例，痊愈 31 例，显效 23 例，好转 9 例，无效 15 例，总有效率为 80.77%。

2. 指按法

[方法]患者取仰卧位，全身尽量放松，伸直双下肢，医者运气后用右手拇指末掌面按压在穴位上，指力宜轻再逐渐加重，同时拇指略加旋转，持续施术约 40s 至 8min，这时患者多有尿意或下腹部不适感，可让患者起床自行排尿或给便盆在床上排尿。若 1 次无效者，待休息 10min 后再重复施治 1~2 次，若 4 次仍不排尿者可放弃此法。

[疗效]张亚岚治疗 60 例，痊愈 57 例，无效 3 例。贾清等治疗 91 例，有效率达 100%。

3. 悬灸法

[方法]将艾条点燃，在距离关元穴（或中极穴）约 1 寸高度处行雀啄灸，以局部皮肤见红晕、有温热感而无灼痛为度，一般灸 10~15min，必要时可重复 1 次。如有不慎，局部灼伤起疱，轻者只要注意不要擦破，可任其吸收；如水疱较大，可用消毒针刺破，放出水液，涂上林可霉素利多卡因凝胶，并用消毒敷料加以保护，以防感染。病情顽固者可加针刺三阴交穴，留针 10~15min。

[疗效]王爱玲治疗 38 例，显效 20 例，有效 16 例，无效 2 例，总有效率为 94.74%。

4. 隔姜灸法

[方法]患者取仰卧位，充分暴露腹部，先切一薄生姜片放置于穴位上，然后用艾条点燃后隔姜悬灸，以患者自觉局部有热气透入至有排尿感为度，一般约 15min。若灸后仍未排尿者，可隔 1h 后再依上法施行灸疗。

[疗效]彭嗳治疗多例，疗效满意。梁莹治疗 30 例，显效 11 例，有效 17 例，无效 2 例，总有效率为 93.33%。刘玲等治疗 25 例，正常排尿 21 例，总有效率为 84%。

5. 药敷法

[方法]贴敷药物由沉香、肉桂、三棱、莪术按 1∶1∶1∶1 比例配

制并碾粉，密封罐保存备用。患者手术完毕回病房后，即取中药粉剂约 4~5g，用石蜡油调成糊状，纱布包裹置于 6cm×7cm 敷贴上，携至患者床边。取关元穴，定穴后用大拇指指腹按摩 5min，至局部皮肤发红，将中药贴上，24h 后取下。

[疗效] 黄文红等治疗 90 例，经上法治疗自行排尿者 75 例。

[评析] 关元穴位于小腹部，穴下近膀胱，又为足三阴、任脉交会穴，通于肾气，为三焦元气所发处，联系命门真阳，为阴中阳穴，其功能作用是募集小肠经气血，传导任脉水湿。刺激关元穴，可温补肾阳以利水，使膀胱的功能恢复正常，可补摄下焦元气治排尿不顺。

石　门

1. 针刺法

[方法] 患者取仰卧位，常规消毒穴位皮肤后，用 28~30 号毫针，针尖向下快速斜刺入穴位，进针深约 2 寸，得气后施行泻法。同时嘱患者意守石门穴并用力排尿，医者用双手于患者少腹由上向下逐渐加压，一般小便即可排出。如法反复多次，待其尿液排净后拔针。每日 1~2 次。

[疗效] 刘无忌治疗 40 例，10 次后治愈 30 例，1 个月后治愈 8 例，无效 2 例。

2. 艾灸按摩法

[方法] 术后 3h 施治，先用拇指指腹按摩石门穴位 5min 以上，再将食指、中指分别放于穴位两侧，取点燃的艾条行温和灸，根据患者感知随时调整艾灸的距离，施灸 15~30min，直至穴位部皮肤潮红。

[疗效] 黄双英等治疗 47 例，痊愈 21 例，有效 24 例，无效 2 例，临床总有效率为 95.74%。

[评析] 三焦通调水道，为决渎之官，石门穴为三焦之募穴，可以通达、疏利三焦气机而达通淋、止痛之功效。利用刺激石门穴治疗尿潴留，古书如《针灸甲乙经》《针灸大成》《备急千金要方》等早有记

载。通过实验可看出，经过石门穴艾灸和按摩治疗的患者，其尿流动力学参数、膀胱功能均显著改善，取得了良好的临床疗效。

神 阙

1.隔姜灸法

［方法］患者取仰卧位并充分暴露穴位，先将新生姜切成厚约1~3mm的薄片，大小如五分铜币，用毫针在姜片中间刺出数个细孔后，放置于穴位上，再用陈年艾绒揉成直径1~3cm的圆锥形艾炷，放在姜片上点燃施灸，等局部皮肤潮红且有热痛感时，可绕穴移动艾炷及姜片，燃尽后再换另一艾炷，共灸3~5壮左右，直至患者有尿意则止。

［疗效］陈慧君治疗30例，30min内排尿20例，1h内共排尿23例，2h内共排尿28例。

2.隔盐灸法

［方法］施行治疗时，应先将重约20g的食盐炒黄，待冷后备用。再取两根葱白洗净，捣烂如泥，用手压成0.3cm厚的饼1块。治疗时嘱患者仰卧，用上述食盐填平肚脐，将葱饼置于盐上，再取艾绒捻成蚕豆大小的小圆锥形艾炷，并放在葱饼上（尖朝上）点燃，使火力由小到大，直到温热转入腹内，产生尿意为佳，小便自解之后可再灸1~2壮以巩固疗效。

［疗效］吕景山等治疗17例，治愈10例，显效5例，好转2例。

3.药敷法

［方法］用温水洗净脐眼局部，取适当的药物制成细末并调成膏药，摊敷于该穴位上，其用量以填平肚脐，使与腹面相平，上用纱布覆盖即可。

［疗效］刘敏治疗（取肉桂、甘遂、冰片诸药适量，共研细末，用时取药末2g填充于穴位中央，用6cm×6cm胶布或麝香风湿膏贴敷，1天换1次）120例，用药12h内能自行排尿者83例，24h内自行排尿者27例，36h内自行排尿者7例，36h内仍未排尿者3例。金晓红治疗（以葱白50g捣烂成泥状直接敷于穴位，其上以纱布覆盖，并

用 50℃的热水袋温敷 1~2h；同时配合手法沿神阙至曲骨穴来回轻推 10~15min）34 例，治愈 12 例，显效 16 例，无效 6 例，总有效率为 82.35%。张茂信治疗（取干毛巾卷成条状围于脐部周围，圈径约 8cm，以玄明粉 50g 敷于脐眼，加少量温水于药粉上保持其湿润，以不流溢为度，干后再加水，连续敷 1~3h）27 例，获效 22 例，无效 5 例。

[**评析**] 神阙穴居于任脉，与百脉相通，内联五脏六腑，外达四肢百骸、五官九窍、皮肉筋膜，是全身经络的枢纽，真气会集之地，是人体生命能源的所在地。治脐即能调理脏腑，扶正祛邪，调节阴阳平衡，而药物经脐部透入经脉，随经脉气血流注运行而输布全身，直达病之所处，可起到治病保健的作用。从现代解剖学来看，脐部表皮角质层最薄，无皮下脂肪组织，皮肤和腹部筋膜直接相连，除局部微循环外，脐下腹膜还分布着丰富的静脉网，临床证明将药物置于脐上，有利于有效成分的吸收，使药物能够很快地进入机体血液循环，发挥治疗作用，可司治膀胱气化失司引起的小便不利。

【按语】

1. 针灸治疗癃闭效果满意。若膀胱充盈过度，经针灸治疗 1h 后仍不能排尿者，应及时采取导尿措施。

2. 癃闭患者往往伴有精神紧张，在针灸治疗的同时，应消除精神紧张，反复做腹肌收缩、松弛的交替锻炼。

3. 癃闭兼见哮喘、神昏时，应采取综合治疗措施。

【参考文献】

[1] 周拥军. 针刺列缺穴治疗癃闭 [J]. 四川中医, 1987 (11): 12.

[2] 范郁山. 平刺百会、列缺治疗排尿困难 20 例 [J]. 中国针灸, 1999 (11): 680.

[3] 雷跃. 次髎穴临床应用体会 [J]. 江西中医药, 1998 (2): 36.

[4] 徐慧卿, 张风敏. 针灸次髎穴治疗尿潴留 [J]. 中国针灸, 2001 (11): 670.

[5] 申莉萍. 顽固性尿潴留穴位注射治验 [J]. 江苏中医, 1989 (8): 22.

[6] 董来芹, 庄秀梅. 穴位注射治疗术后尿潴留 [J]. 中国民间疗法,

2012, 20（4）：54.

[7] 张保朝. 电针治疗神经原性排尿障碍 40 例 [J]. 中国针灸, 2003（6）：343.

[8] 常新斗, 许世玲. 电针次髎穴为主治疗尿潴留 86 例 [J]. 浙江中医杂志, 2009, 44（4）：306.

[9] 胡彩虹, 柳文丹, 杨丽. 独取委中穴治疗剖腹产术后尿潴留 100 例 [J]. 上海针灸杂志, 2010, 29（7）：430-430.

[10] 张剑秋. 秩边穴治疗泌尿系疾病 [J]. 上海针灸杂志, 1984（3）：15.

[11] 仝俐功, 崔会敏. 秩边穴临床治验 [J]. 四川中医, 1988（3）：40.

[12] 谭东升. 针刺秩边穴为主治疗产后尿潴留 58 例 [J]. 针灸临床杂志, 2001（5）：43.

[13] 俞宝贤. 针刺秩边穴治疗产后尿潴留临床观察 [J]. 浙江中西医结合杂志, 2007, 17（1）：57-58.

[14] 范永全. 针刺秩边穴为主治疗产后癃闭 42 例 [J]. 天津中医, 2001, 18（5）：58.

[15] 张德辉. 针刺至阴治疗痔瘘术后尿潴留 630 例 [J]. 中国针灸, 1996（9）：33.

[16] 胡亚茹. 针刺井穴至阴治疗尿潴留 30 例 [J]. 中国针灸, 1995（3）：55.

[17] 李小林, 宋云贞. 针刺至阴穴治疗术后尿潴留 48 例观察 [J]. 河北中医药学报, 2000, 15（1）：44.

[18] 王敬兰. 针刺至阴穴治疗术后尿潴留 48 例 [J]. 中国民间疗法, 1999, 12（12）：9-10.

[19] 倪良玉. 浅淡涌泉穴在中医急诊中的应用 [J]. 针灸临床杂志, 1998, 14（1）：40-41.

[20] 孙瑞志, 项静. 穴位按摩治疗新生儿尿潴留 [J]. 中国针灸, 2000（8）：464.

[21] 李华, 于学平, 于春林. 温灸太溪穴配合推拿治疗中风尿潴留 [J]. 针灸临床杂志, 1997（3）：40.

[22] 何必多. 针刺阴谷穴治疗急性尿潴留 17 例 [J]. 实用中医药杂

志，1997（6）：22.

[23]王勇. 一针治疗尿潴留［J］. 新中医，1992（10）：34.

[24]陈全，米大同，张剑，等. 深刺照海穴治疗手术后尿潴留34例
［J］. 上海针灸杂志，2002（4）：48.

[25]刘晓辉. 针刺曲骨照海治疗癃闭［J］. 浙江中医杂志，2003（4）：
166.

[26]乌力更. 针刺曲骨治疗产后尿潴留30例［J］. 中国针灸，1997
（10）：601.

[27]邓影雪，许兵，李蕾蕾，等. 艾灸曲骨穴治疗骨科术后尿潴留
30例观察［J］. 护士进修杂志，2015，30（20）：1837-1839.

[28]梁葵心，李淑萍，杨璐，等. 温和灸中极穴、曲骨穴治疗脊髓
损伤患者尿潴留的效果观察［J］. 当代护士，2013（12）：99-
100.

[29]李晓霞. 针刺治疗腹部术后癃闭［J］. 浙江中医杂志，1997（2）：
70.

[30]严善余. 针刺治疗产后尿潴留30例［J］. 陕西中医，1997（6）：
271.

[31]周玉海，钟亮. 新斯的明中极穴注射治疗腹部术后尿潴留36例
［J］. 山东中医杂志，1997（2）：75.

[32]李云香，吴立荣. 穴位注射为主治疗产后尿潴留65例［J］. 上
海针灸杂志，1999（6）：38.

[33]郑美华，张玉璞. 中极穴位拔火罐治疗产后尿潴留62例的观察
［J］. 四川中医，1996（6）：51.

[34]李修贞. 指压中极穴治疗小儿尿潴留60例［J］. 浙江中医杂志，
1996（11）：489.

[35]杨克文. 热水坐浴按摩中极穴治疗癃闭23例［J］. 中西医结合
杂志，1991（10）：633.

[36]陈生梅，艾春启. 中极穴温针灸治疗产后尿潴留的疗效观察及
护理［J］. 中医药导报，2015，21（12）：103-104.

[37]寿月琴. 温针中极穴治疗产后尿潴留疗效观察［J］. 上海针灸
杂志，2013，32（10）：870.

［38］王爱玲．温灸治疗术后尿闭38例［J］．实用中医药杂志，2003（7）：371．

［39］王爱红，侯桂红，李志红．隔姜灸中极穴干预腰椎手法复位后尿潴留49例效果观察［J］．湖南中医杂志，2015，31（11）：125-126．

［40］朱智敏．隔姜灸中极穴干预骨科术后尿潴留30例［J］．江西中医药，2012，43（4）：125-126．

［41］黄晓珍．针刺关元治小便异常的双向调节举隅［J］．江西中医药，1995（5）：46．

［42］傅云其．长毫针深斜刺关元穴治疗尿潴留症的临床观察［J］．中国针灸，2013，33（12）：1071-1075．

［43］张亚岚．按压关元穴治疗60例急性尿潴留［J］．福建中医药，1986（5）：34．

［44］贾清，赵红强．按摩"关元"穴解除尿潴留91例［J］．针灸临床杂志，1999（4）：44．

［45］彭曕．艾灸关元穴治疗产后尿闭32例［J］．广西中医药，1993（2）：12．

［46］梁莹．隔姜灸关元穴治疗心脏介入术后尿潴留的疗效观察［J］．广西中医药，2013，36（3）：30-31．

［47］刘玲，程溢芬，周莹莹．隔姜灸关元穴治疗腰椎手术后尿潴留25例观察［J］．中医药临床杂志，2014，26（8）：857-858．

［48］黄文红，黄双英．关元穴穴位按摩联合中药贴敷预防肛肠科术后尿潴留疗效观察［J］．中国中医急症，2014，23（3）：491-492．

［49］刘无忌．针刺配合加压治疗截瘫患者尿闭症40例［J］．中国针灸，1984（5）：6．

［50］黄双英，宣丽华，吴蔚，等．艾灸按摩石门穴治疗骨科术后急性尿潴留的疗效观察［J］．中华中医药学刊，2013，31（6）：1273-1275．

［51］陈慧君．神阙穴隔盐隔姜灸治疗痔疮手术后尿潴留30例［J］．浙江中医杂志，2009，44（7）：517．

[52]刘敏. 穴位贴敷治疗产后尿潴留120例临床观察[J]. 中国针灸，1998（12）：740.

[53]金晓红. 葱白温敷神阙穴用于急性脑卒中患者尿潴留临床观察[J]. 中国中医急症，2012，21（6）：1025-1026.

[54]张茂信. 玄明粉敷脐治疗急性尿潴留27例[J]. 实用中医药杂志，1996（1）：28.

第三十六节　淋证

淋证是以小便频急、淋沥不尽、尿道涩痛、小腹拘急或痛引腰腹为主要特征的病症。常见于西医学的急性尿路感染、结石、结核、肿瘤和急慢性前列腺炎、膀胱炎、乳糜尿等。

中医学历代对淋证分类有所不同，根据症状和病因病机，一般分为热淋、石淋、血淋、气淋、膏淋和劳淋六种类型。本病的病位在肾与膀胱，且与肝、脾有关。主要因湿热蕴结下焦，导致膀胱气化不利；或年老体弱，肾虚不固；或阴虚火旺，虚火灼伤脉络所致。尿常规检查可见有白细胞，X线检查可见结石、梗阻、输尿管压迫等病变。

合　谷

针刺法

[**方法**]患者取坐位或仰卧位，常规消毒双侧穴位后，用28~30号1.5寸毫针，迅速直刺入穴位0.8~1.2寸，得气后施以提插捻转之泻法，给予强刺激2min，然后施以平补平泻法1min，留针30~60min，每隔10min行针1次。每天1次，10天为1个疗程。

[**疗效**]卢中兴共治40例，痊愈26例，显效11例，无效3例。

[**评析**]合谷穴为手阳明大肠经原穴，大肠经与肺经相表里，肺为水之上源，主通调水道，故用合谷穴可调理肺气、调节水道而治疗尿频。

次 髎

1. 温针法

[**方法**] 患者取俯卧位，常规消毒局部皮肤后，用 28~30 号 2 寸毫针，快速直刺入穴位，进针约 1.5 寸，待局部产生酸、麻、胀等得气感觉后，给予温针灸疗法，每次 2 壮。每日 1 次。

[**疗效**] 路喜军治疗多例患者，效果明显。

2. 放血法

[**方法**] 常规消毒双侧次髎穴，三棱针常规点刺，然后拔大号火罐，放血 30ml 左右，每周 1 次，3 次为 1 个疗程。配合中药内服（山药、黄芪、丹参各 20g，茯苓、泽泻、鸡血藤各 15g，白茅根 30g，菟丝子、小茴香、橘核、乌药各 12g，杜仲、牛膝各 10g。水煎服，日 1 剂）。

[**疗效**] 马小允等治疗 1 例，治疗 2 天后，诸症明显减轻，治疗 3 周后，诸症悉平。

[**评析**] 次髎穴是足少阴、足太阳和督脉循行所过之处，因督脉贯脊属肾，足少阴经属肾络膀胱，足太阳经循脊络肾，此三经与肾关系密切。肾主生殖与发育，又主二阴，膀胱主贮尿和排尿，说明次髎穴具有补肾壮腰、清利湿热、理气化瘀等功效，是主治生殖、泌尿系疾患的要穴。我们采用该穴放血疗法，可直接改善周围血液循环，抑制病变组织的纤维化及玻璃样变，促进病变组织的修复，而使其痊愈。

秩 边

1. 针刺法

[**方法**] 常规消毒后，取 3~6 寸不锈钢毫针，针尖斜向对侧耻骨联合部位快速刺入穴位，自觉前阴部有麻、胀、痛的感觉后，留针 30min，隔 10min 运针 1 次，施以提插捻转手法。每日 1 次，10 次为 1 个疗程。

[**疗效**] 李智等治疗多例，疗效明显，一般 1~2 次即可见效。金明

月治疗（酌配三阴交或太溪）46 例，痊愈 26 例，显效 13 例，好转 6 例，无效 1 例。季美如治疗 42 例，痊愈 28 例，好转 12 例，无效 2 例，总有效率为 95.24%。

2. 深刺水针法

[**方法**] 患者取俯卧位，常规消毒穴位，先常规针刺肾俞穴 20~30min，出针，然后快速斜刺入秩边穴，向对侧方向进针 3 寸，针下似有软骨样硬感时，改用轻捻转泻法进针，至有松软感时再快速向下进针，当患者有触电样的酸、麻、胀时略停，再用泻法进行强刺激至下肢抽搐 3 下，不留针，摇大针孔出针。每日或隔日 1 次，7 次为 1 个疗程。严重者配合秩边穴位注射，药物为：头孢唑啉钠 0.5g 加注射用水 5ml，每星期 1 次；胎盘注射液、维生素 B_1、维生素 B_6、维生素 B_{12} 各 1 支混合液，每星期 2 次。

[**疗效**] 吕景山等共治疗 20 例，痊愈 12 例，显效 5 例，好转 3 例。

[**评析**] 本病发病一般为湿热蕴结下焦，痹阻经络，瘀血内阻，导致膀胱气化不利；病久伤肾，精关不固，以致精浊外流。重用秩边清热利湿、疏通经络，对促进肾与膀胱宣化功能均有明显的效果。

涌　　泉

艾灸法

[**方法**] 嘱患者治疗前排净小便，取仰卧位，采用艾条温和灸涌泉。施灸时将艾条一端点燃，对准涌泉穴，距皮肤 2~3cm 处悬灸，以患者感觉脚底温热但不烫为宜，灸 10~15min，以皮肤红晕为度。每日 1 次，5 天为 1 个疗程，治疗 3 个疗程。

[**疗效**] 王民集治疗 95 例，治愈 36 例，显效 43 例，好转 12 例，无效 4 例，有效率为 95.79%。

[**评析**] 中医学认为，老年尿频多为肾中阳气虚衰，导致固摄无权而发。《诸病源候论》说："肾与膀胱虚寒不能制约于水。"涌泉穴为肾经的井穴，足少阴肾经属肾络膀胱，肾与膀胱相表里，刺激涌泉，能温补肾阳，以助气化，气化有权，则膀胱约束有度，尿液可正常排泄。

太　溪

1. 针刺法

[**方法**] 患者取坐位或仰卧位，常规消毒双侧穴位皮肤，用 28~30 号 1.5 寸长不锈钢毫针，针尖斜向外踝快速刺入穴位，进针约 0.5~0.8 寸，待得气后，根据患者体质的强弱，运用轻重不同的温补手法，留针 15~20min。

[**疗效**] 李竹芳共治疗 15 例，痊愈 13 例，无效 2 例，一般 1~2 次即可治愈。张大旭等治疗 70 例，除 1 例外均取得显著疗效。

2. 脉冲电流刺激法

[**方法**] 用北京产 BDJ—1 型电子健脑治疗器，输出频率为 156~167Hz，双向尖波，幅度 0~234V，连续可调，脉冲宽度 1ms，将大小 2.5cm × 2cm 电极置于双侧太溪穴上，加以固定，剂量以最大耐受度为限，每次 20min。每日 2 次，4 周为 1 个疗程。

[**疗效**] 李繁东等治疗 104 例，显效 75 例，有效 20 例，无效 9 例。

[**评析**] 西医学认为，太溪穴处有胫后动、静脉及神经。直刺太溪穴 0.5~1.0 寸时触及胫神经，引起会阴部反射性肌肉收缩，利于输尿管及膀胱括约肌调节功能的恢复。从中医角度来看，老年性尿频多属于虚证，太溪穴为足少阴肾经原穴及输穴，以补法刺激，固其肾气，对淋证必然有效。

命　门

水针法

[**方法**] 患者取胸膝位，常规消毒穴位，取 5ml 注射器配短 5 号针头，抽穿心莲注射液 5ml，先在会阴穴直刺入 0.5 寸左右，得气无回血后注入 3ml，余药用同样方法注入命门穴。隔日 1 次，3 次为 1 个疗程，休息 3 天再行下 1 个疗程。

[**疗效**] 胡兴立治疗 26 例，治愈 13 例，显效 7 例，好转 6 例。

[**评析**] 本病为成年男性常见的泌尿系统疾病，归属于中医"淋浊""白浊"等病的范畴。"肾主水，水能排浊"，命门穴是"十二经之主，

人一身之主，肾（指主水之肾）无此则无以作强而技巧不出矣"。同时，命门穴有助于"主水之肾"发挥排浊功能，排出体内湿热和邪毒，能将肾的排浊作用通过命门传到全身，调节机体免疫能力以抵御邪毒。

曲　骨

透针法

[方法] 患者取仰卧位，常规消毒穴位后，用4寸毫针从关元透曲骨穴，用强刺激泻法，以针感达到尿道为止，配合三阴交穴直刺1.5寸，均得气后留针10min。每日1次，5~7次为1个疗程。一律不使用抗菌素等其他疗法。

[疗效] 许斑玉等治疗88例，治疗第1次后疗效明显者85例，第2次针刺后显效者3例。

[评析] 本病总不外乎由肾虚下元虚寒与下焦湿热所致。关元为小肠之募穴，任脉与足三阴经交会穴，有培肾固本、调元散邪、补气回阳的功效，是补下元、调下元的要穴；曲骨为任脉与足厥阴肝经之交会穴，具有疏利下焦之能，治癃闭、小便淋沥。采取从关元进针得气后，向下透曲骨，一针即能达到温补下元、清泄膀胱湿热的作用。

关　元

1. 透刺法

[方法] 患者取仰卧位，常规消毒穴位皮肤，取28~30号2.5寸毫针，快速斜刺入关元穴，针尖向下透至曲骨穴，得气后持续捻转30~60min，使针感向小腹部、前阴及腰骶部扩散，多数患者局部可产生温热感。每日1次。

[疗效] 孙新立治疗本病，效佳。

2. 刺血拔罐法

[方法] 先在穴周上下用双手拇、食指向其中央推按，使血液积聚于针刺部位，继之消毒穴位皮肤，左手拇、食、中指三指夹紧穴位，右手持针（以拇食两指捏住针柄，中指指腹紧靠针身下端，针尖露出1~2分）快速点刺入1~2分，随即将针迅速退出，轻轻挤压针孔周围，

使出血少许。最后以闪火法在穴位上拔吸小火罐，吸出血约 2~3ml，用消毒棉球擦净血迹并按压针孔片刻即可。

[**疗效**] 吕景山等治疗本病，急性者每日 1 次，经 3~5 次治疗可愈；慢性者隔天 1 次，10 次左右多能获愈。

3.水针法

[**方法**] 用 5ml 无菌注射器，抽取山莨菪碱注射液 10mg，常规消毒关元（配三阴交）穴区后，快速刺入穴位皮下，得气后若回抽无血，则缓慢将药液注入，每穴注射 1/3 药液，每日 1 次。10 次为 1 个疗程，2 个疗程为限。

[**疗效**] 孙治东等治疗 36 例，治愈 29 例，好转 7 例。廖玉琴治疗 12 例，治愈 10 例，有效 2 例。

[**评析**] 本病主要治则是清热解毒、利湿通淋、滋养肾阴等，而针刺关元穴主治遗尿、小便频数、尿闭、身体虚弱等，有强壮固体作用。山莨菪碱能解除膀胱逼尿肌痉挛，治疗膀胱刺激症状如尿频、尿急、尿痛等。

石 门

针刺法

[**方法**] 患者取仰卧位，常规消毒穴位皮肤后，取 28~30 号 1.5 寸长毫针，以舒张进针法迅速将毫针刺入穴位，得气后针尖略微向下方行针，使针感如触电样向前阴部放射，留针 20min 左右。

[**疗效**] 张大旭等治疗 1 例，治疗 1 次后小腹坠痛、尿急、尿频减轻，继针 5 次后症状基本消除，然后隔日针刺 1 次，10 次后痊愈。吕景山等治疗多例，每日 1 次，效果明显。

[**评析**] 本病主要是由于湿热蕴结下焦、膀胱气化不利所致，在急性期针刺治疗，可迅速缓解疼痛。石门穴为下腹部要穴、三焦之募穴，而三焦通调水道，为决渎之官，针刺本穴可通利三焦气机，从而达到通淋止痛之功效。针刺前应排空膀胱并采取仰卧体位，治疗期间应忌食一切辛辣刺激和油腻煎炸之品。

【按语】

1. 在本病急性期进行针灸治疗，可迅速缓解症状。

2. 石淋患者应多饮水，多做跑跳运动，以促进排石。若并发严重感染、肾功能受损，或结石体积较大，针灸难以奏效，则采用其他疗法。

3. 膏淋、劳淋气血虚衰者，应适当配合中药治疗以补气养血。

【参考文献】

[1]卢中兴.针刺合谷穴治疗尿频40例[J].陕西中医，1998（3）：129.

[2]路喜军.针刺八髎穴治疗妇科病临床应用举隅[J].针灸临床杂志，1997（9）：42-43.

[3]马小允.次髎穴点刺放血临床应用举隅[J].四川中医，2009，27（11）：120-121.

[4]李智，李丁.秩边三刺法临床应用举隅[J].针灸临床杂志，1993（6）：37.

[5]金明月.针刺秩边穴治疗急性膀胱炎46例[J].针灸临床杂志，1997（10）：34-35.

[6]季美如.深刺秩边穴治疗膀胱尿道炎42例[J].上海针灸杂志，2001，20（6）：27.

[7]吕景山，何樹槐，耿恩廣.单穴治病选萃[M].北京：人民卫生出版社，1993.

[8]王民集，吉云鹏.艾灸涌泉穴治疗老年尿频[J].中国针灸，2011，31（8）：763.

[9]李竹芳.针刺太溪穴治疗尿频症[J].上海中医药，1966（3）：117.

[10]张大旭，尹艳春，张博，等.针刺太溪穴治疗尿频70例临床分析[J].吉林大学学报（医学版），2004，30（4）：588.

[11]李繁东，刘玉兰，于鲜华.低频脉冲电流刺激太溪穴治疗前列腺增生症[J].中国疗养医学，1997，6（1）：15-16.

[12]胡兴立.会阴、命门穴注药治疗慢性前列腺炎26例[J].江西中医药，1995，26（3）：18.

[13]许斑玉，崔善琴，朱寅圣，等. 针刺关元透中极、曲骨穴治疗急慢性膀胱炎 88 例 [J]. 延边医学院学报，1994，17（3）：209-210.

[14]孙新立. 单穴久刺应用体会 [J]. 中国针灸，1998（6）：364.

[15]孙治东，王娟娟. 山莨菪碱穴位注射治疗尿道综合征 [J]. 中国针灸，2001（12）：734.

[16]廖玉琴. 山莨菪碱局封关元穴治疗泌尿系感染 12 例 [J]. 现代中西医结合杂志，2007（23）：734.

附 前列腺炎

前列腺炎是由中、青年男性生殖系统感染，导致前列腺长期充血、腺泡淤积、腺管水肿的炎症性病变。临床有急、慢性之分，急性前列腺炎以脓尿及尿路刺激症状为特征；慢性前列腺炎症状不典型，脓尿较少，常伴有不同程度的性功能障碍。本病属中医学"淋证""癃闭"范畴，主要涉及肾、膀胱、脾等脏腑。

其临床表现有排尿频繁，下腹部、会阴部或阴囊部疼痛，尿道口时有白色黏液溢出，有时可见血尿，严重者可有阳痿、早泄、血精及遗精，伴见头痛、头晕、乏力等神经衰弱症状。急性期可出现尿频、尿急、尿痛、脓尿及终末血尿，或伴畏寒发热，腰骶部、会阴区、大腿内侧不适感觉。前列腺液检查，每个高倍视野白细胞计数超过 10个；尿三杯试验，第一、第三杯尿液可呈混浊状态；肛门指检，可扪及前列腺肿胀，腺体较硬，表面不光滑或有压痛。

秩 边

1. 电针法

[**方法**] 常规消毒局部皮肤后，取 26~28 号 4 寸长的毫针，针尖向内倾斜 55°~60° 角，快速刺入穴位约 3~3.5 寸深，使酸、麻、胀感向阴茎、会阴部放散，给予大幅度提插捻转 5~6min。接 G6805 — 2 型电针仪，用连续波，调到患者感到适宜的强度，刺激约 20min。亦可酌配针刺三阴交，施予平补平泻法。每天 1 次，10 次为 1 个疗程。

［**疗效**］骆燕宁等治疗 60 例，显效 37 例，有效 18 例，无效 5 例。

2. 挑刺法

［**方法**］患者取侧卧位，常规消毒肾俞、秩边穴皮肤，医者右手持针，针尖横贴皮肤，平刺入穴位，挑起局部的肌纤维，前后、左右摇摆约 1min，再将纤维丝挑断。然后在原针口下针再挑，每穴挑治时间约 15min，针口严格消毒，盖无菌敷料。每周 1 次，5 次为 1 个疗程，2 个疗程后复查。

［**疗效**］刘志良共治 40 例，痊愈 20 例，显效 12 例，有效 8 例，总有效率为 100%。

3. 温针法

［**方法**］患者俯卧，常规消毒穴位，用 90~100mm 毫针刺入穴位，针尖稍向内侧，进针 75~90mm，以患者感觉小腹重胀并向会阴放射为宜。不施手法，置艾炷于针柄上点燃，5~7 壮后出针。每日 1 次，10 次为 1 个疗程，2 个疗程为限。

［**疗效**］刘锦丽共治 24 例，痊愈 18 例，有效 4 例，无效 2 例，总有效率为 91.67%。

［**评析**］前列腺炎是一种较顽固的疾病，其病位在膀胱，病根在脾肾，由于其病变部位较为特殊，故药物治疗效果不显著，针灸治疗对其有较好疗效。秩边乃膀胱经腧穴，《针灸甲乙经》曰："腰痛散寒，俯仰急难，阴痛下重，不得小便，秩边主之"。本穴位于骶部，长针深刺使针尖达腹底，不仅可以沟通前面的脾肾经气，还可以使感应直达病变部位（会阴和尿道区域），气至病所，可以疏通经气，调理脏腑虚实，清泄膀胱湿热。建议针刺时针尖指向耻骨联合下缘，小幅度、高频率轻捻徐入，深达 4~5 寸，导引经气，觉指下沉紧，同时患者觉麻胀、舒适，若放散至整个会阴部更佳，施行捻转补泻方法后即可缓缓退出，急按针孔。

至　　阴

刺血法

［**方法**］常规消毒双至阴穴后，用三棱针点刺放血 10 滴左右。再

取次髎穴，常规消毒后，用三棱针点刺，加拔大号火罐，留罐 10min，放血 20ml 左右。每周 1 次，4 次为 1 个疗程。

[**疗效**] 周红军共治疗 32 例，1 个疗程后治愈 6 例，2 个疗程后治愈 14 例，3 个疗程后治愈 8 例，其余 4 例为显效，总治愈率为 87.5%。

[**评析**] 取至阴穴放血可达清利湿热、鼓舞膀胱气化的作用。至阴穴属足太阳膀胱经井穴，根据五腧穴理论，井穴是进行阴阳交会、转换的部位，是气血流注的终点和起点（对阴血来说是终点，对阳气来说是生发之处），可以直接影响本经的气血转化和疏通。同时，我们取次髎穴刺血拔罐，可有效祛除湿热和瘀血。采用该穴放血疗法，直接改善前列腺体周围血液循环，有利于炎症的吸收，使症状消失，治疗诸瘀所致疼痛病症疗效甚佳。

曲　骨

1. 水针法

[**方法**] 取仰卧位，抽取喜炎平注射液 4ml，用 5 号注射器在曲骨穴注射，进针深度为 3~5cm（视患者胖瘦而定）。注射前嘱患者排空膀胱，从曲骨穴进针后，针管向上腹壁作 60° 倾斜，使针尖指向会阴部，推注前先回抽，无回血时再缓慢推注。隔日 1 次，以 8 周为 1 个疗程，一般治疗 1~2 个疗程，治疗期间禁止性生活，禁止饮酒。

[**疗效**] 王江等治疗 80 例，痊愈 43 例，好转 31 例，无效 6 例，总有效率为 92.5%。

2. 中药穴位透入法

[**方法**] 将大黄、木鳖子、王不留行籽、水蛭各等份研末，混匀密封备用。取上药 60g 加入 40% 乙醇 1000ml 中，浸泡 1 周，用前将药液加温至 40℃，将纱布剪成 4cm×4cm，叠八层，浸入药液中半小时取出，在纱布内面放入少许冰片，敷于曲骨与会阴穴，用正弦调制中频电疗机，输出频率为 4000Hz，调制频率为 100Hz，调制幅度为 75%，调幅波频交变 T1:T2=3:3。选择适合病变大小的电极，一极置会阴穴，一极置曲骨穴，电流强度以患者耐受为限，治疗时间为

30~40min。每日 1 次，1 个月为 1 个疗程。

[疗效]李振明等治疗 128 例，痊愈 61 例，显效 36 例，有效 31 例，总有效率为 100%。

[评析]任脉之曲骨穴，有通络益肾之功，主治遗精、阴痛、尿闭等。刺之对膀胱逼尿肌的收缩有促进作用，使膀胱内压上升，可治小便不利，故有利于治疗尿路感染。喜炎平的主要成份为水溶性穿心莲总酯，喜炎平具有广谱抗菌、抗病毒作用，能抑制炎症反应，减少炎性渗出，增强细胞免疫力。注射时如有局部酸胀，并向外生殖器扩散的感觉，表明注射方法正确。采用中药穴位电透治疗收效满意，其机制为药物经电流透入组织，增强了药物的弥散过程，既能直接发挥药物作用，又能发挥中频电作用和穴位作用。

中　极

针刺法

[方法]先嘱患者排空膀胱，取仰卧位，常规消毒后，用 28~30 号3 寸不锈钢毫针，直刺入穴位 1 寸左右，再在近傍斜向中极穴加刺 1 针，进针 1.5~2 寸，得气后予以小幅度捻转提插，使局部酸胀感扩散至会阴部。配合常规针刺秩边、肾俞、三阴交穴。留针 30min，每 15min行针 1 次，并加用红外线灯照射下腹部。出针前施予平补平泻法，边行针边退针。每日 1 次，10 天为 1 个疗程，均治疗 2~3 个疗程。

[疗效]吴立红等治疗 110 例，痊愈 27 例，显效 53 例，好转 28 例，无效 2 例，有效率为 98.18%。尚艳杰等治疗（温针灸）38 例，痊愈 8 例，显效 14 例，好转 11 例，无效 5 例，有效率为 86.84%。

[评析]本病以膀胱病变为主，以脾肾两虚为本，在治疗上应补泻兼施，表里同治。取任脉经上膀胱之募穴中极，能培补元气、清利湿热、疏导经络、调和气血。本手法针感强，深达病处，具有加强通经活络、祛瘀散结之功效，促进前列腺增生病变部位的软化和吸收，缩短疗程，增加疗效。其机制可能为针灸深刺，能引起局部副交感神经兴奋，使血管扩张，毛细血管网络增多，从而改善前列腺体的血液循环，促进炎症吸收。

关 元

1. 艾灸法

[**方法**] 患者取半卧位，点燃艾条对准穴位，距皮肤约 3cm 施以悬灸，以患者能够忍受为度，令温热感保持，每次 30min。每日 2 次，治疗 4 周后统计疗效。

[**疗效**] 王伏声等治疗 30 例，痊愈 7 例，显效 20 例，无效 3 例，总有效率为 90%。

2. 按摩法

[**方法**] 每天自行用拇指按压关元穴 100 次，使局部有酸胀感，按压之后，再以掌心顺、逆时针各轻揉关元穴及周围 100 次。每天 1 次，连用 30 天为 1 个疗程。将新鲜南瓜子晒干，每天嚼服 30g（剥壳）。

[**疗效**] 李琼治疗 45 例，痊愈 27 例，显效 8 例，好转 6 例，无效 4 例，总有效率为 91.11%。

[**评析**] 关元穴为任、督、冲"一源三歧"之源，是男子藏精之处，是统摄元气之所，为肝、脾、肾三阴经与任脉之交会穴，为治疗虚损的要穴，主治诸虚百损。灸关元穴，可使艾火之热力透达藏精之处，补益肾脏，激发元气，温通经络，补火散寒，祛浊逐湿。艾火温热作用直入病所，可促进前列腺局部的血液循环，增加前列腺泡和腺管的通透性，增强白细胞的吞噬功能及酶的活性，加速局部新陈代谢产物和毒素的排除，有利于炎症的吸收和消退。

气 海

艾灸法

[**方法**] 嘱患者艾灸之前排空膀胱，取仰卧位，将盐分别放在气海、关元穴少许，平铺均匀，厚度为 0.3cm。然后将两片厚约 0.3~0.4cm 的姜片（用针在姜片上扎数个小孔），分别放在穴位上，将艾灸盒放在穴位上，灸至皮肤潮红为度，每次约 20min。1 天 1 次，5 次为 1 个疗程，治疗 3 个疗程。

[**疗效**] 赵云等治疗 30 例，痊愈 22 例，显效 4 例，有效 3 例，无

效 1 例，总有效率为 96.67%。

[评析]《素问·灵兰秘典论篇》："膀胱者，州都之官，津液藏焉，气化则能出焉。"渗入膀胱的水液，经肾气与膀胱之气的激发和固摄作用，进行排泄。气海为气之海，关元培肾固本，温灸二穴使热力透过经脉达到肾脏，以温补肾阳。姜味辛，有发散作用，可温通经脉，能加强温补肾脏的作用。中医认为咸入肾，散热慢，不仅能保证艾灸的热力，还能杀菌消炎，引药归肾，又可防止艾灸热量爆裂伤人。

神　阙

药敷法

[方法] 先轻轻按摩肚脐及其周围，使皮肤微红且有热感。再消毒穴位局部，取适当的药物制成细末并调成膏药，摊敷于该穴位上，其用量以填平肚脐、使与腹面平为度，上用纱布覆盖即可。10 天为 1 个疗程，疗程间隔休息 5~7 天，以 6 个疗程为限。

[疗效] 程可佳治疗（取王不留行、石菖蒲、青黛、艾叶、金钱草、蒲公英、煅龙骨、煅牡蛎等，混合后研成细末备用，治疗时取 3~5g 上述药粉，以酒、醋各半及 2ml 二甲基亚砜调成稀糊状，静置半小时后放置于肚脐内，夜敷昼取。每日 1 次）、汪由浩治疗（取 7g 白胡椒研成细粉，先将 0.15g 麝香粉倒入脐窝，再把胡椒粉撒于上面，再盖上一张圆白纸。10 天换药 1 次）多例，均获满意效果。匡琳治疗（取马鞭草、虎杖、王不留行各 30g，乳香 15g，肉桂 10g，麝香 0.05g，制成边长 5cm、厚 0.5mm 的正方形巴布贴。5 天换 1 次。配合口服普适泰片）20 例，治愈 10 例，显效 6 例，好转 3 例，无效 1 例，总有效率为 95%。赵冰等治疗（药用丁桂散，倒入一次性尿杯，用 1ml 注射器抽取 1ml 温水，将丁桂散调和成均匀的质团，先用适度温水清洗神阙穴，用干净的棉球擦干，再把药团均匀地敷于穴位，以一次性医用敷料固定。于每天晚上 8：00 换药 1 次，周期为 4 周）74 例，显效 11 例，好转 27 例，无效 36 例，总有效率为 51.35%。

[评析] 神阙穴是任脉的要穴，任脉与督脉、冲脉同出于胞中，"一源而三歧"，三脉经气相通，内联五脏六腑，外连四肢百骸，承上启

下，在防治疾病中具有十分重要的作用。从解剖学来看，脐的表皮角质层最薄，屏障功能最弱，药物最易穿透表皮弥散，并且脐部皮下无脂肪组织，皮肤和筋膜、腹膜直接相连，故渗透力强。脐下腹膜还布有丰富的静脉网，所以药物经脐部皮肤吸收比较迅速。脐窝所形成的自然凹陷，通过皮肤的水合作用，能较长时间地保留药物，也有利于逐渐吸收而发挥其疗效。各处方诸药相伍，多能共奏清热利湿、活血化瘀、通络止痛之功，充分发挥了中药活血化瘀、通浊散结的生物效应，故能取得好的疗效。

【按语】

1.前列腺炎是一种较顽固的疾病，由于其病变部位较为特殊，故药物治疗效果不显著。针灸有较好疗效，但需长期坚持治疗。

2.合理安排性生活，治疗期间节制房事。

3.注意防寒保暖，不吃刺激性食物，禁酒。

【参考文献】

[1] 骆燕宁，韩崇华.针刺治疗慢性前列腺炎60例临床观察 [J].云南中医杂志，1991（4）；10-11.

[2] 刘志良.挑刺治疗非细菌性前列腺炎临床观察 [J].针灸临床杂志，2002（4）：35-36.

[3] 刘锦丽.秩边穴温针灸治疗慢性非细菌性前列腺炎 [J].中国针灸，2006，26（6）：450.

[4] 周红军.次髎、至阴穴刺血治疗慢性前列腺炎32例 [J].上海针灸杂志，2013，32（10）：871.

[5] 王江，李俊，张亚兵.喜炎平注射曲骨穴治疗慢性前列腺炎80例 [J].湖北中医杂志，2003，25（2）：24.

[6] 李振明，孙步民.中药穴位透入治疗慢性前列腺炎128例 [J].中医药信息，1998（4）：43.

[7] 吴立红，刘友波.傍针刺中极穴和秩边穴治疗慢性前列腺炎 [J].南京部队医药，1999，1（8）：31-32.

[8] 尚艳杰，崔晓梅.关元、中极穴温针灸治疗慢性非细菌性前列腺

炎的临床观察［J］.黑龙江中医药，2008（2）：39-40.

［9］王伏声，马乃麓，李勇.灸关元穴治疗慢性非细菌性前列腺炎的临床观察［J］.中国中医基础医学杂志，2009，15（8）：617-618.

［10］李琼.口服南瓜子配合按摩关元穴治疗慢性前列腺炎45例临床观察［J］.四川中医，2001，19（8）：26-27.

［11］赵云，刘亚光.艾灸关元、气海穴治疗老年性尿频30例［J］.中医临床研究，2014，23（6）：22，24.

［12］程可佳.慢性前列腺炎脐疗182例疗效分析［J］.中国针灸，1992，（5）：5-6.

［13］汪由浩.贴脐散治疗慢性前列腺炎［J］.江西中医药，1984（2）：26.

［14］匡琳，贺菊乔，邹芝香.前列清巴布贴神阙穴敷贴治疗慢性非细菌性前列腺炎的临床研究［J］.中医药导报，2012，18（4）：15-18.

［15］赵冰，王彬，莫旭威，等.丁桂散贴敷神阙穴、会阴穴治疗慢性非细菌性前列腺炎随机对照临床研究［J］.中国性科学，2014，23（9）：59-62.

第三十七节　尿失禁

尿失禁是在清醒状态下，小便不能控制而自行流出，或因咳嗽、喷嚏、行走、直立、用力、激动、大笑、高声呼叫、突受惊吓或听到滴水声时，小便自行流出的一种疾病。

西医学分为充溢性尿失禁、无阻力性尿失禁、反射性尿失禁、急迫性尿失禁及压力性尿失禁五类。充溢性尿失禁，是由于尿路有较严重的机械性（如前列腺增生）或功能性梗阻引起尿潴留，当膀胱内压上升到一定程度并超过尿道阻力时，尿液自尿道中滴出；无阻力性尿失禁，是由于尿道阻力完全丧失，膀胱内不能储存尿液，患者站立时尿液全部由尿道流出；反射性尿失禁，是由上运动神经元病变导致患者不自主地间歇排尿（间歇性尿失禁），排尿无感觉；急迫性尿失禁，是由于逼尿肌无抑制性收缩而发生尿失禁；压力性尿失禁，是当腹压增加时（如咳嗽、打喷嚏、上楼梯或跑步）即有尿液从尿道排出。小便常规检查一般正常，膀胱尿道造影可确定有无梗阻、梗阻部位及程度。

本病属中医学"小便不禁"范畴，多由于劳伤、忧思、疲劳、病后气虚、老年肾亏等，使下元不固、膀胱失约而致。其他如湿热或瘀血积于膀胱、产后伤脬等，亦可致尿失禁。

睛　明

深刺法

［方法］患者取仰卧位，常规消毒双侧睛明穴皮肤后，取 28~30 号 2.5 寸不锈钢毫针，沿眶内缘快速刺入穴位，进针约 2~2.5 寸，不提插、不捻转，留针 30min，出针时要用干棉球按压针孔片刻。每日 1 次。

［疗效］马瑞寅治疗 2 例，均获痊愈。

［评析］足太阳膀胱经"起于目内眦"，"络肾属膀胱"，肾的气化失司，膀胱开阖失常，关门不利则水溢失度而多尿。睛明穴为足太阳膀胱经脉气流注的起始部，五脉之会穴，针刺睛明有益肾缩水、调理膀胱气机之功。从西医学的生理、病理生化、解剖方面考虑，尿崩症是由于脑垂体后叶抗利尿激素分泌不足而引起的。垂体位于蝶鞍中，蝶鞍深处中颅凹，要用针刺来影响它，只有深刺睛明才可以到达蝶鞍前缘，故通过这样的深刺，才能较多地影响垂体的功能，收到意想不到的效果。其针刺方法是：针尖轻度进入皮内，然后缓缓直入，不能捻转提插，否则容易出血。深刺 2.5 寸左右时留针 30min，再轻轻将针垂直拔出。

次　髎

1. 电针法

［方法］常规消毒双侧穴位皮肤后，用 28~30 号 5 寸不锈钢毫针，快速向下斜刺入穴位，进针约 3~4 寸，得气后要求使其触电样针感放

散至前阴，然后略上提毫针少许，将电子脉冲针灸治疗仪的电极接于毫针针柄上，输出频率为 50Hz，缓慢调节电流至患者能耐受为度，留针 30min。可酌配会阴穴，施行常规电针操作。每日 1 次，7 天后隔日 1 次，疗程不超过 1 个月。

[**疗效**] 刘志顺等治疗 15 例，治愈 11 例，有效 3 例，无效 1 例。

2. 电针水针法

[**方法**] 患者取侧卧位或俯卧位，向内上斜刺入次髎穴 2 寸，患者针感放射至前阴部或下腹部，得气后连接电针仪，选择疏密波，留针 30min，配合百会、中极、关元、三焦俞，膀胱俞、三阴交常规针刺。然后次髎穴注射维生素 B_{12} 注射液 0.5μg，每日 1 次，15 次为 1 个疗程，2 个疗程后统计疗效。

[**疗效**] 辛善栋治疗 20 例，基本痊愈 2 例，显效 5 例，有效 6 例，无效 7 例，总有效率为 65%。

[**评析**] 本穴属于膀胱经腧穴，可治疗本经疾病，又因其靠近膀胱部位，可直达病所，还和足少阴肾经互为表里，可补益肾气。现代研究发现，针刺次髎可引起中脑及桥脑与膀胱活动有关的单位放电增加或减少，通过电针次髎穴能有效改善尿失禁的临床症状。参与尿液排泄的肌肉有逼尿肌及尿道括约肌，支配膀胱逼尿肌的是盆神经及腹下神经，支配外括约肌的是阴部神经，次髎适对第 2 骶后孔，深层有第 2 骶神经，从解剖结构上，针刺次髎可间接刺激阴部神经，利于括约肌的收缩，阻止排尿。

秩 边

针刺法

[**方法**] 常规消毒患者局部皮肤，医者手指消毒后，选用芒针 2 枚，刺手捏住针柄，押手以消毒棉花捏住毫针针体，露出针尖 1~2mm，对准穴位快速刺入皮下，针尖向腹部中极穴方向缓慢进针，若针尖下有触骨感或触及坐骨神经，下肢有触电感时，将针轻提起且稍改变角度，使针尖呈无骨抵感，但不是落空感时继续进针，让较强的针感达到外阴部或小腹部（最好是达到外阴时留针），20min 后出针。每日 1 次。

[**疗效**] 王永亮等治疗90例患者，全部治愈，1次治愈58例，2次治愈18例，3次治愈14例。徐豫珏治疗中风后尿失禁45例，治愈37例，好转6例，无效2例。

[**评析**] 秩边穴是膀胱经穴，膀胱经联络肾脏，属于膀胱，经脉所通，主治所及。膀胱经几乎联系着所有内脏，支配泌尿系的交感神经和副交感神经也在其中。芒针深刺秩边穴治疗本病，是一种近治作用和特殊作用。当芒针针尖刺激邻近组织、器官周围时，针感达到相应的部位，起到了兴奋或抑制的调节作用，故而有效。当针尖触及膀胱时，患者感觉小腹胀，这时针尖有抵触感，不要再进针，将针稍提起，这也是有效的针感之一；当针尖触及阴部内动脉、神经或输尿管时，针感可放射到前阴部，这时可稍留针，不做捻转手法，可弹、刮针柄，这是最理想、最有效的针感。

太　冲

针刺法

[**方法**] 患者取坐位，常规消毒局部皮肤后，取28~30号1.5寸毫针，在患者呼气时刺入穴位应刺深度的上1/3（0.3~0.4寸），得气后施行捻转补法。再按上述方法，依次将针刺入中1/3与下1/3，然后将针留在应刺深度(0.9~1.2寸)。留针30min，隔10min重复以上手法1次，留针期间嘱患者进行深呼吸，每1~3min一次，最后随患者吸气出针。每日1次，10次为1个疗程。

[**疗效**] 钟为贵共治31例，痊愈19例，显效6例，好转5例，无效1例，总有效率为96.77%。

[**评析**]《针灸甲乙经》记载太冲主治"癃，遗溺"，太冲穴为肝经输穴，根据"病在阴之阴者，刺阴之荥输"，故针刺该穴可疏肝经之气，行气以化湿而达治疗目的。

命　门

温和灸法

[**方法**] 患者取坐位或俯卧位，医者手持点燃的艾条，对准穴位

（可酌配肾俞穴）施行温和灸，灸至局部皮肤潮红为度（勿令起小水疱），每次约 15~20min。每日 1 次，10 次为 1 个疗程。

[**疗效**] 张连生治疗 57 例，痊愈 28 例，好转 25 例，无效 4 例。

[**评析**] 本穴在两肾俞之中间，《难经》认为"脐下肾间动气者，人之生命也，十二经之根本"，又指出"七节之傍，中有小心，命门是也"。故本穴与命门之火关系密切，是补命门阳火的重要穴位之一，善于治疗各种生殖、泌尿系统的病症，对阳气虚者尤为适宜。

中　极

1. 针刺法

[**方法**] 患者取仰卧位，常规消毒穴位皮肤后，用 28~30 号 2 寸长毫针，针尖向会阴部快速斜刺入穴位，以局部出现酸、麻、胀的感觉并向会阴部放射时为佳，得气后留针。用艾条悬灸之（或神灯局部照射）15min。每日 1 次，10 次为 1 个疗程，疗程间休息 3~5 天。根据病情轻重，可配合曲骨穴，进行电针治疗约 15min，同时配合艾条灸或神灯照射。

[**疗效**] 吕景山等治疗多例，疗效满意。

2. 电针法

[**方法**] 常规消毒主穴膀胱俞、中极穴处皮肤，取 1.5~3 寸毫针，针刺得气（使局部有酸胀针感并导气下行，直至会阴部）后，加接 G6805 电针治疗仪，用疏密波，频率为 60~120 次 /min，以患者能耐受为度，每次通电 30min。配穴（四神聪、三阴交、申脉、阴陵泉）常规施行针刺法，平补平泻，以得气为度，隔 10min 行针 1 次。

[**疗效**] 赵建安等治疗脑卒中尿失禁 54 例，基本痊愈 9 例，显效 20 例，有效 14 例，无效 11 例，总有效率为 79.63%。

[**评析**] 中极是膀胱经的募穴，膀胱俞是膀胱经之背俞穴。《内经》说："膀胱者，州都之官，津液藏焉，气化则能出矣。"俞穴、募穴为脏腑经气结聚之处，可治本脏腑之病，助膀胱气化，使水道通畅。以此两穴为主，配以电刺激，可增强尿道括约肌的兴奋性，加强向大脑信息的传递，重新建立排尿反射弧。

关　元

针灸法

［**方法**］常规消毒关元穴后，用 2 寸毫针刺入，待有针感后，点燃两根艾条，右手持艾条在关元穴上 2cm 处悬灸 30min，每隔 10min 对毫针行重插轻提补法 1 次，30min 后撤去双艾条并出针。每日 1 次，10 次为 1 个疗程，疗程间隔 3 天，一般情况下治疗 3 个疗程。

［**疗效**］于冬冬等治疗 31 例，痊愈 18 例，显效 7 例，有效 4 例，无效 2 例，总有效率为 93.54%。岳艳治疗 34 例，痊愈 14 例，显效 12例，有效 7 例，无效 1 例，总有效率为 97.06%。

［**评析**］关元穴位于任脉上，是人体真元之根、元气之关隘。因元气是推动人体生命活动的原动力，对尿液能起到很好的固摄作用，正如《医经理解》认为，关元穴为"男子藏精，女子蓄血之处，是人生之关要，真元之所存也"。针刺关元穴能培补肾阳、补益元气，助膀胱气化恢复，有治疗尿失禁、小便不通之功能。针刺该穴能治疗诸虚劳损之证，尤其对气虚之证，治疗效果尤佳，灸之亦能温通血脉、补益元气、升举清阳，使疗效更佳。

气　海

1. 悬灸法

［**方法**］患者取仰卧位，将艾条的一端点燃，距皮肤约 2~3cm 处，对准气海穴徐徐熏烤，灸到皮肤有红晕、患者自感温热而无灼痛感为度，持续 10~15min，施灸时要避免燃烧后的残灰掉在皮肤上面导致患者烫伤。

［**疗效**］李小军治疗 58 例，1 次小便通畅者 42 例，2 次小便通畅者 15 例，无效 1 例。孔娟等治疗 26 例，痊愈 13 例，显效 7 例，好转 4 例，无效 2 例。

2. 针刺合注射法

［**方法**］患者取平卧位，常规消毒穴位（取穴以气海为主，配双侧足三里穴）皮肤后，先按常规施行针刺，得气后根据辨证给予补泻手法，然后配合肌内注射新斯的明（15min 注射 1 次，共 3 次）。

［**疗效**］张立然等治疗产后尿潴留 80 例，治疗后 15min 内排尿 26 例，15~25min 排尿 54 例，排尿量为 800~1200ml，第 2 次治疗后所有病例均能自行排尿，无 1 例出现腹痛或全身肌张力增高现象。

3. 针刺法

［**方法**］消毒后用 2 寸毫针垂直刺入皮下，用捻转手法行补法进针，刺入 1~1.5 寸，以得气为度，并以针感放射至耻骨联合以下部位为佳。如针感不向下放射，或不得气，可徐徐起针至皮下，掉转针头 15° 左右使之向下，再以同样手法进针刺至一定深度，继行补法少顷，留针 15min。起针时，手持针柄先以提插手法行补法，然后徐徐起针，即刻以消毒干棉球按压针孔。

［**疗效**］张庆丰治疗 30 例全部有效，3 次获效者 8 例，5 次获效者 15 例，7 次获效者 7 例，治愈率为 83.33%。

4. 隔姜灸法

［**方法**］切 1.5cm×1.5cm 大小、厚 3cm 的鲜姜片，以三棱针刺孔数个，置于气海穴上，将直径为 1cm 的艾炷置于姜片上点燃，以患者自觉有温热感而不引起灼痛为度，施灸 7 壮为 1 次治疗。每日 1 次，10 次为 1 个疗程，每个疗程间休息 3 天，3 个疗程后评价疗效。

［**疗效**］萨仁治疗 60 例，痊愈 15 例，显效 30 例，好转 13 例，无效 2 例，总有效率为 96.67%。

［**评析**］中医学认为肾司二便，肾气失司则导致膀胱气化不利为癃，《难经·二十八难》："任脉者，起到中极之下……循腹里……"任脉为"阴脉之海"。《胜玉歌》有云："诸般气症从何治，气海针之灸亦宜。"气海穴是任脉的主要穴位，《针灸大成》称其为"男子生气之海"，《铜人腧穴针灸图经》谓"针八分"，得气即泻，泻后宜补，该穴具有治疗尿路感染、尿潴留、遗尿等多种疾病的功能。中风后尿失禁主要为肾虚所致，为肾虚开阖失司，因而取气海穴行补法针刺，使肾气得补，则临床疗效明显。

神　阙

1. 隔药灸

［**方法**］患者取坐位或仰卧位，取肉桂末加细盐拌匀后，覆盖于穴

位上，以将脐窝填满为度，再盖上刺有数个小孔的姜片（厚约 1 分），然后在上面放置枣子大小的艾炷，点燃后令其自燃烧尽为 1 壮，每次灸 15 壮。每日 1 次。

［**疗效**］王根兴治疗 1 例，灸 10 壮后获愈，未见复发，疗效明显。

2. 隔姜盐灸

［**方法**］患者取仰卧位并充分暴露穴位，先将新鲜生姜切成厚约 1~3mm 的薄片，大小如五分铜币，用毫针在姜片中间刺出数个细孔。用食盐填满肚脐后，放置于穴位上，再用陈年艾绒揉成直径为 1~3cm 的圆锥形艾炷，放在姜片上点燃施灸，等局部皮肤潮红且有热痛感时，可绕穴移动艾炷及姜片，燃尽后再换另一艾炷，灸 3~5 壮左右。每天 1 次，每周 5 次，疗程为 4 周。

［**疗效**］刘兰群等治疗 17 例，治疗后 72h 总排尿次数、急迫尿失禁次数显著减少，平均每次尿量明显增加。

【按语】

1. 针灸治疗本病有较好疗效，但应注重针对原发病进行治疗。

2. 加强锻炼，增强体质，并经常做收腹、提肛练习。

【参考文献】

［1］马瑞寅. 深刺晴明穴治疗尿崩症二例［J］. 上海针灸杂志，1983（3）：28.

［2］刘志顺，邵淑娟，叶永铭，等. 电针次髎、会阳治疗老年尿失禁疗效分析［J］. 上海针灸杂志，1998（3）：14-15.

［3］辛善栋，王冬梅. 水针配合电针次髎穴治疗中风后尿失禁［J］. 中西医结合心脑血管病杂志，2014，12（3）：327-328.

［4］王永亮，王成，吴俊林. 芒针深刺秩边穴治疗尿失禁尿频90例［J］. 中国针灸，2013，33（增刊）：46.

［5］徐豫珏. 针刺治疗中风后尿失禁45例［J］. 中国中医急症，2011，20（7）：1185.

［6］钟为贵. 针刺太冲治疗老年性尿失禁31例疗效观察［J］. 中国针灸，1997（2）：102.

[7]张连生.温和灸治疗老年性尿失禁57例[J].中国针灸,1993（5）：3.

[8]吕景山,何树槐,耿恩廣.单穴治病选萃[M].北京：人民卫生出版社,1993.

[9]赵建安,苏同生,刘敏.俞募穴位电针治疗脑卒中尿失禁56例[J].陕西中医,2007,8（10）：1383-1384.

[10]于冬冬,关伟强,郑若楠,等.针刺配合重灸关元穴治疗老年女性压力性尿失禁31例[J].辽宁中医杂志,2013,40（12）：2572-2573.

[11]岳艳.直接灸关元穴治疗中风后尿失禁34例[J].上海针灸杂志,2013,32（5）：422.

[12]李小军.艾灸气海穴治疗肛肠术后尿潴留[J].新中医,1999（1）：45.

[13]孔娟.艾灸气海穴关元穴治疗脊髓损伤患者尿潴留的疗效观察[J].护理学报,2009,16（4A）：66-67.

[14]张立然,于海波.针刺配合新斯的明治疗产后尿潴留的体会[J].针灸临床杂志,2000（4）：20-21.

[15]张庆丰.针刺气海穴治疗中风后尿失禁30例[J].中国中医急症,2007,16（4）：489.

[16]萨仁.温灸气海穴治疗中老年女性应力性尿失禁60例临床观察[J].中华中医药杂志,2008,23（10）：944.

[17]王根兴.灸神阙穴治疗尿失禁[J].上海针灸杂志,1991（3）：44.

[18]刘兰群,李惠兰,陈之罡,等.隔盐隔姜灸神阙穴治疗脑卒中后急迫性尿失禁的效果观察[J].中国康复理论与实践,2015,21（4）：475-477.

第三十八节　遗精

遗精是指不因性生活而精液频繁遗泄的病症,又称"失精"。有梦而遗精，称为"梦遗"；无梦而遗精，甚至清醒时精液流出，称"滑精"。常见于西医学的成年男子性功能障碍、前列腺炎、神经衰弱、精囊炎及睾丸炎等疾病之中。未婚或已婚但无正常性生活的成年健康男子，每月遗精 2~4 次者属正常现象。

遗精病位在肾，多由肾气不能固摄所致。肾为先天之本、藏精之所、水火之脏，若所求不遂，情欲妄动，沉湎房事，精脱伤肾，劳倦过度，气不摄精，饮食不节，湿浊内扰等，均可使肾不固摄，精关失守，导致遗精滑泄。其主要表现是频繁遗精，或梦遗，或滑精，每周 2 次以上，伴见头晕目眩、神疲乏力、精神不振、腰膝酸软等。

列　　缺

埋针法

［**方法**］严格消毒穴位皮肤后，用 28~32 号 1 寸不锈钢毫针，逆着经脉循行的方向，将毫针快速平刺入穴位，以局部产生酸、麻、胀感为度。当患者手腕取不同姿势活动均不受影响时，用医用胶布固定针体，留针 12~18h。同时嘱患者间隔在胶布上按压数次，以加强针感。本法一般多在晚上施行，每周埋针 3 次，左右穴位交替进行。

［**疗效**］刘喆等治疗 65 例，痊愈 59 例，有效 6 例，有效率为100%。徐永文等治疗 46 例，痊愈 42 例，有效 4 例。

［**评析**］列缺穴为八脉交会穴之一，通于任脉，故有通调任脉之作用。男子的任脉起于肾下精宫，上循阴器，因此可用列缺治疗遗精。用列缺埋针治疗遗精，其疗效显著，操作简便，痛苦较小，患者易于接受。此外，遗精一证多因心肾不交、湿热下注所致，对于某些病情较重者，在单纯埋针法疗效不显时，还可配合体针治疗，心肾不交型配神门、内关、太溪，湿热下注型配行间、丰隆、阳陵泉。

三　阴　交

埋针法

［**方法**］患者取仰卧位，选用 2 枚 0.8~1 寸"T"形针，常规消毒后分别埋入三阴交穴，用医用胶布固定。再选井穴少商、中冲、少冲、

隐白、厉兑，均施行双侧常规点刺，放血 1~3 滴。埋针 6 天后出针，休息 1 天，7 天为 1 个疗程，埋针至梦止遗止 6 天后，再加埋针 1 次，以巩固疗效。井穴点刺放血，隔日 1 次，至梦止遗止 6 天后停针。

[疗效] 田丙周治疗 11 例，痊愈 9 例，显效 2 例，均随访 3 个月以上，疗效稳定。

[评析] 梦遗是在睡眠中因梦而致遗精的一种疾病。我们选用井穴点刺放血以达清心火、宁心神、调脾胃、制阳亢之功效。三阴交穴埋针则刺激较强，以调肝、脾、肾三阴，诸穴相配，疗效满意。因考虑个别患者肾阴亏损，停针后加服六味地黄丸以巩固疗效。在治疗本病时应嘱患者心情开朗，克服恐惧心理，加强身体锻炼，坚决不看不健康的影视及书籍。

秩　边

针刺法

[方法] 患者俯卧，常规消毒穴位后，选长为 150mm 芒针，沿秩边穴稍向内或稍向内上斜刺，进针时轻捻缓进，押手密切配合，当针感向会阴、尿道或向下腹放散时，即为得气，留针 20~30min。配合常规针刺脾俞、三阴交穴。每日 1 次，10 次为 1 个疗程。

[疗效] 李建波针治 1 例，1 周后遗精始少，余症减轻，2 个疗程后，诸症俱悉。

[评析] 本病以青壮年求诊者为多，其肾气本应旺盛，究其原因主要为湿热下注，扰动精室而致。《丹溪心法·遗精》："精滑专主湿热……"《明医杂著·梦遗滑精》："梦遗滑精，世人多作肾虚治，而为补肾涩精之剂，不效，殊不知此证多由脾虚，饮食厚味，痰火湿热之人多有之。"此皆较详细地论述了本病的病因病机。重用秩边清利湿热、疏通经络，脾俞、三阴交健脾安神、通利水湿，正合病机。

涌　泉

药敷法

[方法] 取龙骨、牡蛎、芡实、沙苑子、蒺藜各 30g，五味子、龟

甲各 20g，菟丝子 15g，将上药共研细末，调匀装瓶备用。每次取药末适量，加入适量食醋调成稀糊状药膏，贴敷于双足的涌泉穴上，外以纱布覆盖，胶布固定。每天换药 1 次，连续用药 7 天。

[疗效] 何国兴治疗本病，效果显著。

[评析] 肾气有司精关开阖的作用，肾气盛则精关开阖有时，生殖之精藏泻合宜，从而发挥其对生殖机能的调控作用。肾气亏虚，天癸不充，则生殖之精生成不足，从而导致不育不孕。肾气亏虚则精关开阖失常，常阖则致精行不畅，常开则致遗精、早泄等。涌泉穴属肾经井穴，可治疗各种生殖系统疾病，对遗精有较显著的疗效。

环　　跳

针刺法

[方法] 常规消毒局部皮肤后，先将毫针直刺入 2~3 寸，待局部有酸胀麻感时，可将针逐渐提到 0.5~1 寸深处，针尖向前阴方向再进针 1~2 寸，行小幅度提插捻转手法，使针感传到前阴部。然后，拇指向后单向逆经捻转毫针，当针体被肌肉纤维缠住不动时，掐紧针柄，和缓、有节律地摇摆针尾，以加强和控制感应的传导。每日 1 次。

[疗效] 高志勇治疗多例，疗效显著。

[评析] 环跳穴是胆经、膀胱经、脾经三经交会穴，按经脉的表里经经穴能相互作用的原理，本穴可调治肝、胆、肾、膀胱、脾、胃六条经脉的病证。遗精与肝、肾、脾、胃、膀胱诸经均有联系，其中由于肝之经脉绕阴器，肝主筋，前阴又为宗筋所聚之处；肾藏精，开窍于二阴，故肝肾二经与前阴关系尤为密切。环跳系交会穴，可兼调数经，肝肾二经属交会经脉，故可治之。

长　　强

水针法

[方法] 取穴后常规消毒，抽取胎盘注射液 2ml，以 5.5 或 6 号针头直刺入穴中，行提插补法，待患者有酸胀麻感后，注入药液 2ml，出针后用棉球按压针孔。隔日 1 次，5 次为 1 个疗程。

[疗效] 冯志强等治疗 36 例，治愈 28 例，好转 6 例，未愈 2 例。

[评析]《针灸大成》："长强主肠风下血……腰脊痛，狂病，大小便难。头重……惊恐失精。"长强是督脉络穴、肾经和胆经之会，具有通督脉、调补肾之阳气、固摄精关之功，故针刺该穴可治疗遗精。胎盘乃中药紫河车之制品，紫河车有壮元阳、补元气、益精血之功，为大补元气、滋阴补肾之要药，有固肾摄精之效，故穴位注射胎盘注射液可达到温肾固摄之目的。

中　极

针灸法

[方法] 患者取仰卧位，常规消毒局部皮肤，用 26~30 号 2 寸不锈钢毫针，快速直刺入穴位，进针约 1.5 寸，得气后用持久的强刺激，每隔 5min 捻转针体 1 次，患者会感到针刺的部位至阴茎或龟头有触电样胀的感觉，留针 20min。起针后用艾条温和灸 1min，每隔 1 日治疗 1 次。

[疗效] 熊少能共治 14 例，痊愈 12 例，好转 1 例，无效 1 例。

[评析] 本穴位于少腹部，深部邻近生殖器等器官，"腧穴所在，主治所在"，故可用治遗精等生殖系统疾病。

神　阙

药敷法

[方法] 患者取仰卧位，先将神阙穴局部用温水洗净，轻轻按摩使局部微红充血且有热感，再用 75% 乙醇棉球消毒，然后用适当药物制成药饼填敷于穴位，外用麝香风湿膏或医用胶布固定即可，连续 10 次为 1 个疗程。

[疗效] 庄柏青治疗（取五君散约 10g 加蜂蜜调成糊状，捏成圆形药饼贴于脐窝，上覆清洁塑料薄膜一块，外盖纱布，胶布固定。第二晚洗去前药，再如前法贴敷）18 例，治愈 10 例，有效 4 例，无效 4 例，总有效率为 77.78%。李兴立治疗（取马钱子、蜈蚣各 0.5g，硫黄 0.8g，研成细末，将少许的蛋黄油调成糊状，敷到肚脐之上，在外

面用橡皮膏固定，敷 3 天后取出，休息 2 天再进行下 1 次治疗）68 例，总有效率为 82.4%。

[**评析**]《类证治裁》曰："心为君火，肝肾为相火，心火一动，相火随之，则梦泄也。"因此调补心肾、疏肝补虚、清利湿浊为治疗遗精大法。神阙穴是任脉的一个重要腧穴，与督脉相表里，具有回阳固脱、调理肠胃、化湿消积等功效。该穴与心的关系密切，《经穴解》云："任脉上直乎手，心之所藏者神，此穴有隙焉，如王者宫门之有阙，故曰神阙。"现代医学研究，脐皮下无脂肪组织，屏障功能最弱，极有利于药物的穿透、吸收和贮存，加上脐下有丰富的血管及大量淋巴管、神经，这一解剖特点使脐成为一特殊通道。五君散具有滋阴降火、宁心安神、利水渗湿、敛火涩精之功。通过神阙穴这一特殊通道，能迅速作用于机体，使阴阳平衡，脏腑机能恢复，从而取效敏捷。

【按语】

1. 针灸治疗本病可获得满意疗效，对于器质性疾病引起者，应同时治疗原发病。

2. 遗精多属功能性，在治疗的同时应消除患者的思想顾虑。

3. 节制性欲，杜绝手淫；禁看淫秽书刊和黄色录像。

4. 睡眠养成侧卧习惯，被褥不宜过厚，衬裤不宜过紧。

【参考文献】

[1] 刘喆，王改梅. 列缺穴埋针治疗遗精 65 例 [J]. 中国针灸，1992（6）：33.

[2] 徐永文，徐淑云，付新运. 列缺穴埋针治疗遗精 46 例 [J]. 中医药信息，2001，18（4）：44.

[3] 田丙周. 井穴点刺放血加三阴交穴埋针治疗梦遗症 11 例 [J]. 安徽中医学院学报，1994，13（3）：72.

[4] 李建波. 秩边穴在男科疾病中的临床应用 [J]. 上海针灸杂志，2004，23（2）：20-21.

[5] 何国兴. 中药外敷涌泉穴治疗男科病 [J]. 求医问药，2005（5）：35.

[6] 高志勇. 独取环跳穴治验 [J]. 中国针灸，2011，31（2）：148.

[7]冯志强，高志强．长强穴注射胎盘针治疗遗精36例临床观察[J].
　　中医外治杂志，1997（6）：16.

[8]熊少能．针刺治疗遗精14例[J]．新中医药，1957（9）：47.

[9]庄柏青．神阙穴敷贴治疗遗精症[J]．中医外治杂志，1995（1）：21.

[10]李兴立．神阙穴阴阳膏外敷治疗阳痿的疗效观察[J]．中国卫
　　生产业，2014（5）：88，90.

第三十九节　阳痿

阳痿又称"阴痿"，是指男子未到性功能衰退年龄，出现性生活中阴茎不能勃起或勃起不坚，影响性生活的病症。常见于西医学的男子性功能障碍，及某些慢性虚弱性疾病之中。

其表现为性生活时阴茎不能勃起，或勃起而不坚、临房早泄，随之痿软；或虽能性交，但不经泄精而自行痿软。血浆睾丸酮水平检查多提示睾丸酮含量低于正常。

肾　俞

水针法

[方法]10% 狗睾丸水解提取注射液（每支 2ml），初次用药者宜做皮试（其方法是肌内注射 0.05~0.1ml，半小时后无不良反应即为阴性），常规消毒穴位局部后，用5ml无菌注射器套上 5~7号注射器针头，抽取 10% 狗睾丸水解提取注射液 2~4ml，按常规将药液注入穴位，左右交替使用。每日或隔日 1 次，10 次为 1 个疗程。

[疗效]雷伦等治疗 71 例，痊愈 43 例，显效 22 例，无效 6 例，一般经 3~5 次治疗可生效，1~2 个疗程可治愈或好转。

[评析]中医理论认为，肾俞穴为足太阳膀胱经穴，位于腰部，其直行主干经脉循行，从头顶入内络于脑，回出项部分开下行，一直沿肩胛内侧、夹脊旁，到达腰中，进入脊旁筋肉，络于肾，属于膀胱。

加上本穴为肾气输注之处，肾藏精主生育，肾阴肾阳为元阴元阳，肾为先天之本，故主治男科的阳痿、遗精、早泄等病症。

次 髎

1. 针刺法

［方法］患者取侧卧位，常规消毒双侧穴位后，用 28~30 号 2 寸毫针，对准穴位快速直刺入，进针约 1.5 寸，得气后施行提插泻法，尽量使针感向会阴、前阴或阴茎放散，留针 20min。每日 1 次，10 次为 1 个疗程。

［疗效］刘百生治疗 1 例，10 次后已能进行正常的性生活。

2. 水针法

［方法］常规消毒穴位（以次髎为主穴，酌配上、中、下髎穴，每次选两对穴位），10ml 注射器套上 5 号长针头，抽取硝酸士的宁 1ml 加 0.5% 奴夫卡因 9ml，略斜向上刺入穴位 1~3 寸，待局部有酸、胀、重、麻感觉后，采用缓补的手法，使经气沿两腰骶放散直达前阴部，深刺时可沿骨盆内向肛门部和前阴部放散，若抽吸无回血，则缓慢注入药物。隔日 1 次，10 次为 1 个疗程，停 1 周再进行下 1 个疗程，以 3 个疗程为限。

［疗效］杨列义治疗 59 例，41 例功能性阳痿，显效 27 例，有效 11 例，无效 3 例；14 例器质性阳痿，显效 1 例，有效 5 例，无效 8 例；4 例原因未明者，显效 1 例，有效 1 例，无效 2 例。总有效率为 77.97%。

［评析］次髎穴是足太阳膀胱经腧穴，位于骶部，处于下焦，"腧穴所在，主治所在"，故可治疗阳痿等生殖系统疾病。一般要求针刺 0.8~1 寸深，但在临床运用中常针刺达 2~4 寸深，以使"气至病所"，针感可放散至会阴、前阴及阴茎等。

秩 边

针刺法

［方法］患者取俯卧位，消毒穴位后，取 28~30 号 3.5 寸长的毫针，

沿向生殖器方向斜刺入穴位（约向内倾斜 45°角），进针深度为 2~3 寸，得气后依病情施行提插捻转的补泻手法，使麻、酸、胀感向外生殖器放射，留针 20min，期间依法行针 1~2 次。每天 1 次。

[**疗效**] 吕景山等治疗多例，效果满意。

[**评析**] 现代研究认为，阴茎勃起受中枢神经及自主神经的调节，针灸对神经系统的调节已得到临床及实验研究的证实，而针刺秩边穴时针尖可直抵盆丛神经，直接刺激该部位交感及副交感神经，调节其功能，使阴茎勃起正常。由于长针针刺秩边穴治疗功能性阳痿，能直达病所，力专势宏，故取效迅捷，增强了患者治愈的信心，打破了精神因素与阳痿之间的恶性循环，利于疾病的恢复。需要注意的是，治疗期间应保持良好的心情和精神状态，避免不良因素的刺激，以免病情反复，使前功尽弃。

涌　泉

药敷法

[**方法**] 取巴戟天、补骨脂、仙茅各 10g，诸药共研细末，加入适量食醋调成稀糊状，分成 2 份。将调好的药膏贴敷于双足的涌泉穴上，外以纱布覆盖，胶布固定。每天换药 1 次，连续用药 5~7 天。

[**疗效**] 何国兴认为本法适用于肾阳虚所致的阳痿。

[**评析**] 何国兴认为西医学对肾实质研究显示：肾阳与下丘脑－垂体－肾上腺皮质性腺轴的功能有密切关系，肾阳虚衰则下丘脑—肾上腺皮质功能低下，影响性腺轴的功能。中医学认为，肾中阳气是人体生命的根本、活动的原动力，能激发和推动各种生理活动。涌泉为肾经井穴，针刺以温肾壮阳、疏通经络、振奋阳气、真元得充，提高了勃起中枢兴奋性而恢复其功能。

阴　谷

针刺法

[**方法**] 常规消毒双侧穴位皮肤，用 28~30 号 1.5 寸毫针，针尖略向上快速斜刺入，进针 1 寸左右深，行提插捻转手法，得气后用温补法，

使针感尽量上传至前阴部，留针 30min，隔 10min 行针 1 次。每日 1 次。

［**疗效**］吕景山等共治疗 35 例，15 次治愈 15 例，18 次治愈者 12 例，20 次治愈者 6 例，无效 2 例。

［**评析**］本穴属足少阴肾经腧穴，肾主生殖，若肾气不足则可见诸生殖系统病症，本穴能补肾益精，故可治疗阳痿。

命　　门

1. 瘢痕灸法

［**方法**］严格消毒局部皮肤后，在穴位处用艾绒施常规化脓灸，灸疮用一般胶布（根据灸口大小）敷贴封口，不可采用护疮膏类及药纱布，也不可以见到脓液即用清疮消毒之法后再敷贴胶布，只需要用棉球擦干脓液后敷贴胶布即可。

［**疗效**］朱琪治疗多例，效果满意。

2. 药敷法

［**方法**］取淫羊藿、蛇床子、皂荚、马钱子、肉苁蓉、黑附片、丁香各 100g，上述药物水煎两次，再浓缩成膏，阴凉干燥，研为细末，过 100 目筛，用白酒将药末调为干糊状。施治时，取药糊 2g 敷于命门穴处，外用胶布覆盖。每日 1 次，15 天为 1 个疗程，治疗时间最短 1 个月，最长 6 个月。治疗期间禁房事、烟酒，调摄精神。

［**疗效**］赵明共治疗 80 例，痊愈 50 例，好转 30 例。

［**评析**］命门居于两肾之中，"为子宫之门户"，"在女为产门，男为精关"，是先、后天"立命之门户。"张景岳认为，命门火衰，则阳虚之证迭出，命门为人身阴阳消长之枢纽。西医学研究表明，命门穴乃是人体阳气汇聚之处，临床上具有强肾固本、温肾壮阳、延缓衰老、疏通督脉经气、加强与任脉的联系、促进真气在任督二脉的运行，从而治疗阳痿等诸多病证。

曲　　骨

深刺法

［**方法**］消毒穴位皮肤后，用 3.5 寸毫针垂直刺入皮肤、皮下组织，

然后将针体倾斜穿过腹壁各层，进入耻骨后间隙时，针下有一种落空感，轻提毫针，适当调整进针角度，再继续进针，一般深达3寸左右时，针下可遇到明显阻力，此刻勿再进针。每天1次，7次为1个疗程，休息2次再做下1个疗程，3个疗程为限。

[**疗效**]李俊璜等治疗159例，治愈97例，显效33例，好转17例，无效12例。

[**评析**]青壮年阳痿与肝气郁结、肾精亏虚有关，只有肝气条达，宗筋气血随人之临房充盈，才可使"阳道奋亢而振"，阴茎勃起，进行性交，故取距宗筋较近之任脉与足厥阴肝经交会穴曲骨，既可调节冲任、肝经，又寓病取阿是之意。深刺曲骨，使其针感向盆腔及阴茎放射，可达疏调宗筋气血为主的目的。

中　极

1. 针刺法

[**方法**]患者取仰卧位，常规消毒穴位（可酌配三阴交）皮肤后，用28~30号2寸毫针，以挟持式手法进针，垂直或向曲骨方向透刺，待局部产生酸、麻、胀等针感后，给予捻转补泻手法，使针感向前阴部放射，留针20min。每日1次。

[**疗效**]王燕等治疗多例，均获满意疗效。

2. 药敷法

[**方法**]排空膀胱，将肉桂、附子、淫羊藿、菟丝子、制马钱子、蜈蚣共研细末，取15g加黄酒调之，敷于穴上，用神灯、红外线或热水袋加热30min。每晚1次，7天为1个疗程。

[**疗效**]刘新峰治疗阳痿20余例，多在3~4个疗程治愈。

[**评析**]中极为任脉穴，任脉起于中极之下，以上毛际，循腹里，上关元，而前阴为宗筋所聚，故刺激该穴可治疗男女生殖系统疾患，如男子阳痿、妇女带下等，具有补益肾气之功。将肉桂、附子等温里药敷于穴上，可助阳补火、散寒止痛、温通经脉，治疗肾阳衰弱之阳痿。

关　　元

1. 针灸法

[**方法**] 患者取仰卧位，常规消毒穴位皮肤，用 28~30 号 1.5 寸毫针，以单手速刺法进针，待局部产生酸、麻、胀等得气感觉后，留针 20min 左右。出针后，施行艾炷无瘢痕灸 7 壮。每日 1 次。

[**疗效**] 吕景山等治疗本病，效果满意。

2. 直接灸法

[**方法**] 患者取仰卧位，在穴位上点少许万花油，用陈艾做成中等艾炷施灸，每次 100~200 壮。每周 1 次，3 次为 1 个疗程，疗程之间宜休息 1 周的时间。

[**疗效**] 吕景山等治疗 12 例，痊愈 7 例，显效 3 例，有效 2 例。李启夫治疗 12 例，2 次获愈 1 例，3 次获愈 10 例，4 次获愈 1 例。

3. 药熨法

[**方法**] 先取小茴香 30g，艾叶、骨碎补、鹿角片各 20g，苍术、白术各 15g，干姜、细辛、麻黄、生川乌、生草乌各 10g，上述药物共为 1 剂，将 5 剂药物共研成粗末，分 10 次装入纱布袋内。每次用水和酒各半浸湿加温后，将之敷贴于穴位 30min，最后再用红外线照射穴位半小时。每日 1 次。

[**疗效**] 杨翠华治疗多例，疗效显著。

4. 水针法

[**方法**] 消毒穴位皮肤后，用注射器套上 5 号注射器针头，抽取适当药液，快速刺入穴位皮下，缓慢进针，待局部产生酸、麻、胀等针感并传向前阴放射后，回抽若无血，则将药液慢慢注入。

[**疗效**] 隋永杰等治疗（药液为丙酸睾丸素 10mg，并配合针刺涌泉穴。4 日 1 次，5 次为 1 个疗程，可隔 1 周后再行下 1 个疗程）386 例，痊愈 179 例，有效 184 例，无效 23 例。李广文治疗（虚证用鹿茸精注射液，实证用庆大霉素注射液及板蓝根注射液，以关元为主穴，配肾俞穴，每穴注入药液 1ml。隔日 1 次，7 次为 1 个疗程）25 例，显效 18 例，好转 6 例，无效 1 例，总有效率为 96%。

5. 埋藏法

[方法] 患者取仰卧位，剃去阴毛后用 3% 碘酒、75% 乙醇消毒局部皮肤，铺上洞巾后，在关元穴上下两端及旁开 1.5~2.5cm 处，用 0.5% 盐酸普鲁卡因行皮下麻醉（约 5~8ml 即可），选用尖头手术刀从穴位处切开，切口长约 2.5~3.0cm，用血管钳分离皮下组织和肌层。再将 1 号羊肠线剪成 4~6 根，各长约 1~1.5cm，再取 00 号羊肠线将它扎成一组。然后塞入穴位内，用 00 号羊肠线穿过深肌层，把一组 1 号羊肠线缝固定于穴位内。最后用丝线在切口上缝 3 针，消毒敷料包扎，6~7 天后拆线。

[疗效] 韦奉先治疗本病，一般 1 次即可取得疗效。

[评析] 关元即丹田处，男子以藏精，女子主月事，是生养子息、合和阴阳的门户。关元为元阴元阳交关之处，能壮阳补肾、益命门之火，为治各型阳痿之要穴。

气　　海

透针法

[方法] 患者取仰卧位，充分暴露穴位，常规消毒局部皮肤后，取 28~30 号 2.5 寸不锈钢毫针，对准穴位快速刺入皮下，针尖向下透刺至关元穴，得气后，不断捻转针体，尽量使针感传至会阴部，然后采用重插轻提的补法，留针 30min，每 5min 行针 1 次。每日 1 次。

[疗效] 孙毓治疗多例，均获显著疗效。

[评析] 气海穴为元气之海，具有培补元气、回阳固脱的作用，凡属元气不足或元气虚脱者，皆可选用。且本穴位于下腹部，其下为肾，"腧穴所在，主治所在"，故可用以治疗阳痿等生殖系统疾病。

神　　阙

1. 隔药灸法

[方法] 嘱患者取仰卧位，用 75% 乙醇常规消毒脐部神阙穴后，以温开水调面粉成面圈状（周长 12cm，直径 3cm），将面圈绕脐 1 周，后将麝香末约 0.02g 纳入脐中，再取振阳散末（药物为人参、鹿茸各

60g，当归、公丁香各 300g，巴戟天、附子、肉桂、淫羊藿、肉苁蓉各 600g，蜈蚣 150g，麝香 14g。先将麝香研末分放待用，再将余药混合研末备用）填满脐孔，药末用量约 5~8g。再放上艾炷（艾炷底盘的直径与面圈内径相同，约 1.2cm，高约 1.5cm），施灸 20 壮，每次艾灸 2h。灸后，取胶布固封脐中药末 2 天。3 天治疗 1 次，10 次为1 个疗程。

［**疗效**］刘存志治疗 35 例，近期治愈 10 例，显效 8 例，有效 14 例，无效 3 例，总有效率为 91.43%。

2. 药敷法

［**方法**］贴药前将肚脐清洗干净，并用酒精棉球行常规消毒，然后将 2ml 许药膏（巴戟天、淫羊藿、川芎、蛇床子、马钱子等 10 余味中药，将各药分类进行有效成分的提取，并加以浓缩，按比例与基质、皮肤助渗剂等混合而成），填置于脐中，再贴敷麝香止痛膏。隔 2 日换1 次，以 10 次为 1 个疗程。同时，让患者配合意守神阙穴，并以意导气下行于外阴，或用热水袋热敷贴药处。

［**疗效**］吕景山等治疗 35 例，治愈 21 例，有效 11 例，无效 3 例，总有效率为 91.43%。

［**评析**］熏脐法主要用于治疗泌尿生殖系统疾病、各种虚证及养生保健。神阙穴属任脉，此脉与督、冲脉一源而三歧，同起于胞中，起始端都在生殖泌尿系统所属器官的部位和相应体表位置。神阙是人体气机升降出入的总枢，最能发挥任脉为阴脉之海、渗灌诸阴的功能，故可治疗生殖泌尿系统病症。

【按语】

1. 针灸治疗阳痿有一定疗效，收到疗效后仍要注意节制房事。

2. 阳痿多属功能性，夫妻按摩对治疗本病有相当好的效果。在性生活中，男方要消除紧张心理，克服悲观情绪，树立信心。

【参考文献】

［1］雷伦，刘士乐. 不育症 108 例临床疗效壮阳注射液治疗阳痿观察［J］. 北京中医杂志，1986（5）：34.

［2］刘百生．次髎穴的临床运用举隅［J］．江西中医药，1995（2）：47．

［3］杨列义．八髎穴药物注射治疗阳痿症59例［J］．山东中医杂志，1995（11）：504-505．

［4］吕景山，何樹槐，耿恩廣．单穴治病选萃［M］．北京：人民卫生出版社，1993．

［5］何国兴．中药外敷涌泉穴治疗男科病［J］．求医问药，2005（5）：35．

［6］朱琪．命门穴化脓灸临床应用举隅［J］．中国针灸，1996（11）：15．

［7］赵明．中药外敷命门穴治疗阳痿80例［J］．中医外治杂志，2003（4）：532．

［8］李俊璜．针刺治疗阳痿159例疗效观察［J］．江西中医药，1995（增刊）：6．

［9］王燕，李翔．中极穴临床应用［J］．中国针灸，1996（10）：21．

［10］刘新峰．中极穴药敷治疗阳痿［J］．中医函授通讯，1997，16（6）：4．

［11］李启夫．灸关元穴治疗阳痿［J］．黑龙江中医药，1981（7）：43．

［12］杨翠华．关元药熨治疗生殖泌尿疾病拾零［J］．辽宁中医杂志，1993（9）：36-37．

［13］隋永杰，侯玉亭．关元穴位注射配合涌泉针刺治疗阳痿386例［J］．中国针灸，1996（3）：30．

［14］李广文．穴位注射治疗慢性前列腺炎所致性功能障碍25例［J］．针灸临床杂志，1999（8）：10-11．

［15］韦承先．"关元"穴刺激组织埋藏疗法介绍［J］．浙江中医学院学报，1978（1）：33．

［16］孙毓．气海穴的临床应用［J］．针灸临床杂志，1997（9）：40．

［17］刘存志．熏灸神阙治疗男性勃起功能障碍临床研究［J］．中国针灸，2002（9）：594-560．

第四十节 男性不育症

凡育龄夫妇同居 2 年以上、性生活正常又未采用任何避孕措施，由于男方原因使女方不能受孕者称为"男性不育症"。属中医学"无子""无嗣"范畴。见于西医学的精子减少症、无精子症、死精子症、精液不化症、不射精症、逆行射精症等。

影响男性生育能力的因素，主要有睾丸生精功能缺陷、内分泌功能紊乱、精子抗体形成、精索静脉曲张、输精管阻塞、外生殖器畸形和性功能障碍等。多数患者缘于精子数量少、质量差、活力低；部分患者因于射精障碍。中医学认为，本病与肾、心、肝、脾有关，尤其与肾的关系最为密切。

本病临床表现有，男子婚后 2 年以上，有正常性生活而未行避孕的情况下，不能使女方怀孕，睾丸过小、过软，性交中无精液射出或仅有微量精液射出。

精液常规检查：一次排精量低于 2ml，射出的精液中无精子或仅有少量活精子，精子总数少于 4×10^7/ml，精子密度小于 2×10^7/ml，畸形精虫 > 20%，50% 以上的精虫无活动能力，精液在室温下 60min 不液化，pH 值偏酸性。除精液常规检查之外，睾丸活检、输精管造影、内分泌功能测定、细胞遗传学检查等有助于明确病因诊断。

关 元

针灸法

[**方法**] 患者取仰卧位，常规消毒局部皮肤后，用 28~30 号 1 寸毫针，快速直刺入穴位，进针约 0.5 寸，得气后施行补法或平补平泻法，留针 20~30min，每隔 10min 行针 1 次。出针后施行艾灸法。隔日 1 次。

[**疗效**] 李学耕等治疗（施行直接瘢痕灸，每次 5 壮）多例，一般

10余次即可痊愈。罗琳治疗36例,痊愈20例,显效12例,有效3例,无效1例。

[评析] 本穴与元气密切相关,是补益元气的重要穴位,而元气是人体生命活动的基础,元气一虚,则百病丛生,于生殖系统可见不育、遗精、阳痿等症。本穴居于小腹部,正当膀胱与生殖系统的分野,故凡见生殖、泌尿系统疾病,无论虚实,从"腧穴所在,主治所在"的角度看,皆可选用本穴施治。

【按语】

1. 针灸治疗本病有较满意的效果。

2. 戒烟戒酒,避免有害因素的影响,如放射性物质、毒品、高温环境等。

3. 治疗期间宜节制房事,注意选择同房日期,以利受孕。

【参考文献】

[1] 李学耕,储立基. 针灸关元穴治疗无精虫症一例 [J]. 福建中医药,1960 (5):14.

[2] 罗琳. 针灸治疗男性不育症36例 [J]. 四川中医,1989 (4):42.

第四十一节 糖尿病

糖尿病是内分泌系统的一种常见的新陈代谢障碍性疾病,属于中医学"消渴"的范畴,以多饮、多食、多尿、消瘦、尿糖及血糖增高为特征,本病以阴虚为本、燥热为标。可分为原发性和继发性两大类,原发性又分为1型和2型(非胰岛素依赖型),继发性为数不多。糖尿病的发病机制,主要是由于胰岛素的绝对或相对不足,导致糖代谢的紊乱,使血糖、尿糖含量过高,进而又导致脂肪和蛋白质代谢紊乱。多见于中年以后,男性略高于女性。

本病是一种慢性进行性疾病,早期常无症状,多因其他疾病或体检中检测尿糖时才被发现。中、晚期以多饮、多食、多尿和体重减轻（所谓"三多一少"）为主要症状。病程较长或治疗不当的患者，易出现心脑血管、肾、眼及神经系统等的慢性损害，如脑动脉硬化、高血压、冠心病、视网膜炎、白内障、尿道感染、皮肤瘙痒、手足麻木等，亦可并发各种化脓性感染和结核病。急性并发症为酮症酸中毒、高渗性昏迷、乳酸性酸中毒等，常可危及生命。实验室检查：血糖升高（空腹 ≥ 7mmol/L，饭后 ≥ 11mmol/L）和尿糖阳性，是诊断本病的主要依据，也是判断疗效的重要指标；空腹或饭后血糖未达以上指标者，应作葡萄糖耐量试验。2 型糖尿病伴肥胖患者多有血脂升高；胰岛素释放试验有助于鉴别 1 型和 2 型。

足 三 里

水针法

［**方法**］常规消毒穴位皮肤后，用 5ml 注射器套上 5~7 号注射器针头，抽取注射用甲钴胺注射液 500ug，快速刺入患侧穴位，进钉 1 寸左右，待局部产生酸、麻、胀等针感时，若回抽无血，可将上述混合药液徐徐注入。每日 1 次，15 次为 1 个疗程。患者可配合基础治疗，如肌内注射胰岛素或口服降糖药及合理饮食控制，静脉注射丹参注射液，根据辨证选择口服中药汤剂等。

［**疗效**］曹瑞治疗 78 例，效果优 44 例，良 29 例，差 5 例，总有效率为 93.59%。

［**评析**］足三里为阳明胃经合穴，有调理脾胃、扶正培元以及通经活络的作用。通过甲钴胺足三里穴位注射途径给药，甲钴胺的吸收速度可能更快，能够使得药物对穴位进行不断刺激，发挥穴位的良性刺激以及药物的持续作用，营养神经，对卫气营血以及脏腑进行调整，益气养血，协调药物和穴位的双重功效，二者结合更有效地发挥了治疗作用，体现了中医穴位注射的优势。作为中医的特色治疗方法，结合现代医学，为糖尿病下肢周围神经病变患者提供了一种疗效更好的治疗方法。

三 阴 交

1. 艾灸法

[**方法**] 患者取平卧位，将艾条一端点燃，对准三阴交，约距皮肤 2~3cm，使局部有温热感而不灼痛为宜，每穴灸 15min，共 30min。每天 1 次，10 天为 1 个疗程，治疗 3 个疗程。施术时注意询问患者的局部感觉，避免灼伤，并要防止艾绒脱落烧伤皮肤或烧坏衣服。给予常规治疗和预防糖尿病足的知识教育。

[**疗效**] 王洁等共治 29 例，显效 5 例，良好 9 例，改善 10 例，无效 5 例，总有效率为 82.76%。

2. 针刺法

[**方法**] 患者取仰卧位，可以三阴交为主穴，常规消毒局部皮肤后，用 28~32 号 2 寸毫针，快速直刺入穴位，施以平补平泻法，以得气为度，留针 30min，中间行针 1~2 次。每日 1 次，12 次为 1 个疗程，疗程间休息 5 天。

[**疗效**] 吕景山等治疗多例，效果明显。

[**评析**] 糖尿病下肢血管病变是糖尿病足发生的主要病理基础之一，该病变的病理机制在于瘀血阻络、痰浊不化。三阴交穴为脾、肝、肾三条阴经的交会穴，脾统血、为气血生化之源，肝藏血，肾藏精，精血互生，故三阴交穴对人体血液的生成、储存及运行具有调节作用。现代研究还发现，艾灸三阴交穴有改善和降低血液黏稠度的作用，可使红细胞集聚下降，血液循环加速，红细胞携氧能力增强，有利于机体的康复及致病因子的排出，从而促进组织的恢复。加上艾灸能改善人体微循环，调节血液流变学指标，起到活血化瘀的作用，还可以调整脏腑机能，促进新陈代谢，增强免疫功能，尤其在治疗慢性病、疑难病及预防保健方面具有显著优势，共同发挥作用。

养 老

针刺法

[**方法**] 糖尿病患者行常规治疗，同时针刺患者双侧养老穴，手法

为平补平泻，每侧 10min。于早餐后 2h 开始治疗，每天 1 次，7 天为 1 个疗程。

[**疗效**] 司英奎共治 20 例，观察其治疗前 3 天、治疗 1 个疗程后 3 天，以及空腹、三餐后 2h 血糖的均值，每次治疗前及治疗后即刻血糖值。发现治疗后患者的血糖数值较治疗前有显著差异，有显著的降糖效果，可以用于糖尿病的辅助治疗。

[**评析**] 应用养老穴治疗糖尿病的思路，来源于《灵枢》："小肠手太阳之脉……是动则病；嗌痛颔肿，不可以顾，肩似拔，臑似折。是主液所生病者……"。糖尿病患者的基本病机为，阴虚为本，燥热为标，导致机体津液不足，出现典型的"多饮、多食、多尿、消瘦"等"三多一少"的表现，这说明患者机体津液代谢出了问题。小肠"主液所生病"，调理小肠经应该可以起到治疗本病的作用。养老穴为小肠经郄穴，郄穴是各经经气深聚的部位，刺激郄穴可以快速调节各经气血的不足或有余状态，具有双向调节作用。因此，针刺养老穴应该有很好的降糖作用。

涌　泉

1. 揉压法

[**方法**] 患者取坐位，足底向上，医者一手拇指紧贴患侧穴位，做顺时针方向的揉压，边揉边压，两种手法相结合，每次治疗 10min 左右。每日 1 次。

[**疗效**] 曹宏伟等治疗（配合神灯照射穴位 30min）36 例糖尿病足患者，疗效显著。

2. 桂蜡热敷法

[**方法**] 把玻璃纸铺在方盒内，将蜡放入电饭煲内，插上电源加热，当蜡融至 50℃~65℃成液体状态后，用勺子把蜡舀到方盒内，待液体慢慢冷却成半固体状，撒上肉桂粉末，检查皮肤，铺上一次性中单或治疗巾以保护床单。操作者用手按压蜡块，感觉柔软，无蜡液溢出为宜。先平放于操作者前臂及患者蜡疗部位试温，再将蜡面敷于双涌泉穴，用胶布或绷带固定，嘱患者勿下地活动，以免跌伤，每次外

敷 1h。1~2 次 / 天，20 天为 1 个疗程。配合中药治疗、降糖药或胰岛素应用、饮食指导、足部皮肤护理等基础治疗。

［**疗效**］陈佩仪治疗糖尿病周围神经病变 41 例，可提高患者足大趾的皮肤温度，改善手足畏寒的症状。王银荣等治疗糖尿病周围神经病变 105 例，显效 67 例，有效 33 例，无效 5 例，总有效率为 95.24%。

3. 药敷法

［**方法**］患者睡前用 35℃~37℃温水泡足，然后将吴茱萸粉、肉桂和米醋调成膏状，制成直径 1.5cm、厚 0.3cm 的药饼，将药饼敷在患者足底涌泉穴，并用胶布固定，第 2 天起床后揭除。10 天为 1 个疗程。

［**疗效**］麦美秀等等治疗糖尿病失眠症 50 例，显效 32 例，有效 16 例，无效 2 例，总有效率为 96%。

［**评析**］涌泉穴为全身穴位的最下部，乃是肾经的首穴。我国现存最早的中医学经典著作《黄帝内经》中说："肾出于涌泉，涌泉者足心也。"意思是说，肾经之气犹如源泉之水，来源于足下，涌出、灌溉周身四肢各处。通过刺激本穴以培补脏腑气血，活血祛瘀通络，从而起到降低血糖、调整血脂、改善微循环和促进神经营养的作用，可改善和减轻相关症状，达到治疗的目的。

【按语】

1. 针灸治疗糖尿病，对早、中期患者及轻型患者效果较好，若病程长而病重者应积极配合药物治疗。

2. 糖尿病患者的皮肤极易并发感染，在针刺过程中应注意严格消毒。

3. 严格控制饮食，限制碳水化合物的摄入，饮食可增加蔬菜、蛋白质和脂肪类食物。

4. 患者出现恶心、呕吐、腹痛、呼吸困难、嗜睡，甚至出现血压下降、循环衰竭、昏迷，呼吸深大而快、呼气中有酮味（如烂苹果味）者，可能是糖尿病引起的酸中毒，病情凶险，应采取综合措施及时抢救。

【参考文献】

［1］曹瑞. 甲钴胺足三里穴穴位注射辅助治疗糖尿病下肢周围神经病

变临床疗效观察 [J]. 河北医学, 2015, 21 (2): 323-325.

[2] 王洁, 黄香妹, 金瑞芬, 等. 0 级糖尿病足血管病变患者艾灸三阴交穴的效果观察 [J]. 护理学报, 2012, 18 (7): 70-71.

[3] 吕景山, 何樹槐, 耿恩廣. 单穴治病选萃 [M]. 北京: 人民卫生出版社, 1993.

[4] 司英奎. 针刺养老穴的降糖效果观察 [J]. 糖尿病天地 (临床), 2014, (2): 92-94.

[5] 曹宏伟, 张希荣, 王艳红, 等. 涌泉照射与按摩治疗糖尿病足的护理体会 [J]. 针灸临床杂志, 2001 (6): 35.

[6] 陈佩仪. 桂蜡热敷涌泉穴治疗糖尿病周围神经病变寒凝血瘀型临床观察 [J]. 新中医, 2012, 44 (2): 49-50.

[7] 王银荣, 邱晓堂. 桂蜡外敷双涌泉穴辅助治疗糖尿病周围神经病变 105 例疗效观察 [J]. 海南医学, 2013, 24 (14): 2147-2148.

[8] 麦美秀, 林红霞, 莫桂英. 中药贴敷穴位治疗糖尿病周围神经病变的护理观察 [J]. 中医临床研究, 2014, 49 (4): 258.

第四十二节　瘿病

瘿病又称"瘿气", 俗称"大脖子病", 是以颈前喉结两侧出现肿大结块、不痛不溃、缠绵难消为特点的病症, 以高原地带及山区多发, 中青年女性多见。西医学的单纯性甲状腺肿、甲状腺炎、甲状腺腺瘤和甲状腺功能亢进等, 可参照本节治疗。

中医学将本病分为气瘿、血瘿、筋瘿、肉瘿、石瘿五种类型, 本节所论乃气瘿为病。病位在颈前喉结两旁, 涉及肝、心、脾、胃、肾, 与肝关系尤为密切。其临床表现是, 起病缓慢, 颈部逐渐粗大, 漫肿或结块, 皮色如常, 不痛不溃, 随吞咽而上下移动, 缠绵难消。初起一般无全身症状, 其后可兼见阴虚火旺或气阴两虚等证候。实验室检查: 基础代谢率 (BMR) 和血清蛋白结合碘正常或偏低, 血总三碘甲状腺原氨酸 (T_3) 正常, 血总甲状腺素 (T_4) 及游离 T_4 偏低; 甲状腺吸碘率明显高于正常，尿排碘率低；甲状腺扫描可见甲状腺弥漫性增大。

大　椎

艾灸法

[方法] 每天准备艾灸条，将其一端用火点燃，将燃烧端由远至近靠向大椎穴，直到患者感到热度适宜（一般距皮肤 1.5~3cm）为度，然后固定在这一部位，来回轻轻摆动艾灸条，每次 15~20min（局部皮肤发红为佳）。每天 1 次，15~30 天为 1 个疗程，共 2 个疗程，中间可休息数天。配合基础的药物治疗。

[疗效] 徐蒙等治疗 40 例，治愈 33 例，未愈 7 例，治愈率为 82.5%。

[评析] 从中医辨证来看，甲状腺功能减退症的症状属脾肾阳虚和气血不足。大椎穴属督脉之会，《针灸甲乙经》称大椎为"三阳督脉之会"，具体说督脉是人体诸阳经脉的总汇，它联系手足三阳，同时与肾、脑关系密切，阳经之气都交会于督脉的大椎穴，它的功能主要是督率阳气、统摄气血。艾叶能灸百病，《本草从新》记载"艾叶苦辛，生温，熟热，纯阳之性，能回垂绝之阳，通十二经，走三阴，理气血，逐寒湿……以之灸火，能透诸经而除百病"。艾叶归经脾、肾，因此，用艾条温灸大椎穴，能起温煦气血、透达经络、改善脏器功能，对提高机体免疫力、促进代谢有明显作用。

【按语】

1. 针灸对单纯性甲状腺肿疗效较好，若能同时加用碘剂治疗，则疗效更佳。

2. 在本病流行地区，除改善饮用水源外，应以食用碘化食盐做集体性预防，最好用至青春期以后。平时应多食海带、紫菜等含碘食物，发育期的青少年、妊娠期和哺乳期的妇女更应注意补碘。

3. 甲状腺明显肿大而出现压迫症状时，可考虑手术治疗。

4. 甲状腺机能亢进者，出现高热、呕吐、谵妄等症状时，应考虑甲状腺危象之可能，须采取综合抢救措施。

【参考文献】

[1]徐蒙，伍锐敏. 艾灸大椎穴治疗甲状腺机能减退的观察（附 84
例病例分析）[J]. 中日友好医院学报，1994，8（4）：224-225.

第四十三节　单纯性肥胖症

单纯性肥胖症是指无明显内分泌—代谢原因，且排除因水钠潴留
或肌肉发达等蛋白质增多诸因素，引起实际体重超过标准体重 20% 以
上的一种疾患。目前，中国"肥胖问题工作组"根据 20 世纪 90 年代
中国人群有关数据的汇总分析报告，提出了适合我国成人的肥胖标准：
正常体重指数［体重（kg）÷ 身高²（m²）］为 18.5~23.9，大于或等
于 24 为超重，大于或等于 28 为肥胖。男性腰围大于或等于 85cm，女
性腰围大于或等于 80cm 为腹部肥胖标准。临床上所称的肥胖症，大
多指单纯性肥胖。

正常成年人的能量摄入和机体的能量消耗，长期维持在平衡状态，
脂肪量亦维持在一定水平，使体重保持相对稳定。若神经、精神、遗
传、饮食等因素，使摄入能量过多或消耗能量过少，多余的能量除了
以肝糖原、肌糖原形式贮存之外，脂肪就成为多余能量的主要贮存形
式，长期能量代谢障碍可引起肥胖症。按发病年龄和脂肪组织病理，
可分为体质性肥胖和获得性肥胖两类。体质性肥胖与遗传有关，幼年
起即有肥胖，全身脂肪细胞增生肥大；获得性肥胖多自青少年时代因
营养过度、活动减少等因素而发病，脂肪细胞仅有肥大而无增生。

本病的发生总因多吃、贪睡、少动，与肺、肝、脾、胃、肾等诸
多脏腑的功能失调有关，病机主要有肺失宣降、胃肠腑热、肝郁气滞、
脾肾阳虚、痰湿闭阻，痰湿闭阻又是其中最主要的环节。临床的主要
表现是，单纯性肥胖症者脂肪分布均匀，面肥颈壅，项厚背宽，腹大
腰粗，臀丰腿圆。轻度肥胖者多无明显症状；中度肥胖者常有怕热多
汗、易感疲乏、呼吸短促、头晕心悸等；重度肥胖者常表现为行动不

便、胸闷气急，甚则端坐呼吸等。中、重度肥胖者常可并发高血压、冠心病、糖尿病、痛风、胆石病及关节退行性变等。

至　阳

粗针法

[**方法**] 患者取坐位，双上肢交叉俯于桌上或两手放于膝关节上，头微前倾，常规消毒至阳穴，双手夹持 0.8mm×80mm 不锈钢粗针，与上背部呈 30°角，快速进针约 0.2cm~0.4cm，然后使针与脊柱平行，沿督脉向下进针，只留针身约 0.5cm 于体外，留针 6h。每周 3 次，4 周为 1 个疗程。

[**疗效**] 张俊峰等治疗 33 例，痊愈 23 例，显效 7 例，好转 3 例，总有效率为 100%。

[**评析**] 督脉为阳脉之海，总督一身之阳气，行于背部正中，其脉多次与手足三阳经及阳维脉相交会，对全身阳经气血起调节作用，又与任脉相接，具有平衡阴阳、协调脏腑功能的作用。至阳穴为阳气至极之处，《针灸甲乙经》记载："至阳……督脉气所发"，具有振奋、宣发全身之阳气，疏通气血，安和五脏的功用。督脉穴位针感多弱，"针之要，气至而有效，气不至无问其数"，若用细针，刺之多不易气至，气不至疗效则差，故多用粗针刺之。

【按语】

1. 针灸对单纯性肥胖症有较好疗效，在取得疗效后仍应调控饮食，坚持运动，以防体重回升。

2. 指导患者改变不良的饮食和生活习惯。如食物宜清淡，少食肥甘厚腻及煎炸之品；用餐须细嚼慢咽；限定食量，少吃零食；忌过度睡眠；坚持适度的体力劳动和体育运动。

【参考文献】

[1] 张俊峰，李伟，乔红伟，等. 至阳穴粗针平刺治疗单纯性肥胖症 33 例 [J]. 山西中医，2012，28（5）：35-36.

第二章

骨伤科病症

第一节　扭伤

扭伤是指肢体关节或躯体的软组织损伤，如肌肉、肌腱、韧带、血管等拉伤或撕裂，而无骨折、脱臼、皮肉破损的证候，大多发生于关节部位，如颈、肩、肘、腕、腰、髋、膝、踝等处，属于中医学"伤筋"范畴。其病因多由剧烈运动或持重过度、跌仆、牵拉以及过度扭转，使受外力的关节超越正常活动范围，引起关节周围软组织损伤，经气运行受阻，气血瘀滞而致局部肿痛，甚至关节活动受限。

其临床表现是，扭伤部位肿胀疼痛，皮肤呈现红、青、紫等色。新伤局部微肿、肌肉压痛，表示伤势较轻；如红肿、疼痛较甚，关节屈伸不利，表示伤势较重。陈伤一般肿胀不明显，常因风寒湿邪侵袭而反复发作。

内　庭

针刺法

[方法] 患者取仰卧位，常规消毒患侧穴位，用2寸不锈钢毫针，快速直刺入0.3~0.5寸，小幅度提插毫针，得气后针尖向上斜刺入0.5~0.8寸，待局部出现强烈的酸胀感和放射传导后，留针20~40min，留针期间可间断行针3~4次，以加强针感。同时嘱患者配合轻柔地做患肢的伸屈、转摇动作。每日1次，5次为1个疗程，疗程间休息7天。

[疗效] 李杰等共治疗40例，痊愈25例，好转11例，无效4例，总有效率为90%，该结果提示，经1个疗程治疗后，其内收肌损伤的症状多可痊愈或明显好转。

[评析] 根据《灵枢·终始》"病在上者，下取之"以及"经脉所过，主治所及"的取穴原则，取足阳明胃经之荥穴内庭，能疏通经络、调和气血、舒筋止痛，结合患者的自身活动，可增强通经活血的功能，故能达到治疗目的。

三 阴 交

针刺法

[**方法**]患者取仰卧位,消毒对侧穴位局部皮肤,用28~30号2寸毫针,垂直快速刺入穴位1~2寸,得气后施行泻法为主的手法,边行针边嘱患者活动患部关节,待其疼痛减轻或消失后即可出针。每日1次,3次为1个疗程。

[**疗效**]张新春等治疗26例,1次治愈15例,2次治愈7例,3次治愈4例,有效率为100%。

[**评析**]指、腕关节扭伤属中医"瘀证"范畴,以往多选用阳经上有关穴位,选择足三阴经之会穴——三阴交,可收到了迅速消肿止痛的效果。探讨机制可用整体交叉针刺平衡的理论解释,亦符合大脑皮层机能定位运动分析器左右交叉支配"倒人形"的现代观点。本法对陈旧性扭伤疗效有待进一步观察。

后 溪

针刺法

[**方法**]右侧扭伤可刺左手穴位,反之针刺右手,如疼痛剧烈可同时针刺双手。患者握拳消毒后,用1.5寸毫针直刺后溪穴,刺入0.5~1寸,使其局部酸胀至整个手部,施快速捻转法,使患者有强烈的针感,连续捻转10~20下后,隔5~10min行捻转法1次。同时令患者活动膝关节,活动幅度由小到大。起针前数次捻转行针,再让其做上述活动数分钟后,患者多自感膝关节疼痛明显减轻或消失,活动轻松自如。

[**疗效**]商强强共治50例,治愈35例,好转12例,未愈3例,总有效率为94%。

[**评析**]后溪穴为手太阳小肠经的五输穴之一,中医学用自然界的水流由小到大、由浅入深的变化来说明经气的出入和经过部位的深浅及不同作用,如把经气所出形容为像水的源头称为"井",而把经气所注形容为水流由浅入深称为"输"等。后溪穴属输穴,故针刺可激发经气由浅入深,并使经气渐盛,如水流灌注,有行气活血之功、通络

止痛之效。后溪穴还是八脉交会穴之一，能治疗奇经八脉的病症。刺激该穴，其经气可循手太阳小肠经交肩上、会大椎，直通督脉，而督脉又为阳脉之海，从而调节、鼓动督脉和下肢阳经经气，使气至病所，膝关节气血调和流畅，以达到行气通脉、活血止痛的所谓"通则不痛"之效果。

膈　　俞

埋针法

[**方法**] 患者取端坐位，充分暴露其背部，常规消毒患侧穴位皮肤，将皮内针快速刺入（要求医者埋针手法要轻快，严禁用力过猛或草率从事），外用胶布固定，并嘱患者活动患侧腕部。若埋针数分钟后，仍毫无效应，则应考虑重新寻找刺激点，再行埋针。同时，常规消毒对侧穴位皮肤，用毫针迅速斜刺入穴位，进针 1 寸左右，得气后施行泻法，留针 20min。每日 1 次，一般治疗 3~5 次即可获愈。

[**疗效**] 吕景山等治疗多例，疗效显著。

[**评析**] 腕关节扭伤是一个常见的血瘀型的外伤性疾病，而膈俞属八会穴的血会，主要用于治疗与血有关的病症，如各种出血、瘀血疾患，膈俞治疗腕关节扭伤疼痛，针灸古籍虽未有记载，却是历经治验的事实，但要求取穴务必准确，埋针时手法必须轻巧，严禁用力过猛或草率从事。

风　　市

齐刺法

[**方法**] 患者取卧位，消毒后风市穴采用齐刺法，直刺进针 2 寸，获得针感后，在其左右旁开 1 寸再针 2 针，针尖直达第 1 针针尖，再配肾俞、大肠俞等局部诸穴针刺，隔 10min 行针 1 次，留针 30min，每日 1 次。治疗 4 次后症状明显缓解，治疗 8 次后痊愈。

[**疗效**] 梁静治疗 1 例，疗效显著。

[**评析**] 部分患者的腰扭伤，不仅腰部的肌肉受到损伤，同时也损伤到臀部及大腿外侧部肌肉，属于足少阳经筋的病候，正如《灵枢·

经筋》曰："足少阳之筋，起于小指次指，上结外踝……其支者……前者结于伏兔之上，后者结于尻"。经筋的基本功能是约束并越过关节，牵引肢体产生运动，所谓"宗筋主束骨而利机关也"，故对于经筋疾病的治疗，现多采用经筋刺法，取穴风市并采用齐刺法进行治疗，既符合"经脉所过，主治所及"的治疗原理，也符合经筋刺法的要求。

神　　阙

药敷法

[**方法**] 马钱子 20g，大黄、栀子、木香、三七、血竭各 30g，水蛭、乳香、没药各 15g，烘干后混合共研细末，加入冰片 10g，以适量生理盐水调制成稠糊状，外敷于脐之正中，厚约 0.3cm~0.5cm，范围约 2cm，以胶布固定，或以活血止痛膏固定更佳，每次外敷 4~8h 后撤下。每日 2 次。

[**疗效**] 王基萍等治疗 695 例，痊愈 617 例，有效 73 例，无效 5 例，总有效率为 99.28%。敷药次数最多为 8 次，最少为 2 次，平均为 5 次。

[**评析**] 本病病机为血瘀气滞、脉络不通，本方中乳香、没药、三七、血竭、大黄活血散瘀，马钱子、水蛭消肿定痛，佐木香行气通脉，使药性苦寒而不凝滞，栀子清热利湿，在活血化瘀的同时清热利湿，谨守病机，达到"疏其血气，令其调达"的治疗效果。神阙穴位于脐中，脐为先天之结带，又为后天之气舍，此间元气尚存，通过此穴之变化，可将药物作用放大，以布达全身，二者合力能收到气血通调的治疗效果。

【按语】

1. 针灸治疗软组织扭挫伤效果良好，受伤后宜适当限制扭伤局部的活动，避免加重损伤。

2. 扭伤早期应配合冷敷止血，然后予以热敷，以助瘀血消散。

3. 病程长者要注意局部护理，运动宜适度，避免再度扭伤。局部要注意保暖，避免风寒湿邪的侵袭。

【参考文献】

[1]李杰，程新正．针刺内庭穴治疗内收肌损伤40例［J］．上海针灸杂志，2000（3）：43．

[2]张新春，郭海路．针刺三阴交穴治疗指腕关节扭伤26例［J］．中国中西医结合杂志，1992（9）：557．

[3]商强强．推拿配合后溪穴针刺改善急性腰扭伤腰痛症状［J］．长春中医药大学学报，2012（4）：689-690．

[4]吕景山，何樹槐，耿恩廣．单穴治病选萃［M］．北京：人民卫生出版社，1993．

[5]梁静．齐刺风市穴为主治疗腰扭伤验案1则［J］．江苏中医药，2012，44（7）：50．

[6]王基萍，丛培军，王春叶．中药外敷神阙穴治疗急性软组织损伤695例［J］．中医外治杂志，2013，22（4）：27．

附一　急性腰扭伤

急性腰扭伤是一种临床常见病，是指由姿势不正、用力过猛或外力碰撞等原因所引起腰部肌肉、筋膜、韧带、关节的急性扭伤。常发生在腰骶部和骶髂关节部。临床主要表现为明显的腰部外伤史，腰部剧痛，活动受限，严重者不能翻身，不能行走，蹲起及做腰部活动、咳嗽、腹压增高时疼痛加重，腰部肌肉紧张，有明显的局限性压痛，X线摄片检查无异常。

急性腰扭伤俗称"闪腰""岔气"，属于中医学"腰部伤筋"范畴，是由于跌闪挫伤腰筋，气滞血瘀，经络不通所致。

鱼　际

针刺法

［方法］患者取坐位，常规消毒双侧穴位皮肤后，用28~32号1寸不锈钢毫针，快速进针约1寸，给予强刺激的捻转手法，频率为70~90次/min，得气后使针感向上向下呈双向传导，留针30~45min，隔

5min 行针 1 次，嘱患者配合左右转侧、下蹲或弯腰等活动。每日 1 次。

［**疗效**］蒋立基等、肖相高分别运用本法治疗多例，均获满意疗效。

［**评析**］《针灸大成》谓鱼际可治"痹走胸背痛不得息"及"咳引尻痛"。闪腰岔气，因深呼吸、咳嗽加重者，是经络气血瘀阻不畅所致。肺主一身之气，气行则血行，故取肺经荥穴鱼际针之，以宣降肺气，调畅气血，则疼痛可除。

合 谷

1. 针刺法

［**方法**］患者取坐位或站立位，常规消毒双侧穴位局部皮肤后，用 28~30 号 2 寸毫针，快速直刺入穴位 0.5~0.8 寸，待得气后，将毫针退出浅层再依次向两侧斜刺，形如鸡爪的分叉状，施行捻转泻法，使患者有酸、麻、胀或触电感觉，最好让针感向上放射到手臂部，向下放射到食指尖端，留针 20min，隔 5min 行针 1 次，并嘱患者带针做腰部左右旋转、前俯后仰及下蹲等动作。每日 1 次，5 次为 1 个疗程。

［**疗效**］熊修安共治 110 例，痊愈 102 例，有效 5 例，无效 3 例。李自发运用本法治疗急性腰扭伤 150 例，治愈 120 例，好转 25 例，无效 5 例。

2. 透刺法

［**方法**］患者取坐位，常规消毒患侧穴位皮肤，取 3 寸毫针迅速刺入合谷穴，沿掌骨穿过劳宫穴直透后溪穴，以患者感到较强的酸、麻、胀和触电感为佳。一般采用强刺激，留针 10~15min，隔 3min 行针 1 次，留针期间嘱患者配合做弯腰、下蹲、行走等活动，直至起针为止。每日 1 次。

［**疗效**］傅振干共治 118 例，治愈 98 例，好转 18 例，无效 2 例。

［**评析**］急性腰扭伤属中医"腰痛"范畴，因损伤了腰部经脉，导致经脉受阻，气血不通，不通则痛。合谷、后溪分属于手阳明经、手太阳经。合谷穴为原穴，针刺原穴能调整人体原气，使气血流畅，经脉疏通；后溪穴是八脉交会穴，针刺合谷透后溪穴，可以通调督脉及

足太阳经气血，散瘀通络止痛，调和阴阳，达到通则不痛的作用。局部取穴加上拔火罐对缓解症状作用较好，但对恢复功能活动不如前者，必要时两者合并使用。

手 三 里

针刺法

[方法] 手臂手三里处找压痛点，皮下有一条压痛明显的索状物，使用弹针速刺法进针，直刺 0.5~0.8 寸，施行泻法。同时嘱患者活动其腰部，行走几步，慢慢做蹲起的动作，后留针 30min，每日 1 次，3 次为 1 个疗程。

[疗效] 胡玉海治疗 30 例，治愈 23 例，显效 7 例，有效率为 100%。张章等治疗 76 例，1 次治愈 11 例，3 次治愈 16 例，5 次治愈 19 例；经 5 治疗显效 10 例，好转 14 例，无效 6 例，总有效率为 92.11%。曹圣荣等共治疗 121 例，1 次治愈者 83 例，2 次治愈 14 例，显效 24 例，一般针刺 3~5min 即可见效。

[评析]《针灸甲乙经》：“腰痛不得卧，手三里主之。”手三里穴在腰扭伤后局部压痛明显，为反射性压痛点，此穴又恰位于前臂腕肘之间，桡骨作为一个全息单元的腰穴位置，故治疗急性腰扭伤效佳。

曲 池

针刺法

[方法] 常规消毒穴位局部皮肤，用 28~32 号 2 寸不锈钢毫针，快速刺入双侧穴位，待患者产生酸、麻、胀等得气感后，持续运针施行泻法，给予中强度刺激，留针 15min 左右。同时嘱患者配合活动腰部（幅度从小到大）。每日 1 次。

[疗效] 施勇前治疗一般 1~2 次即可获效。陈海林治疗 25 例，治愈 24 例，转为慢性腰痛 1 例，总有效率为 96%。邹勇等治疗 237 例，痊愈 185 例，显效 28 例，有效 12 例，无效 12 例，总有效率为 94.94%。

[评析] 曲池穴属手阳明经的合穴，其经为多气多血之经，针刺激

该经合穴，对于气血阻滞的疼痛有较强的疏通功能，而根据生物全息论，曲池为腰部全息穴，可以用治腰扭伤。

后 溪

1. 针刺法

［**方法**］常规消毒局部皮肤后，用 28~30 号 1.5 寸毫针，快速直刺入穴位 1 寸左右，得气后施行呼吸泻法，使针感尽量上传至肩部，留针 30min，隔 5min 依法行针 1 次，同时嘱患者配合腰部的适当活动。每日 1 次。

［**疗效**］马辉明治疗 215 例，1 次治愈 163 人，2 次治愈 38 人，3 次治疗好转 14 人。王齐星治疗 24 例，治愈 10 例，显效 13 例，无效 1 例。朱沁共治 54 例，痊愈 38 例，显效 14 例，有效 2 例。周驰等运用本法治疗 39 例，治愈 33 例，好转 4 例，无效 2 例，总有效率 94.87%。

2. 透刺法

［**方法**］患者取站立位，手握空拳，常规消毒局部皮肤后，用毫针快速直刺入穴位，并向劳宫及合谷穴透刺，施用强刺激手法，使患者产生酸、沉、麻、胀的感觉，当针感逐渐上行传至肘关节或肩部时，嘱患者配合做蹲起站立、左右转体等活动。留针 20~30min，隔 10min 行针 1 次。每日 1 次。

［**疗效**］刘中蓉等治疗 106 例，1~2 次治愈 103 例，有效 2 例，无效 1 例。王燕翼治疗 130 例，1 次治愈 127 例，2 次治愈 3 例。屈瑞等治疗 36 例，治愈 31 例，显效 3 例，有效 1 例，无效 1 例。刘静等治疗 39 例，痊愈 27 例，基本痊愈 8 例，显效 4 例。栾春香治疗多例，效果显著。

3. 蜂针法

［**方法**］选用自养中华工蜂，先做皮肤试验，如果无特异性毒性反应即可进行。皮肤试验方法：选择腰部阿是穴（压痛点），常规消毒局部皮肤后，用镊子取一只蜜蜂采用直刺法，然后迅速拔去蜂刺，20min 后观察蜂针所刺部位局部皮肤的反应，如果红斑范围小于 5cm 则为皮试阴性，可采用蜂针疗法。取双侧后溪穴，用蜂针直刺法，留针

20min，拔除蜂针，留针期间嘱患者活动腰部。隔日 1 次，7 天共治疗 3 次。

[疗效]陈小梅等治疗 27 例，痊愈 19 例，好转 6 例，无效 2 例。

4. 水针法

[方法]常规消毒穴位，取 5ml 注射器一个，吸取复方丹参注射液 2ml，快速垂直刺入后溪穴，大幅度捻转，强刺激应用泻法，待有酸麻胀重感后，每穴注射 1ml。操作过程中嘱患者活动腰部，由慢至快，活动范围逐渐加大。无效者每日 1 次，3 次为 1 个疗程。

[疗效]杨金文等治疗 57 例，痊愈 55 例，好转 2 例。

5. 电针法

[方法]患者屈肘握空拳，常规消毒后，用 2 根 1 寸银针，以快速指弹法进针，直刺入 0.6~0.9 寸，强刺激后通电，留针 30min。留针期间，嘱患者缓慢离开座位，放松双手，由小动作至大动作，做活动腰部、深吸气等动作。取针后，嘱患者再活动腰部 3~5 次，每次 5min。每日 1 次，一般治疗 1~4 次可告痊愈。

[疗效]李有田等治疗 45 例，1 次治愈 4 例，2 次治愈 17 例，3 次治愈 15 例，4 次治愈 3 例，经治疗 4 次后好转 6 例，总治愈率为 86.67%。

[评析]后溪为手太阳小肠经的输穴，"荥输治外经"，"输主体重节痛"，其止痛效果颇佳，所以可治疗太阳经脉循行所过位置的颈项、肩、肩胛、腰部等肢体关节的扭伤疼痛。后溪又为八脉交会穴，通于督脉，督脉循行挟脊、抵腰中。手足太阳经同名经经脉相通，足太阳膀胱经循行也由项达腰，故针刺后溪穴可疏通手足太阳经及督脉经气，行气活血。《针灸歌赋》："腿膝腰背痛遍，后溪定先砭。"针刺后溪穴强刺激，使针感很快传向上肢及腰部经脉，使气至病所，达到活血、理气、祛痹通络、增强局部血液循环而止痛的功效。

养　老

1. 针刺法

[方法]常规消毒患侧穴位（效果不满意时取双侧），选取 26~28

号毫针，以捻转手法将针迅速刺入穴位皮下，针尖斜向肘部进针 0.5~1 寸，使局部产生酸、麻、胀、重之感，或出现冷、热、出汗、轻松等感觉为宜。同时，嘱患者配合做腰部活动，其幅度由小到大，速度由慢到快。留针 20~30min 后出针，一般经 1~3 次治疗均可获效。

［疗效］马俊华治疗 34 例，治愈 31 例，显效 2 例，无效 1 例。许明辉等治疗 532 例，1 次痊愈 424 例，2 次痊愈 102 例，3 次痊愈 6 例，总有效率为 100%。杨玉梅等治疗（配合腰部拔火罐）26 例，1 次获愈 20 例，2 次获愈 4 例，3 次获愈 2 例。刘万海等治疗多例，疗效满意。张林昌等治疗 181 例，治愈 164 例，好转 17 例。徐波克治疗 50 例，治愈 44 例，好转 4 例，无效 2 例。廖东山等治疗（配合中药口服）30 例，治愈 24 例，好转 6 例。

2. 电针法

［方法］患者取站立位，消毒后令患者鼻吸气，以 30° 角快速进针，针尖朝向肘的方向，针刺 1.5 寸左右，提插捻转得气后，用泻法中强刺激，并嘱患者适当做腰部前屈、后伸、转侧、下蹲等活动，活动幅度由小到大。然后接上电针治疗仪，取连续波，频率为 60Hz，电流强度为 2mA，留针持续刺激 30min。每天 1 次，3 天为 1 个疗程，共治疗 2 个疗程，中间休息 1 天。

［疗效］吴海燕治疗 42 例，治愈 31 例，显效 6 例，好转 3 例，无效 2 例，总有效率为 95.24%。

［评析］从经络上来说，足太阳膀胱经与督脉是急性腰扭伤的病变经脉，这是因为足太阳膀胱经在循行过程中"夹脊抵腰中"，"从腰中，下夹脊，贯臀"，督脉"并于脊里"，二经均循行经过腰部。养老穴见于《针灸甲乙经》，为手太阳小肠经的郄穴，郄穴是经络气血的空隙、间隙，是经脉在四肢部经气深聚的部位，郄穴对本经循行部位及其所属脏腑的急性病症治疗效果比较好。阴郄治血，阳郄治痛，因此取养老穴治疗急性腰扭伤。强刺激适用于耐受程度较好的患者，多用于四肢穴位，且在临床多用于治疗急性疼痛或肌肉痉挛等疾病。强刺激养老穴，可激发手太阳经经气，经络同气相求，可直达病所，从而行气血而通经络，祛瘀除痹，以致"通则不痛"。

晴　明

针刺法

[**方法**] 常规消毒穴位后，嘱患者闭上眼睛，医者用左手轻推眼球向外侧固定，右手持 28~30 号 2 寸毫针，紧靠眶内缘缓慢直刺入0.5~1 寸，以患者局部有酸胀感为度，不提插、不捻转。同时嘱患者站立，做前屈、后伸、侧弯等各方向的腰部活动，幅度由小到大，留针 15min。出针后按压针孔片刻，以防出血。一般针刺 1~2 次即可获愈。

[**疗效**] 燕金芳等治疗 89 例，1 次治愈 78 例，2 次治愈 8 例，好转 3 例。赵设林治疗 126 例，1 次治愈 88 例，2 次治愈 31 例，3 次以上好转、减轻 7 例。江雪峰等治疗 14 例，起针后 10 例显效，4 例有效。

[**评析**] 晴明为足太阳经的起始，又是手足太阳、足阳明、阴蹻、阳蹻五脉交会穴，"经脉所过，主治所及"。《黄帝内经》云："足太阳之脉，令人腰痛，引项脊尻，背如重状。"治疗中运用本穴，通过经络的作用，以通经活络、活血化瘀、理气止痛，使腰部痉挛的肌肉得到缓解而止痛。

攒　竹

1. 针刺法

[**方法**] 常规消毒穴位皮肤后，先让患者尝试活动腰背部，当其出现最痛的受限制姿势时，医者即取 28~30 号 1 寸毫针，快速直刺入穴位约 0.2~0.3 寸，待患者局部产生酸麻胀感时，施行捻转的平补平泻手法 1~3min，然后留针 30min 左右，每 5~10min 依法行针 1 次，同时嘱患者配合做俯、仰、蹲、旋转等动作。每日针 1~2 次。

[**疗效**] 闵学军等治疗 21 例，治愈 16 例，好转 4 例，无效 1 例，总有效率为 95.24%，治疗时间最短 2 天，最长 7 天。张跃敏治疗 50 例，痊愈 41 例，显效 5 例，好转 3 例，无效 1 例，总有效率为 98%。宋桂红治疗 178 例，1 次治愈 91 例，2 次治愈 49 例，3 次治愈 20 例，4 次

治愈 5 例，5~6 次治愈 4 例，有效 9 例，无无效病例。

2. 指压法

［**方法**］患者取仰卧位，医者站立于其侧边，用双手拇指紧压在双侧穴位上，其余四指并拢后放在头侧部，由轻到重给予按摩，使患者局部有疼痛及发热感，可反复施治 2~3 次。

［**疗效**］李文欣等用此法治疗多例，多数 1 次痛止。

［**评析**］攒竹穴属足太阳膀胱经穴，膀胱经起于内眼角的睛明穴，上额到头顶，项后分两支，一支夹脊柱两侧下行经腰股后至腘窝，另一支经肩胛下行，过臀、股至委中，又经小腿外侧至阳穴，两支均过腰府。腰部为全身运动枢纽，系太阳膀胱经经气流转必经之途，腰部闪挫致气滞血瘀，壅堵经络，则太阳膀胱经经气难以流转、贯通，经络之气不通则痛。攒竹穴治疗腰痛，古籍未记载，根据"经脉所过，主治所及"，针刺攒竹穴，通过泻经气、通瘀滞可治疗腰痛，验之临床，获效明显。

天　　柱

1. 针刺法

［**方法**］患者取端坐位，常规消毒穴位后，先用拇、食二指在双侧穴位上稍稍点按片刻，然后拿 28~30 号 1 寸不锈钢毫针，针尖向着椎体的方向，快速刺入穴位 0.8 寸左右，待局部产生酸麻胀感后约 2~3min，可嘱患者起身站立，缓慢做前俯后仰、左右转侧的运动，幅度从小逐渐增大。留针 15~20min，每日 1 次。

［**疗效**］何周智治疗多例患者，效佳。项伯泉共治疗 43 例，1~2 次获愈者 35 例，3 次获愈者 6 例，无效 2 例。吴卫华等治疗（配合斜刺内关穴）13 例，痊愈 12 例，无效 1 例；治疗次数最多为 6 次，最少为 1 次。

2. 水针法

［**方法**］取 5ml 注射器套上短 5 号针头，吸取红茴香注射液 2ml 和 2% 普鲁卡因 1ml（皮试阴性），先用左手拇、食指在穴位上稍稍轻微地揉按，常规消毒穴位皮肤后，将针头对准穴位迅速刺入，待患者局

部产生酸、麻、胀感时，回抽注射器若无血液，则可缓慢地将药液注入，每穴一半量药物。出针时要用干棉球按压针孔片刻，并嘱患者逐渐活动腰部。每日1次，效佳。

[**疗效**]胡兴立共治疗43例，1~2次治愈者35例，3次治愈者6例，好转1例，中断治疗者1例。

3. 针罐法

[**方法**]常规消毒穴位皮肤后，取28号2寸毫针，在双侧穴位同时斜刺入，针尖指向哑门穴，得气后以捻转做重泻手法，使患者感觉针处酸胀难忍。同时令患者活动腰部，视腰部活动受限的方向做主动运动，如弯腰、下蹲、踢腿等活动，以周身微微出汗为佳。隔2~5min行针1次，反复刺激至腰部活动无疼痛感、行动自如为止。如腰部仍感僵硬，在局部用梅花针叩打至皮肤潮红，再拔火罐，以少量出血为佳。全部病例以治疗1次为限。

[**疗效**]王雪梅等共治150例，病程在1日以内96例，痊愈88例，显效2例；病程2~3日54例，痊愈44例，显效2例。

[**评析**]天柱穴属足太阳膀胱经，《灵枢·经脉》云："膀胱足太阳之脉……挟脊抵腰中……是动则病……脊痛腰似折。"腰在经属足太阳，在脏属肾，腰为肾之府，肾与膀胱相表里。腰部急性扭伤，大都损伤腰之经，而未损及腰之府，故取膀胱经天柱穴，采用提插捻转强刺激，在短时间内使患者的经脉通畅，从而取得通经脉、调气血之功效。

大 肠 俞

隔樟脑姜灸法

[**方法**]患者取俯卧位，先用温水浸湿纱布，拧干拉平，置于所取之穴位（大肠俞、肾俞）及压痛点上，再将生姜泥铺于纱布上，厚约1cm，压平。将10g樟脑粉分为5份，每份2g左右，每次取1份均匀地撒在50g生姜泥上（切勿超出姜泥范围），点燃樟脑燃灸。灸完1次，接着再放1份，直至灸完5次为止。灸时若患者有明显的灼热感，可用双手将纱布轻轻提高，稍稍变换位置。樟脑点燃后，让其

自燃，不可吹或扇。灸毕，以达到灸处皮肤微微发红为好，应避免灼烫起疱。

［**疗效**］朱世强治疗 66 例，治愈 41 例，显效 25 例，治疗次数最少者为 1 次（59 例），最多为 2 次（7 例）。

［**评析**］急性腰扭伤造成局部气滞血瘀、经脉不通，主要属足太阳膀胱经的病变。大肠俞、肾俞穴均在膀胱经上，是相关脏腑经气输注于背部的穴位，专治本脏的疾病。压痛点以痛为输，是病在经筋所取的穴位。本组穴位均在腰椎附近，"腧穴所在，主治所在"，故能治疗腰扭伤。生姜经樟脑燃烧加热，产生挥发油，促进血液循环。樟脑辛香走窜，能利滞气，有消散止痛之功，加之燃烧放出热量，能加强散肿止痛之效，对祛瘀滞、通经脉、止疼痛有较好的作用。两者合用，可收到很好效果。

委　中

1. 放血法

［**方法**］患者面壁而立，小腿伸直，双手挟壁，在患侧委中穴多可见一静脉怒张，常规消毒皮肤后，可用干净的三棱针，或 6~7 号注射器针头，或较粗的缝衣针，从下稍向上方将针快速刺入静脉血管内，然后立即退出，可见到紫红色血液流出，每次放血约 10±5ml。一般 5~10min 出血多可自行凝止，如血出不止者可用干棉球按压针孔片刻。每日 1 次。

［**疗效**］吴兴才共治疗 21 例，治愈 19 例，显效 2 例。惠秀杰等治疗（配合穴位拔火罐）25 例，1 次治愈 4 例，3 次治愈 18 例，5 次治愈 3 例。还剑东等治疗（配合穴位拔火罐和患部推拿）50 例，1 次治愈 27 例，2 次治愈 12 例，3 次治愈 5 例，好转 4 例，无效 2 例。

2. 水针法

［**方法**］充分暴露双侧穴位，常规消毒局部皮肤后，用 2ml 注射器抽吸川芎嗪注射液 1ml 和盐酸消旋山莨菪碱注射液 1ml，套上 5~6 号注射器针头，快速垂直刺入穴位，旋转或提插注射器针头，使之得气后，若抽无回血，则缓慢注入药液，每穴各 1ml，出针后按压针孔，

并适当按摩以促使药物吸收。另外，嘱患者起床配合慢慢活动腰部。每日 1 次。

［疗效］玄绪丽等共治 100 例，1 次治愈 89 例，2 次治愈 11 例。

3. 指按法

［方法］患者先取俯卧位，在患侧腰部施以较轻的按、揉、振等手法治疗 5~10min，然后让患者取坐位屈膝，用右手食指或中指点按委中穴，边揉边按，力量逐渐由轻到重，直至以患者能耐受的最大量为度，此时患者常感腘窝部有酸、胀、痛感，有的还向腰部或足踝部放射。时间持续 1 分半钟左右，期间可用重按的手指在穴位拨动 3~5 次，以增强疗效。同时令患者配合活动腰部，有时可听到"答"的弹声。最后力量由重到轻在腘部揉动约 1min。每日 1 次。

［疗效］陈水源共治 89 例，1 次痊愈者 70 例，2~3 次痊愈者 17 例，无效 2 例。张欢治疗（配合穴位拔火罐）26 例，痊愈 20 例，好转 6 例，总有效率为 100%。陈丽君共治（配合穴位拔火罐）43 例，经 3 次治疗后，治愈 33 例，好转 7 例，未愈 3 例，总有效率为 93.02%。

4. 针刺法

［方法］选 1.5 寸毫针，快速针刺委中穴，得气后提插强刺激约 1min，针感上行臀部，最好到达腰部，再令患者做腰部左右侧转、弯腰、后仰等活动，自觉疼痛减轻时停止活动，留针 30min，间隔 3~5min 行针 1 次，每次约半分钟，患者再如前活动。重度扭伤者，每日针刺 1~2 次，连续 2~3 天即能治愈；中、轻度者，多针 1~2 次即可痊愈。

［疗效］程双立等治疗（配合压痛点注射，药物为红茴香注射液 2ml 加地塞米松注射液 5mg 而成混合溶液）26 例，治愈 20 例，好转 5 例，未愈 1 例，总有效率为 96.15%。宁连成等治疗（配合后溪穴）58 例，痊愈 51 例，显效 4 例，好转 2 例，无效 1 例。

［评析］《四总穴歌》："腰背委中求。"委中为足太阳经合穴，膀胱经挟脊、抵腰中，"经脉所过，主治所及"，故委中穴可治疗急性腰扭伤。它能通过促进神经新陈代谢、调整脊椎生物力学、改善神经微循环、消除神经炎症反应、影响镇痛的神经通路及递质等来达到治疗的效果。

秩　边

针刺法

[**方法**] 常规消毒患侧皮肤，用 28~30 号 4 寸毫针，快速直刺入穴位 3 寸左右，得气后行提插捻转手法，使局部有酸、麻、胀、重的感觉，并使之尽量向下肢远端放射，有时可达足底或足背外侧。不留针或留针 15~20min，每 5min 行针 1 次。每日 1 次。

[**疗效**] 张远东运用本法（配合委中、阿是穴）多例，疗效显著。吕景山等治疗数例，多 1~2 次获效。崔氏治疗 65 例，5 次以上治愈 15 例，2 例有效。李正祥治疗 126 例，痊愈 113 例，显效 8 例，无效 5 例，总有效率为 96.03%。

[**评析**] 急性腰部伤筋，病位在腰部，腰部两侧是膀胱经循行所过之处，针刺膀胱经之秩边穴以疏导太阳经气、通络止痛，故取之治疗腰痛。据解剖观察，该穴下是盆腔出口处，有坐骨神经等通过，刺中坐骨神经干，可产生患者两下肢被动活动而带动腰部的运动，促进了气血的畅通。再配合针刺阿是穴以通调局部气机，能更有效地达到活血祛瘀、通络止痛的治疗目的。

承　　山

1. 针刺法

[**方法**] 患者取站立位，医者用左手中、食二指绷紧局部皮肤，右手持 28~30 号 1.5 寸不锈钢毫针，快速刺入穴位，得气后给予强刺激，施行提插、捻转的手法，使酸、麻、胀感觉向跟腱部或大腿部放散，最好能传至腰部。嘱患者配合活动腰部，幅度从小到大。留针 10min 后再依法行针，直至疼痛减轻或消失，出针。每日 1 次，一般 1~2 次即可治愈。

[**疗效**] 陈焕寸治疗多例，均获良效。阎庆瑞治疗 3 例，全部获愈。

2. 水针法

[**方法**] 患者取俯卧位或扶物站立位，常规消毒局部皮肤后，用 5ml 无菌注射器套上 6~7 号针头，抽取当归注射液 2~4ml，针尖向外

侧快速刺入穴位，待有酸、麻、胀感后，若回抽无血，则缓慢注入药液，每穴 1~2ml。每日或隔日 1 次，3 次为限。

［疗效］卓培炎共治 52 例，治愈 37 例，显效 13 例，好转 2 例。

3. 点按法

［方法］嘱患者取俯卧位，两腿伸直后，暴露承山穴，医者先用手指轻轻揉之，嘱其勿紧张。须臾用两拇指猛力点按其穴，再轻揉两下。随即令患者伸腰转动、咳嗽、走步等，逐渐痛减而消失。若一侧痛者按一侧之穴，双侧者按两侧穴，可收到满意效果。

［疗效］石福宝运用本法治疗，可收到满意效果。

4. 火针法

［方法］患者取俯卧位，采用鞍钢特制的自控弹簧火针，把针体置于酒精灯上烧灼，待针尖红而发亮时，准确刺入穴位，针刺深度 2~3mm，疾刺快出。针后腧穴处皮肤可出现微红搔痒，多可自行消失，勿用手搔抓，以防感染。隔日 1 次。

［疗效］郑学良治疗 85 例，1 次治愈 82 例，两次治愈 3 例，1 次治愈率为 96.47%。

［评析］治疗运动性腰扭伤多取膀胱经穴，本经能调节全身诸阳经之气，有补肾气、强筋骨作用。承山穴可疏通膀胱经脉，古代医家多用以治腰背拘急与腰痛，可达温运气血、舒筋活络、消肿止痛之功效。

昆　仑

1. 针刺法

［方法］患者取屈侧卧位，消毒后医者用 28~30 号 1 寸毫针，快速直刺入穴位，得气后持续捻转毫针 10~20min，患者自感腰部疼痛减轻。此时，医者可用持针器或止血钳，挟住毫针跟皮肤相接的部分针身，将毫针压弯，并用胶布固定。然后令患者抱住双膝，医者轻轻地拍打腰部，最后让其下床做腰部的相应活动，最后结束治疗。固定的毫针可根据病情需要，留针 1~2h 或更长时间，但一般不超过 24h。

［疗效］田常文共治 27 例，1 次治愈 18 例，2 次治愈 7 例，无效

2 例。

2. 推拿法

［**方法**］患者取仰卧位，充分暴露穴位，医者将右手食指放在患侧穴位上，先向下用力按压，然后手指向外踝方向滑动，弹拨时医者可感觉到手指下有一根筋在滚动，患者可感觉麻、痛、胀，双侧穴位各弹拨 3 次。每日 1 次，效果满意。

［**疗效**］吕景山等治疗多例，效果满意。

［**评析**］《针灸甲乙经》："疟，多汗，腰痛不能俯仰，目如脱，项如拔，昆仑主之。"腰部为膀胱经所过之处，昆仑为膀胱经经穴，"经脉所过，主治所及"，故刺激昆仑可舒筋止痛、缓解挛急。

申 脉

推拿法

［**方法**］先用拇指按揉申脉、仆参穴 10~20min，再用按、揉法在腰痛局部及周围组织轻推 10~20min。每日 1 次，3 天为 1 个疗程。

［**疗效**］符明进治疗 200 例，治愈 160 例，好转 36 例，未愈 4 例，总有效率为 98%。

［**评析**］申脉穴是足太阳膀胱经穴，此经脉经过腰部，正符合"上病下治，左病右治"的原则，从而起到舒筋通络、活血止痛之功效。继而在腰肌扭伤处用轻微按揉推法，舒缓筋脉、消肿止痛，能增强疗效。万不能用较重的手法如拨法、推治，以防加重局部损伤、充血、水肿，从而使腰痛更甚。另外可用温水热敷患处，促使瘀血消散。患者应卧硬板床休息为宜，使腰肌更好放松，以利疾病恢复。

内 关

1. 透针法

［**方法**］常规消毒穴位皮肤，用 28~30 号 1.5 寸长毫针，快速直刺入内关穴，并向外关穴透刺，待局部产生酸、麻、胀等得气感后，施以提插、捻转之泻法，当针刺 1min 后，其酸、麻、胀之针感多可沿着手厥阴经、手少阳经向胸胁部放射，每 10min 行针 1 次。

[**疗效**] 王泽涛治疗多例，一般 30min 左右腰痛症状基本可消除。谢阳象等治疗 138 例，痊愈 118 例，好转 17 例，无效 3 例，总有效率为 97.83%。

2. 斜刺法

[**方法**] 患者俯卧，医者先查看其椎间关节有无错位，若有则在手法放松后，行斜扳或按压法复位。取患侧内关穴，针身与手臂呈 45° 向上斜刺 1 寸，行捻转泻法，使针感上传至病所或附近，一般至病所者痛可立失。若针时效佳，起针后复痛，可交经巨刺健侧内关穴，多可立效。同时，要求患者活动患处，幅度宜大，速度宜慢，并多往痛处活动。每 3~5min 行针 1 次，保持针感。每日 1 次。

[**疗效**] 吴卫华等治疗 13 例，痊愈 12 例，无效 1 例，治疗次数最少为 1 次，最多为 6 次。

[**评析**] 内关、外关是现代常用的镇痛穴位。内关为手厥阴之络穴，别走手少阳，又为八脉交会穴，其气通于阴维；外关为手少阳之络穴，别走手厥阴，也是八脉交会，其气通于阳维。手厥阴与手少阳互为表里，阴维与阳维分统阴经与阳经。针刺内关可使机体对外界刺激的痛阈升高，痛觉的敏感度降低，疼痛的耐受力增加，从而起到镇痛作用。内关透外关一针两穴，能宣通上、中、下三焦之气机，交通阴阳之气，气行则血行，血行则脉络通，通则不痛。

劳　宫

透刺法

[**方法**] 患者掌心向上，双手呈握拳状。常规消毒双侧穴位皮肤后，选两根 2 寸的毫针，由后溪进针，针尖至劳宫穴处为度，行捻转手法，使局部产生酸、麻、重、胀感并扩散至整个手部，部分患者针感向腕部传导。当患者腰痛减轻时，将患者扶起，嘱其逐步活动腰部，先做小幅度前后左右摆动，逐步加大运动幅度，最后做起蹲动作。在运动同时，每 5min 行针 1 次，每日 1 次，连续治疗 9 次。

[**疗效**] 徐慧卿治疗 32 例，痊愈 24 例，显效 6 例，有效 2 例，总有效率为 100%。

［**评析**］后溪穴为八脉交会穴，通于督脉。《针灸歌赋》指出："腿膝腰背痛遍，后溪穴先贬"，《针灸大成》亦有"体重节痛刺后溪"的记载。针刺后溪穴有利腰背、通督脉、行气血、止痹痛的作用。劳宫属于厥阴心包络荥穴，具有清心开窍安神、息风凉血止痛之功效，与后溪穴合用，共奏行气血、通经络，达到通则不痛的目的。现代研究表明，针灸除了镇痛作用外，还可通过神经 – 体液调节的作用，改善扭伤部位的血液循环状况，减少渗出，促进新陈代谢，加快瘀血水肿的吸收，缓解各种代谢产物对扭伤处的刺激，从而达到活血祛瘀止痛的作用。

中　　渚

针刺法

［**方法**］常规消毒皮肤后，以 28 号 2 寸毫针，避开血管，针体与皮肤呈 30° 角，针尖向掌心进针，深度为 0.8~1 寸，得气后嘱患者做腰部前屈、后伸及下蹲运动，使腰部扭伤处得到缓解，留针 20min，中间行针 1 次，全部采用提插、捻转的平补平泻手法。每日 1 次，3 次为 1 个疗程。

［**疗效**］高海波等治疗 76 例，治愈 47 例，显效 23 例，有效 6 例，总有效率为 100%。廖举才治疗本病，效佳。

［**评析**］急性腰扭伤是因腰部闪、挫、扭伤，导致气滞血瘀、经脉闭阻、气血运行不畅，"不通则痛"。中渚穴是手少阳经之穴，手足三阳经交会于督脉，手又是阴阳经脉气血会合联络之所，故针中渚穴，可收气行瘀化、络通痛止之功，则诸症自除。

外　　关

针刺法

［**方法**］常规消毒皮肤后，医者左手拇、食指将患侧外关穴稍捏起，右手持 3 寸毫针，沿皮刺入外关并透向三阳络穴，进针 2 寸左右，留针 5~10min，留针期间行强刺激手法 2~3 次，并嘱患者做前俯后仰、下蹲起立、左右旋转、深呼吸等动作。留针 15~20min，每 5min 行针 1 次。

［**疗效**］夏栋荣治疗 30 例，1~2 次获愈 13 例，3~5 次获愈 15 例，13 次痊愈 2 例。刘建荣治疗 31 例，治愈 25 例，有效 6 例，治愈率为 80.65%，有效率为 100%。洪媚等治疗 50 例，治愈 38 例，好转 11 例，无效 1 例，总有效率为 98%。

［**评析**］外关穴是手少阳三焦经之络穴及八脉交会穴，通于阳维脉。《素问·刺腰痛篇》："阳维之脉令人腰痛，痛上怫然肿。"年纪越轻、病程越短，则疗效越好。因扭伤的腰部在急性期局部软组织充血、水肿、痉挛，故不宜在局部进行直接治疗，当远道取之，即《素问·五常政大论篇》："痛在下，取之上"。

支　沟

1. 针刺法

［**方法**］常规消毒双侧穴位后，用 28~30 号 2 寸毫针，快速直刺入 1~1.5 寸，得气后给予强刺激，大幅度捻转毫针 1~2min，同时让患者配合活动腰部，做弯腰及左右旋转等动作，留针 15~30min。每日 1 次。

［**疗效**］安秀平治疗 20 余例，疗效满意。张英杰治疗 67 例，痊愈 55 例，显效 7 例，好转 5 例，有效率为 100%。魏献华治疗 200 例，治愈 174 例，显效 20 例，有效 6 例，总有效率为 100%。

2. 针罐法

［**方法**］消毒局部皮肤后，用毫针针尖稍向上，刺入穴位 1 寸左右，提插捻转得气后，嘱患者深呼吸或咳嗽，在吸气时大幅度捻转快速进针，呼气时缓慢出针，使针感向上传导至肩部或胁部，同时令患者带针做起坐、弯腰、行走、转侧、踢脚、下蹲等活动。留针 20min，5~10min 行针 1 次。起针后在腰部用闪火法拔罐，留罐 10min。每日 1 次，一般治疗 1 次即可取效。

［**疗效**］徐百秀等治疗 416 例，治愈 379 例，有效 36 例，无效 1 例。

［**评析**］支沟穴为手少阳三焦经的经穴，为该经经气正盛时运行经过的位置，且手少阳经在脐合三焦，三焦主持诸气，总司全身的气机，是气的升降出入通道，"气行则血行，气滞则血瘀"，针刺支沟穴可使气血通畅，瘀血消除，腰部肌肉痉挛得以松弛，从而达到治疗的目的。

风　　池

针刺法

[**方法**] 常规消毒患侧穴位，嘱患者以鼻吸气后憋气，医者用毫针快速刺入，进针后让患者恢复自然呼吸，施用手法以寻找针感，得气后留针 10min，期间令患者做腰部轻微的旋转、前俯及后仰动作。出针时令患者用口大呼气，同时快速出针。每日 1 次，3 次为 1 个疗程，效果显著。

[**疗效**] 秦兆堂等治疗 46 例，痊愈 43 例，显效 3 例。杜雅俊等治疗 12 例，1 次治愈 9 例，占 75%；2 次治愈 3 例，占 25%。

[**评析**] 急性腰扭伤之疼痛多由于经络瘀阻、气血不通所致，而风池穴为足少阳、阳维之会，"阳维统摄诸阳经脉"，故针刺该穴可通阳疏络、散瘀活血，从而起到益气镇痛、调和诸经的作用。

环　　跳

针刺法

[**方法**] 患者取侧卧位，常规消毒局部皮肤后，用 3~5 寸毫针快速进针，刺入穴位约 1.5~3 寸，得气后行泻法，予强刺激 1min，以患者能耐受为度，并使针感向下肢放射，留针 10~15min，期间依法行针 1~2 次，出针前再次运针后才退针。每日 1 次，5 次为 1 个疗程。

[**疗效**] 胡雁宾治疗 30 例，治愈 19 例，显效 6 例，好转 3 例，无效 2 例，总有效率为 93.33%。廖举才治疗 100 例，治愈 82 例，显效 11 例，无效 7 例。

[**评析**]《灵枢·经脉第十》记载足太阳膀胱经的病候"……脊痛，腰似折，髀不可以曲……"，环跳穴虽属足少阳胆经，却是足少阳与足太阳的交会穴，一穴通两经，故针刺环跳穴有较好的舒筋止痛功效，能够缓解腰痛、无法前屈后仰等症状。目前已有研究表明，针刺环跳穴治疗急性腰扭伤的机制，可能是通过其对患部的温度调节作用和提高痛阈的作用，来达到消肿、止痛，从而改善功能障碍的目的。

阳　陵　泉

针刺法

[**方法**]患者扶物取站立位，常规消毒患侧穴位皮肤，用28~30号2寸不锈钢毫针，对准穴位快速垂直刺入，进针1.5~2寸，给予提插捻转手法，待局部产生酸、麻、胀等得气感觉后，留针30min，隔10min行针1次。同时，嘱患者配合活动腰部，范围由小到大，逐渐用力。每日1次。

[**疗效**]吕景山等治疗多例，一般1~2次即可获愈。田玉萍治疗(配攒竹穴)24例，治愈19例，好转3例，无效2例。

[**评析**]腰部扭伤而致的疼痛，多由经筋、络脉受损，瘀血凝滞所致。阳陵泉为足少阳胆经的穴位，筋之会穴，刺之能疏通全身之经筋。加上攒竹穴为足太阳膀胱经穴位，膀胱之脉挟脊抵腰络肾，循经远取攒竹穴以通调足太阳经气，有"病在下，上取之"之意。二穴合用能通调经气、调和营卫，经气调则气血通畅，故能起到"通则不痛"的作用。

阳　　辅

针刺法

[**方法**]常规针刺双侧阳辅穴，刺入1~1.5寸，强刺激后留针5~10min，嘱患者活动腰部5~10min，每日1次。可配合外用少量的跌打损伤药及外贴跌打膏。

[**疗效**]谢梅治疗24例，显效20例，好转4例，显效率为83.33%。

[**评析**]阳辅为足少阳胆经经穴，足少阳经筋结于尻，故针刺阳辅可疏通足少阳经气，舒筋止痛。

悬　　钟

针刺法

[**方法**]嘱患者扶物取站立位，常规消毒穴位皮肤后，用28~30号

毫针，快速直刺入 2~3 寸，运针得气后，给予强刺激，边施行捻转手法，边叫患者往原来活动受限的方向与角度活动，直至腰痛减轻、活动自如即可出针。要求针后 3 天内避免持重、骑自行车、睡软床等。每日 1 次，一般 1~2 次即可治愈。

[**疗效**] 吕景山等共治数百例，均获显著疗效。赵臣来等治疗 50例，治愈 49 例，好转 1 例，全部有效。

[**评析**]《素问·刺腰痛篇》曰："同阴之脉令人腰痛，痛如小锤居其中，怫然肿，刺同阴之脉，在外踝上绝骨之端。"此处的同阴之脉即为少阳之别络，其症状为如锥刺其中，并伴有瘀积肿胀，这与急性腰扭伤的症状有很多相似之处。绝骨即为悬钟，为足少阳经穴，又为髓会，骨髓互生，筋骨相连，故针刺悬钟治疗急性腰扭伤效果好。

太 冲

针刺法

[**方法**] 消毒后，用毫针以 45° 角，斜刺入太冲 0.8~1 寸，用泻法，手法稍重，得气后 3~5min 行针 1 次，并嘱患者活动腰部直至疼痛减轻或消失为止，留针 20min。

[**疗效**] 贾文凯等治疗 60 例，1 次痊愈 34 例；2 次痊愈 17 例，好转 4 例；治疗 3 次者好转 5 例。

[**评析**]《素问·刺腰痛篇》："厥阴之脉令人腰痛，腰中如张弓弩弦。"《医学心悟·腰痛》："腰痛……走注刺痛，忽聚忽散，脉弦急者，气滞也。"《针灸甲乙经》《备急千金要方》《素问·刺腰痛篇》均提到肝经的支脉与太阴、少阳之脉，同结于腰髁下中髎、下髎之间，故为腰痛。太冲为足厥阴肝经穴，为肝之原穴、输穴，善理气和血、祛风舒筋，经气通则气血和，筋脉柔则痛止，故针刺之可使痛愈。

鸠 尾

1. 水针法

[**方法**] 患者取仰卧位，常规消毒穴位皮肤后，用 2ml 注射器套上6 号长针头，抽取复方氨林巴比妥注射液 1~2ml，针尖略向剑突方向快

速刺入穴位，得气后若回抽无血，则缓慢推入药物，然后迅速拔出针头，以干棉球按压针孔片刻即可。同时，鼓励患者适当活动腰部，其幅度由小到大，由慢到快，左右旋转，前屈后伸，活动约 15min。每日 1 次。

[疗效] 李浩琦治疗 44 例，治愈 21 例，显效 19 例，无效 4 例。

2. 针刺法

[方法] 常规消毒后，用 2 寸毫针以约 30° 角刺入 1.5 寸左右，待有酸、麻、胀感后，留针 20min。在留针过程中，让患者做前屈后伸、左右侧弯动作，活动度由小到大，随活动而止痛。

[疗效] 李衡来治疗 17 例，1 次治愈者 9 例，2 次治愈者 8 例。

[评析] 任脉为阴经之海，督脉总督诸阳，两脉同起于胞中，下合于会阴，上交于龈交，上下相接。鸠尾为任脉络穴，针刺该穴可疏通两脉的气血，使机体阴阳调复，所以可治两经的病症，能消除任、督二脉经络线上的疼痛，运动功能亦得以改善。本法以治疗急性腰扭伤效果较好，对慢性者其效果较差。

膻　　中

1. 针刺法

[方法] 常规消毒穴区皮肤后，用 28~30 号 2 寸毫针，以快刺法斜刺入皮下，再以捻转慢进针法，针尖自膻中穴向患部方向平刺 1 寸，针感以局部酸、麻、胀、重为主。急性损伤者可不留针，若病程超过 3 天可留针 20~30min，给予中强刺激，每 5min 行针 1 次。间歇时令患者腰部自然放松，配合转动腰部。每日 1 次。

[疗效] 常春园等治疗 118 例，治愈 91 例，显效 14 例，有效 13 例，总有效率为 100%。

2. 芒针法

[方法] 患者取仰卧位，常规消毒皮肤后，选用 26 号 4 寸粗长针，向下呈 45° 角斜刺进针至皮下，再沿任脉向下平刺 3 寸，此时患者针处有麻胀感，行捻转泻法约 30s，然后以胶布固定针柄。同时嘱患者站起，做腰部前屈、后伸、左右屈及环转等运动，动作由小到大，由缓

到急，由轻到重，范围不断扩大直到正常。留针 30min，隔 10min 行针 1 次。1 次未愈者次日再针 1 次。

［**疗效**］胡希军等治疗 42 例，均在 3 次内治愈，其中 1 次治愈者 33 例，2 次治愈者 7 例，3 次治愈者 2 例。

［**评析**］"下病上取""阳病治阴"，膻中属任脉，为心包经之募穴，气之会，为宗气之所聚。"宗气可贯心脉以行气血"，行任督之气血，使瘀血除。同时配合腰部运动疗法，既能逐渐恢复腰部平衡状态，消除肌肉挛缩，又有利于随时观察治疗效果，调整针刺的刺激量，使疾病迅速向愈。此外还有配合督脉大椎穴进行治疗，一阴一阳，通调督任。

腰　阳　关

1. 针刺法

［**方法**］常规垂直进针 1.5 寸，嘱患者深呼吸，将针尖调向痛侧，待疼痛缓解后，再将针调至适当深度，患者配合腰部活动。每 5min 行针 3 次，用泻法，3 次后施行平补平泻，留针 30min。出针后，以麝香壮骨膏或镇江膏贴腰阳关穴。每日 1 次。

［**疗效**］范世明等治疗 300 例，1 次治愈 180 例，2~3 次治愈 70 例，4 次以上好转 41 例，无效 9 例，总有效率为 97%。

2. 放血法

［**方法**］常规消毒以腰阳关穴为中心、半径 1.5cm 的穴区后，一次性使用皮肤针重叩皮肤至星状出血，加拔 3 号火罐，留罐 5min 至局部出血约 2~3ml，拔除火罐，用消毒棉球擦净皮肤表面血迹，透干。嘱术后当天勿洗澡，以防局部感染。第 1 天和第 4 天共治疗 2 次，第 6 天观察疗效。

［**疗效**］袁桥妹等治疗 25 例，治愈 16 倒，好转 8 倒，无效 1 例，总有效率为 96%。

［**评析**］急性腰扭伤大多发生在骶棘肌及腰骶关节部位，而腰阳关穴位于腰 4 棘突凹陷处，当局部软组织损伤后常引起水肿渗血、肌肉痉挛，导致组织缺血缺氧，从而引起疼痛。研究表明，刺络放血疗法能改善组织微循环，缓解血管痉挛，促进血液循环，从而改善组织缺

血缺氧状态，达到止痛目的。放血疗法具有"去其恶血"，使"血去则经隧通"的作用，达到"通则不痛"的目的。

命　门

1.针刺法

[方法] 令患者侧卧，常规消毒局部皮肤后，用28~30号2寸毫针，针尖向尾骨尖的内侧方向快速刺入穴位，进针约1寸，待有酸、麻、胀等针感产生，并沿着腰脊正中向下放散时，施予中强度的刺激1min。嘱患者配合活动腰部。每日1次。

[疗效] 黄志军等治疗186例，1次治愈86例，2次治愈60例，3次治愈40例，总有效率为100%。

2.水针法

[方法] 患者取侧卧位，常规消毒局部皮肤后，以6号或6.5号注射器针头常规抽取混合药液5ml（夏天无注射液2ml、红花注射液lml、利多卡因注射液2ml），进针得气后（以局部或四周放射麻胀感为佳），抽无回血即可快速推注药液，有回血则改变针刺方向再推注药液。每日1次，4日为1个疗程。

[疗效] 徐国栋治疗302例，1个疗程治愈186例，2个疗程治愈89例，3个疗程治愈27例。

[评析] 腰脊部为督脉所过，督脉为阳脉之海，刺激命门穴可通调督脉之经气，激发诸阳之气，同时配合活动腰部，可促进腰部和督脉的气血流畅，而起到止痛之功效。

大　椎

针刺法

[方法] 常规消毒穴位皮肤后，用28~30号不锈钢毫针，以套管进针法快速刺入穴位，进针约1寸，针尖沿脊椎长轴向下斜刺，施行平补平泻手法，快速捻转毫针，使其产生酸、麻、胀等得气感觉（如果针感很迟钝，医者可用右手拳头轻轻叩打，从大椎至腰之脊椎，叩打三遍，以导引经气，促使得气），然后继续快速捻转毫针，并令患者左

右顾盼、前后左右弯腰，其幅度由小到大，针刺与运动相结合，留针15~20min。每日1次，连续3~5天。

[**疗效**] 郭靓雯等治疗53例，治愈44例，好转7例，无效2例。刘贵仁等治疗108例，治愈91例，好转15例，无效2例。

[**评析**] 大椎乃督脉之要穴，又是手足六阳经之交会穴，脊椎或腰部属督脉和足太阳膀胱经，两经通过大椎穴相互交通，有调节和鼓舞全身阳气的作用。急性腰扭伤后，致使经气被阻，气机不畅，经脉痹阻不通而产生疼痛。针刺大椎穴，能激发、振奋诸阳经之气，推动经气运行，气机调畅，血脉流通，腰部功能恢复，疼痛消失。

哑　　门

针刺法

[**方法**] 令患者端坐，头稍前倾，屈膝90度，两手平放膝上，局部消毒后进针，针尖斜45°向下，刺在第2颈椎棘突骨膜之上，行轻微雀啄手法，行针时拇、食、中指持针柄，小指点放在穴位右边颈部，使针体固定，勿令上移。同时令患者做腰部的前后俯仰等活动，直至局部疼痛缓解即行退针。

[**疗效**] 吕景山等治疗300例，全部有效（其中1次治愈120例，占40%；2次治愈57例，占19%），治疗次数最少者为1次，最多者为5次。

[**评析**] "经脉所过，主治所及"，哑门乃督脉经穴，督脉与阳维之会，阳维主阳主表，督脉总督阳经，气属阳而统于督脉，故针哑门能使阳气旺盛，有行血祛瘀之力，疏导督脉、通利腰脊之功，用治督脉经上扭伤者疗效显著。刺哑门必须严格消毒，针向要严格掌握，切不能向上或平刺，要针端斜45°向下，刺在第2颈椎棘突之上，这样就既无误伤延脑之弊，又能达到治疗目的，而且确保安全有效。

百　　会

1. 针刺法

[**方法**] 消毒局部后，取28~30号毫针快速斜刺入穴位，针尖向后

沿皮下筋膜与颅骨之间透刺约 1.2 寸许，以患者局部有胀麻、抽痛等感觉为度，操作手法以 300 次 /min 的速度捻转为主，一般不行提插手法。同时让患者配合腰部活动，即行针 3~5min 后让患者带针走动，边走边活动腰部。留针 30min，隔 5min 行针 1 次，出针后拍打、揉按患部片刻。每日 1 次。

［**疗效**］郑占武等治疗多例，1~2 次即获效。刘丽治疗 65 例，1 次后痊愈 41 例，显效 18 例，有效 6 例，总有效率为 100%。其中显效的 18 例，后又经过 2 次治疗亦痊愈。

2. 透刺法

［**方法**］患者取仰卧位，消毒穴位皮肤，左右手各持 3 寸毫针 1 枚（也可单手操作），在百会穴处两针尖方向相对，针身与皮肤呈 30° 角，快速捻转刺入穴位 2.5 寸，分别透刺向前顶、后顶穴，当患者有头沉重或胀痛感，接着施行快速捻针 1~2min，这时患者腰部多有轻松、舒适、痛减的感觉。留针 10~15min，每 5min 行针 1 次。每日 1 次。

［**疗效**］刘国群治疗 35 例，全部有效，经 1~3 次治愈 28 例，好转 7 例。

［**评析**］腰是足太阳经及督脉所过之处，腰部扭伤多系诸阳经之气机郁阻所致，气郁血滞，故疼痛较为剧烈。百会为督脉之穴，具有通调督脉及一身阳经气机功能，督脉主调一身之阳气，督脉气通，一身阳气自然运行通畅。从临床效果来看，应用百会穴治疗急性腰扭伤有以下特点：①百会穴治疗腰扭伤疗效可靠；②针刺百会穴还可作为腰部病变的鉴别诊断性治疗法，若一次不能获效，则有必要进一步检查，以免延误诊治；③百会穴还可以用于其他原因所致的慢性腰痛症，但不是一次即可获良效，须辨证加用其他经穴，才可取得满意效果。

素　　髎

针刺法

［**方法**］患者取坐位，常规消毒穴位处，采用夹持法捏紧患者鼻头，在素髎穴处沿鼻柱快速直刺进针 0.5~1 寸，同时施以提插捻转，使患者得气，以微有鼻酸流泪感为佳。同时一边运针，一边开始让患

者活动腰胯，以后以伸运动为主，配合前后、左右屈身运动，活动幅度渐渐加大，并在室内来回走动，每隔 5min 行针 1 次，留针 20min。若患者未愈，第 2 天再行 1 次治疗。

［疗效］方顺济治疗 62 例，1 次治愈 30 例，2 次治愈 9 例，好转 18 例，未愈 5 例，1 次治愈率为 48.39%，总有效率为 91.94%。

［评析］督脉经循行于人体背后正中，是急性腰扭伤发生的常见部位，与人中穴相似，素髎穴亦为督脉之要穴，在疏通督脉、畅通气血方面同样也有着非常显著的效果，针刺素髎穴可以达到活血化瘀、舒经活络的作用。现代研究显示，针刺镇痛机制可能在于，刺激并兴奋大脑皮质有关中枢系统及神经反射，提高痛阈，解除痉挛，达到止痛的目的。素髎穴的刺激针感远不如人中强烈，更易为患者所接受。若单纯应用本法治疗急性腰扭伤，病程不宜超过 3 天，病程长的患者似乎以综合治疗更为有效。

水 沟

针刺法

［方法］患者取坐位，消毒局部皮肤后，用 1 寸毫针快速斜刺入穴位，针尖沿鼻中隔进针 0.5 寸，或者垂直进针 0.3 寸许，施行强刺激量的捻转泻法，使穴周有明显的麻、胀、痛感，持续施术 3~5min，然后留针 30min，每隔 10min 行针 1 次。嘱患者配合腰部的前弯、侧弯、旋转等活动。每日 1 次，一般 1~2 次即可获愈。

［疗效］赵文海等治疗 120 例，治愈 70 例，显效 20 例，好转 25 例，无效 5 例，总有效率为 95.83%。张玉茹治疗 32 例，治愈 26 例，显效 2 例，好转 2 例，无效 2 例。孙奎等治疗（配合推拿）56 例，痊愈 21 例，好转 27 例，无效 8 例，总有效率为 85.71%。张晓红治疗（配合推拿手法）68 例，效优 60 例，效良 6 例，效差 2 例。王旭凯等治疗 75 例，治愈 45 例，显效 13 例，有效 14 例，无效 3 例，总有效率为 96%。

［评析］水沟穴为督脉之经穴，督脉与足太阳经同"挟脊抵腰中，入循膂，络肾"，故针刺水沟穴可以激发督脉及膀胱经之经气，使腰部气血通畅。再辅之以针对性较强的腰部活动，不但促进气血流通，而

且有助于嵌顿肌腱、筋膜的复位和小关节紊乱的矫正。水沟穴在三叉神经分布区，这里神经末梢丰富，针刺水沟感传经三叉神经眶下支进入中枢，调节产生脑啡肽类的镇痛物质，而达到解痉止痛的作用。

【参考文献】

[1]蒋立基，蒋运祥．鱼际穴治闪腰岔气［J］．四川中医，1988（6）：149．

[2]肖相高．鱼际穴验案举隅［J］．陕西中医，1985（11）：554．

[3]熊修安．针刺合谷穴治疗急性腰扭伤110例［J］．上海针灸杂志，1996（5）：25．

[4]李自发．针刺合谷穴治疗急性腰扭伤150例临床观察［J］．中国社区医师·医学专业，2011（20）：175．

[5]傅振干．针刺合谷透后溪穴为主治疗急性腰扭伤118例［J］．中国针灸，1997（9）：525．

[6]胡玉海．针刺手三里治疗急性腰扭伤［J］．黑龙江中医药，2012（1）：39．

[7]张章，芮薇．短刺双侧手三里穴治疗急性腰痛76例［J］．中国美容医学，2012，21（12）：315．

[8]曹圣荣，王惠英．针刺手三里穴治疗急性腰扭伤121例［J］．黑龙江中医药，2012（1）：39．

[9]施勇前．曲池穴的临床应用［J］．上海针灸杂志，1990（4）：20．

[10]陈海林，针刺曲池配合运动疗法治疗急性腰扭伤25例［J］．中国中医急症，2011（4）：598．

[11]邹勇，邱中，彭德熹，等．针刺曲池配合运动疗法治疗急性腰扭伤237例疗效观察［J］．中华全科医学，2012（11）：1729-1730．

[12]刘慧平，刘敏．针刺后溪加人中治疗急性腰扭伤32例疗效观察［J］．内蒙古中医药，2012（21）：61．

[13]商强强．推拿配合后溪穴针刺改善急性腰扭伤腰痛症状［J］．长春中医药大学学报，2012（4）：689-690．

[14]马辉明．针刺后溪穴治疗"落枕"215例［J］．中国针灸，1984（5）：22．

［15］王齐星.针刺后溪穴治疗急性腰扭伤24例观察［J］.实用中医药杂志,2016,32（10）:1002.

［16］朱沁.针刺后溪治疗急性腰椎小关节紊乱综合征54例［J］.中国针灸,1996（8）:25-26.

［17］周驰,夏玲华.针刺后溪穴治疗急性腰椎小关节紊乱39例［J］.浙江中医杂志,2011（3）:203.

［18］刘中蓉,王金香.后溪透合谷治疗急性腰扭伤［J］.中国针灸,1995（1）:57.

［19］王燕翼.针刺后溪透合谷治疗腰部急性扭伤150例［J］.针灸临床杂志,1988（11）:39.

［20］屈瑞,张其云,夏克春.后溪透合谷治疗急性腰扭伤36例［J］.黑龙江中医药,2013（5）:58.

［21］刘静,朱光华.针刺后溪穴治疗急性腰扭伤39例［J］.陕西中医学院学报,2011（2）:65.

［22］栾春香.针刺后溪透劳宫穴治疗扭伤性腰痛41例［J］.山西中医,1993（2）:34.

［23］陈小梅,廖东山,凌恩,等.后溪穴蜂针疗法治疗急性腰扭伤27例［J］.中医外治杂志,2012,21（5）:39.

［24］杨金文,董树生.后溪穴注射复方丹参液治疗急性腰扭伤57例［J］.湖南中医杂志,1991（6）:39.

［25］李有田,李冰,李洋.电针刺后溪穴治疗急性腰扭伤45例临床观察［J］.吉林中医药,2003（4）:38.

［26］马俊华.针刺养老穴治疗急性腰扭伤34例［J］.实用中医药杂志,1995（5）:26.

［27］许明辉.李人民.针刺养老穴治疗急性腰扭伤586例体会［J］.针灸临床杂志,1999（9）:55-56.

［28］杨玉梅,李焕志.针刺养老穴为主治疗急性腰扭伤［J］.针灸临床杂志,2000（5）:51.

［29］刘万海,刘兴银.针养老穴加点穴治疗急性腰扭伤［J］.新中医,1993（9）:214.

［30］张林昌,杜妍.针刺养老穴为主治疗痛症514例［J］.上海针

灸杂志，1998（1）：29.

[31] 徐波克. 强刺激养老穴治疗急性腰扭伤疗效观察 [J]. 福建中
医药，2013（3）：14-15.

[32] 廖东山，陈小梅，凌恩，等. 针刺养老穴配合壮骨冲剂方治疗
急性腰扭伤30例 [J]. 现代中医药，2013（3）：81.

[33] 吴海燕. 电针养老穴治疗急性腰扭伤42例 [J]. 中医临床研究，
2014（8）：59-60.

[34] 燕金芳，张彤，张灿荣. 针刺睛明穴治疗急性腰扭伤89例 [J].
中国针灸，1998（9）：544.

[35] 赵设林. 针刺睛明穴治疗急性腰扭伤126例分析 [J]. 中国社
区医生，1987（12）：39.

[36] 江雪峰，相小峰，洪艺文. 针刺睛明穴治疗急性腰扭伤痛14例
[J]. 福建中医药，2009，43（3）：32.

[37] 闵学军，孙国英，王新梅. 针刺攒竹穴治疗急性腰扭伤21例
[J]. 实用中医药杂志，2006，22（9）：560-561.

[38] 张跃敏. 独取攒竹穴治疗急性腰扭伤50例 [J]. 中国社区医师，
2009，11（2）：68.

[39] 宋桂红. 针刺攒竹穴治疗急性腰扭伤160例 [J]. 中国中医急症，
2008，17（11）：1621-1622.

[40] 李文欣，李冬. 指压按摩治疗急性腰痛 [J]. 四川中医，1993
（1）：53.

[41] 何周智. 针刺天柱穴治疗急性腰扭伤[J]. 中国针灸，1982（3）：
47.

[42] 项伯泉. 天柱穴临床运用举隅 [J]. 江苏中医，1994（11）：34.

[43] 吴卫华，袁丽芳. 斜刺天柱内关为主治疗急性胸腰椎扭伤13例
[J]. 中国针灸，2001（8）：476.

[44] 胡兴立. 天柱穴注药治疗急性腰扭伤 [J]. 浙江中医杂志，1994
（8）：355.

[45] 王雪梅，高虹，张凯. 针刺天柱穴加局部叩刺拔罐治疗急性腰
扭伤150例 [J]. 河北中医，2003（1）：73.

[46] 朱世强. 樟脑隔姜灸治疗急性腰扭伤 [J]. 广西中医药，1991

（1）：23-24.

[47] 吴义才. 委中穴点刺放血疗法治疗急性腰扭伤21例 [J]. 上海中医药杂志，1988（5）：26.

[48] 惠秀杰，侯利. 委中穴点刺放血拔罐治疗急性腰扭伤 [J]. 中国社区医师，2011（8）：139.

[49] 还剑东，宋亚光. 委中穴刺络拔罐法配合推拿治疗急性腰扭伤50例 [J]. 针灸临床杂志，2003（11）：46.

[50] 玄绪丽，李金海. 急性腰扭伤100例治验 [J]. 针灸临床杂志，1998（10）：56-57.

[51] 陈水源. 重按委中穴治疗急性腰扭伤89例 [J]. 福建中医药，1995（2）：9.

[52] 张欢，张媛媛. 委中穴刺络拔罐配合推拿治疗急性腰扭伤26例 [J]. 河南中医，2014，34（10）：1956-1957.

[53] 陈丽君. 推拿手法并委中穴刺络治疗急性腰扭伤临床观察 [J]. 中国中医急症，2013，22（5）：823-824.

[54] 程双立，王志文，陈志全，等. 压痛点注射联合针刺委中穴治疗急性腰扭伤的疗效研究 [J]. 中国煤炭工业医学杂志，2014，17（2）：298-299.

[55] 宁连成，张景云，汪春菊. 针刺后溪委中穴治疗急性腰扭伤（附64例报告）[J]. 疼痛学杂志，1994，2（1）：22.

[56] 张远东. 秩边穴的针刺法及其临床应用 [J]. 针灸临床杂志，2002（4）：41-42.

[57] 吕景山，何樹槐，耿恩廣. 单穴治病选萃 [M]. 北京：人民卫生出版社，1993.

[58] 李正祥. 针刺秩边穴治疗急性腰部伤筋126例疗效观察 [J]. 内蒙古中医药，2001（1）：25.

[59] 陈焕寸. 针刺承山穴治疗急性腰扭伤 [J]. 新中医，1993（5）：36.

[60] 阎庆瑞. "分刺"承山穴治疗急性腰痛 [J]. 上海中医药杂志，1963（11）：25.

[61] 卓培炎. 当归穴位注射治疗腰扭伤52例的体会 [J]. 福建中医药，1983（3）：9.

［62］石福宝．点按承山穴治疗急性腰扭伤［J］．陕西中医，1982，3
　　　（6）：5．

［63］郑学良．火针刺腰阳关、承山穴治疗运动性腰扭伤［J］．中国
　　　运动医学杂志，1989（3）：189．

［64］田常文．针刺昆仑穴治疗腰骶小关节滑膜嵌顿27例［J］．上海
　　　针灸杂志，1994（1）：21．

［65］符明进．按揉腧穴治疗急性腰肌扭伤200例［J］．四川中医，
　　　2004，22（11）：82-83．

［66］王泽涛．透穴针法临床运用举隅［J］．中医函授通讯，1992（6）：
　　　27．

［67］谢阳象，吴水盛．内关透外关治疗急性腰扭伤138例［J］．实
　　　用中医药杂志，2001，17（3）：31．

［68］徐慧卿．后溪－劳宫穴透刺治疗急性腰扭伤32例［J］．中国中
　　　医急症，2009，18（2）：296-297．

［69］高海波，姜琪．针刺中渚穴治疗急性腰扭伤76例［J］．针灸临
　　　床杂志，2002（4）：46．

［70］廖举才．针刺中渚穴治疗腰扭伤［J］．四川中医，1985（6）：56．

［71］夏栋荣．针刺双侧"外关穴"治疗急性腰扭伤［J］．赤脚医生
　　　杂志，1975（5）：38．

［72］刘建荣．针刺外关穴治疗急性腰扭伤31例［J］．针灸临床杂志，
　　　2003（5）：37．

［73］洪媚，宋双临．针刺外关穴配合腰部运动治疗急性腰扭伤50例
　　　［J］．中国中医急症，2012（9）：1494-1495．

［74］安秀平．针刺支沟穴治疗急性腰扭伤［J］．河北中医，1986（3）：24．

［75］张英杰．针刺支沟穴治疗急性腰扭伤67例［J］．中国针灸，
　　　2003，23（11）：655．

［76］魏献华．针刺支沟穴治疗急性腰扭伤［J］．基层医学论坛，
　　　2011，15（增刊）：100．

［77］徐百秀，赵慧慧．针刺支沟穴兼拔火罐治疗急性腰扭伤（附421
　　　例临床分析）［J］．中级医刊，1991，26（2）：58．

［78］秦兆堂，陈玉华，周爱珍．针刺风池穴治疗腰痛46例［J］．上

海针灸杂志，1996，15（5）：24.

［79］杜雅俊，杨倍．针刺风池穴治疗急性腰扭伤［J］．中医药研究，1992（5）：58.

［80］胡雁宾．环跳穴治疗急性腰脊软组织损伤30例临床小结［J］．中医研究，1993（3）：35-36.

［81］廖举才．针环跳穴治疗腰痛100例［J］．四川中医，1986（4）：55.

［82］田玉萍．针刺攒竹、阳陵泉穴治疗腰扭伤［J］．四川中医，1992（2）：52.

［83］谢梅．针刺阳辅穴治疗急性腰扭伤［J］．中国临床医生，2002，30（8）：41.

［84］赵臣来，郭加利．独取绝骨治疗急性腰扭伤50例［J］．针灸临床杂志，2003（3）：37.

［85］贾文凯，王文元．针刺太冲穴治疗急性腰扭伤60例［J］．内蒙古中医药，1997（1）：110.

［86］李浩琦．鸠尾穴注射安痛定治疗急性腰扭伤44例［J］．中国中西医结合杂志，1988，8（11）：692.

［87］李衡来．针刺鸠尾穴治疗急性腰扭伤［J］．中级医刊，1984（7）：64.

［88］常春园，张强．针刺膻中穴治疗急性腰扭伤158例［J］．上海针灸杂志，2000，19（5）：48.

［89］胡希军，张南玲，李春军，等．粗长针针刺膻中穴治疗急性腰扭伤42例［J］．针灸临床杂志，2002（1）：45.

［90］范世明，田艳，马秀娥．针刺腰阳关穴治疗急性腰扭伤300例［J］．中国民间疗法，2000，8（9）：11.

［91］袁桥妹，洪恩四，汪文强．腰阳关穴区放血治疗急性腰扭伤25例［J］．中国中医药现代远程教育，2015，13（17）：86-87.

［92］黄志军，殷立忠．针刺命门穴治疗急性腰扭伤186例［J］．上海针灸杂志，1996，15（3）：223.

［93］徐国栋．命门穴注治疗急性腰扭伤［J］．中国针灸，2000（增刊）：174.

［94］郭靓雯，郭靓鸾．针刺大椎配后溪穴治疗急性腰扭伤53例［J］.

辽宁中医杂志, 1998, 25（8）: 374.

[95] 刘贵仁, 张世文. 针刺大椎穴治疗急性腰扭伤 108 例 [J]. 陕西中医, 2002（10）: 364.

[96] 郑占武, 张春景. 针刺百会穴治疗急性腰扭伤 65 例 [J]. 陕西中医函授, 1991（5）: 37.

[97] 刘丽. 针刺百会穴治疗急性腰扭伤 65 例 [J]. 黑龙江中医药, 2002（2）: 48.

[98] 刘国群. 百会穴透刺治疗急性腰扭伤 35 例 [J]. 针灸临床杂志, 2002（6）: 48.

[99] 方顺济. 针刺素髎穴治疗急性腰扭伤 62 例 [J]. 中国中医骨伤科杂志, 2010, 18（10）: 43.

[100] 赵文海, 黄铁银, 李新建, 等. 针刺人中穴治疗急性腰扭伤的临床试验研究 [J]. 中国中医骨伤科杂志, 2008, 16（3）: 1-2.

[101] 张玉茹. 针刺人中穴治疗急性单纯性腰扭伤 32 例疗效观察 [J]. 针灸临床杂志, 2003（5）: 38.

[102] 孙奎, 刘德春, 罗建民. 针刺人中、功能锻炼及手法一次性治疗急性腰扭伤 56 例 [J]. 安徽中医临床杂志, 2003（3）: 232-234.

[103] 张晓红. 推拿手法配合针刺人中穴治疗急性腰扭伤 68 例 [J]. 中国民族民间医药, 2011（16）: 99-100.

[104] 王旭凯, 罗宗键, 王英, 等. 针刺人中穴治疗急性腰扭伤的临床疗效评价 [J]. 中国医药指南, 2013（35）: 191-192.

附二　踝关节扭伤

踝关节扭伤是指在直接暴力或间接暴力的作用下, 踝关节骤然向一侧活动超过其正常活动范围, 引起关节周围软组织如关节囊、韧带、肌腱等发生撕裂伤。临床表现为, 扭后踝关节明显肿胀疼痛, 活动受限甚至不能站立行走, 伤处有明显的压痛, 且出现局部的皮下瘀血。如早期治疗不当, 韧带过度松弛, 可造成踝关节不稳, 易引起反复扭伤, 甚至关节软骨损伤, 发生创伤性关节炎, 严重影响行走功能。

本病属于中医学的"伤筋"范畴,多因闪挫扭伤,筋肉受损,气血阻滞,留血成瘀而发病。

阳　溪

针刺法

[方法]患者取坐位,主穴取阳溪穴,右侧病变取左侧穴位,左侧病变取右侧穴位。常规消毒后,快速刺入,针感以局部酸麻胀痛为主,行提插捻转强刺激泻法,以患者耐受为度,留针 15min,并嘱患者尝试缓慢活动患足。隔日 1 次,5 次为 1 个疗程,2 个疗程为限。

[疗效]杨利华共治 45 例,痊愈 29 例,显效 12 例,有效 3 例,无效 1 例。

[评析]缪刺是针灸的一种特殊取穴方法,《素问·缪刺论篇》:"夫邪客于大络者,左注右,右注左,上下左右与经相干,而布于四末。其气无常处,不入于经俞,命曰缪刺。"《标幽赋》说:"交经缪刺,左有病而右畔изация;泻络远针,头有病而脚上针。"阳溪穴为手阳明大肠经之经穴,配合足部运动,能解除局部筋脉拘急,促进气血运行,有利于留针时气至病所,使踝部经脉通则不痛,从而使之痊愈。

养　老

针刺法

[方法]自养老向内关方向,斜行快速进针 1 寸左右,嘱患者带针活动患侧踝关节 15~20min,疼痛完全消失后起针。

[疗效]赵海洲治疗 320 例,治愈 283 例,有效 37 例。

[评析]养老穴属手太阳经腕部穴,与踝部位置对应,属"下病上取"之治疗方法。

睛　明

针刺法

[方法]患者闭目端坐,消毒后医者用左手轻推眼球向外侧固定,

右手持 30~32 号 1 寸毫针，缓慢直刺入 0.3~0.5 寸左右，不宜做大幅度的提插捻转手法。针毕后，令患者睁眼行走，或站立，足趾抵地上使患踝做旋转运动，幅度由小到大。10min 后仍有疼痛，可在睛明穴上方加刺 1 针，或把针提至皮下，针尖稍向上斜刺，作刮柄手法，然后再令患者做如上活动，留针 30min。出针时按压针孔片刻，以防出血。治疗间隙嘱患者回家用艾条悬灸患处。每日 1 次。

[**疗效**] 陈大隆共治 18 例，1 次治愈 3 例，2 次治愈 5 例，3 次治愈 8 例，4 次治愈 2 例。

[**评析**]《灵枢·经脉》记载，足太阳经"是主筋所生病者""是动则病……是为踝厥"，依标本根结理论，踝为根，睛明为结，因此针刺睛明可以治疗踝部软组织疾病。睛明又为阴跷、阳跷脉之交会穴，针刺睛明可影响跷脉，能协调下肢内外侧肌肉的紧张度，从而使下肢矫捷。此外，睛明穴治疗本症有良好的止痛效果，这是因为睛明穴位于目内眦，与"目系"关系密切，针刺此穴可直接影响到大脑，达到调神镇痛的作用。针刺睛明穴治踝关节扭伤属远道取穴方法，它不会造成踝部新创伤，同时边针刺边嘱患者活动踝关节，能促使"离槽之筋"及时复位，为受损组织尽早康复创造有利条件。

攒　竹

针刺法

[**方法**] 患者端坐，消毒后，持 40mm 长毫针直刺双侧攒竹穴 12mm，刺后快速捻转，重刺激，用泻法，针毕后令患者行走，或站立，足趾抵地患踝做旋转运动，幅度由小到大。留针 30min，每日针 1 次。

[**疗效**] 周新华治疗 18 例全部治愈，其中 1 次治愈 3 例，2 次治愈 5 例，3 次治愈 8 例，4 次治愈 2 例。

[**评析**] 攒竹穴属足太阳膀胱经的穴位，膀胱经起于内眼角的睛明穴，其分支经小腿后外踝到足小趾外侧端至阴穴。《灵枢·经脉》记载："膀胱足太阳之脉，是动则病，是为踝厥。是主筋所生病者……"笔者根据以上的中医理论及"经脉所过，主治所及"原理，用攒竹穴治疗

踝关节扭伤的患者，取得了满意效果，值得临床推广应用。在针刺同时嘱患者活动踝关节，能促使"离槽之筋"及时复位。

申 脉

1. 针刺法

[方法] 常规消毒患侧穴位皮肤，选 2 寸毫针快速直刺入穴位，施行捻转之泻法，大幅度捻转毫针，给予强刺激，一般不提插，使患者有较强的酸胀感。轻症可不留针，重症留针 20~30min，间隔捻转 2~3 次。每日 1 次。

[疗效] 贾朝先共治 50 例，痊愈 47 例，有效 2 例，无效 1 例。

2. 放血法

[方法] 患者取坐位，暴露踝关节，取患侧穴位（络脉显露者可点刺络脉），严格消毒局部皮肤后，用细三棱针点刺出血 0.5~2ml。伴有波动性血肿者，可用 7 号注射器针抽净瘀血；无肿或轻微肿胀者，每日刺络 1 次。隔日 1 次。

[疗效] 喻喜春共治 33 例，治愈 22 例，好转 5 例。

[评析] 腧穴具有近治作用，且膀胱经主筋所生病，刺之可疏通气血，起舒筋活络的作用，加之申脉为膀胱经腧穴，膀胱经乃"巨阳"，主一身之阳气，且申脉为阳跷所发，能调节一身之阳，阳气运行，气血即运行，肢节得以濡养，故可以治疗踝部扭伤等肢体的疾患。

照 海

水针法

[方法] 患者可取端坐位或仰卧位，取 5% 葡萄糖氯化钠注射液 6~8ml，在患侧照海穴位上垂直进针，进针深度应达关节韧带，回抽无血即快速注入药液。每天 1 次，3 天为 1 个疗程，休息 1 大可进行第 2 个疗程。

[疗效] 周庆铎治疗 49 例，1 次治愈者 9 例，2 次治愈者 33 例，3 次治愈者 7 例。

[评析] 根据经脉所循及所主病症，取肾经穴照海，针刺可使挛缩

组织松解，解除病灶对神经、血管的压迫和刺激，消除炎性水肿，活血逐痹，奏疏经活络、散瘀止痛之目的。其止痛消肿的效果非常显著，而且痛苦小，价廉，方法简便易行，安全可靠。受伤时间愈短，治疗效果则愈好。

大　陵

针刺法

[**方法**] 患者手臂前伸，掌心向上，常规消毒局部后，用 0.25mm×40mm 针灸针针尖偏向掌心进针，这时患者感觉手心、中指或者食指发麻或者有通电样感觉，可以留针片刻，让患者活动患脚，3s~3min 患者即感觉疼痛减轻甚至消失。疗程一般为 5 次，前 3 天每天治疗 1 次，第 4 次起隔日治疗 1 次。

[**疗效**] 杨贤海治疗 66 例，治愈 61 例，有效 5 例，总有效率为 100%。黄义专治疗 32 例，治愈 22 例，显效 9 例，有效 1 例，总有效率为 100%。

[**评析**] 大陵为心包经的原穴，在王文远教授的平衡穴位里称为"踝痛穴"，能治疗小腿、踝关节及足底疼痛等病变，对踝关节损伤有极强的针对性，一般取穴后 3s 后即有疗效，尤其是因为疼痛影响睡眠的，取本穴位进行治疗还有镇静安神的作用。

阳　池

1. 针刺法

[**方法**] 患者取仰卧位，常规消毒患侧穴位皮肤后，用 28~32 号 1 寸毫针，快速进针约 0.3~0.5 寸，得气后留针 30min，留针期间患者可自行按摩患部。每日 1 次。

[**疗效**] 牟治修治疗 31 例，全部治愈。李成等治疗 18 例，痊愈 5 例，显效 10 例，有效 3 例，总有效率为 100%。刘恩赤治疗 80 例，痊愈 61 例，有效 19 例。

2. 缪刺法

[**方法**] 先在对侧腕关节阳池穴附近寻找明显压痛点，然后医者用

拇指尖按揉此压痛点，同时让患者活动患侧踝关节，若疼痛缓解则以此点为进针点。常规消毒后，以 0.30mm×40mm 毫针随咳进针，外踝扭伤针尖刺向阳谷穴，内踝扭伤针尖刺向阳溪穴，得气后针用泻法，一边行针一边嘱活动患侧踝关节，并尝试做引起疼痛加重的动作，留针 30min，期间每 10min 行针 1 次。

［疗效］潘庆兵治疗 56 例，治愈 39 例，好转 17 例，总有效率为100%。

［评析］阳池穴属于手少阳三焦经，主升发阳气、沟通表里。按照同气相求论，手少阳三焦经还与足少阳胆经相通；手少阳三焦经下合于足太阳膀胱经委阳穴，手少阳三焦经也与足太阳膀胱经相通；《灵枢·营卫生会》："上焦出于胃上口……下足阳明……中焦亦并胃中"，故手少阳三焦经还与足阳明胃经相通；根据李梴《医学入门》脏腑互通理论，"肾与三焦通"，手少阳三焦经也与足少阴肾经相通；《难经·六十六难》："三焦者，原气之别使也，主通行三气，经历五脏六腑"，三焦经与足太阴脾经、足厥阴肝经亦相通。故手少阳三焦经原穴阳池可兼治足少阳、太阳、阳明、少阴、太阴、厥阴六经病痛，而在踝关节附近分布有此六经，可根据上下交叉取穴原则，踝对腕，故取对侧腕关节阳池穴进行治疗。

外 关

针刺法

［方法］常规消毒健侧穴位，用毫针快速刺入穴位，继而徐缓进针至 0.5~1 寸处，得气后施平补平泻手法，若病程短，红肿、疼痛明显者用强刺激，若病程长、自觉症状轻且红肿不太明显，或踝部疼痛及功能障碍较轻者则用中等刺激量，以患者能耐受为限。留针15~20min，并运针 2~3 次，同时令患者活动患侧（由轻到重）。每天1 次，4 次为 1 个疗程。

［疗效］孙玉凤等治疗 52 例，显效 38 例，有效 10 例，无效 4 例。张应勤治疗 250 例，1 次获愈 165 例，2 次获愈 47 例，3 次获愈 30 例，4 次获愈 8 例。

[**评析**] 外关为少阳三焦经之络穴，手少阳三焦经与足少阳胆经相接。肝胆相为表里，针刺外关可振奋肝胆之经气，通其气血，消经络之拘急，痉去痛止。另外，临床多用外关透内关的针刺方法。外关、内关穴分别是手少阳和手厥阴经穴，又是八脉交会穴。外关穴通阳维脉，该脉起于足跟外侧金门穴，过踝，维络诸阳经；内关通阴维脉，阴阳维脉互相维系，功能才能正常。取外关透内关穴，两穴同时刺激，疏通阴阳维脉，经脉通畅，关节功能恢复。

环　跳

1. 针刺法

[**方法**] 患者取侧卧屈髋姿势，常规消毒穴位皮肤后，用 3~5 寸毫针，医者右手拇、食、中指握住毫针针柄，左手拇、食指握住针身，左手无名指固定穴位并作轻度爪切，两手同时用力，右手将毫针稍作捻转且向下输送，左手拇、食指迅速将针尖刺入皮内，得气后运用强刺激手法，要求针感能尽量传达至踝部或足底部，不留针。每日 1 次。

[**疗效**] 赵树玲治疗 50 例，1 次治愈 35 例，2 次治愈 10 例，3 次治愈 5 例。

2. 肘压法

[**方法**] 患者取健侧卧位，尽量放松患侧踝关节，医者屈右肘至最大限度，以尺骨鹰嘴抵住穴位，施以揉运之法，力量由轻渐重，以患者能耐受为度，持续操作 5~10min。同时，令患者主动活动踝关节，如背伸、跖屈、外翻、内翻等。隔日 1 次。

[**疗效**] 徐文博治疗 30 例，痊愈 28 例，好转 2 例，治疗次数最少为 1 次，最多为 3 次。

[**评析**] 环跳为足少阳胆经腧穴，而"胆足少阳之脉……下出外踝之前"，所以针刺环跳穴配合踝关节的主动活动，可疏通经络，促进胆经气血运行，从而使受伤踝关节的局部气血运行通畅，"通则不痛"，症状得以减轻或消除。病程越短，疗效越好，治疗次数也越少。另外，在治疗过程中，如患者环跳局部出现酸胀并向下肢传导，效果则更好，治疗才能取得高效。

阳 陵 泉

1. 针刺法

［**方法**］常规消毒患侧穴位后，用 28~30 号毫针，快速垂直刺入穴位，进针 1~1.5 寸左右，施行强刺激的提插捻转手法，待局部产生酸胀等针感后，留针 5~10min，期间行针 2 次，尽量使针感向下传导，若能达至足踝部最佳。

［**疗效**］黄永昌治疗多例患者，均取得满意疗效。戴启斌治疗（加悬钟、昆仑等穴）56 例，痊愈 32 例，显效 18 例，有效 5 例，无效 1 例。

2. 针灸法

［**方法**］伤后 24h 内急性期，在疼痛处用棉花垫压迫，绷带加压包扎，再用冰袋在绷带外作间歇性冰敷。然后针刺患侧阳陵泉穴，行泻法，使患者有酸、麻、胀、重感并向下肢扩散。伤后 24h，温针灸阳陵泉穴，即用毫针垂直进针，得气后留针，针柄上加点燃的艾条（长约 2.5cm），燃尽后易炷再燃，2 炷后出针。每日 1 次，5 次为 1 个疗程，连续治疗 3 个疗程。

［**疗效**］何新芳等治疗 46 例，治愈 31 例，显效 7 例，有效 4 例，无效 4 例。

［**评析**］阳陵泉穴为足少阳胆经之合穴，足少阳经循行路线从头至足，经外踝前，有统领少阳经气及舒筋活络之功，外踝扭伤部位多为足少阳胆经循行所过。阳陵泉穴又为八会穴中的筋会，《难经》云："筋会阳陵泉"，因此是治疗筋病之要穴。针刺阳陵泉穴使气至病所，能舒筋活络，通利关节。

悬 钟

1. 针刺法

［**方法**］常规消毒患侧穴位皮肤后，用 28~30 号 2 寸毫针，快速直刺入穴位 1.5~2 寸。若病程在 1h 之内，且关节不肿胀者，采用强刺激的大幅度运针，同时嘱患者活动踝关节 5min；时间大于 1h 者，针刺

捻转得气后，局部配合 TDP 照射，每次 25min。每日 1 次，治疗 5 次为限。

[**疗效**] 周宝福等治疗 85 例，痊愈 70 例，好转 14 例，无效 1 例。胡德金等用本法针刺，起针后用梅花针重叩至皮肤出血，再用小号火罐扣住针孔吸拔约 5min，针治 2 次获愈。

2. 水针法

[**方法**] 抽取 2% 普鲁卡因 2ml 与当归注射液 2ml 混合后，常规消毒穴位，用 6 号针头快速穿过皮肤，轻轻旋转针头，待患者有酸麻胀痛等针感后，抽吸若无回血，即可注入混合液 1ml 左右。每天 1 次，7 次为 1 个疗程。

[**疗效**] 尹怡红治疗 75 例，治愈 64 例，好转 9 例，无效 2 例，总有效率为 97.33%。

[**评析**] 本病治疗以"通则不痛，不通则痛"为原则，以痛为腧，在患处附近选穴，以达通经活络、消肿止痛、恢复功能之目的。根据"肾主骨，生髓"的理论，选择髓会悬钟穴，其一是它具有补肾强筋壮骨、舒筋通利关节之功能，其二是它距损伤之踝关节较近，刺之可消肿止痛、活血化瘀，促进肿胀消退，防止周围组织粘连，缩短治疗时间，减少后遗关节痛。本法治疗具有功能齐全、取穴方便、取穴少之优点。

丘　墟

1. 针刺法

[**方法**] 常规消毒患侧穴位皮肤，用 1.5 寸不锈钢毫针，直刺入穴位 1 寸左右，待患者局部有酸、麻、沉、重、胀的感觉后，行捻转泻法，留针 30min，每 10min 行针 1 次，幅度由小到大，同时配合红外线照射。每日 1 次，5 次为 1 个疗程。

[**疗效**] 冯建平治疗 52 例，痊愈 46 例，好转 6 例，总有效率为 100%。

2. 水针法

[**方法**] 常规消毒穴位局部皮肤，若肿胀不明显者，用 5ml 无菌注

射器连接 6 号针头，抽取 2% 的普鲁卡因 2ml 与当归注射液 2ml 混合，将针头快速刺入 1.5 寸左右，轻轻旋转针头，待有酸麻胀痛等针感时，抽吸无回血后注入 1.5ml 即可。对于肿胀明显者，除穴位注射外，需在肿胀处加局部注射，用药量一般为 1.5ml。每日注射 1 次，连续 3 次为 1 个疗程。

[疗效] 彭光亮共治疗 100 例，1 次治愈 62 例，2~3 次治愈 30 例，好转 8 例，总有效率为 100%。

[评析] 丘墟穴为足少阳胆经原穴，具有疏经止痛、活血化瘀的作用，是治疗踝关节肿痛的常用穴。当归具有养血活血、化瘀生新之功，普鲁卡因局部应用，能提高痛阈，迅速缓解疼痛。巨刺既不损伤原病灶，又可强刺激，治疗对应部位关节肿痛。

【参考文献】

[1] 杨利华．缪刺治疗急性踝关节扭伤 45 例 [J]．中国中医药科技，2012，19（2）：106．

[2] 赵海洲．针刺养老穴治疗急性踝关节扭伤 320 例 [J]．武警医学，1995，6（2）：102．

[3] 陈大隆，张时宜．针刺睛明穴治疗踝关节扭伤 18 例观察 [J]．针灸临床杂志，1998（7）：43．

[4] 周新华．18 例急性踝扭伤的治疗 [J]．浙江中医杂志，1993（5）：214．

[5] 贾朝先．透穴治疗踝关节痛 68 例 [J]．中国针灸，1996（4）：52．

[6] 喻喜春．刺络放血治疗踝关节软组织损伤 33 例 [J]．山西中医，1987（6）：35．

[7] 周庆铎．穴位快速注射治疗急性腰踝扭伤 184 例 [J]．中西医结合杂志，1990（5）：294．

[8] 杨贤海．针刺大陵穴治疗踝关节损伤 [J]．中国针灸，2010，30（2）：106．

[9] 黄义专．针刺小节穴、大陵穴配合运动治疗急性踝关节扭伤 [J]．四川医学，2015，36（5）：684–686．

［10］牟治修. 针刺阳池穴治疗急性踝关节扭伤 31 例［J］. 中国针灸, 1985（6）：8.

［11］李成, 陆伟慧, 徐静艳. 上下交叉取穴法治疗踝关节扭伤［J］. 中国针灸, 2011, 31（10）：918.

［12］刘思赤, 葛桂敏. 针刺阳池穴治疗急性踝关节扭伤［J］. 航空军医, 2000, 28（1）：42.

［13］潘庆兵. 缪刺阳池穴治疗踝关节扭伤 56 例［J］. 上海针灸杂志, 2014（4）：366.

［14］孙玉凤, 林珊, 张秀华. 针刺外关治疗踝关节扭挫伤 52 例［J］. 黑龙江医学, 1999（2）：68.

［15］张应勤. 针刺外关穴治疗急性踝关节扭伤的观察［J］. 针灸学报, 1988（2）：15.

［16］赵树玲. 独取环跳穴治疗外踝部疼痛［J］. 中国针灸, 1996（3）：8.

［17］徐文博. 肘运环跳治疗踝关节扭伤 30 例［J］. 山东中医杂志, 1997（12）：555.

［18］黄永昌, 桑曜. 针刺阳陵泉治疗踝扭伤［J］. 四川中医, 1985（12）：51.

［19］戴启斌. 针灸治疗急性外踝扭伤 56 例［J］. 中国中医药现代远程教育, 2009（12）：234.

［20］何新芳, 胥海斌. 运用阳陵泉穴治疗外踝关节扭伤 46 例［J］. 江西中医药, 2006, 37（5）：42-43.

［21］周宝福, 张秋良. 针刺加 TDP 照射悬钟治疗踝关节扭伤［J］. 中国针灸, 2003（1）：34.

［22］胡德金, 胡丹云. 悬钟穴临床应用举隅［J］. 光明中医, 2009, 24（12）：2358-2360.

［23］尹怡红. 封闭悬钟穴治疗急性踝关节扭伤 75 例［J］. 人民军医, 1991（10）：79.

［24］冯建平. 单用丘墟穴治疗踝关节外侧副韧带损伤［J］. 针灸临床杂志, 2003（5）：40.

［25］彭光亮. 穴位注射丘墟治疗踝关节扭伤 100 例［J］. 中国针灸, 2001（5）：294-295.

第二节 落枕

落枕又称"失枕""失颈",是指患者颈项部强痛、活动受限的一种病症,主要由项部肌肉感受寒邪或长时间过分牵拉而发生痉挛所致。多见于成年人,中、老年患者,落枕往往是颈椎病变的反映,且易反复发作。西医学的颈肌劳损、颈肌风湿病、颈部扭挫伤、颈椎退行性变,以及颈椎小关节滑膜嵌顿、半脱位或肌肉筋膜的炎症等疾病所引起的颈项强痛、活动障碍,可参考本节治疗。

中医学认为本病多由睡眠姿势不当,或枕头高低不适,引起颈部气血不和、筋脉拘急而致病。也可由颈部扭伤或风寒侵袭项背,局部经气不调而致。

典型的临床表现是,一般多在早晨起床后,突感一侧颈项强痛,不能俯仰转侧,疼痛可向同侧肩背及上肢扩散。检查时,局部肌肉痉挛,压痛明显,但无红肿。若痛在项背,头部俯仰受限,项背部压痛明显者,病变以督脉、太阳经为主;若痛在颈、臂,颈部不能左右回顾和向两侧偏斜,颈侧部压痛明显者,病变以少阳经为主。

列 缺

1. 针刺法

[方法] 常规消毒患侧穴位,用 28~30 号 1 寸毫针,向上快速斜刺入穴位,进针约 0.5~0.8 寸深,给予强刺激量的提插捻转手法,留针 10min,并嘱患者配合做颈部活动,边捻转边让患者做主动转头、颈运动,头颈部尽量向左右转动,下颌朝左右肩平行方向靠近,转动动作要缓慢,以患者能接受为度。每日 1 次,一般 1~3 次即获愈。

[疗效] 徐渭校运用本法治疗 35 例,1 次治愈 10 例,2 次治愈 16 例,3 次治愈 9 例。吕景山等运用本法治疗 60 余例,均获满意疗效。李鸿霞治疗 21 例,24h 内治愈率为 95.2%,疗效显著。

2. 指掐法

[**方法**] 患者取坐位，双手平伸且充分暴露穴位，医者用右手拇指重掐患侧穴位（若病重者可同时按掐双侧穴位），用强刺激手法，以局部产生酸、麻、胀感并向上肢放射为宜，同时嘱患者转动颈部，直至转动自如而疼痛消失为止。

[**方法**] 吕景山等治疗本病，临床效果颇佳。

[**评析**] 列缺穴为手太阴肺经络穴，又为八脉交会穴，通任脉，"头项寻列缺"，有疏通络脉病变的功效。研究表明，针刺列缺可有效增宽椎动脉的血管内径，提高收缩期血流峰值、每分血流量，从而改善椎动脉的供血强度。现代医学研究证明，手部穴位含有丰富的神经末梢，灵敏度强，通过刺激释放神经递质可使大脑皮层受抑制，降低大脑皮层对疼痛的感觉，从而提高疼痛阈值，阻断痛觉的恶性循环，达到镇痛的目的。

三　　间

针刺法

[**方法**] 患者取端坐位，手放在桌上，取 1.5 寸毫针，消毒皮肤后，直刺入三间穴 0.8~1 寸，患者有酸、胀、麻的感觉即为得气，连续行捻转提插泻法，强刺激 1~2min，同时令患者做颈部左右旋转、前后活动，动作由慢到快，幅度由小到大。颈部疼痛缓解、活动自如后，于疼痛处施一指禅推、滚、点、按、揉、拿等手法，一般针刺推拿后症状多可消失，仍感酸痛牵引者可再行针数次。

[**疗效**] 邹勇治疗 180 例，1 治疗痊愈 165 例，显效 15 例，有效率为 100%。

[**评析**]《灵枢·经筋》篇："手阳明之筋……其直者，从肩上颈。"其病则"当所过者支痛及转筋，肩不举，颈不可左右视。"三间穴为手阳明经五输穴之输穴，《难经·十八难》载："输主体重节痛。"即输穴有较强的活血、疏通经络和止痛作用。若针刺同时，令患者缓慢活动颈部，可使痉挛的筋肉得到放松，颈椎关节自然复位，尤其对功能障碍严重者效果满意。

阳 溪

指压法

[**方法**] 医者以左手抬起患者手腕下部（患者取坐位），用右手拇指尖掐压穴位，左右穴位交替掐压，指力从小逐渐加大，以有明显的酸、胀感为度，同时嘱患者配合活动其颈项部。每日1次，3次为1个疗程，疗效肯定。

[**疗效**] 吕景山等治疗多例，效果满意。

[**评析**] 阳溪为手阳明大肠经穴，其支脉沿颈部上行，与足太阳膀胱经相接，根据"经络所过，主治所及"的理论，指揉阳溪穴，可达到舒通经脉、缓急止痛的目的。此外，操作中取穴的准确性、手法的力度以及患者颈部活动配合的情况，三者有机地结合，可以使紧张的颈肌得以缓通，痉挛的经脉得以畅达，经通脉和，其病自愈。

合 谷

针刺法

[**方法**] 患者取坐位或仰卧位，常规消毒穴位局部皮肤后，用26~30号3寸毫针，快速垂直刺入穴位，给予强刺激手法，得气后留针10~20min。颈项右转受牵掣和疼痛者，针左侧穴位；颈项左转受牵掣和疼痛者，针左侧穴位；颈项左右转动和屈伸均困难者，针双侧穴位，并直刺透至后溪穴。若疗效尚不明显者，可加刺大椎穴，一般即可获效。

[**疗效**] 归成治疗500例，1次治愈225例，2~3次治愈270例，无效5例。

[**评析**]《灵枢·经筋》篇："手阳明之筋……其直者，从肩上颈。"其病则"当所过者支痛及转筋，肩不举，颈不可左右视。"合谷穴为手阳明经原穴，临床实践证明该穴有较强的活血、疏通经络和止痛作用。

手 三 里

1. 针推法

[**方法**] 患者取坐位，消毒患侧手三里穴后，先以 1.5 寸毫针，快速直刺进针 1~1.2 寸，得气后用提插泻法运针，同时嘱患者前后、左右缓慢活动颈部，每次运针 1min，隔 5min 运针 1 次，留针 15min。行针后，医者需以揉捻等手法，放松患者颈肩部肌肉，再用拿法拿风池、肩井、天宗等穴位，继以手法斜扳颈部，左右各扳 1 次，以拍法结束，每次 15min。每日 1 次。

[**疗效**] 元锋国治疗 81 例，临床治愈 76 例（其中 1 次治愈 70 例），显效 5 例，总有效率为 100%。

2. 针罐法

[**方法**] 取坐位，暴露颈项、肩背部，常规针刺手三里后，再用闪火法拔火罐于患侧锁骨下、肩井、大椎、风门穴处，留罐 15~20min，以罐内皮肤潮红或有紫红瘀斑为好，避免产生水疱。

[**疗效**] 关健美治疗 45 例，治愈 36 例，显效 6 例，有效 3 例，总有效率为 100%。

3. 针刺法

[**方法**] 常规消毒双侧手三里皮肤后，用 1.5 寸毫针对准穴位快速刺入，针尖向肩颈方向，行提插捻转手法使局部产生酸胀沉重感，行针施予泻法，针感以患者能耐受为度，留针 10min，其间行针 3~5 次。同时，令患者缓慢、轻柔地做头部运动，症状减轻后分别做左右倾、前后仰等能忍受的活动，并保持在最大幅度处 5s。然后做顺、逆时针方向旋转 10~20 次，逐渐增大幅度。运动治疗至患者颈部活动自如，疼痛缓解即可出针。每日 1 次，3 天为 1 个疗程。

[**疗效**] 罗晓英等治疗 46 例，1~2 次治愈 33 例，3 次治愈 11 例，6 次治愈 2 例，总治愈率为 100%。

[**评析**] 手三里为手阳明大肠经穴，其支脉沿颈部上行，与足太阳膀胱经相接。根据"经络所过，主治所及"的理论，通常用于治疗颈臂麻痹痛、肘挛不伸等病。

丰　隆

针刺法

［**方法**］常规消毒穴位局部皮肤后，用毫针快速刺入穴位 1.5~2 寸，当有酸、麻、胀感产生时，可持续捻转毫针 1~2min，强度以患者能耐受为度，同时嘱患者缓慢以从小到大的幅度活动项部，留针 20min，其间再运针 1 次。

［**疗效**］叶明柱治疗本病，均取得满意效果。

［**评析**］落枕，主要由于睡眠姿势不当，或局部受寒，以致项部经气失和而发生。《灵枢·经脉》篇说："足阳明之别名曰丰隆……其别者，循胫骨外廉上络头项，合诸经之气……"因此，针刺丰隆穴，可以起到疏调项部经气的作用，故临床用治落枕疗效迅速而明显。

少　泽

点按法

［**方法**］患者取坐位，医者用大拇指点按少泽穴，施予泻法，刺激由轻至重。同时嘱患者做颈部左右旋转及前后活动，一般可即刻缓解症状。

［**疗效**］李兴琼治疗 100 例患者中 1 次治愈者 60 例，其余 40 例经再次点按后症状消失。

［**评析**］落枕是由于颈项部肌肉痉挛，经络不通，气血阻滞所致。颈项部为手太阳经所过，少泽为太阳经之井穴，故点按手太阳经之井穴，可达到疏通颈项部经络气血的作用。

后　溪

1. 针刺法

［**方法**］常规消毒患侧穴位皮肤，用 1 寸毫针快速直刺入 0.8 寸左右，得气后用泻法捻转毫针 1~3min，同时令患者做左右摇头动作。待患者自觉颈项转动轻松、疼痛有所减轻或直至消失时，徐徐退出毫针，

不按针孔。一般治疗 1~2 次即可奏效。

[**疗效**] 杨富华治疗 54 例，治愈 33 例，好转 19 例，无效 2 例。张玉珍治疗 48 例，痊愈 36 例，显效 12 例。黄锡婷等加用落枕穴治疗 72 例，痊愈 60 例，显效 9 例，有效 3 例，总有效率为 100%。

2. 电针法

[**方法**] 患者取坐位并两手握拳，消毒双侧穴位后，用毫针快速刺入 0.3~0.5 寸，施行强刺激手法，使患者有酸、麻、胀感，然后接通脉冲直流治疗机，强度以患者能耐受为限，每次 15~20min。每日 1 次，一般 1~2 次即可获效。

[**疗效**] 马辉明共治 215 例，1 次治愈 163 例，2 次治愈 38 例，3 次治愈 14 例。

3. 针罐法

[**方法**] 常规消毒患侧后溪穴后，用 0.35mm×40mm 不锈钢针向劳宫方向刺入 1 寸左右，得气后快速捻转，行平补平泻手法，同时嘱咐患者头部做缓慢前后、左右活动，尤向受限方向多活动。留针 30min，每 5min 行针 1 次，至患者颈部疼痛缓解即可出针。出针后在大椎穴拔一大号火罐，10min 后起罐。

[**疗效**] 陈跃芳治疗 40 例，1 次而愈者 29 例，2 次而愈者 7 例，最多 5 次而愈。

[**评析**] 后溪为手太阳小肠经输穴，多用于治疗肢节酸痛，"经脉所过，主治所及"。后溪穴又是八脉交会穴，通督脉，督脉病则脊强，故后溪针之可疏通项背部经气，宣通气血，解痉镇痛而起效，正如《灵枢》说："项痛不能仰，刺足太阳，不可以顾，刺手太阳也。"《针灸大成》则更明确指出："后溪穴主治颈项强。"针刺后溪穴治疗落枕疗效确切，简单易行，患者痛苦小，易于接受，值得临床推广应用。

养　老

针刺法

[**方法**] 常规消毒健侧穴位皮肤，用 28~30 号 1 寸毫针，向肘方向快速刺入 1~1.5 寸，行捻转提插之泻法 1~2min，使患者产生强烈

的酸胀针感，并向肘、肩、颈和腰部放散，留针 20min，留针期间行针数次。同时令患者慢慢活动颈部，左右旋转，反复多次。每日1次。

[**疗效**] 张林昌等治疗 108 例，治愈 104 例，好转 3 例，无效 1 例。王登旗治疗 75 例，痊愈 73 例，显效 2 例。王守平治疗 368 例，1 次治疗痊愈 281 例，2 次治疗痊愈 82 例，3~5 次治疗痊愈 5 例。

[**评析**] 养老为手太阳小肠经郄穴，该经脉上肩，绕肩胛，交大椎，连颈项，阳经郄穴善于通经止痛，故用针刺养老治疗落枕效果好。养老穴所在部位皮肤由前臂内侧皮神经支配，深部的肌肉由桡神经支配，这两条神经均是臂丛神经分支，因为深刺时针感才能传至肩部，而浅刺时不能传导，故针刺时当进针较深才妥。

天　　宗

指压法

[**方法**] 患者取坐位，医者用一拇指端或屈曲的拇指指间关节桡侧，在患侧的穴位上做指揉法，先轻揉 1~2min，再逐渐加大指力按揉，直至局部酸、麻、胀、痛等得气感明显为度。同时，嘱患者配合做颈部的前后、左右及旋转活动，其幅度由小渐大，持续 2~3min，使酸胀的感觉向患处扩散。局部还可再施以适当的推拿手法，如揉法、一指禅推法、滚法、摇法、扳法等，并可配合按拿风池、风门、肩井等，最后再轻揉穴位 1~2min 结束。若不愈者，可如法再指揉健侧天宗穴。

[**疗效**] 王道全治疗多例落枕患者，每日 1 次，一般均为 1 次即可获效。邱焱等治疗 47 例，临床治愈 38 例，好转 9 例，有效率为100%，多数 1 次即愈。

[**评析**] 天宗穴属于太阳小肠经，该经脉上肩，绕肩胛，交大椎，连颈项。患者因风寒湿邪袭表，导致颈项经气瘀阻不通而痛。《素问·举痛论篇》云："寒气客于背之脉，则脉泣，脉泣则血虚，血虚则痛。其注于心，故相引而痛，按之则热气至，热气至则痛止矣。"故点揉天宗有效。

天　柱

针刺法

[**方法**] 患者取坐位，常规消毒局部皮肤后，医者用 28~30 号 1 寸长毫针，快速直刺入穴位，待患者产生酸、麻、胀感等得气感觉后，用重刺激手法施行泻法，力求局部酸麻胀等针刺感觉扩散到后头部，留针 20~30min，每隔 10min 行针 1 次。每日 1 次，一般针 1~3 次即获效。

[**疗效**] 吕景山等共治 150 例，效佳。

[**评析**] 本穴位于项后，而项后是足太阳经在背部两侧线开始的分支部，足太阳主“筋所生病者”，行于项后，故对落枕等疾病，有疏风解表、舒筋活络的作用。

承　山

指压法

[**方法**] 患者取站立位，医者用两手拇指同时按压健侧穴位，每次约 5~10min，手指的压力以患者能忍受为度。同时嘱患者配合活动颈部，做左右、前后、俯仰、旋转等方向活动，频率由慢到快，幅度由小到大。轻者按压后多可立即见效，重者 3h 后再重复按压，每日 2 次。

[**疗效**] 高家亮治疗多例，均获显著效果。

[**评析**]《黄帝内经》云：“故善用针者，从阴引阳，从阳引阴，以右至左，以左至右……”承山穴位于足太阳膀胱经别出后颈的支脉上，“上病取下”，按压此穴具有疏通经脉、柔筋活络之功。本法简便易行，疗效可靠，诚为佳法。

昆　仑

针刺法

[**方法**] 常规消毒患侧昆仑穴皮肤后，医者右手持 1 寸不锈钢毫针，快速直刺入穴位 0.3~0.5 寸，采用提插捻转手法，得气后小指抖动 3 次

为度，出针，用棉球轻按针孔。同时嘱患者开始小幅度做前屈、后仰、侧屈及旋转颈部活动，一般宜向痛甚方向活动，运动幅度逐渐加大。每天 1 次，一般治疗 1~3 次。

［疗效］赵新平等治疗 55 例，痊愈 50 例，好转 4 例，未愈 1 例，总有效率为 98.18%。李芃柳治疗 32 例，1 次而愈 21 例，2 次而愈 9 例，好转 2 例。

［评析］《灵枢·五邪》："肩背颈项痛，时眩，取之涌泉、昆仑。"针刺足太阳膀胱经昆仑，可以激发经气、调整气血，使颈部经络疏通，起到柔筋止痛的作用。

申　脉

针刺法

［方法］常规消毒患侧穴位后，用毫针快速刺入 2~5 分深，给予强刺激，得气后捻转毫针，针感先传至足小趾端，略提针使针感向下传导，约 5min 捻转 1 次，留针 15~20min。每日 1 次。

［疗效］赵裕廷等共治 125 例，1 次治愈 68 例，2 次治愈 31 例，3 次明显好转 26 例，全部获效。

［评析］申脉属足太阳膀胱经腧穴，膀胱经分布于头项部，且本穴主治阳跷脉病症，阳跷脉"沿髀胁上肩"，正所谓"经脉所过，主治所在"，故申脉穴对于落枕有很好的治疗作用。

内　关

1. 指掐法

［方法］患者患侧前臂平伸，医者用一手拇指掐压内关穴，同时中指或食指抵于外关穴（要求两者同时相对用力），掐压 1~2min，力量由轻而重逐渐增加，使其压力从内关透达外关穴，患者局部有酸、胀、麻、热感或有上传的感觉。在掐压过程中，嘱患者做颈部的左右旋转、前屈后仰等自由活动。一般在 1min 左右，患者症状会明显减轻或消失；少数症状缓解不明显者，可在疼痛部位再次点压，并在颈部简单地理筋分筋。

［**疗效**］周用浩等治疗 72 例，1 次治愈 34 例，2 次治愈 22 例，3 次治愈 11 例，无效 5 例。张合县治疗 47 例，全部治愈。王松彪治疗 86 例，治愈 71 例，好转 15 例。

2. 磁圆针按压法

［**方法**］左手托患侧腕部，右手持"T"形磁圆针具，以磁圆端按压内关穴，同时嘱患者活动颈部，做前倾、后仰、左右转动等动作。每日 1 次，3 天为 1 个疗程。

［**疗效**］郭建山治疗 60 例，1 次治愈者 32 例，2 次治愈者 17 例，3 次治愈者 11 例。

［**评析**］内关为手厥阴心包经络穴，因心包经脉别行手少阳三焦经，通颈项，故可治疗落枕。

大　　陵

针刺法

［**方法**］患者取坐位，将患侧上肢平放于桌面上，取 28 号 2 寸毫针，毫针与皮肤呈 45° 角，从大陵穴刺向劳宫穴 1.5 寸左右，得气后多采用泻法，边运针边嘱患者活动颈部，或以手揉按患部，一般仅刺患侧大陵穴，不愈者再刺对侧。每日 1 次。

［**疗效**］王远华治疗 250 例，全部治愈，其中治疗 1 次获愈 172 例，治疗 2 次获愈 71 例，治疗 3 次获愈 6 例，治疗 4 次获愈 1 例。

［**评析**］针刺大陵穴治疗落枕，是经验取穴。在针刺大陵穴时，需向掌心方向斜刺才能获得理想的针感，从而获得好的疗效。在针刺治疗时，若同时涂擦正骨水，并按摩患部，能明显提高疗效。

液　　门

1. 针刺法

［**方法**］患者取坐位，常规消毒患侧穴位后，用 28~30 号 1.5 寸毫针，从液门穴快速进针，沿皮下软组织透向中渚穴，刺入 1 寸许，待患者有明显酸、胀、麻、重等感觉后，施行大幅度的提插捻转手法，以患者能忍受为度，留针 15min，隔 5min 捻针 20~30s，同时嘱患者活

动颈部，幅度由小到大。每日 1 次。

[**疗效**] 熊沅清治疗 118 例，1 次治愈 56 例，2 次治愈 17 例，3 次治愈 5 例，余经 4~14 次治疗均获愈。王胜等治疗多例，效果满意。

2. 针推法

[**方法**] 患者取坐位，两手放松置于膝关节之上，常规消毒后，用 1.5 寸毫针斜向腕关节方向，刺入患侧液门 0.8~1.2 寸，得气后行捻转提插泻法，强刺激 1min 左右，同时嘱其向疼痛方向转动颈部。行针后于颈部痛处施一指禅、推、拿、点、按、揉、擦等手法 5min，再行前述强刺激行针。行针与推拿交替进行 5 次，共 30min，1 次 / 日。嘱患者注意适当活动颈部与保暖。

[**疗效**] 毛永才治疗 63 例，痊愈 49 例，有效 14 例，总有效率为 100%。张瑞美治疗 100 例，治愈 99 例，显效 1 例，总有效率为 100%。

[**评析**] 颈肩部侧面为少阳经脉和少阳经筋所布，深刺少阳经穴液门兼有透刺中渚之妙，一针担二穴具有较强的疏通少阳经气之功，以达舒筋活络、解痉止痛之效。

中 渚

1. 针刺法

[**方法**] 消毒健侧穴位皮肤后，用 28~30 号 2 寸毫针，针尖朝上快速刺入穴位，进针 1 寸左右，得气后施行强刺激量的提插捻转手法，尽量使针感向上传导。同时让患者逐渐旋转其颈项，做前俯后仰的动作。间歇 1min 后再依法运针，如此反复，直至活动自如。每日 1 次，一般 1 次多可获愈。

[**疗效**] 胡伟勇治疗 1 例，1 次获效。

2. 指压法

[**方法**] 患者取坐位，医者右手拇指按压患侧的穴位，并用食、中指在掌侧相对用力紧捏（拿），以患者有明显的酸、麻、胀感，并向上肢传导为度。同时嘱患者活动颈部，幅度从小到大，直至活动自如、疼痛消失为度，每次 1~2min。每日 1 次。

[**疗效**] 易道龙治疗 20 例，1 次治愈 17 例，2 次治愈 2 例，显效

1 例。刘海飞运用此法治疗 80 例，1 次痊愈 61 例，2 次痊愈 13 例，3~4 次痊愈 6 例，总有效率达 100%。

[**评析**] 手三阳经均上行于颈项之处，而手少阳经居三阳之中，落枕多为此经受伤所致。中渚穴为手少阳三焦经之输穴，是手少阳经气所注之处，针之可调节、疏通本经之经气，而达理气和血、祛风舒筋之功。经气通则气血和，筋脉柔则疼痛止，使病痊愈。

阳　　池

针刺法

[**方法**] 患者取坐位，双上肢平放于桌上，常规消毒，取毫针斜刺进针，针尖朝向肘部方向，刺入深度约 15~20mm，用捻转泻法，刺激稍强，留针 10min，间歇运针 2 次，同时嘱患者做颈部左右及前后活动。一般可即刻缓解症状。

[**疗效**] 鄢路洲治疗 50 例，1 次治愈者 45 例，其余 5 例次日再针刺后症状消失。陈明玉治疗 100 例全部治愈，1 次治愈 60 例，其余 40例针 2 次后症状基本消失，3 次后症状全部消失。

[**评析**] 落枕是由于颈项部肌肉痉挛、颈项部经络气血阻滞所致。颈项部为手太阳经、督脉、足少阳经所过。阳池穴为手少阳经之原穴，因手少阳经在秉风穴与手太阳经相交会，在大椎穴与督脉相交会，在肩井穴与足少阳经相交会，故针刺手少阳经原穴——阳池可达到疏通颈项部经络气血的作用。

外　　关

1. 针刺法

[**方法**] 常规消毒患侧穴位后，用 1.5 寸毫针针尖向上，快速刺入0.5~1 寸深，得气后施行提插捻转之泻法，刺激量宜大，力求"气至病所"，留针 20min，其间行针 2~3 次，每次 1min，并嘱患者配合做颈部左右旋转、前后活动。每天 1 次，一般 3 次左右即愈。

[**疗效**] 何玲治疗多例，效佳。衣振云治疗 168 例，1 次治愈 99 例，2 次治愈 59 例，3 次治愈 10 例。张华平治疗 128 例，1 次获愈 120 例，

2 次获愈 7 例，3 次获愈 1 例。

2. 指掐法

[方法] 医者将右手拇指指端按在穴位上，做左右旋转掐按，同时嘱患者将该侧上肢的关节、肌肉充分放松，并缓慢地转动颈部。指掐一侧穴位 5min 后，再换另一侧穴位，一般均 1 次治愈。

[疗效] 施润竹治疗 35 例，全部 1 次治愈。

[评析] 外关穴属手少阳三焦经穴位，"经脉所过，主治所及"。《素问·调经论篇》："巨刺者，刺经脉，左痛刺右，右痛刺左。"选用巨刺外关穴治疗落枕，可起到疏通经络、活血镇痛之效。透穴针感强，故行针时应适可而止，以防晕针。

支　　沟

针刺法

[方法] 常规消毒对侧支沟穴皮肤，选用 1.5 寸毫针，直刺进针 0.5~1 寸，待得气后，针尖向手掌心方向行针，行大幅度提插捻转泻法，持续行针 2~3min，留针 20~30min。留针期间，根据情况行针 1~2 次，行针时嘱患者深呼吸并配合活动颈项，向受限方向活动。

[疗效] 吴瑶治验 1 例，1 次即愈，起针后疼痛即止，颈项活动自如。

[评析] 支沟穴属手少阳三焦之经穴，针用泻法旨在疏通经络、调畅气机，可达调气、理气、行气之功，使三焦气机调畅，导引原气出纳运化复常，气血运行通畅，通则不痛，针到病除。笔者认为，得气后针尖向手掌心方向行针为逆经而刺，意在逆经为泻，通经行气力量更强，使经气宣通，通则不痛。

风　　池

1. 针刺法

[方法] 常规消毒穴位局部，用 28~30 号 2 寸毫针，快速刺入 1 寸左右，有酸、麻、胀、重等针感后，留针 30min，期间可行针 1~2 次。

[疗效] 钟云朋治疗本病，一般起针后多即可奏效。吕士琦治疗

（加 TDP 照射）54 例，1 次治愈 34 例，2 次治愈 12 例，3 次治愈 8 例。

2. 悬灸法

［**方法**］患者取正坐位，医者用点燃的艾条对准双侧穴位进行熏灸，以患者略感皮肤有温感的距离为佳（约距 0.5~1 寸），使患者局部有温热感而无灼痛，一般每穴灸 3~5min，至皮肤稍稍呈红晕为度。

［**疗效**］陈运宏治疗落枕，一般 1 次获效。

3. 指针法

［**方法**］患者端坐，医者用一拇指取同侧风池穴施予指针疗法，用力由轻渐重，患者可有酸、麻、胀、热感觉，点压过程中同时向上牵引颈项部。然后令患者下颌微收，颈椎无屈曲、伸展及侧屈，固定肩胛骨防止躯干旋转，同时做主动结合被动的旋转颈项部，先患侧后健侧，逐渐摆动至 60°，每侧操作 3~5 次。患者颈部自然前屈，医者立于患者身后，一手固定患者躯干，一手置于患者后枕部，令患者用最大力量做颈部后伸至中立位，如此反复操作 10 次。最后用轻柔的拿法、揉法施术于患处，结束治疗。

［**疗效**］曹广亮等治疗 100 例，治愈 88 例，显效 12 例。

［**评析**］本症多是因为姿势不正，引发颈项一侧少阳经脉的气血运行失畅所致，通利少阳经脉当为治疗首要。风池穴为足少阳经、阳维脉交会穴，故刺激该穴能起通利少阳经脉的作用，具有温经络、行气血之功。

肩　　井

针刺法

［**方法**］嘱患者取端坐位，常规消毒肩井穴，医者持 30 号 1.5 寸毫针，快速刺入 0.5 寸许（切不可深刺，以免伤及肺尖），行捻转手法之泻法，得气后留针 30min 左右，再配以红外线照射患部（以患者感到有温热感而不灼痛为度）。隔 10min 左右再以捻转泻法行针，时间约 1min，加强得气感，刺激量以能忍受为度。取针后，嘱患者稍活动颈部。每日 1 次。

［**疗效**］吕景山等治疗多例，轻者 1~2 次即愈，重者 3~4 次症状即

可消失。刘蓉治疗 48 例，1 次治愈 30 例，2 次治愈 12 例，3~4 次治愈 6 例，治愈率为 100%。

［**评析**］本病属颈部伤筋，颈肩部侧面为少阳经脉与少阳经筋所布，肩井穴为手足少阳经与阳维脉交会穴。阳维主阳主表，用泻法针刺肩井穴具有祛风散寒、舒筋活络、解痉止痛之功，配以红外线照射可增强温经通络、和血止痛之效，体现了中医学"通则不痛"的治疗原则。

阳 陵 泉

针刺法

［**方法**］消毒双侧穴位皮肤，持 28~30 号毫针，以双手进针法将针快速刺入穴位，直刺 1.5~2 寸左右，待局部产生酸、麻、胀等得气感觉后，用提插（紧提慢按）及龙虎交战（先左转 9 次，后右转 6 次）两法，反复交替使用，施行手法时嘱患者活动颈项部，然后留针 20min。每日 1 次。

［**疗效**］赵福成治疗 95 例，1 次治愈 64 例，2 次治愈 18 例，3 次治愈 13 例，总有效率为 100%。刘剑伟等治疗 20 例，1~2 次后痊愈 18 例，好转 2 例。

［**评析**］落枕属筋病范畴，而阳陵泉穴是足少阳经合穴，为八脉交会穴之筋会，可治全身经筋之病，故取其治疗落枕。《灵枢·根结》曰："少阳主三阳之中，属半表半里，为出入的枢纽，故为枢。"枢即枢纽之意，是维持事物正常运行之关键，颈部左右环顾困难者，病多属少阳，因此采用针刺阳陵泉穴可治疗落枕导致的颈项部左右旋转受限，明显减轻患者的疼痛症状。其作用机制可能是通过神经传入，在脊髓水平抑制痛觉的传递，激活中枢的痛觉调制结构，释放阿片样物质和其他肽类物质。

悬 钟

针刺法

［**方法**］患者坐于靠背椅上，常规消毒后，用 1.5 寸毫针快速刺入穴位皮下，针尖稍向上方进针 1~1.2 寸，待患者产生明显的酸、麻、

胀、沉感时，给予重提慢插之手法 3~5 次。同时嘱患者调平呼吸，慢慢转动其颈部，活动幅度从小到大。然后，施用提插捻转之泻法数次，并用手轻轻按摩患部。留针 30min，隔 10min 依法行针 1 次，以加强刺激，出针时摇大其孔，边摇边出，不按其孔。每日 1 次。

[疗效] 谷瑞起治疗 141 例，针刺 1 次治愈率为 83.3%，好转率为 16.6%。白新敏等治疗多例，疗效显著，一般 1~3 次即可治愈。姜守信（配合按摩）治疗 80 例，痊愈 64 例，有效 13 例，无效 3 例。柴恒彬等治疗 78 例，痊愈 76 例，好转 2 例。杜荣俊治疗 35 例，均针刺 1~2 次痊愈。

[评析] 中医认为落枕一般因为外感风寒，使经筋气血运行不畅，经筋之气阻滞所致。如《灵枢·经筋》篇说："足少阳之筋……维筋急。"悬钟穴属足少阳胆经，又属八会穴之髓会，故针刺悬钟穴可以舒通经络，调和气血，缓解肌肉的痉挛。在行针过程中，加上患者配合头颈活动旋转，即使原有肌肉扭伤或关节囊嵌顿，随着经络通畅、痉挛肌肉的缓解，也可以恢复正常。

承　　浆

针刺法

[方法] 先泻承浆，后刺风府。针承浆穴 3~5 分深，得气后小幅度、快频率捻转，并嘱患者活动颈部。针风府时，针尖要斜向下刺入 0.5~1 寸，得气后行捻转手法。留针 20min，起针后即感疼痛大减，头项可以回顾。翌日继针 1 次，诸症悉除而愈。

[疗效] 威培伟运用本法治疗，效果满意。

[评析] 承浆穴为任脉最后一个穴位，交于督脉，而头项为督脉循行部位，故针承浆有疏通头项部气血的作用。风府为督脉与足太阳经之会，针之可疏风散寒、通经活络。本病乃风寒侵袭筋脉所致，故针刺承浆、风府可愈。《玉龙歌》言："头项强痛难回顾，牙痛并作一般看，先向承浆明补泻，后针风府即时安。"《针灸大成》亦有此记载："头痛项强，重不能举，脊反折，不能回顾，承浆（先泻后补），风府。"

大 椎

针刺法

[**方法**] 患者端坐，消毒后用 28~32 号毫针，针尖朝向患侧斜刺入穴位 0.5~1 寸，得气后尽量使针感传向患侧肩颈部。此时医者可左手按住患侧肩井穴，让患者做最大限度的颈部活动，同时右手捻转毫针 3~4min。症状明显减轻或消失者可出针，若疗效稍差者，则给予温针灸。待出针后，再在穴位处拔火罐，10min 后起罐。每日 1 次。

[**疗效**] 林志苇治疗 62 例，痊愈 56 例，显效 4 例，好转 2 例。孙学东治疗 62 例，痊愈 52 例，显效 6 例，好转 4 例。

[**评析**] 大椎穴位置"在第一椎陷者中"。《针灸大成》指出，大椎穴"主……气注背膊拘急，颈项强不得回顾"。《素问·骨空论篇》云："灸寒热之法，先灸项大椎。"从神经解剖学分析，大椎穴附近有相应的腰背筋膜、棘上韧带及棘间韧带，有棘间皮下静脉丛，布有第 8 项神经后支内侧支。可见针刺大椎穴，有疏通颈肩部经脉、行气活血之功，从而达到"通则不痛"的目的。

水 沟

针刺法

[**方法**] 常规消毒后，先取 0.5 寸毫针，迅速刺入水沟（人中）穴约 3 分深，针尖略向上方刺入，以患者感到较强的胀痛感为宜。再取 2 寸长毫针，迅速刺入后溪穴，针尖应穿过劳宫穴直透合谷穴。体质较好的青壮年，一般用强刺激，留针 10~15min，每 2min 刺激 1 次，可逐次增加刺激强度。在留针期间，配合做颈部的前俯后仰、左顾右盼活动。每日 1 次，3 次为 1 个疗程。

[**疗效**] 余宗南治疗 42 例，治愈 22 例，显效 14 例，好转 6 例。

[**评析**] 水沟乃督脉要穴，而颈部与督脉相通。后溪属手太阳小肠经要穴，而手太阳经从手走头，在肩部有分支与膀胱经相衔接，且后溪又为八脉交会穴，通于督脉。故取水沟配后溪穴治疗颈部急性扭伤，具有扎针少、刺激强、镇痛快、时间久等优点。

【按语】

1. 针灸治疗落枕疗效快而显著，治疗的关键在于局部取穴，强调"以痛为腧"，远端穴位要用强刺激，并令患者配合活动颈项部。

2. 注意保持正确的睡眠姿势；枕头高低适中，枕于颈项部；避免风寒等外邪的侵袭。

【参考文献】

[1] 徐渭校. 针刺列缺疗落枕 [J]. 浙江中医杂志, 1996（4）: 178.

[2] 吕景山, 何树槐, 耿恩廣. 单穴治病选萃 [M]. 北京: 人民卫生出版社, 1993.

[3] 李鸿霞. 列缺穴治疗落枕疗效观察 [J]. 上海针灸杂志, 2011（12）: 843-844.

[4] 邹勇. 针刺三间穴治疗落枕 [J]. 黑龙江中医药, 1999（2）: 37.

[5] 归成. 针刺合谷穴治疗落枕500例 [J]. 广西中医药, 1992（5）: 47.

[6] 元锋国. 针刺手三里穴配合推拿治疗落枕81例 [J]. 吉林中医药, 2003（6）: 39.

[7] 关健美. 针刺手三里配合拔罐治疗落枕 [J]. 中国针灸, 2011（6）: 566.

[8] 罗晓英, 苏霄乐, 苏良喜. 手三里穴配合运动针刺法治疗落枕46例 [J]. 求医问药（下半月）, 2012（11）: 441-442.

[9] 叶明柱. 针刺丰隆治疗落枕 [J]. 上海针灸杂志, 1990（3）: 87.

[10] 李兴琼. 点按少泽穴治疗落枕100例 [J]. 中国中医急症, 2006, 15（1）: 53.

[11] 杨富华. 针刺后溪穴治疗"落枕"54例 [J]. 中国针灸, 1985（3）: 19.

[12] 张玉珍. 针刺后溪穴治疗急性颈部扭伤 [J]. 针灸临床杂志, 1999（3）: 34.

[13] 黄锡婷, 刘世琴. 针刺落枕、后溪两穴治疗落枕72例的体会

［J］．贵阳中医学院学报，2012（7）：174．

［14］马辉明．针刺后溪穴治疗"落枕"215例［J］．中国针灸，1984（5）：23．

［15］陈跃芳．针刺后溪穴加拔罐治疗落枕40例［J］．中国中医急症，2012（7）：1119．

［16］张林昌，杜妍．针刺养老穴为主治疗痛症514例［J］．上海针灸杂志，1998（1）：29．

［17］王登旗．针刺养老穴治疗落枕75例［J］．广西中医药，1995（1）：31．

［18］王守平．养老穴治疗落枕［J］．中国针灸，2000（6）：354．

［19］王道全．指揉天宗穴治疗落枕50例［J］．江西中医药，1992（5）：49．

［20］邱焱，陈金茹．按揉天宗穴为主治疗落枕［J］．针灸临床杂志，2001（9）：31．

［21］高家亮．按压承山穴治疗落枕［J］．四川中医，1992（3）：49．

［22］赵新平，徐宏武．针刺昆仑穴治疗落枕［J］．中医外治杂志，2003（3）：26–27．

［23］李芃柳．巨刺昆仑穴为主治疗落枕32例［J］．中国民间疗法，2010，18（3）：12．

［24］赵裕廷，唐冬平，金爱荣，等．按摩及针申脉治疗落枕125例［J］．内蒙古中医药，1987（1）：26．

［25］周用浩，林青云．指掐内关透外关穴治疗落枕效果好（附72例分析）［J］．新中医，1983（7）：42．

［26］张合县．指掐内关穴治疗落枕［J］．新中医，1979（2）：43．

［27］王松彪．推拿对侧内关穴治疗落枕86例疗效观察［J］．中国医药指南，2011（29）：143–144．

［28］郭建山．磁圆针按压内关穴治落枕［J］．中国民间疗法，1996（5）：16．

［29］王远华．针刺大陵穴治疗落枕250例［J］．浙江中医杂志，2006，41（7）：409．

［30］熊沅清．针刺液门透中渚穴治疗项筋急［J］．中国针灸，1987

（1）：30.

［31］王胜，胡金凤. 针刺液门穴治疗落枕［J］. 中国针灸，1993
（5）：51.

［32］毛永才. 针刺液门配合推拿治疗落枕［J］. 中国社区医师·医
学专业，2011（5）：131.

［33］张瑞美. 液门透中渚针刺配合推拿治疗落枕100例临床总结［J］.
中国社区医师·医学专业，2012（10）：222.

［34］胡伟勇. 针刺中渚穴治验两则［J］. 江西中医药，1987（1）：45.

［35］易道龙. 针刺"落枕穴"治疗落枕［J］. 四川中医，1990（6）：45.

［36］刘海飞. 指压中渚穴治疗落枕80例［J］. 浙江中医杂志，2012
（1）：23.

［37］鄢路洲. 独取阳池穴治疗落枕50例［J］. 中国针灸，2005，25
（7）：482.

［38］陈明玉. 针刺阳池穴治疗落枕［J］. 中国针灸，2007，27（9）：
706.

［39］何玲. 针刺外关穴治疗颈部软组织损伤54例［J］. 陕西中医函
授，1993（4）：29.

［40］衣振云. 针刺"外关"穴治疗落枕168例［J］. 吉林中医药，
1996（6）：17.

［41］张华平. 针刺外关透内关治疗落枕128例［J］. 新中医，1994
（8）：36.

［42］施润竹. 指掐外关穴为主治落枕［J］. 四川中医，1985（10）：45.

［43］吴瑶. 针刺支沟穴治疗急性疼痛验案［J］. 吉林中医药，2012，
32（3）：311.

［44］钟云朋. 针刺风池穴治疗落枕［J］. 四川中医，1985（6）：41.

［45］吕士琦. 针刺风池加TDP照射治疗落枕54例［J］. 北京针灸骨
伤学院学报，1998，5（1）：29.

［46］陈远宏. 火灸风池穴治疗落枕［J］. 四川中医，1987（6）：49.

［47］曹广亮，魏燕. 指针疗法结合运动疗法单取风池穴快速治疗落
枕100例［J］. 中国民间疗法，2013（10）：31.

［48］刘蓉. 针刺肩井穴为主治疗落枕［J］. 中国针灸，1999（10）：

612.

[49] 赵福成. 针刺阳陵泉治疗落枕 95 例初步观察 [J]. 贵阳中医学院学报, 1987 (2): 36.

[50] 刘剑伟, 王芳. 针刺后溪、阳陵泉穴配合运动疗法治疗落枕 20 例 [J]. 中医正骨, 2015, 27 (5): 58-59.

[51] 谷瑞起. 针刺悬钟穴治疗落枕 144 例疗效观察 [J]. 中级医刊, 1990, 25 (10): 60.

[52] 白新敏, 海敏, 路平江. 悬钟穴治疗落枕 [J]. 河南中医, 1993 (6): 280.

[53] 姜守信. 深刺悬钟穴配合按摩手法治疗颈部软组织损伤 80 例 [J]. 针灸临床杂志, 1998 (9): 36-37.

[54] 柴恒彬, 王芝兰. 针刺绝骨穴治疗落枕 [J]. 针灸临床杂志, 2002 (5): 42.

[55] 杜荣俊. 针刺悬钟穴治疗"落枕" [J]. 新药学杂志, 1975 (6): 28.

[56] 咸培伟. 李平运用承浆穴经验举隅 [J]. 辽宁中医杂志, 2010, 37 (8): 1586.

[57] 林志苇. 单穴施灸治验举隅 [J]. 四川中医, 1993 (4): 50.

[58] 孙学东. 针刺大椎穴治疗落枕 62 例 [J]. 北京中医, 1996 (3): 51.

[59] 余宗南. 针刺后溪、人中穴治疗颈、腰急性扭伤 120 例 [J]. 颈腰痛杂志, 1996, 17 (1): 51.

第三节　颈椎病

颈椎病又称"颈椎综合征", 是增生性颈椎炎、颈椎间盘脱出以及颈椎间关节、韧带等组织的退行性改变, 刺激和压迫颈神经根、脊髓、椎动脉和颈部交感神经等, 出现的一系列综合证候群。其部分症状分别见于中医学的"项强""颈筋急""颈肩痛""头痛""眩晕"等病症中。好发于 40~60 岁中老年人。

西医学认为本病是由于颈椎间盘慢性退变（髓核脱水、弹性降低、纤维环破裂等）、椎间隙变窄、椎间孔相应缩小、椎体后缘唇样骨质增生等，压迫和刺激颈脊髓、神经根及椎动脉而致。中医学认为本病因年老体衰，肝肾不足，筋骨失养；或久坐耗气，劳损筋肉；或感受外邪，客于经脉；或扭挫损伤，气血瘀滞，经脉痹阻不通所致。

本病发病缓慢，以头枕、颈项、肩背、上肢等部疼痛，以及进行性肢体感觉和运动功能障碍为主症。轻者头晕、头痛、恶心、颈肩疼痛、上肢疼痛、麻木无力；重者可导致瘫痪，甚至危及生命。其病变好发于颈 5~6 之间的椎间盘，其次是颈 6~7、颈 4~5 之间的椎间盘。颈椎病按其受压部位的不同，一般可分为神经根型、脊髓型、交感型、椎动脉型、混合型等。开始常以神经根压迫和刺激症状为主要表现，以后逐渐造成椎动脉、交感神经及脊髓功能或结构上的损害，并引起相应的临床症状。

颈椎 X 线摄片可见：颈椎体有唇状骨刺突出，小关节及椎间孔周围骨质密度增加，颈椎前突生理曲度消失。

手 三 里

1. 电针拔罐法

［方法］常规消毒双侧穴位，用 28~30 号 2 寸毫针，快速直刺入，待得气后，针尖稍略向上行针，务使针感循经上行，走至颈项部，捻转毫针时嘱患者可左右旋转其颈部，行针 1min 后留针。酌配针刺绝骨穴，得气后留针。然后均接 G-6805 型电针治疗仪，电流强度以患者能忍受为度，通电 20min 后起针。再在颈项部拔火罐 1~2 只。每日 1 次，10 次为 1 个疗程。

［疗效］肖继芳治疗本病，效果满意。

2. 针刺法

［方法］患者取仰卧位，伸臂俯掌，选用 75% 乙醇常规消毒皮肤后，用 1.5 寸针进针，针刺手三里时直刺 0.5~0.8 寸，以局部酸胀沉重，向手背部扩散为度，留针 30min。隔日 1 次，15 天为 1 个疗程。

［**疗效**］杨焕苗等治疗 30 例，治愈 11 例，有效 18 例，无效 1 例，总有效率为 96.67%。

［**评析**］据研究发现，颈项部肌肉的痉挛，可直接对颈部周围的血管、神经产生机械性压迫，影响血液供应和神经传导，进而产生一系列病理、生理变化，引起相应的临床症状，从而导致颈椎病的发生、发展。针刺手三里正是通过缓解肌肉痉挛，使颈部肌肉松弛。其机制是：①缓解颈部肌肉软组织对椎动脉的直接压迫；②缓解对椎体的牵拉、对颈交感神经的压迫或刺激，进而间接地解除对椎动脉的压迫或刺激。

后 溪

1. 针刺法

［**方法**］患者取坐位，消毒对侧穴位皮肤，用 1 寸毫针速刺入后溪穴，得气后给予强刺激手法，施行提插捻转之泻法，留针 20min，期间行针 1 次，嘱患者慢慢做颈部活动。再寻找颈后肩背部肌肉的压痛点，在此痛点的相应颈椎棘突旁 0.5~1 寸，取 1~2 穴下针，针达皮下后，用高频震颤手法，频率达每分钟 200 次以上，行泻法捻转 1~3min。每日 1 次，3 次为 1 个疗程。

［**疗效**］吕景山等运用本法治疗数例，效果满意。任莲芳治疗 100 例，痊愈 86 例，显效 14 例，有效率达 100%。罗琳等治疗 166 例，痊愈 84 例，好转 73 例，无效 9 例，有效率为 94.58%。

2. 透刺法

［**方法**］患者自然握拳，常规消毒局部皮肤后，用 28~30 号 2.5 寸毫针，快速直刺入后溪穴 2 寸左右，向合谷穴透刺，得气后行捻转提插补泻法，使针感向上肢、肩、颈部传导为佳，刺激量以患者能忍受为度。留针 30min，每 10min 行针 1 次，行针时嘱患者摇动颈部，上肢麻痛者活动上肢。可辨证配穴，针后配合颈椎常规牵引。每日 1 次，10 次为 1 个疗程，休息 3 天后再行第 2 个疗程。

［**疗效**］罗广生等治 85 例，治愈 57 例，好转 26 例，未愈 2 例。彭旸等治疗 36 例，痊愈 15 例，有效 19 例，无效 2 例，总有效率

为 94.44%。

3. 电针法

[**方法**] 取患侧后溪及相应病变部位颈椎夹脊穴、肩井穴，常规针刺得气后，接 G6805 电针仪，采用连续波，留针 30min。每日 1 次，10 次为 1 个疗程。

[**疗效**] 杨振轶治疗 30 例，治愈 16 例，显效 9 例，有效 3 例，无效 2 例，总有效率为 93.33%。

[**评析**] 后溪穴是手太阳小肠经的输穴及八脉交会穴。小肠经一分支从缺盆向上沿颈部，且与循行于颈部的经脉，在后溪穴都有交会相通。《难经》曰："输主体重节痛。"后溪穴可治疗小肠经所过的头颈、肩部痛证，因此对于神经根型颈椎病的颈部疼痛，具有解痉止痛的疗效，且效果明显。另外，诸脉之中三阳脉阳气较多，而督脉为阳脉之海，总督一身之阳经，对全身阳经气血起调节作用。后溪为八脉交会穴之一，通于督脉，可调节阳经气血，针刺本穴可以较好地缓解颈肩疼痛、活动受限等临床症状，也可以增加颈部肌肉的力量和柔韧性。

天　　宗

指压法

[**方法**] 患者取坐位，医者用拇指按压天宗穴，手法以按压为主，结合揉法，并横行弹拨皮下反应物，用力应由轻到重，再由重到轻，务必使患者产生强烈的酸、麻、胀、痛等得气感，其感觉一般可传导至上臂部，明显者可沿小肠经传导到小指，揉按时间一般为 3~5min。每日 1 次。

[**疗效**] 韦扬帆等治疗本病，效果满意。

[**评析**]《内经》："手太阳小肠经，从缺盆循颈上颊。"天宗为手太阳小肠经穴，颈椎病患者常见天宗穴压痛明显，并伴有背部板硬感，按压天宗穴治疗颈椎病，对颈背压迫感有明显而快速的改善作用。

听 宫

针刺法

［**方法**］取双侧听宫穴（若一侧疼痛可取单侧），伴颈椎痛及低头或抬头困难者加人中穴，伴肩胛区酸胀者加昆仑穴，上肢麻木者加曲池穴。患者取坐位，常规消毒听宫穴，令患者张口，用28号1寸毫针直刺，得气后用泻法，常规针刺配穴，然后嘱患者活动颈部，留针30min。每日1次，6次为1个疗程。

［**疗效**］李春芳等治疗134例，临床治愈116例，显效10例，有效8例，总有效率为100%。其中治疗1个疗程112例，治疗2个疗程15例，治疗3个疗程7例。

［**评析**］听宫穴属手太阳小肠经穴，具有疏风、定痛之功效，同时手少阳、足少阳和手太阳经脉均在听宫穴交会。经云："太阳主开"，凡外邪袭络，必从太阳经注，听宫传其输也，因此选用听宫为主穴。适当配合手阳明大肠经的合穴曲池以疏通阳明经气，使其扶阳益气、调理气血。督脉是诸阳之会，而任脉及手、足阳明经交会于人中穴，其可汇一身之阳，以通调督脉。足太阳经穴昆仑，用以引气下行。诸穴配合应用，疗效显著。

天 柱

1. 针刺法

［**方法**］患者取俯坐位，常规消毒穴位局部皮肤后，用28~30号2寸长毫针，垂直快速刺入穴位，进针1~1.5寸左右，得气后给予提插捻转2~3min，留针20~30min，针感可根据需要向上传至头部，向下传至肩背及腰部或传至上肢。每日1次。

［**疗效**］欧建文治疗11例，痊愈4例，好转7例，效果显著。吴建华等共治疗68例，痊愈18例，好转48例，无效2例，总有效率为97.06%。

2. 悬灸法

［**方法**］患者取坐位，用1.2cm×20cm清艾条，灸双侧天柱穴，每

次 30~50min。每天 1 次，20 天为 1 个疗程。注意灸穴位处应除去毛发，并防止局部烧伤皮肤。

[**疗效**] 卢松等治疗 66 例，痊愈 38 例，好转 26 例，无效 2 例，总有效率为 96.97%。

3. 水针法

[**方法**] 常规消毒后，用 5ml 注射器抽取复方当归注射液 4ml，进针后当局部出现明显的酸、胀、麻及热等感觉时，回抽若无血，则缓慢推注入药物，一侧穴位 2ml。每天 1 次，每周 5 次，休息 2 天，治疗 2 周为 1 个疗程，治疗 2 个疗程后统计疗效。

[**疗效**] 王惠芳治疗 32 例，痊愈 16 例，好转 15 例，无效 1 例，总有效率为 96.88%。

[**评析**] 天柱穴是太阳膀胱经的腧穴，它能疏通头部太阳经气，有祛风通络、强筋壮骨、活血化瘀、消肿止痛的疗效。针灸治疗椎动脉型颈椎病，可增强局部血运，减轻颈椎对血管的刺激，并能扩张椎 – 基底动脉，增加脑血流量，从而达到使颈椎活动自如、治疗颈椎病的目的。

大　　杼

1. 温针法

[**方法**] 患者取坐位，常规消毒局部皮肤，用 28~30 号 1.5 寸毫针，快速斜刺入穴位 1.2 寸左右，得气后提插捻转 2~3min，使针感尽量向上传至后头部，或向下传至背腰部，或向上肢传导，然后留针 30min 左右。期间取一长 3cm 的艾条，点燃后插在毫针针柄上，施行温针灸，待艾条燃尽换艾条再灸，共换艾段 2 次。每日 1 次，10 次为 1 个疗程。

[**疗效**] 笔者运用本法治疗多例，效果满意。

2. 刺络拔罐法

[**方法**] 患者取坐位，医者先在其穴周上下用双手拇食指向其中央推按，使血液积聚于针刺部位，继之用含 2% 碘酒的棉球消毒穴位皮肤，再用 75% 乙醇棉球脱碘。接着，医者左手拇、食、中指三指夹紧穴位，右手持针（以拇食两指捏住针柄，中指指腹紧靠针身下端，针尖露出 1~2 分），快速点刺入 1~2 分深，随即将针迅速退出。出针后立

即在点刺部位用闪火法拔火罐，以溢血为度，留罐 10~15min，刺激点用消毒棉球封护。隔日 1 次，10 次为 1 个疗程，每疗程相隔 1 周。

[**疗效**]范飞鸿等治疗 146 例，治愈 23 例，显效 98 例，好转 23 例，无效 2 例。

[**评析**]《针灸甲乙经》："颈项痛不可俯仰……大杼主之。"大杼位于项部，为骨会，又是督脉别络于手足太阳之会，而颈椎病为颈椎骨之患，故用大杼可治疗，通过鼓舞督阳，疏经活络，活血化瘀，散寒除湿，以达目的。

膈 俞

针刺合弹拨法

[**方法**]先针刺阳陵泉穴，用强刺激使针感直达足部。出现针感后，弹拨膈俞穴，同时嘱患者上下、左右慢慢活动颈部约 5min。然后配合点、揉、压风池、百会、大椎、肩井穴，每穴 30s。最后拔火罐 10~15min。每日 1 次，10 次为 1 个疗程。

[**疗效**]张黎治疗 134 例，临床治愈 29 例，显效 41 例，好转 61 例，无效 3 例，总有效率为 97.76%。

[**评析**]颈椎病的病变经络主要是手太阳小肠经、足少阳胆经及督脉，故治疗时首取足少阳经的阳陵泉，其为八会穴之筋会，主治经筋之病，可疏通经络、活血祛滞、疏筋利节、止痛解痉。膈俞穴为八会穴之血会，为全身血液精微汇集之处，具有活血祛瘀、行气之功。因膈俞穴又是背俞穴，位于心、肝俞之间，它与主血的心、藏血的肝、统血的脾关系密切，加上其位置又紧邻督脉，刺激可通调督脉，通经活络。从现代解剖分析，膈俞穴位于斜方肌下缘，弹拨时可松解颈肩部紧张的软组织，松解肌痉挛，并可使血液循环增加，改善缺血缺氧，加速某些致痛物质的排出，因而改善症状显著。

阴 谷

1. 针刺法

[**方法**]患者取坐位屈膝，常规消毒穴位皮肤，用 1.5 寸毫针快速

刺入 1 寸左右，得气后留针 30min，期间行针 3 次，捻针时令患者缓慢且大幅度地做颈部左右旋转、侧偏、前后屈伸等活动。出针后，医者在患者颈椎旁压痛明显处或 X 线片显示之病变相应部位，用拇、食二指拿提椎体旁的筋肌数次。隔日 1 次。

　　[疗效] 吴健治 100 例，显效 89 例，有效 8 例，好转 3 例，治疗时间最长为 15 次，最短为 3 次。

　　2. 点穴法

　　[方法] 患者取坐位，医者以双手中指指尖交叉点按双侧穴位，使局部产生酸、胀、麻、痛感，以患者能耐受为度，同时嘱患者缓慢且大幅度地做颈部的活动。然后，让患者自然放松颈部，医者在颈部压痛明显处或 X 线片显示之病变相应部位，用拇食二指拿提斜方肌，快速拿提 10 次后，施顺筋手法以镇静。隔日 1 次，3~4 次为 1 个疗程。

　　[疗效] 吴健共治 41 例，显效 29 例，有效 8 例，好转 4 例。

　　[评析] 独取足少阴肾经的阴谷穴施刺，是本着《灵枢·邪客》"肾有邪，其气留于两腘"及肾经贯脊主骨之意，以"通郁闭之气冲"。经气疏通，肾气恢复正常，肾精生化有源，骨得所濡，增生变性之物则可自行逐渐消退，受压之筋脉则得以松解。同时，在颈椎病变相应部位拿提筋肌，可增强病处的血液循环，改善病变部位的缺氧状态，消除致痛物质，使之达到患部的消炎止痛和解除筋肌的紧张痉挛之功效。当增生之骨无存，受压筋脉松解，症状、体征将随之而消失，颈部的功能活动亦恢复正常。

内　关

　　点按法

　　[方法] 患者端坐，先用按揉法放松患者颈肩部、上背部及患者上肢的肌肉约 6~10min。后令患者伸出右手，掌面朝上，医者左手托其肘部，使患者肩部放松，右手握住患者腕部，拇指在上，轻揉其内关穴约 1min。再嘱患者右手用力握拳，医者拇指加力待患者自觉酸胀后，拇指吸定并嘱其将五指用力伸展。如此反复数次，待其五指能完全伸开，轻揉其内关穴。并用轻柔的手法拿、捏其上肢肌肉。操作结

束后，患者手麻症状基本消失。连续治疗 4 次，每日 1 次，手麻症状未再复发。

[**疗效**] 于全君治疗本病，效果满意。

[**评析**] 西医学认为，引起手指麻木最常见的疾病是颈椎病，尤以神经根型多见，施以颈项部按、揉等手法，可放松颈项部肌肉，减轻因肌肉痉挛而对血管、神经的压迫。内关穴布有前臂内侧皮神经，下为正中神经掌皮支。正中神经感觉支分布于拇指、食指、中指和无名指桡侧半掌面等处皮肤，按揉内关来刺激正中神经，进而调节拇指、食指、中指的感觉障碍，达到治疗麻木的目的。内关穴属手厥阴心包经之络穴，通阴维脉，具镇静、止痛之功。点按内关穴配合手指伸展活动，可畅通手上六经，促进气血运行，从而达到"脉道以通，气血乃行"的良好效果，使筋脉得养，麻木得愈。

液　　门

巨刺法

[**方法**] 常规消毒局部（病在左取于右，病在右取于左），用 30 号 1.5 寸毫针，垂直快速进针 1.5 寸左右，待针下有沉紧感或针刺感向上臂或第 4、第 5 掌骨放射，再提插 5~6 次，待针下疼痛感减轻后，先行右手拇指向后捻转以泻其邪气，再行右手拇指向前捻转以补其正气。在针刺过程中，嘱患者缓慢旋转头颈部及患肢，直至疼痛等症状明显减轻后，留针 30min，按压出针。每日 1 次，每周 5 次，休息 2 天，共治疗 2 周。

[**疗效**] 潘宝健治疗 30 例，治愈 28 例，有效 2 例，治愈率为 93.33%。

[**评析**] 液门穴属于手少阳三焦经之荥穴，通过阳维脉交会于督脉。循经选穴针刺，旨在疏导经气、舒筋活络，达到"通则不痛"的目的。结合西医学，针刺液门穴主要是刺激周围神经，通过神经调节，改善血液循环，消除局部炎症与水肿，促使颈椎间盘及增生组织恢复。巨刺法始见于《灵枢·官针》，其云："巨刺者，左取右，右取左"。通过补虚泻实，扶正祛邪，调节阴阳，从而达到治疗疾病的目的。

中　渚

透刺法

[**方法**] 患者掌心向下，半握拳，常规消毒皮肤后，用针灸针平刺液门穴，透向中渚穴，使产生酸麻胀感，可向前臂放射，针用泻法，在针刺得气后，快速捻转针柄，使患者颈、背、头部有酸胀感，且逐渐扩散，不留针，得气后嘱患者活动患侧颈肩部。1 日 1 次，10 次为 1 个疗程，治疗 20 天。

[**疗效**] 李晓昊等治疗 71 例，临床治愈 19 例，显效 21 例，有效 26 例，无效 5 例，总有效率为 92.96%。

[**评析**] 液门与中渚穴同属手少阳三焦经穴位，三焦经循行从手走头，分布于侧头、项、肩部，临床各种痛证，尤其是年老体衰、经年不愈之痹证，皆有气机不通、原阳不振、血脉不畅之病机存在。顺三焦经循行方向而刺属于补法，加之督脉被疏通，故能使原气畅达，阳气升发，营和卫复，血脉无阻，痛症易消，诸症易除。《席弘赋》曰："久患伤寒肩背痛，但针中渚得其宜"，这是治疗本虚标实的例证。

外　关

1. 针刺法

[**方法**] 常规消毒单侧穴位（交替使用）后，用 28~30 号毫针直刺入穴位，进针 1 寸左右，以针下有阻挡感、沉胀感为佳。然后先行提插 5~6 次，待针下有空虚感后，再行小幅度快速捻转（150 次 /min），同时配合小幅度缓慢提插。在针刺过程中，嘱患者缓慢旋转头颈部及患侧上肢，直至疼痛等症状明显减轻后出针。每日 1 次，10 次为 1 个疗程。

[**疗效**] 董建治疗 108 例，经 3 个疗程后（近期治疗），临床治愈 16 例，显效 51 例，有效 39 例，无效 2 例；经 6 个疗程后（远期治疗），临床治愈 29 例，显效 41 例，有效 36 例，无效 2 例。

2. 电针拔罐法

[**方法**] 患者取坐位，掌心向内，消毒后刺入双侧穴位（配新设

穴），得气后接 G6805-1 型电针机，连续波，通电 20~30min，同时加艾条温和灸，出针后在项背部拔罐 10min。隔日 1 次，5 次为 1 个疗程。

[疗效] 植兰英等治疗 50 例，痊愈 34 例，显效 12 例，好转 4 例，总有效率为 100%。治疗次数最多者为 22 次，最少者为 3 次。

[评析] 外关穴属手少阳经的络穴，手少阳经体表循行分布于上肢外侧、肩背和头面部，外关穴主治病症除本经体表循行分布通路上的病变外，还具有清泻风寒暑湿邪之功，历代医家对外关穴的以上疗效早已有过肯定。如《杂病穴法歌》："一切风寒暑湿邪，头痛发热外关起。"取外关穴治颈椎病，是根据经络学理论选取的最佳穴位，故有良效。

风　池

1. 针刺法

[方法] 常规消毒双侧穴位（风池、夹脊穴）皮肤后，在风池穴处以 1.5 寸针朝鼻尖方向或朝对侧目内眦方向刺入，以针感向头部放射为佳；在夹脊穴处以 30 号 1.5 寸毫针，先直刺 0.8 寸左右，行提插捻转泻法，然后再以 60° 内斜角向脊中刺入 1 寸。行平补平泻手法，得气后留针 20min。每日 1 次，5 天为 1 个疗程，共 3 个疗程。

[疗效] 陆姝帆等治疗 47 例，治愈 12 例，显效 17 例，好转 15 列，无效 3 例。

2. 电针法

[方法] 患者取仰卧位，以 28 号毫针快速刺入双侧穴位，针尖指向对侧风池穴，进针深度为 1 寸，施小幅度高频率捻转补法，以患者自觉颈部麻胀为宜。得气后提插捻转运针，提插幅度为 0.5 寸左右，捻转幅度为 120r/min，行针 2min。然后分别接 G6805 Ⅱ 型电针仪正负极，选择高频低流量输出，强度以患者耐受为度，每次留针 20min。每日 1 次，连续 14 天为 1 个疗程。

[疗效] 吴频霞等治疗（结合高压氧，采用空气加压舱加压，压力为 0.2MPa，面罩吸纯氧时间为 40min，中间休息 10min，1 次 /d）

40 例，临床痊愈 30 例，显效 8 例，好转 2 例，总有效率为 100%。

［评析］风池穴浅层有枕神经与枕动脉，深层有椎动脉，两动脉分支在肌层和硬脑膜处相吻合，刺激该处穴位可以通过动脉系统肾上腺素与胆碱能神经纤维的调节，引起脑血管的收缩与舒张，可显著增加基-底动脉收缩期峰值血流速度，对椎-基底动脉的血管搏动指数有一定影响，使调节颈椎病所致椎动脉血流动力紊乱的效应具有持续性与累积性。

肩　井

1. 电针法

［方法］患者取坐位或俯卧位，采用患侧肩井穴为主，随症加用同侧曲垣、新设、阿是穴。常规消毒后，用 30 号 1.5 寸毫针针刺，以有酸麻胀感为佳。在肩井及新设穴接上电针机，用连续波（频率为 120 次/min），治疗强度以患者最大耐受量为限（初次针灸者宜采用小刺激量，待适应后再逐步加强至耐受量），留针 20min。每天 1 次，5 次为 1 个疗程，以 2 个疗程为限。

［疗效］栗漩等治疗 44 例，痊愈 32 例，好转 12 例，总有效率为 100%。

2. 针刺法

［方法］常规消毒穴位皮肤后，用 28~30 号 2.5 寸毫针，依照《黄帝内经》的浮刺法，从肩井穴横刺斜向颈部，刺入穴位 2~2.5 寸左右，捻转毫针 1min。上提毫针至穴位皮下，再向肩胛部、肩峰部斜刺，然后又提针至皮下再向锁骨透刺，每个方向针刺后均捻转毫针 1min，留针 30min，起针后令患者活动颈项部。每日 1 次。

［疗效］吕景山等治疗多例，效果满意。

3. 肘压法

［方法］患者取坐位，先用㨰法、一指禅推法在患侧颈项部及肩部治疗，并配合轻缓的头部前屈、后伸及左右旋转活动，提拿、弹拨颈项及肩部的肌肉，拿颈椎棘突两侧肌肉，在患部加用擦法活血止痛。然后用肘部点压肩井穴，以患者自觉治疗部位酸胀，并使酸胀放射到

患侧上肢的手指为佳，力量以患者能够承受为度，持续时间以 30s 为宜，可根据病情需要操作 3~5 次。隔日 1 次，5 次为 1 个疗程，共治疗 1~2 个疗程。

[**疗效**] 顾文跃等治疗 32 例，好转 25 例，无效 7 例，总有效率为78.13%。许清朗等治疗（配合牵引）37 例，治愈 20 例，好转 16 例，无效 1 例。

[**评析**]《针灸大成》记载肩井主治"头项痛，五劳七伤，臂痛，两手不得向头"。本穴还是阳维脉的交会穴，《奇经八脉考》也记载"阳维主一身之表"，对因阳维脉不能调和而引起的阳经不能维系所致的疾病，同样有满意的治疗效果。另外，在解剖上，肩井穴也处于特殊的位置，其下有斜方肌、肩胛提肌、前锯肌，浅层分布有锁骨上神经及颈动静脉的分支，深层有肩胛背神经和颈横动静脉的分支。研究发现，神经根型颈椎病的病位，恰恰位于手足少阳经上，根据"经络所过，主治所及"的治疗规律，肩井穴对治疗神经根型颈椎病有不可忽视的作用。

悬　　钟

针刺法

[**方法**] 患者取坐位，常规消毒皮肤，用 28~30 号毫针，向上快速斜刺入穴位，进针 1~1.2 寸左右，待局部产生酸胀的感应后，将毫针针柄左右摇之，10 余下，然后再进针 0.1 寸，行轻微震颤手法。如此反复操作 2~3min，尽量使酸胀感经过膝、大腿到髋部，继而有温热感向上经胁肋部抵达颈部，留针 10min。每日 1 次。

[**疗效**] 吕景山等共治疗 40 例，有效 38 例，无效 2 例，效果满意。

[**评析**] 足少阳过项侧部，足太阳经过项后，足阳明经布于颈前，后人补注三者交于大椎，故足阳明经亦到项部。足三阳经还与行于头、肩部的阳蹻相交汇，故悬钟作为"三阳络"，具有调节颈部气血运行、通络止痛之功。本针法能够增强针感，更好地起到疏通经络气血的作用，提高疗效。

灵　台

针刺法

[**方法**]患者取坐位，常规消毒穴位局部皮肤，用 28 号 1 寸毫针快速进针，得气后用平补平泻法行针 5min 后，留针 20min。运针时，患者活动颈部，活动范围以所能忍受疼痛的最大范围为度。另可用擦、揉、拿、搓诸法，在疼痛部位上施术，并被动活动颈部。每日 1 次，10 日为 1 个疗程，最多治疗 3 个疗程。

[**疗效**]王国栋等治疗 25 例，痊愈 10 例，好转 12 例，无效 3 例。

[**评析**]灵台为督脉之穴，督脉为"阳脉之海"。据临床报道，肩背痛多在灵台穴上出现压痛点，在此点施行针刺，对治疗肩背痛效果较好，往往取到法至病除之效。

大　椎

1. 合谷刺法

[**方法**]常规消毒后，用不锈钢毫针快速斜刺入穴位，进针 0.5~1.5 寸左右，当针下有阻挡感、患者产生触电感并向下放散时，将毫针轻微向上提起，左右捻转毫针，施行平补平泻手法，留针约 10min。然后将毫针提至穴位皮下，向患侧（中央型向两侧）呈 30° 角斜刺约 0.5~1.5 寸，行针 10min。再将毫针提至穴位皮下，向同侧呈 45° 角斜刺，使针感向上肢放射，行针 10min。又将毫针提至穴位皮下，向同侧呈 60° 角斜刺，留针 10min 后，出针。每日 1 次，10 次为 1 个疗程。

[**疗效**]高佳植等共治 100 例，治愈 24 例，显效 63 例，有效 2 例，无效 11 例。

2. 针刺法

[**方法**]患者取低伏坐位，消毒后用夹持进针法，将毫针向上斜刺入 1~1.5 寸，以双侧肩胛部及头颈部有酸、胀、麻感为宜，使用捻转行针法，角度要小、频率要低，一般留针 1~2min 即可，退针时应慢慢微捻转将毫针提到穴位皮下，然后将针起出。每日 1 次，7~10 次为 1 个疗程。

［**疗效**］邢庆昌等治疗（配合麝香和冰片按 1∶3 比例配制研末，少许敷于进针处，大号输液贴外敷于局部）35 例，治愈 13 例，显效 11 例，有效 9 例，无效 2 例，总有效率为 94.29%。徐福等治疗 42 例，痊愈 15 例，有效 23 例，无效 4 例。

3.刺血拔罐法

［**方法**］常规消毒局部皮肤后，先用梅花针重力叩打穴位 15 次左右，以局部皮肤轻微出血为度。再用大号玻璃火罐以闪火法拔罐，留罐约 10~15min，待拔罐部位充血发紫，并拔出少量瘀血或黏液（出血总量控制在 10~20ml 之内）时，起罐并用消毒干棉球拭净血迹。隔 2~3 天 1 次，10 次为 1 个疗程。

［**疗效**］王太刚等治疗 126 例，痊愈 85 例，好转 4 例，总有效率为 100%。邵敏等（配合常规针刺颈 3~6 夹脊穴）治疗 93 例，治愈 36 例，好转 50 例，无效 7 例，总有效率为 92.47%。刘贵仁治疗 239 例，基本治愈 120 例，显效 75 例，有效 42 例，无效 2 例。

4.水针法

［**方法**］在穴位病变侧旁开约 0.5 寸处消毒其皮肤，用 10ml 注射器抽吸复方丹参液 5ml 加 10% 葡萄糖注射液 5ml，将针头向大椎穴方向快速斜刺入穴位，得气后若回抽无血，则将药液缓慢推入。如果局部有凸起者，可稍做按摩，使之慢慢消散以助吸收。隔日 1 次，7 次为 1 个疗程。

［**疗效**］吕景山等治疗 69 例，痊愈 24 例，显效 32 例，有效 13 例。黄南滨治疗(药物为当归注射液 2ml、维生素 B_{12} 1ml)16 例，显效 9 例，好转 7 例。

5.隔物灸法

［**方法**］患者俯卧位，将艾炷隔药物放置于大椎穴上，点燃后施灸，当局部皮肤出现灼热感时即换置艾炷，此为 1 壮，每次灸数壮。每日 1 次。

［**疗效**］张华等治疗（隔着生理盐水淋湿的消毒纱布施灸，每次持续 60min）58 例，痊愈 23 例，显效 25 例，好转 7 例，无效 3 例。裴林等运用温通药灸散（该散由黄芪、威灵仙、附子各 1 份，当归、细辛各 2 份，艾绒 3 份，烘干研细而制成。每次取 30g 加入姜酊调匀，

放在特制容器中，置于颈部大椎穴局部熏灸 30min，10 天为 1 个疗程，间隔 2 天后再进行第 2 个疗程)，治疗 145 例，临床治愈 46 例，好转 84 例，无效 15 例。

6. 热敷法

[**方法**] 取吴茱萸 500g，加粗盐 500g，混合在一起搅拌均匀后，装入双层布袋，袋口用布绳封口，用微波炉 550℃（或中高火）加热 4min，在大椎穴部位垫一治疗巾后，将热敷包放置在大椎穴，双手拿热敷包在穴位来回滚动，至皮肤发热、发红，每次约 30min。每天 1 次，每 5 天更换 1 次热敷袋，10 天为 1 个疗程。配合每天常规针刺治疗。

[**疗效**] 吕景山等治疗 35 例，临床治愈 28 例，好转 6 例，无效 1 例。

7. 蜂针法

[**方法**] 先做过敏试验：患者取坐位，在患者前臂下 1/3 位置用蜂针蜇刺，停留 5s，观察 20min，若直径在 5mm 范围之内，患者未出现面部水肿、呼吸不畅或者是明显的胸闷感，可以判断为蜂针过敏试验阴性。用 75% 的乙醇在患者大椎穴处消毒，用镊子夹住活蜂尾部放在大椎穴上，蜜蜂本能会将蜂针刺入皮肤，轻提蜂体使其与蜂针相脱离，停留 1min 取出蜇针。然后在大椎穴旁各再刺 1 针。3 天 1 次，3 次为 1 个疗程。

[**疗效**] 潘慧滢等治疗 17 例，痊愈 11 例，一年后随访未再复发，好转 4 例，2 例只接受过 1 次治疗，症状改善不明显。

[**评析**] 大椎为"三阳督脉之会"，故大椎内可通行督脉，外可流走于三阳，除能调节本经经气外，还可以调节六阳经经气。泻之可清泻诸阳经之邪热盛实，通督解痉，使气行则血行，从而推动血液运行，起到活血通络的作用；补之可壮全身之阳，固卫安营，是治疗疾病、保健强壮的要穴。从现代医学而言，大椎穴位于项部，邻近椎动脉，穴下有丰富的神经，又是项部软组织损伤及炎症、粘连的部位。针刺本穴一方面可消除局部炎症，缓解局部肌肉痉挛，促进局部血液循环，改善肌肉的营养代谢和力学状态；另一方面能较好地降低颈交感神经的兴奋性，使椎动脉交感神经丛得到良性调整，使痉挛的椎动脉得到缓解，让该区血管网重建，从而达到治疗目的。

百　会

1. 压灸法

［方法］患者取坐位，先在百会穴涂少量万花油，以 0.5g 松子大艾炷施行直接灸，熏灸至约剩下 1/3 高度，有灼热感时将艾炷压熄，每次 5 壮。每日 1 次，共治疗 10 次。

［疗效］梁美爱等治疗 30 例，治愈 6 例，显效 10 例，好转 12 例，无效 2 例，总有效率为 93.33%。李丽霞等治疗（配合病变椎体相对应之夹脊穴及风池穴，针刺后接电针，调至疏密波，强度以患者能耐受为宜）30 例，治愈 9 例，显效 16 例，好转 4 例，无效 1 例。

2. 隔姜灸

［方法］放置一块刺有小孔的 0.2cm 厚薄生姜片，取如蚕豆大艾炷置姜片上点燃，待感到灼热时换艾炷再灸，共 5 壮。每日 1 次，10 天为 1 个疗程，疗程间休息 3~5 天，2 个疗程后判定疗效。

［疗效］邱霞等治疗 30 例，治愈 22 例，好转 5 例，无效 3 例，总有效率为 90%。

3. 针刺法

［方法］消毒主穴百会穴后，用 0.25mm×25mm 毫针顺督脉的方向，向前缓慢进针，横刺约 20mm，得气后用无菌纱布固定（无需剃头发），留针 8h 后取出毫针，并用无菌棉签按压针孔以防止出血，然后再用酒精消毒以防止感染。配穴（风池、新设、大椎、百劳）采用毫针进针，针尖向椎体方向深刺至颈椎骨，得气后接 G6805 电针治疗机，用连续波，电流强度以患者耐受为度，留针 30min。每日 1 次，10 次为 1 个疗程。

［疗效］王希琳等治疗 60 例，治愈 11 例，显效 42 例，好转 6 例，无效 1 例，总有效率为 98.33%。

［评析］督脉为阳脉之总督，循行于脊里，出属于肾脏，其病证"实则脊强，虚则头重"。本病病机以肾虚、上气不足及瘀血为主，治以补益肝肾、益气活血为主，选穴则应重点取督脉及其相关穴位。百会穴位居巅顶正中，为"髓海"之"上输穴"，有振奋阳气、补脑益髓、

升清降浊之功效，为治疗颈痛、眩晕的要穴。独特的压艾灸方法，可使热力更为迅速直达病所，以奏开窍醒神、升提气血之功。

水　　沟

针刺法

[方法] 患者取仰靠坐位，常规消毒水沟穴皮肤，取 0.35mm × 40mm 毫针，快速向鼻中隔下斜刺 12mm 左右，施雀啄泻法至眼球湿润为度，留针 30min，5min 行针 1 次。每日 1 次，7 日为 1 个疗程。

[疗效] 方针治疗 60 例，临床治愈 35 例，有效 20 例，无效 5 例，总有效率为 91.67%。

[评析] 水沟（即人中）穴属督脉，是手阳明大肠经、足阳明胃经、督脉三经的交会穴，针刺水沟穴，其针感相当于各经在指端井穴那样敏感。从经络系统上说，它的疗效不但能直达颈部脊里入脑，也能影响到本穴所交会的胃经与大肠经，从而达到调理督脉气血、生精益脑、活血通络、舒利关节之效果。临床实践也证明，针刺水沟穴能够改善颈部椎枕肌群的紧张状态，反射性地降低交感神经的兴奋性，缓解椎动脉痉挛，改善颈部的血液循环，增加颈椎及周围软组织的营养供应，从而使椎 - 基底动脉对脑部的血供得以改善，达到平眩止晕之目的。

【按语】

1. 针灸治疗颈椎病有一定疗效，对于缓解颈项痛、肩背痛、上肢麻木、头晕头痛等，效果尤为明显。可单用针灸，若配合按摩、外敷则疗效更佳。

2. 长期伏案或低头工作者，要注意颈部保健，工作 1~2h 后要活动颈部，或自我按摩局部，放松颈部肌肉。

3. 落枕会加重颈椎病病情，故平时应注意正确睡眠姿势，枕头高低要适中，枕于颈项部为宜。并注意颈部保暖，避免风寒之邪侵袭。

【参考文献】

[1]肖继芳. 单穴临床治验 [J]. 针灸临床杂志, 1993（Z1）: 67.

[2]杨焕苗, 张克镇, 海洁净, 等. 针刺手三里、外关治疗椎动脉型

颈椎病临床观察 [J]. 中国民族民间医药, 2013 (8): 71-72.

[3] 吕景山, 何树槐, 耿恩广. 单穴治病选萃 [M]. 北京: 人民卫生出版社, 1993.

[4] 任莲芳. 阻力针法联合针刺后溪穴治疗颈肌筋膜炎 100 例 [J]. 中医研究, 2013, 26 (5): 67-68.

[5] 罗琳, 陶惠琼. 针刺后溪、列缺治疗颈型颈椎病 166 例 [J]. 光明中医, 2014 (1): 129-130.

[6] 罗广生, 张永建, 张若申. 后溪透合谷加牵引法治疗颈椎病 85 例 [J]. 针灸临床杂志, 1998 (5): 9.

[7] 彭旸, 熊勇. 针刺后溪穴配合功能锻炼治疗颈型颈椎病 35 例疗效分析 [J]. 中国民族民间医药, 2011 (9): 88.

[8] 杨振轶. 针刺后溪穴为主治疗神经根型颈椎病疗效观察 [J]. 上海针灸杂志, 2013, 32 (1): 34-35.

[9] 韦扬帆, 郭敏. 运用天宗穴诊治颈椎病 [J]. 针灸临床杂志, 1998 (12): 4.

[10] 李春芳, 夏燕萍. 针刺听宫穴治疗颈椎综合征初步观察 [J]. 中国康复, 1993, 8 (4): 179.

[11] 欧建文. 天柱穴的临床应用举隅 [J]. 南京中医药大学学报, 1997, 13 (1): 41-42.

[12] 吴建华, 柏中华. 针刺风池、完骨、天柱穴为主治疗颈性眩晕 68 例 [J]. 中国社区医生 (医学专业), 2012, 4 (15): 233.

[13] 卢松, 卢春慧, 鞠智云, 等. 施灸天柱穴治疗椎动脉型颈椎病 66 例 [J]. 中国中医药现代远程教育, 2010, 8 (5): 43.

[14] 王惠芳. 穴位注射天柱穴治疗颈性眩晕 32 例 [J]. 实用医学杂志, 2005, 21 (2): 120.

[15] 范飞鸿, 马邦五. 大杼穴刺络拔罐治疗神经根型颈椎病 146 例 [J]. 陕西中医, 1994 (2): 77.

[16] 张黎. 针刺阳陵泉加弹拨膈俞穴治疗颈椎病 134 例 [J]. 针灸临床杂志, 1997, 13 (12): 39-40.

[17] 吴健. 针刺阴谷穴治疗颈椎病的临床观察 [J]. 针灸学报, 1989 (1): 32-33.

[18]吴健.点按阴谷穴治疗颈椎病[J].中国针灸,1989(1):3.

[19]于全君,井夫杰.点按内关穴治疗手指麻木治验一则[J].中医外治杂志,2013(5):13.

[20]潘宝键.巨刺液门穴治疗神经根型颈椎病临床观察[J].北京中医药,2008,27(7):542-543.

[21]李晓昊,谢珠蓉,徐木创,等.液门透刺中渚穴治疗颈型颈椎病临床疗效观察[J].颈腰痛杂志,2009,30(1):79-81.

[22]董建.针刺外关穴治疗神经根型颈椎病[J].中国针灸,2000(1):38.

[23]植兰英,杜秋艳.针刺新设、外关穴为主治颈椎病50例[J].河北中医学院学报,1994,9(4)47-48.

[24]陆姝帆,张明波.针刺风池穴及"阿是"法取定颈夹脊穴治疗椎动脉型颈椎病疗效观察[J].辽宁中医药大学学报,2009,11(11):153-154.

[25]吴频霞,赵晋浙.风池穴电针结合高压氧治疗椎动脉型颈椎病40例[J].中医药导报,2013(7):70-71.

[26]粟漩,巫祖强.电针肩井穴为主治疗颈肩综合征84例疗效观察[J].中国针灸,2001(12):713-714.

[27]顾文跃,詹强.肘尖点压肩井穴治疗神经根型颈椎病临床观察[J].山东中医杂志,2009,28(5):324-325.

[28]许清朗,陈艺环.针刺悬钟穴结合牵引治疗颈椎病颈肩臂疼痛的临床分析[J].医学理论与实践,2012,25(11):1335-1336.

[29]王国栋,孔冬梅.灵台点治疗颈肩综合征25例[J].中国针灸,2002(7):477.

[30]高佳植,孙爱华,修仕友.大椎穴合谷刺为主治疗颈椎病120例[J].中国针灸,1998(11):671-672.

[31]邢庆昌,黄振俊.独刺大椎穴配合冰麝散外用治疗神经根型颈椎病的临床观察[J].武警医学,2014,23(12):1236-1238.

[32]徐福;霍文璟.针刺大椎穴治疗颈性眩晕疗效观察[J].湖北中医杂志,2003,25(3):47.

[33]王太刚,梁清华.针刺大椎穴治疗颈椎病126例[J].上海针

灸杂志，1997（1）：18.

[34] 邵敏，刘堂义. 大椎刺络拔罐为主治疗颈椎病 93 例临床观察
［J］. 上海针灸杂志，2003（8）：20.

[35] 刘贵仁. 梅花针加拔罐治疗颈椎病 240 例［J］. 陕西中医，1995
（4）：175.

[36] 黄南滨. 穴位注射治疗颈椎病 16 例小结［J］. 针灸临床杂志，
1998，14（11）：31.

[37] 张华，姜翠明，石芬. 隔布灸大椎穴治疗颈椎病疗效观察［J］.
中国针灸，1994（1）：21–22.

[38] 裴林，刘亚欣，王荣英，等. 温通药灸治疗颈椎病 145 例［J］.
中国针灸，2002（10）：656.

[39] 潘慧滢，陈龙. 蜂针螫刺大椎穴治疗神经根型颈椎病的临床观
察［J］. 中国蜂业，2015（2）：49.

[40] 梁美爱，段权，黄伟添. 百会压灸联合针刺治疗椎动脉型颈椎
病的临床研究［J］. 实用医学杂志，2012（11）：1905–1908.

[41] 李丽霞，林国华，庄礼兴，等. 压灸百会穴为主治疗椎动脉型
颈椎病 30 例疗效观察［J］. 新中医，2005，37（9）：54–55.

[42] 邱霞，高建平. 百会大炷灸加牵引推拿治疗椎动脉型颈椎病 30
例［J］. 湖南医学高等专科学校学报，2002，4（3）：12.

[43] 王希琳，黄海燕. 百会穴久留针治疗椎动脉型颈椎病疗效观察
［J］. 中国针灸，2007，27（6）：415–416.

[44] 方针. 独取人中穴治疗椎动脉型颈椎病 60 例［J］. 河北中医，
2006，28（7）：521.

第四节　肩关节周围炎

　　肩关节周围炎简称"肩周炎"，是指肩部酸重、疼痛，以及肩关节活动受限、强直的临床综合征，属于中医学的"肩痹"范畴。中医学根据其发病原因、临床表现和发病年龄等特点，有"漏肩风""肩凝

症""冻结肩""五十肩"之称，女性发病率高于男性。

本病的发生与肩部慢性劳损有关，患者可有外伤史。主要病理系慢性退行性改变，多继发于肱二头肌肌腱腱鞘炎、冈上肌肌腱炎或肩峰下滑囊炎。某些患者与感染性病灶或内分泌功能有关。本病早期以剧烈疼痛为主，功能活动尚可；后期则以肩部功能障碍为主，疼痛反而减轻。

初病时单侧或双侧肩部酸痛，并可向颈部和整个上肢放射，日轻夜重，患肢畏风寒，手指麻胀。肩关节呈不同程度僵直，手臂上举、前伸、外旋、后伸等动作均受限制。病情迁延日久，常因寒湿凝滞、气血痹阻导致肩部肌肉萎缩，疼痛反而减轻。本病若以肩前中府穴区疼痛为主，后伸疼痛加剧者，属太阴经证；以肩外侧肩髃、肩髎穴处疼痛为主，三角肌压痛、外展疼痛加剧者，属阳明、少阳经证；以肩后侧肩贞、臑俞穴处疼痛为主，肩内收时疼痛加剧者，属太阳经证。

列　　缺

缪刺法

[**方法**]患者取端坐位，常规消毒健侧列缺穴（可酌配外关）皮肤，用 28~30 号 1.5 寸毫针，针尖向上快速斜刺入穴位，进针约 1~1.5 寸，施行强刺激的捻转手法使之得气，留针 20min，中间行针 1~2 次。每日 1 次，10 次为 1 个疗程。

[**疗效**]张洁等共治 60 例，治愈 48 例，好转 10 例，无效 2 例。

[**评析**]列缺穴为手太阴肺经之络穴，为八脉交会穴之一，络穴可以联络表里二经，即可联络手阳明大肠经，此经脉行于上肢外侧的前线，故虽只取本穴却可使肩部经络气血运行通畅。同时根据《素问·缪刺论篇》："夫邪客大络者，左注右，右注左"，治疗采取用左取右、右取左的缪刺法，使外邪得去，经络之气血运行通畅而病自除。

三　　间

针刺法

[**方法**]患者取坐位，常规消毒患侧穴位皮肤，用 28~32 号 1.5 寸

毫针，快速直刺入穴位皮下，继而徐缓进针至 0.5~1 寸，得气后施行平补平泻法，针感以患者能耐受为度。留针 30min，期间行针 2~3 次。在留针过程中，嘱患者自动或协助患者被动地反复做上肢抬举、外展、后伸等动作，力争达到上肢正常的活动范围。每天 1 次，6 次为 1 个疗程，间隔 1~2 天再行第 2 个疗程，治疗一般不超过 3 个疗程。

［**疗效**］魏启亮等共治 30 例，痊愈 14 例，显效 10 例，有效 5 例，无效 1 例。

［**评析**］三间穴为手阳明经穴，"手阳明之脉循行，上臑外前廉、上肩"，并"是主肩前臑痛"。针刺三间有疏通阳明经脉气血、缓解肩痛的作用。又三间是手阳明经之输穴，"输主体重节痛"，三间有主治身体关节疼痛的作用，尤其对于肩背臑痛的止痛作用更为显著。此外，三间穴位于手拇指次指本节后内侧陷者中，与《全息生物学》第二掌骨桡侧节段穴群中的"肩穴"（主治肩病）位置基本相同，故针灸治疗肩部疼痛取三间是较好的选择。

合　谷

针刺合中药法

［**方法**］右手持针缓慢刺入患侧合谷穴，当患者出现酸麻胀感，医者持针手下有沉重感时，停止进针。用左手按住合谷穴远端距穴 1 寸处，右手持针快速小幅度提插数次，加强针感，然后右手松开针柄，沿大肠经施用循摄法，引导经气上行，使针感经腕、肘至肩部。同时嘱患者尽量大范围活动患肩，以能耐受为度。10min 后行针 1 次，以保持针感上传至肩，20min 后起针。每天 1 次。同时内服散凝汤（黄芪、川芎、威灵仙、桑枝各 30g，白术、茯苓、赤芍、白芍、姜黄、皂刺、桂枝各 15g，当归、白芥子、制附子、干姜、甘草各 10g，细辛 3g，每剂煎出 500ml，每次服 100ml，3 次/天）。并嘱患者平时多锻炼患肩。

［**疗效**］包秀梅等治疗 54 例，痊愈 16 例，显效 23 例，有效 10 例，无效 5 例，总有效率为 90.74%。

［**评析**］合谷穴是手阳明大肠经穴，其经络走行经过肩外、前、后

侧及附近区域，单独针刺合谷穴治疗肩周炎，属远端取穴法，不仅便于医者施行针刺手法，使"气速至病所"，有利疏通经络气血，而且治疗过程中，患者可以尽量活动肩部，促使针刺发挥最大的效用，更利于松解粘连，减轻疼痛。内服之散凝汤能标本兼顾，补益气血治其本，祛除风寒湿邪治其标，畅行气血，疏通经络，故能"通则不痛"。本病病程越短，年龄越轻，治疗效果越好，因此要重视本病的早期治疗，并应嘱患者在治愈后，也要注意功能锻炼，以防复发。

手 三 里

1. 按摩法

［方法］患者取端坐位，医者站立在该患者患肩旁边。若右肩痛，则医者用右手托起患者右前臂，左手拇指尖掐患者右侧穴位；若左肩痛，则医者用左手掐起患者的左前臂，右手拇指尖掐患者左侧穴位。要求操作时按顺时针方向做小圆周的揉按，力量适中，使患者感觉局部酸、麻、痛或触电感向肩部放射，每次 3~5min，术后给予肩部内、外、前、后及上举等被动活动。每日 1 次，10 次为 1 个疗程。

［疗效］涂代荣治疗 22 例，痊愈 13 例，显效 7 例，好转 2 例。

2. 水针法

［方法］患者取正坐位，医者先轻按患侧穴位 3~5min，寻找到准确的压痛点后，常规消毒局部皮肤，快速直刺进针，待得气后若抽无回血，则缓慢推入药液 1~2ml，此时患者局部酸、胀感觉加重。每日 1 次，3 日后改隔日 1 次，7 次为 1 个疗程。

［疗效］吕景山等运用本法（药物为复方氨林巴比妥注射液，以 2 个疗程为限）治疗 74 例，痊愈 54 例，好转 18 例，无效 2 例。李浩琦等运用本法（药物为复方氨林巴比妥注射液 2ml）治疗 74 例，痊愈 54 例，好转 18 例，无效 2 例。陶星明运用本法（药物为当归注射液 2ml 加维生素 B_{12} 0.2μg）治疗 90 例，治愈 46 例，显效 29 例，好转 11 例，无效 4 例。

［评析］手三里属手阳明大肠经，在临床中，肩周炎患者常在患侧手三里穴处有明显压痛。根据《灵枢》"以痛为俞"的原则，取本穴治

疗肩周炎可获得良好的临床效果。穴位注射将传统针刺方法与直接用药于局部相结合，二者相得益彰，起到了加速止痛和促进功能恢复的积极作用。

上 巨 虚

针刺法

［**方法**］患者取坐位，屈膝，常规消毒双侧穴位皮肤，用 30~32 号 2~2.5 寸毫针，垂直于皮肤快速刺入穴位，进针深 2 寸左右，运针得气后，采用提插捻转手法（急证、寒证用泻法，虚证用补法，一般情况采用平补平泻法），留针 20~30min，隔 5min 行针 1 次，或加用电针。并嘱患者配合肩部活动，每日 1 次。

［**疗效**］吕景山等治疗本病，效果显著。

［**评析**］从大量临床资料和实践中发现，肩痹病变部位多在手三阳经脉上，若仅在局部取穴强刺激或用穴不当，恐更伤其经脉和经筋，使症状加剧。根据"合治内腑"的理论，针刺大肠的下合穴，可通过调节相应内腑功能，来改善本腑经脉之气，使经脉气血运行通畅，则可"通则不痛"。另外，用本法治疗肩痹，亦属巨刺、上病下取等针刺取穴法的运用。

阴 陵 泉

针刺法

［**方法**］患者坐矮凳、屈膝，常规消毒双侧穴位皮肤，用 28~30 号 2.5~3 寸毫针，快速直刺入穴位 2~2.5 寸，待局部有酸、麻、胀、重的感觉后，留针 20min，隔 5min 提插捻转毫针 15s，同时嘱患者活动患侧肩关节。每日 1 次，10 次为 1 个疗程。

［**疗效**］谢六生共治 135 例，痊愈 14 例，显效 118 例，有效 3 例。

［**评析**］本穴为脾经合穴，功善健脾利湿，肩周炎多为风寒湿邪留滞，故用阴陵泉可利湿、通络、止痛，属于上病下取的疗法。

极　泉

1. 针刺耳压法

[方法] 患者平卧，上肢放松，上臂与躯体呈 90° 左右，医生左手扶患者肘关节，右手持针，从上臂内侧面，极泉穴直下 3.3cm 处进针，针尖朝向肩关节部斜刺 3.3~4.5cm，用提插泻法，至上肢连续抽动 3 次为度，将针拔出。配穴肩髃、肩前、肩贞、天宗、曲池、外关，均用平补平泻手法，留针 30min。配合常规耳压神门、皮质下、肩、肩关节、脾等。隔日 1 次，6 次为 1 个疗程。

[疗效] 李丽红等治疗 32 例，痊愈 14 例，好转 16 例，无效 2 例，总有效率为 93.75%。

2. 透刺温针法

[方法] 消毒后从肩髃穴垂直深刺 4 寸，以在腋窝能触及针尖为宜，不必透出皮外。先用捻转、提插泻法行针，继之用烧山火法或捻转补法，感肩部疼、胀、麻，可放射至肘甚至颈部和手指，并可出现局部温热感，向周围放散移动，留针 15~20min。然后在该穴位上以艾条悬灸或熏灸器固定温和灸，时间 20min 左右。一般上午针刺，下午施灸。

[疗效] 李扬统共治 44 例，痊愈 29 例，显效 8 例，好转 7 例，疗程最长为 3 周，最短为 1 周。

3. 指压法

[方法] 患者呈坐位，肩自然下垂，医者站在患者背后，用手拇指或中指向外上方，压迫极泉穴 2~3min，以患者手指麻木、手臂有困重感为度。压迫完毕后需配合功能锻炼，医者用手托患臂肘部，做肩关节内收、外展、上举的被动性活动，以患者疼痛能够忍受为度，时间以半小时为宜，不能粗暴。隔日 1 次，5 次为 1 个疗程。

[疗效] 王俊录治疗 31 例，痊愈 21 例，显效 6 例，有效 3 例，无效 1 例，总有效率为 96.77%。

[评析] 极泉穴属手少阴心经，位于腋窝部，分布于臂丛神经锁骨下部分支上，刺激该穴对缓解肩部的疼痛有明显的作用，是治肩臂顽

麻之要穴，现代医家亦十分重视局部取本穴治疗肩周炎。实践证明，针、灸本穴具有通经活络、疏风散寒、活血止痛的作用。

后 溪

针刺法

[方法] 患者肩部放松，双手放置椅背上，常规消毒患侧穴位皮肤，用28~30号2寸长毫针，针尖略向上快速斜刺入穴位，进针约1.5寸，得气后施行提插捻转之泻法，使针感向肩部放散，留针20~30min，隔5min行针1次，同时嘱患者做肩关节外展、内旋运动10min左右。

[疗效] 吕景山等、杨秀珍分别治疗数例肩周炎，疗效显著，每日1次，一般针治5~10次即可奏效。孟怀忠等治疗（针后加用拇指弹拨法）52例，隔日1次，总有效率为82.7%。宋秀媛等治疗肩周炎19例，治愈7例，显效6例，有效5例，无效1例，总有效率为94.74%。

[评析] 中医认为本病多由气血不足、慢性劳损等复感风寒湿邪所致，虚实夹杂，故治疗应在补虚的基础上祛邪通络。诸脉之中三阳脉阳气较多，而督脉为阳脉之海，总督一身之阳经，对全身阳经气血起调节作用，后溪为八脉交会穴之一，通于督脉，恰可调节阳经气血。本穴为手太阳小肠经的输穴，"输主体重节痛"，善治痛证。此外，小肠经循行于肩后部，通过针刺后溪穴，可使小肠经脉气血旺盛，经络畅通，通则不痛。

养 老

针刺法

[方法] 常规消毒患侧穴位后，取28~30号2寸毫针，针尖向肘部斜刺入穴位，进针1.5~1.8寸左右，施行提插捻转之泻法，使其出现强烈针感并向上传导。留针15min，隔5min行针1次。同时医者用手托住患者腕部，嘱其前臂保持固定不动，肩部带动上臂做上下、前后、环绕等运动。每日1次，7~10次为1个疗程。

[疗效] 张林昌等治疗225例，治愈181例，好转41例，无效3例。吕妮娜等治疗30例，治愈23例，好转7例。

[评析] "经脉所过，主治所及"是针灸临床选穴的基本思想，这

一思想在郄穴的主治中体现尤为突出。所谓郄穴，即为脏腑经脉气血深聚之处，养老穴为手太阳小肠经之郄穴，故其治疗效果尤为显著。《针灸甲乙经》言："养老治肩痛欲折，臑如拔，手不能自上下。"同时养老穴又为手太阳之"本"，是小肠经经气汇聚的重心，又因手太阳经多血少气，对本经"标"部的经气弥漫影响大，故针刺养老穴可激发小肠经经气畅通，直达病所，鼓舞正气驱邪外出，从而使肩关节周围筋肉粘连松解，疼痛消除。

天　宗

1. 水针法

[方法] 常规消毒患侧局部皮肤后，用 2ml 无菌注射器套上 6~7 号注射器针头，抽吸 5% 当归注射液 2ml，医者以左手拇、食指固定穴位皮肤，右手将针头垂直快速刺入 2.5cm 左右，待产生酸、麻、胀等针感并传向肩臂部后，缓慢推入药液，然后嘱其慢慢活动上肢。每 3~4 天 1 次，3 次为 1 个疗程。

[疗效] 刘建书治疗 47 例，1 个疗程后，痊愈 39 例，好转 4 例，未愈 4 例（第 2 个疗程后全部获愈）。

2. 针刺法

[方法] 在患者天宗穴处用指压法找到敏感点，75% 乙醇棉球消毒皮肤后，左手拇指为押手，右手持 28~30 号 1.5 寸毫针，针尖斜向上快速刺入 1 寸左右，待患者有酸胀感时，即施行捻转手法的补法，使针感沿肩胛扩散至肩关节部，针尖顶住感应部位守气 1min，此时患者多告知有温热感逐渐产生，即可退针至皮下。再将针尖向下呈 30° 角，快速刺入穴位 1.2 寸左右，寻找针感，同样施行捻转补法，使患者感觉肩关节有抽动感，守气 1min。再退针至皮下，按前法依次向上斜刺、守气。又出针至皮下，依法向下斜刺、守气。共操作 3 次，出针后患者即感肩关节部温暖舒适，嘱其活动肩关节数次。每日 1 次。

[疗效] 陈跃来等治疗多例，效佳。

3. 指压法

[方法] 患者取坐位，医者站其背后，分别以左、右手大拇指用力

按压穴位，使之产生酸、麻、胀感，并传至患侧肩臂部及达到手指，如此持续数秒钟即可。每日或隔日 1 次。

[**疗效**] 吕景山等共治疗 95 例患者，痊愈 67 例，显效 23 例，有效 3 例，无效 2 例，总有效率为 97.89%。其远期疗效观察，治疗后 1 年随访患者 51 例，36 例无复发，15 例有复发现象，但症状较治疗前轻。

[**评析**] 天宗穴为手太阳小肠经穴，位于肩胛部，具有舒筋散风之功，故针刺天宗穴可疏通太阳经气，祛风解痹，调和营卫，使气血通则痛止。若肩前痛甚加配肩髃，疗效更佳。本病发病年龄愈小，病程越短，疗效越好；若病程日久，不积极治疗，或断续治疗，或兼有颈椎病者，则预后不佳。

承　　山

透针法

[**方法**] 患者取坐位，两腿屈成直角，常规消毒患侧条口穴，用 0.35mm×125mm 芒针，从条口穴进针，向承山方向透刺，深度约为 80~100mm，进针后频频捻转，边捻针边嘱患者抬起肩部，并活动患肢，动作由慢到快，不宜用力过猛，活动范围以患侧肩关节有疼痛感为度，留针 20min，留针期间患者继续活动患肢。20min 后，根据患者疼痛部位及功能障碍程度选穴，可配合行常规针刺。1 次 / 天，7 天为 1 个疗程。

[**疗效**] 王飞宇等治疗 45 例，显效 22 例，有效 18 例，无效 5 例，总有效率为 88.89%。孟祥慧治疗 40 例，痊愈 8 例，显效 30 例，有效 2 例，总有效率达 100%。

[**评析**] 条口穴直刺深透承山穴，这是遵循了"上病下取"、手足同名经的远道取穴原则。肩周炎的病位以手阳明及手太阳为主，手阳明下接足阳明，经气相通，手太阳下接足太阳，根据"病在上，取之下"的取穴法，故取足阳明经的条口穴和足太阳经的承山穴。足阳明胃经在肩部的走向是过缺盆而络督脉的大椎，与足太阳膀胱经相交于肩部，条口、承山两穴经气上行同交于肩，所以取之治疗肩周炎有奇效。

申　脉

针刺法

[**方法**] 采用巨刺法，常规消毒皮肤后，医者右手持 1 寸不锈钢毫针，快速直刺入穴位 0.3~0.5 寸，得气后小指抖动数次，出针后用棉球轻按针孔。同时嘱患者开始小幅度做肩部活动，运动幅度逐渐加大。每天 1 次。

[**疗效**] 苏军治疗本病，若病程短可 1 针 1 次立效，病程长者 10 天左右即可收效。

[**评析**] 申脉穴为足太阳经之穴，足太阳经循于肩膊内。申脉穴又系八脉交会穴之一，通于阳跷脉，阳跷脉循行于肩胛部，向上与足少阳经会于风池穴。足少阳经循行于肩上。阳维脉起于足外侧，亦行经足外踝，从腋后上肩。可见申脉一穴联通足太阳、阳跷、足少阳、阳维四经，四经均循行于肩部，故针刺申脉穴可治肩周炎。

照　海

推拿法

[**方法**] 用双手拇指分别揉、点两侧照海穴 2~3min，有得气感为宜，每次约 25min。每日治疗 1 次，6 次为 1 个疗程。

[**疗效**] 黄种仁治疗 50 例，显效 43 例，有效 4 例，无效 3 例，总有效率 94%。

[**评析**] 笔者受"照海穴主治痫病夜发"的启迪，用按摩该穴治疗漏肩风引起的肩痛，特别是夜间剧痛，结果发现本法对漏肩风引起的肩部痛有显著的镇痛作用。

中　渚

针刺法

[**方法**] 医者左手托着患者手腕部，常规消毒患侧穴位后，用 28~32 号 2 寸毫针，针尖向腕部呈 60° 角，快速斜刺入 0.5 寸左右，得气

后持续运针，采用捻转或雀啄的强刺激泻法（否则疗效不佳），使针感上传至肘部，留针 10~15min。同时，嘱患者活动肩部，做外旋、外展、后伸等动作，先易后难。隔日 1 次，7 次为 1 个疗程。

[**疗效**] 周恒敏治疗 32 例，显效 30 例，无效 2 例。王永录治疗 27 例，效佳。尹德馨治疗 116 例，痊愈 37 例，显效 66 例，好转 11 例，无效 2 例。

[**评析**] 手少阳三焦经经脉及经筋循行均上肩，中渚为手少阳三焦经之输穴，"输主体重节痛"，故用中渚治疗肩周炎疼痛疗效好。

外 关

针刺法

[**方法**] 患者取坐位，常规消毒患侧穴位后，用 28~30 号 1.5 寸毫针，快速直刺入穴位皮下，得气后给予强刺激，施行捻转泻法（刺激量以患者能忍受为度）数分钟，并嘱患者做患肩的活动。留针 30min 左右，期间每隔 10min 行针 1 次，每日 1 次。

[**疗效**] 吕景山等治疗多例，效果满意。刘国帜等治疗 100 例，显效 78 例，有效 18 例，无效 4 例，总有效率达 96%。

[**评析**] 外关穴系手少阳三焦经穴，"三焦者……总领五脏六腑营卫经络，内外上下左右之气也。三焦通，则内外上下皆通也"。且外关穴是八脉交会之穴，通于阳维脉，而阳维脉"维络诸阳"，主一身之表。针刺外关使三焦经脉通利，内可疏通经脉之气，以泄外邪，外则使八脉交会，卫外得固。

肩 井

水针法

[**方法**] 消毒穴位（肩井、阿是穴），抽吸地塞米松 10mg、维生素 B_1 注射液 100g、维生素 B_{12} 注射液 500μg、盐酸消旋山莨菪碱注射液 10g、2% 利多卡因 5ml、生理盐水 10ml，针头刺入穴位后，当有明显麻胀感时，即按穴位多少平均推注药物，推药前要回吸针管，注意有无回血。然后每穴位按揉约 2min，按揉结束 10min 后需被动活动患肩

关节至正常范围3~4次。5日1次，3次为1个疗程，每疗程后间隔3天。治疗期间，患者每日行肩关节主动功能锻炼3~4次。

[**疗效**] 邢攸军等治疗128例，治愈76例，显效33例，好转14例，无效5例，总有效率为96.09%。

[**评析**] 本穴位于肩部，为手足少阳、阳维脉交会穴，根据"经脉所过，主治所在"的规律，是治疗肩周炎、落枕等的常用穴。根据中医舒筋活络、通经止痛原理，采用西药穴位封闭，能有效地达到治疗目的。药物中，地塞米松有松解肌肉、韧带粘连和促进代谢产物吸收的作用，改善局部新陈代谢，促进炎性渗出物吸收，达到消炎、消肿和止痛的目的；维生素B族药物有营养神经细胞的作用；盐酸消旋山莨菪碱注射液有改善局部微循环和组织细胞代谢的作用，可促使细胞组织恢复生命活力；利多卡因具有麻醉与镇痛及肌松作用。该组药物联合应用无配伍禁忌，理化性能稳定，对肩周炎有良好的治疗作用。

阳 陵 泉

针刺法

[**方法**] 患者取正坐位，常规消毒皮肤，用28~30号2寸长毫针，针尖略向上刺入穴位，进针1.5寸左右，得气后持续捻转1min，针感以患者能耐受为度，同时嘱患者配合做肩部的活动，约10min后出针。每日1次，10次为1个疗程。

[**疗效**] 刘金洪治疗60例，显效42例，好转18例。周连生等共治疗42例，治愈25例，显效6例，好转8例，无效3例。叶险峰治疗（酌配局部穴位）18例，痊愈14例，显效1例，有效3例。王薇共治疗30例，痊愈23例，有效6例，无效1例，总有效率为96.67%。

[**评析**] 张志聪说："筋生于骨，连络于骨节之间。"《素问·痿论篇》又说："宗筋主束骨而利机关也。"阳陵泉是足少阳胆经的合穴，又是筋会，足少阳经循行过肩，"上病下取"，选阳陵泉一穴治之，则能调和气血、活血化瘀，解除经筋受阻，使患肩疼痛消失，活动自如。研究表明，针刺阳陵泉同时活动患侧肩臂的治疗方法，优于传统针刺肩三针的治疗方法。

【按语】

1. 针灸治疗肩周炎有较好的疗效，但必须明确诊断，排除肩关节结核、肿瘤、骨折、脱臼等其他疾病，并与颈椎病、内脏病等引起的牵涉痛相区别。

2. 把握针灸治疗时机，病程越短效果越好，对组织已产生粘连、肌肉萎缩者，应结合推拿治疗，以提高疗效。

3. 自主锻炼和被动锻炼是配合针灸治疗、早日恢复肩关节功能不可缺少的环节。必须强调适当进行肩部功能练习，每日做2~3次"爬墙"活动。

4. 注意肩部保暖，避免风寒侵袭。

【参考文献】

[1] 张洁，刘恩纪. 缪刺列缺穴治疗肩凝症60例 [J]. 四川中医，1995（3）：55.

[2] 魏启亮，韩秀珍. 针刺三间穴治疗肩关节周围炎30例临床报告 [J]. 针灸学报，1989（1）：31.

[3] 包秀梅，张子明. 针刺合谷穴联合散凝汤治疗肩周炎54例 [J]. 实用中医内科杂志，2011（10）：84-85.

[4] 涂代荣. 按摩手三里治疗肩周炎22例 [J]. 中国康复医学杂志，1998（1）：40.

[5] 吕景山，何樹槐，耿恩廣. 单穴治病选萃 [M]. 北京：人民卫生出版社，1993.

[6] 李浩琦，王自玉，侯定有，等. 安痛定手三里穴注射治疗肩周炎174例观察 [J]. 中西医结合杂志，1990（6）：350.

[7] 陶星明. 穴注治疗肩周炎90例 [J]. 江苏中医，1995，16（1）：33.

[8] 谢六生. 针刺阴陵泉穴治疗肩周炎135例报导 [J]. 针灸临床杂志，1998（8）：43.

[9] 李丽红，刘萍. 针刺极泉穴配合耳穴治疗肩周炎临床观察 [J]. 贵阳医学院学报，1998（4）：368-369.

[10] 李扬统. 针刺肩髃透极泉穴配合温灸治疗肩周炎的体会 [J]. 针灸学报，1989（3）：15.

[11] 王俊录. 指压极泉穴治疗肩周炎31例 [J]. 陕西中医函授, 1992 (4): 48.

[12] 杨秀珍. 后溪穴的临床应用 [J]. 上海针灸杂志, 1997 (6): 24.

[13] 孟怀忠, 邢宏, 唐岩, 等. 针刺后溪加手法治疗冈上肌腱钙化症52例 [J]. 中国针灸, 2002 (1): 6.

[14] 宋秀媛, 戴淑青. 针刺后溪穴治疗肩周炎临床分析 [J]. 光明中医, 2011 (9): 1865.

[15] 张林昌, 杜妍. 针刺养老穴为主治疗痛症514例 [J]. 上海针灸杂志, 1998 (1): 29.

[16] 吕妮娜, 易辉, 于水英. 针刺养老穴治疗肩周炎30例临床观察 [J]. 新中医, 2013, 45 (9): 115-116.

[17] 刘建书. 天宗穴注射当归液治疗肩周炎43例 [J]. 实用中医药杂志, 1997 (6): 23.

[18] 陈跃来, 郑魁山. 天宗穴临床应用及功能探析 [J]. 中国针灸, 1999 (11): 677-678.

[19] 王飞宇, 刘刚. 芒针条口穴直刺深透承山穴治疗肩周炎的疗效观察 [J]. 中医临床研究, 2014, 33 (6): 119-120.

[20] 孟祥慧. 针刺条口透承山穴治疗肩关节周围炎40例 [J]. 当代医学, 2009, 15 (10): 151-152.

[21] 苏军. 针刺申脉穴治疗肩周炎经验 [J]. 世界中医药, 2008 (2): 96.

[22] 黄种仁. 按摩照海穴治疗漏肩风50例 [J]. 福建中医药, 1997, 28 (6): 35.

[23] 周恒敏. 针刺中渚穴治疗32例肩凝症体会 [J]. 新疆中医药, 1998 (1): 31.

[24] 王永录. 中渚穴的临床应用 [J]. 上海针灸杂志, 1987 (1): 27.

[25] 尹德馨. 针刺中渚穴治疗肩周炎 [J]. 中医药研究, 1993 (6): 37.

[26] 刘国帜, 宋秀芹. "左(右)病右(左)取"外关穴加TDP照射治疗漏肩风100例 [J]. 黑龙江中医药, 2006 (3): 39.

[27] 邢攸军, 高峰, 胡英, 等. 穴位封闭配合复方氯唑沙宗片治疗肩周炎128例报告 [J]. 山东医药工业, 1999, 18 (5): 54-55.

［28］刘金洪. 针刺阳陵泉治疗肩凝症即刻疗效观察［J］. 针灸学报，
　　　1992（6）：44.

［29］周连生，殷允成. 针刺阳陵泉穴治疗肩周炎42例［J］. 山西中
　　　医，1997（2）：32.

［30］叶险峰. 针刺阳陵泉治疗漏肩风临床体会［J］. 针灸临床杂志，
　　　1997（6）：40.

［31］王薇. 针刺阳陵泉治疗肩痛30例［J］. 中国针灸，2002（7）：476.

第五节　肘劳

肘劳是以肘部疼痛、关节活动障碍为主症的疾病，俗称"网球肘"。属于中医学"伤筋""痹证"的范畴，相当于西医学的肱骨外上髁炎（或称"肱骨外上髁综合征"）。多因前臂旋转用力不当，引起肱骨外上髁桡侧伸肌腱附着处劳损，是常见的肘部慢性损伤。多见于从事旋转前臂、屈伸肘关节和肘部长期受震荡的劳动者，如网球运动员、打字员、木工、钳工、矿工等，中年人发病率较高，男女之比为3：1，右侧多于左侧。

本病起病缓慢，肘关节外侧逐渐出现疼痛，握物无力，用力握拳及做前臂旋转动作（如拧毛巾）时疼痛加剧，严重时疼痛可向前臂或肩臂部放射。肘关节活动正常，局部红肿不明显，在肘关节外侧、肱骨外上髁、肱桡关节或桡骨头前缘等处，可找到一个局限而敏感的压痛点，在腕关节背伸时于手背加压可引起疼痛。

尺　　泽

透针法

［**方法**］患者屈肘成90°，先在肱骨外上髁附近找出明显压痛点，常规消毒穴位皮肤后，用28~30号2寸毫针，由尺泽穴向压痛点方向透刺，待局部产生酸、麻、胀等针感后，按烧山火手法操作，使"气

至病所"，此时患者肘关节有胀痛感，然后接电针治疗机，用连续波并加温灸，留针20min。每日1次或隔日1次，6次为1个疗程。

[疗效]柳耀芳治疗54例，治愈46例，显效8例。

[评析]尺泽穴为手太阴肺经的穴位，肺经"下循臑内……下肘中，循臂……出大指之端"，根据"经脉所过，主治所及"，本穴可疏通经络、调和气血，使肌肉得以温煦，筋骨得以滋养，故可治疗肘臂挛痛等。《肘后歌》："尺泽能舒筋骨痛。"

三　间

针刺法

[方法]患者患肢微握拳，常规消毒后，用毫针快速直刺进针三间穴内13~20mm，至手下沉紧得气为止，此时患者有酸麻重胀感，连续行捻转提插泻法，强刺激1min，留针20min，每5min行针1次。一周治疗3次，治疗1个月后评定疗效。

[疗效]曾启权等治疗42例，治愈31例，显效10例，无效1例，有效率为97.62%。

[评析]肱骨外上髁炎的主要病位是伸腕桡侧短肌，其邻近手阳明经"循指上廉，出合谷两骨之间，上入两筋之中，循臂上廉，入肘外廉"。依据"所注为输"，三间穴属输穴，为经气所注，似水流由浅入深，脉气较盛。从解剖生理来看，三间穴的位置位于掌指关节后凹陷处，针感强烈，属于痛敏穴，富含对痛觉敏感的神经末梢，可以把大量刺激信息分别经由外侧和内侧的脊髓丘脑途径传递至大脑，活化脑干下行性抑制痛觉系统，在脊髓后角的神经元释放内源性脑啡肽以抑制疼痛。由于深刺三间穴时，针尖接近第3掌骨后底部，相当于伸腕桡侧短肌之附着处。依据针感的生物动力学研究，捻针时针体会被周围结缔组织所缠绕，经由生物力学传导，信息被传递到结缔组织细胞，借由转化基因表现、蛋白质合成和调节细胞外间质的作用，以活化和修复细胞。这些作用机制有可能是三间穴能够有效治疗肱骨外上髁炎的原因。

曲　　池

1. 水针法

［**方法**］患者微屈肘部，常规消毒穴位皮肤后，用 5ml 注射器套 5~6 号针头，抽取适当药液，充分摇匀，针尖斜向肱骨外上髁，进针 0.7~1.5 寸深，用提插手法，当患者感到局部有酸胀感，并向前臂、肩部放散时，若抽吸无回血，则缓慢将药液注入，出针后按压针孔片刻，并活动肘关节 2min 左右。

［**疗效**］常国等治疗（药物为强的松龙 25mg 加 2% 普鲁卡因 2~4ml，若普鲁卡因皮试阳性者改用 1% 利多卡因 2ml，6 天注射 1 次，3 次为 1 个疗程）547 例，痊愈 489 例，好转 58 例，总有效率为 100%。韩根言等治疗（药物为当归寄生注射液 4ml，配合阿是穴，隔日 1 次，5 次为 1 个疗程）142 例，痊愈 124 例，有效 16 例，无效 2 例。路喜军运用本法（药物为 2% 普鲁卡因注射液 4ml，操作时要求边退针边注射药液 2ml 直至皮下，然后改变进针方向直达阿是穴时注入药液 2ml。每 3 天 1 次，4 次为 1 个疗程）治疗 96 例，治愈 88 例，显效 6 例，有效 2 例。

2. 针刺法

［**方法**］患者取仰卧位，患手位于身旁并伸直，常规消毒穴位后，用 40mm 长毫针，爪切式进针向肱骨外上髁方向刺 30mm 左右，用平补平泻手法，当患者有酸、胀、麻、重等感觉，停止运针，每 10min 运针 1 次，留针 30min。留针时用 TDP 照射。每日 1 次，10 次为 1 个疗程。

［**疗效**］马言清等治疗 5 例，痊愈 3 例，显效 1 例，无效 1 例，总有效率为 80%。刑俊标等治疗（巨刺法）35 例，痊愈 18 例，有效 14 例，无效 3 效。

［**评析**］《灵枢·官针》："巨刺者，左取右，右取左。"巨刺法调整或校正经络的左右失衡，避免了对局部病灶的刺激，减少了局部的水肿、渗出和软组织的损伤，突出了针刺作用的整体性和调摄全身气血、平衡阴阳的整体治疗观点。现代医学认为根据大脑皮质"优势效应"原理，通过刺激患侧的对称部位，使大脑皮质产生新的兴奋灶，抑制

了病理兴奋灶，从而达到治疗目的。

阴　谷

针刺法

[方法] 用易理针法上下左右交叉取穴，嘱患者取屈膝坐位，左肘部疼痛针右下肢阴谷穴，反之亦然。用28号毫针快速透皮，轻捻转慢进针，得气后一边提插捻转毫针，一边令患者活动患肢。留针30~60min，隔10min行针1次。每日1次，6次为1个疗程。

[疗效] 刁金华等治疗51例，显效33例，有效13例，无效5例。

[评析] 古人云："物各有太极。"人身亦一小天地，身体内外、上下、表里各部之间，都保持着阴阳相对的协调关系，试将八方阵套于人身，其肘关节和相对膝关节是对应等距的。阴谷穴和曲池穴亦是同样，也就不难理解《素问》中的"左病取右，右病取左""上病取下，下病取上"，以及肘有疾而取部位相对应的阴谷穴的道理了。

大　陵

针刺法

[方法] 选用1.5寸毫针，向手掌心方向与皮肤呈45°角，斜刺入穴位0.8~1.2寸，令患者深呼吸，医者随之行呼吸泻法，持续行针1/2~1min，留针期间嘱患者配合活动肢肘。每日1次。

[疗效] 李华伟等治疗1例，3次后疼痛大减，5次后疼痛消失，巩固治疗5次，恢复正常功能而病愈。

[评析] 大陵穴为手厥阴心包经的原穴、输穴，因"输主体重节痛"，故可治疗痛证。针刺大陵治疗急性疼痛，必须深刺至0.8~1.2寸，要达到上述深度，则需掌握正确的针刺方向，方向不对，深度就达不到。若按照教科书上的常规刺法，方向不正确或深度不够，那么效果不佳。

【按语】

1. 针灸治疗本病有较好的疗效，一般2~3次即可见效。

2.治疗期间应避免肘部过度用力，急性发作者应绝对避免肘关节运动。病程较长、局部肌腱或组织发生粘连者，可配合推拿，并做适当的肘部活动，有利于康复。

3.注意肘部保暖，免受风寒。

【参考文献】

［1］柳耀芳.尺泽透痛点治疗肱骨外上髁炎［J］.山东中医杂志，1995，14（2）：88.

［2］曾启权，孙茂峰，张恒鸿.针刺三间穴治疗肱骨外上髁炎42例［J］.针灸临床杂志，2006，26（7）：510.

［3］常国，袁康民.针刺封闭曲池穴治疗肱骨外上髁炎临床体会［J］.佳木斯医学院学报，1991，14（4）：327.

［4］韩根言，韩留言.穴位注射治疗肱骨外上髁炎142例［J］.广西中医药，1996（1）：52.

［5］路喜军.穴位封闭治疗网球肘96例［J］.甘肃中医，1996（4）：38.

［6］马言清，余天祥.针刺曲池穴治疗肱骨外上髁炎［J］.中国民间疗法，2011，19（11）：15.

［7］邢俊标，吴奇方.巨刺曲池穴治疗网球肘35例［J］.天津中医，2001，18（3）：33.

［8］刁金山，刘翠花.易理针法治疗网球肘50例临床观察［J］.针灸学报，1992（6）：33-34.

［9］李华伟，赵锦声.赵锦声针刺大陵穴治疗急性疼痛的经验［J］.陕西中医，2006，27（1）：88.

第六节　腱鞘炎

腱鞘炎是以手腕部（或足背部）的腱鞘受到外伤、劳损，从而逐渐肿胀、疼痛为主的常见疾病，常以受损关节屈伸不利、局部肿痛，并向患侧肢体放射为主要症状。因其解剖部位不同，所以临床又有"桡骨茎突部狭窄性腱鞘炎""屈指肌腱狭窄性腱鞘炎"和"先天性拇长屈肌腱鞘炎"之分。属于中医学的"筋痹"或"筋凝症"的范畴，多由劳伤损及经筋，气血运行不畅所致。

桡骨茎突部狭窄性腱鞘炎，症见腕关节桡侧疼痛，不能提重物，疼痛可向前臂放射；握拳（拇指屈在掌心）尺屈时，患处有剧痛。屈指肌腱狭窄性腱鞘炎多发于指部，以拇指多见，局部疼痛，有时向腕部放射，手指伸屈时常发生弹响声，故又称"弹响指"。

三　间

针刺法

[**方法**] 患者取仰卧位或坐位，一侧疼痛取同侧三间穴，双侧疼痛取双侧。常规消毒穴位，用毫针向上斜刺进针 15~30mm，行捻转提插强刺激手法，针感沿着前臂背侧传导，捻转频率为 180~200 次 /min。边行针边让患者尽量主动活动患侧肘关节和腕关节，当感到疼痛明显减轻时，停止行针，留针 20min。每日治疗 1 次，3 次为 1 个疗程。

[**疗效**] 李种泰治疗 30 例，痊愈 24 例，显效 4 例，好转 2 例，总有效率为 100%。

[**评析**] 本病属中医"筋伤"范畴，多由外伤劳损，筋脉拘挛，气血壅滞不畅，络脉不通所致。桡侧腕伸肌腱位于前臂背侧前缘，是手阳明经所过，其经脉从手向头走行。三间穴为手阳明经的输穴，根据《难经·六十八难》"输主体重节痛"原则和"经脉所过，主治所及"的理论，施以手法并配合患腕主动屈伸活动，起到调畅阳明经气、疏通经络、行气活血、祛瘀消肿、舒筋止痛的作用，从而达到前臂肿痛消退的良效。

阳　溪

1. 水针法

[**方法**] 常规消毒患侧穴位皮肤，用 2ml 注射器套上 5 号针头，抽取 2% 普鲁卡因 2ml，垂直快速刺入穴位，施行强刺激的提插手法，使整个手腕出现酸、麻、胀感，抽无回血时，可缓慢推注入药液。隔日 1 次。

［**疗效**］吕景山等治疗本病，疗效显著。

2. 埋针法

［**方法**］医者左手在患处（多在阳溪穴上方约 1cm）用力压其痛点，令患者大拇指配合内收、外展活动。约 5min 后再常规消毒，在痛点埋入皮内针，胶布固定。留针 3~4 天，3 次为 1 个疗程。

［**疗效**］吕景山等治疗 24 例，治愈 20 例，有效 2 例，无效 2 例。

［**评析**］桡骨茎突疼痛处系手阳明大肠经所过，大肠主病有"肩前臑痛，大指次指不用"。本穴位于手腕部，故临床上以治疗腕痛、手腕无力等腕疾为主，此为"腧穴所在，主治所在"，使气血复通，筋脉濡润，疼痛而愈。

外 关

水针法

［**方法**］常规消毒患侧外关穴，用 5ml 注射器，连接 6.5 号针头抽吸强的松龙 25mg，加 2% 普鲁卡因 2ml，摇匀后直刺 1~1.5 寸深，施行提插捻转手法，待酸胀、酸麻向手指及上臂放散，若抽吸无回血，将药液缓慢注入，出针后按揉针孔。5 日 1 次，3 次为 1 个疗程。

［**疗效**］马应乖治疗 188 例，最少治疗 1 次，最多治疗 6 次，治愈 168 例，好转 18 例，无效 2 例。

［**评析**］外关穴既是手少阳经之络穴，又是八脉交会穴，不但可沟通表里阴阳二经，而且可通过阳维脉联络全身诸阳经。《针灸大成》中记载："外关穴主耳聋，浑浑淳淳无闻，五指尽痛，不能握物。"强的松龙可抑制炎症的反应，减少小血管的渗出并消除水肿，对无菌性炎症效果显著。普鲁卡因具有抑制神经纤维传导和扩张微血管的作用。两药合注于穴位后，起到舒筋活络、祛瘀消肿、抗炎止痛的作用，故用于临床，疗效显著。

【按语】

1. 针灸治疗本病有较好的疗效。

2. 治疗期间患部应注意保暖，避免寒湿的侵入。

【参考文献】

［1］李种泰. 针刺三间穴治疗前臂交叉综合征［J］. 中国针灸，2012
　　（9）：802.

［2］吕景山，何树槐，耿恩廣. 单穴治病选萃［M］. 北京：人民卫
　　生出版社，1993.

［3］马应乖. 外关穴注射治疗腱鞘炎188例疗效观察［J］. 云南中医
　　学院学报，1991，14（2）：20.

第七节　足跟痛

足跟痛是急性或慢性损伤引起的足跟部疼痛。症状虽然简单，但病因复杂，且多缠绵难愈。

一般多因从高处落下，强大暴力撞击足跟底部，或走路时足跟部被高低不平的路面或小石子顶挫致伤。因职业关系长期站立于硬板地工作，扁平足，跑跳过多，足底跖筋膜、肌肉、韧带长期处于紧张状态，反复牵拉跟骨附着处可引起足跟底痛。跳跃运动员踏跳过多，长跑运动员用前足掌蹬地过多，由于跖腱膜、屈趾短肌、跖方肌以及跖长韧带等反复牵拉，日久也可发病。中医学认为该病的形成，是以肝肾亏虚、气血失和、筋脉失养为先决条件，复因风、寒、湿邪侵袭及外伤、劳损等，致使气血阻滞而成。

患者多在中年以上，有急性或慢性足跟部损伤史。站立或走路时足跟及足底疼痛，不敢着地，疼痛可向前扩散到前脚掌，运动及行走后疼痛加重，休息减轻，检查可见足跟部微肿，压痛明显。根据压痛点可以确定病变部位：跖腱膜炎和跟骨骨刺压痛点，在跟骨结节前方；脂肪垫损伤与跟骨下滑囊炎的压痛点，在足跟中部或稍偏内侧。踝背伸抗阻时，部分患者跟底部疼痛加重。X线摄片早期多为阴性，晚期可见跟底骨膜增厚，或跟骨结节前方骨刺形成，骨刺与跖腱膜方向一致，也有的患者虽有骨刺形成，但却无临床症状。

合　谷

1. 针刺法

［**方法**］患者取坐位，按"左病取右穴，右病取右左穴"的原则，常规消毒穴位局部皮肤后，用 28~30 号 2 寸长毫针，快速直刺入穴位，向跟点穴（在劳宫与大陵之间下 1/4 与上 3/4 的交接点）透刺，施行捻转手法，待患者有酸、麻、胀等得气感应后，即令其跺脚，留针 20~30min。每日 1 次，一般 10 次左右可治愈。

［**疗效**］吕景山等治疗多例，疗效显著。

2. 针刺加药醋泡法

［**方法**］食醋 1000ml，夏枯草 50g，浸泡 24h，以文火煎熬 20min，去渣，趁温热熏洗足跟部 20~30min。然后直刺入合谷穴 1 寸，留针 20min 后，将针提起半寸，再留针 15min，最后出针。

［**疗效**］郭绍伟使用本法治疗效果可靠，一般 1 次即愈。

［**评析**］单用药醋泡法或单用针刺合谷穴治疗足跟痛，疗效不如两者合用。夏枯草有行滞解郁、活血化瘀之功，加醋煎更助消肿止痛之效，加用针刺合谷，通经活络。

下　关

针刺法

［**方法**］单侧足跟痛者取对侧穴位，双侧足跟痛者取双侧，常规消毒穴位局部皮肤后，用 25~28 号 2 寸长毫针快速直刺入穴位，进针约 1.5 寸深，待局部产生麻胀感时，可辨证施以补泻手法约 5min，在患者足跟部有热感发生后，可留针 30min。

［**疗效**］赵锡硕治疗 200 例，痊愈 168 例，有效 24 例，无效 8 例，总有效率为 96%。郭艳明治疗 50 例，痊愈 12 例，好转 23 例，有效 15 例，总有效率为 100%。

［**评析**］用下关穴治疗足跟痛是经验用穴。下关穴属足阳明、少阳之会，而足阳明、足少阳之经均始于头而止于足，此两经在足部的循行覆盖了整个足背和足趾，而这一点与西医解释的足跟痛的原理关系

密切。跖腱膜起自跟骨跖面结节,向前伸展,止于 5 个足趾近侧趾节的骨膜上,如果长期、持续的牵拉,可在跖腱膜的跟骨结节附着处发生慢性损伤,引起局部疼痛。所以根据"经脉所过,主治所及"理论选取下关穴,具有祛风止痛、通经活络之效,使针感尽量感传到足部,可达到良好治疗效果。

三 阴 交

针刺法

[**方法**] 常规消毒患者双侧穴位皮肤后,用 1.5~2 寸毫针快速刺入穴位,进针约 1~1.5 寸,然后缓慢提插捻转毫针,得气后施予平补平泻手法,要求患者的酸、麻、胀、重等针感必须放射到足跟部,留针 30min,每 10min 行针 1 次。每天 1 次,10 次为 1 个疗程。

[**疗效**] 霍俊杰治疗 25 例,痊愈 18 例,好转 5 例,无效 2 例,有效率为 92%,疗程最短为 2 次,最长为 2 个疗程。张丽治疗 46 例,痊愈 8 例,显效 21 例,好转 12 例,无效 5 例,获得满意疗效。

[**评析**] 足跟痛属中医"足痿"范畴。本穴是足三阴经的交会穴,而脾化生气血,肝经主筋,肾经主骨,故有健脾益气、调补肝肾、强壮筋骨、舒筋活络、活血止痛之功,达"通则不痛"的目的。

后 溪

针刺法

[**方法**] 患者取坐位,左侧足跟痛取右后溪穴,右侧痛取左穴。常规消毒局部皮肤后,取 2 寸毫针快速进针,得气后用强刺激泻法(以患者能耐受为度),并嘱患者不断地尽力狠跺足跟疼痛处,2min 后患者疼痛立即减轻或消失,而后留针 30min,每 10min 行强刺激泻法 1 次,患者则不停地跺足跟疼处。隔日 1 次,3 次为 1 个疗程。

[**疗效**] 封燊治疗 108 例,治愈 101 例,有效 7 例,总有效率为 100%。其中治疗次数最少为 1 次,最多为 5 次。高华敏治疗 30 例,痊愈 22 例,显效 7 例,无效 1 例。

[**评析**] 足少阴肾经与足太阳膀胱经相表里,而足太阳膀胱经与手

太阳小肠经为同名经。针太阳经有"益肾、升阳举陷"之说。又根据"缪刺法"中"下病上治"之原理，运用强刺激泻法，针刺手太阳小肠经之输、又通督脉的后溪穴，以舒筋通络、升阳止痛，并嘱患者跺足跟痛处，以助阳、活血、止痛。

养　老

针刺法

[**方法**] 患者取坐位，掌心向胸，常规消毒穴位（单侧足跟痛取同侧，双侧足跟病取双侧）局部皮肤，用 28~30 号 2 寸毫针，针尖朝肘方向快速斜刺入穴位，进针约 1 寸，行捻转泻法，要求酸胀感向肘部放散，每 10min 行针 1 次，留针 30min 后出针。同时令患者跺患足，直至疼痛消失或减轻为止。每日 1 次，3 次为 1 个疗程。

[**疗效**] 陈成共治疗 50 例，经 1~2 个疗程后，痊愈 40 例，好转 9 例，无效 1 例，总有效率为 98%。

[**评析**]《灵枢·官针》："病在下，高取之。"选取手少阳经养老穴，配合运动疗法，以疏通局部气血，通络止痛，能治疗足跟痛。

天　柱

针刺法

[**方法**] 患者取俯卧位，常规消毒患侧穴位皮肤后，取 28~30 号 2 寸长毫针，对准穴位快速刺入其皮下，缓慢进针 1 寸左右，施行平补平泻手法，待局部产生酸、麻、胀感后，留针 15~20min，期间行针 3~4 次，出针后用干棉球按压针孔片刻。每日治疗 1 次。

[**疗效**] 熊新安治疗本病，疗效满意，一般 1~3 次即可获效。

[**评析**] 天柱穴是足太阳膀胱经的经穴，跟腱部疼痛的部位正在足太阳膀胱经的路线上，同时，患者多数在低头时跟腱疼痛加重，选用针刺天柱穴治疗，系取"下病上取"治则，天柱穴有清热散风、通络止痛之功，故有立竿见影之效。

肾　俞

针刺法

[**方法**] 消毒双侧肾俞穴后，选用 0.30mm×40mm 针灸针，进针约 1 寸，得气后采用烧山火手法，先浅后深，每层依次各做紧按慢提 9 次，然后退至浅层，称为一度。如此反复操作数度，留针 30min，每隔 10min 行针 1 次，30min 后起针，消毒棉球擦干净即可。

[**疗效**] 李谨治疗本病，治疗 1 次后，患者自述足跟部按压疼痛减轻，次日继续治疗 1 次，足跟部疼痛消失。

[**评析**] 足跟痛属于中医学"痹证"范畴。一方面肾藏精、主骨，肝藏血、主筋，足跟痛多因肾气亏虚，精血耗损，筋骨失于濡润滋养，从而"不荣则痛"；另一方面，由于风寒侵袭、外伤等因素，引起的经脉闭阻，气血运行不畅，"不通则痛"。肾俞穴为肾的背俞穴，内应肾脏，为肾经经气在背部输注、转输之处，肾俞具有补肾益精、温肾助阳的作用，对诸多肾虚病证有较好的疗效。烧山火是针刺补法的综合运用，以针下产生热感为效应标准，通过行针手法使阳气渐隆，热感渐生，阴寒自除，起到补虚温阳的作用。运用烧山火手法针刺双肾俞穴，可充养肾之精气，温补肾阳，对肾阳虚型足跟痛有较好的治疗作用。

秩　边

针刺法

[**方法**] 患者取俯卧位，常规消毒，取 5 寸长毫针于秩边穴处刺入，施行捻转及提插，有触电样感向下肢放射至足底部为止，亦可继续小幅度捻转、提插，数秒后出针。隔日 1 次，3~5 次为 1 个疗程，如针感无放射至足底者则疗效差。

[**疗效**] 王力群治疗 51 例，治愈 21 例，好转 28 例，无效 2 例，总有效率为 96.08%。

[**评析**] 根据《黄帝内经》"病在下，取之上"的原则，采用取秩边穴针刺的方法，且用较强手法使之有触电样感觉，并使触电样感觉

传导至足跟部痛处，可起到"立竿见影"的效果，往往针刺 1 次即有明显效果，经临床观察不易复发。该针刺法除针刺秩边穴本身所产生活络、止痛作用外，因穴位深部有坐骨神经，该针法要求用长毫针刺激坐骨神经产生触电样感觉，提高跟腱病变部位的痛阈，从而起到明显的止痛作用。

太 溪

针刺法

[**方法**] 患者取仰卧位，常规消毒患侧穴位皮肤，用 28~30 号 1.5寸毫针，快速直刺入穴位，进针约 1 寸，得气后施以平补平泻手法，使针感向下传至足跟部，留针 20~30min，隔 10min 行针 1 次。每日1 次，5 次为 1 个疗程。

[**疗效**] 吕景山等治疗 60 例，均获良效。赵静等治疗（在得气后加艾灸 30min）足跟痛，效佳。

[**评析**] 根据经脉循行及所主病证，取肾经原穴太溪，针刺可使足跟部挛缩组织松解，解除病灶对神经、血管的压迫和刺激，消除炎性水肿。

照 海

针刺法

[**方法**] 常规消毒后，毫针刺入穴位皮肤，使针尖向着足跟痛点方向进针，得气后行平补平泻手法，使足跟部位有较明显的酸胀感，而后留针 15~20min，隔 3~5min 运针 1 次。每日 1 次，10 次为 1 个疗程。

[**疗效**] 徐恒昭治疗 10 例，治愈 6 例，显效 4 例。

[**评析**] 足跟系足少阴经的循行部位，足跟痛与肾经有密切关系。人到中年之后，肾经脉气渐虚，风寒湿邪乘虚而入，闭阻经脉，不通则痛。肾主骨，肾脉虚，则骨质疏松、增生，形成跟骨刺，阻碍气血运行，经脉失于濡养，不荣则痛。照海穴属肾经，具有补益肾气、疏通经脉、调和气血之功，故针刺该穴治疗足跟痛能取得较好的疗效。针刺成功的关键，在于必须得气，方能奏效。

大　陵

针刺法

[方法] 患者取坐位或仰卧位，常规消毒患侧或健侧穴位后，用28~30 号 2 寸毫针，快速直刺入穴位，进针约 1~1.5 寸，施行平补平泻手法，使局部出现酸、麻、重、胀感，边施针刺手法，边嘱患者震跺患侧足跟部，施术手法不宜太重，针刺时间为 10~15min。每日 1 次，10 次为 1 个疗程。

[疗效] 吕景山等治疗多例，效果佳。车宗贵等治疗 67 例，痊愈50 例，显效 12 例，有效 4 例，无效 1 例。安贵霞治疗 30 例，治愈 9 例，显效 14 例，有效 4 例，无效 3 例，总有效率为 90%。

[评析] 大陵是心包经的输穴、原穴，与三焦经相表里，在王文远教授的平衡穴位里称为"踝痛穴"，能治疗小腿、踝关节及足底疼痛等病变；在名医李柏松先生的"八字治疗法"中，大陵穴为治疗踝关节疼痛的反应点。在治疗方面，临床取用原穴能使三焦原气通达，从而激发原气，调动体内的正气以抗御病邪。有研究认为针刺大陵穴，能促进血管舒张和心肌功能的恢复，故巨刺大陵穴可行气活血、化瘀通络、消肿止痛，对治疗跟骨骨刺症，能获得良好的疗效。

风　池

针刺法

[方法] 单侧足跟痛者，用直刺法。即常规消毒后，用 28~30 号1.5 寸毫针，针尖向穴位对侧的眼眶或口之内下角，快速刺入穴位0.5~1 寸深，得气后行快速捻转 5~10 次，留针 50min，每隔 10min 重复 1 次手法。双侧足跟痛者，用透刺法。即常规消毒后，医者左拇、食指捏住双侧穴位，右手持 28~30 号 3 寸毫针，贴着押手的拇食指爪甲，直刺入穴位 2~3 分，随即将针身横向对侧穴，进入 2~2.5 寸深，但不要穿透皮肤表面。继而提插 3~5 次，再行大幅度捻转，其刺激量以患者能忍受为度，留针 50min，酌情复用手法。

[疗效] 赵万成共治 216 例，治愈 134 例，显效 43 例，好转 22 列，

无效 17 例。陈三才治疗 1 例，疗效满意。

[**评析**]《难经·二十八难》："阳跷脉者，起于跟中……入风池"，所以针刺风池可疏通阳跷脉之经气，调和气血，经气下行，治疗跟痛症。

环　　跳

针刺法

[**方法**]患者取俯卧位，常规消毒环跳穴，取已消毒的 3 寸长毫针刺入穴位，行捻转、提插手法，至有触电样感向下肢放射至足为止（如针感无放射至足底者为疗效差）。亦可持续小幅度捻转、提插，数秒后出针。隔日 1 次，3 次为 1 个疗程。

[**疗效**]王力群治疗 108 例，其中跟骨骨刺者共 130 只足底，治愈62 只，好转 57 只，总有效率为 91.54%；跖筋膜炎 10 例，治愈 8 例，好转 2 例。

[**评析**]根据《黄帝内经》"病在下，取之上"的原则，取环跳穴用较强手法使之有触电样感觉，并传导至跟部痛处，收到良好的疗效。本法既可益肾活络、蠲痹止痛，又避免了局部刺激的痛苦，有临床推广价值。

百　　会

针刺法

[**方法**]患者取坐位，常规消毒局部皮肤后，用 28~30 号 1.5 寸毫针，对准穴位快速刺入 1 寸左右，得气后依病情施行补泻手法。补法者，顺着督脉向前沿皮平刺，三进一退，先浅后深，紧按慢提 9 次，留针 30min，出针时急闭其孔；泻法者，逆着督脉向后沿皮平刺，一进三退，先深后浅，紧提慢按 6 次，留针 60min，出针时摇大针孔。每日 1 次。

[**疗效**]王继元治疗 22 例，针刺 1~2 次后疼痛全部消失者 8 例，3~5 次后逐渐消失者 14 例。

[**评析**]本病多由肾阳虚、真阳下陷、肾虚湿着所致。足底所循经

脉，只有肾经通过足底全程，且与督脉关系最为密切，而督脉又总督诸阳，为阳脉之海，外可统摄诸阳，内可沟通脏腑经气，故取督脉与手足三阳之会穴百会，针刺可升举下陷真阳、调补肾气、通利三焦、强壮腰膝、畅达气机。

【按语】

1. 针灸治疗本病疗效可靠，但对有些病例非一时能治愈，须坚持治疗或配合其他方法综合施治。

2. 急性期应注意休息，症状缓解后应减少站立和步行。平时宜穿软底鞋，或在患足鞋内放置海绵垫。

3. 注意劳逸结合，避免风寒潮湿的侵袭。

【参考文献】

[1] 吕景山，何树槐，耿恩廣. 单穴治病选萃 [M]. 北京：人民卫生出版社，1993.

[2] 郭绍伟. 药醋泡法加针刺合谷治疗足跟痛 [J]. 内蒙古中医药，1995（1）：105.

[3] 赵锡硕. 独刺下关穴治疗足跟痛200例 [J]. 针灸临床杂志，2002（29）：40.

[4] 郭艳明. 单刺下关穴治疗足跟痛 [J]. 中国针灸，2002（6）：399.

[5] 霍俊杰. 针刺单穴三阴交治疗跟痛症25例 [J]. 中国中医药信息杂志，2002，9（12）：51.

[6] 张丽. 针刺三阴交穴治疗足跟痛46例 [J]. 陕西中医，1993（10）：466.

[7] 封焱. 针刺后溪穴治疗足跟痛 [J]. 中国针灸，2002（6）：400.

[8] 高华敏. 针刺后溪穴治疗中老年人足跟痛症30例疗效分析 [J]. 开封医专学报，1998，17（4）：54-55.

[9] 陈成. 针刺养老穴为主治疗足跟痛 [J]. 中国针灸，2002（6）：400.

[10] 熊新安. 足跟痛针刺治验 [J]. 上海针灸杂志，1985（3）：23.

［11］李谨，张中会．运用烧山火手法针刺双肾俞穴治疗足跟痛1例［J］．上海针灸杂志，2013，32（6）：475．

［12］王力群．针刺秩边穴治疗跟腱炎51例临床观察［J］．中国民族民间医药杂志，2014，23（8）：80．

［13］赵静，王默菲．太溪穴应用3则［J］．针灸临床杂志，1999（7）：56．

［14］徐恒昭．针刺下照海穴治疗足跟痛10例报告［J］．贵州医药，1984（1）：56．

［15］车宗贵，霍振喜．针刺治疗足跟骨骨质增生30例［J］．中国针灸，1986（3）：17．

［16］安贵霞．巨刺大陵穴配合推拿治疗跟骨骨刺30例［J］．中国中医药科技，2012（1）：3．

［17］赵万成．针刺风池穴治疗足跟痛216例［J］．中医杂志，1986（11）：35．

［18］陈三才．风池穴临床应用举例［J］．中医杂志，2001，42（8）：479．

［19］王力群．针刺环跳穴治疗跟痛症108例［J］．福建中医药，2002，33（1）：9．

［20］王继元．针刺百会穴治疗足底痛22例［J］．山西中医，1986（2）：36．

第八节 颞下颌关节功能紊乱综合征

颞下颌关节功能紊乱综合征又称"颞颌关节功能障碍综合征"，是指颞颌关节区疼痛、弹响、肌肉酸痛、乏力、张口受限、颞颌关节功能障碍等一系列症状的综合征。属于中医学"颌痛""颊痛""口噤不开""牙关脱臼"等范畴。本病的发生与情绪、外伤、劳损、寒冷刺激等有关，多为单侧患病，亦可双侧同病，常见于20~40岁的青壮年。

临床表现为张口或闭口时颞颌关节区酸痛、强直、弹响，咀嚼无力，张口受限和下颌运动异常。少数患者可并发头昏、耳鸣、听力障碍等。检查：面部两侧不对称，张口运动时下颌偏向患侧，在髁状突、咀嚼肌、颞肌附着处有压痛。X线检查，早期常示髁状突位置不正常，后期可有关节头或关节凹改变和骨皮质不完整。

颊　车

1. 针灸法

[**方法**] 先常规针刺颊车、下关穴，得气后行补法20min。接着切取两片生姜，生姜直径为2~3cm、厚约0.5cm，生姜中央以三棱针扎数孔，放置于颊车、下关穴上，手捻艾绒成锥形艾炷，放置于姜面上点燃施灸，毋吹其火，待其燃尽时以新艾炷覆其上续灸，3~5壮为宜（若患者不可忍耐灼热时，可在姜片下加垫0.1cm薄姜片）。每天1次，急性脱位者复位后连灸3次为1个疗程，慢性脱位者复位后连灸7~10天为1个疗程。

[**疗效**] 林忠治疗28例，4例急性脱位患者治疗后未见复发，24例复发性脱位患者中23例治愈。

2. 按摩法

[**方法**] 患者取正坐位，其枕部靠墙或倚椅背，医者站立在患者患例，用右手拇指指腹重力按摩患例穴位，要求注意同时推动其下颌角向下、向后，并配合左手拇指略做上抬患者颏部的动作。经过几分钟后，患者多感觉有明显的酸胀、麻木感，常可在不知不觉之中使颞下颌关节复位。大多数患者1次即能获得效果。

[**疗效**] 吕景山等治疗4例，全部获愈。

[**评析**] 本病属中医"落架风"范畴，由气血耗损、筋脉失养、弛缓不收所致，治宜舒筋活血、壮筋补虚、强健关节。颊车、下关均为足阳明胃经穴位，颊车穴位于颊之枢机转动处，《素问·痿论篇》："宗筋主束骨而利机关也"，行补法有"壮筋补虚、强健关节"之功。隔姜温灸可舒筋活血，毋吹其火待其快燃尽时加艾炷续灸，壮数为阳数，都是灸补之意。

下　关

1. 针刺法

［**方法**］患者取坐位或仰卧位，常规消毒患侧穴位皮肤后，用 28~30 号 2 寸不锈钢毫针，对准穴位快速刺入，垂直进针 1~1.5 寸左右，施行平补平泻手法，捻转至局部有酸胀感，并向四周放射为度，留针 15~20min。

［**疗效**］胡芳等共治疗 30 例，痊愈 21 例，好转 8 例，无效 1 例，总有效率为 96.67%。卫彦等运用本法（配合通里穴）治疗 29 例，痊愈 21 例，显效 4 例，有效 3 例，无效 1 例，总有效率为 96.55%。

2. 温针灸法

［**方法**］患者取侧卧位或平卧位，常规消毒局部皮肤，取 28~30 号 2 寸毫针，垂直刺入穴位约 1 寸，施行捻转之泻法，至患者感觉到产生酸麻胀感后，取一长约 2cm 的艾炷套在针柄上，在接近穴位的一端用火点燃，待艾炷完全燃尽后，去灰出针。隔日 1 次，5 次为 1 个疗程。

［**疗效**］吴菊卿运用本法治疗 37 例，痊愈 25 例，显效 9 例，有效 3 例，总有效率为 100%。阚俊祯治疗多例，效果满意。

3. 刺络拔罐法

［**方法**］患者取侧卧位，常规消毒患侧穴位的皮肤后，医者手持细三棱针对准穴位，快速点刺 3~6 针，深度约 0.2~0.3 寸。点刺后取一小号玻璃火罐，用闪火法吸拔于下关穴处，吸出血液约 5~10ml，10min 左右起罐，然后用干棉球擦净瘀血。隔日 1 次。

［**疗效**］贾朝先治疗 45 例，痊愈 29 例，显效 13 例，无效 3 例。郭绍伟等治疗 32 例，痊愈 20 例，显效 10 例，无效 2 例。

4. 电针磁疗法

［**方法**］患者取仰卧位，取患侧下关穴，用傍刺法针刺，即在下关穴先直刺一针，深 1.2~1.5 寸，后在下关穴与耳门穴之间斜向加刺一针，务使针感传向整个颞颌部及耳前部，接通 G6805-1 电针仪，选连续波，频率为 60~100 次 /min，强度以患者能耐受为度，通电 20min。

起针后轻柔活动颞颌关节 5min。再接武汉产 RXC-10 型热旋磁仪，磁头紧贴下关穴，以患者能耐受为度，时间为 20min。每日 1 次，7 次为 1 个疗效，2 个疗程为限。

[疗效] 周光涛等共治疗 30 例，痊愈 19 例，好转 8 例，无效 3 例，总有效率为 90%。

5. 围针法

[方法] 患者取坐位，闭口放松，常规消毒局部后，用 30 号 1.5 寸毫针，直刺入下关 1~1.2 寸，再在下关穴上下左右各 1 寸左右处，直刺四针，进针 0.5~1 寸，以上五针均行平补平泻手法。然后取对侧合谷穴直刺 0.8~1.2 寸，行捻转提插泻法。留针 30min，每天 1 次，共针 10 次。

[疗效] 马向丽等共治 27 例，临床治愈 14 例，有效 11 例，无效 2 例，总有效率 92.59%。

6. 电针法

[方法] 患者取坐位或仰卧位，消毒患侧穴位皮肤（以下关为主穴、酌配颊车穴），用 28~30 号 1.5 寸长毫针，快速直刺入穴位，待局部有酸、麻、胀感时，接通 G-6805 型电针治疗仪，电流强度以患者能忍受为度，留针 20min。每日 1 次，10 次为 1 个疗程。

[疗效] 吕景山等治疗本病，效佳。

[评析] 此病多为关节功能紊乱，器质性改变较少见，属于中医"痹证"范畴，治之宜祛风散寒、舒筋活络，以足阳明经穴为主。下关穴属多气多血之足阳明胃经，且该穴位于面部，正当此症病位之处。"关"有"开关"之意，阳明经主宗筋，针刺之有良好的散风、通络、止痛、通窍作用。临床观察和实验研究也显示，针刺可使脑内阿片肽释放增加，提高痛阈或耐痛阈，从而产生对疼痛的暂时缓冲。同时能够充分调节面神经颧眶支、耳颞神经分支、下颌神经的功能活动，调整神经、肌肉兴奋和抑制的平衡，加速病灶区的血氧供应使缺血水肿的缓解，从而改善关节周围各肌肉、韧带间的协调运动，恢复其正常生理功能。

听　宫

水针法

[**方法**]患者张开口，先消毒穴周皮肤，再用套有 5 号注射器针头的注射器，抽吸地塞米松磷酸钠 5mg 和 0.9% 生理盐水 1ml，针头对准穴位快速刺入深约 2cm，施行捻转手法（切勿行提插手法，以免造成创伤性出血），待患者自觉局部产生酸、麻、胀感之后，若回抽无血，则徐徐将药液推注入穴位。隔 4 日 1 次，3 次为 1 个疗程，无效者则应换其他方法。

[**疗效**]吴穆治疗 50 例，痊愈 42 例，显效 8 例，总有效率为100%。

[**评析**]听宫穴属手太阳小肠经，本穴系该经的止点穴，根据"经络所过，主治所及"而取之。少量地塞米松磷酸钠和生理盐水混合穴位注射后，既对颈骨的下颌窝和下颌骨的裸状突表面覆盖的关节软骨、其间的关节盘，以及周围关节囊的内层滑膜等软组织细胞，具有促进修复作用，亦能润滑关节腔，除去关节弹响。

内　关

针灸法

[**方法**]患者取平卧位，常规消毒患侧内关穴后，缓慢进针深约 1 寸，使其针感向上，留针 30min，隔 10min 行针 1 次，以保持针感，局部痛点配合艾条温和灸。每日 1 次，5 次为 1 个疗程。

[**疗效**]吕景山等治疗 60 例，治愈 34 例，显效 26 例，总有效率为100%。

[**评析**]内关为手厥阴心包之络穴，别走少阳，而少阳两个支脉皆循行于耳前面颊，一"下颊"，另一"出走耳前，过客主人，前交颊"。针刺内关，可有效调节表里经脉的气血，疏通耳前颞颌部诸经脉之闭阻。

翳　风

水针法

[**方法**]患者取侧卧位，常规消毒患侧穴位局部皮肤后，取 5ml 无菌注射器套 6.5 号注射器针头，抽取 2% 普鲁卡因 2~4ml，并加入强的松龙 25mg 或地塞米松 2~5mg，充分摇匀药液，然后快速将针头刺入穴位，待患者产生酸、麻、胀感时，若回抽无血液，则可缓慢地注入药液，术毕退针时应用干棉球按揉针孔片刻，同时还嘱患者配合活动患处关节 2min 左右。每 6 天治疗 1 次，3 次为 1 个疗程。此外，每天用 WS- 频谱多功能治疗仪照射患部，时间约 30min，每日 1 次，6 次为 1 个疗程。

[**疗效**]马应乖治疗多例患者，效果满意。

[**评析**]翳风属手少阳三焦经穴，又是手足少阳之交会穴，在耳垂后，具有祛风通络、泻火开窍的作用，主治耳及面部疾患。强的松龙能使急慢性无菌性炎症局部毛细血管的通透性降低，以减轻患部的渗出、浸润和肿胀。普鲁卡因有抑制神经纤维传导和扩张微血管作用，有利于改善局部病变组织的营养过程。两药合注于穴位，直接作用于局部的病变部位，同时起到针刺与药物疗效的双重作用。

太　冲

针推法

[**方法**]患者取坐位或仰卧位，常规消毒患侧（或对侧）穴位皮肤，用 28~32 号 1~1.5 寸毫针，快速直刺入穴位，进针到适当深度，得气后，以提插捻转手法行针，中强度刺激 1min。初发或轻症，可不留针；症状较重或有 1 个月以上发作史者，留针 20min，留针中间及结束治疗时，予提插捻转行针 1~2 次。针刺后，嘱患者用食、中、无名指三指并拢，轻轻按揉患处及周围组织，每次 10min。每日 1 次，疗程一般为 1~3 天，最长 10 天。

[**疗效**]王曙光治疗 30 例，显效 19 例，有效 7 例，好转 3 例，无效 1 例，总有效率为 96.67%。

[**评析**] 颞下颌关节功能紊乱系关节局部经络不通、气血凝滞所致。关节附近软组织肌腱、韧带属于"筋"的范畴。太冲为足厥阴肝经的原穴，针刺太冲穴具有调节肝经气血、滋养诸筋的作用。另外，部分患者是因忧郁愤怒、肝失疏泄、气血逆乱造成面颊部经筋气机紊乱而致病，针刺太冲穴能够疏泄肝气、调理气机，从而治疗颞颌关节功能的紊乱。

廉　　泉

针刺法

[**方法**] 患者取坐位，向上仰头，常规消毒穴位局部皮肤后，医者用 2.5 寸不锈钢毫针，快速直刺入穴位 1.5~2 寸，得气后施行泻法，然后嘱患者开口，留针 5min。出针时用干棉球按压针孔片刻。

[**疗效**] 韩长根共治疗 42 例，均 1 次获愈，半年后随访无复发。

[**评析**] 宗气积于胸中，出于喉咙，"若气滞不通之疾，则令针感上下左右贯通，以取疏通之意"，针刺气至痛所，以达祛瘀通络之效。廉泉穴位于颈部，对本病有近治作用，针刺廉泉可解除肌肉痉挛，因此治疗本病有效。

【按语】

1. 针灸治疗颞颌关节功能紊乱疗效较好。若韧带松弛而发生关节半脱位，应适当限制下颌骨的过度运动。全脱位者应首先复位，否则针灸难以奏效。

2. 先天性颞颌关节发育不良者，应避免下颌关节的过度活动。

3. 注意饮食，不吃干硬的食物，避免下颌关节的进一步损伤。避免风寒侵袭，平时可自我按摩，增强颞颌关节抵御外邪的能力。

【参考文献】

[1]林忠. 针补下关颊车穴加隔姜灸治颞下颌关节脱臼 [J]. 内蒙古中医药，2010（10）：45.

[2]吕景山，何树槐，耿恩广. 单穴治病选萃 [M]. 北京：人民卫生出版社，1993.

［3］胡芳，许广里，陈春海，等. 针刺下关穴治疗颞下颌关节炎临床观察［J］. 吉林中医药，2012，32（11）：1161-1162.

［4］卫彦，寇吉友，单丽莉. 下关配通里针刺治疗颞下颌关节炎临床观察［J］. 针灸临床杂志，2002（12）：34-35.

［5］吴菊卿. 温针灸治疗颞下颌关节紊乱综合症37例疗效观察［J］. 针灸临床杂志，2002（9）：41-42.

［6］阚俊祯，杨佃会. 温针灸下关穴为主治疗颞下颌关节功能紊乱综合征［J］. 湖北中医杂志，2011，33（10）：61.

［7］贾朝先. 刺血拔罐治疗颞下颌关节紊乱综合征45例［J］. 中国针灸，1996（1）：51.

［8］郭绍伟，张碧屏. 散刺下关治疗颞下颌关节紊乱［J］. 内蒙古中医药，1997（4）：31.

［9］周光涛，杨翙. 电针傍刺下关穴配合热旋磁治疗颞颌关节功能紊乱30例［J］. 中国针灸，2001（7）：404.

［10］马向丽，王瑾，张林涛，等. 下关穴围刺配合谷治疗颞颌关节功能紊乱综合征27例［J］. 内蒙古中医药，2014（5）：41-42.

［11］吴穆. 针刺听宫穴治疗颞颌关节炎100例［J］. 上海针灸杂志，1993（1）：34.

［12］马应乖. 翳风穴注药治疗颞颌关节炎［J］. 四川中医，1992（1）：48.

［13］王曙光. 针刺太冲穴治疗颞颌关节紊乱综合征30例［J］. 辽宁中医杂志，1999（1）：33.

［14］韩长根. 针刺廉泉治疗翼外肌痉挛42例［J］. 中国针灸，2002（5）：323-324.

第九节　坐骨神经痛

坐骨神经痛是指从沿坐骨神经通路放射性疼痛为主要特点的综合征，主要属足太阳、足少阳经脉及经筋病证，古代文献中称为"腰腿痛""坐臀风""腿股风"等。以腰部或臀部、大腿后侧、小腿后外侧及足外侧出现放射性、电击样或烧灼样疼痛为主症，患肢不敢伸直，常呈保护性体位，身体向健侧倾斜，直腿抬高试验阳性。通常分为根性坐骨神经痛和干性坐骨神经痛两种，临床上以根性坐骨神经痛多见。

根性坐骨神经痛的病位在椎管内脊神经根处，常继发于腰椎管狭窄、腰椎间盘突出症、脊柱炎、脊柱裂（结核）等。主要表现为疼痛自腰部向一侧臀部、大腿后侧、小腿后外侧直至足背外侧放射，腰骶部、脊柱部有固定而明显的压痛、叩痛，小腿外侧、足背感觉减退，膝腱、跟腱反射减退或消失，咳嗽或打喷嚏等导致腹压增加时疼痛加重。

干性坐骨神经痛的病变部位在椎管外沿坐骨神经分布区，常见于髋关节炎、骶髂关节炎、臀部损伤、盆腔炎及肿瘤、梨状肌综合征等疾患。腰痛不明显，臀部以下沿坐骨神经分布区疼痛，在坐骨孔上缘、坐骨结节与大转子之间、腘窝中央、腓骨小头下、外踝后等处有压痛，小腿外侧、足背感觉减退，跟腱反射减退或消失，腹压增加时无影响。腰椎 X 光片、肌电图、CT 等检查有助于本病的诊断。

手 三 里

针刺法

［**方法**］患者取坐位，屈肘呈 90°，医者在患者双侧手三里穴处按压，找出压痛较明显一侧，行常规消毒后，用 1.5 寸毫针刺入，缓慢进针使局部产生酸、麻、胀的感觉，并嘱患者做腰腿部功能活动，如屈髋、屈膝、下蹲、起立、腰部前屈后伸、左右旋转等。每 10min 行针 1 次，30min 后起针。并可在患处局部配合快针或拔罐治疗。每日 1 次，3 次为 1 个疗程。

［**疗效**］杜琳等治疗 46 例，疗效显著。

［**评析**］本法源于《灵枢·终始》中："病在上者下取之，病在下者高取之；病在头者取之足，病在腰者取之腘。"手三里穴为手阳明大肠经经穴，手阳明大肠经与足阳明胃经相连，二者为同名经，阳明经为多气多血之经，针之可使气血畅通。手阳明大肠经其循行"上出于柱骨之会上……"，"会上"即指大椎穴，大椎穴又属于督脉，督脉行

于脊里，大椎穴又与足三阳经交会，而足三阳经行于腿前、后、外侧部，经脉所通，主治所及，故可用手三里来治疗腰腿痛，达到疏通气血、通则不痛的目的。此外，根据现代全息医学理论，手三里穴与桡骨侧反应点"腿"的位置基本一致，因此，此点又是腿疾的反应点，故而反应强烈，收效迅速。

下　关

针刺法

[**方法**] 患者取坐位，常规消毒皮肤后，取 28~30 号 1 寸长毫针，快速直刺入双侧穴位，进针约 0.5~0.7 寸，得气后施提插捻转手法，予中强度刺激，留针 40~60min，隔 15min 捻转提插 1 次。每日 1 次，10 次为 1 个疗程。

[**疗效**] 董吉香等共治 41 例，痊愈 26 例，显效 9 例，好转 5 例，无效 1 例。

[**评析**] 下关穴是足阳明胃经经穴，为交会穴，与足少阳胆经交会，有祛风、止痛、通络的作用。胃经为多气多血之经，刺之可调气血，通经络，改善气血阻滞，使经脉得养，血行气畅则痛止，临床上尤对治疗下肢沉重无力之患者效果更佳。

后　溪

水针法

[**方法**] 患者取卧位，健侧穴位皮肤消毒后，用 2ml 注射器套 6 号注射器针头，抽取地塞米松注射液 5mg，快速将注射针头刺入穴位，得气后若抽无回血，则缓慢将药液注入，出针后用干棉球按压针孔片刻，并嘱患者配合患肢的主动运动。

[**疗效**] 程国顺使用本法治疗，3 天 1 次，3 次为 1 个疗程，疗效显著。

[**评析**] 坐骨神经痛属中医"痹证"范畴，多因风寒湿邪客于太阳、少阳经脉而致。因手足太阳经首尾相连，故取太阳经之后溪穴，以通督脉而温阳，正如《百症赋》曰："后溪、环跳，腿疼刺而即轻"。

晴 明

针刺法

[**方法**] 患者取平卧位，用 75% 乙醇常规消毒穴位皮肤后，医者用 28~30 号 1 寸毫针，沿眼眶内缘缓慢进针，直刺入 0.3~0.5 寸左右，给予小幅度的行针手法，留针 15min 后出针，并立即用干棉球按压针孔片刻，以防出血。

[**疗效**] 沈钦彦治疗多例，每天 1 次，7 次为 1 个疗程，疗效满意。

[**评析**] 依据 "下病上取" 的原则，足太阳经的标部为晴明，因晴明穴是手足太阳、足阳明、阴跷、阳跷五脉之会，故下肢后侧、外侧都痛的坐骨神经痛，均可取晴明穴治疗。

肾 俞

针刺加拔罐法

[**方法**] 常规消毒肾俞穴（酌配患侧环跳）皮肤，右手持不锈钢毫针，直刺入肾俞穴 1 寸左右，得气后施行提插捻转强刺激，以患者能够耐受为度，每 5min 行针 1 次，留针 20min。起针后在肾俞穴处拔罐，沿坐骨神经分布区推罐 3~5 次，后坐罐于肾俞、环跳，5~6min 后起罐。每日 1 次，10 次为限。

[**疗效**] 伦新等共治疗 34 例，3 次治愈 3 例，5 次治愈 18 例，8 次治愈 8 例，10 次治愈 5 例。

[**评析**] 本穴属足太阳膀胱经腧穴，足太阳主筋所生病，经筋分布于项、背、腰、骶、腘、踝等处，经筋之病为痹痛、拘急、不用，加之 "经脉所过，主治所及"，因此该穴擅治腰脊强痛、腰腿痛等。

大 肠 俞

1. 深刺法

[**方法**] 患者取俯卧位，常规消毒后用 28~30 号 3 寸毫针，快速垂直刺入 2.5 寸左右，针尖刺向棘突间，得气后行提插捻转补泻手法，尽

量使穴周产生电击样灼热感，并向患肢放射至足部，留针 20~30min，每日 1 次。

［**疗效**］娄必丹等治疗 56 例，痊愈 21 例，显效 27 例，有效 6 例，无效 2 例，总有效率为 96.43%。刘志顺等治疗 30 例，痊愈 24 例，有效 4 例，无效 2 例。

2. 针刺法

［**方法**］患者取俯卧位，常规消毒患侧穴位后，选用 0.35×0.75mm 的毫针，快速直刺入，进针 60~70mm，施行提插捻转手法，使患肢出现触电感，针感从腰部经腹股沟外侧至膝关节内侧，得气后留针 20min。每日 1 次。

［**疗效**］王世广共治疗 26 例，痊愈 23 例，好转 3 例，全部有效。

［**评析**］《素问·脉要精微论篇》指出："腰者，肾之府，转摇不能，肾将惫矣。"如腰部受伤必及肾府经络，膀胱支脉从腰分出，挟脊下行，穿过臀部，从大腿后侧外缘下行至腘窝，与肾经相表里。由于经络受阻，气血运行不畅，气滞血凝，不通则痛。大肠俞位于膀胱经腰支之源，故本穴是治疗腰腿痛的重要穴位，对于调理气机、疏通经络、祛风散寒有着重要作用，因此可达到治疗目的。

委　　中

放血法

［**方法**］患者取侧卧位，患侧穴位消毒后，用干净的三棱针迅速点刺穴位 3~4 下，使之微出血为度。然后取中号玻璃火罐，用闪火法吸拔于穴位上，约 5min 后起罐，出血量以 3ml 左右为宜，并用消毒棉球擦净血迹。急性者每日 1 次，慢性者隔日 1 次，3~5 次为 1 个疗程。

［**疗效**］谢宝惠治疗腰腿痛多例，获满意疗效。吕景山等治疗 202 例，治疗次数最少者 1 次，最多者 9 次，结果治愈 178 例，好转 22 例，无效 2 例。

［**评析**］委中是足太阳经穴，具有舒筋通络、散瘀活血、清热解毒等作用，可疏通膀胱经之气血，使通则不痛，故对腰腿疼痛有独特的治疗作用。从解剖学来看，委中穴布有股后皮神经，深层有胫神经和

腘动脉、腘静脉，刺激本穴的针感通过感受器及传入神经，引起中脑中缝核对丘脑束旁核痛敏细胞放电及内啡呔释放，从而提升痛阈和耐痛阈，有较好的镇痛作用。

秩 边

1. 针刺法

［**方法**］患者取侧卧位，医者取 28~30 号 2 寸不锈钢毫针，快速直刺入穴位，施行提插捻转手法，使患者能感到明显的酸胀感，并有触电感沿下肢放射后，施予烧山火手法，使之产生热效应，留针 30min。每天 1 次，1 周为 1 个疗程。

［**疗效**］常国良等治疗多例，效果显著。邱硕等治疗 34 例，痊愈 8 例，有效 25 例，无效 1 例，总有效率为 97.06%。冯胜军治疗（配合拔罐）患者，1 个疗程后病情大有好转，连续 3 个疗程告愈，随访半年未复发。

2. 火针法

［**方法**］严格消毒局部皮肤后，医者右手持火针，左手端着酒精灯，将火针放在酒精灯上，待针尖部烧至白亮时，垂直快速刺入穴位 2~2.5 寸，然后急速出针，并用力按压针孔。再取 28~30 号 3.5 寸毫针，针尖向前倾斜 10° 角迅速刺入穴位 3 寸，轻微提插捻转得气后，施用滞针手法，使针感速达病所，留针 20min 左右。隔日 1 次。

［**疗效**］吕景山等治疗多例，效佳。

［**评析**］足太阳膀胱经和足少阳胆经的循行线与坐骨神经的分布、走向密切相关，坐骨神经痛患者在两经上均有压痛。"痹者，风寒湿合而为痹也。"本法独取秩边，一穴通两经，烧山火手法治疗使下肢得温，温经以散寒，火罐具有行气活血、止痛散风、祛寒除湿之功，故而获效。

昆 仑

水针法

［**方法**］常规消毒患侧穴位皮肤，用 5ml 注射器套上 6 号普通针头，

抽吸适当药液 10mg，然后将注射器针头快速垂直刺入穴位，进针约
0.5~0.8 寸深，待局部有酸、麻、胀感时，若回抽无血，则缓慢注入药
液。每日或隔日 1 次，7 次为 1 个疗程。

［疗效］鲁世君等治疗（药物为盐酸消旋山莨菪碱注射液）97 例，
痊愈 44 例，显效 32 例，好转 16 例，无效 5 例。荆世华治疗（药物为
山莨菪碱注射液）多例，均获满意效果。

［评析］《针灸甲乙经》："腰尻腹痛……脊背尻重不欲起……昆仑
主之。"昆仑为膀胱经经穴，是治疗坐骨神经痛的有效经验穴。山莨菪
碱等药液能改善血液循环，营养肌肉神经，它的局部滞留和缓慢释放
强化了刺激效果，疗效显著。

太　溪

针刺法

［方法］患者取俯卧位，先按常规取穴，得气后留针加灸，20min
后取针。然后用 32 号 1.5 寸不锈钢毫针刺入太溪穴，得气后针尖提至
皮下，略偏向近心端刺入 0.8~1 寸，用小幅度、低频率捻转补法行针，
使针感沿小腿内侧向近心端传导。多数患者针感可以传导到膝关节，
部分患者可以上传至腹部，以达到膝关节为准，得气后即取针。每日
1 次，5 次为 1 个疗程，1 个疗程后休息 2 天，再进行第 2 个疗程。

［疗效］俞兰英治疗（按疼痛部位分经取穴）128 侧，痊愈 68 例，
显效 44 例，有效 16 例，总有效率为 100%。王琤等治疗 106 侧，痊愈
68 例，显效 22 例，有效 13 例，无效 3 例，总有效率为 97.17%。

［评析］本病辨证多属于肝肾不足，病位多在足太阳膀胱经上，而
肾与膀胱相表里，故治疗时可以从肾经入手。《灵枢·九针十二原》：
"五脏有疾也，应出十二原，十二原各有所出……阴中之太阴，肾也，
其原出于太溪。"太溪是足少阴肾经的原穴，具有很强的补肾功能，通
过对肾的调补达到补益肾、脾、肝的功效。《灵枢·根结》："少阴为枢，
枢折则脉有所结而不通，不通者取之少阴。"在开阖枢理论中少阴为
枢，调节阴阳，故针刺太溪穴不仅仅具有补阴的作用，还有补阳的作
用，具有双向调节作用。因此对本病的治疗，以常规取穴再配合太溪

补法，可以达到事半功倍的效果。

外 关

1. 排针法

［方法］患者取坐位，消毒后取 5 支 1.5 寸毫针，按五针一排方法直刺入患侧穴位，每针间距 0.2~0.3cm，针后连续提插 5min，嘱患者配合活动患肢。每日 1 次。

［疗效］王旦森共治疗 10 余例，均显效。

2. 针刺合指压法

［方法］患者取俯卧位，常规消毒患侧外关穴，用 28~30 号 2 寸毫针，快速进针 1 寸左右，得气后捻转毫针，给予强刺激 3min，再留针 20min，期间行针 1 次（要求频率快，捻转角度大）。起针后，再在外关穴上施以拇指按压，要求持久有力，用力均匀且能渗透，持续时间一般以 5min 为宜。

［疗效］吕景山等治疗多例，隔日 1 次、15 次为 1 个疗程，疗效明显。

［评析］《扁鹊神应针灸玉龙经》："外关治……中风半身不遂，腰脚拘挛，手足顽麻冷痛。"外关通阳维，阳维循行于肩背腰腿等处，对肌肉痹痛有卓效。坐骨神经痛沿线为膀胱之循行经脉，而膀胱经的委阳为三焦的下合穴，故取外关治疗坐骨神经痛乃同名经相接，上病下取法。实验证明，强刺激外关有镇痛作用，能使体内的血浆皮质醇、去甲肾上腺素、环磷酸腺苷均显著升高。

风 池

针刺法

［方法］患者取坐位，常规消毒局部皮肤后，以 28 号 0.5~1.5 寸不锈钢毫针，用摄捏进针法，迅速直刺入攒竹穴 2~3 分深，行小幅度轻而快捻转手法，使局部产生胀麻感觉，术毕令其蹙眉以针孔无痛感为宜。然后刺风池穴，针尖向对侧眶口之内下角徐徐进入 1 寸许，只行捻转，不做提揭，务使局部酸胀并向肩部感传，留针 30min。每天 1 次，10 次为 1 个疗程，疗程之间可休息 2~3 天。

[**疗效**] 王彩云等治疗 50 例，治愈 20 例，显效 15 例，有效 13 例，无效 2 例，总有效率为 96%。

[**评析**] 攒竹、风池属于足太阳膀胱经和足少阳胆经穴，太阳、少阳二经自腰臀往下傍依坐骨神经通路而循行，故据"经脉所过，主治所及"之原理，试用针刺攒竹、风池穴方法以疏导经气，达到终止和缓解坐骨神经痛的预期目的。

环　　跳

1. 针刺法

[**方法**] 患者取侧卧位，消毒患侧穴位后，用 3~5 寸毫针快速刺入穴位，予捻进捻退的方法，待找到适当的针感后，继而再持续捻转 3 秒钟，一般患者当时就会感到周身松弛，待疼痛减轻后，让患者卧床休息 30~45min 再出针。每日 1 次，10 次为 1 个疗程。

[**疗效**] 陈学义治疗多例，疗效满意。徐渊治疗 30 例，痊愈 18 例，有效 11 例，无效 1 例。周炜（配合委中穴，加用电针）治疗坐骨神经痛，效佳。

2. 针刺加拔罐法

[**方法**] 患者取侧卧位，先用不锈钢毫针直刺入肾俞、环跳穴 1 寸，得气后施行强刺激，以患者能够耐受为度，每 5min 行针 1 次，留针 20min。起针后在该穴处拔罐，先从肾俞穴开始，沿坐骨神经径路推罐 3~5 次，后坐罐于肾俞、环跳，5~6min 后起罐。每日 1 次，治疗 10 次为限。

[**疗效**] 郑国栋治疗 34 例，3 次治愈 3 例，5 次治愈 18 例，8 次治愈 8 例，10 次治愈 5 例。

3. 水针法

[**方法**] 患者取侧卧屈膝位，患侧在上面，常规消毒局部皮肤后，用 7 号注射器针头垂直刺入后寻找针感，或直刺到坐骨板上再稍后退出少许，抽出针芯，若回抽无血，则可将药液缓慢注入。病程在 1 周以内者，药物用 2% 利多卡因 5ml，0.5% 布比卡因 5ml，0.9% 生理盐水 10~15ml，强的松龙 25~50mg；病程在 1 周以上者，除上述药物外，

加维生素 B_1 200mg，维生素 B_{12} 1000μg。3 日 1 次，2 次后再改为每周 1 次，以 5 次为限。

[**疗效**] 武文斌等治疗（药物为盐酸消旋山莨菪碱注射液 10mg，每日 1 次，10 次为 1 个疗程）多例，疗效显著。乌拉孜别克治疗（药物为雪莲注射液 2ml，隔 10 天 1 次，3 次为 1 个疗程）32 例，治愈 29 例，好转 2 例，无效 1 例。宋井雪等共治疗 40 例，1 次治愈 3 例，2~3 次治愈 26 例，4~5 次治愈 9 例，无效 2 例。

4. 药敷合神灯法

[**方法**] 取制川乌、制乳香、制没药、白花蛇、寻骨风、红花、桃仁、威灵仙、透骨草、附子片等中药各 10g，混和粉碎为末，过 80 目筛，炼蜜调和。然后将此药末摊在一块白布上，直径约 12~15cm，厚度以 1.5~2mm 为宜。治疗时以穴位为中心，先将上述药膏趁热敷贴于臀部，再用红外线灯照射 1h（要注意患者局部的温度，以防止皮肤烫伤）。

[**疗效**] 温锴等治疗 165 例，每日 1 次，7 次为 1 个疗程，临床治愈 109 例，有效 45 例，无效 11 例。

[**评析**]《针灸甲乙经》："腰胁相引痛急，髀筋瘈，胫痛不可屈伸，痹不仁，环跳主之。"环跳为足少阳与足太阳之会，能治疗风湿痹痛、下肢瘫痪。该穴下布有坐骨神经、股后皮神经等神经纤维，其中股后皮神经及胫神经布于腿后侧，腓浅神经及腓肠外侧皮神经布于小腿外侧，腓深神经布于小腿前侧，与足三阳经在下肢的循行路线颇为相同，故针刺环跳能疏通三经之气血，治疗足三阳经脉所过之病变。

环跳穴属胆经，为足少阳与足太阳之会，该穴主治筋骨之病，针刺此穴有祛风除湿、活血通络、镇静止痛的功效。根据"经脉所在，主治所及"的规律，该穴位于下肢枢纽的髋关节部，故为治疗坐骨神经痛的常用效穴之一。

腰 阳 关

1. 电针法

[**方法**] 患者取侧卧位，常规消毒穴位皮肤（以腰阳关为主穴，酌

配环跳或足三里穴）后，取 28~30 号毫针快速直刺入穴位 2 寸左右，得气后再深刺腰阳关至针下有空虚感处，将 G-6805 型电针治疗仪电极接于针柄上，以 50~80Hz 的高频脉冲电流刺激，强度以患者能忍受为宜，每次 30min。每日 1 次，10 次为 1 个疗程。

［疗效］蔡国伟等治疗 25 例，临床治愈 23 例，无效 2 例。张和平等治疗 120 例，治愈 106 例，好转 13 例，无效 1 例。

2. 水针法

［方法］常规消毒穴位皮肤，铺上无菌洞巾，用 6~7 号注射器针头接上含有药液（2% 利多卡因 5ml，曲安缩松 20~40mg，维生素 B_1 0.4g，维生素 B_{12} 1mg，生理盐水 5~10ml）的注射器，垂直或斜向上进针 0.5~1 寸，以手下有落空感时，抽取无血液、脑脊液，推注无阻力及局部无隆起时为"得气"，然后缓慢注入药物，完毕后用无菌纱布覆盖针孔，左右摇晃患者腰部，以利药液充分扩散。每 10 天 1 次，3 次为 1 个疗程。

［疗效］张素珍等共治疗 260 例，疗效满意。

［评析］腰阳关是督脉之经穴，督脉为"阳脉之海"，诸阳经皆在其会合，临床多用治腰腿痛，疗效显著。因坐骨神经痛的继发病变多相邻此处，刺激本穴能通过不同效应的刺激，使不同的化学传递物质得到激发，达到显著的镇痛效果，故镇痛效果突出。

【按语】

1. 针灸治疗坐骨神经痛效果显著。如因肿瘤、结核等引起者，注意治疗其原发病；腰椎间盘突出引起的腰腿痛可配合牵引或推拿治疗。

2. 急性期应卧床休息，椎间盘突出者需卧硬板床，腰部宜束阔腰带以护腰。

3. 劳动时须采取正确姿势。平时注意腰腿部的防寒保暖。

【参考文献】

［1］杜琳，陈冬，马立新，等. 短刺手三里穴治疗腰腿痛临床体会[J]. 北京中医药大学学报（中医临床版），2007，14（2）：43.

［2］董吉香，赵淑霞. 深刺下关穴治疗坐骨神经炎 41 例［J］. 针灸

临床杂志，2001（9）：12.

[3] 程国顺. 后溪穴的临床应用及体会［J］. 针灸临床杂志，1996（10）：40.

[4] 沈钦彦. 针刺睛明、瞳子髎治疗坐骨神经痛［J］. 中国针灸，1992（4）：29.

[5] 娄必丹，黄志刚. 深刺大肠俞治疗根性坐骨神经痛［J］. 中国针灸，2002（7）：451-452.

[6] 刘志顺，杨中阳，郭玉峰. 深刺大肠俞治疗根性坐骨神经痛［J］. 中国医刊，2000，35（9）：20.

[7] 王世广. 针刺大肠俞治疗股神经痛26例［J］. 中国针灸，2000（10）：619.

[8] 谢宝惠. 委中穴刺络拔罐疗法治疗腰背痛100例［J］. 天津中医，1993（5）：41.

[9] 吕景山，何树槐，耿恩廣. 单穴治病选萃［M］. 北京：人民卫生出版社，1993.

[10] 常国良，常玉琴. 烧山火手法治疗坐骨神经痛60例［J］. 陕西中医，1993（10）：463.

[11] 邱硕. 针刺秩边穴及昆仑穴治疗坐骨神经痛临床观察［J］. 中国民康医学，2013，25（24）：59-60.

[12] 冯胜军. 秩边穴的临床应用［J］. 针灸临床杂志，1996，12（11）：39.

[13] 鲁世君，朱建春. 654-2昆仑穴注射治疗坐骨神经痛97例［J］. 中国针灸，1996（8）：56.

[14] 荆世华. 中药配合穴位注射治疗坐骨神经痛［J］. 四川中医，1993（5）：38.

[15] 俞兰英，徐前方. 针刺治疗腰腿痛128例［J］. 上海针灸杂志，1999（6）：43.

[16] 王琤，潘长青. 针灸治疗慢性腰腿痛106例临床观察［J］. 中医药导报，2011，17（7）：72.

[17] 王旦森. 排针刺外关穴的经验介绍［J］. 四川中医，1994（8）：56-57.

［18］王彩云，马晶华，肖丽，等．针刺攒竹、风池穴治疗坐骨神经痛 50 例［J］．针灸临床杂志，2001，21（2）：52．

［19］陈学义．针刺环跳穴治疗坐骨神经痛 72 例［J］．陕西中医，1991（2）：86．

［20］徐渊．单穴针刺治坐骨神经痛 30 例［J］．江西中医药，1998（5）：54．

［21］周炜．环跳穴的临床应用［J］．针灸临床杂志，2002（6）：40-41．

［22］郑国栋．针刺加拔罐治疗原发性坐骨神经痛 34 例［J］．福建中医药，2003（2）：28．

［23］武文斌，王锦丽．环跳穴注 654-2 治疗坐骨神经痛［J］．中国针灸，1992（4）：28．

［24］乌拉孜别克．雪莲注射液环跳穴注射治疗坐骨神经痛 32 例［J］．新疆中医药，1998（2）：25．

［25］温锴，李婷霞，温宝林，等．环跳穴中药透入治疗坐骨神经痛［J］．贵阳中医学院学学报，1993（3）：30．

［26］宋井雪，王艳丽，颜道庭，等．环跳穴位注射治疗梨状肌综合征临床观察［J］．中国针灸，1996（1）：42．

［27］蔡国伟，朱达义，罗立新，等．深刺腰阳关为主治疗急性坐骨神经痛临床研究［J］．上海针灸杂志，1996（2）：8-9．

［28］张和平，部淑萍，吴连捷，等．电针深刺腰阳关治疗坐骨神经痛 120 例疗效观察［J］．中国针灸，1996（8）：19-20．

［29］张素珍，焦玉祥．腰俞穴位注射治疗腰腿痛 260 例［J］．针灸临床杂志，2001（10）：42．

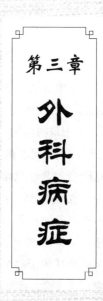

第三章

外科病症

第一节　疔疮

疔疮是外科常见的急性化脓性疾病，因其初起形小根深，坚硬如钉，故名。根据其发病部位和形状的不同而有不同的名称。如生于人中部位的"人中疔"，生于颏部的"承浆疔"，生于迎香穴附近的"迎香疔"，生于口唇部的"唇疔"，生于指甲旁的"蛇眼疔"，生于掌心的"托盘疔"，生于足心的"涌泉疔"，发于四肢呈红丝显露的"红丝疔"。其病理改变为急性化脓性炎症。西医学的颜面、手足的疖、痈、急性甲沟炎、急性淋巴管炎，均可参照本节治疗。

本病以患处皮肤有粟米样红疔，根深坚硬，状如钉头且红肿热痛为主症，常伴有恶寒、发热、口渴、便干、溲赤等症状。发于面部、鼻、上唇及其周围的疔疮最为险恶（称"危险三角区"），其疔毒可随经络流窜于脑络，症见高热、头痛、呕吐、神昏等，是谓"疔疮走黄"。实验室检查可见血白细胞总数及中性粒细胞增高。

肝　　俞

刺络拔罐法

[**方法**]患者取俯卧位，常规消毒局部皮肤后，先在穴周用双手拇、食指向其中央推按，使血液积聚于针刺部位，右手持干净的三棱针（以拇、食两指捏住针柄，中指指腹紧靠针身下端，露出针尖 1~2 分），迅速刺入穴位 0.5mm，快进快出。然后用闪火法将玻璃火罐拔吸于穴位上，留罐 10min 左右，起罐后见到少许血液为正常现象，用干棉球擦净即可。

[**疗效**]刘永利等治疗 37 例，一般病例第 1 日即能见效，可见局部红肿消退、疼痛减轻，第 2 日痊愈。罗文儒治疗 16 例，均在 1 天内获得痊愈，无不良反应。

[**评析**]根据中医"肝主筋，其华在爪"的理论，本病在肝，因邪

气传注经络和内脏所致。俞穴乃是脉气经络集结之点，所以用背俞穴治疗，可以祛除脏腑、经络的疾病。又根据"实则泻之，虚则补之"的理论，采用三棱针刺后拔血以泻之。

身　　柱

1. 针刺法

［**方法**］患者取坐位，头颈稍向下垂，常规消毒后，用 26~30 号 1 寸毫针，对准穴位快速直刺入，进针约 0.5~0.8 寸深，使患者有酸、麻、胀、沉重的感觉（得气的感觉放射越远，疗效越好），留针 30min，每隔 10min 行针 1 次，起针时用干棉球按压针孔片刻。每日 1 次。

［**疗效**］曹济南采用本法治疗多例，痊愈率极高。

2. 挑刺法

［**方法**］常规消毒后，施以局部麻醉，用小头手术刀切开穴位皮肤，切口长约 0.3 公分，医者右手持刀划破皮肤，然后用三棱针挑断皮下组织纤维即可。施术完毕，敷上消毒纱布，胶布固定，3 日后自愈。

［**疗效**］伊翠云用此法治疗多例，收到很好的疗效。

［**评析**］本病主要是气血瘀滞，经络阻隔，毒热炽盛瘀滞、溃腐而发病。身柱穴属于督脉，督脉总督人体一身之阳气，又为阳脉之海，挑治身柱穴实为疏通督脉之经气，泄血分之毒热，故挑治此穴可疏泄阳邪火毒，获清泄火热之功。

【按语】

1. 针灸治疗疔疮有一定疗效。

2. 疔疮初起红肿发硬时，切忌挤压（尤其是面部"危险三角区"），患部也不宜针刺，以免引起感染扩散。

3. 疔疮走黄证候凶险，须及时救治，如疔疮已成脓，应转外科处理。

4. 易患疔疮之人，平时应忌食辛辣、鱼腥发物，力戒烟酒。

【参考文献】

［1］刘永利，刘献缨. 针灸治疗早期脓性指头炎 37 例［J］. 中西医结合杂志，1991（4）：217.

［2］罗文儒．针灸治疗早期脓性指头炎［J］．辽宁中级医刊，1981
　（3）：44．

［3］曹济南．针刺"身柱"治愈疗疮的介绍［J］．江苏中医，1963
　（1）：40．

［4］伊翠云．挑治身柱穴治疗发际疮［J］．针灸临床杂志，1993，9
　（6）：4．

第二节　流行性腮腺炎

流行性腮腺炎是病毒引起的急性腮腺非化脓性传染病，以耳下腮部肿胀疼痛为主要特征。四季均可发病，以冬、春两季多见，主要通过飞沫传播。发病年龄以学龄前后小儿为多，绝大多数患者可获得终身免疫，也有少数反复发作者。

本病属于中医学的"疰腮""蛤蟆瘟"范畴，是由于时行温热疫毒之气或外感风温邪毒，从口鼻而入，挟痰火壅阻少阳、阳明之脉，郁而不散，结于腮部所致。

本病有2周左右的潜伏期。前驱症状可见发热、头痛、口干、纳差食少、呕吐、全身疲乏等。继而一侧耳下腮部肿大、疼痛，咀嚼困难，触之肿块边缘不清，中等硬度，有弹性，压痛，4~6天后肿痛或全身症状逐渐消失。一般为单侧发病，少数也可波及对侧，致两侧同时发病。成人发病的症状往往较儿童为重，如治疗不及时，部分患者可并发脑膜炎、睾丸炎、卵巢炎等。实验室检查：早期有血清和尿淀粉酶增高；补体结合试验、酶联免疫吸附法及间接荧光检查 IgM 抗体均呈阳性。

列　　缺

艾灸法

［**方法**］单侧患病取患侧穴位，双侧患病取双侧穴位。将小艾条一

端蘸桐油少许，点燃后对准穴位迅速点灸，一触即起，以发出清脆的"喳"声为成功标志，点灸局部会留有小水疱，数日后结痂自愈。应用本法治疗，一般点灸 1 次后，疼痛即缓解，腮腺部位肿胀逐渐消失。

［**疗效**］杨兆惠共治 86 例，全部治愈。

［**评析**］列缺为手太阴肺经之络，别走手阳明，而阳明大肠经行于头面，与手太阳表里相合，肺经泻之能疏风散热。灸列缺通过清泄肺热，以泄阳明之火，故灸列缺治腮腺炎有效，疗效确切。

少　　商

放血法

［**方法**］患者取坐位或仰卧位，用 75% 乙醇常规消毒穴位（单侧病变者取患侧穴位，双侧病变者则取双侧穴位）皮肤，施术前医者先在患者的手臂部由上向下至手腕部慢慢地推运 10~20 次，用止血带子将手腕扎紧，然后用细三棱针快速点刺穴位局部 2~3 下，使出血少许，用干棉球擦拭血迹即可。每日 1 次，直至病愈。

［**疗效**］蔡圣朝运用本法（酌配少泽穴）治疗 279 例，1 次治愈 243 例，2 次治愈 36 例。何良元等运用本法治疗 60 例，1 次治愈 30 例，2 次治愈 19 例，3 次治愈 11 例。杨卫华等运用本法（配合耳尖放血）治疗 60 例，全部治愈，治愈率为 100%。

［**评析**］少商属手太阴肺经的井穴，常用于治疗咽喉肿痛。痄腮属风温疫毒从口鼻而入，在肺卫阶段，取少商泄其热、泻其毒。《针灸资生经》曰："少商治腮颔肿。"快速点刺放血，在于通其经络，使"火郁发之"，驱邪外出，邪有去路，郁热肿胀得以宣泄，肿块很快得以消散，使疾病痊愈。另外，因发病多为儿童，治疗当中容易哭闹，用本法则操作简单，无副作用，也不需要更多的配合，正适合于儿童。

曲　　池

水针法

［**方法**］患者屈肘于桌面上，先用 5ml 一次性注射器套上 6 号针头，抽取适量药液，常规消毒局部皮肤后，将针头快速直刺入穴位皮肤，

达到一定深度，患者有明显麻胀感后，若抽无回血，则缓慢注入药液，每穴 1.5ml，出针后用消毒干棉球按压针孔片刻。每日 1 次，7 次为 1 个疗程。

[疗效] 朱艳玲等治疗（药物为琥乙宁注射液 10ml）17 例，全部获效，无 1 例患者出现并发症。肖天芳治疗（药物为鱼腥草注射液 1ml）22 例，痊愈 19 例，好转 2 例，无效 1 例，总有效率为 95.45%。

[评析] 痄腮系外感风温病毒，更挟痰火积热，壅阻于少阳经脉之腮部，郁结不散而成病，故多从少阳论治。但本法思及手阳明经脉有"其支者，从缺盆上颈、贯颊，入下齿中"的循行特点，阳明经乃多气多血之经，本经所主病"气有余则当脉所过者热肿"，故选该经合穴、泻热消肿之要穴曲池穴。在临证时采用穴位注射法，集针刺与药物疗效于一体，使热毒可泻，肿易消散，痄腮之疾自可应手而愈。

涌　泉

药贴法

[方法] 田氏取胆南星 6g、川黄连 6g、黄柏 6g、生大黄 10g、吴茱萸 15g，或孙衍秀等取吴茱萸 15g、大黄 12g、川黄连 8g、胆南星 4g。将上述诸药分别焙干后混和，共研成细末并和匀，加适量醋调成糊状，做成药饼，贴敷于双侧穴位上，盖上塑料薄膜，再加纱布或胶布固定。每日 1 次。

[疗效] 田延风治疗 40 例，一般 2~4 次即可治愈。孙衍秀等治疗 32 例，2~3 次全部治愈。

[评析] 本病发病病机是感受温毒病邪后肠胃积热，与肝胆郁火壅遏少阳经脉所致。诸味外敷药相伍，取其泻火、消肿、活血、止痛、散结之功，涌泉穴引火毒下行而达到治疗效果。

翳　风

1. 针刺法

[方法] 常规消毒患侧穴位，毫针快速刺入，进针 1~1.5 寸左右，待局部产生酸、麻、胀感时，可施行提插捻转之泻法，留针

20~30min。出针后，可配合点刺少商穴放血数滴，用消毒干棉球擦净。每日 1 次，一般治疗 1~3 次即可获效。

[疗效] 吕景山等治疗多例，效果显著。田长顺治疗 148 例，1 次治愈 98 例，2 次治愈 41 例，3 次治愈 9 例。

2. 灯心草灸法

[方法] 常规消毒选定的穴位（翳风、角孙），然后用一根长约 10 公分的灯心草一端，蘸香油后点燃，快速触点在穴位上，闻及"叭"的响声为 1 炷，一般 1 次即可。3 日后若肿势不退可再灸。

[疗效] 陈晓华治疗 50 例，经过 1 次治疗，3 天内全部有效，痊愈 42 例，显效 5 例，好转 3 例。

3. 针药法

[方法] 用 0.35mm×60mm 毫针，与皮肤呈 15° 角，朝同侧口角方向快速进针，穿透皮肤后缓慢进针 55mm 左右，得气后施行捻转提插泻法，要求得气感强烈，有耳部或口内放射感后缓慢出针，隔日 1 次，3 日为 1 个疗程。配合中药（青黛粉 20g，大黄粉 10g，黄柏粉、冰片粉各 5g。用温开水加醋各 1/2 量调成膏状敷患处，用新鲜藤七叶或其他光滑无毒新鲜树叶覆盖，加盖纱布，胶布固定，次日撤除，洗净患处。每日 1 次，3 日为 1 个疗程）外敷，辅以板蓝根颗粒、板蓝根片等内服。

[疗效] 陆风美治疗 180 例，治愈 151 例，好转 22 例，无效 7 例，总有效率为 96.11%。

[评析]《温疫论》指出："温热毒邪协少阳相火上攻耳下，硬结作痛。"临床上本病多由风热疫毒挟痰火客于少阳，郁而不散，阳明少阳之经失于疏所致。用翳风穴治疗，其作用在于疏散少阳、阳明之郁结，促使肿胀消退。此方法取穴少，疗效快，经济安全，简便易行，效果显著。

角　　孙

1. 灯火灸法

[方法] 患者取坐位或侧卧位，用 75% 乙醇棉球消毒患侧穴位后，

医者右手先取灯芯一根，一端蘸以香油（油浸长度约为 0.5cm），然后再用右手的拇、食二指拿住灯芯一端（位置约在距其蘸油端 1cm 左右处），点燃灯芯后对准角孙穴迅速点烧，要求此时手指略加按压，并注意动作宜一触即离，灯芯随之即刻自熄灭。与此同时，医者可闻及清脆"叭"之响声（这是操作成功的标志），如果没有听见响声则应按原法重做，直至成功为止。对于点燃后患者局部出现的一小水疱，一般无需特殊处理，数日后多可结痂自愈。

[**疗效**] 张云兰等治疗 150 例，全部获愈，治疗时间最短者 20h，最长者达 108h。李子真治疗（酌配耳门穴）68 例，均获痊愈。刘茂全治疗 479 例，轻者灸后第 2 天即见热退肿消，重者 3 天内也可治愈。安卫国治疗 100 例，起病至灯灸小于 24h 者 50 例，显效 48 例，有效 2 例；起病至灯灸时间为 24~48h 者 30 例，显效 26 例，有效 3 例，无效 1 例；起病至灯灸时间为大于 48h 者 20 例，有效 8 例，无效 12 例。袁益屏治疗 67 例，显效 53 例，有效 13 例，无效 1 例，总有效率为 98.51%。

2. 艾灸法

[**方法**] 患者取坐位，取一根艾条点燃其一端，然后对准穴位悬灸（艾条距皮肤 1 寸左右），以局部皮肤发红、发热为度，灸 20~30min，每天 2 次。或用艾绒制成 7 个约麦粒大小的小艾炷，先在穴位上涂以少许万花油或凡士林，然后将 1 个小艾炷直接放置于穴位上，用火点燃其顶端，待艾炷快烧完时取下，再换新的艾炷施灸，每次灸 7 壮，每日 1 次。疗效明显。

[**疗效**] 扈武义治疗 100 例，2 日内肿消 60 例，3 日内肿消 25 例，4~5 日肿消 15 例。

3. 放血法

[**方法**] 常规消毒患侧穴位后，用细三棱针或 6~7 号注射器针头，快速点刺穴位数次，或者挑刺 1~3 下，用双手指轻轻挤压穴位周边，使之出血约 0.2~0.5ml。若出血较多者，可用干棉球按压针孔片刻；若未出血者，可再用双手拇指轻轻挤压穴位局部，以使其出血少许。

[**疗效**] 连维真治疗多例，一般 1~3 次即可治愈。马秀萍治疗 110 例，1 次治愈 65 例，2~3 次治愈 43 例，无效 2 例，总有效率为 98.18%。

4. 火柴灸法

[**方法**] 先剪掉患者患侧穴位局部的头发，用 75% 乙醇棉球常规消毒后，点燃火柴（或用火柴卷着药棉少许，蘸菜油后再点燃），对准穴位一烧即可，以发出清脆的"喳"响声为准，不成功者可再施灸 1 次。灸后在患者穴位局部的表面，多有一直径约 0.5cm 的圆形焦痂，故应嘱患者要注意保持局部的清洁、干净，任其自然脱落，以免发生感染。

[**疗效**] 高振群治疗 329 例，全部治愈，疗程为 1~4 天。王松荣、张洪治疗多例，效果显著。张汉肖治疗（配合大鱼际放血）33 例，痊愈 20 例，显效 10 例，有效 3 例，总有效率为 100%。

5. 指压法

[**方法**] 患者取正坐位，医者以右手拇、食二指捏挤患者患侧穴位（双侧发病者则取双侧穴位），每次每穴捏挤 50 次，捏挤强度以患者感微痛而能忍受为度。每日 1 次，3 次为 1 个疗程。

[**疗效**] 吴凤初等共治疗 12 例，均在 3 次以内获愈。

[**评析**] 手少阳三焦经的胸中支脉出缺盆上走项部，沿耳后直上，出于耳上行额角，再屈而下行至面颊部。痄腮乃属风热之邪侵袭少阳经脉，于手少阳经所过之部位发生病变。角孙穴位于耳尖正上方发际处，是手足少阳、手阳明经交会之穴，主治颊肿、齿痛、项强等，可宣散三阳之邪，而达解表散风、清热解毒、消肿散结之功，能宣散面部气血的壅滞，清解邪热而解毒，并利三焦气机，以奏清热消肿之功。古人用点灸法在该穴施术治疗，现代有人用平头火针代替，也有人用火柴棒燃着点灸等，均有良效。

大 椎

点刺合拔罐法

[**方法**] 患者取俯卧位或坐位，常规消毒穴位，用梅花针均匀叩刺大椎穴数下，以血液渗出表皮为度。然后用玻璃罐以闪火法在大椎穴部位快速拔罐，留罐 5min，以拔出 3~5 滴鲜血为度。起罐后用消毒干棉球擦拭血迹，再用碘伏棉球消毒叩刺部位。每日 1 次，5 天为 1 个

疗程。

[**疗效**] 秦亮等治疗 40 例，显效 32 例，有效 7 例，无效 1 例，总有效率为 97.5%。

[**评析**] 大椎穴位于项部，邻近两侧耳下腮部，属于督脉之穴，为手足三阳经与督脉交会穴，督脉为阳脉之海，总督一身之阳，有"诸阳之会"之称，因此，叩刺大椎穴具有疏泄诸阳经郁热的特殊功效。《灵枢·小针解》亦云："菀陈则除之者，去血脉也。"《针灸大成》说："人之气血凝滞不通，犹水之凝滞而不通也。水之不通，决之使流于湖海；气血不通，针之使周于经脉。"大椎穴叩刺使血液渗出即为其意也。刺络拔罐，能明显加强大椎穴点刺的疗效，达到宣通气血、拔毒泄热、畅通经络的目的，尤其对于因风温时邪外侵于上焦头面，而发生于耳下腮部的流行性腮腺炎病症，可速使其毒尽症平、肿消痛止。

【按语】

1. 针灸治疗腮腺炎效果明显，有并发症者应及时对症治疗。

2. 本病传染性很强，患病儿童应注意隔离。

3. 发病期间宜清淡饮食，多饮水，保持大便通畅。

【参考文献】

[1] 杨兆惠. 灯火灸列缺穴治疗流行性腮腺炎 [J]. 湖南中医杂志，1988（6）：26.

[2] 蔡圣朝. 点刺少商、少泽穴治疗流行性腮腺炎 279 例 [J]. 安徽中医学院学报，1992，11（2）：44.

[3] 何良元，徐健康. 少商穴放血治疗流行性腮腺炎 60 例 [J]. 中国针灸，1997（7）：436.

[4] 杨卫华，米秀兰. 耳尖、少商点刺放血治疗腮腺炎 60 例 [J]. 针灸临床杂志，2003（10）：40.

[5] 朱艳玲，安效忠. 曲池穴位注射治疗流行性腮腺炎 17 例 [J]. 中国针灸，2001（9）：546.

[6] 肖天芳. 鱼腥草液曲池穴注射治疗痄腮疗效观察 [J]. 四川中医，2005，23（4）：90-91.

［7］田延风．二黄散贴敷涌泉治小儿痄腮［J］．江苏中医，1992
　　（9）：7.

［8］孙衍秀，林中云，臧传芳．中药外敷治疗痄腮［J］．中国民间疗
　　法，2002（12）：62.

［9］吕景山，何树槐，耿恩广．单穴治病选萃［M］．北京：人民卫
　　生出版社，1993.

［10］田长顺．针刺治疗流行性腮腺炎148例［J］．中国针灸，1995
　　（2）：31.

［11］陈晓华．灯心草灸角孙、翳风穴治疗小儿流行性腮腺炎50例报
　　告［J］．河北职工医学院学报，1994（3）：30.

［12］陆凤美．平刺翳风穴加中药外敷治疗流行性腮腺炎［J］．中国
　　民族民间医药，2012（3）：87.

［13］张云兰，宋云，张志勇．灯芯点烧角孙穴治疗腮腺炎150例［J］．
　　中国针灸，1996（3）：28.

［14］李子真．"放炮法"治疗流行性腮腺炎68例［J］．江苏中医，
　　1994（11）：34.

［15］刘茂全．灯火灸治疗腮腺炎［J］．江苏中医，1996（8）：41.

［16］安卫国．灯芯草灸角孙穴治疗流行性腮腺炎100例［J］．山东
　　中医杂志，1991（6）：20.

［17］袁益屏．灯草灸角孙穴治疗流行性腮腺炎疗效观察［J］．辽宁
　　中医杂志，2003（7）：574.

［18］扈武义．艾灸治疗流行性腮腺炎100例［J］．针灸学报，1992
　　（6）：38.

［19］连维真．点刺角孙治痄腮［J］．四川中医，1989（2）：45.

［20］马秀萍．针挑角孙穴治疗腮腺炎临床观察［J］．中国针灸，1995
　　（5）：50.

［21］高振群．点灼角孙穴治疗流行性腮腺炎329例效果观察［J］．
　　安徽中医学院学报，1985（4）：42.

［22］王松荣．火柴棒灸角孙穴治疗痄腮210例［J］．辽宁中医杂志，
　　1987（6）：118.

［23］张洪．火柴点烧治疗腮腺炎81例［J］．中国针灸，1987（2）：26.

[24] 张汉肖. 火柴灸角孙穴配合大鱼际放血治疗流行性腮腺炎疗效观察 [J]. 现代诊断与治疗, 2013（20）: 4586.

[25] 吴凤初, 范小茜. 指压角孙穴治疗流行性腮腺炎 [J]. 上海针灸杂志, 1990（1）: 23.

[26] 秦亮, 王晓刚, 郭建云. 大椎穴叩刺加拔罐治疗流行性腮腺炎40例临床观察 [J]. 江苏中医药, 2011, 43（10）: 68-69.

第三节　乳腺炎

乳腺炎即乳腺的急性化脓性感染, 以乳房红肿疼痛为主要特征。好发于产后 3~4 周内初产妇。属于中医学"乳痈"的范畴（发于妊娠期的称为"内吹乳痈"; 发于哺乳期的称为"外吹乳痈"）。

中医学认为本病与足阳明胃经和足厥阴肝经关系密切, 因为足阳明经直接经过乳房, 足厥阴经至乳下胃经贯乳房。临床上以乳房红、肿、热、痛为主要症状, 同时伴有恶寒、发热、口渴、便秘等。患侧乳房可触及硬块、压痛, 患侧腋下淋巴结肿大。实验室检查可见白细胞计数明显增高。

尺　泽

针刺法

[**方法**] 取坐位或仰卧位, 医者意在持针之手, 以 50mm 毫针缓缓刺入患侧尺泽穴, 轻微捻转, 得气后行紧提慢按之泻法, 即右手拇指持针, 吸气时, 拇指向前捻转, 同时将针缓慢插入; 呼气时, 拇指向后捻转, 同时将针快速提起。如此反复提插, 每次提插深度约为 30mm, 每次提插的速度、方向、深度都要一致。每次行针 10~20min, 重症患者行针时间宜适当延长, 务使针下得空虚滑利、畅顺之感。临床观察表明, 本方法简便, 与透天凉之法相似, 疗效迅速, 如果在 3~4 日内病情得不到控制, 本病极易蕴滞成脓, 需要手术切开治疗。

[疗效] 郭铁砚等治疗 220 例，1 次治愈 192 例，2 次治愈 13 例，3 次治愈 15 例。

[评析] 尺泽穴为手太阴肺经之合穴，《难经》云：“合主逆气而泄”，故针刺尺泽，能起到泻热散结、调和气血、疏通经络的作用。合穴为水穴，肺为五行之金，实则泻其子，肺经之实证、热证当取尺泽泻之。另外，金克木，泻肺金可使肝木条达，故通过泻肺经之尺泽一穴，可使阳明经之瘀阻得通，使肝气条达，从而瘀滞之乳络得通。

涌　　泉

针推法

[方法] 常规消毒患侧穴位，用 28~30 号 1 寸毫针，快速直刺入涌泉穴深约 0.8 寸，待局部有酸、麻、胀感后，留针 30min，隔 5min 行雀啄样强刺激 1 次。同时，在留针期间配合用拇指或食指点、揉、压健侧的期门、天池、肩井穴，以患者感到酸胀但能耐受为宜。治疗后嘱患者自己轻柔、按摩硬结处，并挤出乳汁。每日 1 次，一般不超过 3 次。

[疗效] 黄丽梅共治 32 例，痊愈 30 例，好转 2 次。

[评析] 涌泉穴为足少阴之井穴，该穴为十二经脉气交错联系的地方，历代医家都作为开窍急救之穴。根据“上病下取”法，针刺涌泉穴后，乳窍通，乳汁流出，通则不痛，硬结及诸症消失。肾主胞宫，冲任之脉起于胞中，故针刺涌泉穴能兴奋冲任之脉，通过气街鼓动气血通向乳房。同时，针刺涌泉穴可向上传至三阴交穴，三阴交为肝、脾、肾三经交会之处，可影响肝经，促进肝之疏泄功能，使乳汁畅通。

郄　　门

水针法

[方法] 患者取坐位，伸直手臂并平放于椅子上，常规消毒患侧穴位皮肤后，用 5ml 注射器套上 6 号长注射器针头，抽取适当药水 2~3ml，快速直刺入穴位，得气后若回抽无血，则缓慢将药液注入。一般每日 1 次，必要时可每日 2 次。

[疗效] 朱润厚等治疗（药物为注射用水）300 例，疗效甚佳。田

增光等治疗（药物为复方丹参注射液）30 例，治愈 28 例，好转 2 例。孙经治疗（药物为复方丹参注射液）17 例，1~2 次显效 16 例，无效 1 例，总有效率为 94.12%。

［评析］中医认为本病多由于足厥阴之气阻滞所致，郄门属于手厥阴心包经穴，具有调和气血、疏经活络的特性，故取之以行厥阴经气。复方丹参注射液具有活血化瘀、理气开窍之功效，配合郄门穴注射更能疏通该经经脉之气滞，使乳窍通畅。

间　　使

水针推拿法

［方法］消毒患侧穴位后，用 10ml 一次性注射器，抽取 2% 利多卡因 5ml、维生素 B_{12} 注射液 500μg、注射用水 4ml，以 5 号针头快速刺入穴位，有向上传导针感时，若回抽无血，则缓慢推入药液。然后，将一块消毒过的纱布覆盖患者患乳，医者以一手轻托患乳，另一手的四指从乳头经病变部位（硬结处），推至乳根 100 次左右。再以五指经硬结处，捋顺至乳头 100 次左右。同时，掌心揉乳头，以促进排乳。最后点按患侧阳陵泉、太冲穴，各 1min。

［疗效］胡慧娟治疗 35 例，全部治愈，其中 1 次治愈 16 例，2 次治愈 8 例，3 次治愈 7 例，4 次治愈 4 例。

［评析］本穴属于手厥阴心包经，手厥阴之脉与足厥阴肝经通过三焦经而相连。乳房部位与肝、胃两经有关，肝经布胸胁，主疏泄，调畅气机；胃经过乳中，为多气多血之脉。肝气郁结、胃经积热或外邪侵入乳房，均会导致经络闭阻，乳汁不通，结而成痈。此治法通过调整三焦之气，清泄邪热，疏通淤乳，化滞散结，达到消炎、止痛、通乳、泄热的目的。

内　　关

针刺法

［方法］常规消毒穴位局部皮肤，用 28~30 号 2 寸毫针，快速刺入穴位皮下，捻转进针到一定的深度，待得气后捻转 2~3 次，接着再

行提插 2~4 次，如此反复行针 3 次。在行针过程中，边行针边令患者用手按压肿块，待到疼痛有所减轻时，留针 10~50min，配合神灯对准内关穴，距离 30~40cm 照射。留针时可行针 3~4 次，出针时无需按压针孔。

[**疗效**] 张应勤治疗 70 例，1 次获愈 61 例，2 次获愈 9 例。

[**评析**] 乳痈多因肝肾不和，经络阻塞，气滞血瘀，邪热蕴结所致。神灯能释放多种微量元素，照射内关穴可调理三焦之气，清心包，泄邪热，化滞散瘀，消炎止痛，促使炎症消退，调节神经并增强免疫功能，达到治愈目的。

肩　　井

1. 针刺法

[**方法**] 消毒患侧穴位后，用 28~30 号毫针快速刺入，进针约 0.5~0.8 寸，施行快速捻转之泻法，使患侧肩部或胸部或上肢出现针感，留针 15min。每日 1 次，直至痊愈为止。

[**疗效**] 苏华林治疗多例，效果明显。高殿奎等治疗 393 例，痊愈 390 例，无效 3 例。谢伯合治疗 86 例，痊愈 41 例，显效 37 例，有效 7 例，无效 1 例。蔡艾香运用本法（配内关穴）治疗 86 例，经 1~5 次治疗均获痊愈。

2. 电磁法

[**方法**] 患者取坐位，取患侧肩井穴配合阿是穴，使用经络治疗仪，按常规操作治疗，输出档用弱档，电流强度调在 4~6mA 之间，以局部出现麻胀、震动感为度，若肩井穴处的麻胀感能传导至整个乳房部则效果更佳，每次 30min。每天 1 次，严重者治疗 2 次。

[**疗效**] 唐华生治疗 58 例，1 次治愈 31 例，2 次治愈 24 例，3 次治愈 2 例，好转 1 例，有效率为 100%。

3. 水针法

[**方法**] 消毒穴位后，用 5ml 注射器套上 5~7 号注射器针头，抽取适当药液，将针头快速刺入穴位，进针 0.5~1 寸深，若回抽无血时，则缓慢地推入药液。同时配合用吸奶器使积乳排出。每日 1 次，连续

治疗 3 次，若 3 次后仍未治愈者应配合抗生素治疗。

[**疗效**] 刘汉涛治疗（药液为丹参注射液 2ml）46 例，显效 43 例，好转 3 例，有效率为 100%。杨有文等治疗（药液为 10% 葡萄糖注射液 3~5ml、加青霉素 80 万 U 稀释）76 例，治愈 68 例，好转 5 例，无效 3 例，总有效率为 96.05%。尹芳等治疗（药液为柴胡注射液 2ml，配合芒硝 60g 水煎热敷患处）32 例，痊愈 30 例，无效 2 例，总有效率为 93.75%。

4. 指按法

[**方法**] 患者端坐，取患侧肩井穴，以拇指指腹或以食指跪指点按，以透力为度，使患者肩部或胸部、上肢出现麻木感，持续 1min 即可，个别病情较重者可点按 10min，每日 2 次。轻症可在 3 天内痊愈。

[**疗效**] 梁迎春运用本法治疗，效果甚佳。

[**评析**] 按经络循行分布，乳头属足厥阴肝经，乳房属足阳明胃经，所以本病的形成多因肝郁不舒或胃热蕴滞而致。肩井穴是手足少阳经、足阳明胃经与阳维脉之交会穴，取此一穴可作用于多条经脉，既能疏泄肝气之郁结，又能清泻胃经之积热，通经活络，散瘀破结，治疗乳痈效果显著。且足少阳经筋系于膺乳，本穴具有通经活络、理气活血、散结祛瘀的功能，故是治疗乳腺炎的效穴之一。

行　间

针刺法

[**方法**] 嘱患者仰卧，常规消毒患乳同侧穴位（酌配下巨虚穴），亦可两侧同取，以 28~30 号毫针，斜刺入行间穴 0.5~1 寸深，直刺入下巨虚穴 2~4 寸深，均施行强刺激 2~3min，用泻法，留针 20~30min。每日 1 次，直至痊愈为止。

[**疗效**] 吕新明共治疗 46 例，经针刺 2~3 天治疗，痊愈 35 例（占 76.09%），4~8 天痊愈 9 例（占 19.57%），10 天痊愈 2 例（占 4.34%），总有效率为 100%。

[**评析**] 行间是足厥阴肝经的荥穴，按经络循行路线，乳头属肝经，而本病多因肝郁化火所致，用本穴能疏肝理气、清热泻火、通络

散瘀，故可治疗乳痈之证。

至 阳

刺血法

[**方法**] 患者取俯卧位或端坐位，暴露背部，用三棱针点刺穴位
2~3针，用手挤压被点刺处，令其出血2~3滴。若出血不畅，可于点
刺处施予闪火拔罐，以强迫出血。配合肩井穴用2~2.5寸毫针沿皮刺
向肩峰，用毫针泻法。乳痈初起而脓尚未成者，只取至阳穴点刺放血；
病情较重者加刺肩井；排乳不畅者加刺少泽；发热恶寒较甚者加刺大
椎。每日1次，3次为1个疗程。

[**疗效**] 王庆华治疗1例，2次后即告痊愈。刘俊华治疗20例，
1个疗程治愈15例，2个疗程治愈4例，好转1例。

[**评析**] 至阳穴为督脉之要穴，督脉主一身之阳，"至阳"则有阳气
至极之意，法用刺血，直泻热毒阳邪，故能收到很好疗效。本法对初
期患者效果最好，脓已成或溃破者，也能起到清热解毒排脓、加速伤
口愈合的功效。

灵 台

刺络拔罐法

[**方法**] 消毒灵台、至阳穴，以小号无菌三棱针疾刺2穴1~2分
深，呈"三点式"，再以2号玻璃罐在穴位上施予闪火拔罐，助血出约
2ml，去罐再按压片刻。然后自灵台、至阳沿督脉走罐到命门，反复数
遍，使督脉均匀出疹，走罐时下行重按，上行轻柔。根据病情，隔日
1次或1日2次。

[**疗效**] 王凤荣治疗89例，伴发热72例患者，治疗后30~60min
汗出，体温开始下降63例，治疗1次后，乳房红肿热痛症状消失、体
温正常47例，局部红肿疼痛等症状减轻42例，其总有效率为100%。

[**评析**] 乳头属足厥阴肝经，乳房属足阳明胃经，治宜疏肝经之郁
滞，泻阳明之热毒。刺血灵台穴以疏泄阳邪火毒，主治身热、疔疮；
刺血至阳穴可疏肝解郁，调达肝气；督脉统一身之阳气，有"阳脉之

海"之称，沿督脉刮痧可疏通全身之阳气，泻阳经之火毒，调脏腑之功能，督脉通则百脉调，毒邪自消。用走罐的方式进行刮痧，由于其负压的作用，比使用刮痧板等更易出痧而快速排毒。

【按语】

1. 针灸治疗本病初期效果良好，若配合按摩、热敷，疗效更佳。
2. 溃脓期应切开排脓，采用综合治疗。
3. 饮食应清淡，忌辛辣油腻之品。
4. 注意乳房的清洁卫生，保持心情舒畅。

【参考文献】

[1]郭铁砚，刘静，王文星. 针刺尺泽穴治疗急性乳腺炎220例临床观察 [J]. 河北中医，2009，(4) 31：590.

[2]黄丽梅. 针刺涌泉加点穴治疗乳痛32例 [J]. 广西中医药，1995 (4)：44.

[3]朱润厚，张良明. 郄门穴注生理盐水治疗乳痛 [J]. 四川中医，1987 (3)：14.

[4]田增光，张云霜，尚吉顺. 复方丹参液郄门穴注射治疗乳腺炎30例 [J]. 新中医，1994 (5)：32.

[5]孙经. 丹参注射液穴位注射治疗急性乳腺炎的临床体会 [J]. 中国社区医师，2005 (20)：37.

[6]胡慧娟，魏兴学. 手法加穴位注射治疗急性乳腺炎35例 [J]. 中国针灸，2003 (6)：357.

[7]张应勤. 针刺内关穴治疗急性乳腺炎 [J]. 中国针灸，1986 (7)：8.

[8]苏华林. 针刺肩井穴治疗急性乳腺炎17例 [J]. 针灸学报，1992 (6)：43.

[9]高殿奎，苏君明，刘长安，等. 针刺肩井一穴治疗急性乳腺炎393例疗效观察 [J]. 中国针灸，1985 (1)：13.

[10]谢伯合. 针刺加前臂放血治疗急性乳腺炎124例 [J]. 中国针灸，1986 (4)：7.

[11]蔡艾香. 针刺治疗急性乳腺炎86例 [J]. 上海针灸杂志，1995

（5）：213．

［12］唐华生．用经络治疗仪治疗急性乳腺炎 58 例［J］．中国针灸，
　　　1993（5）：19．

［13］刘汉涛．肩井穴注治疗乳腺炎 46 例［J］．中国针灸，2000（7）：
　　　410．

［14］杨有文，李述云．"肩井穴"药物注射治疗早期乳腺炎 76 例疗效
　　　观察［J］．西北国防医学杂志，1994，15（2）：137．

［15］尹芳，陈乐丰．肩井穴注射治疗乳痈疗效观察［J］．中医外治
　　　杂志，1995（5）：42．

［16］梁迎春．点按肩井穴治疗急性乳腺炎［J］．家庭中医药，2013
　　　（7）：43．

［17］吕新明．针刺治疗急性乳腺炎 46 例［J］．中国针灸，1999（7）：
　　　430．

［18］王庆华．点刺至阳穴治乳痈［J］．针灸临床杂志，2005（5）：54．

［19］刘俊华．点刺至阳穴治疗乳腺炎初期 20 例［J］．上海针灸杂志，
　　　2005，24（1）：27．

［20］王凤荣．督脉刮痧配合刺络拔罐治疗急性乳腺炎 89 例［J］．河
　　　北中医，2005，27（7）：541．

第四节　乳腺增生病

乳腺增生病是以乳房疼痛、肿块为特点的内分泌障碍性疾病。主要由于女性激素代谢障碍，尤其是雌、孕激素比例失调，使乳腺实质增生过度和复旧不全，或部分乳腺实质成分中女性激素受体的质和量的异常，使乳房各部分的增生程度参差不齐所致。部分患者的病情与月经周期有关。

本病属于中医学"乳癖""乳痰""乳核"范畴，多因情志忧郁、冲任失调、痰瘀凝结而成。本病的临床表现，以单侧或双侧乳房出现大小不等、形态不一、边界不清、推之可动的肿块为特征，伴胀痛或

触痛，与月经周期及情志变化密切相关，往往在月经前疼痛加重，肿块增大、变硬，月经来潮后肿块缩小、变软，症状减轻或消失。乳腺红外线热图像扫描、乳房钼靶 X 线摄片有助于诊断。

鱼　际

温针灸法

[**方法**] 在双侧鱼际穴周围轻轻按压，有乳腺增生者均有压痛点或有结节，进针点就选在此处。用迎随补泻，针尖朝向上肢方向进针，进针深度为 3~5 分，再用捻转强刺激手法行针，使患者自觉乳房部胀。行气后在针上加艾段温灸，留针 30~40min，每日 1 次，10 次为 1 个疗程。

[**疗效**] 吴雪梅等共治 68 例，痊愈 24 例，显效 32 例，有效 8 例，无效 4 例，总有效率为 94.12%。

[**评析**] 中医认为，本病应从疏肝理气、活血化瘀、化痰通络，或调补冲任、温阳化痰散结等方面论治。鱼际穴为手太阴肺经穴，肺主一身之气，调节全身气机的升降出入，故鱼际穴理气通络的作用很强。"气为血之帅，血为气之母"，气行则血行，鱼际穴通过理气又可达到活血化瘀、化痰通络的作用。鱼际穴又为肺经的荥火穴，因肝属木，木为火之母，荥属火，根据补母泻子法，实则泻其子，故肝木实可泻其荥，所以针刺鱼际穴又具有疏肝解郁兼清肝火的作用。另外，灸法可起到"气血不足可补之，经络不通者可通之"的功效，故鱼际穴针上加灸，可以理气散结、活血通络、温阳化痰。

肩　井

1. 药敷法

[**方法**] 以肩井穴为主，配局部阿是穴。患侧肩井穴用白芥子末常规贴敷 4~6h，令其发泡，待半个月左右皮肤恢复正常时，再重复施治 1 次，连贴 3 次。阿是穴则取乳结散药粉（组方为鹿角霜 25g，乳香 15g，皂角刺、山慈菇、生白芷各 10g），用黄酒调和成药糊，放在纱布上，面积与乳房肿块面积等大，厚约 0.4cm，然后直接贴在阿是穴

上，用胶布固定，2天换1次，7次为1个疗程。

［疗效］汪慧敏共治疗21例，痊愈5例，显效8例，好转5例，无效3例。

2. 埋线法

［方法］在肩井穴处实施严格无菌操作，选用9号一次性埋线针，左手拇指与食、中二指相配合，提捏住肩井穴部位，右手持针以穿刺方式，从穴位刺入再穿过穴位下方，至皮下组织与肌肉层之间，患者有较强的酸麻重胀感时松开左手，边推针芯边退针管，将2cm长羊肠线注入，然后以碘伏棉签轻揉穴位，使羊肠线埋入皮下组织，用创可贴固定。3天内针孔不能沾水，防止感染。于每次月经干净后第5天埋线1次，以3个月经周期为1个疗程。配合口服自拟疏肝解郁汤（醋柴胡、当归、川芎、川楝子、香附、浙贝母各10g，炒白芍12g，夏枯草15g，生麦芽30g，炙甘草3g）。

［疗效］谢小强等治疗49例，痊愈24例，好转19例，无效6例，总有效率为87.76%。

［评析］足少阳胆经在足部交于足厥阴肝经。肝主藏血，有储藏血液和调节血量的生理功能，和女子生理、病理有不可分割的关系。肩井穴本身属足少阳胆经，又络属于肝脏，具有强大的调节肝胆气血的作用。肩井穴位药敷或埋线，操作时间短暂，但可长期刺激穴位，持久发挥疏通经络效果，调整神经功能，对乳腺功能是一种良好的调节，以达到治病的目的，故用之效果明显。

膻 中

割脂法

［方法］患者取仰卧位，常规消毒膻中穴皮肤并盖洞巾，普鲁卡因皮试阴性后，用0.5%普鲁卡因2ml加0.1%肾上腺素1滴（以1ml 15滴计），先在穴位处做皮丘，再斜刺进针，实施局麻，约3~5min后针刺皮肤无痛感时，沿正中线作纵切口，切口长约1~1.2cm，深度达皮下组织，用弯形纹丝钳剥离周围皮下组织，并摘取约黄豆粒样大小脂肪两块（肥胖体质者可稍多），缝合一针后加压包扎。每日换药1次，

1周后拆线，1次未愈者可隔1个月后再次割脂。

[**疗效**]景维廉等治疗150例，治愈128例，显效18例，无效4例，总有效率为97.33%。

[**评析**]乳癖多由于脏腑经络气机逆乱，肝失调达，久而气滞血瘀，气阻湿聚而成瘤疾，治疗理应调畅气机，以达"气行则血行"之目的。膻中穴为气会，属任脉，乃宗气会聚之所，善治乳部气机不利之证。膻中穴割脂是以割脂后形成的结缔组织，作为一种非特异性的刺激源，较长期地刺激经穴脉络，使经络通利、气血调和而病愈。

【按语】

1. 针刺对本病有较好的疗效，能使乳房的肿块缩小或消失。

2. 应及时治疗月经失调，以及子宫、附件的慢性炎症。

3. 少数患者有癌变的可能，必要时应手术治疗。

4. 保持心情舒畅，控制脂肪类食物的摄入。

【参考文献】

[1]吴雪梅，杨金茹. 温针灸鱼际穴治疗乳腺增生68例 [J]. 辽宁中医杂志，2000（6）：274.

[2]汪慧敏. 贴敷加天灸治疗乳腺纤维囊肿 [J]. 浙江中医杂志，1997（8）：374.

[3]谢小强，黄继升. 自拟疏肝散结汤合肩井穴埋线治疗肝郁型乳腺增生症临床观察 [J]. 中医临床研究，2013，5（20）：69-70.

[4]景维廉，谭金国，陆金亮. 膻中穴割脂治疗乳癖150例 [J]. 中国针灸，1999（11）：6.

第五节　阑尾炎

阑尾炎是外科常见病，属于中医学"肠痈"的范畴。急性阑尾炎多由于阑尾管腔阻塞，细菌入侵所致；慢性阑尾炎大多数由急性阑尾炎转变而来。中医学认为本病多因饮食失节，饱食后剧烈运动，寒温失调，导致肠腑传导功能失常所致，其基本病机为气机壅塞，久则肠腑化热，热瘀互结，致血败肉腐而成痈脓。

急性阑尾炎以转移性右下腹痛为主要症状。典型的腹痛发作始于上腹，逐渐移向脐部，6~8h 后移向右下腹并局限在右下腹，伴纳差、恶心、呕吐、便秘或腹泻、乏力。查体：体温随着症状加重而升高，右下腹麦氏点压痛及反跳痛；结肠充气试验、腰大肌试验、闭孔内肌试验、肛门直肠指检，均有助于诊断。实验室检查：血常规可见白细胞计数和中性粒细胞比例增高。慢性阑尾炎症状不典型，既往常有急性阑尾炎发作病史，经常有右下腹疼痛、不适感，剧烈活动或饮食不节可诱发。

孔　　最

针刺法

［**方法**］患者取半卧位或半坐位，常规消毒局部皮肤，用毫针快速直刺入双侧穴位，进针约 1 寸，采用提插之重手法，给予强刺激量，使患者局部有气运感、蚁行感、沉重感为宜，如此反复施行强刺激手法或用电针代替。一般连续针刺 4~6h 后，患者腹痛会缓解，腹肌松弛，压痛、反跳痛减轻，可停止施针。施针时辅助有效的胃肠减压和常规输液，不给予任何止痛药物，一般也不给予抗生素治疗，4~6h 内可达到预期效果（无效者应立即中止，转手术治疗），48h 后可给予中药大承气汤口服。

［**疗效**］王俊富共治疗 30 例，治愈 25 例，无效 5 例。

［**评析**］孔最属肺经郄穴，是经气深聚的部位，善治急性病，阴经郄穴善止血。又"手太阴肺经起于中焦，下络大肠，还循胃口，上膈，属肺……"肺与大肠相表里，肺胃相连，故取孔最治疗消化性溃疡急性穿孔引起的疼痛、出血均有良效，并可调动人体的抗痛能力，促进穿孔愈合。

上 巨 虚

针刺法

[**方法**] 患者取仰卧位，医者以右手拇指在患者右侧上巨虚穴位处，寻找其局部的敏感点，常规消毒皮肤后，用28~32号2寸毫针，先在穴位中间针刺1次，进针1.5寸左右，然后视痛点的范围，在间隔1cm处再直刺入1针，共刺入3~5枚毫针。若找不到敏感点，则在穴位针刺。针刺得气后，采用捻转结合提插的强刺激手法，反复操作数次，力争使针感能直达腹部、足部，留针60~120min，隔10min加强行针手法以激发、保留针感。每日1次，病重则每日2次。

[**疗效**] 吕景山等、孙新立治疗本病常针1~2次即效，1周内可获痊愈。

[**评析**] 本穴属大肠下合穴，根据《灵枢·邪气脏腑病形》"合治内府"的原则，该穴是治疗肠病的常用效穴，能够疏通阳明经腑气，使经脉气血通畅，达到散癖消肿、清热止痛之效。

【按语】

1. 针灸对急性阑尾炎未化脓者疗效较好，如已化脓、穿孔，则须转外科手术治疗。

2. 慢性阑尾炎者，局部可配合艾条温和灸或隔姜灸。

3. 治疗期间应以清淡、流质饮食为主。

【参考文献】

[1]王俊富. 针刺孔最穴治疗消化性溃疡急性穿孔30例 [J]. 上海针灸杂志, 1996（增刊）：16.

[2]吕景山, 何树槐, 耿恩广. 单穴治病选萃 [M]. 北京：人民卫生出版社, 1993.

[3]周昌华. 针灸治疗胆囊炎胆石症术后便秘 [J]. 四川中医, 1997（9）：57.

[4]王增. 穴位埋线治疗便秘 [J]. 中国针灸, 2002（8）：540.

[5]孙新立. 单穴久刺应用体会 [J]. 中国针灸, 1998（6）：364.

第六节　胆石病

胆石病是指发生在胆囊或胆管的结石，为外科常见病、多发病，属于中医学"胁痛""黄疸""胆心痛""胆胀"等范畴。中医学认为本病主要责之于肝、胆，又与脾、胃、肾有关。

胆结石患者中，约 20%~40% 可终身无症状，仅在体检时偶然发现。有症状的胆结石患者，主要表现为进食（尤其是进油腻食物）后上腹部不适或疼痛，伴嗳气、呃逆、恶心、呕吐，胆绞痛的部位在上腹部或右上腹部，呈阵发性，可向右肩胛部和背部放散。

胆管结石患者通常可无症状，但当结石阻塞胆管并继发感染时，可出现典型的腹痛（多在剑突下及右上腹部，呈绞痛，可阵发性或持续性向右肩背部放散），伴恶心呕吐、寒战高热（体温可高达 39℃~40℃）和黄疸。实验室检查：血尿常规检查示白细胞计数及中性粒细胞比例升高，血清胆红素升高，尿中胆红素升高。

胆　　俞

1. 药敷法

［**方法**］肝气郁滞者用 I 号方（麝香 0.2g，柴胡、木香、延胡索、牡丹皮、赤芍、大黄各 3g），气滞血瘀者用 II 号方（麝香 0.1g，血竭 1g，柴胡、木香、延胡索、当归尾、川芎、桃仁各 3g）。施治时取上述已研成细末的药粉，I 号方用食醋调和，II 号方用白酒调和，分别贴敷于双侧胆俞穴及脐部，外用纱布及胶布固定 1h。

［**疗效**］李文峰共治 26 例，5~10min 内止痛者 8 例，10~15min 内止痛 16 例，30min 内仍有痛者为无效共 2 例。

2. 激光照射法

［**方法**］患者取侧卧位或坐位，用 YHN－I 或 II 型氦氖激光治疗仪，激光管出光口距右侧穴位皮肤 30~60cm，其波长为 6328×10–10m，

照射时间约为 10min，每日照 2 次，同时口服 50% 硫酸镁 10~20ml，每日 3 次。

[疗效] 吕景山等共治疗 50 例，治愈 40 例，好转 9 例，无效 1 例。

[评析] 胆俞穴是胆腑经气输注于体表的部位，有很强的行气、利胆作用，能达到疏通经络、调和脏腑、缓急止痛的目的，善于治疗胆石症。现代研究证明，针灸本穴可控制胆道炎症，增强胆囊收缩功能，扩张胆道及奥迪括约肌，提高胆囊内压力，使胆汁快速排出，推动结石通过胆管，起到内冲洗作用。

丘　　墟

针刺法

[方法] 患者取仰卧位，常规消毒患侧穴位，用 28~30 号 2 寸毫针，针尖向申脉穴快速直刺入 1.5~1.8 寸，运针得气后，行提插捻转手法之泻法，予强刺激量，留针 15~20min，隔 5min 行针 1 次。每日 1 次。

[疗效] 王俊富治疗本病，疗效满意。

[评析] 丘墟为足少阳胆经原穴，胆经循行过胁下，依据"经脉所过，主治所及"这一规律，丘墟在治疗胸胁疾患中亦有应用，如《针灸大成·胸背胁门》中治疗胁痛取"阳谷、腕骨、支沟、膈俞、丘墟"。

阳　陵　泉

针刺法

[方法] 患者取仰卧位，双膝微屈，常规消毒后，用 2 寸毫针向腘窝方向刺入 1.5 寸，针刺手法均采用捻转泻法，得气后留针 3~30min，每隔 3min 行针 1 次，留针期间随时了解患者腹痛情况。

[疗效] 闫滨治疗 79 例，显效 67 例，显效率为 84.81%，平均显效时间为 5.5min，总有效率为 93.67%。

[评析] 阳陵泉穴为胆经合穴，《灵枢·邪气脏腑病形》曰："合治内府。"《难经·四十五难》载："筋会阳陵泉。"阳陵泉穴在临床运用中，具有通泄胆腑、舒筋止痛的作用。实验亦证明，一方面针刺此穴

能增加胆囊运动和排空能力，泻法明显；另一方面可使胆总管规律性收缩、蠕动增强，缓解奥狄氏括约肌痉挛，胆汁流出量明显增加。

【按语】

1. 针刺治疗胆石症疗效满意，一般以治疗直径在1cm以内的肝胆管结石疗效较好，如果结石直径超过2~3cm则应采取手术治疗。

2. 饮食应清淡，少进食油腻食物。

【参考文献】

[1]李文峰. 中药穴位贴敷治疗胆绞痛26例[J]. 河南中医，1994（4）：246.

[2]吕景山，何樹槐，耿恩廣. 单穴治病选萃[M]. 北京：人民卫生出版社，1993.

[3]王俊富. 丘墟穴的临床应用[J]. 中国针灸，1996（9）：31-32.

[4]闫滨. 针刺阳陵泉穴缓解胆绞痛79例[J]. 昆明医学院学报，2008（1）：169.

第七节 丹毒

丹毒是指皮肤突发灼热疼痛、色如涂丹的急性感染性疾病。发生于下肢者称"流火"，生于头面者称"抱头火丹"，新生儿多生于臀部，称"赤游丹"。本病相当于西医的急性网状淋巴管炎。多在皮肤损伤、足癣、溃疡等情况下，由皮内淋巴管性乙型溶血性链球菌侵袭所致，常见于儿童和老年人，春、秋季多发。

中医学认为本病属火毒为病，多发生于下肢，其次为头面部，有皮肤、黏膜损伤病史。开始可见恶寒、发热、头痛、纳呆等全身症状。病损局部皮肤发红，压之褪色，放手即恢复，皮肤稍隆起，境界清楚。严重者红肿局部可见有瘀点、紫癜，逐渐转为暗红色或橙黄色，5~6天后发生脱屑，逐渐痊愈。

委　中

刺络放血法

[方法] 患者取侧卧位，被刺穴位下肢置于下方，医者在无菌操作的基础上，对准被刺单侧穴位委中的静脉，刺入脉中约 2~3mm 即退针，穴位处迅即出血，血色呈紫黑色，出血约 5~10ml 后，患者多热退身凉，双下肢红疹也明显减退。治疗 30min 后，体温基本恢复正常。

[疗效] 刘世红等治疗本病多例，疗效显著。

[评析] 现代医学研究认为，本病是溶血性链球菌（丹毒链球菌）侵入皮肤黏膜内的网状淋巴管所引起的急性感染。中医学认为本病的发生是因血分有热，外感风湿热邪，或因皮肤黏膜的破损（如针刺、抓伤、皲裂、虫咬伤、足癣等），感染邪毒，内外热毒相搏，导致肌肤受灼，气血凝滞而成，故取足太阳膀胱经之合穴、血分之主穴、清热解毒之要穴委中刺络放血，可使热毒随血而泻。

【按语】

1. 针灸治疗本病有较好的疗效，但多用于下肢丹毒，头面部及新生儿丹毒病情一般较重，应采用综合疗法。

2. 治疗中被污染的针具、火罐等应严格消毒，专人专用，防止交叉感染。

【参考文献】

[1] 刘世红，李芳梅. 委中穴刺络放血验案举隅 [J]. 吉林中医药，2013，33（5）：519-520.

第八节　痔疮

凡是直肠下段黏膜和肛管皮肤下的静脉丛瘀血、扩张和屈曲，所形成的柔软静脉团都称为"痔"，以便血、痔核脱出、疼痛、瘙痒为主症。痔疮是最常见的肛肠疾病，以久坐办公的成人多见。

根据痔核的位置可分为内痔、外痔、混合痔三种。生于齿线以上者为内痔；生于齿线以下者为外痔；内、外痔兼有者为混合痔。临床以内痔为多，肛门、直肠检查能进一步确诊，并可排除直肠癌、直肠息肉等病。

大 肠 俞

1. 挑刺法

[方法] 患者取俯卧位，消毒双侧大肠俞皮肤后，用细三棱针或圆利针常规挑刺穴位，大约深至真皮层，挑出一些具有弹性、坚韧的纤维组织，尔后用消毒敷料包扎，如有出血可压迫止血。第 1 次治疗后隔日再诊，以后隔 5~7 次日 1 次，2~5 次为 1 个疗程。

[疗效] 程绍勋治疗 19 例，收到满意的效果。赵树玲等治疗 43 例，均 1 次见效，止痛效果达 100%。曹效贤等治疗 72 例，痊愈 21 例，有效 45 例，无效 6 例。

2. 刺络拔罐法

[方法] 常规消毒局部皮肤后，用小号三棱针垂直快速刺入穴位，一般刺入 0.5~1cm，尔后将针体左右摇摆拨动 5~6 次，当同侧下肢有明显的酸、胀、放射感时起针，迅速用闪火法将玻璃罐叩于针孔处，留罐 10~20min。起罐时如见瘀血较多，在擦净污血后用 75% 乙醇棉球压迫针孔，用胶布固定。隔 3 天治疗 1 次，3 次为 1 个疗程。

[疗效] 周品林治疗 100 例，痊愈 87 例，有效 13 例，一般 1 个疗程即见显著疗效。

[评析] 痔疮多因饮食不节、过食辛辣厚味，致湿热下注，使经脉血行不畅，气血瘀滞而成。本穴属大肠经的背俞穴，是大肠之气输注之处，针挑大肠俞可泄大肠湿热，湿热去而便血止，故病可愈。

次 髎

针灸法

[方法] 患者取俯卧位，暴露骶部，常规消毒穴位皮肤（以次髎穴为主，配合上、中、下髎穴）后，用梅花针在八髎穴处缓慢叩打，使

局部充血。接着放上丁桂散（丁香、肉桂）药粉，使之布满穴位，并覆盖关节止痛膏 1 张，然后用点燃的艾条进行悬灸或雀啄灸，以患者感到温热为度。一般隔日 1 次，每次约 10~15min。

［疗效］吕景山等共治疗 44 例，其中内痔 16 例，痊愈 4 例，好转 11 例，无效 1 例；外痔 17 例，痊愈 2 例，好转 15 例；混合痔 11 例，痊愈 2 例，好转 8 例，无效 1 例。

［评析］次髎穴位于腰骶部，位于大小肠分野之处，属下焦，局部配穴有贯穿上下之气血、行气导滞、活血通络的作用，临床因其具有理气血、通经络的作用，故亦可治疗各种肠道病证。其作用主要是改善局部血液循环，加强机体代谢，提高免疫功能。

秩　　边

针刺法

［方法］常规消毒双侧穴位皮肤后，用 26~30 号 3 寸不锈钢毫针，针尖向肛门方向快速斜刺（约 45° 角）入穴位，进针约 2~3 寸，得气后施行提插捻转之泻法，令患者感觉局部热胀感明显并向肛门扩散，留针 20min，行针 1~2 次。每日 1 次，7 次为 1 个疗程。

［疗效］李智等、张远东分别治疗多例痔疮患者，疗效显著。杨贤海等治疗 27 例（其中内痔 12 例，外痔 7 例，混合痔 8 例），痊愈 11 例，有效 15 例，无效 1 例，总有效率为 96.30%。

［评析］秩边属膀胱经穴，有和肠疗痔、疏调三焦肠腑、活血通络止痛的作用，主治肛门疾病。现代研究证实，深刺秩边穴，恰好刺激了盆丛副交感神经纤维，加强了神经调节功能，改善了直肠、肛门的局部血液循环。深刺秩边穴的关键是掌握好进针的深度和方向，针尖指向肛门，深达 3~4 寸，高频轻捻，使针感向小腹、肛门部位放射，务必使针感达到肛门，使肛门肌肉抽搐，否则疗效较差。

承　　山

1. 针刺法

［方法］患者取俯卧位，用 26~30 号 2 寸毫针，针尖向膝盖方向快

速斜刺入穴位，进针 1.5 寸左右，以每分钟约 350 次的频率做强刺激捻转，以患者感到酸、麻、胀样针感向下肢放散，或局部胀痛为度，留针 30min，每隔 5min 行针 1 次。使用本法时，若针感很明显，并能向上传导时，则止痛效果更佳。

[**疗效**] 吕景山等治疗 40 例，3 次治愈 14 例，4~6 次治愈 23 例，7 次以上治愈 3 例。赵宝文治疗 100 例，显效 70 例，有效 27 例，无效 3 例。

2. 水针法

[**方法**] 患者取俯卧位，常规消毒一侧穴位皮肤后，用 2ml 注射器套上长注射器针头（牙科 5 号针或心内注射针），抽取当归注射液 2ml，对准穴位快速刺入，进针约 1~2 寸，待局部产生酸、麻、胀感时，若抽无回血，则缓慢把药液推入穴位。每日 1 次，左右穴交替，7 次为 1 个疗程。

[**疗效**] 吕景山等共治 70 余例，有效率达 100%，其中约 80% 的患者只用 1 个疗程即获痊愈。

[**评析**] 承山穴治痔疮有通络散瘀、清热止血作用，是疗痔的经验穴，并被历代医家所公认，如《玉龙歌》载："九般痔漏最伤人，必刺承山效如神"。承山属足太阳膀胱经穴，膀胱经其别行经脉络于肛，故泻其能疏导膀胱经气，消散瘀滞。不论内痔、外痔、混合痔，用之均有好的疗效。

环　　跳

针刺法

[**方法**] 患者取卧位，常规消毒局部皮肤后，先将毫针直刺入 2~3 寸，待局部有酸、胀、麻感时，可将针逐渐提到 0.5~1 寸深处，调整毫针的针尖向肛门方向再刺 1~2 寸，行小幅度提插捻转手法，使针感传至肛门。再施以"拽拉升提"手法，即在气达病所后，拇指向前顺经单向捻转毫针，使肌肉纤维缠住针体后，和缓、有节律地向上拽拉针体，使针身牵动周围组织，患者即会产生牵拉收缩之感觉。忌手法过猛、刺激过强。

［**疗效**］周炜、管遵信等分别治疗多例，获显著疗效。

［**评析**］后阴部按十二经脉循行路线，尤与膀胱经关系密切。在膀胱经所主病候中也明确指出："是主筋所生病者，痔……"。环跳穴是膀胱经交会穴，故可治后阴病。

长　强

1. 水针法

［**方法**］患者取截石位，暴露臀部，用生理盐水冲洗肛门周围，以紫药水定位，再用新洁尔灭棉签消毒，医者手持 10ml 消毒注射器套上 6 号针头，抽取适当药液，将针头快速刺入 1.5 寸左右，待局部产生酸胀感并扩散至肛门后，若抽无回血，则缓慢将药液推入穴位。一般在注射后，患者疼痛多可立即消失，1~2 天后红肿消失，痔核回缩治愈。

［**疗效**］段海涛等治疗（药物为亚甲蓝注射液 5ml）112 例，显效 18 例，有效 90 例，无效 4 例，止痛维持时间为 7~28 天，平均为 11.4 天。黎春轩治疗（药物为 2% 普鲁卡因注射液，每穴注药 2ml，配二白穴）20 例，显效 15 例，有效 4 例，无效 1 例。

2. 刺络拔罐法

［**方法**］患者俯卧于床上，常规消毒局部皮肤，医者左手将穴位皮肤捏紧，右手持三棱针对准穴位快速进针，挑破络脉后再以闪火法拔罐，10~15min 去罐，将拔出的瘀血用干棉球擦净即可。每日 1 次，5 次为 1 个疗程。

［**疗效**］张春景等治疗 80 例，3 次治愈者 63 例，5 次治愈者 4 例，无效 13 例。刘丽莎等治疗本病，效果显著。

3. 针刺法

［**方法**］患者取俯卧位，常规消毒穴位皮肤后，用 28~30 号 1.5 寸不锈钢毫针，针尖向上沿尾骨内侧面，快速直刺入约 0.8 寸，得气后施以透天凉手法，留针 5min。每日 1 次。

［**疗效**］吕景山等共治疗 884 例，1 次痊愈 328 例，2 次痊愈 401 例，3 次痊愈 101 例，4~5 次痊愈 34 例，无效 20 例。冯秋科治疗（配百会

穴）169 例，显效 141 例，好转 24 例，无效 4 例。

[**评析**]长强穴为督脉起始穴，位置靠近肛门，针刺本穴有很好的止痛功能。《玉龙歌》云："九般痔漏最伤人，必刺承山效若神，更有长强一穴是，呻吟大痛穴为真。"亚甲蓝为痔疮手术常用长效止痛剂，长强穴注射亚甲蓝对痔瘘术后长效止痛效果显著。

【按语】

1. 针灸对减轻痔疮疼痛和出血等症状，有较好的疗效。

2. 养成定时排便习惯，保持大便通畅，以减少痔疮的发生。

3. 平时多饮开水，多食新鲜蔬菜、水果，忌食辛辣刺激性食物。

【参考文献】

［1］程绍勋. 针挑大肠俞穴治疗"内痔"便血症［J］. 上海中医药杂志，1987（5）：20.

［2］赵树玲，于德茹. 大肠俞挑治治疗痔疮疼痛［J］. 中国针灸，2002（3）：194.

［3］曹效贤，徐明. 针挑治疗肛周疾病72例［J］. 中国针灸，1988（3）：11.

［4］周品林. 大肠俞刺血拔罐治疗痔疮100例［J］. 中国针灸，1992（2）：5.

［5］吕景山，何树槐，耿恩廣. 单穴治病选萃［M］. 北京：人民卫生出版社，1993.

［6］李智，李丁. 秩边三刺法临床应用举隅［J］. 针灸临床杂志，1993（6）：37.

［7］张远东. 秩边穴的针刺法及其临床应用［J］. 针灸临床杂志，2002（4）：41-42.

［8］杨贤海，许玲香. 芒针深刺秩边穴为主治疗痔疮［J］. 中国针灸，2003，23（10）：602.

［9］赵宝文. 针刺承山穴对痔疮疼痛100例止痛效果的观察［J］. 中国针灸，1986（2）：23-24.

［10］周炜. 环跳穴的临床应用［J］. 针灸临床杂志，2002（6）：40-41.

［11］管遵信，管遵惠. 管正斋老医师运用环跳穴治疗前后阴病经验
　　　介绍［J］. 云南中医杂志，1982（3）：28–29.

［12］段海涛，沈瑞子，龙子义，等. 长强穴注射美蓝痔瘘术后长效
　　　止痛［J］. 中国临床康复，2004，8（11）：2121–2122.

［13］黎春轩. 穴位封闭治疗痔疮体会［J］. 新中医，1991，8（3）：
　　　33.

［14］张春景，张文军. 挑刺加拔罐法治疗痔疮80例［J］. 陕西中医，
　　　1990（92）：84.

［15］刘丽莎，胡芝兰. 胡芝兰教授治疗痔疮经验介绍［J］. 云南中
　　　医中药杂志，2013，34（9）：3–4.

［16］冯秋科. 针刺长强百会治疗痔疮169例［J］. 中国针灸，2004，
　　　24（9）：626.

第九节　脱肛

脱肛是直肠黏膜部分或全层脱出肛门之外，相当于西医学的"直肠脱垂"。常见于小儿、老人和多产妇女，主要与解剖缺陷、组织软弱及腹压增高有关。中医学认为本病多虚证，病位虽然在大肠，却与肺、脾、肾等脏腑密切相关。

临床上以肛门脱出为主症。轻者排便时肛门脱出，便后可自行回纳；重者稍劳、咳嗽亦可脱出，便后需用手帮助回纳，伴神疲乏力、食欲不振、排便不尽和坠胀感。

西医学将直肠脱垂分为三度：Ⅰ度脱垂为直肠黏膜脱出，呈淡红色，长约3~5cm，触之柔软无弹性，不易出血，便后可自然恢复；Ⅱ度脱垂为直肠全层脱出，色淡红，长约5~10cm，呈圆锥状，表面为环状而有层次的黏膜皱襞，触之较厚，有弹性，肛门松弛，便后有时需用手回复；Ⅲ度脱垂为直肠及部分乙状结肠脱出，长达10cm以上，呈圆柱形，触之甚厚，肛门松弛无力。

次　髎

针刺法

[**方法**] 患者取俯卧位，常规消毒穴位皮肤后，用 28~30 号 2 寸不锈钢毫针，针尖向下、向内快速斜刺入穴位，进针 2 寸左右，待局部产生酸、麻、重、胀等针感后，施行捻转补法，让针感放散至肛门处，使患者肛门有明显收缩感为度，留针 20~30min，每隔 5~10min 行针1min，重度脱肛可增强手法刺激。隔日 1 次，5 次为 1 个疗程。

[**疗效**] 刘喆等治疗 38 例，痊愈 32 例，有效 4 例，无效 2 例。

[**评析**] 次髎穴属足太阳膀胱经，针之可有补益下焦、清热利湿、通经活血之功。从解剖学角度来看，该穴下布有第 2 骶神经后支及骶侧动静脉，因而深刺之可刺激盆腔神经，以调节直肠收缩及局部血液运行的功能，从而减少直肠黏膜之瘀血，促进直肠回缩于正常位置，故能取得良好疗效。此外，针刺时当注意取穴与进针角度，否则难以刺入骶后孔，还应注意操作手法，如无得气与脱肛收缩感，则疗效不佳。

长　强

1. 水针法

[**方法**] 患者取跪伏位，严格消毒穴周皮肤以防止感染，医者将左手插入肛内，在直肠内置于 12 时位，将盛好药液的注射器接 7 号注射器针头，快速刺入穴位，使针头与尾骨角度平行，进针后回抽看是否有血液，如有回血将针尖轻轻移动位置，禁止反复乱刺，避免刺伤神经血管，然后针尖部呈扇面状注射药液。

[**疗效**] 马素范治疗（药物为盐酸普鲁卡因，一般 3~5 岁注射20ml，5~15 岁可用 30ml，15 岁以上可用 50~60ml。每周 1 次，7 天为 1 个疗程，未愈者可间隔 7 天再封闭 1 个疗程）100 例，治愈 90例，好转 7 例，无效 3 例。刘英君共治疗（药物为维生素 B_1 注射液100mg，隔日 1 次，2 次为 1 个疗程）40 例，治愈 38 例，好转 1 例，无效 1 例。唐步坚共治疗（药物为维生素 B_1 注射液 2ml 加 1% 普鲁卡

因 10ml，隔天 1 次，5 天为 1 个疗程）5 例，除 1 例注射 8 次获愈外，其余 4 例均注射 2~4 次后痊愈。

2. 针刺法

[**方法**] 患者取侧卧位，充分暴露穴区，先将脱出的直肠黏膜部分还纳，左手按住肛门固定取穴，右手持针沿尾骨内面向上，快速直刺入穴位 0.8~1 寸，得气后施行轻捻转手法，出针。每日 1 次，6 次为 1 个疗程。

[**疗效**] 吕景山等治疗多例，效果显著，一般 1~5 次可治愈。武恩珍等共治疗 41 例，显效 31 例，有效 9 例，无效 1 例。

[**评析**]《医学入门》："长强主……小儿脱肛泻血。"冲、任、督脉起于胞中，同出会阴，督脉属阳，有壮阳升提作用。长强位于督脉上，又为局部定位，故刺激该穴有提升直肠的作用，达到治疗目的。

百　会

艾灸法

[**方法**] 施灸时将艾条的一端点燃，对准应灸的腧穴进行悬灸，距皮肤 2~3cm，熏烤使患者局部有温热感而无灼痛为宜，至皮肤红晕为度，约灸 30min。每日早晚各 1 次。治疗期间嘱患者多做提肛运动，每日做提肛运动 3 次以上，每次 200 下。

[**疗效**] 周宣治疗（配合捏脊）小儿脱肛 22 例，全部治愈。杨凤治疗（配合加味四逆汤口服）老年性脱肛 147 例，Ⅰ度脱垂患者 58 例全部治愈；Ⅱ度脱垂患者治愈 46 例，好转 16 例；Ⅲ度脱垂患者治愈 5 例，好转 18 例，无效 4 例，总有效率为 97.28%。武恩珍等治疗（配合针刺长强穴）脱肛 45 例，显效 31 例，有效 9 例，无效 5 例，总有效率为 88.89%。

[**评析**] 人生赖阳气为根本，得其所则人寿，失其所则人夭，阳气虚弱不固可致上虚下实，气虚下陷，出现脱肛。《灵枢·经脉》云："陷下则灸之"，故气虚下陷可用灸疗。百会穴居巅顶，别名"三阳五会"，为督脉经穴，头为诸阳之会，百脉之宗，而百会穴则为各经脉气会聚之处，且穴性属阳，又于阳中寓阴，故能通达阴阳脉络，连贯周身经

穴，对于调节机体的阴阳平衡起着重要的作用。艾灸百会穴具有升阳、益气、举陷、固脱的作用。

【按语】

1. 针灸治疗对 I 度直肠脱垂疗效显著，重度脱肛应采取综合治疗。

2. 积极治疗原发病如慢性腹泻、久咳、便秘等，以降低腹压。配合腹肌功能锻炼，经常做提肛练习。

3. 平时宜清淡饮食，避免烟、酒和辛辣食物的不良刺激。

【参考文献】

[1] 刘喆，王改梅. 针刺次髎穴治疗脱肛 38 例临床报道 [J]. 中医药研究，1994（6）：50.

[2] 马素範. 普鲁卡因长强穴封闭治疗直肠脱垂 [J]. 黑龙江中医药，1979（6）：15.

[3] 刘英君，高登杰. 长强穴穴位注射治疗脱肛 40 例 [J]. 中国针灸，1994（1）：16.

[4] 唐步坚. 维生素 B_1+1% 普鲁卡因长强穴注射治疗脱肛 [J]. 广西赤脚医生，1976（9）：26.

[5] 吕景山，何樹槐，耿恩廣. 单穴治病选萃 [M]. 北京：人民卫生出版社，1993.

[6] 武恩珍，张燕生. 艾灸百会穴配合针刺长强穴治疗脱肛 45 例 [J]. 内蒙古中医药，1994（1）：34.

[7] 周宣. 灸百会捏脊治疗小儿脱肛 [J]. 上海针灸杂志，1999，18（4）：45.

[8] 杨凤. 艾灸百会穴结合加味四逆汤治疗老年性脱肛 147 例 [J]. 中医临床研究，2012，4（23）：48–49.

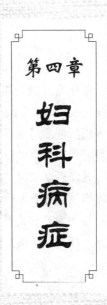

第四章

妇科病症

第一节　月经不调

月经不调是以月经周期以及经量、经色、经质的异常为主症的月经病，临床有月经先期、月经后期和月经先后无定期几种情况。西医学的排卵型功能失调性子宫出血、生殖器炎症或肿瘤引起的阴道异常出血等疾病可参照本节治疗。

月经先期又称"经早"或"经期超前"，主要因于气虚不固或热扰冲任。月经后期又称"经迟"或"经期错后"，实者或因寒凝血瘀或气郁血滞所致。月经先后无定期又称"经乱"，主要责之于冲任气血不调，血海蓄溢失常，多由肝气郁滞或肾气虚衰所致。本病与肾、肝、脾三脏及冲、任二脉关系密切。

归　　来

针刺法

[方法] 常规消毒局部皮肤，用 28~30 号 2 寸不锈钢毫针，快速直刺入穴位，或向曲骨穴透刺，施行提插捻转手法，得气后尽量使针感放散至前阴部，留针 20~30min，隔 10min 行针 1 次。每日 1 次。

[疗效] 秦其兴治疗经迟 1 例，疗效显著。

[评析] 本穴是足阳明胃经分布在下腹部的重要穴位，胃为水谷之海，后天生化之源，隶属阳明，与生殖功能有密切关系，故常用于治疗生殖系统病症。

隐　　白

艾灸法

[方法] 把艾条的一头点燃后，悬于一侧穴位上方 1.5cm 处，每次悬空灸 15~20min，以隐白穴周围皮色转红、有热感为止。先灸一侧，然后灸另一侧。每日可灸 3~4 次，待血止后可再继续灸 1~2 天，使疗

效更为巩固。此法第一次可在医生的指导下进行，家人在旁边学习，以后就可由家人操作。

[**疗效**] 刘莹治疗多例经前，效果明显。何娇君治疗 1 例月经过多，效佳。

[**评析**] 中医认为，月经过多的主要原因是冲任两脉不固，脏腑失调，因此在治疗上应着重补肝健脾益肾，调养冲任，其中又以健脾最为重要。隐白穴属足太阴脾经穴位，按照经络学说的原理，刺激隐白穴有健脾统血、补中益气的功效。艾灸隐白穴时，患者常常会感到小腹部原有的绷紧拘急感或空虚感消失，心情也随之开朗，经量往往会于灸后不久即明显减少。

三　阴　交

1. 针刺法

[**方法**] 常规消毒双侧穴位皮肤后，用 28~30 号 2.5 寸毫针，垂直快速刺入穴位，进针约 1.5~2 寸，得气后依辨证，酌情施行补泻手法，虚寒者用补法，实热者用泻法，留针 20min，每隔 5min 行针 1 次。每日 1 次，7 次为 1 个疗程。

[**疗效**] 徐成林等治疗多例，常获满意疗效。

2. 水针法

[**方法**] 常规消毒一侧穴位（以三阴交为主穴，血海为配穴）皮肤，用 2ml 注射器套 6~7 号针头，抽取 10% 当归注射液 2ml，医者右手持针快速刺入皮下，缓慢探穴，待有酸、麻、胀感后，回抽无血时即将药液缓缓注入，每穴 1ml。每日 1 次，左右侧穴位交替。从月经来潮或月经虽未来潮但周期已到即开始注射，至经净为止，每个月经周期为 1 个疗程，最好连治 3 个疗程。

[**疗效**] 廖玉兰共治 54 例，治愈 40 例，好转 12 例，无效 2 例，总有效率为 96.29%。

[**评析**] 三阴交穴为肝、脾、肾三经之交会穴。肾藏精，胞脉系肾；肝藏血、主疏泄，宜条达；脾统血、主运化，为生化之源。治疗妇科疾病必须重视调治肝脾肾三脏，故可取三阴交穴统治肝脾肾三脏所致之

疾。三阴交穴与奇经八脉的关系也甚为密切，冲任督三脉皆起于胞中，带脉则环腰一周，络胞而过，与胞宫关系密切，且冲为血海，任主胞胎，因此，三阴交穴可以调理奇经八脉，从而常用于治疗妇科月经病。

地　　机

温针灸法

[方法] 消毒后用一次性毫针直刺进针，用平补平泻法，以患者有酸胀感为得气，得气后将长 2cm 的艾条点燃插在针柄上，下面放上纸片，以免烫伤皮肤，15min 换 1 壮艾条，共灸 2 壮，以局部皮肤潮红为度。配合气海、关元穴用平补平泻法，留针 30min。每日 1 次，每星期 5 次，10 次为 1 个疗程。每于月经来潮前 7~10 天及月经周期第 12 天进行治疗，每个月经周期治疗 2 个疗程，连续治疗 3 个月经周期。

[疗效] 顾忠平治疗 31 例，治愈 17 例，显效 9 例，有效 3 例，无效 2 例，总有效率为 93.55%。

[评析] 针刺的主要作用是通调冲任、理气和血，配合艾灸温经散寒、调达冲任，则月事调和。地机为足太阴脾经腧穴，具有健脾胃、调经带的功效。足太阴脾经在循行过程中抵小腹，与冲任关系密切，脾主运化，为气血生化之源，有生血和统血的作用，脾所生、所统的血，直接为胞宫行经提供物质基础。郄穴是经脉气血深聚之处的腧穴，有疏导气血、调整脏腑之功能，阴经郄穴常用来治疗血证。地机为足太阴脾经郄穴，具有阴经郄穴治疗血证的一般特性。清代萧埙《女科经纶》引证程若水："妇人经水与乳，皆有脾胃所生。"取地机治疗月经不调，可通过针刺穴位调节脾经经气、疏通气血而达到调经的目的。艾炷灸有较好的温经通络、行气活血的作用，艾炷灸地机穴治疗月经不调，直达脾经深部，可助阳驱寒、温通经脉，通过经络传导，起到温通脾经的作用。

血　　海

贴敷法

[方法] 在行经之际，即用一枝蒿伤湿祛痛膏外贴在双髌骨内上缘

血海穴，并用手指按压有酸、胀感，以微热感为度。每天按压 3~5 次，每次 5min 左右，行此法至月经来潮的第 2 天即可，均治疗 3 个月经周期。配合内服中药，气滞血瘀型用桃红四物汤加减，血虚型用滋血汤加减，肾虚型用当归地黄饮加减，痰湿型用苍附导痰汤加减，以上均是水煎服，1 日 1 剂，早晚各 1 次，连服中药至行经期。

〔疗效〕孙淑芳治疗 40 例，治愈 20 例，显效 6 例，有效 8 例，无效 6 例，总有效率为 85%。

〔评析〕血海穴是足太阴脾经的腧穴，是多血少气之脏，与多血多气阳明经是表里关系，血归于海，气旺血盈，血海穴具有疏肝、调气血、调冲任的作用，是治疗妇科疾病的要穴。《金针梅花诗钞》血海条曰："缘何血海动波澜，统血无权血妄行"，说明用活血之法可以增加月经量。本证辨证内服中药，主要是针对病因进行治疗，然而在行经之际，则以通为主，增加月经量以治其标，故用一枝蒿伤湿祛痛膏外贴在血海穴上，其膏剂药物组成有樟脑、薄荷脑、冰片、冬青油等，气味芳香，能行能散，具有通经络、行气血、促循环的作用，时间持久，可达到气旺血行、月经量增加的目的。

次　　髎

激光照射法

〔方法〕患者取侧卧位，双髋关节稍屈曲，充分暴露次髎穴（相当于第 2 骶骨孔），氦—氖激光光斑正对着次髎穴，激光管口距人体 30~40cm，照射时间为 10min。每日 2 次，10 天为 1 个疗程，在治疗过程中停止一切药物治疗。

〔疗效〕张志胜等治疗 38 例，痊愈 26 例，有效 11 例，无效 1 例，总有效率为 97.37%，对虚寒型月经不调及瘀血型月经不调效果较好。

〔评析〕次髎穴是足太阳膀胱经之腧穴，主治月经不调、带下、遗尿等证。He-Ne 激光照射穴位，对机体是一种温和的热刺激，能祛除寒邪、温通经络、畅通气血，促进局部血循加快，改善炎症渗透压，使组织水肿减轻或消退，而达到缓解疼痛的目的。激光照射的另一作用是刺激机体产生较强的防御免疫机能，增加免疫蛋白，提高机体免疫力。临床观察激光照射次髎穴治疗月经不调，能较快地改善症状，促进疾病康复。

关　元

针刺法

[**方法**] 选用 0.25mm×50mm 一次性针灸针，关元穴针刺得气后，采用搓柄提插法，以右手拇、食、中三指持针柄，沿顺时针方向捻转 360° 的同时上下提插，重复 3 次较强刺激，并使针感明显向会阴部放射，即搓柄法与提插法结合。配穴（子宫、三阴交、足三里、合谷、太冲穴）得气后行平补平泻中强刺激，各操作 30s，留针 40min，隔 10min 重复 1 次，起针前又操作 1 次，每次治疗操作 4 次。前 3 天每日 1 次，以后隔日 1 次，30 天为 1 个疗程。

[**疗效**] 魏凌霄等治疗 66 例，痊愈 39 例，显效 25 例，好转 2 例，总有效率为 100%。

[**评析**] 关元属任脉经穴，又是足三阴经的交会穴，冲脉起于关元，故关元是调理冲任气血、调理月经的要穴。关元穴位于腹部，而腹部主要以平滑肌为主，柔韧性较好，可以较大幅度捻转，运用提插法配合辅助手法搓柄法，以催气、行气，加强刺激使针感直达会阴部，引血下行，使经血应时来潮。

神　阙

药敷法

[**方法**] 取人参、五味子、山萸肉各 20g，麦冬 50g，鹿茸 15g，诸药共研细末备用。施治时先取麝香末 0.1g 纳入脐中，再取上述药粉 10g 加入适量醋调和成团后，贴敷于神阙穴，外以纱布盖上，胶布固定。3 天换 1 次，10 次为 1 个疗程。

[**疗效**] 庞保珍等治 126 例，痊愈 80 例，显效 33 例，有效 7 例，无效 6 例。

[**评析**] 神阙穴为任脉穴之一，与督脉相连，也是冲脉行经之处。冲脉为经脉之海，任、督、冲"一源三歧"相通，神阙穴又与脏腑相通，

具有温阳作用。现代针灸研究发现，本穴的作用与其所处的解剖结构和生理功能密切相关。神阙穴位于前正中线上，所处的解剖结构与妇女的内生殖器官——子宫和卵巢位置相近，通过神经内分泌的作用途径，传导兴奋至中枢神经系统，再通过下丘脑－垂体－性腺轴，影响妇女内分泌周期，从而达到治疗月经病的临床作用。

【按语】

1. 针灸对功能性月经不调有较好的疗效，如是生殖系统器质性病变引起者，应采取综合治疗措施。

2. 把握治疗时机有助于提高疗效，一般多在月经来潮前 3~5 天开始治疗，直到月经干净为止。

3. 注意生活调养和经期卫生，如畅达情志、调节寒温、适当休息、忌食生冷和辛辣食物等。

【参考文献】

[1] 秦其兴. 针刺归来穴治经迟 [J]. 山西中医，1992（5）：49.

[2] 刘莹. 针灸治疗月经病的肤浅体会 [J]. 家庭医药（快乐养生），2010（11）：45.

[3] 何娇君. 艾灸治疗月经过多 1 例 [J]. 河南中医，2013，33（1）：64.

[4] 徐成林，李爱芳. 针刺三阴交治疗月经病 35 例[J]. 新疆中医药，1993（4）：19.

[5] 廖玉兰. 当归针穴位注射治疗月经疾病 54 例 [J]. 四川中医，1999（1）：55-56.

[6] 顾忠平. 温针灸地机穴治疗月经不调疗效观察 [J]. 上海针灸杂志，2012，31（9）：662-663.

[7] 孙淑芳. 中药内服配合血海穴外贴治疗月经过少 40 例 [J]. 贵阳医学院学报，2002，27（6）：550-551.

[8] 张志胜，陈廷凤，冯小敏，等. 氦－氖激光照射次髎穴治疗月经不调 [J]. 中国针灸，2000（3）：139-140.

[9] 魏凌霄，周剑萍，许曙，等. 针刺关元穴搓柄提插法促排卵临床

疗效观察［J］. 上海针灸杂志，2010，29（10）：629-630.

［10］庞保珍，赵焕云. 神功经先散贴脐治疗月经先期126例［J］.
陕西中医，1997（6）：269.

第二节　痛经

痛经又称"经行腹痛"，是指经期或行经前后出现的周期性小腹疼痛，以青年女性较为多见。西医学将其分为原发性和继发性两种：原发性系指生殖器官无明显异常者；继发性多继发于生殖器官的某些器质性病变，如子宫内膜异位症、子宫腺肌病、慢性盆腔炎、子宫肌瘤等。

痛经的发生与冲、任二脉以及胞宫的周期生理变化密切相关，与肝、肾二脏也有关联。如若经期前后冲任二脉气血不和，脉络受阻，导致胞宫的气血运行不畅，"不通则痛"；或胞宫失于濡养，"不荣则痛"。其临床表现为经期或行经前后小腹疼痛，随着月经周期而发作，疼痛可放射到胁肋、乳房、腰骶部、股内侧、阴道或肛门等处。一般于经期来潮前数小时即已感到疼痛，成为月经来潮之先兆。重者疼痛难忍，面青肢冷，呕吐汗出，周身无力甚至晕厥。妇科检查、盆腔 B 超扫描和腹腔镜检查有助于诊断。

列　　缺

针灸法

［方法］常规消毒双侧穴位皮肤，用直径为 0.3mm 不锈钢毫针斜刺入皮肤，进针约 5mm，得气后留针 30min，每隔 5min 行针 1 次，行平补平泻法，令针感传至腰腹效果更好。然后用清艾条温和灸列缺穴，每穴 10min。每日治疗 1 次，3 次为 1 个疗程，每个月经周期治疗 1 个疗程。

［**疗效**］石柳芳治疗 32 例，治愈 22 例，好转 8 例，未愈 2 例，总

有效率为 93.75%。本组治疗 2 个月经周期者 6 例，3 个周期者 18 例，4 个周期者 8 例，平均治疗 3 个周期。

［评析］根据"痛则不通""气为血之帅"的理论，治疗痛经宜着眼于痛，入手于气，以通为主治疗本病证。《针经指南》中说："交经八穴，针道之要也。"列缺为八脉交会穴之一，通任脉，且列缺又为手太阴肺经之络穴，"肺主气朝百脉"，气行则血脉通畅，故针刺列缺可通调任脉之气，行气活血，使子宫气血运行通畅，子宫过度收缩得以缓解而达止痛之功。温和灸列缺，可温经行气，以加强止痛之力。

下　关

水针法

［方法］患者取仰卧位，以 75% 乙醇棉球常规消毒穴位后，用 5 号注射器针头垂直进针 2~3cm，每个穴位注射 2.0% 普鲁卡因 4ml。于月经前第 5 天开始，隔日 1 次，3 次为 1 个疗程。

［疗效］陈艳霞等治疗 16 例，全部患者的第 1 个月经期腹痛及伴随症状均消失，第 2 个月经期仅 2 例有轻微下腹坠胀感，第 3 个月经期随访与第 2 个月经期相同。其中有 9 例随访 10 个月，经期均无腹痛及伴随症状。

［评析］中医认为痛经多为气滞血瘀，寒凝经脉而致气血运行不畅所致，下关穴属足阳明胃经，有调理气血、畅通血脉、化生气血、散瘀温中之功。下关穴注射普鲁卡因治疗痛经的机制尚不清楚，因普鲁卡因有阻断神经传导、松弛骨骼肌和平滑肌作用，该药注射于下关穴，可能通过经络调整、改善子宫平滑肌的肌张力，缓解肌壁缺血，使痛经消失或减轻，此点符合针灸治疗痛经的调理气血、疏通经络、补益冲任的原理。

天　枢

针刺法

［方法］按常规针刺天枢穴，得气后行平补平泻法，留针 30min，每隔 10min 行针 1 次。于每次经期第 1 天或经期前 1 天开始施治，针

治 3~5 天，治疗 3 个月经周期后评价疗效。

[**疗效**] 倪刚等治疗 24 例，治愈 23 例，好转 1 例，总有效率为100%。

[**评析**] 本穴近小腹，小腹为生殖泌尿系统所在。《难经》认为冲脉中的一条起于气冲穴，并伴足阳明胃经而行，冲脉又起于胞中，冲脉与生殖系统关系密切，加上冲脉又并足少阴经而行，肾主水，故本穴可治疗生殖泌尿系统病症。天枢穴为大肠之募穴，用平补平泻手法，具有理气调经止痛的作用，是治疗痛经的经验效穴。本穴为足阳明胃经穴，阳明经多气多血，有补肾理脾的作用，从而达到行气活血治其标、扶正培元固其本的目的。

归　　来

针灸法

[**方法**] 患者取仰卧位，常规消毒穴位皮肤后，取 28~30 号 2 寸不锈钢毫针，进针入穴位至适当深度，给予捻转手法，以求局部的酸、麻、胀感。治疗痛经，宜以爪切式刺入穴位，进针 1.5 寸左右，持续刺激 3min 后，加拔火罐 5min。抗早孕，宜以挟持式进针 3 寸，得气后加 G-6805 电针机，给予连续波，刺激量以患者能忍受为限。每日1 次，连续施治 5~6 次。

[**疗效**] 吕景山等治疗多例，均获满意疗效。

[**评析**] 本穴是足阳明胃经分布在下腹部的重要穴位，胃为水谷之海，后天生化之源。冲脉起于胞中，并足少阴之经挟脐上行，与阳明脉相通，冲为血海，隶属阳明，能调节十二经脉的气血，有"冲为血海"之称，故与生殖疾病有密切关系，常用于治疗痛经等生殖系统病症。

足　三　里

水针法

[**方法**] 患者取仰卧位或坐位，屈膝 90°，常规消毒皮肤，用 5ml注射器接 6 号注射器针头，抽取药液复方氨林巴比妥注射液 2ml、盐

酸消旋山莨菪碱注射液 10mg，垂直刺入选定穴位，用强刺激手法，待患者感到酸、麻、胀感并上传大腿内侧及下传足部时，回抽无回血，即将全部药液缓慢推入，出针后按压针孔片刻即可。若下腹部疼痛无缓解者，4h 后可再注射另一侧穴位。

[疗效] 白忠治疗 114 例，其中未婚组 97 例，显效 81 例，有效 16 例；已婚组 17 例，显效 9 例，有效 6 例，无效 2 例。

[评析] 中医学认为"通则不痛，痛则不通"。足三里穴为足阳明胃经腧穴，有主治腹部诸疼痛、理脾胃、调气血之功效。医者采用大号针头，行强刺激手法，使局部刺激范围大，药液作用时间长，且复方氨林巴比妥注射液可通过对前列腺素合成酶的抑制，降低其活性，以减弱前列腺素对末梢神经化学感受器的刺激，从而减轻自觉疼痛症状。而盐酸消旋山莨菪碱注射液则对解除小血管痉挛、松弛平滑肌有良好作用。诸方合用，取长补短，标本兼顾，起到了缓解子宫痉挛、疏通经络、活血散瘀、消肿止痛的作用，从而达到启闭通经之功效。

公 孙

针刺法

[方法] 患者取仰卧位，常规消毒双侧穴位（配关元穴）局部，用 28~30 号 1.5 寸毫针，快速直刺入深约 1 寸，运针得气后，双手拇、食指同时捻转毫针针柄，施行泻法约 5min，然后留针 5min，再捻转毫针 5min，再留针 5min，出针。每日 1 次。

[疗效] 吕景山等治疗 46 例，1 次治愈 28 例，2 次治愈 13 例，3 次治愈 5 例。

[评析] 公孙于大趾（足）内侧，关元、胸中通于冲脉，而冲脉是奇经八脉系统中的重要经脉，与任、督脉"一源三歧"，同起于胞宫，故冲任之妇科疾病亦可责之于公孙，具有较强的活血止痛作用。

三 阴 交

1. 针刺法

[方法] 患者取仰卧位，消毒后用 1.5 寸毫针，快速直刺入穴位皮

下，进针深度约为 0.8~1 寸，针尖略偏向心方向，行快速提插捻转手法，使局部有麻胀感（以向上传导为最佳），行针 2min，留针 30min，隔 5min 行针 1 次。每日 1 次。在每次行经前 3 天施术，针至来经次日，连续针刺 3 个月经周期。

[疗效] 史晓林等治疗 120 例，有效 105 例，好转 11 例，无效 4 例，其中多数患者的疼痛可在针刺后 5min 内得到缓解（缓解率为 84.5%），留针 30min 后疼痛消失。吕景山等治疗痛经多例，有针到痛止之功。杨晋红治疗（配合艾灸神阙穴 30min）56 例，治愈 30 例，显效 18 例，有效 8 例，全部有效。

2. 水针法

[方法] 常规消毒双侧穴位后，用 5ml 注射器抽取当归注射液 4ml，套 6~7 号注射器针头，快速直刺入穴位，得气后若抽无回血，则缓慢将药液注入，每穴 2ml。一般于经前 2~3 天开始施术，每日 1 次，月经来潮时再注射 2~3 天。

[疗效] 王峙峰共治疗 25 例，全部病例的症状均明显缓解或消失。

2. 指压法

[方法] 患者取仰卧位，医者可用双手握住患者一只脚的踝部，两手大拇指叠压在穴位上，以每分钟 80~120 次的频率重力点压穴位，时间为 10~30min，必要时可双侧穴位同时施术，一般均能取得疗效。

[疗效] 王伟十余年治疗本病多例，其止痛效果明显。

[评析] 痛经与肝气不疏、脾虚不运、肾阳不足有密切的关系。三阴交为足太阴脾经腧穴，又为足三阴经交会穴，具有调补肝、肾、脾，理气活血之效。足三阴经在循行上均经过小腹，并且与主胞宫的任脉和主一身之气血的冲脉相交会，所以按压或针刺三阴交穴，可对小腹部起到疏通经络、行气活血的作用，从而达到治疗痛经的效果。

地　机

1. 针刺法

[方法] 常规消毒局部皮肤，用毫针垂直刺入穴位 1.5 寸，待有酸、麻、胀感后，施行捻转手法之泻法，留针 20min，期间行针 2~3 次。

每天上、下午各治疗 1 次。

[**疗效**] 吕景山等治疗 258 例，1 次治愈 22 例，2 次治愈 146 例，3 次治愈 84 例，无效 6 例。栾继萍治疗（配三阴交穴，用电针）痛经，疗效显著。郭长青等治疗 53 例，痊愈 41 例，好转 12 例，全部有效。

2. 艾灸法

[**方法**] 患者取仰卧位，将凡士林涂在穴位皮肤，把艾炷放在上面，点燃施灸，热度以患者耐受为止，施灸 5 壮。每日 1 次，5 次为 1 个疗程，最好在月经来潮前 3~5 天开始治疗。

[**疗效**] 王兆静在从医 20 余年中使用该法，均收到较好的疗效。

[**评析**] 地机穴属足太阴脾经郄穴，有调和营血的作用。"郄"有空隙之意，郄穴是各经经气所深集的部位，主治急性病症。人体的腧穴既是疾病的反应点又是治疗点，地机穴既能疏通肝经经气，又可调理脾经经气，使气顺血和，冲任疏通，经血畅行，则疼痛可愈。痛经主要病机为气血运行不畅，地机穴为足太阴脾经郄穴，为血中之气穴，是治疗痛经的首选穴，能活血祛瘀、调经止痛。

<h2 style="text-align:center">血 海</h2>

针刺法

[**方法**] 常规消毒穴位后，选用 0.30mm × 0.6mm 规格毫针，进针时意念集中于针，压指用力，加上震颤法，进针达一定深度时，要求针感温热强烈，推到经气向远端传达，上行至少腹部。留针期间，每 10min 行针 1 次，同时配合 TDP 直接照射小腹部 30min，热度以患者能耐受为度。连续治疗 3 个月经周期。

[**疗效**] 杜丽芳治疗 36 例，治愈 29 例，显效 3 例，有效 4 例，总有效率为 100%。

[**评析**] 有实验证实，针刺对下丘脑－垂体－卵巢生殖轴，具有良性调整作用，而且能够抑制女性分泌期子宫前列腺素（PGE_2）合成和分泌，解除或减弱子宫平滑肌异常收缩，从而达到消除或减轻疼痛的目的。原发性痛经因寒邪侵袭冲任胞宫经络，经脉拘挛而痛，病位较浅，临床采用温经散寒、通络止痛法治疗，故运用震颤运气针法，针

刺血海穴为主，震颤运气针法针感强烈温热，通过血海穴使温热上传直达少腹，而胞宫处于少腹，温热亦透至胞宫，而减缓胞宫的痉挛收缩，快速达到缓痉止痛的效果。

肾　俞

水针法

[方法] 取俯伏位，消毒穴位皮肤，按常规操作将灭菌用水作穴位皮内注射，每穴各 0.5ml，使局部隆起约 1cm 大的小丘，并可见到局部毛孔变粗，有灼热疼痛感，一般休息 15~30min 即可。

[疗效] 喻曼玲共治疗 15 例，治愈 10 例，有效 3 例，无效 2 例。孙东云等（药物为 2% 盐酸利多卡因 10ml、氢溴酸山莨菪碱注射液 10mg）治疗 60 例，总有效率为 96.7%。

[评析] 痛经属于中医"经行腹痛"范畴，因肾阳不足、经行期间受风寒或情志不畅等因素导致气血凝滞，瘀血停滞胞中，经行受阻，不通则痛。肾藏精，主男女生殖功能，肾俞穴为肾之经气输注之处，故针之能温肾壮阳，使气血得温则行，通则不痛。

次　髎

1. 针刺法

[方法] 常规消毒穴位后，用 26~32 号 3 寸毫针，快速刺入 2~3 寸左右，当患者小腹内有沉胀或酸麻感时，用小幅度泻法捻转毫针，留针 20~30min，期间可行针 1~2 次。每日 1 次，适用于各类型痛经（使用本法时，要求取穴要准确，针刺深度以 2~3 寸为宜）。

[疗效] 翟秀英等治疗 34 例，痊愈 31 例，好转 3 例。刘百生治疗多例，疗效满意。周丽莎共治 37 例，痊愈 18 例，显效 12 例，好转 4 例，无效 3 例，总有效率为 91.89%。李上治疗（配三阴交穴）35 例，痊愈 16 例，显效 19 例。

2. 温针法

[方法] 患者取俯卧位，消毒后用 28~30 号 3 寸长毫针，快速直刺入 2.5 寸左右，得气后给予强刺激，使针感向阴部和少腹部传导，留

针 30min。同时取一段长约 2cm 艾条插在针尾上，点燃施行温针灸。隔日 1 次。

[疗效] 赵峻岭、路喜军分别治疗痛经，疗效满意。徐立等治疗（八髎穴为主）38 例，痊愈 21 例，显效 11 例，有效 4 例，无效 2 例。

3. 埋针法

[方法] 以次髎穴为主穴，气滞血瘀型配太冲、血海，寒湿凝滞型配中极、地机，肝郁湿热型配太冲、三阴交，气血亏虚型配足三里、气海。双侧次髎穴消毒后，取直径 26mm×15mm 的图钉型皮内针，用镊子夹住环型针柄，快速刺入穴位内，使环状针柄平整地留在皮肤上。再用 20mm×20mm 的小块胶布固定且留针，天气凉爽时可留针 3 天，热天一般留针 1~2 天。留针期间，患者每天可自行按压埋针处 1~2 次，每次按压 1min。配穴辨证施以毫针补泻法，寒湿型、气血虚型加灸。隔天后重复治疗 1~2 次，月经期不作治疗；皮肤过敏者不宜使用此法。一般于月经来潮 1 周前开始治疗，3 个月经周期为 1 个疗程。

[疗效] 徐立等治疗 45 例，痊愈 26 例，显效 12 例，有效 4 例，无效 3 例。

4. 刺血拔罐法

[方法] 消毒穴位皮肤后，在次髎穴用三棱针快速挑刺，再用闪火法拔罐 10min，令其出血 2~5ml，用干棉球擦净血迹即可。然后向下斜刺入关元穴，进针约 1.5~2 寸，得气后使针感传至少腹部及阴部为宜，实证用毫针泻法，虚证用补法，留针 20min。每次月经来潮前 3~5 天开始治疗，每日 1 次，至开始行经为止，1 个月经周期为 1 个疗程，观察 3 个疗程。

[疗效] 王玉国治疗 55 例，治愈 43 例，显效 8 例，好转 3 例，无效 1 例，有效率为 98.18%。

[评析] 次髎为膀胱经穴位，膀胱与肾互为表里，且次髎与病位相近，针刺时要求针感向小腹或会阴放射，意在使刺激感应通过并作用于胞宫，起益肾壮阳、行气活血、调经止痛之效。针刺次髎穴治疗痛经的机制在于：其一，深刺触及盆腔神经丛，可调节盆腔脏器的功能，解除子宫平滑肌的痉挛；其二，可使脑内内啡肽含量增高，促进局部组织释放内阿片，与阿片受体结合，起镇痛作用；其三，可使脊髓背

角发生节段性抑制（以前认为是突触后抑制，近来认为突触前抑制可能也是针刺镇痛的重要机制之一），从而影响痛觉信号进一步向上传递，达到止痛的目的。

秩　边

1. 针刺法

[方法] 常规消毒穴位皮肤后，先用磁圆针循经叩刺督脉（中等刺激），继之选用28~32号3寸毫针，快速直刺入双侧穴位，待局部产生酸、麻、胀等得气感觉后，施行平补平泻手法，尽量使针感传至少腹部，可留针30min，每10min行针1次。每日1次，5次为1个疗效，每次施术均在月经来潮前3天开始。

[疗效] 吕峰治疗本病，效果满意。

2. 芒刺法

[方法] 消毒穴位皮肤后，主穴秩边以6寸芒针刺向小腹部方向，使针感向小腹部放散，不留针，配穴（气海、三阴交）按常规用毫针针刺，每日1次。

[疗效] 李砚辉等治疗1例，就诊时正值疼痛发作，针完秩边后疼痛当即缓解，继刺余穴，当日疼痛程度大大减轻，次日再针后疼痛已消失，再巩固治疗8次，半年后随访，自针后疼痛未再发作。

[评析] 痛经病因一般认为与精神因素、内分泌因素有关。取秩边穴芒针深刺，使针感向小腹部放散，即气至病所，使小腹部气血循环加快，达到"通则不痛"的效果。通过针刺镇痛作用，阻断疼痛这一恶性刺激的干扰，解除疼痛与精神紧张之间的恶性循环，缓解因内分泌失调引起的子宫痉挛，并通过针刺调节内分泌功能，使之趋于正常，从而从根本上消除了痛经发生的原因。

承　山

针刺法

[方法] 患者取俯卧位或侧卧位，常规消毒双侧穴位皮肤后，用28~30号2寸长毫针，对准穴位快速直刺入，进针深1.5寸左右，得气

后施用提插捻转手法之泻法，行针 2min，然后留针 30min，每 10min 行针 1 次。每日 1 次，3~5 天为 1 个疗程。

［疗效］吕景山等治疗 345 例，显效 219 例，好转 117 例，无效 9 例。张化南治疗多例，效佳。张玉芬等治疗 120 例，痊愈 96 例，有效 21 例，无效 3 例。田凤鸣等治疗 13 例，立即痛止者 11 例，缓解 2 例，有效率为 100%。申新华治疗 80 例，痛止 64 例，疼痛缓解 14 例，无效 2 例，总有效率 97.5%。

［评析］痛经之因，张景岳认为多由寒冷引起，朱丹溪谓虚中有热或是瘀血，《圣济总录》谓：“恶血久积”，《医宗金鉴》谓：“气滞血瘀”，故综述可知其机制终归气滞血瘀寒凝，气血运行不畅所致。针刺承山穴，不仅驱腹中寒气，散经脉中之瘀滞，且能补虚泻实，调和气血，故针刺所到，其痛立止。

至　　阴

艾灸法

［方法］患者取坐位，两手持药艾条各 1 根，点燃一端，在双侧穴位的上方或侧方，距离约 1 寸许，固定不动灸之，使皮肤有温热感，直至穴位周围起红晕止，每次灸 15~20min 或半小时。月经前 3 天开始至经后为 1 个疗程，一般 2 个疗程就可以治愈。

［疗效］贾天安认为本法对虚寒性痛经及寒湿凝滞型痛经，疗效甚佳，对气滞血瘀型也有一定疗效。

［评析］至阴穴为足太阳经之井穴。所出为井，足太阳经脉属膀胱络肾，通任督二脉，肾经与冲脉相并，冲脉起于胞中，冲为血海，任主胞宫，肾主藏精。痛经一病，或起寒湿气滞，或起肾亏血虚，皆导致胞宫中血行不畅。《灵枢》：“病在脏者，取之井”，故取至阴一穴，以行膀胱、肾、冲、任诸脉之血气，气血畅通，腹痛得止。

太　　溪

针刺法

［方法］患者取仰卧位或坐位，常规消毒双侧太溪穴局部后，用

28~30 号 1 寸不锈钢毫针，针尖略向上快速刺入穴位，进针 1 寸左右，施行烧山火手法，使患者有剧烈的震颤麻胀感，上至小腹下至脚趾，留针 3~5min，疼痛多可缓解。起针后，用艾条灸气海、关元穴各10min。每日 1 次，效果明显。

［疗效］张建华治疗多例，止痛效果明显。

［评析］本穴是足少阴肾经的原穴，原穴主五脏六腑之疾病，肾藏精，有肾阴、肾阳，人身之阴阳必得相对平衡，若阴阳失调则病症蜂起。太溪为肾之源，补之则济其亏损，泻之则祛其有余，在调节脏腑经脉之气血方面有着独到之处，故该穴能治疗肾虚所致的男女生殖病证。

内　　关

1. 针刺法

［方法］常规消毒双侧穴位皮肤（内关、三阴交），用 28~30 号 1.5寸毫针，垂直快速刺入 1 寸左右，得气后小幅度快速捻转毫针，同时配合小幅度缓慢提插，使针感放射到肘部且有胀、沉感后留针，每3min 行针 1 次，直至疼痛消失才出针。以后又嘱其每次行经前 1 周进行针刺，连续 4 次治疗，恢复正常。

［疗效］田波等治疗痛经，效果显著。

2. 电冲击法

［方法］患者取坐位或仰卧位，先打开 JJ-201 型中国经络诊疗器电源开关，患者手握一无关电极，医者手持另一个工作电极，在内关穴处进行探测，当指示灯发亮并产生持续的响声时，此即是变阻点。这时医者可嘱患者另一手持探针，固定在该点上，接着将工作选择开关拨向脉冲治疗位置，用疏密波在变阻点上通上脉冲电流，进行电冲击治疗，逐渐加大电冲击强度至患者最大耐受量为度，每次 30min。每日 1 次，6 次为 1 个疗程。

［疗效］吕景山等共治疗 10 例，痊愈 5 例，显效 4 例，好转 1 例。

［评析］内关穴可宁心安神、镇静止痛，能迅速消除痛经引起的心烦、心慌、头痛、头晕诸症，使心气平和。三阴交乃足三阴经的交会穴，经气循行达小腹，针刺此穴可调整肝经之气机、脾经之气血、肾

经之阴阳。阴阳气血调和，脉络通畅，瘀滞之气血去，则疼痛止。

中　　冲

针刺法

［**方法**］患者取坐位或仰卧位，常规消毒后，用 0.5 寸不锈钢毫针，快速刺入中冲穴 0.1 寸，施行泻法，留针 20min，中间行针 3 次。每日 1 次，3 次为 1 个疗程。在月经前 1~2 天，或经期疼痛发作时治疗，宜连续治疗 2~3 个月经周期。

［**疗效**］张忆平治疗 50 例痛经，1~2 个疗程痊愈 35 例，3 个疗程痊愈 12 例，好转 3 例，总有效率为 100%。

［**评析**］中冲穴为手厥阴心包经井穴，能行气、活血、止痛，特别是针对一些疼痛较剧的患者疗效更佳，可用之治痛经。

悬　　钟

透刺法

［**方法**］常规消毒皮肤后，选用 30 号 3.5 寸长的毫针，从三阴交透刺悬钟穴，行捻转泻法，得气后留针 30min。每日 1 次，1 个周期为 1 个疗程。

［**疗效**］郑建宇治疗 56 例，痊愈 35 例，显效 19 例，无效 2 例，总有效率为 96.43%。

［**评析**］痛经主要是冲任二脉气血运行不畅所致，以疏通经络为治则。因三阴交为足三阴经之会，具有健脾疏肝益肾、调理人体阴血的作用。悬钟为足少阳胆经之络穴，是八会穴之一，为"髓之会"，具有强腰壮肾的作用。髓又能生血，取三阴穴透刺悬钟穴，可使经脉的气血疏通、冲任调和，故能获效。

大　　敦

刺血法

［**方法**］施治前，医者先用右手拇指指腹轻轻揉按穴位（大敦、隐

白穴交替使用）2min 左右，使其局部充血（利于刺血时出血及减轻疼痛），常规消毒皮肤后，用三棱针快速点刺数下，以挤出血珠 3~5 滴为宜，擦净血迹即可。隔日 1 次，经期结束停止治疗，治疗 3 个月经周期为限。

[疗效] 丁树习共治疗 150 例，痊愈 140 例，好转 10 例，痊愈率为 93.33%，总有效率为 100%。

[评析] 痛经多由经期受寒饮冷，或情志郁结，导致气滞血凝，血瘀停滞于胞中，经行受阻，不通则痛。大敦为肝经井穴，肝藏血，主疏泄，刺之可活血、理气、疏肝，加上隐白健脾益气之功，可奏良效。

太　　冲

针刺法

[方法] 患者取仰卧位，常规消毒双侧穴位皮肤（可辨证酌配 1~2 穴），用 28~30 号 1.5 寸毫针，快速直刺入穴位 1 寸左右，运针得气后，依辨证施行提插捻转的补泻手法，留针 20~30min，隔 10min 行针 1 次。每日 1 次。

[疗效] 周贤华、史国屏用本法治疗痛经，获明显疗效。

[评析] 若患者平素急躁伤肝，易使肝气失于疏泄，气机郁滞，影响冲任，经血滞于胞宫，不通则痛。经曰："肝足厥阴之脉……循股阴，入毛中，环阴器，抵小腹……"太冲为肝经原穴、输穴，故针刺本穴可疏利气机，调和冲任，故能获效。

腰　阳　关

针刺法

[方法] 患者取坐位，常规消毒穴位皮肤后，取腰阳关穴快速进针，并同时口服布洛芬 200mg/次，3 次/天，连服 3 天为 1 个疗程，总疗程为 3 个月经周期。

[疗效] 黎惠玲治疗 122 例，治愈 112 例，显效 5 例，好转 5 倒，总有效率为 100%。

[**评析**] 本穴的前面为生殖系统，根据"腧穴所在，主治所在"的规律，可用治痛经等生殖系统病证。

<h1 style="text-align:center">曲　　骨</h1>

针灸法

[**方法**] 常规消毒后，取 1.5~2 寸消毒毫针 1 支，左手拇指按在腧穴位置的旁边，右手持针紧靠左手指甲面，将针直刺入曲骨穴 1~1.5 寸，待疼痛缓解后，再按辨证选择配穴（选气海、合谷、三阴交、关元、血海、足三里等穴，依证决定针或灸，或针灸并用）。每天 1 次，7 天为 1 个疗程，每个月经周期治疗 1 个疗程，4 个疗程后总结。

[**疗效**] 杨兰卿治疗 42 例，痊愈 24 例，有效 16 例，无效 2 例，总有效率为 95.24%。

[**评析**] 曲骨穴属任脉与足厥阴经交会穴。任脉起于胞宫，主一身之阴，凡精、血、津、液等阴液，都属任脉总司，为人体妊养之本，任脉通盛，月经得以畅流，谓之"通则不痛，不通则痛"之理。针曲骨等穴能够止痛的原理尚不清楚，可能是针刺产生的刺激信号通过不同的神经传导，在脑和脊髓的各级水平激活了某些镇痛机制，使之痛觉信号的传递产生抑制效应，从而镇痛。

<h1 style="text-align:center">中　　极</h1>

1. 针刺法

[**方法**] 患者取仰卧位，常规消毒穴位皮肤后，用 28~32 号 1.5 寸毫针，以爪切式进针法将针刺入，待局部产生酸麻胀等针感时，行捻转补泻手法，使针感向前阴部放射，留针 5~10min。每日 1 次。

[**疗效**] 卢莹治疗（配合温和灸中极穴，使局部皮肤红润为度）30 例，痊愈 18 例，显效 8 例，好转 3 例，无效 1 例，有效率为 96.67%。唐淑兰治疗（配合针刺足三里穴）32 例，痊愈 11 例，好转 19 例，无效 2 例，有效率为 93.75%。

2. 拔罐法

[**方法**] 患者取仰卧位，充分暴露穴位（酌配血海穴），按患者穴

位局部情况选好罐具，用闪火法（使罐内有温热感）进行施术，使局部皮肤有抽紧感。5min 后疼痛未减者，医者可手握罐底上下提拉（罐子不宜离开皮肤），活动火罐半分钟左右，使局部肌肉、血流得到改善，疼痛得以缓解，留罐 15min。每日 1 次，连续治疗 2~4 天。

[**疗效**] 刘彩岚治疗 92 例，显效 13 例，有效 71 例，无效 8 例。

3. 电磁波照射法

[**方法**] 采用航天公司 SAZ-1 型毫米波治疗仪，波长为 8.3~8mm，频率为 36~37GHz，连续波。治疗时患者取平仰卧位，裸露下腹部，将辐射器移至脐中下 4 寸中极穴处，辐射器可紧贴皮肤，亦可间隔 0.5~1cm 距离，每次照射 30min。每日 1 次，5 次为 1 个疗程。

[**疗效**] 赵兰共治 28 例，1 次减轻 6 例，2 次减轻 8 例，3 次减轻 10 例，4 次减轻 14 例，5 次后减轻 28 例，有效率为 100%。

4. 药熨法

[**方法**] 取制川乌、制草乌、白芷、川芎、肉桂、吴茱萸各 30g 炒热，温度约 40℃ ~45℃左右，用手背试之，以不烫手为原则。布包上药外熨中极穴，每次 30min，每日 2 次，下次应用时再将六香散炒热即可（以六香散炒热无香气，或香气微弱时即弃之，一般可用 6~8 天）。于痛经时用，至月经完毕为止。

[**疗效**] 夏立强等治疗 96 例，近期治愈 35 例，显效 30 例，有效 26 例，无效 5 例，有效率为 94.79%。

[**评析**] 中极属任脉经穴，又为足三阴经与任脉交会穴，可通调冲任气血而止痛。当各种刺激方法作用于人体相应穴位，顺经络走向可引起相关局部和全身的应答反应。如激发生物组织中大分子和生物膜的物质流动与交换过程活跃增快，细胞和膜的信息同步化产生，毛细血管扩张延伸，局部和远端循环增快，血流量增加，有利于子宫炎症吸收、血块溶解、子宫肌痉挛消除。

关　元

1. 温针法

[**方法**] 常规消毒穴位皮肤，用 28~30 号 3 寸毫针，针尖略向下捻

转进针，局部产生酸、麻、胀等得气感觉后，不断地施行提插捻转手法，务使针感从下腹部传至会阴部或腰骶部。然后取一长约 1.5cm 的艾条段，给予温针灸，每次 5 壮。

［疗效］吕景山等治疗多例，一般施治后即可止痛，若在月经来潮之前给予针灸治疗，则效果更佳。

2. 温灸法

［方法］取一个大号温灸器或自制灸盒，将数根约 5cm 长的艾条点燃后放入灸器中，再将灸器放在穴位上熏灼，注意调节其温度，使热气透入肌肤。每日 1 次，于经前开始施灸，10 次为 1 个疗程。

［疗效］张连生治疗 49 例，痊愈 31 例，显效 17 例，无效 1 例。杜月明治疗 18 例，全部获愈。

3. 隔附子灸法

［方法］患者仰卧于诊床上，将下腹部充分暴露，取出已经制好的附子饼放在关元穴上，再将艾炷置于附子饼上，用火点燃艾炷，根据病程长短及病情轻重，每次灸 5~10 壮不等。每次月经来潮 5 天前开始治疗，每日 1 次，连续 5 次为 1 个疗程。

［疗效］彭德军治疗 60 余例，均取得了很好的疗效。

4. 药敷法

［方法］取肉桂、丁香、延胡索、蒲黄、五灵脂、血竭、沉香、乌药、川芎、冰片等份，共研成极细末，过 100 目筛，和匀贮瓶备用。施治时取药粉 3~5g，加适量凡士林调成膏状，放置于纱布上，贴敷于穴位，外用胶带固定。48h 换 1 次。月经前 5 天开始贴敷，直到经行第 3 天后停用，连续使用 3 个月经周期。

［疗效］刘杏鑫等治疗 82 例，痊愈 48 例，好转 28 例，无效 6 例。

［评析］关元穴属任脉，任脉与六阴经相连，为阴脉之海，又因督、任、冲三脉同起胞中，故其既可调诸经，又可温煦诸脉、益火之源，为人体保健要穴，是治疗痛经的常用穴，艾叶温经散寒止痛，附子补肾助阳，三力合一治疗血寒经痛，效果良好。痛经贴所选中药，具有行气活血、化瘀止痛之效，故痛经贴外敷关元穴治疗痛经，亦有较好疗效。

气　海

1. 埋线法

[**方法**] 常规消毒穴位皮肤，将一段约 1~2cm 长已消毒的羊肠线，置入经过改制的腰椎穿刺针管的前端，后接前端已磨平的针芯。左手拇、食指绷紧进针部位皮肤，右手持针刺入到所需的深度，出现针感后，边推针芯边退针管，将羊肠线埋植在穴位的皮下组织内，退针后针孔处覆盖消毒纱布固定。在患者月经来潮前 5~7 天进行，术后 2~3 天内不能洗澡，1 周内忌食辛辣鱼虾等发物。埋线后当天可开始配合针刺治疗，取关元、三阴交、地机等穴位，行平补平泻，每日 1 次，直至经净。以 1 个月经周期埋线 1 次为 1 个疗程，可连续行 3 个疗程。

[**疗效**] 魏自敏治疗 86 例，治愈 61 例，好转 23 例，无效 2 例，总有效率为 97.67%。

2. 艾灸法

[**方法**] 先在穴位上涂些凡士林或生姜汁，然后捻取艾绒（应尽量捻紧实，以使燃烧时火力逐渐加强，透达深部，效果会更好），安放在穴位上，用线香点燃艾炷（痛经发作时，宜用直接化脓灸的方法，让艾炷完全在穴位燃尽），灸至患者感到烫时，用镊子将艾炷夹去或压灭，每次灸 5~7 壮，每天 1 次。须在月经来潮前的 2~3 天开始灸治，至经血基本干净时停灸，一个月经周期为 1 个疗程，一般以 3 个周期为限。

[**疗效**] 笔者治疗 32 例，治愈 10 例，显效 11 例，好转 8 例，无效 3 例，总有效率为 90.63%。

[**评析**] 气海穴为人体大气所归，犹如百川汇海，而气为血帅，当血有滞行时气可推行之，血有妄行时气可正行之，故本穴虚证能补、实证能泻，随着患者当时的机能状态达到双向良性调节的作用。临床上要注意这两种灸法的不同作用，因化脓灸可产生短暂但较强的刺激，通的力量较大，往往能收到灸毕而痛减的效果，但疗效不够持久；而非化脓灸则刺激性稍弱，患者常有温热舒适感觉，多次施灸后，症状能逐渐减轻乃至消失。

神　阙

1. 药敷法

[**方法**]患者取仰卧位并充分暴露穴位，轻轻按摩使局部微红充血且有热感后，用75%乙醇消毒神阙穴皮肤，取适量药粉（取适当药物按比例混匀研为细末，过100目筛备用）调成糊状，贴敷于穴位上，外用胶布固定。1~3天换药1次。

[**疗效**]昌年发等治疗（药物为香附、蒲黄、五灵脂、乌药、延胡索、细辛、桂枝、当归、丹参、赤芍、白芍、川芎、艾叶、黄柏、川断等各等份研细末，用蜂蜜加2%桂氮卓酮调成膏状。于月经前6天开始贴敷，3日1次，连续3次）57例，痊愈28例，有效22例，无效7例。李千笛等治疗（药物主要为由当归、川芎、赤芍、香附、延胡索等制成的药液，于月经来潮前3~5天贴敷，每日换1次）170例，显效20例，好转61例，有效74例，无效15例。郑学梅等治疗（药物为当归、肉桂、吴茱萸、丁香等份研末，浸泡于有乳香、没药的95%乙醇液中，将药粉调成糊状敷贴，每日换1次）36例，治愈29例，好转7例。孙瑾等治疗（药物为赤芍、陈皮、炙甘草各10g，香附、没药、蒲黄、五灵脂、小茴香、川芎、山药各15g，延胡索、益母草、柴胡各20g，乌药、当归各25g，共研末后调糊，于月经来潮前3~5天贴敷）27例，全部获效。

2. 熨敷法

[**方法**]将适当药物用布包裹，放入锅内炒熟后熨神阙穴，或在袋上放65℃~70℃热水袋热熨，敷熨时用毛巾或被子遮盖脐部以下（上半身不用遮盖以避免上半身出汗过多），凉后再换药包，如此交替敷熨至脐以下出汗为止。

[**疗效**]张崇芬等治疗（药物为1500g大葱切段，300g红萝卜和20g生姜切片）62例，痊愈48例，好转14例，总有效率为100%。都乐亦等治疗（药物为川芎、肉桂、赤芍、生蒲黄、干姜、没药、丁香、细辛、制香附等，烘干研粉，过50目筛，使用时取药粉200g装入15cm×15cm棉布袋后缝合）46例，痊愈20例，显效18例，好转

6 例，无效 2 例，总有效率为 95.65%。

3. 隔姜灸

[**方法**] 将生姜切成厚约 0.25cm 的片状，再将圆锥形艾绒放在姜片上，点燃艾绒后以灸治，以艾绒燃尽为度，10~12 壮为 1 次。每天 1 次，2~3 天为 1 个疗程，在月经前 3 天开始治疗，3 个疗程为限。

[**疗效**] 张华玉治疗 26 例，总有效率为 92.30%。王慧治疗（配合加味琥珀散灌肠）30 例，痊愈 6 例，显效 14 例，好转 9 例，无效 1 例，总有效率为 96.67%。王爱玉治疗 60 例，显效 54 例，好转 5 例，无效 1 例，总有效率为 98.33%。

[**评析**] 从现代解剖来看，脐在胚胎发育过程中为腹壁最后闭合处，微血管丰富，皮肤筋膜和腹膜直接相接，渗透力强，药物分子容易穿透弥散。脐部还有丰富的神经末梢和神经丛，对外部刺激敏感，可以通过中枢神经系统迅速传达全身。中医理论认为，神阙穴功用为温阳补肾、培元固本、通调冲任，其为任脉腧穴，任、督、冲"一源三歧"，同出于胞中，冲为血海，任主胞胎，任脉通、冲脉盛则月事正常，因此，敷熨神阙能促进药物分子吸收，激发三脉经气，调理冲任，濡养胞宫，迅速缓解疼痛。

承　　浆

针刺法

[**方法**] 选取承浆、大椎为主穴。承浆穴向下斜刺 5 分，待有酸、麻、胀、重针感后，快速提插捻转约 30s，留针 30min，隔 10min 提插捻转 1 次。将针刺入大椎穴皮下后，向深部缓慢进针 3 分，使针感向背部下方放射。每日 1 次，在月经来潮前 3 天开始治疗，到月经停止为 1 个疗程，共针治 3 个疗程。

[**疗效**] 马登旭等治疗 96 例，治愈 78 例，显效 8 例，有效 10 例，有效率为 100%。

[**评析**] 任脉主一身之阴脉，为"阴脉之海"。月经为阴血所化生，任脉之阴血滋养胞宫，与冲脉相互资助，才能保证女子正常的月经来潮，正如《素问·上古天真论篇》曰："任脉通……月事以时下"。若

任脉受寒，胞宫失养，则易发生疼痛，故选任脉之承浆穴，可以调冲任，补阴血不足。大椎穴是手足三阳经和督脉之交会穴，可以统帅一身之阳，能调整全身诸阳之气，推动气血运行。诸穴合用有振奋阳气、滋养胞宫之功，使胞宫内气血运行通畅，冲任调和则无疼痛之虞。

【按语】

1. 针灸对原发性痛经有显著疗效，治疗宜从经前 3~5 天开始，直到月经期末，连续治疗 2~3 个月经周期。一般连续治疗 2~4 个周期能基本痊愈。

2. 对继发性痛经，运用针灸疗法减轻症状后，应及时确诊原发病变，施以相应治疗。

3. 经期应避免精神刺激和过度劳累，防止受凉或过食生冷食物。

【参考文献】

[1] 石柳芳. 针灸列缺穴治疗原发性痛经 32 例 [J]. 广西中医药，2000（1）：47.

[2] 陈艳霞，杨建军，吕智敏，等. 双侧下关穴注射普鲁卡因治疗痛经 16 例疗效分析 [J]. 青岛医学院学报，1992（2）：171.

[3] 倪刚，甄德江. 针刺天枢穴治疗膜样痛经 24 例 [J]. 中国民间疗法，2011，19（12）：14.

[4] 吕景山，何树槐，耿恩廣. 单穴治病选萃 [M]. 北京：人民卫生出版社，1993.

[5] 白忠. 足三里穴药物治疗痛经 114 例 [J]. 中国卫生产业，2013，9（2）：176.

[6] 史晓林，杨爱民，李凤芝. 针刺三阴交治疗原发性痛经 120 例疗效分析 [J]. 中国针灸，1994（5）：17-18.

[7] 杨晋红. 针刺三阴交穴配合艾灸神阙穴治疗痛经 56 例 [J]. 临床针灸杂志，2003（3）：40-41.

[8] 王峙峰. 当归注射液三阴交穴封闭治疗痛经 25 例 [J]. 新中医，1997（5）：28.

[9] 王伟. 指压三阴交治疗女子急性小腹痛 [J]. 四川中医，1993

（3）：50.

［10］栾继萍. 地机穴的临床运用举隅［J］. 针灸临床杂志，2002
　　　（7）：42.

［11］郭长青，马惠芳，李兴广，等. 分别针刺地机、三阴交、中极
　　　穴治疗痛经113例疗效对比观察［J］. 北京中医药大学学报（中
　　　医临床版），2003（2）：40.

［12］王兆静. 艾灸地机穴治疗原发性痛经［J］. 针灸临床杂志，2003
　　　（6）：48.

［13］杜丽芳. 针刺血海穴为主治疗原发性痛经36例［J］. 陕西中医，
　　　2009，33（3）：330-331.

［14］喻曼玲. 穴位注射治疗痛经15例［J］. 上海针灸杂志，1994（1）：
　　　10.

［15］孙东云，赵志国，徐晶. 肾俞穴位注射治疗原发性痛经60例
　　　［J］. 中国针灸，2009，29（8）：666.

［16］翟秀英，徐屏南. 针刺次髎穴治疗痛经34例［J］. 广西中医药，
　　　1989（3）：50.

［17］刘百生. 次髎穴的临床运用举隅［J］. 江西中医药，1995（2）：47.

［18］周丽莎. 针刺次髎穴为主治疗原发性痛经的临床观察［J］. 湖
　　　北中医杂志，2003（8）：47.

［19］李上. 三阴交配合次髎深刺治疗痛经35例小结［J］. 甘肃中医，
　　　2003（1）：32.

［20］赵峻岭. 次髎穴临床应用举隅［J］. 新中医，1998（12）：20.

［21］路喜军. 针刺八髎穴治疗妇科病临床应用举隅［J］. 针灸临床
　　　杂志，1997（9）：42-43.

［22］徐立，王卫. 针刺八髎穴治疗原发性痛经38例［J］. 天津中医
　　　学院学报，2003，22（3）：47.

［23］徐立，王卫. 次髎穴埋针为主治疗原发性痛经45例［J］. 四川
　　　中医，2003（4）：79.

［24］王玉国. 刺血加拔罐治疗痛经55例［J］. 中国针灸，2000（5）：
　　　292.

［25］吕峰. 秩边穴配磁圆针治疗妇科病一得［J］. 四川中医，1997

（6）：52.

[26] 李砚辉，王承山，杨兆钢. 杨兆钢教授芒针深刺秩边穴验案二则 [J]. 辽宁中医杂志，1999，26（8）：261.

[27] 张化南. 针刺承山穴治愈痛经案 [J]. 辽宁中医杂志，1989（2）：26.

[28] 张玉芬，陈银藏. 针刺承山穴治疗痛经120例分析 [J]. 河北中医，1995（1）：41.

[29] 田凤鸣，田旭光. 针刺承山穴痛经立止 [J]. 河北中医，1985（6）：41.

[30] 申新华. 承山穴治疗痛经80例 [J]. 中国针灸，1994（S1）：230.

[31] 贾天安. 艾灸至阴穴治痛经 [J]. 河南中医，1983（3）：39.

[32] 张建华. 太溪穴双针刺治疗痛症案 [J]. 中国针灸，2000（增刊）：223-224.

[33] 田波，张波. 内关穴临床应用举隅 [J]. 实用中医内科杂志，2000，14（1）：48-49.

[34] 张忆平. 针刺中冲治疗痛经 [J]. 中国针灸，2002（9）：612.

[35] 郑建宇. 三阴交透刺悬钟穴治疗痛经56例 [J]. 新中医，1997，27（5）：25-26.

[36] 丁树习. 刺血疗法治疗痛经150例 [J]. 上海针灸杂志，2002（3）：46.

[37] 周贤华. 太冲穴在临床急症中的应用 [J]. 针灸临床杂志，1998（8）：45-46.

[38] 史国屏. 太冲穴的临床应用 [J]. 针灸临床杂志，2001（9）：36.

[39] 黎惠玲. 针灸腰阳关穴配合布洛芬治疗原发性痛经的体会 [J]. 广西医学，2007（1）：136.

[40] 杨兰卿. 针刺曲骨穴在人工流产术中的应用 [J]. 针灸临床杂志，1998，14（7）：13-14.

[41] 卢莹. 中极穴齐刺配合温和灸治疗原发性痛经疗效观察 [J]. 上海针灸杂志，2014，33（7）：641-642.

[42] 唐淑兰. 中极穴围刺法治疗原发性痛经32例疗效观察 [J]. 河北中医，2011，33（8）：1198-1199.

［43］刘彩岚. 拔罐中极、血海穴治疗原发性痛经92例［J］. 陕西中医，1995（8）：364.

［44］赵兰. 毫米波中极穴位照射治疗痛经［J］. 中国针灸，2002（7）：477.

［45］夏立强，马方霞，张力. 六香散外熨中极穴治疗原发性痛经96例［J］. 中国中医急症，2010，19（2）：318.

［46］张连生. 温灸关元穴治疗痛经49例［J］. 河北中医，1994（6）：32.

［47］杜月明，王奎. 灸关元穴治疗原发性痛经［J］. 天津中医，1997（4）：179.

［48］彭德军. 隔附子饼灸关元穴治疗血寒型痛经［J］. 针灸临床杂志，2002（1）：4.

［49］刘杏鑫，丁湘玲. 痛经停穴位贴敷疗法治疗痛经82例［J］. 四川中医，1995（10）：39.

［50］魏自敏. 气海穴埋线配合针刺治疗痛经86例［J］. 中国民间疗法，2004，12（3）：18-19.

［51］昌年发，龚蔚君. 香笑散穴位贴敷治疗痛经57例［J］. 江苏中医，1995（6）：34.

［52］李千笛，马志荣. 中药贴脐治痛经170例临床观察［J］. 江西中医药，1995（1）：45.

［53］郑学梅，李建芬. 贴敷治疗痛经36例临床小结［J］. 针灸学报，1992（6）：28.

［54］孙瑾，王丽. 神阙穴中药外敷治疗少女痛经27例［J］. 针灸临床杂志，2000（2）：50-52.

［55］张崇芬，商桂芬. 熨敷神阙穴治疗痛经62例［J］. 中国针灸，2001（3）：134.

［56］都乐亦，吴昆仑，唐苾芯，等. 自拟温通散神阙穴热熨治疗原发性痛经46例临床观察［J］. 四川中医，2012，30（9）：100-102.

［57］张华玉. 隔姜灸神阙穴治疗痛经26例［J］. 中国针灸，2002（3）：194.

［58］王慧．加味琥珀散灌肠加灸疗神阙穴治疗（气滞血瘀型）子宫腺肌病 60 例临床观察［J］．中国医药指南，2015，13（16）：219-220．

［59］王爱玉．艾炷隔姜灸神阙穴治疗寒凝胞中型痛经 60 例疗效观察及护理［J］．海南医学，2010，21（12）：135-136．

［60］马登旭，闫平．针刺治疗痛经 96 例临床体会［J］．内蒙古中医药，2010（14）：26．

第三节　闭经

女子年逾 18 周岁月经尚未来潮，或已行经而又中断 3 个月经周期以上者即为"闭经"。中医学统称为"女子不月""月事不来""经水不通"。西医学将前者称"原发性闭经"，后者称"继发性闭经"。至于青春期前、妊娠期、哺乳期以及绝经期没有月经属生理现象，不作病论。

中医学认为本病的病因不外虚、实两端：虚者因肝肾不足，气血虚弱，血海空虚，无血可下；实者由气滞血瘀，寒气凝结，阻隔冲任，经血不通。病位主要在肝，与脾、肾也有关联。以 3 个月经周期以上无月经来潮为临床表现，有月经初潮来迟和月经后期病史，可伴有体格发育不良、绝经前后诸症、肥胖、多毛或结核病等。由于病因不同，临床表现各异，一般是月经超龄未至，或先见月经周期延长、经量少，终至停闭。妇科检查可见子宫体细小、畸形或过早退化，第二性征缺乏，附件炎性粘连或肿块等异常改变，甲状腺、肾上腺、卵巢激素等指标的测定对闭经亦有诊断意义。

秩　边

针药法

［**方法**］用 4 寸毫针，直刺入双侧秩边穴 3.5 寸，轻度提插捻转，针感要求小腹部有酸坠感为宜，不留针。配合口服醒经丸（菟丝子、

枸杞子、杜仲、山茱萸、川续断、紫河车、淫羊藿、山药、茯苓、当归、鸡血藤、泽兰叶、赤芍、丹参、益母草、香附、牛膝，诸药按比例粉碎过 120 目筛，制成水丸，每 30 丸 6g），每次 6g，每日 2 次。1 个月经周期为 1 个疗程，第 1 个疗程连续服用醒经丸 10 天，在第 11 天服药同时配合针刺秩边穴，来潮即停针、停药。从月经来潮第 16 天开始第 2 个疗程如上治疗，这样连续治疗 3 个疗程即可统计。

[疗效]刘笑丽治疗 116 例，治愈 98 例，好转 10 例，无效 8 例，总有效率为 93.1%。

[评析]中医学认为，肾、天癸、冲任、胞宫是产生月经的主要环节，其中任何一个环节发生功能失调，都可导致血海不能满溢。醒经丸为纯中药制剂，方中诸药共奏补肾养肝、活血调经、调理冲任之效，在补肾的同时活血，在活血的同时行气，打破了传统的虚则补益、实则破气破血的原则。而针刺膀胱经秩边穴，在疏通局部经气的同时，经临床验证亦能行气活血，引血下行，是治疗闭经的经验穴，更增加了醒经丸的功效。针药并用，标本同治，故疗效显著。

关　元

艾灸法

[方法]将新鲜生姜切成 0.3cm 厚姜片，在其上用针点刺一些小孔，以便热力传导。把姜片置于关元穴，上置适量艾炷，点燃施灸，以局部觉发热、潮红为度，每次 3~5 壮，每天 1 次。配合补阳还五汤加味，水煎服，每剂水煎 2 次，每天 1 剂，早晚分 2 次口服。

[疗效]肖晓梅等治疗 84 例，治愈 36 例，好转 38 例，无效 10 例，总有效率为 88.09%。

[评析]关元穴是任脉上的穴位，为先天之气海。《经穴释义汇解》云："关元，为男子藏精，女子蓄血之处，人生之关要，真元之所存，元阴元阳交关之所。"关元穴具有培元固本、补益下焦的作用。现代研究表明，温灸该穴可以调节内分泌，增加外周子宫组织细胞 HSP70 及其基因的表达，促进组织超氧化物歧化酶（SOD）、一氧化氮合酶（NOS）活性增强，从而对子宫产生保护作用，延缓子宫退行性改变，

治疗生殖系统疾病。

【按语】

1.闭经病因复杂，治疗难度较大，不同病因引起的闭经，针灸治疗效果各异。对感受寒邪、气滞血瘀、气血不足和精神因素所致的闭经疗效较好，而对严重营养不良、结核病、肾病、子宫发育不全等其他原因引起的闭经效果较差。

2.患者必须进行认真检查，以明确发病原因，采取相应的治疗。因先天性生殖器官异常或后天器质性损伤所致无月经者，不属于针灸治疗范围。

3.生活起居要有规律，经期忌受凉和过食冷饮。注意调节情绪，保持乐观心态。

【参考文献】

［1］刘笑丽.醒经丸配合针刺秩边穴治疗继发性闭经116例［J］.中国医药导报，2008，5（9）：63，74.

［2］肖晓梅，肖舜洪.补阳还五汤配合灸关元穴治疗人流术后闭经84例［J］.中国中医药现代远程教育，1995（10）：128-129.

第四节 崩漏

女性不在行经期间，阴道突然大量出血或淋漓不断者，称为"崩漏"。突然出血、来势急骤、血量多者为"崩"，又称"崩中"；淋漓下血、来势缓慢、血量少者为"漏"，又称"漏下"。二者常交替出现，故概称"崩漏"，以青春期或更年期、产后最为多见。西医学的无排卵型功能失调性子宫出血、生殖器炎症和某些生殖器肿瘤引起的不规则阴道出血，均可参照本节治疗。

本病的病机主要是冲任损伤，不能固摄，以致经血从胞宫非时妄行，病变涉及冲、任二脉以及肝、脾、肾三脏。其临床表现为月经周期紊乱，出血时间长短不定，有时持续数日甚至数十日不等，出血量多如注或淋漓不断，常伴白带增多、不孕等证候。妇科检查可无明显器质性病变，或有炎症体征、肿瘤等。卵巢功能的测定对功能失调性子宫出血的诊断有参考价值；盆腔 B 超扫描对子宫及附件的器质性病变有诊断意义。

隐　　白

1. 针刺法

[方法] 常规消毒双侧穴位皮肤，用 0.5 寸毫针快速浅刺入 0.1 寸深，左右捻转针柄 3min，留针 30~60min，隔 10min 行针 1 次。每日 1 次，5 次为 1 个疗程，共针治 3 个月经周期。

[疗效] 吕景山等治疗 36 例，经治 4~10 次痊愈者 19 例，经治 11~20 次痊愈者 10 例，经治 21 次以上痊愈 7 例。刘炳权等共治疗 58 例，痊愈 49 例，有效 8 例，无效 1 例，总有效率为 98.28%。

2. 悬灸法

[方法] 取清艾条一根点燃，对准足大趾内侧的穴位，距皮肤 10cm 左右，每次熏灸 15~20min，直至穴位周围皮色转红并烘热为度，每日可灸 3~5 次。每日 1 次，于月经前 3 天开始治疗，至月经停止为 1 个疗程。

[疗效] 陈志娟等共治疗 28 例，痊愈 18 例，有效 9 例，无效 1 例，认为本法治疗脾不统血型功能失调性子宫出血的疗效最佳。赵盈等共治疗妇女放置节育环后月经过多 30 例，显效 27 例，好转 3 例，全部获效。

3. 定时隔蒜灸法

[方法] 按子午流注法，于每日上午 7~11 时施治。将紫皮蒜切成 1mm 的薄片放置于穴位上，取艾绒搓成米粒大的艾炷，置于蒜片上点燃施灸，每次灸 3~7 壮。每天 1 次，3 次为 1 个疗程，间隔 3 天再开始下 1 个疗程。

[疗效] 李逢春治疗 18 例，治愈 17 例，有效 1 例。

[评析] 崩漏多由冲任损伤，脾肾失调所致。《针灸大成》《针灸聚

英》均谓隐白穴"能治妇人月事过时不止"。《神应经》曰："隐白，妇人月事过时不止，刺之立愈。"隐白穴为足太阴脾经之井穴，可补脾益肾、固气摄血、通调冲任，为止血之要穴。艾灸具有温补中气的作用，故于隐白穴施灸可加强脾统血的功能，对月经过多有良好疗效。

大　敦

灯火灸法

[**方法**]将2~3根灯心草合并于一起，蘸豆油（或香油）并点燃后，即对准穴位点灸，若1次不破可再点灸1次，以局部皮肤破损为度。隔7天再行下次治疗。

[**疗效**]张玉璞治疗本病，效果显著，一般1~2次即可获得效果。

[**评析**]大敦穴属足厥阴肝经井穴，为经气所出之处，有启闭开窍之功，灯心草直接灸可以激发和加强肝藏血的功能，是临床治疗崩漏的要穴。

中　极

针灸法

[**方法**]患者排净大小便后取仰卧位，消毒后用28~30号3寸毫针，快速直刺入穴位，视患者胖瘦调整进针深度，轻轻捻转毫针（不提插，以免刺伤小肠），直至有酸胀感产生为止，留针20min。同时用清艾条施温和灸，直至局部皮肤潮红为度（可酌配三阴交穴，施行平补平泻法）。每日1次，10次为1个疗程，疗程间休息3天。

[**疗效**]吕景山等共治134例，治愈104例，无效30例。

[**评析**]中极位于小腹部，为任脉与足三阴经的交会穴，而任脉起于胞中，足三阴经经过小腹部，故针刺中极可调补冲任及肝、脾、肾三脏，培补元气，摄血止血。中极穴一般不宜深刺，通过临床观察，针前排净二便，在进针2~2.5寸情况下施行捻转手法，无1例发生危险。

【按语】

1.针灸对本病有一定疗效，但对于血量多、病势急者，应采取综合治疗措施。

2.绝经期妇女如反复多次出血，应做妇科检查，排除肿瘤致病因素。

3.患者应注意饮食调摄，加强营养，忌食辛辣及生冷饮食，防止过度劳累。

【参考文献】

[1]吕景山，何樹槐，耿恩廣.单穴治病选萃［M］.北京：人民卫生出版社，1993.

[2]刘炳权，何敏仪.针刺隐白穴治疗功能性子宫出血114例［J］.针灸临床杂志，2001（11）：32.

[3]陈志娟，王芳，禚丽梅.艾灸隐白穴治疗崩漏的护理体会［J］.内蒙古中医药，2013（8）：153.

[4]赵盈，王杰.艾灸隐白治疗放置节育环后月经过多30例［J］.中国针灸，2001（5）：294.

[5]李逢春.定时取隐白穴治疗功能性子宫出血18例［J］.内蒙古中医药，1989（3）：12-13.

[6]张玉璞，张志芬.灯火灸大敦治疗功能性子宫出血［J］.中国针灸，1993（5）：52.

第五节　带下病

带下病系指女性阴道内白带明显增多，并见色、质、气味异常的一种病症，又称"带证""下白物"。常见于西医学的阴道炎、子宫颈或盆腔炎症、内分泌失调、宫颈及宫体肿瘤等疾病引起的白带增多症。

湿邪是导致本病的主因，故《傅青主女科》中说："夫带下俱是湿症"。脾肾功能失常是发病的内在因素，病位主要在前阴、胞宫。《妇人大全良方》中指出："人有带脉，横于腰间，如束带之状，病生于此，故名为带。"可见，任脉损伤、带脉失约是带下病的病机关键。本病以阴道连绵不断流出如涕如脓、气味臭秽的浊液为主症。带下量多，色白或淡黄，或赤白相兼，或黄绿如脓，或浑浊如米泔水；质或清稀如水，或黏稠如脓，或如豆渣凝乳，或如泡沫状；无臭气或有臭气，甚至臭秽难闻。可伴有外阴、阴道灼热瘙痒、坠胀或疼痛等。妇科检查可见各类阴道炎、宫颈炎、盆腔炎的炎症体征，也可发现肿瘤。实验室检查可有白细胞计数增高。阴道分泌物镜检可查到滴虫、真菌及其他特异性或非特异性病原体。

归　　来

1. 水针合灌肠法

［**方法**］用 5ml 注射器抽吸鱼腥草注射液 4ml，在双侧归来穴进针，得气后每侧分别注射 2ml，每天 1 次，10 天为 1 个疗程，可连用 3 个疗程。灌肠：配合妇科灌肠液（方药组成：黄柏、赤芍各 70g，延胡索 50g，败酱草、苏木各 100g，没药 30g），保留灌肠，每次 50ml。每天 1 次，10 次为 1 个疗程，可连用 3 个疗程。

［**疗效**］彭清慧等治疗 50 例，痊愈 20 例，显效 21 例，有效 8 例，无效 1 例，总有效率为 98%。

2. 按摩法

［**方法**］患者取仰卧位，充分暴露其下腹部，双侧附件炎者取双侧穴位，单侧炎症者取患侧穴位，用 MD-82-1 型按摩机（北京 7453 工厂生产）按摩，每穴 20min 左右，每日 1 次。（注意在使用本法时，宜排除生殖系统肿瘤，以免癌细胞扩散，加重病情）。

［**疗效**］张炳然等治疗 38 例，治愈 20 例，好转 13 例，无效 5 例。

［**评析**］在生理结构上，子宫及其附件在直肠之前，在归来穴之后。在治疗上，归来穴主月经不调、带下病等，在此穴注射鱼腥草更能使药物发挥直接作用。中药灌肠是通过肠黏膜的渗透作用，使药物直达病所，这样前后夹攻，直接在病灶局部起到活血化瘀、清热解毒、消癥散结作用，从而达到治疗目的，取得较好的治疗效果。

隐　白

放血法

[**方法**] 施治前，医者先用右手拇指指腹，轻轻揉按穴位 2min 左右，使其局部充血（利于刺血时出血及减轻疼痛），常规消毒皮肤后，用三棱针快速点刺数下，以挤出黄豆大血珠数滴为宜，擦净血迹即可。寒湿型采用点灸法，取艾绒搓成有尖的艾炷 1 粒，用火点燃艾炷尖后，即在穴位上行触肤灸 3 壮，每天 1 次。

[**疗效**] 杨火辉治疗 75 例，全部治愈。阳媚运用本法治疗多例，均获满意效果。

[**评析**] 本病的发生主要是湿邪影响任脉和带脉，以致带脉失约、任脉不固而形成。其中黄带多属脾经湿热，白带多属虚寒。本病的病机重点在"湿"，"治湿当先理脾"，脾虚则湿盛，脾健则湿除。隐白穴为五输穴之一，是足太阴脾经的井穴，井穴为脉气始发之处，故具有益气健脾、清热利湿止带之功。临床发现，不同的操作方法可治疗不同类型的带下证。如艾灸隐白，可温阳除湿、健脾止带，适用于带下之虚证和寒证；刺血能泄热除湿、健脾止带，适用于带下之实证和热证。

三　阴　交

水针法

[**方法**] 常规消毒双侧穴位皮肤后，选用 5~6 号注射器针头，用注射器抽吸黄连素注射液 2~6ml，进针得气后，将药液稍快注入，每穴 1~3ml。每日或隔日 1 次。

[**疗效**] 卓培炎共治疗 50 例，痊愈 44 例，显效 3 例，好转 2 例，无效 1 例，总有效率为 98%。

[**评析**] 带下原因诸多，但不外乎湿。傅山在《傅青主女科》中提出："夫带下俱是湿症。"脾虚运化失常，水湿内生为脾虚带下；肾阳虚衰，蒸化失常，水湿不化留滞为湿而致带下；肾虚不固，任带失调，滑脱而下亦成带下量多、清冷、腰酸之症。在治疗取穴上，三阴交具

有健脾渗湿、调理肝肾之效，如《备急千金要方》卷四所载："治白崩方灸小腹横纹，当脐孔直下百壮，又灸内踝上三寸左右各百壮"。

环　　跳

针刺法

［**方法**］患者取侧卧位，常规消毒穴位局部皮肤后，取 28~30 号 3.5~4 寸毫针，快速直刺入穴位 3 寸左右，用强刺激手法，给予上下快速提插及大幅度捻转，使患者感到极度的酸、麻、胀，并有触电感经腘窝至足跟部，留针 30min，每隔 5min 依上法行针 1 次。每天 1 次，7 次为 1 个疗程，一般 3~5 次即可见效。

［**疗效**］方针治疗 14 例，痊愈 8 例，有效 5 例，无效 1 例。

［**评析**］中医学认为白带是带脉为病。带脉在生理上与肝胆有密切联系，《奇经八脉考》云："带脉者，起于季胁足厥阴之章门穴，同足少阳，循带脉穴围身一周，如束带然"。取用足少阳胆经的环跳穴治疗白带，目的就是清泄肝胆湿热。同时，因环跳穴是足少阳经和足太阳经的交会穴，所以本穴又能起到疏肝胆以利气机、通膀胱以利水湿的作用。肝得条达，气机通利，带脉得以约束，则湿热无所依存，带自止矣。现代医学研究认为，白带包括妇女多种生殖器炎症，而针刺环跳穴具有调节机体之阴阳、增强机体免疫力以及抗菌、消炎、祛邪安正的作用。

中　　极

针刺法

［**方法**］患者排尿后仰卧于床上，常规消毒穴位后进针，中极（配关元穴）稍向下斜刺 1 寸左右，待得气后留针 15~20min。每日 1 次，10 天为 1 个疗程，一般 1 个疗程即可痊愈，严重者需 2 个疗程。

［**疗效**］罗敏孝等治疗 17 例，痊愈 12 例，好转 4 例，无效 1 例，有效率为 94.12%，经随访 1 年未见复发。

［**评析**］本穴属任脉，位于少腹部，因任主胞胎，故亦可治疗带下病等妇科疾病。中医学认为，白带证属寒湿，以虚寒多见，故取中极、

关元二穴，有温中散寒、补虚之意，因而疗效较好。

神　阙

1. 隔药灸法

[方法] 先取黄芪、党参、丹参各 15g，当归、白术、白芍、枳壳、生姜末各 10g，升麻、柴胡各 6g，肉桂 3g，若食欲减退者加鸡内金 10g，大便溏者加焦神曲 10g，诸药焙干后，共研细末和匀备用。治疗时，将约 10g 的药末放进穴位，铺平呈圆形，直径为 2~3cm，再用 8cm×8cm 胶布贴紧。然后在药末上放上一圆形金属盖，用艾条点燃施灸 1 次，燃烧艾条约 1.5cm 长为 1 壮，连灸 3 壮。隔 3 天换药 1 次，亦依治施灸 1 次，以 1 个月为 1 个疗程。

[疗效] 笔者治疗多例，疗效满意，对脾虚型带下证疗效尤佳。

2. 药敷法

[方法] 患者取仰卧位，轻轻按摩使局部微红充血且有热感后，消毒神阙穴皮肤，取适量药粉（取适当药物按比例混匀共研为细末，过 100 目筛备用）调成糊状，贴敷于穴位上，外用胶布固定。每日 1 次，14 天为 1 个疗程。

[疗效] 魏林安治疗（药物为石榴皮、苍术、白术各 20g，车前子 15g，柴胡、升麻各 5g，研末备用。施治时取药末 3g，用稀小米粥少许调糊，每晚睡前敷上药糊，然后将 70℃~80℃热水袋放置于脐部，熨敷至水凉为止，早晨再去掉）108 例，1 个疗程后痊愈 51 例，2 个疗程后痊愈 31 例，好转 14 例，间断敷药好转 7 例，无效 5 例。贾海娇治疗（药物为肉桂、当归各 5g，白芷 3g，丁香、苍术、蛇床子各 2g，研磨后贴于神阙穴 30min，2 次/d。配合口服完带汤）30 例，痊愈 19 例，显效 7 例，有效 3 例，无效 1 例，总有效率为 96.67%，复发率为 6.67%。

3. 灌肠照射法

[方法] 取黄芪 30g，党参、生地各 25g，白术、当归、陈皮、郁金、延胡索各 15g，土鳖虫 10g，蜈蚣 20 条，诸药加水 500ml，煎煮浓缩至 100ml，用 5 号导尿管插入肛门 14cm 以上，将药液温热后缓慢

注入直肠内，要求在 30min 内灌注完毕，灌完后至少卧床 30min。在此期间，以神灯照射神阙穴，以利药液的充分吸收。每日 1 次，10 天为 1 个疗程，月经干净后开始，若 1 个疗程未能治愈，下个月经周期重复使用。

[**疗效**] 张凤瑞治疗 64 例，显效 24 例，有效 36 例，无效 4 例，总有效率为 93.75%。最少使用 1 个疗程，最多使用 3 个疗程。

[**评析**] 神阙贴敷可调节多条经脉，调节五脏六腑、气血津液，从而治疗带下病。西医学认为神阙处为腹壁最薄处，利于药物吸收，相对其他药物外用具有增效减毒的作用。《神农本草经疏》认为白芷具有"主妇人漏下赤白，辛能散之，温以和之"的作用；肉桂有补火助阳化湿、温经散寒通脉之功；苍术燥湿健脾；蛇床子燥湿祛风，主治寒湿带下、外阴湿疹、妇人阴痒等。诸药合用，共治带下病，具有较好疗效。

【按语】

1. 针灸治疗带下有较好的疗效，病情较重者可配合药物内服及外阴部药物洗浴等法，以增强疗效。

2. 养成良好的卫生习惯，勤洗、勤换内裤和卫生巾，注意经期卫生及孕产期调护，经常保持会阴部清洁卫生。

3. 注意调适生活起居，清淡饮食，少食肥甘；清心寡欲，减少房事；注意劳逸结合，多进行户外活动。

【参考文献】

[1] 彭清慧，庞锦秀. 穴位注射、中药灌肠治疗慢性盆腔炎 50 例 [J]. 四川中医，2003，21（9）：66-67.

[2] 张炳然，万冰如，庞显亮，等. 穴区按摩治疗慢性附件炎 37 例 [J]. 中国针灸，1987（4）：43.

[3] 杨火辉. 针刺隐白穴治疗白带 75 例 [J]. 上海针灸杂志，1993（4）：16.

[4] 阳媚. 运用隐白穴治疗妇科疾病的体会 [J]. 上海针灸杂志，1996（4）：11-12.

[5] 卓培炎. 穴位注射黄连素治疗湿热型白带 50 例 [J]. 中国针灸，

1982（3）：24.

［6］方针. 针刺环跳穴治疗白带 14 例疗效观察［J］. 针灸学报，1992
　　（2）：41.

［7］罗敏孝，魏启华. 针刺关元中极穴治疗白带增多 17 例［J］. 中
　　国针灸，1994（增刊）：253-254.

［8］魏林安. 止带散外敷神阙穴治疗妇科带下病 108 例临床观察［J］.
　　甘肃中医，1995（2）：29.

［9］贾海娇. 神阙穴贴敷联合完带汤治疗带下病的临床研究［J］. 中
　　国实用医药，2015，10（32）：183-184.

［10］张凤瑞. 中药保留灌肠加灸疗神阙穴治疗慢性盆腔炎 64 例［J］.
　　吉林中医药，2005，25（12）：38.

附　盆腔炎

　　盆腔炎是指女性内生殖器官，包括子宫、输卵管、卵巢及其周围结缔组织、盆腔腹膜等部位发生的炎症。炎症可在一处或多处同时发生，按部位不同分别有"子宫内膜炎""子宫肌炎""附件炎"等；根据病势缓急、病程长短，可分为急性和慢性两种。本病多见于中年妇女，常常由分娩、流产、宫腔内手术消毒不严，或经期、产后不注意卫生，或者附近其他部位的感染，使病原体侵入所致。致病菌有葡萄球菌、链球菌、大肠杆菌等，每多杂合感染。

　　本病隶属于中医学"带下""瘕聚"等范畴，病变部位主要在肝、脾、肾三脏，涉及到冲、任二脉。急性盆腔炎多发于行经期，或分娩中产道损伤或出血等情况；慢性盆腔炎多由急性盆腔炎迁延而成。病变初期以实证为主，多见湿热壅盛、瘀热内结，病久邪气滞留，损伤正气，出现气滞血瘀、脾肾不足的虚实夹杂之证。

　　急性盆腔炎发病时下腹部疼痛，伴发热，病情严重时可有高热、寒战、头痛、食欲不振、尿频、排尿困难、大便坠胀感、阴道分泌物增多且呈脓性腥臭。患者呈急性病容，下腹有肌紧张、压痛及反跳痛，肠鸣音减弱或消失。妇科检查阴道可能充血，并有大量脓性分泌物，子宫较软、稍增大、有压痛，宫旁组织增厚，有明显触痛。输卵管可

增粗，有时可扪及包块。

慢性盆腔炎由于瘢痕粘连及盆腔充血，可引起下腹部坠胀、疼痛，腰骶部酸痛，有时伴肛门坠胀不适、月经不调、带下增多。部分患者可有全身症状，如低热、易于疲劳、周身不适、失眠等。妇科检查可见阴道分泌物增多，子宫多呈后位，活动受限或粘连固定。

次　　髎

1. 水针法

［**方法**］常规消毒一侧穴位（左右交替），用适当注射器套上 5~7 号注射器针头，抽取适当药液，快速刺入穴位，出现针感时若回抽无血，则缓慢推注入药液，出针后用干棉球按压针孔片刻，最后需平卧休息 10min 左右。每日 1 次，10~12 次为 1 个疗程（行经期间停止治疗），休息 5 天再进行第 2 个疗程。

［**疗效**］李保生等治疗（药物为鱼腥草注射液 4ml 合硫酸小诺霉素 2ml，配合中药灌肠）69 例，痊愈 36 例，显效 18 例，有效 13 例，无效 2 例。晏咏梅等治疗（药物为 1% 利多卡因 2ml、庆大霉素 8 万 U、透明质酸酶 1500U、地塞米松 5mg。以上药液混在一起，加生理盐水至 8ml）35 例，痊愈 22 例，显效 7 例，有效 5 例，无效 1 例，总有效率为 97.14%。

2. 火针合艾灸法

［**方法**］患者取俯卧位，严格消毒局部皮肤后，在酒精灯上烧红火针针尖，对准穴位迅速刺入 0.5 寸，起针后不按压。再用自制艾灸箱，内放 3 支 2 寸长清艾条，放置于骶部熏灸。隔日 1 次，5 次为 1 个疗程。

［**疗效**］雷跃治疗本病，效果满意。

［**评析**］次髎穴乃八髎穴之一，是足太阳膀胱经穴。因督脉贯脊属肾，足少阴经属肾络膀胱，足太阳经循脊络肾，此三经与肾关系密切。肾主生殖与发育，又主二阴，膀胱主贮尿和排尿。《经穴主治症》云：“治男女生殖疾患、腰痛、泌尿器疾患有效。”次髎穴具有补肾壮腰、清利湿热及理气化瘀调经等功效，是主治妇科病、生殖泌尿系疾患的要穴。中医称子宫为胞宫，冲任督三脉皆起于胞宫，上行背里，肾与

督脉相通,膀胱与肾相表里。次髎穴与子宫、双侧附件邻近,故次髎穴注射药液能渗透到达盆腔,使盆腔炎症得到很好控制。

中　极

水针法

[方法]用一次性 5ml 注射器套上 6 号针头,抽出胎盘组织液 2ml加维生素 B_{12} 1ml,用碘酒、酒精常规消毒中极穴皮肤,直刺进针,待得气并出现酸、麻、胀感向生殖器方向传导后,若回抽无血,则缓慢注入药液,穴位注射后用 TDP 神灯照射下腹部 30min。每日 1 次,10次为 1 个疗程,疗程间休息 5 天,以 3 个疗程为限。

[疗效]吕景山等共治 200 例,痊愈 166 例(治疗 1 个疗程痊愈 82例,治疗 2 个疗程痊愈 66 例,治疗 3 个疗程痊愈 18 例),有效 30 例,无效 4 例。

[评析]中极穴属任脉经穴,又是任脉与足三阴经交会穴,任脉有"阴脉之海"之称,具有调节阴经经气的作用。胎盘组织液可以改善机体抗病能力,常用于妇科疾病的辅助治疗。TDP 神灯照射可以促进血液循环,缓解组织粘连,改善局部营养,以利炎症消散。

关　元

1. 针推法

[方法]常规消毒穴区后,采用齐刺法,直刺一针为主针,再从两旁各斜刺一针,令各针得气,并施行补法,使针感向下腹部传导,间歇动留针,留针 30min。出针后配合腹部推拿操作,先以右掌小鱼际按揉神阙穴 3~5min,以少腹及腰骶部及双下肢出现热感为佳,再以拇指拨揉关元、气海、中极穴,使出现酸胀感,每穴 0.5min。每日 1 次,10 次为 1 个疗程,随访 1 个月。

[疗效]余全民治疗 33 例,痊愈 5 例,显效 13 例,好转 11 例,无效 4 例,总有效率为 87.88%。

2. 熏蒸法

[方法]使用中药熏蒸器进行熏蒸,将配好的汤药(处方:千年

健、乳香、没药、红花、羌活、独活各 5g，赤芍、丹参、当归、防风各 15g），放入药锅里加水，通电进行煎煮，煎煮 20min 后，形成中药蒸汽，蒸汽随管道自熏蒸机的蒸汽孔喷出，协助患者俯卧于熏蒸床上，暴露下腹部关元穴并对准蒸汽孔。熏蒸液体温度调节在 43℃～48℃，熏蒸 30min。每日 2 次，10 天为 1 个疗程。

［疗效］江颖等治疗 46 例，痊愈 28 例，显效 9 例，好转 6 例，无效 3 例，总有效率为 93.48%。

［评析］关元穴属任脉经穴，为足三阴经与任脉的交会穴，与任脉相通。《难经集注》杨玄操注："脐下肾间动气者，丹田也。丹田者，人之根本也，精神之所藏，五气之根元。"可见针刺关元穴，可培补肾元、调理冲任。齐刺法首见于《黄帝内经》，《灵枢·官针》篇说："齐刺者，直入一，傍入二，以治寒气小深者……治痹气小深也"。关元穴齐刺法可加强局部得气感，并有调整气血、疏通经络、通痹止痛的功效，以达到通则不痛的目的。

【按语】

1. 针灸治疗慢性盆腔炎效果较好。急性盆腔炎病情较急，较少单独用针灸治疗，可针药并治，以提高疗效，缩短疗程，防止转为慢性。

2. 针刺时，应避免直接刺在炎症部位或包块上。

3. 注意个人卫生，保持外阴清洁，尤其是经期、孕期和产褥期卫生。

【参考文献】

[1] 李保生，甄世锐，崔映红，等. 穴位注射为主治疗慢性盆腔炎 69 例 [J]. 山西中医杂志，1997（4）：30.

[2] 雷跃. 次髎穴临床应用体会 [J]. 江西中医药，1998（2）：36.

[3] 吕景山，何树槐，耿恩广. 单穴治病选萃 [M]. 北京：人民卫生出版社，1993.

[4] 余全民. 腹部推拿配合关元穴齐刺法治疗慢性盆腔痛的疗效观察 [J]. 浙江中医药大学学报，2011，35（2）：265-267.

[5] 江颖，周霞. 丹红汤熏蒸关元穴治疗慢性盆腔炎 46 例 [J]. 福建中医药，2015，46（3）：28-29.

第六节　妊娠呕吐

妊娠呕吐又称"孕吐"，以反复出现恶心、呕吐、厌食为特征，是妊娠早期（6~12周）的常见病症。其病因目前还不十分清楚，一般认为与妊娠早期胎盘分泌的绒毛膜促性腺激素的刺激，以及孕妇的精神过度紧张、兴奋、神经系统功能不稳定有关。本病属于中医学"妊娠恶阻"范畴，病位在胃，主要病机是胃失和降，与肝、脾、冲、任之脉气升降失调有关。

本病的临床表现以妊娠早期反复出现恶心、呕吐、头晕、厌食，甚至闻食即呕、食入即吐、不能进食和饮水为主。病轻者呕吐物较多（尤其进食后），伴有厌食、乏力、嗜睡或失眠，尿酮体阴性；中度呕吐者呕吐频发，闻食亦吐，全身出现脱水症状，体温略升高，脉搏增快，血压降低，尿酮体阳性；重度呕吐者临床较少见，主要为持续性呕吐，不能进食和饮水，呕吐物多为黏液、胆汁或咖啡色血渣，尿少或无尿，体温升高，脉搏增快，血压下降，甚至嗜睡、休克、严重脱水和电解质紊乱，尿酮体阳性，尿素氮增高，血胆红素增高。

足 三 里

水针法

[**方法**] 用5ml注射器吸取维生素 B_6 注射液0.1g，常规消毒局部皮肤后，快速垂直刺入穴位1.5~3cm左右，以患者自诉有酸、麻、胀、重诸得气感为度，若回抽无血，则缓慢注入药物，退针后用干棉球按压针孔片刻。每日1次，左右穴位交替使用，效果满意。

[**疗效**] 莫测等治疗97例，显效89例，好转8例。

[**评析**] 妊娠恶阻主要因冲脉之气上逆、胃失和降所致，而足三里为胃下合穴，"合主逆气而泄"，故针刺足三里可和胃降逆止呕。

至　　阴

艾灸法

[**方法**] 用一普通艾条点燃，距患者皮肤上方约 2cm 处，对准至阴穴施行回旋灸与雀啄灸手法，交替施灸 15min，以局部皮肤充血、发红为度。接着，可配合针刺内关穴，依次灸中脘、足三里穴。最后，再灸至阴穴 10min 而结束。每天 1~2 次，5 天为 1 个疗程。

[**疗效**] 郭大江共治 28 例，痊愈 24 例，有效 4 例，全部获效。

[**评析**] 本例取至阴意在治病求本，笔者认为恶阻一证，其本在肾，其标在胃，发病多见下虚上实之象。其病机正如元代朱丹溪所云："凡孕二三月间，呕逆不食，或心中烦闷。此乃气血积聚以养胎元。"实验证实，灸至阴穴可通过人体垂体 - 肾上腺皮质系统的作用，使血浆中游离皮质醇的含量明显上升，从而提高机体免疫力和耐受力，使孕妇"气阴耗伤"等现象得到改善。

涌　　泉

药敷法

[**方法**] 每日早晨清洁足部皮肤后，取姜制吴茱萸粉 2.5~3g，用麻油 5~6ml 调成糊状，摊于特制的贴敷胶布上，贴在涌泉穴上，待药粉干透即可取下。采用补液支持治疗，每日静脉输注葡萄糖液及格林氏液。

[**疗效**] 陈芳共治疗 36 例，贴敷 1 次后即有明显效果，24h 后食欲好转，能进少量流质，食而不吐。

[**评析**] 吴茱萸入肝、胃经，具有温中、止痛、理气、燥湿作用，生姜亦具有温阳散寒、降逆的功效，两者配伍可增强降逆止呕之功效。涌泉穴为全身腧穴的最下部，乃是肾经的首穴。《黄帝内经》曰："肾出于涌泉，涌泉者足心也。"意思是说肾经之气，犹如源泉之水，来源于足下，涌出灌溉周身四肢各处。孕期剧吐致营养不良，加之心理负担过重，极易损伤肾气，所以将吴茱萸贴敷于涌泉穴，具有固肾安胎之效。

内 关

1. 针刺法

[**方法**] 常规消毒双侧穴位皮肤，用 28~30 号 1.5 寸毫针，针尖略向上快速斜刺进针，给予中等强度刺激，施行平补平泻手法，待产生酸、麻、胀等得气感后，留针 15~30min，隔 5min 行针 1 次。每日 1 次。

[**疗效**] 吕景山等治疗多例，效果极为显著。舒荣惠治疗 4 例，均获满意疗效。温静等运用本法（配合中药熏蒸）治疗 30 例，痊愈 23 例，好转 4 例，无效 3 例，总有效率为 90%

2. 药敷法

[**方法**] 廖氏等取半夏 20g、鲜生姜 30g，先将半夏烘干碾成细粉，将生姜切细末取汁，加蜂蜜 10g，共调药末为膏，将黄豆大小药膏敷贴于内关穴，固定敷贴。每日按压穴位 3~5 次，每次 30~60s，按压力度以患者能耐受为宜，最好每次按压至微热则效果更佳。可根据患者呕吐时段进行敷贴，贴 4~6h 后弃去，每日更换 1 次。剩余药膏可用器皿盛好，置于冰箱中备用。或用 75% 乙醇反复涂擦内关穴，以皮肤发红、触之有温热感为宜，再用艾条雀啄灸约 5min（以皮肤能承受之热力为准）后，将姜片或捣烂之姜泥敷于内关穴 20min，每日 1 次，10 日为 1 个疗程。若该处有瘢痕不宜灸者，则可用塑料纸敷盖姜片或姜泥后，以绷带外固定，用热水袋热敷，水温以 80℃ ~100℃为宜，并用姜汁滴舌尖。

[**疗效**] 廖潇潇治疗 40 例，治愈 7 例，好转 30 例，无效 3 例。李红治疗 20 例，显效 12 例，有效 7 例，无效 1 例，总有效率为 95%。

3. 水针法

[**方法**] 患者在常规的补液、止吐、纠正电解质紊乱的基础上，消毒双侧内关穴，针头垂直刺入 10~15mm，若回抽无回血，于每侧穴位分别缓缓注入药液，每天 1 次，然后压迫止血。

[**疗效**] 吕景山等治疗（药物为维生素 B_6 注射液 100mg）48 例，治愈 41 例，好转 6 例，无效 1 例。杨和珍治疗（药物为维生素 B_6 注射液 100mg）30 例，治愈 25 例，好转 4 例，无效 1 例。刘凤娟等治

疗（药物为维生素 B_6 注射液 50mg、维生素 B_{12} 注射液 100μg 混合液）32 例，治愈 27 例，显效 3 例，好转 1 例，无效 1 例，复发 3 例，总有效率为 96.88%。朱秀霞等治疗（药物为维生素 B_1 注射液 4ml）58 例，显效 36 例，有效 17 例，无效 5 例，总有效率为 91.38%。黄健妹等治疗（药物为维生素 B_1 注射液 100mg）30 例，治愈 19 例，显效 8 例，好转 3 例，总有效率为 100%。

[**评析**] 内关为手厥阴心包经穴，八脉交会穴之一，通阴维脉，手厥阴经脉下膈络三焦，阴维脉主一身之里，刺激该穴有宣通上中二焦气机、宁气安神、宽胸和胃、降呕止吐、镇静止痛之功效。生姜性辛，微温，入肺、脾、胃经，降逆止呕，散烦闷，开胃气，故善于治疗妊娠呕吐。

翳　风

水针法

[**方法**] 患者取坐位或仰卧位，常规消毒翳风穴局部皮肤后，取 5ml 注射器抽取维生素 B_1 注射液 100mg（2ml），将注射器针头刺入一侧穴位，进针 0.3~0.5 寸，待有明显酸麻胀痛感觉时，若抽吸无回血，缓慢注入药液 1ml，出针按压针孔片刻。再如前法将所剩 1ml 药液，注入另一侧翳风穴。经 1 次治疗未愈者，可于 3 天后再注射 1 次。

[**疗效**] 张志贤共治疗 36 例，经 1 次治疗呕吐停止 32 例，2 次治疗呕吐停止 4 例，全部有效。

[**评析**] 妊娠呕吐病机为胎气冲逆，由下而上，扰动胃腑，胃纳失和。翳风为手少阳三焦经穴，三焦主运行水谷，恰中病机，其症自平。维生素 B_1 除加强局部的针刺作用外，尚能营养及调节交感神经，针药作用相互协同，每获良效。

神　阙

1. 药敷水针法

[**方法**] 取新鲜生姜洗净，切成厚度为 2~3mm 的姜片或捣泥，将

神阙穴用温水洗净、擦干，把姜片或姜泥敷上，外用小腹贴贴紧。每天 2~3 次，以 7 天为 1 个疗程。配合足三里注射山莨菪碱 5mg，每天 1 次。

［**疗效**］吕景山等治疗 20 例，痊愈 13 例，显效 5 例，有效 2 例。

2. 药敷法

［**方法**］用丁姜和胃膏贴敷神阙穴（肚脐），每帖贴敷时间为 1 天，7 天为 1 个疗程。配合静脉输液支持治疗，每日补液量不少于 3000ml，尿量不少于 1000ml，呕吐严重者需禁食。

［**疗效**］邰国香等治疗 30 例，痊愈 23 例，显效 4 例，好转 2 例，无效 1 例，总有效率为 96.67%。李红彩等治疗 30 例，治疗 7 天后痊愈 23 例，显效 4 例，好转 2 例，无效 1 例，总有效率为 96.67%。郭文经治疗 48 例，治愈率为 89.58%，总有效率为 100%。

［**评析**］神阙穴隶属任脉，与冲脉相交会，与督脉相表里，任脉与督脉周循全身，内通五脏六腑，外连四肢百骸，在防治疾病中具有十分重要的作用。生姜辛温，归肺、脾、胃经，能温胃散寒、和中降逆、散烦闷、开胃气，止呕功良，有"呕家圣药"之称，配合胃之合穴足三里，善治胃痛呕吐。山莨菪碱足三里注射，能改善微循环，阻滞 M 受体，抑制胃肠平滑肌运动，可使胃阳得复，其浊气自然下降，呕吐得止。

中　脘

真空吸穴法

［**方法**］患者取仰卧位，充分暴露穴位，使用"穴位吸引器"（特制的玻璃器，壶口直径 5cm，壶嘴上套皮套），将壶口放在中脘穴上，壶嘴皮管处连接吸引器，或接 50ml 针筒，将壶内空气吸出造成负压，以穴位皮肤处有绷紧、微痛感为宜，随即弯曲皮管并用夹子夹紧，防止漏气。嘱患者立即进食，食后 15~20min，放去负压，取下"穴位吸引器"，每次食前治疗 1 次。

［**疗效**］钱志益等治疗 62 例，显效 40 例，好转 22 例。薛玉芳治疗 34 例，治愈 28 例，有效 5 例，无效 1 例。

　　[评析]妊娠剧吐主要由胃失和降、冲脉之气上逆所致，中脘为胃经"募穴"，也为"腑会"，具有和胃降逆作用。刺激中脘穴可使健康人的胃蠕动增强，表现为幽门立即开放，胃下缘轻度升高，故采用胶皮罐拔罐，刺激中脘，以调冲任、降胃气，治疗妊娠剧吐。

膻　　中

药敷法

　　[方法]半夏、丁香、柿蒂各 5g，研磨成粉，放置于阴凉处备用。生姜用榨汁机榨取生姜汁，现用现榨。用时将中药粉 15g 加生姜汁 5ml，拌成糊状分别敷在孕妇膻中、神阙穴，上敷 6cm × 7cm 胶布固定，每次保留 4~6h。每天 2~3 次，直至病愈为止。

　　[疗效]池根英等治疗 30 例，痊愈 18 例，显效 8 例，有效 4 例，总有效率为 100%。

　　[评析]膻中穴为任脉穴，位于胸部，通过药味的刺激可使肺与膈间之气疏通，以助胃气复降、理气降逆。本穴是八会穴之气会穴，治疗气机不畅有较好疗效。《灵枢·海论》："膻中者，为气之海……气海有余者，气满胸中。"神阙穴乃胃肠盘曲汇聚之处，和诸经百脉相通，药物敷脐后，气味入血，激发经气，疏通经络，调理气血，调整脏腑，对治疗胃肠道症状效果尤佳。故两穴联合姜夏贴敷，不仅有降逆、止吐、通便作用，对疏调情志亦有较好疗效，尤其适用于妊娠剧吐的孕妇。

【按语】

　　1. 针灸治疗妊娠呕吐疗效明显，但因在妊娠早期，胞胎未固，针治取穴不宜多，进针不宜深，手法不宜重，以免影响胎气。

　　2. 饮食宜清淡易于消化，宜少吃多餐，避免异味刺激。

　　3. 剧烈呕吐的重症患者应记出入量，并给予静脉滴注液体治疗，以防出现脱水及电解质紊乱。

　　4. 需与急性胃肠炎、消化性溃疡、病毒性肝炎、胃癌等引起的呕吐相鉴别。

【参考文献】

［1］莫测，高先德．维生素 B_6 足三里穴注射治疗妊娠恶阻 97 例疗效观察 ［J］．中西医结合杂志，1990（7）：405．

［2］郭大江．针灸治疗妊娠恶阻 28 例 ［J］．中国民间疗法，2003，11（8）：17．

［3］陈芳．中药外敷治疗妊娠恶阻 ［J］．护理研究，2014，28（5）：594．

［4］吕景山，何树槐，耿恩广．单穴治病选萃 ［M］．北京：人民卫生出版社，1993．

［5］舒荣惠．针刺内关治妊娠恶阻 ［J］．江西中医药，1995（1）：63．

［6］温静，章田在，罗娟珍，等．中药熏蒸法配合针刺内关穴治疗妊娠恶阻 30 例 ［J］．中医临床研究，2014（5）：68．

［7］廖潇潇，邓兰英，黄桂航．蜜调姜汁半夏贴敷内关穴治疗妊娠恶阻疗效观察 40 例 ［J］．中国医药指南，2012（18）：646-647．

［8］李红．生姜外敷内关穴治疗妊娠呕吐 20 例 ［J］．实用中医药杂志，2003，19（3）：146．

［9］杨和珍．内关穴位注射维生素 B_6 治疗妊娠剧吐 30 例 ［J］．中国中医药现代远程教育，2014（2）：49-50．

［10］刘凤娟，罗安娜．内关穴位注射治疗妊娠剧吐 32 例临床应用 ［J］．实用中西医结合临床，2011（4）：41-42．

［11］朱秀霞，施慧菁．内关穴位注射治疗顽固性妊娠剧吐 58 例 ［J］．中国社区医师，2013（8）：185．

［12］黄健妹，陈敏，刘秋兰．维生素 B_1 注射内关穴治疗妊娠剧吐 30 例 ［J］．世界中医药，2012（2）：129．

［13］张志贤．翳风穴位注射治疗妊娠呕吐 36 例 ［J］．中国针灸，2002（9）：612．

［14］邰国香，于源源，李红彩．丁姜和胃膏神阙穴贴敷治疗妊娠恶阻临床观察及护理措施 ［J］．中医药导报，2015，31（8）：139-141．

［15］李红彩，于源源．中药丁姜和胃膏神阙穴贴敷治疗妊娠恶阻临床疗效观察 ［J］．世界中医药，2013，8（8）：921-922．

［16］郭文经. 中药敷贴神阙穴治疗妊娠恶阻 48 例［J］. 医学理论与
　　　实践，1982，11（11）：509.

［17］钱志益，沈丽君. 用"穴位吸引器"治疗严重妊娠恶阻［J］.
　　　上海中医药杂志，1982（11）：19.

［18］薛玉芳. 胶皮罐吸中脘穴治疗妊娠剧吐 34 例［J］. 陕西中医，
　　　1994（5）：224.

［19］池根英，俞银娟，施倩倩. 中药贴敷神厥穴、膻中穴改善妊娠
　　　剧吐的疗效观察［J］. 浙江医学教育，2015，14（2）：32-33.

第七节　胎位不正

胎位不正是指孕妇在妊娠 7 个月之后，产科检查时发现胎位异常，有斜位、横位、臀位和足位等几种情况。多见于腹壁松弛的孕妇或经产妇，是导致难产的主要因素之一。

中医学认为本病与肾虚寒凝、脾虚湿滞及肝气郁结有关。肾主生殖、发育，内系胞宫，肾气不足，虚寒凝滞，转胎无力；脾虚湿滞，胎体肥大，转胎受限；肝气郁结，气机不畅，胎体不能应时转位，均可导致胎位不正。

隐　　白

1. 艾灸法

［**方法**］嘱孕妇或其家属用药物艾条，悬灸双侧隐白穴（配气海穴），每穴灸 30min，以皮肤不起疱为度。每天由妇科医生检查一次胎位，直至完全纠正。治疗期间孕妇生活不受限制，不需配合其他方法纠正胎位。

［**疗效**］段明福治疗 200 例全部被纠正，纠正时间为 1~7 天，平均为 3 天，通过随访观察全部为顺产。

［**评析**］中医学认为，胎儿的生长发育及胞宫内的体位，与人体的

经络气血有密切关系。脾为气血生化之源，与胎儿的生长发育有密切关系；脾又主身之肌肉，胞宫为肌肉之体，当然亦为脾之所主，灸脾经井穴隐白，能增补人体气血，促进胞宫及胎儿运动。

至　阴

1. 针刺法

[**方法**] 孕妇取仰卧位，先嘱其放松裤带，常规消毒局部皮肤后，用毫针捻转刺入穴位。进针约 0.1~0.2 寸，留针 15min，每隔 5min 行针 1 次。每日 1 次，5 次为 1 个疗程，治疗 1 个疗程无效者，可隔 5 日再行第 2 个疗程。

[**疗效**] 李玉莲等治疗 500 例，1 次获愈 402 例，2 次获愈 48 例，3 次获愈 12 例，失败 38 例。天津市工人医院治疗 130 例，成功 124 例，无效 6 例。彭氏等治疗 99 例，矫正者 92 例，无效 7 例。

2. 电针法

[**方法**] 孕妇屈膝仰卧，放松裤带，用 28~30 号 1 寸毫针，快速垂直进针，沿皮下横刺 0.2~0.3 寸，接上电针仪，选取密波，电流强度以患者能耐受为度，刺激 30min。每日 1 次，一般 1~3 次治疗后即可获得成功。

[**疗效**] 彭钟平等治疗（配合悬灸）99 例，胎位矫正 92 例，无效 7 例。孟春联治疗 110 例，效果满意。孟春鸾治疗 110 例，1 次成功 60 例，2 次成功 45 例，无效 5 例。

3. 温针法

[**方法**] 消毒双侧穴位，用 28~32 号 1 寸毫针，快速直刺入约 2.5mm，有针感后用捻转手法，施行平补平泻法 1~2min，然后连续温针灸 3 壮。或者在针刺以后，嘱孕妇自带艾条回家自灸，施灸时要放松腰带，艾条对准至阴穴悬灸，其距离皮肤 0.4~0.6 寸左右，以局部有温热感为度，约灸 10~15min。每日 1 次，5~7 天为 1 个疗程。

[**疗效**] 王全仁治疗 246 例，成功 211 例。武英伟治疗 21 例，3~5 次成功 11 例，6~7 次成功 9 例，7 次以上者 1 例。汪杰治疗多例，均获满意疗效。

4. 子午灸法

［**方法**］孕妇取坐位，双脚踏凳子上，每日下午申时（即15~17点）于双侧穴位上（按先左后右的顺序），先涂凡士林作黏糊剂，后把麦粒大小艾炷放在上面，用线香点燃，每穴灸5~7壮，任其燃尽或不能忍受为止，并嘱孕妇当晚睡眠时解开腰带，并卧向儿背之对侧。每日1次，3~5天为1个疗程，每日妇科检查直至矫正为止。

［**疗效**］陈宗良等治疗103例，1次矫正17例，3~5次矫正73例，5次以上矫正10例，无效3例。许幸治疗50例，治愈46例，无效者4例，治愈率92%。

5. 悬灸法

［**方法**］孕妇排空膀胱，身靠椅背取坐位，双脚置于小凳上，点燃艾条一端，在双侧穴位上行雀啄灸，以有温热感为宜，每次约灸30min。每日1~2次，7天为1个疗程。

［**疗效**］雷杰治疗92例，成功90例，失败2例。王予康等治疗66例，矫正55例，无效11例。曹平生等治疗300例，有效281例，无效19例，总有效率为93.67%。林元平等治疗63例，有效58例，无效5例，有效率为92.06%。

6. 激光照射法

［**方法**］孕妇排空膀胱后取坐位，解松腰带，选用GZ-I型氦氖激光治疗仪，使激光束垂直照射穴位（输出功率为3~5mW，波长为6328A），每穴照射5min。每日1次，7次为1个疗程。

［**疗效**］傅静常等治疗1000例，胎位转正673例。陈景云等治疗35例，成功27例。沈健治疗多例，均获满意疗效。刘炼等治疗34例，有效24例，无效10例。潘平等治疗68例，2次转正39例，3次转正28例，无效1例。

［**评析**］至阴穴系足太阳膀胱经之井穴，足太阳膀胱经与足少阴肾经相表里，胞系于肾，故刺激至阴穴能诱发子宫收缩和增加胎动，以利于胎位转正。胸膝卧位使腹肌相对松弛，腹压降低，改变子宫位置，骨盆向上向前倾斜，胎儿重心改变，从而达到臀位胎儿转成头位的目的。

百 会

艾灸法

[**方法**] 先用黄泥捏成泥碗，底稍厚边薄，晒干后里边放干艾叶，点燃后放在百会穴上，早晚各 2 次，每次 30min。

[**疗效**] 戚翠平等治疗 20 例，均取得满意效果，有效率为 100%。

[**评析**] 百会穴隶属于督脉，督、任、冲脉皆起于胞中，同出会阴，与生殖有一定的联系。本法属于民间验方，经临床验证疗效很好，其作用机制至今尚不清楚，仍有待进一步的研究。

【按语】

1. 针灸矫正胎位不正疗效确切，多数人观察统计其成功率达 80% 以上，一般 3 次左右即可纠正。针灸治疗后，指导患者作胸膝卧位 10~15min，能提高疗效。

2. 疗效的关键是掌握好治疗时机。临床资料表明，针灸疗法矫正胎位的最佳时机是妊娠 28~32 周期间，成功率达 90% 以上。32 周以后则疗效稍差，由于此期胎儿生长快，羊水相对减少，胎儿与子宫壁更加贴近，胎儿的位置及姿势相对固定，故治疗效果差。

3. 因子宫畸形、骨盆狭窄、盆腔肿瘤等因素导致的胎位不正，不适合针灸治疗，应尽早转妇产科处理，以免发生意外。

【参考文献】

[1] 段明福. 灸气海、隐白穴纠正胎位不正 200 例 [J]. 中国中西医结合杂志, 1994（增刊）: 253.

[2] 李玉莲, 郜宝珍. 针刺至阴穴治疗胎位异常 500 例 [J]. 中国民间疗法, 2004, 12（3）: 14.

[3] 天津市工人医院. 针刺至阴穴矫治胎位不正 130 例 [J]. 上海中医药杂志, 1965（12）: 29.

[4] 彭钟平, 彭飞蝶. 针刺至阴穴治疗胎位不正 99 例 [J]. 针灸临床杂志, 2002（12）: 372.

[5] 孟春联. 针刺矫正胎位不正 110 例疗效分析 [J]. 河北中医,

1983（1）：47．

［6］孟春鸾．电针至阴穴矫正胎位不正 110 例［J］．中国针灸，1983
　　（5）：45．

［7］王全仁．针灸"至阴"治胎位不正［J］．中国针灸，1987（6）：55．

［8］武英伟．针刺矫正 31 例胎位不正观察［J］．河北中医，1989（1）：38．

［9］汪杰．温针至阴穴转胎位 82 例临床分析［J］．上海针灸杂志，
　　1993（4）：166-167．

［10］陈宗良，张桂君，曾群英，等．时辰艾灸"至阴穴"转胎浅识
　　　［J］．江西中医药，1989（2）：39．

［11］许幸．直接灸至阴穴矫治胎位不正［J］．针灸临床杂志，2002
　　　（7）：49．

［12］雷杰．艾灸"至阴"穴矫正胎位异常 92 例观察［J］．湖北中医
　　　杂志，1982（3）：36．

［13］王予康，吕彪．在 B 超监视下艾灸至阴穴矫正胎位 66 例［J］．
　　　针灸临床杂志，2000（4）：46-47．

［14］曹平生，冀会娥．艾灸至阴穴配合胸膝卧位矫正围产期臀位 300
　　　例临床观察［J］．针灸临床杂志，2003（10）：41．

［15］林元平，张德清，郝永清，等．艾灸至阴穴加膝胸卧位矫正臀
　　　位妊娠 63 例［J］．中国针灸，2002（12）：811-812．

［16］傅静常，王淑兰，杨继云．氦氖激光照射至阴穴矫正围产期臀
　　　位 1000 例临床观察［J］．中国针灸，1987（5）：1-2．

［17］陈景云，黄筠．氦-氖激光穴位照射治疗胎位不正 35 例［J］．
　　　福建中医药，1990（1）：61．

［18］沈健．氦氖激光穴位照射治疗胎位不正 50 例［J］．中国针灸，
　　　1992（3）：26．

［19］刘炼，谭永真．氦氖激光穴位照射矫正胎位 34 例［J］．中国针
　　　灸，1995（5）：10．

［20］潘平，张育勤．He-Ne 激光照射至阴穴转胎位 68 例疗效观察［J］．
　　　针灸临床杂志，1998（4）：34．

［21］戚翠平，周世坤．艾灸百会穴治疗胎位不正［J］．中国民间疗
　　　法，1998（4）：17．

第八节　滞产

滞产，又称"难产"，是指妊娠足月临产时胎儿不能顺利娩出，总产程超过 24h。西医学称为"异常分娩"，常见于子宫收缩异常（即产力异常）、骨盆、子宫下段、子宫颈、阴道发育异常（即产道异常）以及胎位异常或胎儿发育异常等情况。中医学认为滞产的发生有虚、实两种因素，虚主要是气血虚弱，实主要是气滞血瘀。临床所见多是由于胞宫的收缩力不足而导致不能顺利分娩。针灸治疗主要针对产力异常引起的滞产。

本病的临床表现是：子宫收缩乏力，收缩持续时间短、间歇时间长且不规则，当子宫收缩达高峰时，腹部不隆起，不变硬，或子宫收缩不协调，产妇自觉收缩力强，呈持续性腹痛，拒按，烦躁不安，呼痛不已，但宫底收缩力不强（子宫收缩在中部或下段强，属于无效宫缩），产程延长，总产程超过 24h。产科检查：宫颈口不扩张，胎先露不下降。

合　　谷

1. 水针法

［**方法**］取蓝芯注射器套上 6 号针头，抽吸催产素 1ml，常规消毒右侧穴位皮肤后，用针刺法将注射器针头快速刺入（深度宜深些），待局部产生酸、麻、胀感时，才缓慢注入药液 0.2ml。一般在推药后 1~5min，孕妇的子宫便会强烈收缩，胎儿即可娩出。若过了 15min，效果仍然不显著者，可于左侧合谷穴重复注射。

［**疗效**］胡青萍等运用本法治疗多例患者，均获满意效果。帅琴运用本法治疗 200 例，5min 内宫缩增强者 82 例，6~10min 宫缩增强者 100 例，重复注射后宫缩增强者 18 例。

2. 针刺法

[**方法**] 产妇取仰卧位，待子宫口开全后，用 0.5% 碘伏消毒合谷穴局部皮肤，医者持 28~30 号 2 寸不锈钢毫针，快速刺入双侧穴位，待局部有酸、麻、胀感产生后，施行提插捻转手法，尽量使患者的酸、麻、胀、重感向近心端传导，直至分娩结束。

[**疗效**] 赖洪策用本法治疗 92 例，发现其第 2 产程较对照组明显缩短，出血量亦显著减少，疼痛减轻者多于对照组。

[**评析**]《针灸大成》中有补合谷治疗难产的记载，针刺合谷穴使宫缩加强，可能是通过垂体后叶作用分泌催产素所致。合谷穴注射催产素能增强子宫收缩，效果显著，从而缩短产程，顺利分娩。针灸治疗滞产，古今文献记载多以合谷穴和其他穴位相配，古有"泻三阴交，补合谷，胎而应针而下"之说。合谷有补气、调血、下胎的作用，可使气血充足，经络疏通，宫缩加强而奏催产、引产之功。

至 阴

艾灸法

[**方法**] 灸前排空膀胱，松解裤带，取卧位或坐位，艾灸双侧至阴穴 15min，施温和灸法，隔 30min 产程无进展再灸 1 次。

[**疗效**] 牛向馨等治疗 22 例，有效 14 例，无效 8 例，总有效率为 63.64%。

[**评析**] 中医学文献中有"胞系于肾"的观点。至阴穴为足太阳膀胱经之井穴，与肾经相表里，具有疏通经络、调整阴阳的作用，能够使表里经络相平衡，胎位矫正从而促进生产。现代医学研究表明，艾灸至阴穴可能兴奋垂体 – 肾上腺皮质系统，使肾上腺皮质激素分泌增加，通过雌性激素 – 前列腺素的环节，提高子宫的紧张性及加强其活动，促进胎动，有利于生产。

长 强

指压法

[**方法**] 产妇进入第二产程后，上产床取半卧 30° 的膀胱截石位，

宫缩时助产士左手按摩产妇的宫底，右手食指和中指顺时针用力向上按摩长强穴，并询问产妇的感受，指导产妇便意感强时配合宫缩向下屏气用力，产妇用力时停止按摩。每次宫缩时，嘱产妇向下屏气用力3次，用力前均对长强穴进行按摩。同时行胎心持续监护，严密观察胎音变化、宫缩持续时间和强度，每30min行阴道检查了解胎先露下降情况。

［**疗效**］彭茹凤等治疗分娩初产妇100例，其第二产程时间显著缩短，缩宫素使用率、剖宫产率明显降低。

［**评析**］长强穴为督脉之首穴，位于尾骨端下，具有调理下焦、理气镇痛、宁神通络的功能。本穴与肛门紧密相近，通过按摩可增强肛门括约肌张力，刺激直肠使肠蠕动加快，从而反射性刺激产妇子宫肌壁，使子宫在收缩基础上加强收缩。同时肛提肌的收缩，加快了胎头的内旋转，也刺激了产妇欲大便的紧迫感，使产妇克服怕痛不敢或错误用力的心理障碍，能有效地加大腹压，使胎先露下降速度加快，从而有效地缩短第二产程。

【按语】

1. 针灸对产力异常引起的滞产，具有明显的催产作用。

2. 滞产时间过长，对产妇和胎儿健康危害极大，因此对病情危重者，应采取综合治疗措施，必要时立即手术处理。

3. 对子宫畸形、骨盆狭窄等原因引起的滞产，应作其他对症处理，以免发生意外。

【参考文献】

［1］胡青萍，石淑贤. 合谷穴在分娩中的催产作用［J］. 中国针灸，1992（4）：4.

［2］帅琴. 合谷穴注射催产素治疗宫缩乏力200例［J］. 江西中医药，1999（1）：44.

［3］赖洪策. 第二产程针刺合谷穴催产镇痛观察［J］. 实用中医药杂志，2003（11）：592-593.

［4］牛向馨，牛乾. 艾灸至阴穴治疗难产的疗效观察［J］. 上海针灸

杂志，2006，25（6）：29.

[5] 彭茹凤，龙秀红，谢蓉，等. 长强穴按摩对初产妇第二产程和分娩结局的影响 [J]. 护理学杂志，2011，26（2）：28-29.

第九节　恶露不绝

产妇在分娩后 3 周以上，仍有阴道出血、溢液者，称"恶露不绝"，又称"恶露不止""恶露不尽"。本病相当于西医学的晚期产后出血、胎盘附着面复旧不全、部分胎盘残留、产褥感染等。其病机为冲任不固，气血运行失常，溢出体外。常由于气虚失摄、血热内扰、气血瘀滞等因素而引发。

本病以产后 3 周以上仍有阴道出血、溢液为主症。可表现为产后 20 天以上突然出血，或多次反复出血；亦可于产后 2 周左右突然出血，尔后淋漓不断，持续 3 周以上。排出物有异味，并伴有低热和全身不适等症状。妇科检查可见子宫大而软，宫口松弛，有时可触及残留组织，必要时需做子宫刮出物病理检查。

三 阴 交

1. 电刺激法

[方法] 消毒单侧三阴交穴后，将 BT-701 电麻仪电极铝板的正极，在生理盐水里浸湿后用胶布固定在脾经的任何穴位（如隐白、地机等）上，负板用胶布紧贴固定在三阴交穴皮肤上，然后接通电麻仪，进行 20min 连续脉冲的诱导刺激，电流频率为 100 次 /min，电流强度的大小以产妇能耐受为宜。在胎儿头露和胎儿将要娩出时，加强电流频率和电流强度 2~3 倍，直至胎盘剥离娩出。会阴缝合包扎后，停止穴位刺激。

[疗效] 吕景山等共治疗 18 例，有效 14 例，无效者 4 例，总有效率为 77.78%。

2. 艾灸法

[**方法**] 产妇取仰卧位，以75%乙醇棉球擦拭三阴交穴局部。当产妇宫口直径开大至2~3cm进入活跃期，宫缩持续40~50s，间歇3~4min进入待产室时开始操作。将DAJ—23型"多功能艾灸仪"的两个灸头，分别固定在左右两个穴点处，打开多功能艾灸仪，并调节至产妇感觉温热而无烫感，保持30min后停止艾灸。

[**疗效**] 崔建美等艾灸后记录产妇产后2h内的出血量，发现可明显减少产后出血量，从而提高阴道分娩的安全性。

[**评析**] 三阴交历来被作为催产、下胎之要穴，现代研究中亦有大量文献报道认为刺激该穴位具有镇痛、缩短产程等作用。本研究结果表明，艾灸三阴交穴可以明显减少产后出血量，其中医机制可能是三阴交为足太阴脾经腧穴，可补脾益肾、固气摄血、通调冲任，为妇科止血止痛之要穴。

关　元

艾灸法

[**方法**] 患者取仰卧位，取艾箱内置艾条（艾箱高度距离皮肤7~8cm），放置于关元、气海穴上进行熏烤，以患者局部有温热感而无灼痛为宜，灸至皮肤稍起红晕为度，一般灸30min，每天2次。配合内服中药生化汤，温服，每天1剂。于分娩后第1天开始，共治疗7天，均给予抗生素预防感染。

[**疗效**] 陈春玲等治疗33例，在用药7天后子宫体积、宫腔残留物的面积、血性恶露持续的时间、清宫率均较对照组有显著改善，具有加强子宫收缩、促进残留物的排出、减轻疼痛、减少出血时间、降低清宫率的作用。

[**评析**] 该病病位在胞宫，而任脉起于胞中，任主胞胎，主女子的胞宫与胎孕，具有协调阴阳、扶正固本的作用，故多从任脉上取穴。气海、关元均位于人体的下丹田之中，丹田为女子胞宫所在，也是肾元阴元阳闭藏之处。关元为小肠之募穴、足三阴经与任脉之交会穴，具有培元固本、健脾固肾、补血益精、调理冲任的功效；气海穴为肓

之原穴，主一身之气机，具有大补元气、补血填精、调理冲任的功效。两穴相配，使元气充、冲任调、瘀血去、新血生。治疗"瘀""寒""虚"之证，我们常使用艾灸的方法，通过艾灸的温热刺激，可以促使气血运行通畅，能够鼓舞阳气，使阳生阴长，从而起到补益气血的作用。另外有实验证实，艾灸具有活血化瘀的作用，其作用途径与灸疗改善血液流变性、纠正血瘀时自由基代谢的紊乱、调节血管的舒缩功能活动、抑制炎性细胞因子释放、增强机体免疫功能、调整中枢神经递质水平、稳定内环境等多方面作用有关。

神 阙

艾灸法

[**方法**] 在服用米非司酮、羊膜腔内注射乳酸依沙吖啶后，给予第1次艾灸治疗，穴取神阙、关元，采用灸架灸，以患者感觉温热不烫为宜，每次15min。每8小时1次，在服用米索前列醇后，最后1次艾灸。共艾灸治疗4次。

[**疗效**] 江瑜等治疗50例，在胎儿娩出时间、胎盘娩出时间、月经复潮时间方面，效果明显优于对照组。

[**评析**] 本病因引产对脏腑、胞宫、气血、冲任造成损伤，产生瘀血阻滞，血不循经，故而形成恶露不绝的表现。研究表明，艾灸通过灸法的热疗效应和艾叶焦油的化学成分等对经穴的刺激作用，改善局部的微循环，激活血管的自律运动，加速局部和全身的气血运行，从而起到活血化瘀、疏通经络的作用。神阙属任脉，乃神气出入之门户、生气之源、五脏六腑之本、元气之根系，且脐在胚胎发育过程中是腹腔最后闭合处，皮下脂肪极少，表皮角质层薄，屏障功能最弱，较利于药物的穿透弥散，从而能更快速地发挥效用。

【按语】

1. 针灸治疗产后恶露不绝疗效较好。

2. 产后患者多虚，泻实勿忘补虚，故临床多用补泻兼施之法。

3. 患者应卧床静息，安定情绪；饮食宜清淡而富含营养，忌食生冷；注意生活起居，要调适寒温，避免过热及着凉；不宜过劳，禁忌房室。

【参考文献】

［1］吕景山，何樹槐，耿恩廣. 单穴治病选萃［M］. 北京：人民卫生出版社，1993.

［2］崔建美，马树祥，金子环，等. 艾灸三阴交穴对初产妇分娩方式及产后出血的影响［J］. 时珍国医国药，2011，22（7）：1714-1715.

［3］陈春玲，程丽，邓艳浓. 艾灸气海、关元穴治疗产后胎盘胎膜残留的体会［J］. 中医临床研究，2014，6（11）：23-25.

［4］江瑜，崔瑾. 艾灸关元、神阙穴对中期妊娠引产患者阴道出血时间及血清雌二醇、孕酮的影响［J］. 中国中医基础医学杂志，2011，17（9）：1012-1013.

第十节　产后乳少

产后乳少又称"产后缺乳""乳汁不足""乳汁不行"，以产后哺乳期初始乳汁甚少或乳汁全无或乳房发育正常为主症，无明显器质性病变。哺乳中期月经复潮后，乳汁相应减少，属正常生理现象。产妇因不按时哺乳，或不适当休息而致乳汁不足，经纠正其不良习惯，乳汁自然充足者，亦不能作病态论。本病分虚、实两类，虚者因素来体虚，或产后营养缺乏，气血亏虚，乳汁化生不足而乳少；实者因肝郁气滞，气机不畅，乳络不通，乳汁不行而乳少或无乳。

足 三 里

1. 针刺法

［方法］患者取坐位或仰卧位，常规消毒后用 1.5 寸毫针，行轻度捻转刺入穴位约 1 寸，当有酸胀感觉下行扩散至足部时，可留针

15~20min，期间行针 2 次。每日 1 次，7 次为 1 个疗程。

[疗效] 李济民等治疗 52 例，有效 49 例，无效 3 例，对气血虚弱型效果最显著。

2. 水针法

[方法] 在产科常规处理的基础上，于产妇回病房后 2h 内进行穴位注射，选取双侧足三里、三阴交穴，常规消毒局部皮肤后，抽取维生素 B_1 注射液 1ml 加当归注射液 3ml，以执笔式快速将针刺入皮下，然后缓慢进针约 2.5cm，施行捻转手法，得气后若回抽无血，则缓慢将药液全部注入。每日 1 次，连续治疗 6 天。

[疗效] 夏明等治疗 50 例，治愈 16 例，显效 9 例，有效 12 例，无效 13 例。

[评析] 产后缺乳、乳汁不畅多由产妇气血虚弱引起，治疗宜益气健脾。足三里为阳明胃之合穴，又是人体强壮穴之一。针刺足三里可疏通经络，使气血生化充足，乳汁生化有源，故乳汁不足者，刺之有效。

少　泽

1. 针灸法

[方法] 患者取仰卧位或坐位，常规消毒穴位局部皮肤，用 28~30 号 0.5 寸毫针，快速浅刺入双侧穴位，进针约 0.2 寸，施行捻转手法，给予中等刺激量，留针 20min，隔 5min 行针 1 次。出针后配合用艾条悬灸乳根穴和膻中穴，每穴灸 15s。每日 1 次。虚证采用灸法（雀啄灸），实证用点刺出血的方法，灸法每日 1 次，点刺隔日 1 次。

[疗效] 翟耀等治疗 34 例，其中 23 例获满意效果。汪妙芬治疗 12 例，痊愈 9 例，显效 2 例，无效 1 例。

2. 电针法

[方法] 患者取正坐位或仰卧位，定取穴位后，使针尖与皮肤呈 10°~15° 角，迅速刺进皮下，针尖向腕关节方向刺入 0.2 寸，待针刺得气后将电极接针柄，用断续波（电压 9V，电流 0.1A，频率 20Hz），强度以患者能够耐受为度，每次留针 30min。每日 1 次，5 次为 1 个疗程，休息 2 天后进行下 1 个疗程，2 个疗程后统计疗效。

[**疗效**] 魏立新等治疗 46 例, 痊愈 32 例, 显效 13 例, 有效 1 例, 总有效率为 100%。姜晓辉等治疗 (配合谷、三阴交) 60 例, 显效 48 例, 有效 10 例, 无效 2 例。

3. 放血针刺法

[**方法**] 消毒穴位局部皮肤, 左手握住患者手指被刺部位, 右手持针, 用拇、食两指捏住针柄, 中指指腹紧靠针身下端, 露出针尖 2~3 分, 对准已消毒的部位, 刺入 1~2 分, 随即将针迅速退出, 用两手拇指、食指轻轻挤压针孔周围, 出血 5~8 滴。再从膻中稍下方沿皮进针, 针尖向上进入 0.8~0.9 寸, 轻轻捻转, 针感明显时留针, 留针 30min。3 日 1 次, 2 次为 1 个疗程。

[**疗效**] 覃晓玲等治疗 56 例, 治愈 45 例, 好转 11 例, 总有效率为 100%。

[**评析**] 《诸病源候论》载:"妇人手太阳少阴之脉, 下为月水, 上为乳汁。"少泽穴是手太阳小肠经的井穴, 是经气所出的部位, 亦是与手少阴心经相接续之处。小肠分清泌浊的功能协助脾胃运化, 将水谷精微化生为气血而运行周身, 供机体生命活动的需要, 乳汁的生成过程是其中的一个环节。心主血脉, 亦为乳汁的生成提供了重要物质来源。少泽是通乳之经验效穴, 针少泽穴能有效改善产后缺乳的临床症状, 明显增加产后泌乳量, 延缓产后催乳素 (PRL) 水平的下降。对于不同辨证分型、不同年龄段的产妇, 治疗效果均明显优于对照组, 进一步说明其临床疗效的肯定性与广泛性。

涌　泉

针刺法

[**方法**] 常规消毒后, 用 28~30 号 1.5 寸毫针, 快速直刺入穴位 1 寸左右, 得气后, 当针感向大腿、腹股沟甚至小腹部放射时, 施行平补平泻法, 给予强刺激, 持续捻转毫针 2~3min, 尔后留针 30min, 每隔 10min 捻针 1 次。出针后, 医者用手按摩和挤压乳房 5~10min, 或让婴儿吸吮乳头片刻。每天 1 次, 3 次为 1 个疗程。

[**疗效**] 黄永生共治疗 83 例, 显效 49 例, 有效 32 例, 无效 2 例。

吕景山等用本法（以涌泉为主穴，配三阴交穴）下乳46例，1次针刺就有较多乳汁者38例，2次针刺有较多乳汁8例，全部有效。

[评析] 乳汁为血所化，赖气运行，患者产后气血不足，精血同源，亦致精血亏虚，不能化生乳汁而致乳汁不行。涌泉穴为足少阴肾经井穴，经气发源之处，既能调节肾之功能，又可疏肝理气，加强通乳作用，因此，可使气血得调，精血得补，乳汁化源充足，自然乳汁增多。

内 关

针刺法

[方法] 取内关穴，垂直进针0.5~1cm，捻转与提插相结合，平补平泻，中度刺激，力求获得明显的酸、麻、胀、重针感，留针20min。在针刺过程中，同时采用热敷、按摩手法挤奶1~3天。在按摩挤奶过程中，间断捻转，加强针感，一般每天1次，1~3天为1个疗程。

[疗效] 徐微微治疗50例，1天内乳汁畅通者26例，2天内乳汁畅通者21例，3天内乳汁畅通者2例，多于3天乳汁畅通者1例，乳汁畅通有效率达100%。

[评析] 手厥阴心包经起于胸中，其支者循胸出胁。内关为手厥阴心包经络穴，又是八脉交会穴，针刺内关能疏通厥阴之气，解除胸胁之壅塞，使乳房之气血得以畅通，达到乳汁排出、通则不痛之疗效。针刺时嘱产妇取平卧位，针刺前避免疲劳、空腹、精神紧张。每次针刺后，患者应闭目静卧约30min，以延续针感，提高疗效。

行 间

针刺法

[方法] 常规消毒穴位后，快速直刺入10~20mm，行中强刺激捻转泻法，捻转频率为180转/min，得气后令患者按摩双乳，留针15min。每日治疗1次，7次为1个疗程，共治疗2个疗程后观察疗效。

[疗效] 张润民等治疗36例，全部治愈，第1个疗程治愈29例，第2个疗程治愈7例。一般以产后15日内针刺本穴效果较好。

[评析] 本病多因情志不遂导致肝郁气滞，乳汁不行，治疗重在疏

肝理气，通畅气血，通则乳下。行间穴为荥穴，"荥"有刚出的泉水微流之意，具有调理肝经气血、通畅肝胆气机之功，从而使乳汁溢出。

膻　　中

1. 针刺法

[方法]患者取仰卧位，常规消毒穴位皮肤后，取28~30号1寸毫针，快速斜刺入穴位皮下，针尖向乳房方向斜刺0.5寸许，得气后留针15~20min。每日1次。

[疗效]吕景山等治疗120例，均获满意疗效。邓厚锋治疗（配乳根）52例，治愈45例，有效5例，无效2例。

2. 电针法

[方法]局部消毒后，取0.30mm×25mm毫针，在膻中穴向下平刺进针约20mm，捻转得气后，用LH202H电针仪，一端接针柄，另一端握于患者右手，频率为2.5Hz，选疏密波型，强度以患者耐受为度，留针20min。每天1次，3天为1个疗程。

[疗效]何军琴等治疗138例，能有效改善缺乳状态、乳房充盈程度、泌乳量以及新生儿体重、人工喂养次数、人工喂养容量、婴儿小便次数等指标，能有效促进乳汁的分泌。张慧敏等治疗（配乳根、少泽穴）48例，全部在3~5次内治愈。

[评析]膻中为八会穴之气会，位于胸中两乳之间，针之具有调理气机、活血通乳作用，为通乳之要穴。《铜人腧穴针灸图经》中记载："膻中治妇人乳汁少。"笔者认为针刺膻中不仅可以行气活血，同时也能疏通任脉。因任脉主一身之阴气，乳汁的生成与产妇体内的阴血有密切关系，针刺膻中后可通行任脉，使经脉畅通而乳汁自下。研究表明，针刺能通过促使脑垂体释放5-羟色胺而促进乳汁分泌，而且针刺穴位可以向不同方向刺激神经纤维，促进新陈代谢，激发乳汁分泌。

【按语】

1. 针灸治疗产后乳少疗效明显。

2. 产妇应加强营养，适度休息，调摄精神，纠正不正确哺乳方法。

3. 对因乳汁排出不畅而有乳房胀满者应促其挤压排乳，以免罹患乳腺炎。

【参考文献】

［1］李济民，张惠安，张兆钦. 针灸疗法在妇产科临床上的应用［J］. 福建中医药，1958（3）：29-31.

［2］夏明，刘志坚. 产后早期行足三里及三阴交穴位注射对产妇乳汁分泌的影响［J］. 新中医，2015，47（5）：3-4.

［3］翟耀，巩殿琴，李宝仁. 针刺治疗产后乳少［J］. 吉林中医药，1990（1）：21.

［4］汪妙芬. 少泽穴治疗产后乳少12例［J］. 上海针灸杂志，2012（12）：873.

［5］魏立新，王宏才，韩颖，等. 电针少泽穴治疗产后缺乳46例临床观察［J］. 中医杂志，2007，48（11）：996-998.

［6］姜晓辉，王彩玉. 针刺治产后乳汁分泌不足60例［J］. 中国民间疗法，2007，15（8）：11.

［7］覃晓玲，滕辉，肖道梅，等. 针刺膻中、少泽放血治疗产后缺乳56例临床观察［J］. 光明中医，2010，25（8）：1456-1457.

［8］黄永生. 针刺涌泉穴治疗56例产后缺乳疗效观察［J］. 新中医，1992（1）：32-33.

［9］吕景山，何树槐，耿恩廣. 单穴治病选萃［M］. 北京：人民卫生出版社，1993.

［10］徐微微. 针刺"内关"穴治疗产褥期乳汁不行的护理［J］. 中国实用护理学杂志，2004，20（5）：48.

［11］张润民，蒋凤芹. 针刺行间穴治疗产后缺乳［J］. 中国针灸，2010（10）：844-845.

［12］邓厚锋. 针灸疗法治疗缺乳症52例疗效观察［J］. 中国卫生产业，2012（6）：152.

［13］何军琴，陈宝英，黄涛，等. 针刺膻中穴治疗产后缺乳：多中心随机对照研究［J］. 中国针灸，2008，28（5）：317-320.

[14] 张慧敏，苏红光，许雷. 电针膻中穴为主治疗产后乳汁不足症 [J]. 中国民族民间医药，2011（2）：82.

第十一节　子宫脱垂

子宫脱垂是指子宫从正常位置沿阴道下垂，子宫颈外口达坐骨棘水平以下，甚至子宫全部脱出于阴道口外。常由于产伤处理不当、产后过早参加体力劳动而腹压增加，或因能导致肌肉、筋膜、韧带张力降低的各种因素而发病。本病属于中医学"阴挺"的范畴。

本病的临床表现为子宫位置低下甚至脱出于阴道之外。根据病情分为3度：①轻度（Ⅰ度）：子宫体下降，子宫颈外口位于坐骨棘水平以下，但仍在阴道口内，腹压增加时脱出，休息卧床后能自动回缩；②中度（Ⅱ度）：子宫颈及部分子宫体脱出阴道口外，不经手还纳不能复位回缩；③重度（Ⅲ度）：整个子宫体脱出于阴道口外，还纳困难，脱出的子宫黏膜因与衣裤磨擦，可出现糜烂、溃疡、感染、脓性分泌物渗出。

百　会

针灸合药敷法

[**方法**] 先常规针加灸百会、子宫，然后用蓖麻仁膏8钱外敷于百会穴上。3天换药1次，换前先针灸，21天为1个疗程，休息7天再行第2个疗程。配合内服补中益气汤加减。

[**疗效**] 孟常才治疗11例：Ⅰ度脱垂4例全部治愈；Ⅱ度脱垂4例，治愈2例，好转1例，1例情况不明；Ⅲ度脱垂3例，治愈、好转、无效各1例。

[**评析**] 本穴位于头顶，为手足少阳、足太阳、足厥阴、督脉之会，古称三阳五会，针灸本穴有升提阳气、苏厥开窍之功效，故常用治子宫脱垂等各种脏器下垂。

曲　骨

针刺法

[**方法**] 常规消毒穴位后，在百会穴处针尖朝前沿皮刺，施捻转补法；曲骨穴针刺 2~3 寸，大幅度捻转，使患者会阴部有抽动感，配穴足三里、三阴交直刺 2 穴，施提插补法，留针 30min。每天 1 次，10 天为 1 个疗程，疗程间隔时间为 3~5 天。

[**疗效**] 蒋如意治疗 43 例，治愈 39 例，好转 3 例，无效 1 例，总有效率 97.67%。1 个疗程治愈 28 例，2 个疗程治愈 14 例。

[**评析**] 本病病机多为气虚下陷或胞络损伤，子宫虚冷，其证多与督、任、脾、胃诸经脉密切相关。百会穴为督脉穴，督脉总督一身之阳气，取之能升阳举陷；曲骨为任脉穴，任脉总任诸阴，针曲骨以通冲任而补下焦，故针刺百会、曲骨穴为主而取效。"脾胃者，气之本"，三阴交为脾经穴，能通补三阴，足三里为胃经之合穴，为全身强壮之要穴，配之能补中益气。

神　阙

针刺药灸法

[**方法**] 蓖麻子研面后，与食盐等比例混合，填入神阙穴中，而后用艾条悬灸此穴，以感灼热为好。配合悬灸百会穴 10~20min，以头顶有温热感、无灼痛为度。采用艾炷重灸腰眼穴，温度以略感灼痛为度，共 10 壮。最后取百会、人中、合谷、委中，均予平刺法。以上治疗均在月经干净后进行，每日 1 次，10 次为 1 个疗程，共治 3 个疗程。

[**疗效**] 刘娟治疗 20 例，痊愈 15 例，有效 4 例，无效 1 例，有效率为 95%。

[**评析**] 治疗本病着眼"虚者补之，陷者举之"的原则，以补气升提、补肾固脱为主。脐可联系全身经脉，交通于五脏六腑、四肢百骸、五官九窍、皮肉筋膜，无处不到，在位于肚脐的神阙穴填入蓖麻子与食盐的混合物，再用艾条悬灸，可升提胞宫，益气固本。用百会、人中以补益正气、升阳固脱，取合谷、委中等穴，以温通经络，调和气

血，使阴阳平衡，同时配合艾灸百会穴，具有益气固肾的作用。以上方法治疗子宫脱垂疗效较好。

【按语】

1. 针灸对Ⅰ度、Ⅱ度子宫脱垂疗效明显，对Ⅲ度患者宜针药并用，综合治疗。

2. 治疗期间，可指导患者做提肛练习。

3. 积极治疗引起腹压增高的病变，例如习惯性便秘、慢性支气管炎等。

4. 治疗期间患者应注意休息，切勿过于劳累，不宜久蹲及从事担、提重物等体力劳动。

【参考文献】

[1] 孟常才. 蓖麻膏百会穴外敷治疗子宫脱垂11例 [J]. 新医学，1975（5）：270.

[2] 蒋如意. 针刺百会、曲骨穴为主治疗子宫脱垂43例 [J]. 湖南中医杂志，1999，13（4）：26.

[3] 刘娟. 针灸配合神阙穴敷药治疗子宫脱垂20例 [J]. 中国中医急症，2010，19（10）：1806-1807.

第十二节　不孕症

不孕症系指育龄妇女在与配偶同居2年以上，配偶生殖功能正常，未采取避孕措施的情况下而不受孕；或曾有孕育史，又连续2年以上未再受孕者。前者称"原发性不孕症"，后者称"继发性不孕症"。中医学称为"绝嗣""绝嗣不生"。《备急千金要方》称前者为"全不产"，称后者为"断续"。

西医学认为，本病有绝对不孕和相对不孕之分。因生理因素造成终生不能受孕者，称"绝对不孕"；经治疗后受孕者，称"相对不孕"。

导致不孕的因素很多，有中枢性的影响，也有全身性疾患、免疫因素、卵巢局部因素、输卵管因素、子宫因素、阴道因素等。中医学认为先天肾虚胞寒、冲任血虚、气滞血瘀、痰湿阻滞等均可导致不孕。

照　　海

针刺法

［**方法**］患者取仰卧位，常规消毒单侧穴位（肝郁气滞者加太冲穴，月经有血块、色黑者加三阴交穴）皮肤，取 28 号 1 寸长毫针，快速直刺入穴位适当深度，然后稍加捻转，以候得气，留针 30min，隔 5min 行针 1 次。每日 1 次，7 次为 1 个疗程，每个疗程后休息 3 天，3 个疗程后隔 1 个月观察效果，最多治疗 9 个疗程。

［**疗效**］刘传伟等治疗 12 例，治疗 3 个疗程后受孕者 5 例，6 个疗程后受孕者 4 例，9 个疗程后受孕者 1 例，无效 2 例。

［**评析**］照海属肾经穴，肾与膀胱相互属络，且通于阴跷脉，是阴脉归聚之海，故能滋阴补肾。肾经与冲脉在腹部并行，阴跷脉至咽喉与冲脉交贯，而"冲为血海"，主治月经不调、不孕等妇科病证，故照海穴亦可间接治疗妇科病证。《针灸甲乙经》云："女子不下月水，照海主之，妇人阴挺出。四肢淫泺，身闷，照海主之。"

关　　元

1. 针刺法

［**方法**］患者取仰卧位，常规消毒穴位皮肤，用 28~30 号 1.5 寸长毫针，先快速直刺入穴位，进针约 1 寸，得气后，医者拇指向后轻微缓慢捻转毫针，持续约 1~2min，使针感尽量下达到阴部，留针 20min 左右，5min 行针 1 次。每日 1 次，以 15 次为 1 个疗程，治疗 30 次。

［**疗效**］魏凌霄等治疗 93 例，显效 81 例，有效 8 例，无效 4 例，总有效率为 95.69%，其中排卵 72 例（77.42%），妊娠 62 例（66.67%）。

2. 埋藏法

［**方法**］患者取仰卧位，严格消毒局部皮肤，先剪一根 1 寸长的 1~2 号羊肠线，用 16 号腰椎穿刺针，将羊肠线埋藏在穴位（关元透中

极）里。拔出穿刺针后，再取 2 根 1 寸长的羊肠线，从关元原来针孔向两侧子宫穴各埋 1 针。每月 1 次，3 个月为 1 个疗程。

[**疗效**] 吕景山等治疗多例，效果显著。

3. 药熨法

[**方法**] 虚寒型不孕，取艾叶、淫羊藿各 30g，紫石英 50g，桂枝、吴茱萸、细辛各 30g，沉香 6g，川芎 20g，红花 10g，生姜 20g，药除生姜外共研成粗末，分装于 2 个 18cm×20cm 的纱布袋中，置于锅中隔水蒸热，交替换敷穴位约 1h。每日 1 次，一般以月经干净后开始连用 10 天。

[**疗效**] 杨萃华治疗多例，效果满意。

[**评析**] 西医学表明，正常排卵周期的建立，需要下丘脑－垂体－卵巢轴功能正常，其中任何一个部位功能障碍都可能导致不排卵，从而导致不孕。针刺能促进子宫血液循环，改善子宫内膜厚度，有促进卵泡发育的作用。关元穴位居下焦胞宫，于排卵期采用搓柄提插法较强刺激，针感直达会阴部，促进子宫收缩，使成熟卵泡破裂，卵子成功排出而受孕。

石　门

激光照射法

[**方法**] 开启 XYL 激光综合治疗仪，激光对准石门穴，照射 20min。隔日 1 次，10 次为 1 个疗程，并嘱在第 1 个疗程期间暂缓同房。

[**疗效**] 赵海音治疗 1 个疗程后，小腹胀痛感大减，3 个多月后告知已怀孕。

[**评析**] 石门位于任脉下腹部，为三焦募穴，《针灸甲乙经》中有"不幸使人绝子"之说，被列为禁穴。但穴位具有双向调节作用，小功率激光照射，亦起到治疗不孕的效果。激光具有热效应、压力效应、光化效应及电磁效应等生物学效应，XYL 激光综合治疗仪为小功率激光治疗机，主要是利用其对组织的生物学促发作用及对症状的顿挫作用。国内外学者已证实，激光照射有扩张血管、增强微循环以及消炎镇痛作用。

神 阙

1. 隔药姜灸法

[**方法**] 患者取仰卧位，取川椒、细辛两药，按 2∶1 比例调匀，共研细末备用。从患者月经周期的第 5 天开始，每次取上述药末 2.5g，用生理盐水调和成糊状，将之填塞于肚脐中，外用一生姜薄片覆盖，点燃艾条后对准穴位施灸，时间约 30min。每天 1 次，10 次为 1 个疗程，治疗 2~3 个疗程。

[**疗效**] 杨宗孟等治疗 150 例，痊愈 43 例，显效 54 例，无效 53 例，总有效率为 64.67%。本法对肾虚型患者疗效较佳。

2. 药敷法

[**方法**] 取柴胡、当归、小茴香、川芎各 20g，牛膝、茯苓、炒白芍各 30g，熟地黄 35g，香附 25g，郁金、青皮、益母草各 15g，附子 10g，诸药烘干粉碎成粉状，用麻油调成膏状备用。将脐部洗干净，医者先用右手拇或中指指端，重力按摩神阙穴约 10min，使局部充血为度，以方便药物吸收和弥散。然后将上述药膏放入穴位中，每次药量以填满肚脐为准（一般 5g 左右），用医用胶布严封。3 天换 1 次，10 次为 1 个疗程，一般连用 3 个疗程。

[**疗效**] 陈耀华治疗 25 例，痊愈 20 例，有效 5 例。

3. 隔药盐灸法

[**方法**] 先将患者脐部洗净，取熟附子、川椒、王不留行、木通、小茴香、乌药、延胡索、红花、川芎、五灵脂等药物各 10g，混合共研成细末。再取食盐 30g 和麝香 0.1g，亦分别研成细末备用。治疗时，先用温开水将适量的面粉调成面条，再将这面条绕脐周一圈，其直径约 1.2~2 寸，将食盐填满患者肚脐，并高出其平面约 1~2cm，取艾炷放在盐上点燃灸治，连续 7 壮。然后取去食盐，清洁后再撒入麝香末于脐中，取上述药末填满肚脐，并盖上一生姜薄片，将艾炷放置于姜片上点燃频灸，连续 14 壮。每隔 3 天 1 次，7 次为 1 个疗程。

[**疗效**] 许立贤治疗 46 例，痊愈 22 例，显效 13 例，无效 11 例。

[**评析**] 肾主生殖，主藏五脏六腑之精气，决定着天癸的盛与衰。

神阙为生命所系之处，内通脏腑，与肾、冲、任之关系最为密切。不孕症的发生，主要由于肾中阴阳失调，命门火衰，以致于胞中既乏血养，又无气温，何以养胎而孕之？刺激神阙穴，使气血流畅于阴脉之中，阳可化气，阴可成形，以使命门三焦功能正常，使体用合之，即现代下丘脑－垂体－卵巢轴的功能协调统一，使"血盛则精长，气聚则精盈"而孕成矣，从而达到治疗不孕症的目的。

【按语】

1.针灸治疗不孕症有一定疗效，但治疗前必须排除男方或自身生理因素造成的不孕，必要时做有关辅助检查，以便针对原因选择不同的治疗方法。

2.对不孕症患者应重点了解性生活史，月经、流产、分娩、产褥史，是否避孕及其方法，是否长期哺乳，有无过度肥胖和第二性征发育不良以及其他疾病（如结核病）等情况。

3.针灸治疗本病难度较大，疗程较长，需要坚持治疗。

【参考文献】

［1］刘传伟，田霞.针刺照海为主治疗不孕症12例［J］.中国针灸，2001（6）：361.

［2］魏凌霄，周剑萍，许曙，等.针刺关元穴搓柄提插法促排卵临床疗效观察［J］.中华中医药杂志，2010，25（10）：1705-1707.

［3］吕景山，何樹槐，耿恩廣.单穴治病选萃［M］.北京：人民卫生出版社，1993.

［4］杨翠华.关元药熨治疗生殖泌尿疾病拾零［J］.辽宁中医杂志，1993（9）：36-37.

［5］赵海音.石门穴治疗不孕症初探［J］.针灸临床杂志，1995，11（5）：45.

［6］杨宗孟，陈立怀，张红.药灸神阙治疗女子肾虚不孕症150例［J］.陕西中医，1993（6）：274.

［7］陈耀华，任应波.助孕膏敷脐治疗不孕症25例［J］.陕西中医，1994（5）：225.

[8]许立贤. 药灸配合毓麟珠治疗肾虚不孕症46例［J］. 河南中医，2008，28（11）：83.

第十三节　更年期综合征

　　更年期综合征属内分泌－神经功能失调导致的功能性疾病，以绝经或月经紊乱、情绪不稳定、潮热汗出、失眠、心悸、头晕等为特征。本病属于中医学"绝经前后诸证"的范畴，肾气渐衰、精血不足、冲任亏虚为其本，而心肾不交、心火内扰、肝肾阴虚、肝阳亢盛、脾虚不运、脾肾阳虚等则为其发病的主要因素。

　　更年期是卵巢功能逐渐衰退到最后消失的一个过渡时期，上述症状出现的多少和轻重程度不一，其中以绝经的表现最为突出。绝经的年龄，因先天禀赋和后天生活、工作条件及环境而有差异，一般在45~55岁之间。约35%左右的妇女，在绝经期前后伴发各种不适症状，多数症状较轻，通过自行调节可逐渐消失。约25%妇女症状较重，影响生活和工作，其病程长短不一，短者1~2年，长者数年至10余年，需要系统治疗。

　　本病的临床表现多种多样。①月经及生殖器变化。绝经前可有月经周期紊乱，表现为月经周期延长或缩短，经量增加，甚至来潮如血崩，继之月经不规则，经量逐渐减少而停止（少数妇女月经骤然停止）。外阴、阴道、子宫、输卵管、卵巢、乳腺等组织逐渐萎缩，骨盆底及阴道周围组织逐渐松弛。②精神、神经症状。情绪不稳定，易激动、紧张，忧郁，烦躁，易怒、好哭，常有失眠、疲劳、记忆力减退、思想不集中等。有时感觉过敏或感觉减退，出现头痛、关节痛或皮肤麻木、刺痒、蚁行感等。③植物神经、心血管症状。阵发性潮热，汗出，时冷时热，伴有胸闷、气短、心悸、眩晕或短暂的血压升高或降低等。

三 阴 交

1. 水针法

[**方法**] 常规消毒一侧穴位皮肤后，用 2ml 注射器抽取生脉注射液 2ml，套上 6~7 号注射器针头，快速直刺入穴位，待局部有酸、麻、胀感时，若抽无回血，则缓慢将药液注入，出针后用干棉球按压针孔片刻。肾阳虚者加灸法，穴位亦为三阴交。每日 1 次，左右侧穴位交替，10 次为 1 个疗程，休息 5 天再继续下 1 个疗程，以 3 个疗程为 1 个周期。

[**疗效**] 李霞等共治疗 152 例，痊愈 114 例，好转 29 例，无效 9 例，总有效率为 94.08%。

2. 电针法

[**方法**] 常规消毒穴位皮肤后，用毫针快速刺入穴位皮下，直刺约 40mm，待得气后接 LH–202 H 韩氏穴位神经刺激仪，用 2/100 Hz 交替的疏密波，刺激强度为 8~10 mA（以引起肌肉微微颤动为宜），刺激时间为 30min。每周 3 次，1 个月为 1 个疗程，连续治疗 3 个疗程。

[**疗效**] 夏晓红等治疗 90 例，显效率为 68.89%（62 例），总有效率为 92.22%（83 例），能明显改善患者临床症状，良性调整患者的激素水平。

[**评析**] 三阴交穴为足太阴脾经、足少阴肾经、足厥阴肝经之交会穴。足之三阴，从足走腹，足太阴脾经循内踝上行交厥阴之前，足厥阴肝经循内踝前交入太阴之后，足少阴肾经循内踝后上行。脾主中焦、肝肾主下焦，中下焦之气三阴交一穴可以尽之，因此三阴交穴具有健脾化湿、疏肝益肾、活血调经之功效。更年期综合征与肝、脾、肾的关系密切，是由肝、脾、肾三脏之功能失调或冲任损伤所致，因此针刺三阴交穴，可以调整三脏的功能，从而调节冲任，使之恢复正常。

肾　　俞

温针法

[**方法**] 嘱患者取俯卧位，取直径 0.30mm、长 40mm 毫针，常规消毒局部穴位（肾俞为主，配足三里、三阴交穴）后，常规针刺入肾俞，并用清艾条剪至 2cm 加在针尾，然后点燃。其余穴位行普通针刺，皆用补法，留针 30min。每日 1 次，每周 5 次，4 周为 1 个疗程。

[**疗效**] 孙冬梅治疗 58 例，显效 24 例，有效 34 例，总有效率为 100%。

[**评析**] 根据补肾、调理脏腑、平衡阴阳之治则，采用温针肾俞穴为主进行治疗，以补肾培元。针刺足三里以益气血生化之源，三阴交为肝、脾、肾三经之交会穴，取之以调补三脏，大大加强了补肾的力度，从而使疗效更加显著，症状缓解更快。

涌　　泉

药敷法

[**方法**] 将朱砂、肉桂、吴茱萸按照 1:13:15 的比例混合起来，然后碾碎过筛，将筛滤过后得到的混合物加适量食醋搅拌均匀，制成直径约为 1.3cm、厚度为 0.3cm 的药饼。于每晚睡前先让患者用温水泡脚，时间在 15~20min 左右，擦干后将两枚药饼分别放置在长度为 3cm 的正方形胶布上，贴敷在涌泉穴上，第 2 天上午 8：00 揭除，确保 12h 的药效时间。以 1 天为 1 个疗程，连续观察 4 个疗程。

[**疗效**] 王萍花治疗 72 例，痊愈 58 例，有效 6 例，无效 8 例，总有效率为 88.89%。在患者临床症状发生率方面，如失眠、头痛、头晕、心悸、醒后疲劳、日间惊醒、认知功能降低以及行为能力减弱等，均明显下降。林小玲治疗 68 例，临床痊愈 18 例，显效 28 例，有效 12 例，无效 10 例，总有效率为 85.29%。

[**评析**] 涌泉穴是人体位置最低的穴位，可让气血下行。穴位贴敷法可以利用刺激穴位的方式，加强各经络的传导，缓解脏腑的偏衰或者偏盛情况。配方中所使用的三味中药，吴茱萸具有安五脏、温气血

的作用，对人体皮肤以及穴位的刺激作用比较明显；肉桂中含有的桂皮具有镇静作用；朱砂具有定惊，安神，缓解心烦、抑郁等作用。三者结合起来并刺激人体穴位，可以有效发挥治疗更年期妇女的各种临床证候群的作用。

命　门

化脓灸法

[**方法**]患者取俯卧位，严格消毒局部皮肤后，按常规在命门处用艾绒施直接化脓灸。灸疮用一般胶布（根据灸口大小）敷贴封口，不可采用护疮膏类及药纱布，也不可以见到脓液即用清疮消毒之法后再敷贴胶布，只需采用棉球擦干脓液后即敷贴胶布。

[**疗效**]朱琪治疗本病，效果满意。

[**评析**]本病发生在妇女绝经期前后，肾气渐衰，所谓："七七任脉虚，太冲脉渐衰少，天癸竭……"是也。此阶段月经往往不规则，周期或长或短，经量或多或少，乃冲任亏损，精血不足，脏腑功能失调（脾气虚弱、肝旺脾弱或脾肾两虚）所致。艾灸命门穴可起温肾益火之功。

【按语】

1. 针灸对本病效果良好，但治疗时应对患者加以精神安慰，畅达其情志，使患者乐观、开朗，避免忧郁、焦虑、急躁情绪。

2. 劳逸结合，保证充足的睡眠，注意锻炼身体，多进行室外活动如散步、打太极拳、观花鸟鱼虫等。

3. 以食疗辅助能提高疗效，如伴有高血压之阴虚火旺者，宜多吃芹菜、海带、银耳等。

【参考文献】

[1]李霞，索钢. 生脉注射液穴位注射治疗更年期综合征[J]. 四川中医，1997（7）：44.

[2]夏晓红，胡玲，秦正玉，等. 电针三阴交治疗围绝经期综合征多中心随机对照研究[J]. 针刺研究，2008，33（4）：262-266.

［3］孙冬梅．温针肾俞穴为主治疗女性更年期综合征 58 例［J］．中国民间疗法，2012，20（6）：17-18．

［4］王萍花．涌泉穴贴敷中药治疗妇女更年期失眠症的疗效观察［J］．中医药导报，2014，20（9）：95-96．

［5］林小玲．涌泉穴贴敷中药治疗妇女更年期失眠症的疗效观察［J］．广西医学，2010，32（9）：1099-1100．

［6］朱琪．命门穴化脓灸临床应用举隅［J］．中国针灸，1996（11）：15．

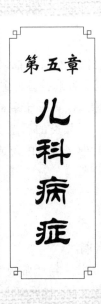

第五章

儿科病症

第一节　急惊风

急惊风俗称"抽风"，是以四肢抽搐、颈项强直、两目上视、牙关紧闭，甚或神昏为主要表现的儿科常见危急病症。相当于西医学的小儿惊厥，可见于多种疾病如高热、乙型脑炎、流行性脑膜炎（或脑炎、脑膜炎的后遗症）、原发性癫痫等。本病病因较为复杂，以外感时邪、痰热内蕴或暴受惊恐为主要因素，以 1~5 岁的小儿最为多见。

合　谷

针刺法

[**方法**] 给予常规针刺双侧合谷穴，并连续施加提插捻转等强刺激，直至患儿惊厥停止、意识清醒或有哭声为止。

[**疗效**] 何景贤等治疗 51 例，痊愈 35 例，有效 15 例，效差 1 例，总有效率为 98.04%。

[**评析**] 合谷穴是人体重要的穴位，针刺该穴能息风、定惊、开窍。从解剖角度来看，这一区域神经丰富，对外界刺激很敏感，针刺该穴能迅速刺激神经，兴奋中枢神经系统，增强中枢对锥体外系的调控作用，故能很快缓解肌肉的拘挛、抽搐，使意识清醒，对控制惊厥有显著的疗效。凡遇高热惊厥患儿，可先予针刺合谷穴定惊，同时配合其他对症处理。

手　三　里

指压法

[**方法**] 患儿平躺，头偏向一侧（以利痰液流出，防止窒息）。任取一侧手三里穴，医者右手拇指持续点按此穴，其余四指握持患儿肘部，力度由轻到重逐渐增加。一般会在按压后数秒或十余秒内恢复神

志，如持续按压超过 1min 患儿仍不能苏醒，则停止穴位按压，按中西医常规进行抢救。患儿苏醒后，可针刺风池、大椎、曲池、合谷、十宣等穴退热治疗，亦可给予适量美林（布洛芬悬浊液）口服和物理降温治疗。

［疗效］傅宗浩治疗 13 例，有效 12 例，无效 1 例，总有效率为 92.31%。

［评析］手三里属于手阳明大肠经穴，手阳明经从手走头，阳明经多气多血，主治头面、神志、发热等病证。笔者推测按压手三里穴有助于改善脑组织代谢，激活脑干网状觉醒系统的功能，促进昏迷患者的意识恢复，具有和水沟穴同样的醒脑开窍作用。在临床工作中，用按压手三里穴治疗小儿高热惊厥，远较针刺水沟、涌泉穴等取效快，多能获得立竿见影之效，方法简单，易于推广。

涌　　泉

针刺法

［方法］患儿取仰卧位，消毒双侧穴位皮肤，医者右手持 28~30 号 1 寸毫针，对准穴位快速直刺入，进针约 0.8 寸，施予强刺激泻法。行针时听到小儿哭声或屈腿躲避时，暂停运针。待患儿症状消失后，停止运针，留针 10min 左右。配合输液、抗感染等治疗。

［疗效］马言清等治疗 6 例，1 次治疗后症状消失 5 例，无效 1 例，有效率达 83.33%。倪良玉治疗本病，效佳。韩新强治疗 39 例，均在针刺后立即停止抽搐。

［评析］小儿元气薄弱，真阴不足，易感外邪，化火最速，传变急骤，易陷厥阴而引动肝风。《席弘赋》云："若下涌泉人不死。"针刺肾经井穴，不但有开窍醒神作用，而且有滋水涵木息风功效，对小儿惊风有一定的治疗作用，为临床进一步抢救赢得宝贵时间。

太　　溪

针刺合放血法

［方法］患者取平卧位，双腿平伸，常规消毒穴位，用 40mm 长毫

针，直刺 0.5~1 寸，采用平补平泻法，行针得气宜以鱼吞钩之状为佳，在行针时听到患者哭声，意识恢复，惊厥症状消失后停止运针，不留针。配合耳尖穴，常规消毒后用三棱针刺入 0.1~0.3mm，挤出 2~4 滴血。

［疗效］崔永堂治疗 26 例，经治疗后均苏醒，抽搐停止，体温下降，总有效率为 100%。

［评析］本疗法以太溪、耳尖穴相配伍，标本兼治，根据中医学"急则治其标，缓则治其本"的原则，首先控制小儿高热惊厥，其后治疗原发病，达到治疗疾病的目的。太溪为肾经之原穴，肾为先天之本，肾开窍于耳。《济生方》说明了耳与肾的关系密切，中医学认为耳不是一个独立的器官，耳廓与经络脏腑和全身各部位有密切联系，耳为"宗脉所聚"，十二经脉皆通于耳，人体某一脏器和部位病变时可通过经络反应到耳廓相应的点上。因肝气太过可生火，耗伤肾精导致小儿惊厥，故针刺太溪通过对肾中元阴元阳之调整，疏肝、开窍、安神，针刺此穴对小儿惊厥有治疗作用。

悬　钟

点按法

［方法］取悬钟和三阴交穴，医者用单手或双手相向对压二穴，用力大小根据患儿体形大小、胖瘦程度而定，从一侧开始然后交替点压另一侧，也可两侧同时点压，治疗 3~5min。

［疗效］费裕朗等治疗 30 例，显效 16 例，有效 7 例，无效 7 例，总有效率为 76.67%。

［评析］悬钟属少阳胆经穴，可解痉缓急，常用于治疗肢体肌肉强直挛缩、胆气不舒等；三阴交属太阴脾经，为镇静安神要穴，常用于治疗失眠不寐、心神不宁等。两穴一内一外、一血一气、一阴一阳，抽风发作正是阴阳之气逆乱所致，点按后气血相接，阴阳贯通，可缩短抽风时间，降低抽风程度。然而，点按三阴交及悬钟穴只是辅助疗法，要彻底治疗抽风当以病因治疗为主。

素 髎

针刺法

[**方法**] 取素髎穴，采用长 13~25mm 毫针或 5ml 一次性注射器针头，向上斜刺 0.3~0.5 寸，行强刺激手法，直至惊厥停止起针。

[**疗效**] 杜伟治疗 44 例，治疗 5min 抽搐停止者 24 例，治疗 15min 抽搐停止者 20 例，总有效率为 100%。

[**评析**] 惊厥持续时间长短与脑神经损害成正比，为了减轻脑细胞的损害，迅速解除惊厥状态极为重要，针刺素髎穴即可做到这点。素髎穴名意指督脉气血在此液化而降，本穴物质为神庭穴传来的水谷之气，至本穴后则散热缩合为水湿云气，并由本穴归降于地，降地之液如同细小的孔隙中漏落一般，故名。水克火，且督脉总督人体一身之阳气，针之散阳邪而解热。水涵木，肝木主风，故针之可醒脑开窍、镇惊止痉。

人 中

针刺法

[**方法**] 常规消毒局部后，用 28~30 号 1 寸毫针，针尖向上快速进针，斜刺入穴位 0.3~0.5 寸，给予强刺激手法，不断地施行捻转提插手法，直至患儿抽搐停止后出针，并用干棉球按压针孔片刻即可。

[**疗效**] 许琼英治疗多例，效果满意。聂汉云等治疗 1 例，再配刺印堂、神门等穴，治疗 7 天痊愈，半个月后随访无复发。施明学治疗 47 例，显效 38 例，有效 9 例，总有效率为 100%。边俊治疗 30 例，速效 22 例，慢效 7 例，无效 1 例，总有效率为 96.67%。

[**评析**]《难经·二十九难》云："督之为病，脊强而厥。"急惊风属邪传心包，肝风内动，针刺木穴可清营开窍、镇肝息风。木穴属督脉，督脉从巅入络脑，故主通窍而清神志，是昏迷急救的重要穴位。现代研究提示，急救时针刺人中穴，是通过改善机体的心血管活动和呼吸活动实现的，刺激人中穴可以升高血压、兴奋呼吸、增强心肌的能量供应，有利于阻断惊厥的发生及发展，加快苏醒。

【按语】

1.针灸治疗本病疗效肯定，但必须查明病因，采取相应的治疗和预防措施。

2.惊风伴痰涎过多者，应注意保持呼吸道通畅；保持室内安静，避免惊扰患儿。

【参考文献】

[1]何景贤，陈水星.针刺合谷穴治疗小儿高热惊厥疗效观察[J].中西医结合实用临床急救，1997，4（8）：306-307.

[2]傅宗浩.指压手三里穴治疗小儿高热惊厥[J].中国针灸，2013（1）：7.

[3]马言清，邓爱华.针刺涌泉穴治疗小儿惊厥[J].中国针灸，2009，29（4）：301.

[4]倪良玉.浅淡涌泉穴在中医急诊中的应用[J].针灸临床杂志，1998，14（1）：40-41.

[5]韩新强.针刺涌泉穴治疗小儿高热惊厥39例[J].中国针灸，2005，25（12）：872.

[6]崔永堂.针刺太溪穴配合耳尖放血治疗小儿高热惊厥疗效观察[J].上海针灸杂志，2012，31（3）：159-160.

[7]费裕朗，费嘉.点按三阴交及悬钟穴防治小儿抽风30例[J].实用中医药杂志，2011，27（5）：319.

[8]杜伟.针刺素髎穴治疗小儿高热惊厥44例[J].上海针灸杂志，2014，33（9）：856.

[9]许琼英.针刺治疗小儿高热惊厥34例[J].福建中医药，1992（1）：41.

[10]聂汉云，聂松，聂鹏.针刺人中穴治疗急顽证四则[J].中医外治杂志，2007，16（6）：53-54.

[11]施明学.指压或针刺人中穴与合谷穴治疗小儿高热惊厥47例[J].安徽中医临床杂志，1996，8（2）：94.

[12]边俊，李七一.针刺人中穴在小儿高热惊厥抢救中运用[J].内蒙古中医药，2011（5）：70.

第二节　百日咳

百日咳又称"顿咳""疫咳""天哮"，民间俗称"鸬鹚咳"，是以小儿阵发性痉挛咳嗽、咳后出现特殊的吸气性吼声（鸡鸣样回声）为临床特征的一种病症。相当于西医学的百日咳综合征。

四季均可发病，但以冬、春季节为多。患者以学龄儿童为主，年龄越小其病情和伴发症状越重（由于计划免疫工作的开展，现在本病已明显减少）。病程较长，往往迁延 2~3 个月之久。

中医学认为，本病主要由外感风寒或风热时邪，痰浊内伏，阻于气道，肺气失宣，上逆喉间而致。若痉咳日久，进一步伤及肺脾，则导致肺阴不足、脾胃虚弱。

天　突

1. 指压法

［**方法**］患者取正坐位或仰卧位，医者手指按在穴位上，其方向是向里、向下，当患儿吸气时，手指迅速按入，呼气时随即放松（但手指切勿离开穴位），如此一按一松，反复进行，次数可视病情相应增减，一般以 40~60 次为宜。上、下午各操作 1 次，并同时配合内服中药。

［**疗效**］陶辛耕治疗本病，效果显著。

2. 水针法

［**方法**］常规消毒局部皮肤后，将注射器针头于穴位上垂直进针约 5mm，再将针尖呈 30° 角刺向胸骨柄后方，进针深度依患者年龄及体质胖瘦而定，一般为 15~25mm，待回抽无血、无空气时，将 2% 普鲁卡因 2ml 缓慢推入（术前需作普鲁卡因过敏试验）。每日 1 次，6 次为 1 个疗程。

［**疗效**］桑孝诚等治疗 995 例，痊愈 439 例，好转 395 例，无效 161 例。黄健等治疗 103 例，痊愈 32 例，好转 60 例，无效 11 例。

［评析］普鲁卡因可暂时性阻断局部周围神经的传递冲动，减弱神经系统对呼吸道黏膜受刺激的兴奋性，从而使呼吸道的痉挛性紧张度下降。中医理论认为天突穴对呼吸道具有"除壅消滞，通利气机"的功能。《灵光赋》载："天突宛中治痰喘"，《席弘赋》曰："谁知天突治喉风"。天突穴在普鲁卡因的局部刺激下，通过针药作用达到一种温和的经络刺激作用，可减弱呼吸道对神经系统的刺激性，削弱其神经系统痕迹反射的建立，从而彻底改善百日咳的痉咳症状。

【按语】

1. 针灸对本病有一定的镇咳效果，但重症或伴发肺炎者应用中西医药物综合施治。

2. 痉咳期，应注意防止黏痰难以咳出而造成呼吸困难的情况。

3. 本病具有较强的传染性，治疗期间应隔离患儿，注意室内通风，保持空气清新。

【参考文献】

［1］陶辛耕. 天突穴的临床应用［J］. 浙江中医药，1979（12）：448.

［2］桑孝诚，殷昭云. 天突穴封闭治疗百日咳样咳嗽综合征995例［J］. 山东中医杂志，1991（6）：23.

［3］黄健，茆林，胡昔权，等. 普鲁卡因封闭天突穴治疗百日咳103例疗效观察［J］. 中级医刊，1993，28（1）：52.

第三节　厌食

厌食系指小儿较长时间的食欲不振，属于中医"恶食""不嗜食"的范畴。其临床表现是长期食欲不振，食欲下降甚至拒食，形体偏瘦，面色少华，但精神尚好，病程日久则形体瘦弱，体重减轻，精神疲惫，抗病能力差。中医学认为本病是由于小儿脏腑娇嫩、脾常不足，或饮食不调，或病后失养，脾胃功能受损，导致受纳运化功能失常所致。

小儿厌食的原因很多，可以由消化系统疾病如胃肠炎、肝炎、便秘，和全身性疾病如贫血、结核病、锌缺乏、维生素 A 或维生素 D 中毒，以及服用引起恶心呕吐的药物等引起。家长喂养不当，对小儿进食的过度关心，以致打乱了进食习惯；或小儿好零食或偏食，喜香甜食物，盛夏过食冷饮；或小儿过度紧张、恐惧、忧伤等，均可引起厌食。盛夏季节小儿不适应也是原因之一。

足 三 里

1. 水针法

［方法］患儿取平卧位，常规消毒双侧穴位皮肤后，取 2ml 注射器套上 5~6 号注射器针头，抽取适当药液，快速直刺入足三里穴，将针头稍加提插捻转，得气后若回抽无血，则缓慢注入药液，出针时用干棉球按压针孔片刻。每日 1 次，3 次为 1 个疗程。

［疗效］吕景山等（药物为 0.5% 普鲁卡因溶液 2ml）治疗 17 例疳积，均告治愈。夏晓川（药物为维生素 B_{12} 注射液 2ml）治疗 124 例小儿消化不良，痊愈 48 例，显效 64 例，无效 12 例。

2. 埋线法

［方法］常规消毒穴位（以足三里穴为主，配合谷穴）局部皮肤，将剪好的 2cm 长的 1 号羊肠线，装入 12 号腰椎穿刺针内，然后迅速将针刺入穴位皮下，再缓慢刺到适当深度（足三里约 1.5 寸，合谷约 1~1.5 寸），得气后边退针边推针芯，将羊肠线留在穴内即可，出针后用消毒棉球按压针孔片刻。10 日治疗 1 次，3 次为 1 个疗程，1 个疗程无效者改用其他治疗方法。

［疗效］郭海龙共治疗消化不良 105 例，痊愈 83 例，显效 20 例，无效 2 例，总有效率为 98.09%。

［评析］足三里是足阳明胃经合穴，具有健脾益气、增强人体免疫功能的作用。针刺足三里对于单纯性消化不良的患儿，可使原来低下的胃游离酸总酸度以及胃蛋白酶和胰脂肪酶的活性增高。用维生素 B_{12} 药液足三里注射，既加强和延长穴位的刺激，同时又补充了机体维生素 B_{12} 的不足，使胃肠功能改善，在临床应用中取得比较满意的疗效。

承　山

推拿法

[**方法**] 医者握住患儿足踝部, 拇指在承山穴上反复揉按 3min, 力量以患儿不哭闹或哭闹不甚能顺利完成操作为度。然后用拇指在该穴处由内向外行旋转按摩 25 次, 此为补法。再揉按 3min, 方法同上。最后, 医者一手握住患儿两足, 另一手在两侧承山穴上连拍 3 掌, 此仍为补法。1 天 1 次, 较重者每天早晚各按摩 1 次, 5 日为 1 个疗程。同时予妈咪爱散剂口服。

[**疗效**] 毛燕妍等治疗 30 例, 治愈 11 例, 显效 12 例, 有效 6 例, 无效 1 例。

[**评析**] 根据《席弘赋》"针到承山饮食思"之说, 本法适用于治疗小儿厌食症, 疗效满意。对于承山穴之所以可增进食欲的原因, 考虑可能和此穴与治疗肠胃疾患的要穴上巨虚、下巨虚前后相对有关。但值得一提的是, 如以上巨虚、下巨虚或足三里穴代替承山穴并施行按摩, 则在小儿按摩的操作上并不适宜, 因为这些穴位与胫骨相邻, 一则操作不便, 二则较重的按摩刺激往往令患儿感到不适并拒绝治疗。

神　阙

1. 药敷法

[**方法**] 洗净脐窝并晾干, 取适当药物填满神阙穴, 再用医用胶布或风湿膏外贴固定, 每日换药 1~2 次, 5~7 天为 1 个疗程, 休息 5 天后再行第 2 个疗程。

[**疗效**] 张永英等治疗 (白术、鸡内金各 10g, 枳实、木香、大黄各 6g, 茯苓 8g, 分别研成细末, 过 100 目筛备用。取药末 3~6g, 用适量蜂蜜或陈醋调成糊状, 敷贴于脐部神阙穴, 经皮热导入。并运用力度适中的推拿手法予以协助, 以增强疗效) 78 例, 1 个疗程后痊愈 46 例, 2 个疗程后痊愈 32 例, 全部有效。兰友明治疗 (薏苡仁 100g、高良姜 50g 研成细末备用。用时取药末适量, 填入神阙穴, 以纱布、胶布固定) 1 例, 用药 7 天后食欲大增, 续用药 2 周后食欲正常, 体

重增加 3kg，随访 1 年未复发。武琪琳治疗（苍术、神曲、鸡内金各 15g，陈皮 12g，佩兰、木香、莱菔子各 9g，混匀研末。临用前取 3g，用醋调成饼状，将药饼贴敷在神阙穴上，每次贴敷 8h）67 例，痊愈 19 例，显效 35 例，好转 9 例，无效 4 例，有效率为 94.03%。潘纪华治疗（药物为白术、苍术、川芎、木香各 15g，砂仁、丁香、白花、黄芪、白芍各 12g，红花、干姜各 10g，肉桂 9g，鹿茸 6g 等 18 味中药）112 例，痊愈 103 例，显效 3 例，有效 2 例，无效 4 例。季春承治疗（药物为滑石粉、白胡椒、鸡内金按 2∶2∶1 的比例配药研末，每次取药粉 5g 填充于肚中，用麝香风湿膏贴敷于上面）多例，疗效显著。郑丽丽治疗（药物为莱菔子 20~30g 炒制研末，醋调成稀糊状，外敷贴神阙穴，每日 2 次）62 例，总有效率为 98.6%。

2. 拔罐法

［**方法**］常规消毒穴位及其周围皮肤，在穴位上用闪火法拔罐，留罐 25min 后取下，稍停片刻重新再将火罐拔上，仍停留 60s 后取下，如此反复操作 3 次。隔日 1 次。

［**疗效**］朱海林等治疗 1 例，2 个月后饭量增加，体重增加 4kg，面色较前红润，能吃少量肉类食物，半年后随访，饮食已正常，身高也略有增加。

［**评析**］神阙穴既是人体气血流行、经脉交通之枢纽，生命之维系，又属任脉，而任脉属阴脉之海，与督脉共理人体诸经百脉，与诸经百脉并五脏六腑相贯通，故在脐部外敷，通过脐部皮肤吸收而达脏腑，可起到祛除病邪、调整脏腑功能的作用。小儿系稚阴稚阳之体，因脾胃功能失调，消化功能紊乱，易致阴阳平衡失调，而肾中之精气对小儿生长发育和生殖有重要作用，因此治疗时为提高疗效，还可配合贴敷肾俞穴。

承　　浆

针刺法

［**方法**］常规消毒穴位，取 1 寸毫针由承浆穴向下斜刺 0.3~0.5 寸，进针后捻转至得气后，即出针。每日 1 次，3~5 次为 1 个疗程。

［疗效］冯泽彪等治疗 32 例，治愈 16 例，有效 13 例，无效 3 例，有效率为 90.63%。陈慧玲治疗 50 例，1 次治愈 13 例，2 次治愈 15 例，3 次治愈 8 例，4~5 次治愈 13 例，无效 1 例。王林杰等治疗 56 例，总有效率达 96.7%，半年内随访无复发。

［评析］承浆穴属任脉，为胃经、任脉、督脉之会穴。因足阳明经有消除腹胀、肠鸣、消谷化食之功效，故针刺该穴，不仅可调和阳明经气，亦可理顺任、督气血升降之机，以达到和胃降气、健脾消食之功。

【按语】

1. 针灸治疗小儿厌食效果满意，但应当积极寻找引起厌食的原因，采取相应措施。

2. 纠正不良的饮食习惯，保持良好的生活规律，有助于纠正厌食。

【参考文献】

［1］吕景山，何树槐，耿恩广. 单穴治病选萃［M］. 北京：人民卫生出版社，1993.

［2］夏晓川. 足三里穴位注射治疗疳积 124 例［J］. 湖北中医杂志，1988（3）：19.

［3］郭海龙. 合谷、足三里埋线治疗消化不良 105 例［J］. 吉林中医药，2003（9）：41.

［4］毛燕妍，陈戈义. 按摩承山穴合妈咪爱散治疗小儿厌食症［J］. 浙江中西医结合杂志，2000，10（4）：242-243.

［5］张永英，金妍. 中药敷贴神阙穴经皮导入配合辨证推拿及护理治疗小儿厌食症临床研究［J］. 中国当代医药，2011，18（30）：102，106.

［6］兰友明. 薏苡仁外敷神阙穴治疗小儿厌食症［J］. 中医杂志，2011，52（5）：433.

［7］武琪琳. 运脾散神阙穴贴敷治疗小儿厌食症 67 例临床观察［J］. 中医临床研究，2012，4（5）：69.

［8］潘纪华. 消化散贴脐治疗小儿消化不良 112 例临床观察［J］. 针灸临床杂志，2002（3）：40-41.

［9］季春承. 中药敷脐治疗婴幼儿消化不良35例［J］. 陕西中医,
　　　1991（8）：371.

［10］郑丽丽. 莱菔子敷贴神阙穴治疗小儿疳积［J］. 山东中医杂志,
　　　1997, 16（3）：139.

［11］朱海林, 张晓红. 神阙穴拔罐治疗杂病验案心得［J］. 中国针
　　　灸, 2013, 33（10）：943-944.

［12］冯泽彪, 于桂芬. 针刺承浆穴治疗小儿厌食32例［J］. 中医药
　　　学报, 2000（3）：55-56.

［13］陈慧玲. 点刺"承浆"穴治疗小儿厌食50例［J］. 中国针灸,
　　　1991（3）：21.

［14］王林杰, 贾云夫. 点刺"承浆"穴治疗小儿厌食56例［J］. 佳
　　　木斯医学院学报, 1994, 17（2）：65.

第四节　疳证

　　疳证是由于喂养不当, 致使脾胃受损, 影响小儿生长发育的慢性疾病, 其临床表现以面黄肌瘦、头大颈细、头发稀疏、精神不振、饮食异常、腹胀如鼓或腹凹如舟、青筋暴露等为主要症状。相当于西医学的小儿营养不良及部分寄生虫病, 多见于5岁以下的婴幼儿。

　　"疳者, 甘也"。本病的发病原因多为小儿喂养不当、乳食无度, 或断乳过早、挑食、偏食、恣食香甜肥甘之品而损伤脾胃, 日久致气血生化乏源而形成疳疾。"疳者, 干也", 泛指本病有全身消瘦、肌肤干瘪等征象。

鱼　　际

1. 钩刺法

［方法］消毒一侧穴位皮肤, 医者用左手拇、食指绷紧穴位皮肤, 右手以拇、食、中三指呈持笔姿势紧捏锋钩针针柄, 先以针尖迅速直

刺入穴位皮下，随将针柄扭正与皮肤垂直，深度为0.3cm，上下快速提动针柄，钩割2~3次，当听到割断皮下纤维的嚓嚓声时，再使针尖与皮肤垂直后疾速出针（从进针到出针的过程一般只用4~5秒钟）。出针后从针孔挤出2~3滴血，再用消毒棉球按压针孔，医用纱布覆盖，24h内保持针口干燥。每周1次，每次1穴，左右交替，一般需5~10次。

[疗效] 文绍敦共治疗17例，均有良效。

2.割治法

[方法] 患者取仰卧位，按"男左女右"的原则取穴，用酒精棉球常规消毒穴位皮肤后，先用2%普鲁卡因2ml局麻，然后沿掌骨平行在穴位处切一长约1~5cm的切口，深度以见到皮下脂肪为准，再挤出脂肪并切除掉莲子大小的脂肪组织。对好皮肤，立即用消毒敷料将切口包扎，亦可缝上一针后包扎好，约1周后切口可愈合，除去敷料。

[疗效] 胡顺琴等治疗50例，痊愈18例，好转16例，无效16例。苏义生治疗230例，2周内获愈169例，4周内获愈44例，无效17例。郭遵讽治疗550例，痊愈474例，无效76例。

[评析] 中医有"治疳必治脾，治脾先调肺"之说。取肺经荥穴鱼际，不仅在遵《黄帝内经》"病变于色者，取之荥"之嘱，更寓意于鱼际在五行属火，火能克肺金。泻鱼际穴可泻火以保金，肺气宣发即可"宣五谷味、熏肤、充身、泽毛"。肺与大肠相表里，肺气下达于大肠，可使其恢复正常的传导功能，令大便成形，并使小肠分清泌浊及吸收功能正常，如此，疳疾自愈。

足 三 里

1.水针法

[方法] 患儿取平卧位，常规消毒双侧穴位皮肤后，取2ml注射器套上5~6号注射器针头，抽取适当药液，快速直刺入足三里穴，将针头稍加提插捻转，得气后若回抽无血，则缓慢注入药液，出针时用干棉球按压针孔片刻。每日1次，3次为1个疗程。

[疗效] 王香菊（药物为盐酸山莨菪碱注射液2ml）治疗60例，

痊愈 51 例，显效 5 例，有效 2 例，无效 2 例。夏晓川（药物为维生素 B₁₂ 注射液 2ml）治疗 124 例小儿消化不良，痊愈 48 例，显效 64 例，无效 12 例。

2. 埋线法

［**方法**］常规消毒穴位（以足三里穴为主，配合谷穴）局部皮肤，将剪好的 2cm 长的 1 号羊肠线，装入 12 号腰椎穿刺针内，然后迅速将针刺入穴位皮下，再缓慢刺到适当深度（足三里约 1.5 寸，合谷约 1~1.5 寸），得气后边退针边推针芯，将羊肠线留在穴内即可，出针后用消毒棉球按压针孔片刻。10 日治疗 1 次，3 次为 1 个疗程，1 个疗程无效者改用其他治疗方法。

［**疗效**］郭海龙共治疗消化不良 105 例，痊愈 83 例，显效 20 例，无效 2 例，总有效率为 98.1%。

［**评析**］足三里是足阳明胃经合穴，具有健脾益气、增强人体免疫功能的作用。针刺足三里对于单纯性消化不良的患儿，可使原来低下的胃游离酸总酸度以及胃蛋白酶和胰脂肪酶的活性增高。用维生素 B₁₂ 足三里注射，可加强和延长穴位的刺激，同时又补充了机体维生素 B₁₂ 的不足，使胃肠功能改善，在临床应用中取得比较满意的疗效。

涌　泉

药敷合点刺法

［**方法**］桃仁、栀子等量研末，取适量用蛋清调敷双侧涌泉穴 24h，一般只敷 1 次，病情严重者半个月后重复 1 次。同时点刺双侧四缝，放出少量黏液及血，每周 1 次，一般 3~4 次。另外，给患儿服山麦健脾口服液等助消化药 1~2 种。

［**疗效**］朱磊治疗 61 例，59 例有不同程度的体重增加。

［**评析**］涌泉穴属足少阴经，有治疗口舌干燥、黄疸、慢性腹泻、食欲不振、足心发热等作用。桃仁、栀子有破血祛瘀、润畅通便、凉血止血、清利湿热之能，外敷可治扭挫伤，均有活血化瘀、通经活络之功效。此二药外敷涌泉，则作用相辅相成、强而持久，用后食欲普遍增加，消化吸收功能增强，体重也普遍增加。

内　关

药敷法

[**方法**] 取新鲜毛茛叶 3~5 片，置于掌心揉烂成赤豆大小，外敷于任意一侧内关穴，覆以 1cm×1cm 的车前草叶，再覆以纱布，胶布固定。待皮肤有灼热感（约 1h）时除去药，局部皮肤即呈红色，继之出现水疱。水疱不必刺穿，让其自然吸收；若不慎碰破，可外涂紫药水以防感染。重症者加用三棱针刺四缝穴。若有肠寄生虫者，需配合驱虫治疗。

[**疗效**] 龚育仁治疗 82 例，治疗 1 次的 2 周后食欲增加者 63 例，治疗 2 次并加三棱针针刺四缝穴，3 周后食欲增加者 19 例。8 周后，全部病例各种临床症状及兼症消失，体重恢复到健康儿童体重标准。

[**评析**] 穴位贴敷之药多性味辛温，有大毒，对皮肤刺激强烈。内关穴属手厥阴心包经，络三焦。外敷内关穴，以其辛温之性，通过对经穴的较强刺激，能振奋心阳，疏通三焦气血，激发脏腑功能，恢复胃的受纳、脾之运化和输布水谷精微功能，故治疗小儿疳积疗效显著。

【按语】

1. 针灸对疳气、疳积疗效较好，如感染虫疾还应配合药物治疗。

2. 婴儿应尽可能以母乳喂养，不要过早断乳，逐渐添加辅食，给予易消化而富有营养的食物。不让小儿养成挑食的习惯。

3. 常带小儿进行户外活动，呼吸新鲜空气，多晒太阳，增强体质。

【参考文献】

[1] 文绍敦. 钩刺鱼际穴治疗小儿疳疾 [J]. 四川中医，1994（3）：58.

[2] 胡顺琴，施可器. 割治疗法配合饮食调护治疗小儿疳积 50 例临床观察 [J]. 中医儿科杂志，2017，13（3）：71-72.

[3] 苏义生. 穴位割治合儿康宁口服治疗疳积 230 例 [J]. 中国乡村医药，2007（4）：60-61.

[4] 贺遵讯. 蟾蜍散内服配合割脂疗法治疗小儿疳积 550 例 [J]. 四

川中医，1988（1）：15.

[5]王香菊. 捏脊疗法配合穴位注射治疗小儿疳积 60 例［J］. 陕西中医，2005，26（5）：449.

[6]夏晓川. 足三里穴位注射治疗疳积 124 例［J］. 湖北中医杂志，1988（3）：19.

[7]郭海龙. 合谷、足三里埋线治疗消化不良 105 例［J］. 吉林中医药，2003（9）：41.

[8]朱磊，朱虔兮. 药敷涌泉穴治疗小儿疳积 61 例报告［J］. 现代康复，1998，2（7）：762.

[9]龚育仁. 毛茛外敷内关穴治疗小儿疳积 82 例[J]. 中国民间疗法，1996（4）：31.

第五节　遗尿

遗尿又称"尿床""夜尿症""遗尿症"，是指 3 岁以上的小儿睡眠中小便自遗、醒后方知的一种病症，数夜或每夜 1 次，甚至一夜数次。3 岁以下的小儿由于脑髓未充，智力未健，正常的排尿习惯尚未养成，尿床不属病态。年长小儿因贪玩少睡、过度疲劳、睡前多饮等偶然尿床者也不作病论。

西医学认为本病由大脑皮层、皮层下中枢功能失调而引起。中医学认为本病多因肾气不足、下元亏虚，或脾肺两虚、下焦湿热等，导致膀胱约束无权而发生。

列　　缺

1. 埋针法

［方法］患者取坐位或仰卧位，常规消毒穴位（左右两侧交替进行）皮肤后，依法施行皮内埋针。待埋入皮肤后，用手持续按压局部，以产生酸、麻、胀等感觉为好，然后在针上覆盖消毒纱布，用胶布固定，

埋针处要注意保持清洁，以防感染。治疗期间，晚上尽量不饮水，睡前排空膀胱。每周2次，6次为1个疗程。应用本法一般2~3次即可开始见效。

[**疗效**] 程祥佑等运用本法治疗200例，痊愈80例，显效27例，有效63例，无效12例，中断治疗者18例。黄金莲运用本法治疗36例，痊愈27例，好转6例，无效3例。

2. 隔姜灸法

[**方法**] 患儿取坐位，按常规在双侧列缺穴施行隔姜灸，以皮肤感到灼热但能忍受为度（注意不宜留下瘢痕），每次各穴灸30min左右，每日1次，5次为1个疗程。

[**疗效**] 王延凡治疗本病，疗效满意。

[**评析**] 列缺穴属手太阴肺经，又是八脉交会穴，通任脉。"任脉，起于胞中，上循脊里，为经络之海"（《灵枢·五音五味》），有总任阴经的作用，故刺激列缺穴能通过任脉调理阴经的气血关系，调整与之相络属的各脏功能，使肾气充足，脾肺气盛，肝血充盈，膀胱制约有权，从而达到治疗的目的。

三 阴 交

1. 针刺法

[**方法**] 患者取仰卧位，常规消毒后用28~30号毫针，针尖向上快速斜刺入穴位，进针约1寸，待患者感到局部有酸、麻、胀感时，留针30min，隔10min行针1次。每日1次，7次为1个疗程。

[**疗效**] 桑文元治疗50例，1个疗程后治愈31例，2个疗程后治愈12例，好转5例，无效2例。

2. 埋针法

[**方法**] 患者取坐位或仰卧位，消毒双侧穴位皮肤，取32号0.5寸皮内针，医者用右手拇、食、中三指持针柄向股骨方向平刺，将针体全部刺入皮下，仅露出针柄，经消毒针柄后用胶布固定，7天为1个疗程。行第2个疗程治疗时，可将皮内针取出，休息3天后再施术，一般仅需1~2个疗程，效佳。

［**疗效**］张菌州等治疗多例，取得了满意疗效。

3. 水针法

［**方法**］患者取仰卧位，消毒双侧穴位皮肤，用 5ml 注射器抽取适当的药液，左手固定穴周皮肤，右手持针快速刺入穴位 1.5 寸，待有胀、麻、沉等针感时，若回抽无血，即可将药液缓慢推入。每天或隔日 1 次，5 次为 1 个疗程。

［**疗效**］刘本善等（药物为山莨菪碱 10~20mg、生理盐水 2mg）、李耀东（药物为硫酸阿托品注射液 1ml、生理盐水 2ml）分别治疗多例，均获满意效果。杨怡治疗（药物为硫酸阿托品注射液 1ml）30 例，痊愈 19 例，好转 8 例，无效 3 例，总有效率为 90%。

4. 离子导入法

［**方法**］患者取坐位，在两侧三阴交穴位上，以 0.5~1mA 电流导入 0.01% 阿托品，每次 5min。每日 2 次，7 天为 1 个疗程，疗程间隔 2 天。

［**疗效**］史宝俊等共治疗 23 例，1 个疗程治愈 18 例，2 个疗程治愈 5 例。

［**评析**］遗尿主要是气虚膀胱失约所致，其治疗以补肾固肾、加强肾脏的固藏功能为主。脾在中焦，为后天之本，若脾肾气虚，影响膀胱的气化功能则致遗尿。三阴交为足三阴经交会穴，能调补脾肾，调理三阴经气以加强膀胱约束功能。

睛　　明

针刺法

［**方法**］患者取仰卧位或仰靠坐位，闭目，常规消毒局部皮肤后，医者左手轻推眼球向外侧固定，右手持针沿眼眶内缘缓慢刺入 0.5~0.8 寸（若进针时针下有阻碍或者有痛感时，要立即退针少许，稍变换方向再刺入），得气后留针 20~30min，一般不捻转、不提插，出针后用棉球按压局部片刻，以防出血。尚可根据病情酌配其他穴位。隔日针刺 1 次，10 次为 1 个疗程，休息 10 天再行第 2 个疗程。

［**疗效**］董敖齐共治疗 168 例，痊愈 148 例，好转 17 例，无效 3 例。

[评析]睛明穴是足太阳膀胱经起始穴，膀胱经由此从头顶向里通于大脑，故针刺该穴可直接调整大脑及本腑膀胱的功能，使排尿恢复正常。

肾　　俞

1. 针刺法

[方法]患者排空膀胱，取仰卧位，用 28 号 1 寸毫针，先由中极穴稍斜向会阴部进针，施以疾插慢提运针法，以针感到达会阴部为度，留针 30min。起针后，患者取俯卧位，持 28 号 1~1.5 寸毫针，直刺入双侧肾俞穴，以局部出现沉胀针感为度，不留针。每日 1 次，7 次为 1 个疗程。

[疗效]杨玲等治疗 20 例，痊愈 16 例，好转 3 例，无效 1 例。

2. 水针法

[方法]患者取俯卧位，用注射器抽吸硫酸阿托品 0.5mg 加 2% 的普鲁卡因 2ml，将 6 号注射器针头刺入穴位，捻转进针，待患者出现局部麻、酸、胀、憋感后，将混合液缓慢注入，每侧注入 1.5ml。隔日 1 次，6 次为 1 个疗程。治疗时晚饭进较干食物，少饮水，夜间定时叫醒几次。

[疗效]霍智英等治疗 25 例，总有效率达 96%。

3. 敷贴法

[方法]甘遂、白芥子、麻黄、延胡索、细辛按 3∶3∶3∶5∶5 比例配好研粉备用，每次取少量混合药粉，配生姜汁少许，和为泥状，做成直径约 1cm 药饼，沾取微量的人工麝香，贴敷于双侧肾俞穴，以麝香止痛膏固定，每次贴敷 2~4h，以局部皮肤潮红、灼热、瘙痒为度。每周 1 次，4 次为 1 个疗程，治疗 2 个疗程。贴敷期间禁食腥味、寒凉之品。

[疗效]戴荣水治疗 31 例，痊愈 21 例，显效 7 例，无效 3 例，显愈率为 90.32%。

[评析]本病因膀胱不藏所致，但水泉不止之根责之于肾，故治疗原则为补肾固本，兼补膀胱之气，以增强固摄作用。肾俞作为背俞穴

之一，是补肾和强肾的要穴，能培补肾气，兴助肾阳，从而温煦水都膀胱，化气升清，引水降浊，使人体水液代谢调节正常。从现代解剖角度看，肾俞穴位于盆神经、腹下神经、阴部神经的神经节段分布区域内，此3条神经正是支配膀胱和尿道的神经，穴位的刺激能够增强低级中枢的协调性，遗尿可止矣。

次　髎

1. 针刺法

[**方法**] 患者取俯卧位，常规消毒局部皮肤，用28~32号2寸不锈钢毫针，快速直刺入双侧穴，进针约2寸，得气后，施行提插手法，尽量使针感放散至前阴部，留针20min，期间行针2次，出针前再行针1次。每日1次。

[**疗效**] 刘百生治疗本病，疗效显著。

2. 针罐法

[**方法**] 常规消毒后，选用28~32号长2.5~3寸毫针，快速进针0.5~1寸。再选用2号透明玻璃火罐2个，采用闪火法，将火罐交替吸附于患儿腰骶部穴位处，留罐8min，起罐后次髎穴继续留针22min。配合常规针刺头皮足运感区。隔日1次，10次为1个疗程，共治疗1~2个疗程。

[**疗效**] 茹丽丽等治疗30例，治愈18例，好转10例，无效2例，总有效率为93.33%。

[**评析**] 次髎穴位于骶神经后支分布处，该神经是控制排尿的主要神经，通过针刺可增强膀胱的约束功能。火罐的温热作用可以促进局部血液循环，加速新陈代谢，使局部肌肉筋脉得以温煦濡养，亦可刺激神经，促进排尿反射弧形成与健全，增强反射功能。

秩　边

针刺法

[**方法**] 患者取俯卧位，常规消毒穴位皮肤，用28~32号3寸毫针，针尖向内下方倾斜45°角快速刺入，进针3寸左右，施行提插手法，

使局部有酸胀感，并使针感呈触电样向前阴部放散，留针 20~30min。每日 1 次。

［疗效］吕景山等治疗数例，均获满意效果。

［评析］遗尿主要是由于肾与膀胱的气化失调，不能约束水道所致。《素问·宣明五气论篇》曰："膀胱不约为遗尿。"张景岳则明确指出："睡中遗尿者，此必下关虚寒，所以不固。"本病用秩边穴属膀胱经，针刺秩边穴可加强膀胱气化约束能力，提高膀胱的气化功能。建议操作时针尖指向会阴部，深达 3~4 寸，高频轻捻，导引其气，使针感向尿道或会阴部放散，一般不留针，施术效果较好。

涌　　泉

水针法

［方法］常规消毒局部皮肤后，用 5ml 无菌注射器，抽吸 2% 盐酸普鲁卡因注射液 2ml（皮试阴性者方可使用），套上 5~6 号注射器针头，迅速垂直刺入穴位，进针约 0.5~0.8 寸深，得气后，若抽无回血，则缓慢注入药液，每穴 1ml。隔日 1 次。

［疗效］王及钧治疗 14 例，经 1~3 次全部治愈。罗靖等（配合每晚睡前服用麻黄碱）治疗 79 例，痊愈 65 例，有效 11 例，无效 3 例，总有效率为 96.20%。

［评析］中医学认为，小儿遗尿大多由于肾气不足，下元不固，膀胱固摄失司所致。《针灸资生经》曰："针灸于诸穴皆分主之，独于膏肓、三里、涌泉，特云治杂病是三穴者，无所不治也。"涌泉穴为足少阴肾经之井穴，刺激涌泉穴有滋阴补肾之功。肾气足，则可固摄下元，并激发膀胱气机，使之开合自如。普鲁卡因有麻醉止痛作用，可解除针刺之疼痛，同时可延长作用时间，增加疗效。

外　　关

温针法

［方法］常规消毒局部皮肤后，用 28~32 号 2 寸毫针，对准穴位快速刺入一定深度，得气后施捻转结合迎随补法，然后在针尾燃烧艾条

施行温针灸，留针 30min。隔日 1 次。

[**疗效**] 史鹏年治疗多例，一般 10 次左右多可治愈。

[**评析**] 三焦有通调水道之功，三焦气化失常，可影响膀胱机能。气虚则水道不约而致遗尿。用手少阳三焦经之外关穴，以调三焦之气，三焦经散络手厥阴心包，故取此穴又有清神宁志之功。

大　敦

点刺法

[**方法**] 独取大敦穴，两侧可交替进行。操作方法：患者取端坐抬腿位或仰卧位，医者揉按大敦穴 1~2min 使足大趾充血，常规消毒穴位后，用三棱针点刺大敦穴，酒精棉球擦拭，挤出 2~3 滴血，再用消毒干棉签按压止血。注意一定要当着小孩的面对随行的监护人叮嘱：以 1 个月为治疗周期，不计次数，只要再有遗尿时过来，再多针几次效果会更好。

[**疗效**] 魏爱民等治疗 32 例，治愈 18 例，好转 11 例，无效 3 例。

[**评析**] 现代医学研究认为小儿遗尿多属功能性，其原因一部分是因尚未建立起排尿反射，功能发育未成熟。中医认为本病的病变部位主要在肾，性质以虚为主，而肝肾同源，故可取肝经井穴大敦刺之。另肝经"……入毛中，环阴器，抵小腹……与督脉会于巅"，点刺大敦意在使大脑皮层与膀胱之间的排尿反射有效建立起来。

命　门

针灸法

[**方法**] 取俯卧位，毫针直刺入命门穴 0.5~1 寸，施以轻度均匀的提插手法，使感应向四周扩散，以放电样针感向对侧脊柱或肢体传导为好，留针 20min，并用配穴（关元、中极、三阴交其中 1 个穴位，交替使用），重刺激，不留针，每日 1 侧穴，每天 1 次。

[**疗效**] 马凤友治疗 75 例，痊愈 57 例，有效 15 例，无效 3 例，总有效率为 96%。

[**评析**] 命门穴位于督脉腰部循行经络之线上，督脉总调全身之

阳，尤以肾阳为最重要，本病主要原因是肾阳不足，不能制约膀胱，或三焦气化功能失常。本穴能调整督脉气血，平调全身之阴阳，尤以强壮命门之火为治，刺是穴则命火充足，肾气自调，督脉平和，百脉来应，故有便意时可自知，遗尿消矣。加之配穴能充益肾气、固摄下元，主副配合，相得益彰。

百　会

1. 针灸法

[方法] 大人抱患儿正坐，先用 28~30 号 1.5 寸不锈钢毫针，常规消毒穴位皮肤后，沿头皮向后斜刺入 1 寸左右，接着快速捻转毫针约 2min，休息 3min，然后再快速捻转 2min，如此反复 3 次后起针。针毕后，取药用艾绒做成 1 柱艾炷，施行直接非化脓灸。每日 1 次。

[疗效] 富彦相治疗 5 例，全部获愈，最快治疗 3 次，最慢治疗 9 例。

2. 悬灸法

[方法] 用点燃一端的艾条对准穴位，施行温和灸 10~15min，每日 1 次。7 天为 1 个疗程，疗程间休息 3~5 天，共治疗 2 个疗程。

[疗效] 邓卫红治疗 37 例，痊愈 30 例，好转 7 例，全部在第 1 个疗程内见效。半年后随访，31 例未见复发，6 例偶有遗尿。

3. 埋线法

[方法] 先将百会穴区的头发剪掉，用碘酒、酒精严格消毒局部皮肤，然后取 2% 普鲁卡因 1~1.5ml 施行局麻，再用专用埋线针将 000~00 号医用羊肠线 2mm 埋于穴位皮下（注意羊肠线头不能漏出皮肤之外），压迫止血后用消毒敷料或酒精棉球盖好，医用胶布固定，3 天后取掉。每 30 天埋线 1 次，一般 2~3 次即获愈。

[疗效] 李悦更治疗 63 例，痊愈 40 例，显效 10 例，有效 8 例，无效 5 例。

4. 水针法

[方法] 患者取仰卧位，常规消毒局部皮肤，取 1ml 注射器套上长 5 号针头，抽取 1ml 生理盐水和 0.3mg 地塞米松注射液，从百会穴处

进针，待局部有酸麻、胀痛感时，若回抽无血液，顺着顶中线方向缓慢注入上述药液，退针后用消毒棉球按压针孔片刻，防止出血，并用碘伏消毒针孔。然后再用艾条灸百会穴 20min。每 3 天治疗 1 次，最多治疗 25 次。

［疗效］岳樊林治疗 48 例，2 次治愈 1 例，4 次治愈 13 例，6 次治愈 29 例，2 例好转，3 例无效。

［评析］遗尿系先天不足、膀胱气化失司所致。百会为督脉之穴，该脉起于肾下胞中，出会阴，贯脊属肾。灸之可振奋阳气、温肾固摄，用于遗尿效佳。现代医学认为，百会穴所在区域是调节大小便的旁中央小叶区，因此灸之可增强脑皮质相关部位的兴奋性，从而加强对排尿过程的控制。

水 沟

针刺法

［方法］常规消毒穴位皮肤后，用 28~30 号不锈钢毫针，对准穴位快速刺入，针尖略向上方进针 0.5 寸左右，给予强刺激手法，得气后留针 10~15min。隔日 1 次，10 次为 1 个疗程，共治疗 3 个疗程。

［疗效］吕景山等治疗多例，多数 10 次左右即可获愈。宋亚光等（配常规针刺关元、三阴交穴）治疗 60 例，痊愈 39 例，显效 19 例，无效 2 例，总有效率为 96.67%。

［评析］笔者提出治疗本病，针灸应以醒脑清神与补益脾肾、振奋膀胱机能并重的方法为宜。一方面，在针刺的醒脑刺激下，能较迅速地激发患者大脑功能的进一步完善，使患者能够容易被唤醒，并保持清醒状态去排尿，直至有尿意时能自醒，同时采取定时唤醒患者的方法，有利于条件反射的建立和巩固；另一方面，局部和远道取穴施治，在经络的作用下，能够补益脾肾，使膀胱的固摄功能得到加强。

曲 骨

1. 针刺法

［方法］常规消毒后，用 28~30 号 1.5~2 寸毫针，以 15° 角向下快

速斜刺入穴位，得气后，施行刮针法 20~30 次。然后将毫针退到皮下，再向左右旁开 35° 角刺入肌层，依上法行针后出针。若 10 岁以上的患者，可先行左右旁刺进行刮针法后，出针至原进针处的皮下，再向下斜刺，得气后留针 15~20min。每日 1 次，一般 7~9 次即可见效。

［疗效］白秀荣共治疗 63 例，痊愈 32 例，显效 23 例，无效 8 例。

2. 水针法

［方法］令患者排尿，取仰卧位，以 5ml 注射器抽取黄芪注射液 2ml，常规消毒曲骨穴后，用 5 号针头在耻骨联合上缘的中点处刺入（针尖稍向上方，深度为 0.3~0.6 寸）注入药液，治疗期间停用他药。每日 1 次，5 次为 1 个疗程。

［疗效］王宏伟等治疗 30 例，1 次治愈 13 例，2 次治愈 9 例，3 次治愈 5 例，4~5 次治愈者 2 例，无效者 1 例，总有效率为 96.67%。

3. 电针法

［方法］令患者排空膀胱，两膝屈于腹部，先刺长强，常规消毒穴位皮肤，针尖向上沿皮下进针，刺 1.5~2.5 寸，左右捻转，使针感传至十六椎处，接电针治疗仪，留针 10min。再嘱患者仰卧，刺曲骨 0.5~1 寸，使针感达到阴器周围，接电针治疗仪，留针 20min。每日 1 次。

［疗效］李勇治疗 30 例，基本治愈 11 例，有效 14 例，无效 5 例，总有效率为 83.33%。

［评析］小儿遗尿的发病主要与肾和膀胱有直接关系，多由肾气不足、素体虚弱等原因所致。任脉之穴曲骨，位于少腹部，深部邻近膀胱等器官，"腧穴所在，主治所在"，故可用治癃闭、遗尿。采用黄芪注射液注射，既具有益气固摄的作用，亦能刺激局部以加强膀胱的约束，故有较好的疗效。

中　极

1. 针灸法

［方法］患者取仰卧位，常规消毒局部后，用 28~30 号毫针，以垂直刺爪切式快速刺入，进针约 1 寸，施行捻转的补泻法，使针感尽量向前阴放射，留针 20min。出针后，在穴位上按常规施行直接无瘢痕

灸，每次 3 壮。每日 1 次，6 次为 1 个疗程。

[疗效] 朱山有治疗 82 例，痊愈 69 例，好转 10 例，无效 3 例。

2. 水针法

[方法] 患者排空膀胱后取仰卧位，放松小腹部，常规消毒局部皮肤后，5ml 注射器套上 5 号长针头，抽取适当药液，呈 25° 角向下快速斜刺入穴位，当针感达至曲骨穴并向阴茎和龟头放射时，若抽无回血，则可缓慢注入 1/2 药液，然后将针身退出半寸后再注入余药，拔针后嘱患者休息 5~10min 方可离去。每日 1 次，3 次为 1 个疗程。

[疗效] 吕景山等治疗（药液为阿托品 0.5mg，成人 1mg）268 例，治愈 224 例，好转 38 例，无效 6 例。徐迪华等治疗（药液为盐酸消旋山莨菪碱注射液 10mg）11 例，1 个疗程痊愈 4 例，2 个疗程痊愈 5 例，3 个疗程痊愈 1 例，明显好转 1 例。

[评析] 中极穴为足少阴经、足太阴经、足厥阴经与任脉的交会穴，刺激此穴可使紧张性膀胱内压降低，使弛缓性膀胱内压升高，并能增强膀胱括约肌的功能。盐酸消旋山莨菪碱注射液属于抗胆碱类药物，主要成分为山莨菪碱，可增强膀胱括约肌的收缩调控功能。穴位药物注射，起到了针刺与药物的综合效应，从而提高了治疗效果。

关 元

1. 针刺法

[方法] 嘱患儿排净小便后，常规消毒局部皮肤，用 28~30 号毫针，快速直刺入穴位 0.5 左右，得气后施行烧山火手法，待穴位周围产生明显热感后，留针 15min。随后将毫针退至穴位皮下，使针尖方向斜向上方再刺入肌肉中，持续行针使针感上传至上腹部的穴位为佳，再留针 15min 即可出针。每周针刺 2 次。

[疗效] 张彦明、史秉才治疗多例，一般数次可获愈。

2. 水针法

[方法] 常规消毒局部皮肤后，用 5ml 注射器套上 5~6.5 号针头，

抽取阿托品 0.5ml 加注射用水至 2ml，将针头快速直刺入穴位，待有酸、麻、胀的感觉或此针感向会阴、尾骶部放射时，若回抽无血，则缓慢推注入药物（10 岁以下小儿 1ml，10 岁以上小儿 2ml）。每日 1 次，7 日为 1 个疗程。

[疗效] 陈泽武治疗 50 例，痊愈 37 例，显效 11 例，无效 2 例。

3. 直接灸法

[方法] 患儿取仰卧位，采用艾炷直接灸，艾炷如绿豆大小（要求艾炷需实），使火力缓缓透入深部肌层，待艾炷烧至不能忍受即除去，每次 10 壮。每日或隔日 1 次。

[疗效] 吕景山等治疗 73 例，治愈 72 例，好转 1 例。杨丽霞等治疗(配合口服 4 粒桂附地黄丸，每日 2 次)30 例，痊愈 11 例，显效 15 例，无效 4 例，总有效率为 86.67%。

4. 埋藏法

[方法] 患儿排净小便后取仰卧位，先用棉签蘸龙胆紫在关元穴位上划一切口标记，接着用 2% 碘酒、75% 乙醇消毒皮肤，铺上洞巾，医者的手严格消毒后戴上消毒手套，然后在穴位上下两端及旁开 1.5~2.5cm 处，用 0.5% 盐酸普鲁卡因（5~8ml 即可）作皮下麻醉。选用尖头手术刀从穴位处切开皮肤，切口长 2.5~3.0cm，再用血管钳分离皮下组织及肌层，待定点后，将 1 号羊肠线剪成 4~6 根（约 1~1.5cm 长），再用 00 号羊肠线将它扎成一组，轻轻塞入穴位内，接着用 00 号羊肠线穿过深肌层，把一组 1 号羊肠线缝固定于穴位内，再用丝线在切口上缝 3 针，消毒敷料包扎，6~7 天后拆线。一般数次即可取得疗效。

[疗效] 程氏治疗 40 例，1~2 次治愈 31 例，3~5 次显效 9 例。

[评析] 关元穴属任脉，为小肠之募穴。《灵枢·寒热病》中曰："小腹脐下三结交。三结交者，阳明、太阴也，脐下三寸关元也。"足三阴经、任脉之会，一身元气之所在，别名"丹田"。《难经集注》中曰："丹田者，人之根本也，精神之所藏，五气之根元，太子之府也。"关元为真阳所居、化生精气之处，是一个能强壮人体的要穴。刺激关元穴旨在温阳补肾、调整阴阳、固涩下元、振奋肾阳，使膀胱约束有力而遗尿自止。

气 海

1. 针推法

[**方法**] 先让患儿在治疗前排空膀胱，取仰卧位，医者先运气于右手内劳宫穴，放在患者的气海穴上，顺时针方向揉10~15min。然后常规消毒皮肤，用30号1~1.5寸毫针，直刺入气海穴，有酸麻胀感即得气，使针感向下传导，得气后施行补法，留针30min，隔5min运针1次。同时配合TDP照射气海穴，有温热感为宜，每次照射30min。隔日1次，5次为1个疗程。

[**疗效**] 刘思洋治疗28例，痊愈24例，显效4例，总有效率为100%。

2. 悬灸法

[**方法**] 患者取仰卧位，充分暴露穴位，在穴位上施行艾条悬灸，每次40~60min，以局部皮肤出现潮红为度，以局部出现热感向下扩散为最佳，每日1次。

[**疗效**] 孙毓等治疗多例，效果明显。

[**评析**] 患儿遗尿之因，多责之先天不足或后天失养，致使肾气不足，下元不能固摄，每致膀胱约束无权，故夜间遗尿。气海是任脉上的重要补益穴位，刺激此穴位具有极强的补中益气、培元益精、调摄下焦、固肾止遗之功效。

石 门

针灸法

[**方法**] 常规消毒局部皮肤，选用32号1.5寸毫针，采用舒张法进针，垂直快速刺入石门穴1寸，令酸胀感放射至前阴部，并行捻转补法半分钟，针后加灸5min。三阴交穴直刺进针0.5~0.8寸，令酸胀感向足部放射，行捻转补法半分钟后出针。每天1次，7次为1个疗程，休息3天后再行第2个疗程。

[**疗效**] 吕景山等治疗1例，5次后遗尿停止，继针7次以巩固疗效，遗尿痊愈，半年后随访未见复发。

[**评析**] 引起小儿遗尿的原因有很多，中医认为主要是由于气虚，尤其是肾气虚所致，正如《针灸甲乙经》所说："虚则遗尿"。石门穴属任脉经穴，为三焦原气通行之所，是补益下焦、通调水道之常用穴；三阴交为足三阴经之交会穴，能调补肝肾，是治疗下焦病证之常用穴。两穴配合，具有养血填精、补肾固脬、促进三焦气化之功效。对 12 岁以下儿童在睡眠中遗尿，本法有较好的疗效，但对某些器质性病变引起的遗尿，则应积极配合原发病的治疗。

神　阙

1. 药敷法

[**方法**] 先用温水擦拭干净脐窝，再用酒精棉球在穴位作常规消毒，取适当药物填满神阙穴，再用医用胶布或风湿膏外贴固定。每日 1 次，7 次为 1 个疗程。

[**疗效**] 李荣治疗（取硫黄、韭菜子、葱白等共捣成细末，用普通食醋调成膏状，于临睡前贴敷于患儿穴位上，次日晨起取下）58 例，治愈 41 例。孙元春治疗（取炮姜、炒小茴香、五倍子等份研末，过 80 目筛备用。取药粉 0.5g，用食醋调和干湿适中，捏成药饼状贴于肚脐固定，24h 后更换）50 例，痊愈 27 例，显效 21 例，有效 2 例，总有效率为 100%。

2. 拔罐捏脊法

[**方法**] 患儿取仰卧位，用 95% 的乙醇棉球以闪火法，迅速将小号火罐吸拔于穴位上，留罐 2~3min，注意谨防烫伤患儿皮肤。拔罐完毕后，按常规施行捏脊操作。隔日 1 次，5 次为 1 个疗程。

[**疗效**] 蒙步思治疗 150 例，痊愈 123 例，显效 25 例，无效 2 例。

3. 隔盐灸法

[**方法**] 严格消毒神阙穴后，放一块纱布，再填满干净的细沙盐，再放上精制艾绒做成的圆锥形的艾炷，点燃，患者如觉烫时则把纱布移开，放在气海穴上亦可，灸完 1 柱，只换艾炷不换盐，共灸 3~5 壮。每日 1 次，10 次为 1 个疗程，疗程间隔 2 天，共观察 2 个疗程。

[**疗效**] 林桂君治疗 38 例，痊愈 24 例，显效 8 例，有效 4 例，无

效 2 例，总有效率为 94.74%。

[**评析**] 遗尿病机主要是肾气不足，下元不固，导致膀胱约束无权。神阙的"神"指神气、元气，神阙为生命之气出入的门户，功用温阳救逆、利水固脱，能直通内脏，调上、中、下三焦之气，激发人体正气，增强抗病能力，以加强膀胱的约束。

【按语】

1. 针灸治疗本病疗效确切。

2. 治疗期间应培养患儿按时排尿的习惯，夜间定时叫醒患儿起床排尿。

3. 平时勿使孩子过于疲劳，注意适当加强营养，晚上临睡前不宜过多饮水。

4. 对患儿要耐心教育，鼓励其自信心，切勿嘲笑和歧视他们，避免其产生恐惧、紧张和自卑感。

【参考文献】

[1] 程祥佑，郑自芳，曾振秀. 列缺穴埋针治疗遗尿 200 例临床报告 [J]. 辽宁中医杂志，1981（7）：13.

[2] 黄金莲. 皮内针刺列缺穴治疗遗尿 36 例 [J]. 针灸临床杂志，1998，14（11）：31-32.

[3] 王延凡. 遗尿的针灸治疗 [J]. 中医杂志，1992（11）：37.

[4] 桑文元. 针刺三阴交治疗遗尿症 50 例的观察 [J]. 中医杂志，1996（1）：14.

[5] 张菌州，张福林. 三阴交穴埋针治疗遗尿 [J]. 山西中医，1989（1）：36.

[6] 刘本善，郭成全，马景超. 三阴交穴位封闭治疗遗尿症 [J]. 针灸学报，1992（6）：42.

[7] 李耀东. 阿托品注射三阴交治遗尿症 [J]. 四川中医，1992（2）：51.

[8] 杨怡. 穴位注射三阴交治疗小儿遗尿 [J]. 中国针灸，2001（12）：729.

[9]史宝俊，史素萍. 三阴交穴位导入阿托品治疗小儿遗尿症疗效观察 [J]. 中医药研究, 1996（1）: 14-15.

[10]董敖齐. 针刺睛明治疗遗尿 168 例 [J]. 浙江中医杂志, 1996（1）: 38.

[11]杨玲，杨霞，高兰芳. 中极配肾俞穴治疗遗尿 [J]. 中原医刊, 1994, 21（5）: 43.

[12]霍智英，佟锦，贺天富，等. 肾俞穴阿托品封闭疗法治疗夜尿症 [J]. 山西医药杂志, 1988（2）: 121.

[13]戴荣水. 肾俞穴药物贴敷治疗小儿遗尿 [J]. 中国针灸, 2010, 30（11）: 903.

[14]刘百生. 次髎穴的临床运用举隅 [J]. 江西中医药, 1995（2）: 47.

[15]茹丽丽，张晓霞，刘少明. 头皮针配合次髎穴留针拔罐治疗小儿遗尿 [J]. 山西中医, 2010, 26（2）: 33-34.

[16]吕景山，何树槐，耿恩广. 单穴治病选萃 [M]. 北京: 人民卫生出版社, 1993.

[17]王及钧. 涌泉穴注治疗小儿遗尿症 14 例 [J]. 江苏中医, 1993（9）: 30.

[18]罗靖，陈昶. 水针治疗小儿遗尿 79 例 [J]. 右江医学, 1999, 27（1）: 23.

[19]史鹏年. 针灸外关穴治疗小儿夜尿症 [J]. 上海中医药杂志, 1966（2）: 43.

[20]魏爱民，余蕾. 点刺大敦穴治疗遗尿症临床观察 [J]. 四川中医, 2011, 29（4）: 117-118.

[21]马凤友. 针刺命门穴治疗小儿遗尿 75 例 [J]. 长春中医药大学学报, 1994（1）: 43.

[22]富彦相. 针灸百会穴治疗小儿遗尿 5 例的体会 [J]. 甘肃中医, 1994（5）: 27.

[23]邓红卫. 百会温和灸治疗遗尿 38 例[J]. 福建中医药, 1996（5）: 29.

[24]李悦更. 百会穴埋线治疗遗尿症 63 例 [J]. 黑龙江中医药, 1990

（2）：47.

［25］岳樊林.枝川注射加艾灸治疗遗尿［J］.中国针灸，2001（12）：729.

［26］宋亚光，袁慧.水沟穴在治疗功能性遗尿症中的作用［J］.中国针灸，2003（6）：339-340.

［27］白秀荣.针刺曲骨穴治疗遗尿症63例［J］.中国针灸，1985（6）：18.

［28］王宏伟，郭芳，朱会友.黄芪针曲骨穴封闭治疗小儿遗尿30例［J］.陕西中医，1999，20（7）：318.

［29］李勇.电针长强曲骨穴治疗功能性小便失禁30例临床观察［J］.内蒙古中医药，2014（35）：104.

［30］朱山有.温针治疗小儿遗尿症82例［J］.湖北中医杂志，1990（1）：12.

［31］徐迪华，洪惠珍.穴位注射654-2治疗遗尿症的疗效观察［J］.山西护理杂志，1996，10（6）：255.

［32］张彦明.关元穴治疗小儿遗尿［J］.陕西中医函授通迅，1988（6）：35.

［33］史秉才.关元穴浅刺针法简介［J］.中国针灸，1981（2）：45.

［34］陈泽武.阿托品穴位注射治疗遗尿症50例［J］.云南中医中药杂志，1997（6）：33.

［35］杨丽霞，王红波，胡雁聪.用桂附地黄丸配合艾灸关元穴治疗小儿遗尿的疗效观察［J］.当代医药论丛，2014，12（19）：28-29.

［36］程少云.穴位埋线治疗遗尿40例［J］.中国针灸，1994（6）：23.

［37］刘思洋.气海穴为主治疗小儿遗尿［J］.中国针灸，2001（12）：728.

［38］孙毓，张志刚，赵素杰.灸气海关元穴治疗中风后尿失禁临床观察［J］.针灸临床杂志，1997（9）：40.

［39］李荣.中药外敷治疗小儿遗尿症58例［J］.中国民间疗法，2003，11（7）：28.

［40］孙元春.止遗散贴神阙穴治疗小儿遗尿50例［J］.陕西中医，2009，30（3）：293.

［41］蒙步思. 神阙穴拔罐与捏脊治疗小儿遗尿症 150 例［J］. 中国针灸，1995（6）：28.

［42］林桂君. 神阙穴隔盐灸治疗儿童遗尿的临床观察［J］. 针灸临床杂志，2007，23（8）：55-56.

第六节　脑瘫

脑瘫是指脑损伤所致的非进行性中枢性运动功能障碍，属于中医学"五迟""五软""五硬""痿证"的范畴。主要由围产期和出生前各种原因如母孕期感染、胎儿窘迫、新生儿窒息、早产、脑血管疾病或全身出血性疾病等引起颅内缺氧、出血等导致。

中医学认为本病多因先天不足、肝肾亏损，或后天失养、气血虚弱所致。其临床表现以肢体运动功能障碍为主症。痉挛型常因锥体系受损，表现为受累肌肉的肌张力增高、腱反射亢进、锥体束征阳性，可出现单瘫、偏瘫、截瘫、四肢瘫等；运动障碍型主要由于锥体外系损伤，出现不自主和无目的的运动，可表现为手足徐动或舞蹈样动作等；共济失调型因小脑受损，出现步态不稳，指鼻试验易错，肌张力减低，腱反射减弱等；兼见上述任何两型或两型以上症状的为混合型。常伴有智力障碍、癫痫、视力异常、听力减退和语言障碍等。

风　　池

水针法

［方法］药物选用注射用鼠神经生长因子 30μg，2ml 注射用水溶解，加入维生素 B_1 200mg、维生素 B_{12} 1mg 于风池穴注射，每穴注射 1~1.5ml/ 次，3 次 / 周。同时对患儿配合康复训练。18 次为 1 个疗程，共治疗 2 个疗程。

［疗效］王梅康等治疗 30 例，显效 21 例，有效 7 例，无效 2 例，总有效率为 93.33%。

[**评析**] 风池穴论述最早见于《灵枢·热病》篇，为手少阳、阳维之会，为足少阳经腧穴，有养神柔筋、健脑宁神之效，是人身之要穴。在"脑主神明""脑为元神之府"理论指导下，临床证明风池穴注射可缓解四肢局部肌肉痉挛，改善下肢运动。神经生长因子具有促进神经损伤恢复的作用，维生素 B_1 参与修复中枢神经损伤，维生素 B_{12} 参与髓鞘化代谢。脑瘫病变在头部，肌张力增高是痉挛型脑瘫患儿运动功能障碍的一种主要表现，通过风池穴注射神经生长因子治疗，能使患儿肌张力明显降低，与单纯康复功能训练治疗进行比较，具有显著性差异。

阳　陵　泉

针灸法

[**方法**] 取 1.5 寸毫针，缓缓直刺入 0.5~1.5 寸，以针身紧致为得气，可以根据刺入的深度衡量得气与否（体重 10kg 以下可刺入 0.5 寸左右，其次根据体重及身高适当增加刺入深度），留针 30min，接电针持续刺激效果更佳，刺激量以可见足部有外旋、外翻动作为佳。配合营养神经药物或黄芪注射液，每次注射 0.5ml，10 天为 1 个疗程。

[**疗效**] 程显丹等治疗多例，效果满意。

[**评析**] 阳陵泉位居膝旁，《素问·脉要精微论篇》说："膝者筋之府"，主屈伸之键，若"屈伸不能，行将偻附，筋将惫矣"。大筋之会即在于膝，故云："诸筋皆会于阳之陵泉"。阳陵泉是筋之会穴，为筋气聚会之处。《难经·四十五难》云："筋会阳陵泉。"故阳陵泉是治疗筋病的要穴，特别是下肢筋病，具有舒筋和壮筋的作用。取阳陵泉穴治疗脑性瘫痪，具有坚实的理论依据。

哑　　门

1. 针刺法

[**方法**] 选哑门穴（或风府）为主穴，消毒后常规直刺，针刺深度可按患者颈周围长 1%~13% 作参考，以得气为度，交替进行。辅穴根据患者病情，每次选 8~10 个，左右侧交替进行，常用穴位按《针

灸治疗学》取百会、风池、头维、大椎等。每天 1 次，15 次为 1 个疗程，疗程之间休息 3 天，针治 5 个疗程后改为隔日 1 次，疗程之间休息 5 天。

［**疗效**］李英等治疗 20 例，基本痊愈 8 例，显效 6 例，有效 4 例，无效 2 例。

2. 水针法

［**方法**］消毒穴位皮肤后，给予注射用鼠神经生长因子穴位注射治疗，每次注射 2000U。配合常规方法治疗，包括脑瘫肢体综合训练、按摩、水疗、神经肌肉电刺激治疗等。隔日 1 次，20 天为 1 个疗程，3 个疗程为 1 个康复评定周期。

［**疗效**］辛晶等治疗 40 例，在适应性行为、精细动作和行为方面有显著疗效，能够促进脑损伤婴儿的认知功能恢复。

［**评析**］王清任《医林改错·脑髓说》曰："小儿无记性者，脑髓未满。"针刺风府、哑门穴正是有醒脑填髓、活血通络的重要作用。哑门穴为督脉重要腧穴，且与阳维交会，位于脑后空窍处，与脑直接相连。临床实践证明，针刺该穴可提高脑能量代谢及利用率，增加氧供，提高脑细胞活性，改善脑微循环，确有醒脑开窍、开音利语的作用。此外，治疗的患儿病程最短的为 3 月余，最长达 10 个月，平均治疗时间为 4~5 个月，因此对治疗本病应当有一定的耐心，才不会半途而废。

【按语】

1. 针灸对本病有较好的治疗效果。

2. 在治疗期间应帮助患儿培养良好的生活习惯，对不良行为要耐心教育，多加关怀和爱护，切忌打骂、歧视和不耐烦，以免患儿自暴自弃。

3. 学习困难者应予指导、帮助，做功课可分部逐一完成，成绩有进步就予以表扬、鼓励，不断增强其信心。

【参考文献】

［1］王梅康，郝晋东. 风池穴注射神经生长因子对痉挛型脑瘫患儿肌张力的影响［J］. 针灸临床杂志，2013（5）：40-42.

［2］程显丹，申艳娥. 阳陵泉穴在脑性瘫痪治疗中的应用［J］. 内蒙古中医药，2013（7）：57-58.

［3］李英，王晓英. 以风府、哑门穴为主针刺治疗脑性瘫痪24例临床观察［J］. 中国针灸，1999（增刊）：13-15.

［4］辛晶，刘振寰. 神经生长因子穴位注射对婴儿脑损伤干预疗效的观察［J］. 中国伤残医药，2013，21（8）：282-283.

第七节　小儿流涎

小儿流涎又叫"小儿滞颐"，多见于小儿患口、咽黏膜炎症，或神经麻痹、延髓麻痹、脑炎后遗症及呆小病等疾病，因唾液过多或不能下咽而引起口涎外流。如婴儿在3~7个月时出现流涎，是由于饮食中补充淀粉性食物，致使口水分泌大量唾液。这个时期流涎不是病态，待到婴儿长大，吞咽功能健全时，就能迅速吞咽口水，不再流涎。

小儿流涎多因脾胃素虚或饮食生冷，损伤脾胃，致脾气虚寒，无以输布津液，气虚不能摄精，亦或因脾胃伏火上迫廉泉，津液外溢，故致本病。临床上以前者尤为多见，如《诸病源候论》曰："滞颐之病，是小儿多涎唾，流出渍于颐下，此由脾冷液多故也"。

涌　　泉

药敷法

［**方法**］周氏取天南星100g，碾碎用一干净容器盛装，将白醋25~50ml慢慢倒入盛装天南星容器内，充分和匀，再装入一干净广口瓶内，瓶口拧紧待用。每日晨起从容器内取出蚕豆大小的两团药泥，分别敷于双侧涌泉穴上，然后用约3cm×3cm的胶布固定，穿好鞋袜，晚上睡觉前才撕开胶布，去掉药物。每日1次，10次为1个疗程。黄氏以五倍子、吴茱萸各10g，共研极细末，以老陈醋适量调制成饼状。于每晚临睡前，先将患儿双脚用温水洗净擦干，然后将药饼贴涌泉

穴，外以纱布固定，男左女右，每日1次，3次为1个疗程。用药最少2次痊愈，最多8次有效。

[**疗效**] 周凯治疗10例患儿，痊愈6例，显效2例，有效1例，无效1例，总有效率为90%。黄氏治疗33例，痊愈27例，好转5例，无效1例，总有效率为96.97%。

[**评析**] 本穴为足少阴肾经之井穴，病在脏者取之井，故刺激此穴有强肾固本之功。天南星性苦、温，归脾经，有很好的燥湿健脾作用，碾碎醋制，敷贴于涌泉穴，发挥药物与腧穴双重作用，增强脾脏运化转输、肾脏蒸腾气化功能，从而调节唾液的正常分泌，使之不自溢出口外。脾之功能，尤赖肾气推动，口中流涎者责之于脾，用五倍子收涩津液，吴茱萸既可温中，亦可引脾热下行，加陈醋酸收诸药配伍，研末制饼贴于涌泉穴，共奏收涩津液、温中健脾、引热下行之功。涌泉穴位于足底，小儿站立、行走，均可使此穴不断得到刺激，促使药物能更好地渗透，从而大大提高疗效。

【参考文献】

[1] 周凯. 醋制天南星敷贴涌泉穴治疗小儿流涎10例 [J]. 中国针灸，2000（1）：39.

[2] 黄河伟，林金朴，武洪琳，等."药饼"外贴涌泉穴治疗小儿滞颐 [J]. 长治医学院学报，1995，9（1）：61-62.

第八节　小儿夜啼

小儿夜啼是指婴幼儿入夜啼哭不已，时哭时止，或每夜定时啼哭，甚则通宵达旦，但白天能安静入睡的一种病症。多见于新生儿及6个月内的小婴儿。可由虫积、腹痛、腹胀、肛门瘙痒、小儿消化功能紊乱、婴儿高级神经系统兴奋抑制失衡、受惊、病后失于调养等原因引起。

神　　阙

药敷法

[**方法**] 用酒精棉球在穴位作常规消毒，取适当药物填满其神阙穴，再用医用胶布或风湿膏外贴固定。7 日为 1 个疗程，可连用 1~2 个疗程。

[**疗效**] 彭世桥治疗（取琥珀、朱砂等份，共研为细末装瓶备用。施术时，以童尿调和成膏状，在小儿临睡前贴敷于穴位上，外用干净敷料覆盖，胶布固定，可连贴 3 日后再换药）多例，疗效满意。黄春霞等治疗（取朱砂、琥珀粉、胆南星各 1g，用米醋调成稠糊状，分为 2 份，每晚 8 时分别敷于神阙和膻中穴，次日晨 7 时取下）26 例，痊愈 19 例，有效 5 例，无效 2 例，总有效率为 92.31%。

[**评析**] 神阙穴为任脉要穴，任脉与督脉相表里，共司人体诸经百脉，起着调节脏腑生理功能的作用。膻中穴位于上焦，为心包之募穴，而心包居胸中，位于心之外围，有护卫心神的作用。本病治疗以镇惊安神为主，朱砂、琥珀、胆南星皆可入心经，以镇惊安神，故将药膏敷贴上述穴位治疗夜惊，疗效确切且无明显副作用。

【参考文献】

[1] 彭世桥. 敷贴疗法儿科应用近况 [J]. 浙江中医杂志，1993（5）：206.

[2] 黄春霞，张力，焦平. 安神膏敷贴膻中穴神阙穴治疗夜惊 26 例 [J]. 中国民间疗法，1998（3）：21-22.

第九节　小儿发热

发热是指体温超过正常范围高限，为小儿常见的一种症状。正常小儿腋下体温为 36℃ ~37℃，当超过 37.4℃可认为是发热。在多数情况下，发热是身体对抗入侵病原的一种保护性反应，体温的异常升高与疾病的严重程度不一定成正比，但发热过高或长期发热可影响人体各种调节功能，从而影响小儿的身体健康。因此，对确认发热的小儿，应积极查明原因，针对病因进行治疗。

后　溪

针刺法

［方法］家属抱患儿取坐位，常规消毒双侧穴位皮肤后，用 28~30 号 1 寸毫针，对准穴位快速直刺入，进针约 0.8 寸，施行提插捻转的手法，给予强刺激量，直至小儿抽搐停止，然后留针 30~60min，每隔 10min 行针 1 次。

［疗效］吕景山等共治疗 20 例，效佳。

［评析］太阳经属阳，为一身之外藩，又因后溪通督脉，督脉能总督一身之阳，所以后溪穴可宣通诸阳之气，有祛邪退热的作用。临床常合以大椎、曲池、外关、合谷治疗外感热病，因外感热病，其邪在表，病邪易于外出，故以上诸穴针刺后，以得气为度，施用泻法，不留针。

涌　泉

1. 针刺法

［方法］抱患儿取坐位，常规消毒双侧穴位后，用 0.5~1 寸毫针，快速直刺入 0.3~0.5 寸深，施行大幅度的提插捻转手法之泻法，直至获效为止，不留针或稍留针。

［疗效］丁德良共治疗小儿高热惊厥 41 例，均在针刺后立即停止抽搐。

2. 药敷法

［方法］取适当的药物共研细末，调成糊状，分成 2 份摊在纱布或胶布上，贴敷于双侧穴位上，用绷带固定。每日 1 次。

［疗效］李继功等治疗（药物为生栀子、吴茱萸各等份，5 岁前用 8g，10 岁前用 10g，研末后用鸡蛋清调成糊状，1 次敷贴 8h 左右）63 例，治愈 52 例，无效 11 例。茹清静治疗（药物为生南星、明雄黄各 12g，研末后用面粉、醋调匀，1 次敷贴 24h）多例，均获满意疗效。

黄向红等治疗（药物为栀子、桃仁各 5g，捣烂如泥，加面粉 15g 及蛋清各适量，调拌均匀外敷，6h 换药 1 次，每天 4 次，配合口服布洛芬混悬滴剂）47 例，治愈 36 例，有效 7 例，无效 4 例。

　　[评析] 涌泉穴属肾经的井穴。脑为髓之海，髓与肾密切相关，具有醒脑开窍、息风止痉之功。涌泉穴敷贴，足底皮薄易于药物的吸收，加上穴位刺激效应，具有导热下行、清泻郁热之功，长于散热，擅治小儿发热、咽喉肿痛等病症，有"上病下治"之意，导热下行、清热解毒。贴敷涌泉穴的退热机制，可能通过降低血清白细胞介素 1β（IL-1β）、干扰素 -α（IFN-α）的水平，从而减少下丘脑中枢性发热介质的释放，恢复正常体温调定点，达到降低体温的目的。

内　关

药敷法

　　[方法] 用生山栀 5~10g 研细末，加适量面粉，用醋调敷双侧内关穴上，外用纱布固定，24h 换药 1 次，连续治疗 3 天。根据血常规检查结果，如有细菌感染予头孢克洛颗粒，如有病毒感染予利巴韦林颗粒，体温＞ 39℃（肛温）予布洛芬混悬剂口服。

　　[疗效] 周莉治疗 80 例，治愈 75 例，有效 4 例，无效 1 例，总有效率为 98.75%。

　　[评析] 生山栀具有泻火除烦、清热解毒的功效，现代药理研究表明，山栀子提取物对金黄色葡萄球菌、脑膜炎双球菌、卡他球菌等均有抑制作用。内关穴乃手厥阴心包经之络穴，又是八脉交会穴之一，生山栀子通过对内关穴的刺激作用，调节脏腑和经络的功能，从而发挥退热作用。

中　冲

放血法

　　[方法] 患儿取坐位，先在患儿中指端穴位处压迫或挤压片刻，以使指端充血，然后用酒精棉球常规消毒局部皮肤，用已消毒的三棱针或 5 号注射器针头，快速点刺穴位，使其出血 1~3 滴即可。每日 1 次。

[**疗效**] 彭可旭治疗 25 例，显效 15 例，好转 8 例，无效者 2 例，总有效率为 92%。

[**评析**] 中冲穴属手厥阴心包经之井穴，前人对井穴的认识，是"经气所出，如水之源头"，小儿外感发热多属经气郁滞，腠理闭塞，中冲放血可起到疏通经气、开达膜理之作用，从而使热退。

肩　　井

刮痧法

[**方法**] 患儿取俯卧位，暴露背部，用碘伏对刮拭部位进行消毒，刮具用 75% 乙醇消毒，在施术处涂石蜡油。医者以左手固定患儿，右手持刮痧板，与体表呈 45° 夹角，利用腕力自上而下、先左后右依次刮痧，刮拭 1~3min，以轻微出痧为度。用干净纸巾或毛巾将刮痧部位擦拭干净。

[**疗效**] 徐士象治疗 30 例，分别观察并记录治疗前 5min 和治疗后 1h、4h 腋下体温，发现治疗后 1h 多可取得明显降温效果。

[**评析**] 肩井穴具有良好的发汗解表、退热功效，在该穴位施以刮痧治疗，通过刮痧板反复刺激经络腧穴，使局部皮肤发红充血，从而起到解毒祛邪、清热解表、健脾和胃等效用。本法是一种较理想的退热方法，尤其适用于低年龄的高热患儿，以中度出汗的患儿降温效果最佳。

【参考文献】

[1] 吕景山，何樹槐，耿恩廣. 单穴治病选萃 [M]. 北京：人民卫生出版社，1993.

[2] 丁德良. 针刺涌泉穴治疗小儿高热惊厥 42 例 [J]. 河北中医，1995（2）：30.

[3] 李继功，姜其善. 涌泉穴敷药治疗小儿发热 [J]. 山东中医杂志，1995（4）：178.

[4] 茹清静. 小儿高热物理降温十法 [J]. 中国中医急症，1993（3）：139.

［5］黄向红，郭子宽，林国荣，等．栀子桃仁泥贴敷涌泉穴治疗小儿急性上呼吸道感染发热临床观察［J］．新中医，2014，46（12）：135-137．

［6］周莉．生山栀贴敷内关穴为主治疗小儿高热80例［J］．浙江中医杂志，2014，49（4）：260．

［7］彭可旭．中冲穴放血治疗小儿外感发热25例［J］．陕西中医，1992（12）：155．

［8］徐士象．肩井穴刮痧治疗小儿外感发热30例临床疗效及时效性观察［J］．江苏中医药，2012，44（10）：60-61．

第十节　小儿咳嗽

小儿咳嗽，顾名思义是发生在小儿时期的一种症状，正常情况下是小儿的一种保护性反射动作，当不小心吸入异物或者闻到刺激性气味时，会通过咳嗽的动作，将这些刺激呼吸道黏膜的物质清理出来，以避免呼吸道继发感染。临床上可发现小儿咳嗽的发生和多种疾病有关，任何病因引起的咳嗽，根据病程可分为急性咳嗽、亚急性咳嗽和慢性咳嗽三种。

丰　　隆

水针法

［**方法**］用2ml一次性注射器抽取维生素 D_2 果糖酸钙注射液0.5ml（1岁以内患儿为0.25ml），常规消毒双侧穴周皮肤，在丰隆穴处垂直进针，至皮下约0.5~1cm，回抽无血后注入药液，快速拔针，用棉签按压针孔片刻。隔2天注射1次，7天为1个疗程，重者连续治疗2个疗程。

［**疗效**］邓健（配合宣肺化痰汤：炙麻黄、苦杏仁、紫苏子、地龙、莱菔子、法半夏、瓜蒌、甘草）治疗52例，治愈40例，好转

9 例，无效 3 例，总有效率为 94.23%。吕景山等（联合维生素 B$_{12}$ 注射液，注射完毕用棉花球按压穴位，按摩 10min。配合晚上睡前按摩丰隆穴 10min）治疗 334 例，治愈 199 例，好转 109 例，无效 26 例，总有效率为 92.2%。曾渊华等（药物为 5% 当归注射液 2ml）共治小儿肺炎 38 例，1~2 次获效者 5 例，3 次获效者 10 例，4 次获效者 15 例，5 次获效者 8 例。

［评析］临床上多数患儿呼吸道疾病急性期症状消失后，其咳嗽症状仍未缓解，常表现为刺激性干咳或咳少量白色黏液痰。痰是水液代谢障碍而产生的病理产物，同时是致病的因素之一，其产生与脾、肺、肾三脏存在密切关系，而首先责之于脾，因有"脾为生痰之源，脾无留湿不生痰"之说。丰隆穴是足阳明胃经之络穴，别走于足太阴脾经，因而可治脾、胃二经疾患。刺激丰隆穴可通调脾胃气机，使气行津布，中土得运，湿痰自化。据《灵枢·经脉》篇记载，丰隆穴具有通经活络、补益气血、调和胃气、祛湿化痰、醒脑安神等功效，尤被古今医学家所公认为治痰之要穴。穴位注射是一种针刺和药物并用，中西医结合的治疗方法，不单纯是针刺穴位作用和药物作用相加，而是在针刺对机体进行了整体性、良性调整的前提下，克服药物的某些副反应，使药物的使用呈几何式的放大。通过临床观察表明，在丰隆穴处注射药液能较快缓解患儿的喘息症状，缩短住院时间。

肺　俞

1. 隔姜灸法

［方法］将鲜姜切成厚度为 0.2~0.3cm，面积大于艾炷底面的薄片，姜片中央穿刺数个孔，姜片上放一底面直径约 2cm、高 2~3cm 圆锥形艾炷，由炷顶点燃艾炷施灸，至患儿感到灼热不可忍耐时，连同生姜片一起提起，片刻再灸或更换姜片，连灸 3 壮，以局部皮肤潮红、不发疱为度。每天 1 次，6 天为 1 个疗程，每个疗程间隔 1 天，共观察 2~4 个疗程。

［疗效］吕景山等共治疗 100 例，痊愈 62 例，好转 34 例，无效 4 例。

2. 拔罐法

[**方法**]患儿取俯卧位，取肺俞、肾俞穴，选用直径 4~5cm 的玻璃罐，用闪火法将罐子吸附在应拔部位上，每次 5~10min。每天 1 次，可连续拔 3~5 天，一般 1~3 次见效，治疗 5 次为限。

[**疗效**]黄俊萍治疗 20 例，1 次治愈 8 例，2~3 次治愈 10 例，5 次治愈 2 例。余惠华共治 300 例，痊愈 100 例，好转 170 例，无效 30 例。

3. 药敷法

[**方法**]在常规病因治疗基础上，取咳喘康膏药（由麻黄、花椒、百部、薏苡仁、蝉蜕等中药各等份组成，其中蝉蜕单独粉碎后过 120 目筛备用。熬制药膏时，先将前 4 味药加麻油浸泡 24h，再加热煎熬至药物焦黄后弃渣，然后加红丹熬炼成药膏母液，其中药、油、丹比例为 1:3:1。使用前取适量药膏母液，加热至药膏呈流动状态，再加入蝉蜕细粉，搅拌均匀，然后将药膏分摊于 3~5cm 大小的牛皮纸中心，要求膏药撕开后药膏直径约 1.5cm，厚度约 0.2~0.3cm，将牛皮纸对折即成。每 6 张膏药 1 袋，用塑料袋密封，置阴凉处贮藏备用）2 张，轻轻撕开（气温低时需用文火烊化撕开），双侧肺俞穴各贴 1 张。24h 换药 1 次，3 天为 1 个疗程。

[**疗效**]吕仁柱等共治 145 例，痊愈 45 例，显效 60 例，好转 28 例，无效 12 例，总有效率为 91.72%。

[**评析**]中医理论认为咳嗽与肺脏密切相关，肺主呼吸，为五脏之华盖，上通口鼻，外合皮毛，故外邪侵袭人体，肺易首先受邪。小儿脏腑娇嫩，形气未充，咳嗽也最易发生。本穴在肺之分野，是肺的背俞穴，为肺气输注之处，故是治疗内外伤所致的咳嗽等肺疾的重要穴位，尤其对慢性或器质性疾病效佳，即"治脏者治其俞"的取穴原则。

肾　俞

拔罐法

[**方法**]患儿取俯卧位，取肾俞、肺俞穴，选用直径 4~5cm 的玻璃罐，用闪火法将罐子吸附在应拔部位上（皮肤有溃疡破损处，或有过敏、血肿及大血管的部位，不宜拔罐；高热抽搐者不宜拔罐），每次

5~10min。每天 1 次，可连续拔 3~5 天，一般拔 1~3 次见效，治疗 5 次为限。

[疗效] 余惠华共治 300 例，痊愈 100 例，好转 170 例，无效 30 例，总有效率为 90%。

[评析] 肺主呼气，肾主纳气，故本穴用于主治由于肾不纳气导致的久咳、哮喘等呼吸系统病症。

涌　　泉

药敷法

[方法] 喻氏等每晚用温水泡脚 15min 后，用鲜生姜擦涌泉穴至皮肤发红，将药膏涂在纱布上，敷贴于双侧涌泉穴处，6~12h/d，敷贴 3~5 天，观察疗效。药膏制作方法：明矾、皂荚、牵牛子各等份研成细末，以生姜汁调末酌加医用凡士林及防腐剂调成药膏。配合常规治疗包括病因治疗和对症支持。陈氏等先用温湿毛巾擦洗穴位周围皮肤，拆封远红外止咳贴后将保护层揭下，以穴位为中心贴敷，按需使用医用纸胶布固定，每天敷贴 1 次，每次 4~6h。

[疗效] 喻闽凤等治疗 80 例，治愈 26 例，显效 38 例，有效 14 例，无效 2 例。陈庆昭治疗 200 例，治愈 140 例，好转 44 例，无效 16 例。

[评析] 本法源于陈复正的名著《幼幼集成》中的神奇外治九法中的引痰法。涌泉穴为足少阴经之根、足少阴肾经起始之井穴，足少阴肾经"入肺中……其支者，从肺出络心，注胸中"，根据"经络所过，主治所及"，针刺涌泉穴可纳气止咳平喘。本穴是足少阴肾经经气所出之处，可交通阴阳，又能络脾入肺，使药力循经，直达肾、脾、肺，调其功能，补其虚损，达到阴阳平衡状态，具有祛痰止咳、纳气归元之功。

鱼　　际

透刺法

[方法] 患者取仰卧位，消毒双侧鱼际穴，针尖刺向劳宫穴，进针约 1 寸，得气后行平补平泻法，每隔 5min 行针 1 次，每次行针约 30s，留针 15min。

〔**疗效**〕李晓翠等治疗1例，每日1次，连续治疗3次，取得显著效果。

〔**评析**〕鱼际穴为手太阴肺经的荥穴，劳宫穴为手厥阴心包经的荥穴。《难经·六十八难》曰："荥主身热。"针患儿鱼际穴透刺劳宫穴，正是起到清泻心肺虚热，达到润肺、肃肺、止咳的作用，从而取得很好的治疗效果。

身　　柱

1. 拔罐法

〔**方法**〕先在穴位及其周围皮肤上用凡士林或清水涂润，点燃酒精棉球后，将自制小型竹管（直径3cm、管深11cm）内部加热后，迅速将竹管拔吸于穴位皮肤上，留置10~20min（初次10min，以后15~20min），每日1次。若治疗后局部皮肤发紫，则疗效最好。

〔**疗效**〕吕景山等共治疗16例，除1例无效外，均获愈。

2. 艾灸法

〔**方法**〕左手中、食二指放于穴位两旁，以便测知艾条的热度，预防灼伤患儿皮肤。右手持点着的艾条垂直对准穴位，置于距穴位皮肤3~4cm处缓慢施灸。由于小儿不会准确地反映灼热程度，故要施灸者细心观察，艾火的距离可随时稍加变动，以皮肤出现红晕为度，以不烧伤而又达到治疗目的为原则，一般每次灸5~10min。开始时隔日1次，10次后改每周2次，15次为1个疗程。

〔**疗效**〕李慧琼治疗30例，显效7例，有效21例，无效2例，总有效率93.33%。

3. 贴敷法

〔**方法**〕将中国灸（咳嗽型）打开后展开护翼，剥开离心纸，将药片处对准身柱穴，两翼贴于皮肤，将温控贴揭下贴于无药一面中心，温控贴能有效地减少空气进入，延缓氧化反应，以减少热量释放，达到控温的目的，4h后揭去，每日1次，4天为1个疗程，连用6天巩固疗效。

〔**疗效**〕吕景山等治疗60例，显效42例，有效15例，无效3例，总有效率为95%。

　　[评析] 身柱穴被称为"小儿百病之灸点"，有全身支柱的意思，具有鼓动阳气、促进气血运行的功效。身柱穴位于督脉上，而督脉为阳脉之海，艾灸身柱能够鼓舞督脉之阳，使诸脉之气皆充，阳气盛则阴邪消。现代研究表明，刺激身柱穴具有补益肺气、止咳平喘、温化寒痰的功效，防治呼吸系统疾患。且可健全小儿神经系统功能，完善消化系统功能，增强免疫功能，促进生长发育。

【参考文献】

[1]邓健.宣肺化痰汤配合穴位注射治疗小儿肺炎喘嗽52例[J].新中医，2009，41（3）：69.

[2]吕景山，何樹槐，耿恩廣.单穴治病选萃[M].北京：人民卫生出版社，1993.

[3]曾渊华，黄瑞琴.当归液穴位注射促进小儿肺炎罗音吸收38例[J].天津中医，1996（3）：13.

[4]黄俊萍.肺俞穴拔罐法治疗小儿咳嗽20例[J].中国民间疗法，1995（3）：39.

[5]余惠华.拔火罐治疗小儿咳嗽300例[J].中国针灸，2001（7）：445.

[6]吕仁柱，吴实操，诸嫦鸿，等.咳喘康贴肺俞穴治疗小儿咳嗽的疗效观察[J].中医外治杂志，2003（3）：32-33.

[7]喻闽凤，曾荣香，雷祥高，等.中药外敷涌泉穴治疗小儿咳喘的临床研究[J].中国中西医结合儿科学，2009，1（1）：101-102.

[8]陈庆昭，陈家鑫，邓新霞.涌泉穴联合肺腧穴敷贴治疗小儿咳嗽200例临床观察[J].中国民族民间医药，2015（7）：99-100.

[9]李晓翠，杨继国.鱼际穴透刺劳宫穴治疗小儿慢性咳嗽治验一则[J].中国民间疗法，2012，20（10）：9.

[10]李慧琼.艾灸治疗小儿咳嗽30例[J].吉林中医药，2014，34（5）：483-486.

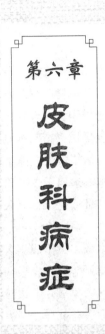

第六章

皮肤科病症

第一节　神经性皮炎

神经性皮炎是一种皮肤神经功能障碍性疾病，以皮肤肥厚、皮沟加深、苔藓样改变和阵发性剧烈瘙痒为特征。根据皮损范围大小，临床分为局限性神经性皮炎和播散性神经性皮炎两种。西医学认为本病与大脑皮层兴奋与抑制过程平衡失调有关，精神因素被认为是主要的诱因，情绪紧张、神经衰弱、焦虑都可促使皮损发生或复发。

本病隶属于中医学"牛皮癣""顽癣"范畴。多因情志不遂，肝气郁结，郁而化火，日久耗血伤阴，血虚化燥生风，肌肤失去濡养而发病；也有因风热外袭、蕴阻肌肤而发病者。

本病多见于成年人，好发于项后两侧、肘膝关节，但亦可发于眼周和尾骶等处。皮损初起为正常皮色或淡红色扁平丘疹，呈圆形或多角形，密集成片，边缘清楚。日久局部皮肤增厚、干燥粗糙、纹理加深，形成苔藓样变，表面有少许鳞屑。自觉阵发性剧烈瘙痒，尤以夜间及安静时为重。本病病程较长，常数年不愈，发展及扩大到一定程度后就长期不变，也有的在数周内自行消退而不留任何痕迹，但易反复发作。

照　　海

针刺合梅花针法

［方法］患者取坐位，常规消毒双侧穴位（配三阴交）后，用28~30号2.5寸毫针，垂直快速刺入，进针1.5寸左右，得气后，依辨证酌情施行补泻手法，留针20min，隔10min行针1次。出针后，配合患部用梅花针叩击5min。每日1次，5次为1个疗程。

［疗效］倪坚正、胡达仁等治疗多例，常获满意疗效。

［评析］神经性皮炎属于中医"顽癣""牛皮癣"等范畴，此系风湿搏聚肌腠，脉络不通，郁于局部，日久发为本病。若病变部位乃为

足少阴肾经循行所过之处，又是照海穴所在之部，则可取照海以通络，泻三阴交以助化湿。遵《黄帝内经》"毛刺""半刺"之意，疏肌腠风毒之邪，故能取得良好疗效。

【按语】

1. 针灸对本病有较好的近期疗效，能通过调整神经系统的兴奋、抑制功能，起到明显镇静、止痒的作用。

2. 患者应保持精神安定，皮损处避免搔抓，忌用热水洗烫和用刺激性药物外搽。

3. 多食新鲜蔬菜、水果，忌食辛辣、海腥刺激之品，力戒烟酒。

【参考文献】

[1] 倪坚正. 照海穴临床应用四则 [J]. 上海中医药杂志，2005，39（3）：46-47.

[2] 胡达仁，庄奇陵. 照海穴临床运用体会 [J]. 针灸临床杂志，2001（9）：37.

第二节　皮肤瘙痒症

皮肤瘙痒症是指皮肤无原发性损害，仅以皮肤瘙痒为主的神经功能障碍性皮肤病。好发于下肢，病程较长，冬季发病，春天好转。临床上分全身性瘙痒和局限性瘙痒两大类。其发病原因十分复杂，局限性瘙痒多与局部摩擦刺激、细菌、寄生虫或神经官能症有关；全身性瘙痒多与慢性疾病如糖尿病、肝胆病、尿毒症、恶性肿瘤等有关。部分病例与工作环境，气候变化，饮食、药物过敏有关。

本病属于中医学"风痒""痒风""风瘙痒""血风疮"的范畴，中医学认为本病多因肝肾阴虚、血虚风燥、肌肤失养，或因风湿蕴于肌肤不得宣发泄泄而致。其临床表现是初起时无皮肤损害而以阵发性剧烈瘙痒为主要症状，饮酒之后、情绪变化、被褥过于温暖，以及某些暗示都可促使瘙痒发作及加重。由于经常搔抓，患处可出现抓痕、血痂，日久皮肤增厚，皮纹增粗，发生色素沉着、苔藓化等继发损害。由于瘙痒入夜尤甚，影响睡眠，故可出现头晕、精神忧郁、烦躁等神经衰弱的症状。

承　　山

针刺法

[**方法**] 患者取俯卧位，常规消毒穴位局部皮肤后，用 28~30 号 3 寸长毫针，垂直快速刺入穴位，进针 2.5 寸深，待局部有酸、麻、胀等针感时，施行透天凉手法，留针 30min，隔 10min 行针 1 次。每日或隔日 1 次。

[**疗效**] 任日业治疗多例，一般 4 次左右即可获愈，疗效显著。

[**评析**] 本证多属大肠湿热注于肛门，或风热郁结肛门，热与血相搏，故而发痒。承山穴有通肠络、理气血之功能，又为足太阳之属，足太阳经别入于肛，用凉泻手法针刺承山穴，可泻热除湿、息风止痒，湿热清利则痒自除。本法操作时，必须取穴准确，深浅适宜，得气后采用透天凉手法，使局部和肛周有微凉感，痛痒即渐止，颇有针到病除之效。

血　　海

1. 悬灸法

[**方法**] 患者取坐位，取一根药用艾条点燃其一端，距皮肤约 1cm 处施行熏灸，以患者自觉皮肤热烫为 1 壮，每次灸 3~5 壮。每日或隔日 1 次，20 次为 1 个疗程。

[**疗效**] 吕景山等共治疗 20 例，治愈 18 例，好转 2 例。

2. 水针法

[**方法**] 常规消毒穴位局部皮肤后，用 5ml 注射器抽取当归注射液 2~4ml，快速直刺入穴位，轻提插行针，待局部胀麻后，若回抽无血，则缓缓将药液注入，拔出针尖时用无菌干棉球按压片刻。隔日 1 次，5~10 次为 1 个疗程。

[**疗效**] 王华共治疗 22 例，痊愈 17 例，好转 4 例，无效 1 例，总

有效率为 95.45%。张红星治疗（配合曲池穴）30 例，痊愈 12 例，显效 15 例，有效 3 例。

3. 针刺法

[**方法**] 常规消毒局部皮肤后，取 28~30 号毫针，快速垂直刺入穴位，待针下有沉涩、紧痛等感觉时，大幅度持续提插捻转毫针 5min，留针 20min，每隔 5min 行针 1 次。每日 1 次。

[**疗效**] 吕景山等治疗多例，疗效显著。李月共治疗 66 例，痊愈 58 例，显效 5 例，有效 3 例，全部获效。

[**评析**] 皮肤瘙痒多为营阴瘀滞、血行不畅所致，日久则可见营血不足。当归功能补血活血，血海亦有此之功，一药一穴相合，则行血补血之力尤甚，血脉得通，阴阳自和，瘙痒必止。

风　市

1. 点刺拔罐法

[**方法**] 常规消毒皮肤后，首先在双侧风市穴行梅花针点刺（不要太深），破皮即可，然后加拔火罐 15~20min，负压不要太强，以患者可以耐受为度。每日 1 次，7 日为 1 个疗程。

[**疗效**] 胡冬梅等治疗 36 例，痊愈 25 例，显效 10 例，无效 1 例。

2. 针刺法

[**方法**] 常规消毒双侧风市穴，垂直进针 1~2 寸，进针约 0.5~1 寸深，得气后采用泻法，留针 30min。每日 1 次。

[**疗效**] 吕景山等治疗 50 例，痊愈 30 例，显效 15 例，有效 5 例。刘西忠等治疗 12 例，全部获效，起效时间在得气后 1~5min 内，效果持续时间在初次针后 15~24h，但随针刺次数增加而有缩短趋势。

[**评析**]《医宗金鉴·外科心法要诀》云："痒属风，亦各因。"中医学认为"气行则血行，血行风自灭"。风市穴有行气活血、疏风止痒的作用，气血运行正常，瘙痒自然消除。

【按语】

1. 本病应与湿疹、皮炎、荨麻疹、疥疮、脂溢性皮炎等相鉴别。

2.避免过度搔抓，以防抓破皮肤，继发感染。

3.避免用碱性强的肥皂洗浴，且忌热水烫洗。

4.内衣要用柔软、宽松的棉织品或丝织品，不宜用毛织品。

5.忌食辛辣刺激性食物及浓茶，少食鱼、虾等海味发物，多吃蔬菜、水果，戒烟酒。

【参考文献】

[1]任日业.针刺承山穴治疗顽固性肛周瘙痒症[J].针灸临床杂志，1993（4）：54.

[2]吕景山，何树槐，耿恩廣.单穴治病选萃[M].北京：人民卫生出版社，1993.

[3]王华.海穴注射治疗皮肤瘙痒[J].中国针灸，2002（12）：826-827.

[4]张红星.穴位注射治疗皮肤瘙痒症[J].中国针灸，2002（12）：827.

[5]李月.血海穴为主治疗老年皮肤瘙痒症[J].中国针灸，2002（12）：826.

[6]胡冬梅，孙艳秋，冯艳华.风市穴点刺加拔罐治疗遍身瘙痒36例观察[J].齐齐哈尔医学院学报，1998，19（1）：66.

[7]刘西忠，李福海，陈殿双，等.针刺风市穴治疗高胆红素血症致皮肤瘙痒12例[J].中国民间疗法，2003，11（12）：12.

第三节　荨麻疹

荨麻疹又称"风疹块""风团疙瘩"，是一种由于皮肤黏膜小血管扩张，以及渗透性增强引起的局限性、一过性水肿反应，以皮肤突起风团、剧痒为主要特征。属于中医学"风瘙瘾疹"的范畴。一年四季均可发生，尤以春季为发病高峰。临床根据病程长短，一般把起病急、病程在3个月以内者，称为"急性荨麻疹"；风团反复发作、病程超过 3 个月以上者，称为"慢性荨麻疹"。中医学认为本病的发生，内因禀赋不足，外因风邪为患。

急性荨麻疹，发病急骤，皮肤突然出现形状不一、大小不等的风团，融合成片或孤立散在，呈淡红色或白色，边界清楚，周围有红晕，瘙痒不止，数小时内水肿减轻，变为红斑而渐消失，但伴随搔抓新的风团会陆续发生，此伏彼起，一日之内可发作数次，一般在 2 周内停止发作。慢性荨麻疹一般无明显全身症状，风团时多时少，有的可有规律，如晨起或晚间加重，有的则无规律性，病情缠绵，反复发作，常多年不愈。荨麻疹发生部位可局限于身体某部，也可泛发于全身。如果发生于胃肠，可见恶心、呕吐、腹痛、腹泻等；喉头黏膜受侵，则胸闷、气喘、呼吸困难，严重者可引起窒息而危及生命。

曲　　池

1. 水针法

［**方法**］患者取坐位，消毒双侧穴位皮肤，用 5ml 注射器配 6 号针头，抽取适当药液，垂直快速刺入穴位约 1 寸，提插针头待局部有酸、麻、胀感时，若抽无回血，则缓慢将药物推入。

［**疗效**］田增光运用本法（药物为复方丹参注射液，每穴注药 2~3ml，每日 1 次，10 次为 1 个疗程）治疗 60 例，治愈 35 例，显效 22 例，无效 3 例。钟启腾等运用本法（药物为西咪替丁注射液 2ml，每次注射一侧穴位）治疗皮肤瘙痒症，疗效明显。刘氏运用本法（药物为维生素 B_1、B_{12} 注射液各 1ml，注射后配合悬灸患处。隔日 1 次，10 次为 1 个疗程）治疗 20 例，痊愈 15 例，好转 4 例，无效 1 例，其中 1 个疗程内治愈者 9 例。于德茹等运用本法（药物为转移因子 3U 加生理盐水 4ml，配血海穴，每穴注药 1ml，每周 1 次，4 次为 1 个疗程）治疗 126 例，痊愈 102 例，有效 20 例，无效 4 例，总有效率为 96.83%。唐艳等运用本法（药物为维生素 B_{12} 注射液 2ml）治疗 42 例，全部病例治愈，1 次治愈 26 例，2~3 次治愈 12 例，3~5 次治愈 4 例。

2. 放血法

［**方法**］捏起曲池穴处皮肤，常规消毒，用三棱针快速点刺 5~10 下，然后用挤捏法使点刺的针孔出血约 1ml 即可。隔 2 日治疗 1 次。

［**疗效**］廖小七等治疗 53 例，治愈 32 例，好转 17，无效 4 例，总有效率为 92.45%。

3. 针刺法

［**方法**］患者取坐位，常规消毒后，用 28~30 号 1.5 寸毫针，快速直刺入穴位，进针约 1 寸，得气后施捻转提插之泻法，强刺激运针 1~2min，留针 20min，其间反复行针 2~3 次。每日 1 次。

［**疗效**］吕景山等共治疗 60 例，1 次获愈者 25 例，2 次获愈者 33 例，无效者 2 例。

4. 激光照射法

［**方法**］患者屈肘立拳，以氦氖激光之光束对准穴位，功率 2.5~5mW，输出电流 7mA，照距 30mm，光斑直径 2mm，每个穴位每次照射约 10min。每日 1 次，5 次为 1 个疗程，以 2 个疗程为限。

［**疗效**］吕景山等共治疗小儿丘疹性荨麻疹 42 例，治愈 32 例，有效 6 例，无效 4 例。

［**评析**］中医认为"治风先治血，血行风自灭"，故治疗以养血活血、祛风止痒为主。曲池穴为大肠经的合穴，肺与大肠相表里，肺主皮毛，故曲池穴可以宣通肺气，加强解肌透表、调和营卫作用，故可治疗皮肤病。《马丹阳天星十二穴》记载："曲池……偏身风癣癞，针着即时瘥。"

三　阴　交

针刺法

［**方法**］患者取坐位或仰卧位，常规消毒双侧穴位皮肤，用 28~30 号 1.5 寸毫针快速直刺入，进针 1~1.2 寸左右，待局部有酸、麻、胀感后，给予强刺激量，留针 20~30min，隔 5min 针 1 次。每日 1 次，一般 1~2 次即获痊愈。

［**疗效**］刘峰治疗 33 例，全部治愈。

［**评析**］三阴交为足三阴经交会穴，肝主藏血，脾主生血、统血，肾主藏精，精血互生，故本穴是治疗血证的常用要穴。荨麻疹多为营血不调，风寒、风热之邪客于肌肤皮毛腠理之间所致，用三阴交可养血、凉血、活血，调和营血，达到治疗荨麻疹目的。

血　海

1. 针刺法

［**方法**］患者取仰卧位，常规消毒局部皮肤后，用 0.38mm×40mm 的不锈钢毫针，快速直刺入穴位皮下，针尖向足心方向进针，深度约为 0.8~1.2 寸，得气后行快速捻转提插手法（刺激量以中等为佳），以针感向下传导为佳，留针 30min，隔 10min 行针 1 次。每日 1 次，10 次为 1 个疗程。

［**疗效**］吕景山等共治疗 23 例，痊愈 18 例，好转 3 例，无效 2 例，总有效率为 91.3%。刘凯等治疗 2 例，效果显著。

2. 电针法

［**方法**］消毒后用毫针常规针刺双侧穴位，行提插捻转手法，得气后加接 G6805–Ò 型电针治疗仪，留针 20min，每日 1 次，每周 3 次，疗程为 4 周。同时口服咪唑斯汀。

［**疗效**］谢长才等共治疗 30 例，显效 21 例，良效 7 例，微效 2 例。

3. 水针法

［**方法**］常规消毒穴位，选用 6.5 号注射器针头，抽取丹皮酚液 4ml，以持笔式持针快速刺入皮下，慢慢进针 1~1.5 寸，用雀啄术候气，待患者获得针感（向腹股沟和腹部循经传导为好），回抽无回血后，快速推注入 2ml（每侧）。完毕将针退至皮下，稍停即快速出针，针孔稍加按摩。每日 1 次，7 次为 1 个疗程，如症状无好转，间隔 3 天重复。

［**疗效**］田洲瑜等共治疗 7 例，痊愈 6 例，显效 1 例。

［**评析**］血海穴具有行气活血、养血润燥、和营解表之效，正切中医治瘙痒"治风先治血，血行风自灭"之意，常用以治疗慢性皮肤疾患。临床常与曲池合用，可调和营卫、疏解风热，达到扶正祛邪、治疗疾病的目的。

后　溪

1. 针刺法

［**方法**］患者取坐位，常规消毒局部皮肤后，用 1.5 寸毫针快速刺入穴位，待患者有酸、麻、胀感后，留针约 20min，隔 5min 行针 1 次。隔日治疗 1 次。

［**疗效**］田永录治疗多例患者，一般 2 次即可取得疗效。

2. 放血法

［**方法**］常规消毒穴位皮肤后，医者先在穴周用左手拇、食指向穴位中心处推按，使血液积聚于该部位，然后右手持细三棱针，拇、食两指捏住针柄，中指指腹紧靠针身下端，针尖露出 1~2 分，对准穴位快速刺入 1~2 分，随即将针迅速退出，轻轻挤压针孔周围，使之出血数滴。隔日 1 次，15 次为 1 个疗程。

［**疗效**］刘桂彩等共治疗 20 例，痊愈 18 例，显效 2 例。

［**评析**］本病发病急骤，主要因风邪为患，风善行而数变，"治风先治血，血行风自灭"。后溪穴为手太阳小肠经输穴，八脉交会穴通督脉。《灵枢·经脉》言："盛则泻之"，太阳经主一身之表，故针泻后溪穴达到了祛风散邪、活血通络、止痒之功效。

肺　俞

1. 水针法

［**方法**］消毒双侧穴位后，用 5ml 注射器套上 6 号医用针头，抽吸维生素 C 注射液 500mg、地塞米松 5mg，两药充分混合，快速将针头刺入穴位，一般进针 0.5~0.8 寸，进行缓慢的提插，患者产生酸、麻、胀、重等得气感觉时，若抽吸无回血，则缓慢注入药液，每穴 1.5ml。每日 1 次，3 次为 1 个疗程。

［**疗效**］李复明治疗 40 例，痊愈 33 例，显效 5 例，无效 2 例，总有效率为 95%。

2. 埋线法

［**方法**］患者取坐位，消毒背部肺俞穴位处，用 0.1% 利多卡因

3ml 局部麻醉，将腰穿针从肺俞穴处进针，在皮下肌层水平向上推入，再将腰穿针放入针套中，边推边拔针套，将羊肠线置于皮下，压迫无出血后，消毒贴上创可贴。

[疗效] 陈峰等治疗 50 例，1 次治愈 5 例，2 次治愈 35 例，3 次治愈 8 例，无效 2 例，治愈率为 96%。

[评析] 肺主皮毛，故本穴可用治荨麻疹等皮肤病。根据医学临床研究得知，针灸治疗是通过神经-体液等途径，提高巨噬细胞的吞噬能力，从而达到促进和调节细胞免疫、体液免疫作用，它能有效延长抗体在血液中的维持时间，调整机体免疫的平衡。

膈 俞

1. 刺络拔罐法

[方法] 患者充分暴露其背部，医者先在穴周用双手拇食指向其中央推按，使血液积聚于针刺部位，继之消毒穴位皮肤，左手拇、食、中三指夹紧穴位，右手持针（以拇食两指捏住针柄，中指指腹紧靠针身下端，针尖露出 1~2 分），快速点刺入 1~2 分深，随即将针迅速退出，轻轻挤压针孔周围，使出血少许，然后用闪火法拔罐于穴位上，留罐 6min 左右，擦净血迹并按压针孔片刻即可。每天 1 次，5 次为 1 个疗效。

[疗效] 靳桂枝等治疗 34 例，全部治愈。

2. 针刺法

[方法] 常规消毒局部后，用毫针快速刺入双侧穴位，进针深度约为 0.8~1.2 寸，针尖斜向脊椎，得气后行平补平泻手法，留针 20min，每 5min 行针 1 次。10 次为 1 个疗程。

[疗效] 黄仁芬治疗 68 例，痊愈 47 例，好转 15 例，无效 6 例，总有效率为 91.18%。

[评析] 膈俞为血之会穴，通治一切血证，有活血化瘀、调理脾胃之功。动物实验证实，膈俞穴可改变血液的成分，故膈俞穴对治疗本病确是一个有效穴，应验了古人"治风先治血，血行风自灭"的临床宝贵经验。

委　中

刺络拔罐法

[**方法**] 常规消毒局部皮肤后，用干净三棱针快速点刺穴位，使之微出血，然后用闪罐法将玻璃火罐拔吸于穴位上，留罐 5~10min，出血量 10ml 左右，起罐后即用干棉球擦拭。每日 1 次，一般 2~3 次即可治愈。

[**疗效**] 衣华强等治疗数例，疗效满意。

[**评析**] 本病多与禀赋、风邪侵袭、食用鱼虾海鲜有关，病位在肌肤腠理，病邪在营血，故取委中、血海等以理血和营，取"治风先治血，血行风自灭"之意。且委中穴点刺放血，可使营血热随血而去，达到热去、血安、痒止的目的。关于委中放血可治疗痒疾、热疾，在《扁鹊神应针灸玉龙经》中已有记载："风毒瘾疹，遍身瘙痒，抓破成疮，曲池灸，针泻；绝骨灸、针泻；委中出血"。

风　市

自血疗法

[**方法**] 患者取仰卧位，医者用 10ml 注射器套上 6~7 号注射器针头，先从肘静脉处抽取患者自身血液 5~10ml，然后常规消毒一侧穴位皮肤，用轻、快、稳手法将针头直刺入穴位，待局部产生酸、麻、胀、重等感觉时，即缓慢推入血液，出针时要用干棉球按压针孔片刻。一般左右穴位交替进行，隔 3 日 1 次，5 次为 1 个疗程。

[**疗效**] 蔡正春治疗 40 例，效果显著。

[**评析**] 从腧穴的命名中可得知，本穴是治疗风证的常用效穴。因本穴具有祛风湿、调气血、通经络的作用，故凡风邪侵袭、遏于肌表而引起之瘙痒症用之均有较好疗效。

神　阙

1. 悬灸法

[**方法**] 患者取仰卧位，将清艾条点燃其一端后，对准穴位施行温

和灸法，以局部皮肤充血潮红为度，每次约灸 15min。每日 1 次。

［**疗效**］余宗南等治疗多例，疗效满意。贾爽杰等治疗（配合拔罐）66 例，痊愈 32 例，显效 16 例，有效 16 例，无效 2 例，总有效率为 96.97%。

2. 拔罐法

［**方法**］常规消毒穴位及其周围皮肤，在穴位上用闪火法拔罐，停留 60s 后取下，稍停片刻重新再将火罐拔上，仍停留 60s 后取下，如此反复操作 3 次。每日 1 次。

［**疗效**］刘光荣治疗 30 例，痊愈 21 例，好转 8 例，无效 1 例。褚炯华治疗 50 例，痊愈 38 例，显效 10 例，好转 2 例。王珊珊等治疗（配合口服复方白鲜皮汤，白鲜皮、地肤子各 30g，金银花、生地黄、牡丹皮、丹参、赤芍各 15g，连翘 12g，当归、黄芩、苦参、甘草各 9g）60 例，治愈 36 例，显效 12 例，有效 9 例，无效 3 例，总有效率为 95%。

［**评析**］该病以体虚为本，以风邪为因。神阙穴与五脏六腑相通，与四肢百骸相连，不仅具有调理脏腑、扶正祛邪的作用，还可以疏风通络、温经散寒、活血化瘀。临床观察表明，刺激神阙穴会使脐部各种神经末梢进入活动状态，以此提高人体的免疫功能，增强抗病力，改善组织器官功能，加速血液循环，使患者对致敏物反应降低，从而有效缓解过敏症状。艾灸本身能增强白细胞吞噬力，加速各种特异性和非特异性抗体的产生，使机体阴阳平衡，经络舒畅。拔罐能使患者皮肤毛细血管充血破裂以至自身溶血，从而产生组胺和类组胺物质，这种物质能刺激机体各器官功能，增强抗病力，促进血液循环，调理脏腑虚实。

【按语】

1 针灸治疗本病效果良好，一般通过 1~4 次的治疗，即能退疹止痒。

2. 对慢性荨麻疹应查明原因，针对慢性感染灶、肠道寄生虫、内分泌失调等原因给予相应治疗。若出现胸闷、呼吸困难等，应采取综合治疗。

3.在治疗期间，应避免接触过敏性物品及药物，忌食鱼腥、虾蟹、酒类、咖啡、葱蒜及辛辣等刺激性饮食，保持大便通畅。

【参考文献】

[1]田增光.曲池穴注射复方丹参液治疗慢性荨麻疹60例[J].辽宁中医杂志，1994（2）：89.

[2]钟启腾，彭建明，王子耀，等.西咪替丁曲池穴注射治疗五官瘙痒症[J].新中医，1993（11）：34.

[3]于德茹，赵树玲.穴位注射转移因子治疗荨麻疹126例[J].中国针灸，2001（9）：539.

[4]唐艳，马婷，范洁.曲池穴穴位注射治疗荨麻疹42例观察[J].新疆中医药，2013（3）：29.

[5]廖小七，肖鹏.曲池穴放血疗法治疗慢性荨麻疹疗效观察[J].上海针灸杂志，2012（2）：119.

[6]吕景山，何树槐，耿恩廣.单穴治病选萃[M].北京：人民卫生出版社，1993.

[7]刘峰.针刺三阴交治疗荨麻疹33例[J].浙江中医杂志，1994（9）：400.

[8]刘凯，葛宝和，梁振镇.针刺太冲配血海穴治疗慢性荨麻疹验案2则[J].山西中医，2012，28（12）：29.

[9]谢长才，符文彬，孙建.针刺曲池、血海穴治疗慢性荨麻疹的临床观察[J].湖北中医杂志，2009，31（1）：51-52.

[10]田洲瑜，李友谊.应用丹皮酚注射血海穴治疗胆碱能性荨麻疹[J].内蒙古中医药，2003（1）：107-108.

[11]王永录.后溪穴的临床应用[J].上海针灸杂志，1985（3）：35.

[12]刘桂彩，纪瑞玲.后溪穴放血治疗荨麻疹20例[J].中国针灸，1984（2）：48.

[13]李复明.穴位注射治疗荨麻疹[J].中国针灸，2000（12）：759.

[14]陈峰，黄懿.肺俞穴位埋线治疗慢性荨麻疹50例[J].华南国防医学杂志，2011，25（2）：152.

[15]靳桂枝，梅山良彦.荨麻疹的有效良方[J].黑龙江中医药，

1991（3）：45.

［16］黄仁芬.针刺膈俞穴治疗慢性荨麻疹68例［J］.新中医，1996
（6）：36-37.

［17］衣华强，马玉侠，方剑乔.委中穴临床应用举隅［J］.山东中
医杂志，2012，31（6）：451-452.

［18］蔡正春.自血穴注为主治疗荨麻疹40例［J］.中国中医急症，
1993（3）：138.

［19］余宗南.皮肤病艾灸治验举隅［J］.上海针灸杂志，1990（3）：24.

［20］贾爽杰，赵辉，盖艳红.神阙穴灸罐并用治疗急性荨麻疹66例
［J］.中国民族民间医药，2014（9）：136.

［21］刘光荣.神阙穴拔罐治疗荨麻疹30例［J］.上海针灸杂志，
1997（2）：61.

［22］禤炯华，张小麟.拔罐神阙穴治疗荨麻疹50例［J］.实用中医
药杂志，1996（6）：18-19.

［23］王珊珊，宋业强.复方白鲜皮汤联合神阙穴拔罐治疗慢性荨麻
疹60例［J］.中医外治杂志，2015，31（8）：729.

第四节　湿疹

　　湿疹又称"湿疮"，属于中医学"癣疮"范畴，是一种呈多形性皮疹倾向、湿润、剧烈瘙痒、易于复发和慢性化的过敏性炎症性皮肤病。因其症状及病变部位的不同，名称各异。如浸淫遍体、渗液极多者，名"浸淫疮"；身起红粟、瘙痒出血的，称"血风疮"；发于面部者，称"面游风"；发于耳部，为"旋耳风"；发于乳头者，称"乳头风"；发于脐部者，称"脐疮"；发于肘、膝窝处者，称"四弯风"；发于手掌者，称"鹅掌风"；发于小腿者，称"湿毒疮"；发于肛门者，称"肛圈癣"；发于阴囊者，称"绣球风"或"肾囊风"。

　　本病病因复杂，目前多认为是过敏性疾病，属迟发型变态反应。病原可以是吸入物质、摄入的食物、病灶感染、内分泌及代谢障碍；

外界因素，如寒冷、湿热、油漆、毛织品等刺激，均可导致发病。中医学认为本病是因禀赋不足，风湿热邪客于肌肤而成，湿邪是主要病因，涉及脏腑主要为脾。

其临床表现为皮疹呈多形性损害，如丘疹、疱疹、糜烂、渗出、结痂、鳞屑、肥厚、苔藓样变、皮肤色素沉着等，根据湿疹症状和发病缓急，可分为急性、亚急性和慢性三期。急性湿疹起病较快，初起为密集的点状红斑及粟粒大小的丘疹和疱疹，很快变成小水疱，破溃后形成点状糜烂面，瘙痒难忍，并可合并感染，形成脓疱，脓液渗出；亚急性湿疹为急性湿疹迁延而来，见有小丘疹，并有疱疹和水疱，轻度糜烂，剧烈瘙痒；急性、亚急性反复发作不愈，则变为慢性湿疹，也可能发病时就为慢性湿疹，瘙痒呈阵发性，遇热或入睡时瘙痒加剧，皮肤粗糙、增厚，触之较硬，苔藓样变，色素沉着，有抓痕，间有糜烂、渗出、血痂、鳞屑。本病病程较长，可迁延数月或数年。

曲　　池

水针法

[方法] 患者取坐位，常规消毒双侧穴位，用5ml注射器配6号针头，抽取适当药液，垂直快速刺入穴位约1寸，上下左右提插注射针头，待局部有酸、麻、胀等针感时，若抽无回血，则缓慢将药物推入。隔日1次，10次为1个疗程。

[疗效] 柏树祥运用本法（药物为强力解毒敏注射液2ml、维生素B_1注射液100mg、维生素B_{12}注射液500mg）治疗48例，痊愈41例，好转6例，无效1例。陈玉玲等运用本法（药物为患者自身的静脉血4ml，分别注入曲池、足三里穴）治疗多种皮肤病，效果明显。许小明运用本法（药物为确炎舒松-A注射液3ml、复方丹参注射液2ml、维生素B_{12}注射液1ml，配合足三里穴注射，6天治疗1次）治疗急性湿疹50例，痊愈35例，显效10例，好转4例，无效1例。

[评析] 湿疹多因外邪侵犯人体，郁于肌肤，致使毛窍受阻，不得

宣泄，继而化热化火所致。根据中医学"合治内腑"及"治风先治血，血行风自灭"的理论，选取曲池穴治疗，具有祛风散邪、清利湿热、解肌透表、调气血、理脏腑的作用。肺与大肠相表里，肺主皮毛，刺激曲池穴可宣通肺气，加强解肌透表的作用，故取曲池穴治疗皮肤病的疗效肯定。

委　　中

刺络拔罐法

［方法］患者取站位，严格消毒穴位皮肤后，用干净的 5~7 号注射器针头或三棱针，在委中穴及每个疖的周围点刺，然后再用闪火法拔小罐于委中穴上，留罐 10min，起罐后用干棉球擦净血迹。每隔 2~3 天 1 次，一般经 3 次治疗后即可痊愈。

［疗效］朱凤琴等治疗 1 例，半个月治疗 1 次，2 次后症状消失，随访 2 年无复发。刘琪治疗本病效果明显，尤其对初起红肿热痛者效果好，但对疮口溃烂或感染化脓者效果不显。乔丽达等治疗 1 例，当天效果最为明显，大片红色丘疹减少，颜色变淡，针刺 2 周获愈。

［评析］发际疮为多发性小疖肿，反复在项后部发际出现，此愈彼出，中医认为此病由湿火内郁，外感风邪，两相交搏所致，治宜清热解毒、燥湿排脓。根据《灵枢·九针》中记载："锋针者，刃三隅，以发痼疾"，治疗时选用三棱针治之，用以刺络放血。委中穴为足太阳膀胱经之合穴，具有清热解毒、燥湿排脓之功，故以委中穴为主刺络放血治疗发际疮效好。本穴刺络放血时，体位一般以站立位为佳，这样有利于血液的正常流出，也便于取穴。

长　　强

水针法

［方法］用 2ml 注射器套上 5~7 号针头，抽取非那根 12.5mg 及维生素 B_1 注射液 1ml，常规消毒局部皮肤后，将针头快速刺入穴位，得气后若回抽无血，则缓慢推注入药液。每 3 天 1 次，2 次为 1 个疗程。本法与疾病病程的长短有关，病程越短则疗效越佳。

［**疗效**］萧俊贤等治疗（配合完带汤加减）45 例，痊愈 21 例，显效 17 例，有效 5 例，无效 2 例，总有效率为 95.56%。雷伦等治疗 35 例，治愈 26 例，好转 6 例，无效 3 例。李安瑜治疗（药物为 5% 当归注射液 2ml，盐酸异丙嗪 1ml）会阴部湿疹 124 例，1 次治愈 81 例，2 次治愈 34 例，3 次治愈 9 例。崔雅飞等治疗（药物为盐酸异丙嗪 25mg，维生素 B_{12} 100mg）肛周湿疹 46 例，痊愈 29 例，好转 15 例，未愈 2 例，总有效率为 95.65%。

［**评析**］应用维生素 B_1、B_{12} 长强穴位注射治疗，既营养神经系统，又具有驱除阴囊湿疹湿邪，调理肌肤之功，使气血畅通，肌血得阴阳，而长强穴又是少阴、少阳之会，督脉别络之终，取之可疏调诸经气血，散瘀活络。

长强穴为督脉之首，而督脉总督一身之阳，可统率阳气、驱除阴湿，治疗下焦阴部湿痒。用药物注射长强穴治疗，可协调阴阳，激发经气，调整失常的机体状态。肛周湿疹属过敏性疾病范畴，系末梢神经对外部刺激过敏所致，而长强穴恰有肛门神经、会阴神经分布，故注射长强穴能刺激局部神经活动，从而调节神经系统的功能。

身　　柱

透刺法

［**方法**］常规消毒穴位（身柱配大椎穴）局部后，用 0.35~40mm 针灸针，采用双手提捏进针法，针尖向上（向下）平刺，使两针尖相对，均刺入 25~35mm，留针 40min。再在肺俞用皮肤针轻叩 60 次，以皮肤微红为宜，然后马上拔罐约 15min。隔天 1 次，10 次为 1 个疗程，连续 3 个疗程。

［**疗效**］何立等治疗 58 例，痊愈 53 例，显效 2 例，好转 3 例，痊愈率为 91.38%，总有效率为 100%。

［**评析**］本病虽形于外而实发于内，多由于正气不足，饮食伤脾，湿热之邪乘虚而入，充于腠理而发。大椎、身柱均为督脉经穴，"督脉者，阳脉之海，总督一身之阳气"，而大椎更为"诸阳之会"，针刺大椎、身柱有振奋阳气、疏通经络之效，使湿热之邪无以依存。肺俞穴

是肺脏的背俞穴，是肺脏经气输注于腰背部的要穴，而肺开窍于皮毛，在此穴刺络拔罐，可使湿热之邪从腠理祛除。

【按语】

1.针灸治疗湿疹效果明显，可以提高机体免疫力，是治疗本病的有效方法，特别是缓解症状较快，但根治有相当难度。

2.患处应避免搔抓，忌用热水烫洗或用肥皂等刺激物洗涤，忌用不适当的外用药。

3.避免外界刺激，回避致敏因素，不穿尼龙、化纤内衣和袜子，忌食鱼虾、浓茶、咖啡、酒类等。

4.畅达情志，避免精神紧张，防止过度劳累。

【参考文献】

[1]柏树祥.以穴位注射为主治疗脚气病[J].针灸临床杂志，2000（9）：46-47.

[2]陈玉玲，温明，罗素珍.白血穴位注射治疗皮肤病临床举隅[J].上海针灸杂志，1999（6）：23.

[3]许小明.血海穴注射治疗股癣[J].解放军广州医高专学报，1997（2）：86.

[4]朱凤琴，陶文剑.委中穴刺络放血应用举隅[J].黑龙江中医药，2010（6）：36-37.

[5]刘琪.委中穴点刺拔罐治疗发际疮[J].辽宁中医杂志，1980（4）：42.

[6]乔丽达，于国强，孙申田.委中穴放血治愈顽固性后发际疮1例[J].针灸临床杂志，201，17（7）：37.

[7]萧俊贤，施建设.长强穴注射与完带汤结合治疗阴囊湿疹45例临床观察[J].中国实用医药，2006（1）：111.

[8]雷伦，梁导来.长强穴注射治疗顽固性阴囊湿疹35例疗效观察[J].北京中医，1984（4）：43.

[9]李安瑜，郝春枚.长强穴药物注射治疗会阴部湿疹124例[J].广西中医药，1994，17（2）：21.

[10] 崔雅飞，战惠娟，阚成国，等. 长强穴注射治疗肛周湿疹46例 [J]. 针灸临床杂志，1997，13（3）：14-15.

[11] 何立，邓慧霞，高秀岭. 毫针透刺配合叩刺拔罐治疗慢性湿疹 58例 [J]. 新中医，2009，41（6）：81.

第五节　痤疮

痤疮又称"粉刺""青春痘"，是青春期男女常见的一种毛囊及皮脂腺的慢性炎症，好发于颜面、胸背，可形成黑头粉刺、丘疹、脓疱、结节、囊肿等损害，常伴有皮脂溢出。青春期以后，大多自然痊愈或减轻。

本病发病机制尚未完全清楚，初步认为与遗传因素密切相关，与内分泌因素、皮脂分泌过多、毛囊内微生物等也有一定的关系。中医学认为，人在青春期生机旺盛，由于先天禀赋的原因，使肺经血热郁于肌肤，熏蒸面部而发为疮疹；或冲任不调，肌肤疏泄失畅而致；或恣食膏粱厚味、辛辣之品，使脾胃运化失常，湿热内生，蕴于肠胃，不能下达，上蒸头面、胸背而成。

临床上病变多发生在皮脂腺丰富的部位，如面部、胸部、背部等。初起为粉刺（黑头粉刺较为常见，表现为毛孔中出现小黑点，用手挤压可挤出黄白色脂栓；白头粉刺呈灰白色小丘疹，无黑头，不易挤出脂栓），在发展过程中可演变为炎性丘疹、脓疱、结节、囊肿、瘢痕等。若炎症明显时，则可引起疼痛及触痛。

少　商

放血法

[**方法**] 取双侧少商配合厉兑穴，按常规施行点刺放血，每次4~6滴，每5~7日1次，6次为1个疗程。治疗期间分次将脓疱刺破排脓，并将黑头粉刺及白头粉刺清除。

[**疗效**] 李贤平治疗 32 例,治愈 11 例,显效 12 例,好转 8 例,无效 1 例,总有效率为 96.88%。

[**评析**]《外科正宗》:"粉刺属肺,齇鼻属脾,总皆血热郁滞不散,所谓有诸内,形诸外。"少商为手少阴肺经之井穴,厉兑为足阳明胃经之井穴,点刺放血治疗,可通经活络、开窍泻热、活血生新、消肿止痛,故可清泻肺、胃二经之热,通调肺胃经气,协调阴阳,则痤疮自愈。现代研究认为,刺络放血可降低血液黏稠度,改善微循环,调节神经体液系统,调整机体代谢功能和免疫力。治疗过程中,配合将粉刺、脓疱清除,可使毛囊脂腺导管通畅,有利于皮肤的愈合,否则容易复发。

天 枢

隔药饼灸法

[**方法**] 肺经风热型选用清肺饮,肠胃湿热型选用黄连汤加味,分别用上方配置中药,然后研末成粉,用蜂蜜或饴糖调和制成直径约 3cm、厚约 0.8cm 的药饼,中间以针穿刺数孔,上置艾炷,放于天枢穴点燃施灸,每次灸 3~4 壮。隔日 1 次,10 次为 1 个疗程,共治疗 2~3 个疗程。

[**疗效**] 张毅明等共治疗 62 例,治愈 20 例,显效 32 例,有效 10 例,病程一年以内患者的愈显率、治愈率明显优于病程一年以上者。

[**评析**] 对于痤疮,中医学早就有记载,《素问·生气通天论篇》记载:"劳汗当风,寒薄为皶,郁乃痤"。足阳明胃经的天枢穴为大肠的募穴,隔药饼灸天枢穴,能起到调中和胃、理气健脾功效。同时,根据对患者进行辨证论治,采用不同的处方制成不同药饼,使中药与灸疗产生协调作用。从治疗结果来看,痤疮患者越早治疗,疗效越好,另外肠胃湿热型患者疗效优于肺经风热型。

足 三 里

自血疗法

[**方法**] 患者取坐位或仰卧位,在其肘静脉处及穴位处按常规严格消毒后,用 5ml 注射器抽取肘静脉血液 3ml,再迅速注射到一侧穴位

内；或抽取肘静脉血液 5~6ml，再迅速注射到双侧穴位内，出针时要用干棉球按压针孔片刻。隔日 1 次。

[**疗效**]闫晓梅等共治疗 40 例，治愈 30 例，显效 7 例，无效 3 例。王立学用本法治疗痤疮，疗效显著。段卫平治疗 48 例，痊愈 24 例，显效 12 例，好转 8 例，无效 4 例。

[**评析**]足三里为胃经合穴，功善调节肠胃，又为强壮要穴。刺激该穴可使胃肠蠕动增强，积热得下，继而使肺热得以清泻。同时患者宜饮食清淡，有利于大肠传导，便于肺胃热下。实验研究证明，刺激足三里可促进白细胞吞噬指数的上升，从而增强机体免疫功能，调节内分泌，减少皮脂腺的分泌。由此可见，选足三里注入自血，可使肺胃积热得以清泻，痤疮诸症渐减至愈。

肺　　俞

1. 埋线法

[**方法**]患者取坐位，消毒双侧穴位皮肤，局部浸润麻醉后，用 9 号空心针将 0.5~1 公分长的羊肠线，直接推入穴位皮下，针孔用酒精棉球覆盖，胶布固定 24h。7~10 天 1 次，5 次为 1 个疗程。

[**疗效**]宋晓玉等共治疗 200 例，痊愈 120 例，显效 40 例，有效 36 例，无效 4 例。曹金梅运用本法（配合口服愈痤灵胶囊，主要有龙胆草、黄芩、山栀子、茯苓、三棱、当归、川芎等药物）治疗 46 例，疗效满意。

2. 刺络拔罐法

[**方法**]患者取俯卧位，常规消毒穴位（酌配胃俞穴）皮肤，左手挟持局部，右手握三棱针迅速点刺 0.5 寸，轻轻挤压以出血为度；然后用闪火法拔罐，留罐 5~10min，取下火罐。每周 2 次，3 周为 1 个疗程。

[**疗效**]朱国军治疗 32 例，治愈 20 例，有效 11 例，无效 1 例。

3. 水针法

[**方法**]常规消毒穴位（主穴取肺俞穴，便秘配大肠俞，月经不调配子宫穴、三阴交，肝郁气滞配肝俞，脾胃壅热配脾俞、胃俞）皮

肤后，取 5ml 注射器套上牙科用 5 号针头，抽取鱼腥草注射液 2ml 加维生素 B_6 注射液 2ml，充分摇匀药液，取两组（双侧）穴位进针，待得气后，每穴缓慢推注入药液 1ml。对局部囊肿及脓疮型，可配合用美容针挑挤局部干净后，再施以美容针灸针围刺。2 天 1 次，5 次为 1 个疗程。

[疗效] 程维玲共治疗 275 例，治愈 165 例，显效 101 例，好转 9 例。

[评析]《医宗金鉴·肺风粉刺》指出："此证由肺经血热而成，每发于面鼻，起碎疙瘩，形如黍屑，色赤肿，破出白粉汁。"中医认为肺主皮毛，肺风粉刺与肺经风热、失于肃降有关。本穴在肺之分野，是肺的背俞穴，为肺气输注之处，肺主皮毛，故本穴亦可用治皮肤病。根据中医"菀陈则除之"的施治原则，取肺俞刺激能祛血中之瘀，泄肺大肠之热以治本。

心 俞

蜂针法

[方法] 用 75% 乙醇对双侧心俞穴进行消毒后，使用"岭南中医无痛蜂疗法"，特选体型较小且经过中药解毒的野生中华蜜蜂，尾刺进行蜂针治疗，各用 1 只蜜蜂。留针 3min 后立即拔出。隔天 1 次，10 天为 1 个疗程。体质敏感者，蜂疗前必须试针。

[疗效] 任小红等治疗 40 例，痊愈 23 例，显效 10 例，有效 4 例，无效 3 例，总有效率为 92.5%。

[评析]《内经》中病机十九条曰："诸痛痒疮，皆属于心"，提示皮肤的溃疡、疔疮（包括痤疮）都与心有关，故可取心俞穴蜂疗，一方面能增强机体免疫力，另一方面调整人体内分泌系统，还可以发挥穴位本身的作用来治疗皮肤的"诸痛疡疮"。此外，蜂毒具有类皮质激素样的功效，但无其副作用。同时，蜂毒又可以增强人体免疫系统中 T 淋巴细胞亚群里的 CD_4 细胞的比例，从而提高人体免疫力，使人体免受细菌、病毒等病原微生物的侵袭。

大 肠 俞

埋线法

[方法] 常规消毒穴位（大肠俞、肺俞穴）皮肤，皮下浸润麻醉，用持针器将角针及蛋白质线，纵向穿过穴位，深度约 1cm，间距约 3cm，将裸露皮外的蛋白质线剪除，局部消毒后包扎。15 天埋线 1 次，2 次为 1 个疗程。配合每日早晚外用莫匹罗星软膏各 1 次，连续用药 15 天。

[疗效] 王喜国治疗 50 例，其本治愈 16 例，显效 28 例，有效 5 例，无效 1 例，总有效率为 98%。

[评析] 中医认为面鼻属肺，肺与大肠相表里，痤疮的发生主要由肺经血热，上熏头面，肠胃湿热蕴结肌肤所致。根据中医理论，肺主皮毛，与大肠相表里，故选用肺俞、大肠俞穴。诸穴合用，利用蛋白质线长时间埋藏于穴位之中，始终保持对穴位的持续刺激，可疏通经络，调节脏腑功能，平衡阴阳，从而抑制过于旺盛的皮脂腺分泌，达到治疗痤疮的目的。

涌 泉

药敷法

[方法] 取硫黄粉 3g、大黄粉 7g、肉桂粉 2g、黄连 2g，再取生姜 10g 捣碎成泥状，加入少量鸡蛋清同诸药末调匀，分涂在两块纱布上，敷贴于双侧穴位，再用绷带裹紧，以舒适为度。隔日换药 1 次，5 日为 1 个疗程。

[疗效] 赵成春等共治疗 96 例，痊愈 63 例，显效 12 例，有效 13 例，好转 6 例，无效 2 例，总有效率为 97.92%。

[评析] 交泰丸（黄连、肉桂）交通心肾，使肾水得升，心火得降，则肺热得清、瘀血得化，一治其本；更加颠倒散（硫黄、大黄）治痤疮良方以治其标。方中大量黄连、大黄清心肺郁热；少量硫黄、肉桂辛温入肾，借生姜之辛散，使诸药入肾经之始穴——涌泉穴，达到引上焦之火归之目的。

灵　　台

刺络拔罐合中药外洗法

　　[方法] 取灵台配大椎穴，分别常规消毒后，持三棱针迅速点刺2~3下，挤压出血擦去再挤，反复2~3次。然后迅速以闪火法拔罐5~10min，起罐后擦去血迹，每次出血量以3~5ml为宜。隔4天1次，治疗4次为1个疗程。配合中药外洗（生大黄、苦参各15g，红花10g，加水250ml煎成150ml，药液晨时洗面，保留15min后清水洗净，日1次，12次为1个疗程。

　　[疗效] 李金枝治疗60例，痊愈7例，显效22例，好转29例，无效2例，总有效率为96.67%。

　　[评析] 灵台为督脉之穴，督脉为"阳脉之海"，诸阳经与面部联系密切。刺络拔罐具泻热祛邪、祛瘀消肿、调和气血之功。现代医学研究认为，由于拔罐过程中毛细血管充血或破裂，红细胞破裂，表皮紫黑出现自聚、溶血现象，随即产生一种类组织胺的物质与机械刺激，一起影响中枢神经系统，调节兴奋与抑制过程，使之趋于平衡，加强对身体各部分的调节和管制功能，使患者皮肤相应的组织代谢旺盛，吞噬作用加强，促进机体恢复其功能。再配清热解毒、活血消炎的中药煎汁局部外洗，可增强患处血液循环，消除炎性物质，提高治疗效果，使疾病逐渐痊愈。

身　　柱

1. 挑刺法

　　[方法] 患者取俯伏坐位，先在身柱穴上下左右用手指向穴位中心处推按，常规消毒局部皮肤，若患者惧怕疼痛，可局部先用1%利多卡因浸润麻醉。医者左手按压施术部位的两侧，右手持已消毒的三棱针，迅速将其皮肤挑破，使之出血或流出黏液，再刺入0.5cm左右深，将针身倾斜并轻轻使针尖提高，挑断皮下部分白色纤维组织，然后局部消毒，无菌敷料覆盖穴位，胶布固定。7天1次，4~5次为1个疗程。

[疗效]张连生共治疗 218 例，痊愈 143 例，有效 67 例，无效 8 例。刘月振治疗 96 例，痊愈 79 例，好转 17 例，总有效率为 100%。

2. 刺血拔罐耳压法

[方法]患者取俯伏坐位，尽量暴露项背部，常规消毒大椎、身柱，用三棱针点刺 2~3 下，迅速用闪火法在点刺处各拔一罐，留罐 10min，出血量以 3~5ml 为宜。起罐后，用消毒干棉球擦净血迹。配合耳穴贴压面颊区、内分泌、肺、交感等四穴。3 天 1 次，10 次为 1 个疗程，连续 2 个疗程。

[疗效]吴少珍治疗 60 例，治愈 21 例，显效 20 例，有效 17 例，无效 2 例，总有效率为 96.67%。

[评析]中医学认为此病多为肺胃蕴热，上蒸于面部，血热相搏于皮肤，郁而不散所致，可采用《内经》的"盛而泻之""菀陈则除之"的治疗原则。督脉是人体"阳脉之海"，取督脉上的身柱穴点刺放血，使血去热退，对清泄上焦火热之邪尤为适宜，在点刺处拔罐以利于血出，加强疗效。身柱穴平肺俞，可泻营血、清上焦之热，奏消肿散结、泻热解毒、祛瘀邪、通经络之效，达到祛阴中之阳邪，使火热之邪不再上熏于头面，则痤疮快速吸收得以痊愈。

大　　椎

1. 挑刺拔罐法

[方法]严格消毒穴位皮肤后，医者用左手拇、食两指捏紧皮肤，右手持三棱针快速刺入穴位皮内，并挑出少许白色纤维。然后用闪火法拔火罐，以有少量出血为度，擦净血迹后消毒针孔，用消毒纱布包扎并固定。7 天 1 次，4~6 次为 1 个疗程。

[疗效]李淑华治疗 50 例，痊愈 39 例，有效 11 例，总有效率为 100%。

2. 刺络拔罐法

[方法]先在穴周向其中央推按，消毒后左手拇、食、中指三指夹紧穴位，右手持针（以拇、食两指捏住针柄，中指指腹紧靠针身下端，针尖露出 1~2 分），快速点刺入 1~2 分深，随即将针迅速退出。然后拔

罐 20min，放出血量约 3~15ml，擦净即可。每日或隔日 1 次，10 次为
1 个疗程。

［**疗效**］栾志勇等治疗 30 例，痊愈 16 例，有效 12 例，无效 2 例。
宋耀南治疗 340 例，治愈 291 例，有效 43 例，无效 6 例。张影华治疗
100 例，痊愈 16 例，显效 55 例，有效 29 例。安维东治疗 32 例，痊愈
26 例，有效 6 例，总有效率为 100%。许金华等治疗 363 例，治愈 243 例，
显效 117 例，有效 3 例，总有效率为 100%。

［**评析**］中医认为痤疮多因肺胃郁热，上蒸颜面，或因风邪外侵，
或因饮食偏嗜，过食辛辣肥甘，脾胃湿热，蕴久成毒，热毒上攻，溢
于肌表而发病。大椎穴属督脉，督脉总督一身之阳气，在其循环过程
中与手足三阳经相交会，脏腑的功能活动与督脉有关，刺之加拔罐可
清泄肺胃蕴热，活血化瘀理气，起到治本的效用。

【按语】

1. 针灸对本病有一定的疗效，部分患者可达到治愈目的。轻症注
意保持面部清洁卫生即可，无需治疗。

2. 本病以脂溢性为多，治疗期间禁用化妆品及外擦膏剂，宜用硫
黄肥皂温水洗面，以减少油脂附着面部，堵塞毛孔。

3. 严禁用手挤压丘疹，以免引起继发感染、遗留瘢痕。

4. 忌食辛辣、油腻及糖类食品，多食新鲜蔬菜及水果，保持大便
通畅。

【参考文献】

［1］李贤平. 少商、厉兑穴点刺放血治疗痤疮的疗效观察［J］. 河北
　　中医，2005，27（6）：429-430.

［2］张毅明，韩华钦. 隔药饼灸天枢穴治疗寻常性痤疮临床观察［J］.
　　上海针灸杂志，2009，28（4）：217-218.

［3］闫晓梅，王娜. 足三里自血注射治疗痤疮［J］. 山东中医杂志，
　　2009，28（6）：414.

［4］王立学. 足三里穴位注射治痤疮［J］. 针灸临床杂志，2001（5）：
　　42.

［5］段卫平．自血穴位注射治疗痤疮48例［J］．上海针灸杂志，2008，27（4）：31．

［6］安晓玉，王林祥，史红霞，等．羊肠线穴位埋藏治疗寻常痤疮200例观察［J］．实用中医杂志，1995（4）：22．

［7］曹金梅．穴位埋线配合中药治疗经前期痤疮46例［J］．吉林中医药，2003（8）：58．

［8］朱国军．刺络拔罐治疗寻常痤疮32例疗效观察［J］．新中医，1997（3）：29．

［9］程维玲，马笑昆．穴位注射加美容针治疗痤疮275例［J］．上海针灸杂志，1999（4）：17．

［10］任小红，成永明，余伯亮，等．心俞穴蜂疗治疗痤疮40例临床观察［J］．中医药导报，2011，17（3）：72-73．

［11］王喜国．穴位埋线为主治疗痤疮30例［J］．临床军医杂志，2011，39（2）：324．

［12］赵成春，赵全兰，张文敏，等．颠倒交泰膏外敷涌泉穴治疗痤疮96例［J］．黑龙江中医药，1996（3）：45．

［13］李金枝．刺络拔罐结合中药外洗治疗痤疮60例［J］．实用中医药杂志，2001，17（3）：10-11．

［14］张连生．锋勾针挑治面部痤疮218例疗效观察［J］．中国针灸，1995（4）：43．

［15］刘月振．三棱针挑刺身柱穴治疗痤疮96例［J］．中国针灸，2002（7）：476．

［16］吴少珍．体穴刺血拔罐配合耳穴贴压治疗寻常性痤疮［J］．浙江中西医结合杂志，2008，18（4）：257-258．

［17］李淑华．挑刺治疗痤疮50例［J］．针灸临床杂志，2001（5）：52．

［18］栾志勇，马广会，李逸伟．针刺大椎配合拔罐治疗痤疮30例［J］．针灸临床杂志，2002（7）：8．

［19］宋耀南，张冬云，田慧贞，等．挑刺治疗痤疮340例［J］．中国针灸，1992（1）：33．

［20］张影华．大椎穴刺血疗法治疗面部寻常痤疮100例［J］．天津中医，1993（5）：32．

［21］安维东. 大椎穴针刺拔罐治疗痤疮 32 例［J］. 中国针灸，2001
（5）：295.

［22］许金华，佟雪梅. 中药内服配合大椎穴拔罐治疗痤疮 393 例［J］.
内蒙古中医药，2014（16）：77.

第六节　扁平疣

扁平疣是一种常见的病毒感染性皮肤病，表现为针头至粟粒大小
的硬性扁平皮肤赘疣。中医学称之为"扁瘊""疣疮""疣目"，好发于
面部、前臂和手背。

此病系人类乳头瘤病毒所引起，主要通过直接接触而传染，外伤
亦是感染本病的原因之一，其病程与机体免疫有重要关系。中医学
认为，本病多因风热毒邪蕴结于肺，脾湿痰瘀阻于经络，郁于肌肤
所致。

本病好发于颜面、手背及前臂等处，为米粒至黄豆大扁平隆起的
丘疹，呈圆形、椭圆形或不规则的多边形，表面光滑质硬，呈浅褐色
或正常皮色，散在或密集，也可能融合成小片。一般无自觉症状，消
退期可有痒感。病程有自限性，1~2 年可自愈，愈后不留痕迹，也有持
续多年不愈者。

合　　谷

水针法

［**方法**］患者取坐位或仰卧位，常规消毒双侧穴位皮肤后，取 5ml
一次性注射器套上 6 号针头，抽吸转移因子 4ml，将注射器针头快速
垂直刺入穴位，待局部产生酸、麻、胀感时，若回抽无血，才缓慢注
入药液，每穴 2ml。每周 1 次，以 3 个月为限。

［**疗效**］吴菊卿共治疗 30 例，痊愈 15 例，占 50%；显效 10 例，
占 33.33%；有效 5 例，占 16.67%。总有效率为 100%。

[评析] 合谷穴属手阳明大肠经，该经主要分布于上肢外侧，其分支还布于额面部，扁平疣的分布也多发于手阳明大肠经的部位，据"面口合谷收"取穴原则，合谷穴注射病毒唑等可扶正固本，提高机体免疫力，故治疗疗效明显。

曲　池

水针法

[方法] 患者取坐位，常规消毒患侧穴位皮肤，用2ml注射器和6~7号注射器针头，抽取清热解毒注射液1ml，快速直刺入穴位约1寸，当有针感后，轻轻转动一下活塞，若无回血时可将药液缓慢推入。

[疗效] 吕景山等共治疗46例，一般在注射1~2周后疣体开始脱落，1个月后全部脱落，其中45例1次即愈，另外1例在1个月后又再治疗1次而愈。

[评析] 本穴属手阳明大肠经腧穴，阳明行气于三阳，四肢为阳，故本穴有宣通经气的作用。阳明多气多血，大肠经与肺经相表里，故本穴也具有散风解表、调和营卫的作用，是治疗疣的主穴之一。

养　老

针刺法

[方法] 患者取坐位，掌心向胸，常规消毒，向肘方向斜刺13~25mm，施捻转泻法，使针感传到小海穴，留针30min。每日1次，3次为1个疗程，疗程间休息10天。

[疗效] 崔松林治疗80例，60例经过1个疗程后痊愈，其余经过2个疗程痊愈。

[评析] 本病常对称发生于颜面及手背等暴露部位，尤以眼部周围多见。手太阳经上行的经脉从缺盆沿着颈部，上经面颊到达目外眦，返回进入耳中；另一支从面颊分出，上行目眶下，抵于鼻旁，至目内眦，与足太阳膀胱经相接。养老穴为手太阳小肠经郄穴，阳经的郄穴多用来治疗形气两伤的病症。本病多由于风热毒邪搏于肌肤而生，在临床中用本法治此病可取得明显疗效。

太 溪

水针法

[**方法**] 普鲁卡因过敏试验阴性患者，常规消毒患侧穴位后，用 5ml 注射器套上 6~7 号注射器针头，抽取适当药液，将针头快速直刺入穴位，得气时宜将此针感向下传导至疣的部位，然后将药液缓慢注入（抽无回血者），每周 2 次，最多治疗 8 次。

[**疗效**] 王志润治疗（药物为 2% 普鲁卡因 4ml）多例，隔日 1 次，效果显著。皮先明治疗（药物为 2% 普鲁卡因 1ml、维生素 B_1 注射液 50mg、维生素 B_{12} 注射液 500μg）78 例，痊愈 55 例，显效 4 例，有效 16 例，无效 3 例。

[**评析**] 太溪穴为足少阴肾经之原穴，刺激此穴能滋补肾水、通经活络。普鲁卡因注入太溪穴及其周围，能引起周围神经反应，改善足底血液循环及营养状态，从而达到治疗之目的。此法简便易行，疗程短，能使患者免除手术的痛苦。

【按语】

1. 针灸对本病是一种简便、有效的治疗方法。针灸治疗后，有的患者可能会出现疣疹加重现象，色泽转红、瘙痒加剧，呈急性发作状态，这是一种正常现象，为气血旺盛流畅的表现，不需改变治法，应坚持继续治疗。

2. 治疗期间，忌食辛辣、海腥之品，禁止抓破皮肤而自行接种。

【参考文献】

[1]吴菊卿. 合谷穴注射转移因子治疗面部扁平疣 30 例 [J]. 中国针灸，2003（5）：281.

[2]吕景山，何樹槐，耿恩廣. 单穴治病选萃 [M]. 北京：人民卫生出版社，1993.

[3]崔松园，王振林. 针刺养老穴治疗扁平疣 [J]. 中国针灸，2007（1）：100.

[4]王志润. 封闭太溪穴治疗足蹠疣 44 例疗效观察 [J]. 北京中医

学院学报，1991（2）：27.

[5]皮先明. 太溪穴位注射治疗跖疣 78 例 [J]. 中国针灸，2001（12）：749.

第七节 带状疱疹

带状疱疹是由水痘－带状疱疹病毒引起的，以簇集状丘疱疹、局部刺痛为特征的一种急性疱疹性皮肤病。疱疹多沿某一周围神经分布，排列成带状，出现于身体的某一侧，好发于肋间神经、颈神经、三叉神经及腰神经分布区域。若不经治疗，一般 2 周左右疱疹可结痂自愈。中医学称本病为"蛇丹""蛇串疮""蜘蛛疮""缠腰火丹"。

该疱疹病毒潜伏于脊髓后根神经节的神经元中，当细胞免疫功能下降时被激活而发病。当机体免疫功能低下，如上呼吸道感染、劳累过度、精神创伤、恶性肿瘤放射治疗，或应用皮质类固醇激素及一些免疫抑制剂等，均可成为本病的诱因。中医认为本病是由感受风火或湿毒之邪引起，与情志、饮食、起居失调等因素有关。情志不遂则肝气郁结，郁而化热；饮食不节则脾失健运，湿浊内停；或起居不慎，卫外功能失调，使风火、湿毒之邪郁于肝胆。肝火脾湿郁于内，毒邪乘虚侵于外，经络瘀阻于腰腹之间，气血凝滞于肌肤之表而发为本病。

在发病前常有轻度发热、疲倦乏力、食欲不振、全身不适、皮肤灼热刺痛等症状，亦可不发生前驱症状而直接出现丘疱疹。皮损部神经痛为本病的主症之一，但疼痛程度不一，且不与皮损严重程度成正比。疱疹好发于腰腹之间，其次是颈项、面部，呈带状排列，刺痛。有些患者在皮疹完全消退后仍遗留神经痛。

少 商

刺络放血法

[**方法**]患者取端坐体位，双手置于治疗台上，用 75% 乙醇棉球

擦拭消毒双侧少商穴位皮肤，用三棱针点刺，进针 3mm，以自然出血为度，血尽后用消毒棉球按压穴位止血。3 天后复诊，如患部疱疹未开始结痂则再行治疗 1 次，总共不超过 3 次。如患者出现异常感觉，则立即停止操作，并对症处理。中药治疗：自拟方（黄芩 9g，黄柏 6g，黄连 3g，金银花 15g，延胡索 15g），每日 1 剂，水煎分 2 次服。再将药渣倒入干净的棉纱布袋，挤出剩余药汁，装入小碗，以消毒棉球或棉签沾取药汁外涂疱疹，待自然干，重复涂擦 3 遍，每日 2~3 次。7 天为 1 个疗程，共治疗 2 个疗程。

[**疗效**] 顾怡勤共治疗 67 例，痊愈 51 例，显效 12 例，好转 4 例，总有效率为 100%。

[**评析**] 刺络放血疗法旨在攻逐邪气，邪去则正安。临床多用于实证、热证，张子和针对不同病机，采取井穴泻血治之，为刺络放血法治疗带状疱疹提供了理论依据。在带状疱疹早期，以手太阴肺经井木穴少商刺络放血，泻肝经郁火，清皮肤热毒，并同时佐以清热利湿、泻火解毒中药内服外敷，旨在疾病急性期快速遏制病情发展，乃"急则治其标"，以免病情迁延。

血 海

针刺法

[**方法**] 患者取坐位，常规消毒穴位皮肤（以血海、曲池为主穴，加用电针夹脊穴），用 28~30 号 1.5 寸毫针，快速刺入穴位 1.2 寸左右，待局部有酸、麻、胀感后，辨证施用提插捻转的补泻手法，留针 30min。每日 1 次，效佳。

[**疗效**] 车建丽运用本法（配曲池、内关、太冲、阳陵泉）治疗 1 例，3 次后症状消失，水疱基本瘪退。

[**评析**] 中医称带状疱疹为"缠腰火丹""串腰龙"，是由病毒所引起的一种非传染性皮肤病。中医学认为该病或因情志内伤，肝气郁结，久而化火而致肝经火甚，或因脾失健运，蕴湿化热，湿热搏结，并感毒邪而成。取脾经之血海治疗该证，具有健脾化湿、驱除毒邪之意。

支　沟

针刺法

[**方法**] 患者取坐位，双手平放于桌面，常规消毒支沟穴位（带状疱疹者配阳陵泉）皮肤，用 28~30 号 2 寸毫针，快速直刺入穴位，进针约 1.5 寸，运针得气后，留针 20~30min，其间可行针 2~3 次。每日 1 次。

[**疗效**] 徐学良、阳运秋治疗多例，效佳。

[**评析**] 支沟穴为三焦经的经火穴，三焦属于相火，有导引原气、出纳运化一身之气的功能，三焦气机失畅而致气滞血瘀、气郁火结所引发的病证，均可取支沟穴治疗，泻其火中之火，以达调气、清热、理气之功，使三焦气机畅行通调，导引原气出纳运化归常，气血精微得布，诸疾得除。中医学认为带状疱疹是因为肝火脾湿郁滞于内，湿热毒邪滞于经络，不通则痛所致。临床治疗时针双侧支沟穴以清热解毒，激发原气，气旺血充以调气理气，气机调畅则疼痛可止。

命　门

透刺拔罐法

[**方法**] 患者取坐位，上身直立，常规消毒皮肤后用毫针针身与皮肤呈 45°，由双侧肾俞穴进针刺向命门穴方向，深度 4~5cm，留针 1h。起针后于肾俞穴穿刺部位拔罐 15min。每日 1 次，7 天为 1 个疗程。

[**疗效**] 张靖等治疗 40 例，痊愈 39 例，显效 1 例，总有效率为 100%。

[**评析**] 本法是基于中医肾与命门学说，人的发育过程，先有命门，而后生成五脏六腑，命门为十二脏腑之根，为生命之源。上述两穴配伍，通过针刺补泻，可以起到补肾培元、温阳益脾、清利湿热的作用。从西医神经内分泌免疫角度讲，调节肾－命门阴阳，能改善紊乱的神经内分泌免疫网络。根据此学说，如果在带状疱疹的治疗时，激发了肾－命门，则启动了全身的神经内分泌免疫调节网络，从而起到了调节机体平衡的作用。

至 阳

1. 点刺合埋针法

[**方法**] 常规消毒至阳穴，用 40mm 毫针，与脊柱成 15° 角，向下平刺刺入穴位，而后与脊柱平行向下进针至针柄处，活动周围皮肤，无刺痛后用胶布固定，留针 24h。再根据皮损部位所属经络，取其井穴一侧点刺放血 1~3 滴，隔天取另外一侧放血。每星期治疗 3 次，连用 3 周。同时予泛昔洛韦片口服，每次 250mg，每天 3 次，疗程为 7~10 天。同时肌内注射维生素 B_{12}，每次 500μg，每天 1 次。

[**疗效**] 吴哲等治疗 30 例，痊愈 10 例，显效 11 例，好转 7 例，无效 2 例，总有效率为 93.33%。

2. 电针合刺血法

[**方法**] 先用毫针于脊柱旁开 1 寸，针尖斜向脊柱方向，呈 70°~80° 角刺入穴位（发病侧神经分布相应节段的夹脊穴）25~30mm，进针得气后进行电针治疗 30min，每日 1 次。再取至阳穴，局部消毒，用三棱针点刺出血，迅速局部拔罐，3min 取罐，局部无菌棉签处置，无菌胶布粘贴 4h，隔日 1 次。5 天为 1 个疗程，连续治疗 2 个疗程。

[**疗效**] 吴永刚治疗 31 例，痊愈 21 例，显效 7 例，好转 1 例，无效 2 例，总有效率为 93.55%。

[**评析**] 至阳穴属督脉，督脉为"阳脉之海"，可调节全身阳经经气，鼓舞正气来复，使全身经络气血通畅，祛瘀通络，从而起到通络止痛作用。刺血拔罐至阳穴，可直泻热毒阳邪，疏通经络，清利湿热，活血止痛，使瘀血行、经络通，起效迅速。现代医学认为，点刺放血可以加强血液循环，改善神经末梢的营养状况，促进受损神经细胞修复。循经选穴点刺放血和埋针治疗，均能增强人体免疫力，使局部淋巴细胞和巨噬细胞数量增加，从而起到很好的抗炎作用。此两种治疗方法合用，可促进患者体内类啡肽物质的形成和释放，从而产生明显的止痛效果，且无任何毒副反应。

灵　　台

埋针法

[方法] 常规消毒后，将 0.8mm×50mm 圆利针的针体，与脊柱呈 15° 角向下，由灵台穴向至阳穴透刺，刺入皮下后进针至针柄处停止，针柄用少许棉花包住，再用橡皮膏将针柄固定以防止滑出。每隔 2~3h，用手掌以患者能耐受的适当力量按压埋针处 15~20 次，以增强刺激量，留针 24h。间隔 1 天再进行第 2 次埋针，埋针 7 次为 1 个疗程，共治疗 2 个疗程。

[疗效] 孙远征等治疗 22 例，痊愈 16 例，显效 3 例，好转 2 例，无效 1 例，总有效率为 95.45%。叶海松治疗 45 例，痊愈 33 例，显效 6 例，好转 4 例，无效 2 例，总有效率为 95.56%。

[评析] 通过灵台穴透至阳穴埋针，一方面以通调督脉而化湿解毒，导热下行，泻热凉血，活血化瘀。《素问·刺热论篇》认为灵台“主脾热”，至阳“主肾热”，二穴均有通阳泻热的作用。另一方面可激发、振奋心阳，促使心阳盛、心气足，从而宣统血脉、充盈阴血，使气滞血瘀得以缓解，因该处位于血会膈俞，也有和畅血脉之功，气血运行舒畅，经络肌肤得以濡养。研究表明，灵台穴透至阳穴埋针，能使脊髓节段有关神经及内脏产生一种独特刺激感后，加强了中枢神经内痛觉调节系统与痛觉冲动相互作用，能抑制痛觉信号，产生更好的镇痛效应，从而使患者得以康复。

身　　柱

线灸法

[方法] 采用土麻绒（农村做布鞋底用的）细分成丝线（像市场上出售的缝衣线那样粗细），用两束搓成麻线，在雄黄酒中浸泡 1 周，装入密闭容器中备用。将备好的麻线一端点燃，在患者的身柱穴快速点灸两下。1 周 1 次，一般 2 次即可痊愈。

[疗效] 张文军治疗 80 例，1 次治愈 75 例，2 次治愈 5 例，痊愈率为 100%。

［评析］雄黄麻线灸在民间有称"烧麻火"，广泛用于治疗各种疾病，特别是对一些急性病、热病如外科疮疡有奇效。督脉为诸阳之海，有统率、督促阳经脉气的作用。身柱穴有治疗疗疮发背、惊厥等急性病、热病的作用。笔者基于上述这些理论，运用雄黄麻线灸身柱穴治疗带状疱疹，见效快，疗程短，痊愈率高，且未留后遗痛。

【按语】

1. 针灸治疗本病有明显的止痛效果，并且能减少神经痛的后遗症状，若早期就采用针灸治疗，多数患者可在1周内痊愈。

2. 若疱疹处皮损严重，可在患处用2%龙胆紫涂擦，防止继发感染。当组织病或恶性肿瘤合并本病时，应采取中西医综合治疗措施。

3. 本病应与湿疹、单纯疱疹、接触性皮炎、虫咬皮炎等相鉴别。

【参考文献】

［1］顾怡勤. 少商刺络放血联合中药内服外敷治疗带状疱疹临床观察［J］. 中国中医药信息杂志，2014，21（12）：104-105.

［2］车建丽. 血海穴治疗皮肤病的临床应用［J］. 上海针灸杂志，1999（1）：18.

［3］徐学良. 支沟穴的临床应用体会［J］. 针灸临床杂志，1997（4）：71.

［4］阳运秋，林国华. 针刺支沟穴为主治疗带状疱疹经验［J］. 湖南中医杂志，2013，29（10）：28-29.

［5］张靖，刘士政，甘子义，等. 肾俞命门穴透刺和罐法治疗溃疱期带状疱疹疗效观察［J］. 辽宁中医药大学学报，2014，16（11）：179-180.

［6］吴哲，刘春华，廖伟. 井穴点刺合至阳穴埋针治疗带状疱疹相关性疼痛30例［J］. 湖南中医杂志，2013，29（6）：72-73.

［7］吴永刚. 电针夹脊穴合至阳穴刺血治疗带状疱疹后遗神经痛［J］. 针灸临床杂志，2007，23（9）：35-36.

［8］孙远征，刘蕾. 埋针治疗带状疱疹后遗神经痛疗效观察［J］. 上

海针灸杂志，2013，32（9）：719-720．

[9]叶海松．穴位埋针治疗带状疱疹后遗神经痛45例疗效观察［J］．
　　河北中医，2013，35（6）：891-892．

[10]张文军．雄黄麻线灸身柱穴治疗带状疱疹80例［J］．内蒙古中
　　医药，2007（5）：24．